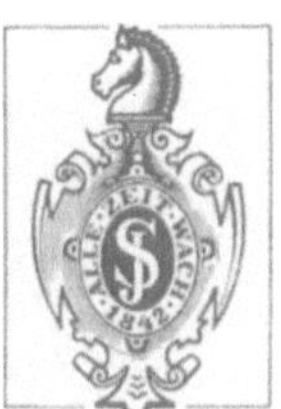

H. J. Weitbrecht J. Glatzel

Psychiatrie

im Grundriß

Begründet von H. J. Weitbrecht

Vierte Auflage, völlig neubearbeitet und erweitert von

J. Glatzel

Unter Mitarbeit von

H. Rieger und D. Wyss

Springer-Verlag
Berlin Heidelberg New York 1979

Prof. Dr. HANS JÖRG WEITBRECHT †
ehem. Direktor der Universitäts-Nervenklinik und Poliklinik Bonn

Prof. Dr. med. JOHANN GLATZEL
Psychiatrische Universitätsklinik, Langenbeckstraße 1, 6500 Mainz

Prof. Dr. med. HUBERT RIEGER
Zentralinstitut für Seelische Gesundheit, Abt. Neurophysiologie, J 5,
6800 Mannheim

Prof. Dr. med. DIETER WYSS
Institut für Psychotherapie und medizinische Psychologie, Klinikstraße 3,
8700 Würzburg

Mit 5 Abbildungen

CIP-Kurztitelaufnahme der Deutschen Bibliothek
Weitbrecht, Hans Jörg:
Psychiatrie im Grundriß/H.J. Weitbrecht; J. Glatzel. Begr. von Hans Jörg Weitbrecht.
Neubearb. von Johann Glatzel. Unter Mitarbeit von Hubert Rieger u. Dieter Wyss
4., völlig neubearb. u. erw. Auflage. Berlin, Heidelberg, New York: Springer 1979
ISBN-13: 978-3-642-67372-6 e-ISBN-13: 978-3-642-67371-9
DOI: 10.1007/978-3-642-67371-9
NE: Glatzel, Johann

Softcover reprint of the hardcover 4th edition 1979

2124/3130-543210

Vorwort zur vierten Auflage

Das posthume Fortführen eines bedeutenden Werkes bedarf allemal der Rechtfertigung.

Der WEITBRECHTsche Grundriß schien mir stets mehr und zugleich weniger zu sein als ein Lehrtext im engeren Sinne. Weder strebte er Vollständigkeit in der Darstellung des Stoffes an, noch war er bemüht, die höchst subjektive Einstellung des Autors aktuellen Problemen des Fachs gegenüber hinter einer distanzierenden Weise des Berichtens zu verbergen. Eben darin lag stets der Reiz des Buches, das für mich immer eher den Charakter eines Lesebuches denn eines Lehrbuches trug. So war ich auch in der vorliegenden Neubearbeitung bestrebt, ihm diesen Charakter zu erhalten.

Auf Änderungen innerhalb der einzelnen Kapitel habe ich nach Möglichkeit verzichtet und sie nur dort vorgenommen, wo sich im Gang der Forschung einzelne Feststellungen als objektiv unrichtig erwiesen haben. Statt dessen wurden manche Kapitel gänzlich neu geschrieben oder mit einem Anhang versehen, in dem die von WEITBRECHT vertretene Auffassung durch die anderer Autoren oder Forschungsrichtungen zu ergänzen und ggfs. auch zu relativieren war. Die Abschnitte, die den abnormen Persönlichkeiten und den Neurosen gewidmet sind, gaben in ihrer bisherigen Fassung nicht den gegenwärtigen Kenntnisstand wieder. Sie haben in DIETER WYSS einen kenntnisreichen Autor gefunden. Ein gleiches gilt für das Epilepsie-Kapitel, dessen Neubearbeitung HUBERT RIEGER übernommen hat. Angesichts der Tatsache, daß kompetente Darstellungen der forensischen Psychiatrie in ausreichender Zahl vorliegen, konnte auf den diesem Thema gewidmeten Anhang gänzlich verzichtet werden.

Ob das Buch durch die vorliegende Neubearbeitung tatsächlich gegenüber der 3. Auflage insofern gewonnen hat, als neuere oder bislang ungenügend berücksichtigte Entwicklungen integriert werden konnten, ohne das Grundkonzept des Werkes zu verändern, mag der Leser entscheiden. Es galt, respektvoll und behutsam Hand anzulegen an die Arbeit eines bedeutenden Autors, ohne der Gefahr zu erliegen, entweder in ängstlicher Scheu notwendige Eingriffe zu unterlassen oder in vermeintlicher Besserwisserei dem Ganzen bereits im ersten Anlauf das eigene Verständnis dessen, was Psychiatrie sei, aufzuzwingen.

Den Mitarbeitern, Herrn Prof. DIETER WYSS, Würzburg, und Herrn Prof. HUBERT RIEGER, Mainz, gilt mein Dank. Sie haben mit ihren fundierten Beiträgen und ihrer Bereitschaft, Anregungen des Herausgebers aufzugreifen, wesentlich dazu beigetragen, daß die Neuauflage des WEITBRECHTschen Buches möglich wurde.

Mainz, Sommer 1979 J. GLATZEL

Vorwort zur ersten Auflage

Wissenschaft bedarf der äußersten Unsicherheit als eines Lebenselements. C.G. Jung

Ein „Grundriß der Psychiatrie" soll keine bloße Einführung und kann kein Kompendium ohne einschlägige Kasuistik aus Klinik und Sprechstunde sein. Er muß indessen darauf verzichten, in breitem Umfang Falldarstellungen unter erschöpfender Erörterung schwieriger Differentialdiagnosen oder ausgesprochener Seltenheiten zu bringen. Das vorliegende Buch will einen Grundriß aufzeichnen, auf welchem ein Gebäude der klinischen Psychiatrie stehen kann, begreiflicherweise so, wie der Verfasser ihn für zweckmäßig hält. Dabei ist nach Möglichkeit darauf Bedacht genommen, daß in diesem Gebäude mancherlei Schulen nebeneinander unterkommen können, freilich kaum, ohne daß sich die eine oder andere benachteiligt fühlen mag durch die Grundkonzeption des Ganzen, die, dem Wesen und Entwicklungsstand der Psychiatrie entsprechend, auf manchen Strecken keine allgemein verbindliche sein kann.

Die Erfahrung zeigt, daß es für viele Studierende schwierig ist, die besonderen Fragestellungen, die der psychisch abnorme und kranke Mensch dem Arzt aufgibt, wirklich zu erfassen. Es ist nicht damit getan, einige Definitionen und Fachausdrücke und eine Zusammenstellung von psychiatrischen Symptomen und Krankheitsbildern fleißig auswendig zu lernen, die vielfach beziehungslos als reine Materialsammlung im Gedächtnis aufgestapelt werden, während die eigentlichen Begriffe, die dem allen erst seinen sinnvollen Ort anweisen, verschwommen bleiben.

Dieser Grundriß ist etwas anders angelegt und die Akzente sind etwas anders verteilt, als dies im allgemeinen üblich sein mag. Das Buch ist nicht für das rasche Nachschlagen irgendwelcher psychiatrischer Daten gedacht, bevor es nicht vom Leser erst einmal gründlich durchgearbeitet worden ist. Ich habe keinen Wert darauf gelegt, einen womöglich „lückenlosen" Katalog einzelner Krankheitsbilder mehr oder weniger schlagwortartig zu skizzieren, sondern mich bemüht, grundlegend Wichtiges und für ganze Kategorien von psychiatrischen Krankheiten und Anomalien Beispielhaftes so umfassend und ohne künstliche Vereinfachung zu entwikkeln und darzustellen, daß der Student sich nicht einer verwirrenden Aufzählung von Fakten gegenübersieht, sondern mitdenken und wirklich in den Geist des Faches eindringen kann. So wird es möglich, anderes kürzer abzuhandeln, dessen Verständnis alsdann keine Schwierigkeiten mehr bereitet und das beim Lernen leicht richtig eingeordnet werden kann.

Besonderer Nachdruck liegt auf den großen Themenkreisen der endogenen und der körperlich begründbaren Psychosen, der Psychopathien, abnormen Erlebnisreaktionen und Persönlichkeitsentwicklungen. Das Beispiel der Sucht etwa, ausführlich dargestellt am Alkoholismus, zeigt, daß hier die Problematik seelisch abnormer Persönlichkeiten, neurotischer Entwicklungen und körperlich begründbarer Psychosen untrennbar ineinandergreift, so daß es im Grunde willkürlich ist, ob man die Sucht lieber im einen oder in einem anderen Kapitel abhandelt. Da man sich für eines entscheiden muß, ist es unausbleiblich, daß in einem solchen Abschnitt nahezu die ganze Psychiatrie zu Wort kommt. (So können auch die endogenen Psychosen niemals verstanden werden, wenn man sie „für sich" darstellt. Je deutlicher man sie im Grundriß nachzuzeichnen versucht, desto unerläßlicher ist es, dies in ständigem Vergleich mit körperlich begründbaren Psychosen und Neurosen zu tun.) Dieses Vergleichen und Unterscheiden kann nicht dadurch geleistet werden, daß man in einzelnen kleinen Abschnitten künstlich isoliert etwa die zur Sucht disponierte Persönlichkeit, die in die Sucht führenden neurotischen Fehlhaltungen, die Sucht nach ihrer körperlichen Seite und die bei der Sucht auftretenden Psychosen darstellt, dabei jeweils auf die verschiedenen anderen Kapitel verweist, in welchen auch etwas zum Thema steht, und die Zusammenschau dem Leser überläßt. Dieser wird beispielsweise deshalb auch in dem Kapitel über seelisch abnorme Persönlichkeiten beinahe genauso viel über Neurosen (und umgekehrt) finden. Schließlich ist besonderer Wert darauf gelegt worden, den vielen bedrängenden offenen Problemen in unserem Fach gerecht zu werden. Der Leser, ob Student oder Arzt, soll wissen, in welch lebendiger Entwicklung die Psychiatrie heute begriffen ist, und da und dort auch einen Blick hinter den Bauzaun auf die Baustellen tun. Hier sieht vieles anders aus als auf den glatten Prospekten fertiger Lehrgebäude.

Der Verfasser kann nur hoffen, daß der Studierende, der diesen Grundriß kritisch durcharbeitet, die beinahe traditionelle Scheu vor der Psychiatrie verlieren wird.

Herrn Ministerialrat Dr. H. Lewenstein, dem Direktor des Rheinischen Landeskrankenhauses Bonn, danke ich herzlich für die Erlaubnis, Auszüge aus Krankengeschichten von Patienten seines Hauses, die ich in meiner Vorlesung vorgestellt habe, veröffentlichen zu dürfen.

Den Mitarbeitern meiner Klinik, die nicht alle genannt werden können, gehört ebenso mein Dank für mannigfache Anregung, Kritik und Hilfe. Das Sachverzeichnis bearbeitete Dr. Lore Englaender

Bonn, 1963 H.J. Weitbrecht

Inhaltsverzeichnis

Allgemeiner Teil

Spezieller Teil

Erster Hauptabschnitt

Abriß der psychoanalytischen „Neurosenlehren" und der Psychotherapie. Von D. Wyss

Zweiter Hauptabschnitt

Zur Klinik abnormer Entwicklungen und Verstandesbegabungen

Dritter Hauptabschnitt

Die körperlich begründbaren Psychosen

Vierter Hauptabschnitt

Die endogenen Psychosen

Allgemeiner Teil

A. Schema der klinischen Psychiatrie

In enger Anlehnung an K. Schneiders klinische Psychopathologie gliedern wir den hier vorgetragenen Stoff so auf, daß wir zwischen seelisch abnormen Phänomenen als Spielarten des Durchschnittlichen einerseits, als Folge von Krankheiten und Mißbildungen andererseits unterscheiden.

Bei den abnormen Spielarten seelischen Wesens, die wir nach ihrem Aufbau und ihrer Entwicklung betrachten, kommt sinnvollerweise nur ein psychologischer Ordnungsgesichtspunkt in Frage. Bei den hierher gehörenden seelisch abnormen Zuständen und Verhaltensweisen ist der damit zur lebendigen Ganzheit untrennbar vereinigte Bereich des tragenden Leibes genauso mit dabei wie beim psychisch normalen, unauffälligen Menschen auch. Darüber hinaus sind auf diesem Gebiet des seelisch Abnormen von seiten des Somatischen keine Einsichten in eventuelle Bedingtheiten des Psychischen (etwa der Neigung zu Selbstüberschätzung oder zu Weltschmerz, rasch entflammbarer Begeisterung oder Menschenscheu usw.) zu erwarten.

Wir verzichten also darauf, der psychologischen Ordnung der Erscheinungen ausdrücklich eine somatologische beizufügen oder zu unterlegen, nicht weil sie nicht vorhanden wäre, sondern weil sie für unsere bestimmten psychologisch-analysierenden Fragestellungen ihrer Natur nach hier stumm bleibt.

1. Abnorme Spielarten seelischen Wesens (Struktur und Entwicklung)

Psychologische Ordnung:

1. Seelisch abnorme (psychopathische und akzentuierte) Persönlichkeiten.
2. Abnorme seelische Reaktionen und abnorme erlebnisreaktive Persönlichkeitsentwicklungen (Neurosen).
3. Abnorme Verstandesanlagen (der genuine Schwachsinn als abnorme Minus-Variante der Intelligenz).

Wie überall, wo es um den lebendigen Menschen geht, müssen wir uns davor hüten, Ordnungsschemata zu Tyrannen über uns zu setzen.

Bei einzelnen wenigen Typen seelisch abnormer, psychopathischer Persönlichkeiten zum Beispiel scheinen Varianten in der Funktion des Endokriniums (M. Bleuler, Frankl) oder morphologisch und physiologisch faßbare Regelwidrigkeiten der Konstitution (E. Kretschmer) sowie bestimmte Reifungsstörungen (W. Kretschmer) eine aus dem Gesamtbild dieser Psychopathien nicht wegzudenkende Rolle zu spielen.

Sofern es dabei um Normabweichungen, nicht aber um Krankheitsprozesse und deren Folgen, oder um organisch verursachte Entwicklungsrückstände geht, besteht keine Notwendigkeit, die betreffenden Patienten als „Pseudo-Psychopathen" aus der Gruppe der „reinen" Psychopathen herauszunehmen und als persönlichkeitsveränderte „Organiker" den chronischen körperlich begründbaren Psychosen zuzuordnen, wie es beispielsweise bei manchen als Psychopathen verkannten Patienten mit frühkindlichen Hirnschäden immer wieder einmal notwendig wird.

In den von uns angeführten Fällen handelt es sich demgegenüber ja um nichts anderes, als daß das „Dabeisein" des Somatischen in seiner Variabilität seinerseits ausnahmsweise in einem kleinen Ausschnitt faßbar geworden ist.

Etwas nicht weniger Wichtiges lehren die abnormen Minus-Varianten der Intelligenz: einmal ist der genuine Schwachsinn zweifellos seiner diagnostischen Bedeutung nach deshalb in einem gewissen Rückgang begriffen, weil eine verfeinerte somatologische Untersuchungstechnik und weil Fortschritte der stoffwechselpathologischen Forschung immer wieder Fälle aus der Gruppe des endogenen hinüber zu den Formen des exogenen Schwachsinns weisen. Gewiß ist Riegeldummsein eine Minusvariante, aber zwischen ihr und dem so hochgradig vererblichen endogenen Schwachsinn herrschen heute noch überaus unklare Beziehungen. So wird man bei vielen Fällen von abnormer Verstandesanlage in dem von uns ausgeklammerten Bereich des Somatischen doch ein sinnvolles Fragezeichen setzen.

Weiter ist darauf zu verweisen, daß wir „den Schwachsinn" unbeschadet seiner endogenen oder exogenen Entstehung nur einmal abhandeln, obwohl die Systematik es gebieterisch erforderte, dies ein zweites Mal in dem Abschnitt der seelischen Abnormitäten als Folge von Krankheiten und Mißbildungen zu tun, dem wir uns sogleich zuwenden. Wir können dies praktisch damit rechtfertigen, daß abgesehen von neurologischen und neuropathologischen sowie neurophysiologischen Befunden die klinische Psychopathologie keine Unterschiede zwischen beiden Formen aufzeigen kann, so daß eine gemeinsame Besprechung sinnvoll ist.

Entsprechend der Systematik von K. Schneider treiben wir eine zweispurige Diagnostik, wenn wir seelische Abnormitäten auch als Folgen von Krankheiten und Mißbildungen beschreiben.

Die hier aufgeführten Psychosen sind die akuten und chronischen körperlich begründbaren mit ih-

2. Folgen von Krankheiten und Mißbildungen

Somatologische (ätiologische) Ordnung:	Psychologische (symptomatologische) Ordnung:
Intoxikationen Paralyse Andere Infektionen Andere interne Krankheiten Hirnmißbildungen Hirnverletzungen Hirngefäßleiden, insbesondere Arteriosklerose Seniler und präseniler Hirnschwund Andere Hirnkrankheiten Genuine Epilepsie	akut: Bewußtseinsstörungen chronisch: Persönlichkeitsabbau und Demenz bzw. von Anfang an Persönlichkeitstiefstand und gestörte Entwicklung der Intelligenz

ren Leit- oder Achsensymptomen. Darauf wird in den entsprechenden Kapiteln im einzelnen eingegangen, ebenso auch auf die Ausnahmen von der Faustregel, daß eine bewußtseinsgestörte akute Psychose zumeist eine körperlich begründbare (symptomatische, exogene, organische) und eine bewußtseinsklare eine endogene ist.

Es entspricht wohlbegründeten Hypothesen (vgl. Abschnitt vom Wesen der endogenen Psychosen), auch bei den sog. endogenen Psychosen zugrunde liegende, im einzelnen noch unbekannte Krankheiten zu diskutieren. Da wir diese erst sehr bruchstückhaft fassen können und die Diagnose der endogenen Psychosen ausschließlich auf eine Erfassung psychopathologischer Zustand-Verlaufsbildungen zu gründen ist, erscheinen diese Psychosen bis jetzt in der Rubrik der psychologischen (symptomatologischen) Ordnung. In der Skala der somatologischen (ätiologischen) Ordnung müssen vorläufig Fragezeichen stehen, von denen wir hoffen, daß sie eines Tages verschwinden werden.

Zwischen die Gruppe der körperlich begründbaren und der endogen genannten können wir noch eine Gruppe von Psychosen einfügen, die wir in der Anordnung dieses Buches absichtlich an den Schluß der körperlich begründbaren Psychosen gestellt haben, und die man mit demselben Recht zu den endogenen rechnen könnte, mit denen sie in ihrem Erscheinungsbild sehr vieles gemein haben. Es handelt sich um die depressiven und paranoiden Rückbildungs- oder Involutionspsychosen. Wir haben auch bei ihnen keine faßbare Somatose, keine körperliche Krankheit vor allem, vor uns, aber wir finden Beziehungen zu Alternsvorgängen und ähnliche erbbiologische Besonderheiten wie bei den klimakterischen Depressionen der Frauen. (Eine unmittelbare, direkt psychosenfördernde Wirkung der Klimax als biologisches Faktum wird übrigens neuestens von einigen Autoren angezweifelt.) Auch Psychosen der normalen Schwangerschaft und des unkomplizierten Wochenbetts gehören in diesen großen Rahmen der Gestationspsychosen, sofern es sich nicht um ausgelöste eindeutig endogene Psychosen dabei handelt, was man wohl unterscheiden muß. Auch die Pubertät muß hier mitgenannt werden.

Wir fahren also in unserer Systematik fort:

Somatologische (ätiologische) Ordnung:	Psychologische (symptomatologische) Ordnung:
Biologische Krisenzeiten als begünstigende Faktoren: Pubertät, Schwangerschaft, Wochenbett und Lactationszeit, Klimax, Involution	Psychosen sowohl von akutem exogenem Reaktionstyp, vor allem mit amentiellem Syndrom
Im übrigen wie bei den endogenen Psychosen ?	wie auch depressive und paranoide Psychosen von endogenem Typ
	Klinische Bezeichnung: Pubertäts-, Schwangerschafts-, Wochenbett- und Lactations-, klimakterische und Rückbildungspsychosen
?	Endogene Psychosen von depressivem und manischem Typ. Unipolare und bipolare Formen. (Manisch-depressives Irresein, Cyclothymie)
?	Endogene Psychosen von schizophrenem Typ [z.B. Schizophrenia simplex, Hebephrenie, coenästhetische Schizophrenie, Katatonie, paranoide (wahnbildende) Schizophrenie, Paraphrenie]
?	„Atypische" endogene Psychosen

Anhang: Über Ordnungsgesichtspunkte in der klinischen Psychiatrie

Das Buch orientiert sich über weite Strecken an der klinischen Psychopathologie Kurt Schneiders und an der auf sie gegründeten psychiatrischen Systematik. Es muß jedoch darauf hingewiesen werden, daß es sich bei dem vorgestellten triadischen System zwar um eine handliche und ungewöhnlich verbreitete, nicht aber um eine mit dem Gegenstand notwendig vorgegebene Gliederung klinischer Psychiatrie handelt.

Es ist wichtig, daß man sich der Relativität und Vorläufigkeit eines jeden derartigen Ordnungsversuches bewußt bleibt, indem man die mit ihm zwangsläufig verbundenen Voraussetzungen im Blick behält.

Die Schneidersche Systematik basiert vor allem auf zwei Prämissen, zum einen auf dem sogenannten Somatosepostulat und zum anderen auf der Überzeugung, es lasse sich eine absolute Grenze psychologischen Verstehens beschreiben.

Mit dem Somatosepostulat im weiteren Sinne ist gemeint, die Gesamtheit abnormer Erlebens- und Verhaltensweisen lasse sich unterteilen in eine Gruppe von Störungen, bei denen eine direkte oder indirekte organische Hirnschädigung als alleinige oder als Teilursache anzusehen ist und in eine andere Gruppe, bei der Befunde dieser Art nicht erhoben werden können. Daß es psychische Behinderungen gibt, die in Auftreten und Verlauf an somatopathologische Veränderungen gebunden sind, ist unbestritten; über die Natur möglicher somatopsychischer Beziehungen können allerdings unterschiedliche Vorstellungen gleichgewichtig vertreten werden.

Strittig ist im Schneiderschen Ordnungssystem die Frage nach den Kriterien, an denen sich die Zuordnung zu einer dieser beiden Gruppen orientieren soll. Schneider – und mit ihm die sogenannte traditionelle Psychiatrie – kennt sowohl psychologische als auch somatologische Indikatoren einer pathophysiologischen Bedingtheit seelischer Störungen. Zu den somatologischen gehören der belangvolle krankhafte körperliche Befund und die nachgewiesene oder doch hinreichend wahrscheinlich gemachte genetisch determinierte Erkrankungsbereitschaft. An der Berechtigung, derartige Daten als Indiz für das Wirksamwerden einer biologischen Teilursache zu nehmen, ist ein vernünftiger Zweifel nicht möglich, wenn auch im Einzelfall Bedenken aufkommen können, die sich gegen die Brauchbarkeit des Untersuchungsinstrumentes oder gegen die Interpretation der erhaltenen Ergebnisse richten. Problematisch und mancherlei Kritik ausgesetzt sind demgegenüber die psychischen Kriterien. Auch hier gibt es einige, hinsichtlich deren Bedeutung als Indikator einer direkten oder indirekten Hirnschädigung unter den Psychiatern mit unterschiedlichen Grundüberzeugungen weitgehende Einigkeit besteht. Zu ihnen zählen etwa die Wachheitstrübung und die Demenz. Andere jedoch, und zwar vor allem jene psychopathologischen Tatbestände, an die der Begriff der endogenen Psychose gebunden ist, bleiben umstritten. Bei ihrer Beschreibung stützt sich die traditionelle Psychiatrie auf das zweite Postulat, d.h. hier gewinnt die Überzeugung Bedeutung, es lasse sich eine absolute, nicht zu überschreitende Grenze psychologischen Verstehens festlegen. Die dem Verstehen nicht zugänglichen psychopathologischen Tatbestände werden als primär pathobiologisch verursacht aufgefaßt. Es wird in den Kapiteln, die sich mit den beiden großen Formenkreisen endogener Psychosen beschäftigen, auf dieses Problem einzugehen sein, das im übrigen zu den wichtigsten einer allgemeinen Psychopathologie zählt. Aber auch unabhängig von der Tatsache, daß etwa eine daseinsanalytisch-anthropologisch begründete oder eine tiefenpsychologisch orientierte Psychopathologie das Dogma von der Unverständlichkeit der sogenannten qualitativ abnormen seelischen Tatbestände relativierten, gilt es festzuhalten, daß sich dieses Postulat durchaus nicht zwingend aus jener strukturalen Psychologie ergibt, der sich die allgemeine Psychopathologie im Gefolge von Jaspers verpflichtet weiß.

Überall, so meint Jaspers, stoße das Verstehen auf Grenzen, und er rechnet es sich ausdrücklich als Verdienst an, darauf hingewiesen zu haben, daß nur „gewisse" Seiten des Seelischen unserem Verstehen zugänglich sind. Die Verstehensgrenze sei dann erreicht, wenn einzelne seelische Tatbestände nicht in einen evidenten Zusammenhang gebracht werden können. Daß Jaspers – im Unterschied zu Dilthey, dem Begründer der strukturalen Psychologie – eine solche grundsätzliche, nicht zu überschreitende Grenze des Verstehens postuliert, hat seinen Grund in dem von ihm verwendeten Evidenzbegriff, von dem Max Weber sagt: „Sie (die ‚psychologische' Evidenz) ist ... phänomenologisch bedingt durch die spezielle Färbung, welche die ‚Einfühlung' in solche qualitativen Hergänge besitzt, deren wir uns als objektiv mögliche Inhalte der eigenen inneren Aktualität bewußt werden können". Bedenkt man im Zusammenhang damit die Überzeugung Jaspers', es sei „ziemlich gleich", ob wir uns unsere eigenen seelischen Erlebnisse der Vergangenheit oder die anderer Menschen vergegenwärtigen, so können Zusammenhänge fremdseelischen Erlebens nur dann evident verstanden werden, wenn in ihnen potentiell eigenes Seelenleben wiedererkannt wird. In diesem Sinne ist die Annahme einer absoluten und recht engen Verstehensgrenze vermutlich zwingend. Für Dilthey, der Verstehen einmal knapp als Strukturverstehen kennzeichnete, kann es demgegenüber eine Grenze des Verstehens nicht geben. Scheinbare Sinnlosigkeit einzelner Lebensäußerungen kann nur Aufforderung sein, diese in einem „intellektuellen Prozeß von höchster Anstrengung" in einem anderen strukturellen Kontext neu zu bestimmen, mit dem Ziel, so doch noch zum Sinn des Ganzen zu gelangen. Dieser aber kann durch nichts suspendiert, sondern nur durch ungenügende und damit täuschende Strukturerfassung verfehlt werden.

Die traditionelle Psychiatrie hat mit Hilfe der absoluten Verstehensgrenze die quantitativ abnormen von den qualitativ abnormen seelischen Tatbeständen unterschieden und in der qualitativen Abnormität jenes psychologische Kriterium erblickt, das es erlaubt, auf eine pathosomatische Verursachung eines psychischen Störbildes rückzuschließen. Qualitative Abnormität, so lehrte sie, ist obligat, quantitative Abnormität lediglich fakultativ Ausdruck einer direkten oder indirekten organischen Hirnaffektion.

Der Schneidersche Ordnungsversuch reflektiert ein Verständnis und eine Betrachtungsweise seelischen Krankseins, die zwar durchaus legitim sind, die die Berechtigung anderer Sichtweisen jedoch nicht in Frage stellen können. Der von K. Schneider und mit ihm von der sogenannten traditionellen Psychiatrie benutzte ontologische Krankheitsbegriff sieht auch in der krankhaften seelischen Behinderung das Wirksamwerden einer der natürlichen Ordnung widerstrebenden Noxe, einer dem Gesunden fremden Wesenheit. Die seelische Krankheit bemächtigt sich des Betroffenen und schafft, indem sie ihn verändert, eine von der Gesundheit qualitativ unterschiedene Seinsweise. Der Therapie geht es um die Beseitigung, um die Eliminierung dieser destruierenden und persönlichkeitsverändernden Wesenheit mit dem Ziel, Gesundheit in der Rückkehr zur „prämorbiden Persönlichkeit" wiederzugewinnen. Demnach muß sich eine Systematik klinischer Psychiatrie an jenen bekannten oder vermuteten Noxen orientieren, in deren Gestalt das Fremde, die ordnungswidrige Wesenheit, das gesunde Seelenleben deformiert.

Dort, wo psychische Abnormität sich als offenbar gleitende Abweichung vom Durchschnittlichen – nach oben oder nach unten – darstellt, kann Krankheit im Sinne eines ontologischen Krankheitsbegriffes nicht vorliegen. Deswegen erfolgt bei K. Schneider die Gliederung der abnormen Persönlichkeiten und Entwicklungen nicht unter Bezug auf die verursachende Noxe, sie orientiert sich vielmehr an der Psychologie des Befindens und Verhaltens.

Verzichtet man auf das Somatosepostulat und auch auf die Prämisse einer absoluten Verstehensgrenze, so wird der ontologische Krankheitsbegriff zwangsläufig von einem dynamischen verdrängt. Einen solchen dynamischen Krankheitsbegriff findet man im Laufe dieses Jahrhunderts am deutlichsten und am konsequentesten in den sogenannten tiefenpsychologischen Schulen verwirklicht. Hier entfällt die für das Schneidersche Ordnungsprinzip charakteristische Unterscheidung zwischen psychischer Krankheit und psychischer Normvariante. Stattdessen werden alle seelischen Störungen als quantitative Abweichungen von einem fiktiven Normzustand interpretiert, der insofern fiktiv ist, als Gesundheit lediglich als ausreichend kompensierte Disharmonie verstanden wird. Da sich in einem solchen Denkmodell Gesundheit und Krankheit nicht grundsätzlich qualitativ voneinander unterscheiden, kann sich eine darauf gegründete psychiatrische Systematik auch nicht an der jeweils wirkenden Noxe orientieren. Sie wird zum einen die Schwere der Behinderung als Kriterium verwenden und zum anderen jene besondere Gestalt des innerpsychischen Ungleichgewichts, das sich in der aktuellen Störung ausspricht. Eine tiefenpsychologische Krankheitslehre ist demnach niemals abgeschlossen und insofern beliebig zu verfeinern, als ein Kontinuum denkbarer Störvarianten in theoretisch unendlich viele Abschnitte unterteilt werden kann. Dieser Umstand rechtfertigt die Vielzahl tiefenpsychologischer Systematiken ebenso wie die Tatsache, daß nahezu jede entsprechende Darstellung eine eigene Nosologie mit dem nicht zu bestreitenden Anspruch auf Gültigkeit vertreten darf. Ihr jeweiliger Wert bemißt sich an der inneren Stimmigkeit des Entwurfs, er findet seine Rechtfertigung im Evidenzerlebnis des Lesers.

Während eine Gliederung des psychiatrischen Gegenstandsbereiches, die sich eines dynamischen Krankheitsbegriffes bedient, mit einer solchen, die aus einem ontologischen Krankheitsbegriff entwickelt wird, immerhin noch in manchen Bereichen zur Deckung gebracht werden kann, nicht zuletzt wegen der weitgehenden terminologischen Übereinstimmung, wird durch die Verwendung eines anthropologischen Krankheitsbegriffes eine gänzlich andersartige Ordnung nahegelegt. Seelische Störung erscheint dabei weder als eine qualitative noch als eine quantitative Abweichung von einem realen oder fiktiven Normzustand, sie ist überhaupt kein individuelles Ereignis, sondern ein interaktionaler Tatbestand. Psychisches Kranksein heißt in diesem Sinne eine Reduktion der Fähigkeiten des Kranken zu normen- und definitionsgemäßer Stituationsbewältigung.

Ein so gefaßter Krankheitsbegriff erspart der Psychiatrie zweifellos eine ganze Reihe jener Probleme, mit denen sich beispielsweise gerade die von K. Schneider verwendete Psychiatrie konfrontiert sieht, ohne sie befriedigend bewältigen zu können. So wird das Leib-Seele-Thema gänzlich ausgeklammert, d.h. die Frage, ob eine so verstandene Behinderung in einen (teil-)ursächlichen Zusammenhang mit einem körperlichen Leiden zu bringen ist, bleibt unerörtert. Damit entfällt die Trennung zwischen symptomatischen und endogenen bzw. funktionellen Psychosen, sie wird als Ordnungskriterium irrelevant. Aber auch die Zäsur zwischen endogenen Psychosen auf der einen, psychopathischen und neurotischen Entwicklungen auf der anderen Seite wird gegenstandslos und zwar deswegen, weil Überlegungen zur Ätiopathogenese in einem solchen Ordnungssystem überhaupt keine Rolle spielen. Schließlich wird das Normproblem gänzlich eliminiert.

In diesem Verzicht auf die theoretischen Substruktionen einer herkömmlichen Psychiatrie mag man einen bedeutsamen Vorteil erblicken; der damit notwendig verbundene konsequente Verzicht auf ein jedes System begründendes Außenkriterium macht jedoch eine Nosologie im herkömmlichen Sinne zwangsläufig unmöglich. Darauf aber kann eine klinische Psychiatrie nicht verzichten, erhebt sie doch den Anspruch, Basis und Hintergrund therapeutischer Handlungsanweisungen zu sein, da sie es schließlich mit psychisch Leidenden zu tun hat, die von ihrem vermeintlich kompetenten Gegenüber erprobte und nach Maßgabe des derzeit Möglichen effiziente Hilfestellung erwarten. Eine am anthropologischen Krankheitsbegriff orientierte Nosologie vermag verschiedene Formen defizienter Kommunikationsmodi und Interaktionsstile zu beschreiben, und es ist durchaus denkbar, daß sie dadurch zu individuellen mißglückten Strategien der Situationsbewältigung in Form einer Typologie abgewandelter Interaktionsstile als behandlungsrelevanter Störbilder gelangt. Bislang sind entsprechende Bemühungen jedoch für den besonderen Anspruch des psychiatrischen Alltags noch unergiebig geblieben.

B. Bemerkungen zur Untersuchung

1. Gesichtspunkte für die Untersuchung seelisch Abnormer und Kranker

Der Anfänger hat bei der Exploration von seelisch abnormen und psychotischen Patienten oft gewisse Schwierigkeiten zu überwinden. Manche Kranke sprechen kaum, verharren in Stupor und Schweigsamkeit, erweisen sich als gehemmt oder abgesperrt oder sind mißtrauisch und wehren sich deshalb gegen das Befragtwerden. Andere lenken gewandt von den wichtigen Sachverhalten ab, reden viel und nichts und lassen sich nicht in die Karten sehen. Wieder andere verwirren den Anfänger umgekehrt durch die von ihm gar nicht so rasch zu erfassende Fülle von psychotischem Material, das sie bringen. Schließlich gibt es solche, die sofort die Initiative an sich reißen und nun eindringlichst vom Arzt wissen wollen, was er von ihrer Angelegenheit hält, oder sie versuchen Versprechungen und Zusagen zu erzwingen, in ihrer „widerrechtlichen" Internierungsangelegenheit etwas zu unternehmen, ihnen ihre geistige Gesundheit zu bescheinigen u.a.m.

Oft kann der Anfänger auch noch nicht richtig zuhören, oder er hört, was er auf Grund einer vorgefaßten Meinung, eines ersten flüchtigen Eindrucks zu hören erwartet. So kommen mitunter in sich scheinbar stimmige Explorationsergebnisse zustande, die nur den einen Fehler haben, daß sie nicht stimmen.

2. Zur Technik der Exploration

Wir können hier nur einige wenige Hinweise geben. Man kann nicht genug davor warnen, bei psychiatrischen Explorationen irgend etwas in den Patienten „hineinzufragen", was er dann u.U. bestätigt, um seine Ruhe zu haben oder weil er die Autorität des Arztes nicht kränken will, oder weil ihm die angebotene Formulierung einigermaßen passend scheint.

Manche mißtrauische paranoide Kranke, die sich bemühen, vor dem Arzt gesund zu erscheinen, merken auch sofort, daß diesem beispielsweise an der Klärung der Frage nach Halluzinationen besonders gelegen ist und dissimulieren prompt, wenn er direkt und plump womöglich schon zu Beginn des Gesprächs fragt: „Hören Sie eigentlich Stimmen?" Die Antwort besonnener Kranker kann dann geradezu lauten: „Ich weiß nicht was Sie meinen! Was soll das denn sein, Stimmenhören?"

Es ist nur ausnahmsweise zulässig, mit einer Suggestivfrage den Patienten, der absperrt oder ständig ausweicht und vorbeiredet, zu überrumpeln. So kann es etwa vorkommen, daß ein Kranker während der Unterhaltung mit dem Arzt akustisch halluziniert, daß er für Sekunden abgelenkt zur Seite blickt, lauscht, grimassiert oder einen Augenblick antwortend die Lippen bewegt. In solchen und ähnlichen Fällen kann man auf die ganz beiläufig hingeworfene Frage: „Was ist da soeben zu Ihnen gesagt worden?" eine prompte Antwort bekommen, während zuvor die Frage nach „Stimmenhören" verneint worden war.

Ganz besonders wichtig ist es, gründlich und sauber bis zur völligen Klärung eines Symptoms zu Ende zu explorieren und sich nicht richtungslos im Gespräch vom Patienten ablenken und weiter treiben zu lassen. Dazu gehört natürlich, daß man weiß, wonach man zu fragen hat und auf was es psychopathologisch ankommt. Viele Anfänger machen den Fehler, sich viel zu früh zufrieden zu geben. Am schlimmsten ist es, ein Symptom, das nur angeschnitten, aber nicht exakt durchexploriert ist, vorzeitig zu etikettieren und sich damit innerlich womöglich schon auf eine Diagnose festzulegen. Diese formt dann unwillkürlich das weitere Fragen und bestimmt mit, wonach weiter exploriert und was beiseite gelassen wird.

So darf man sich z.B. nicht damit benügen, Stimmenhören anzunehmen, wenn ein Patient angibt, er habe in der letzten Zeit manchmal gemerkt, wie über ihn gesprochen wurde, und darf nicht den Kurzschluß vollziehen, es müsse sich dabei um eine echte Halluzination und diagnostisch um eine Schizophrenie handeln. Man muß sich das abnorme Erlebnis so genau wie möglich so schildern lassen, wie es von dem Patienten erlebt wurde und versuchen, alle Umstände, unter denen es auftrat, in allen Einzelheiten zu rekonstruieren. Dabei kommt eine oft zu wenig beachtete Komplikation mit ins Spiel: vor allem wenn das psychotische Erlebnis nicht mehr ganz frisch ist, erhält man vom Kranken in manchen Fällen mehr eine Selbstinterpretation als eine unmittelbare Erlebnisschilderung, und man muß dann versuchen, unter den dafür vom Patienten gewählten, das psychotische Erlebnis nach Möglichkeit in die Alltagserfahrung eingliedernden sprachlichen Formulierungen oder unter geläufigen Metaphern das ursprüngliche psychopathologische Phänomen in seiner Struktur wieder freizulegen. Sehr viele Menschen können ihr seelisches Erleben schlecht beobachten und noch schlechter auf Begriffe bringen und etwas darüber aussagen. Man darf also nicht nachlassen, in Einzelheiten zu gehen mit Fragen wie: „Würden Sie versuchen, mir das noch genauer zu schildern? Ich kann mir noch nicht deutlich vorstellen, wie das an dem Abend war, als der Vorarbeiter zu dem Meister hinter Ihrem Rücken diese unfreundliche Bemerkung machte usw." War eine Exploration bereits im Fluß und gerät sie ins Stocken, dann genügen oft kleine, nichts vorwegnehmende oder den Patienten bedrängende Zwischenfragen, wie: „und dann?" oder: „und wie ging das dann weiter?" oder: „und was ist Ihnen dann noch aufgefallen?", und der Patient beginnt weiter zu sprechen.

Bei depressiven Patienten ist oft bei der ersten Unterredung die heikle Frage zu klären, ob man es wagen kann, sie auf einer offenen Abteilung unterzubringen, oder ob es notwendig ist, sie wegen Selbstmordgefahr auf eine ruhige Überwachungsstation zu legen. Hier hat es sich mir immer sehr empfohlen, die Frage nach Suicidabsichten ganz offen und „undramatisch" mit dem Kranken zu besprechen und ihm solche Antriebe von vornherein als ein geläufiges Symptom dieser Krankheit darzustellen, mit dem sich die meisten seiner Leidensgenossen in dieser Phase der Depression auseinandersetzen müssen. Es ist immer wieder eindrucksvoll, wie die Kranken aufatmen und welcher Stein ihnen vom Herzen fällt, wenn der Arzt dieses Problem anschneidet, mit dem sie sich oftmals lange gequält haben, ohne aus Scham oder auch einmal aus Sorge, durch Überwachung an der Ausführung gehindert zu werden, selbst ihren Nächsten etwas davon gesagt zu haben.

Bringen schizophrene Wahnkranke vertrauensvoll ihre Wahninhalte schon bei der ersten Exploration zur Sprache, so gerät man mitunter in Schwierigkeiten, wenn der Patient sich nicht mit dem Arzt als teilnehmendem Zuhörer begnügt. Unter Umständen muß man zunächst hinhaltend vorgehen, wenn er vom Arzt die feierliche, womöglich schriftliche Bestätigung verlangt, er sei nicht geisteskrank, leide an keinem Wahn, und alles, was er hier von seinen Verfolgungen oder seiner Berufung zum Welterlöser berichtet habe, entspreche Wort für Wort der Wirklichkeit. Meist gehen die Patienten ohne weiteres darauf ein, wenn man ihnen verspricht, man werde ihnen in allen Einzelheiten sagen, was man über die verschiedenen Punkte dieser ganz ungewöhnlichen Erlebnisse denke, aber man müsse, um den Problemen wirklich gerecht werden zu können, zuvor noch dies und jenes im Gespräch oder auch durch Rückfragen an drittem Ort klären.

Oft sind anfänglich gespannte schizophrene Wahnkranke so aussprachebedürftig, daß sie gerne eine kleine Handhabe benutzen, um ein bisher durchgehaltenes Dissimulieren aufzugeben. Mitunter genügt schon ein recht bescheidenes Entgegenkommen, wie etwa: „Nach all dem, was Sie mir von Ihren Erlebnissen erzählt haben, wundert es mich nicht, wenn Sie jetzt in den Nerven so mitgenommen sind. Wie hat sich denn dieser ‚Zusammenbruch' (o.ä.) bei Ihnen geäußert?" Meistens kommt dann der Bericht wieder in Fluß. Mitunter kann man auch versuchen, durch ein anfängliches Entgegenkommen auf halbem Weg dem Patienten schon einen Ansatz zu kritischer Stellungnahme anzubieten, der gar nicht selten, wenigstens für den Augenblick, auch ergriffen wird. Etwa so: „Ich habe es bei sensiblen Menschen in ähnlichen Situationen schon oft erlebt, daß sie aus verständlichem, aber übertriebenem Mißtrauen heraus schließlich anfingen, hinter allem etwas Bedrohliches zu wittern und niemandem mehr zu glauben. Haben Sie nicht den Eindruck, daß das bei Ihnen auch ein bißchen so sein könnte? Haben Sie nicht auch schon festgestellt, daß Sie da und dort zu viel vermutet hatten?" Oft wird der Patient zustimmen, um dann meist um so nachdrücklicher dasjenige psychotische Material hervorzuheben, dessen Gewißheit für ihn außerhalb aller Diskussion steht.

Die allerverkehrteste Haltung, zu welcher der Anfänger nicht selten neigt, ist diejenige eines Untersuchungsrichters. („Aha! Da haben wir's endlich! Warum denn nicht gleich? Sie haben also doch hypnotische Beeinflussungserlebnisse gehabt, das hätte ich Ihnen auf den Kopf zusagen können!") Auch die Pose des allzu betulichen Beichtigers, welcher heute mitunter den alten „Onkel Doktor" abgelöst hat, ist peinlich und unangebracht.

Bei der Exploration soll man sich an kein Schema hinsichtlich der Reihenfolge der Erhebung der einzelnen jeweils unumgänglichen Daten halten. Man darf nur am Ende nichts vergessen haben. Einzelne Patienten, die unter starkem Affektdruck stehen und aussprachebedürftig sind, werden mit Recht ungeduldig, wenn ihre aktuellen Schwierigkeiten nicht sogleich angesprochen werden, sondern wenn der junge Arzt, wie er es im Kompendium vorgedruckt findet, schematisch zunächst ausführlich nach familiärer Belastung, Kinderkrankheiten und Schulzeugnissen fragt.

Bei anderen Kranken wiederum, vor allem solchen, die zum Dissimulieren ihrer aktuellen psychopathologischen Störungen neigen, empfiehlt es sich umgekehrt, nicht eigensinnig auf deren sofortiger Besprechung und einer Konfrontierung des Patienten mit dem Material einer zuvor erhobenen objektiven Anamnese zu beharren, sondern weit auszuholen oder zunächst sogar vom Biographischen im engeren Sinne abzusehen und nach früher durchgemachten Krankheiten, allenfalls nach jetzigen körperlichen Beschwerden zu fragen und dann mit der allgemeinen körperlichen und insbesondere neurologischen Untersuchung den Anfang zu machen. Manche Patienten berichten später, daß sie diesen Brückenschlag und eine leichte, unverbindliche Plauderei mit dem Arzt als durchaus erleichternd empfunden haben. Aber auch gezielt eingeflochtene Bemerkungen des Untersuchers, wie etwa, daß die hier vorliegende nervöse Störung (hier ist diese sonst zu vermeidende Bezeichnung einmal ausdrücklich gestattet) äußerst quälend, aber durch konsequente Behandlung und Mitmachen des Patienten wieder zu heilen sei, und daß der Patient gar nicht ahnen könne, wie viele Menschen jahrein, jahraus dieselbe scheußliche Krankheit durchmachen müßten und wieder gesund würden, können sehr oft eine vorübergehende merkliche Hilfe bedeuten, die unermüdlich neu gegeben werden muß. Dies gilt insbesondere für schwer leidende depressive Patienten.

3. Kommunikation und Distanz

Identifiziert man sich in der „Ich-Du-Beziehung" der Begegnung allzusehr partnerschaftlich mit dem Patienten, so kann man zweifellos oft den augenblicklichen Gewinn einer raschen Kommunikation davontragen. Mancher Patient fühlt sich dadurch zum Erweis seines Vertrauens dem ihn gleichsam leidenschaftlich ans Herz ziehenden brüderlichen Arzt gegenüber förmlich genötigt. Man bedenke die ungeheure Last von Einsamkeit und Isoliertheit, unter welcher viele schizophrene Wahnkranke, aber auch schuldgeplagte Depressive oder psychopathische Selbstunsichere leiden. Im Hinblick auf die therapeutische Situation erweist man damit jedoch dem Patienten und sich selbst mitunter einen fragwürden Dienst. Dies gilt vor allem bei Patienten mit Neurosen. Es ist nicht schwer, sich etwa die Klagen einer von ihrem Mann enttäuschten Ehefrau teilnahmsvoll zu eigen zu machen und einem lange angestauten Strom von: „Sie allein verstehen mich ganz!" alle Schleusen zu öffnen. Man ist als Arzt jedoch nicht aufgerufen, mit seinen Patienten zu weinen, sondern ihnen zu helfen, und dazu gehört bei allem inneren Engagement eine Distanz, die sich der Anfänger oft erst aneignen muß. Was für das völlig rasche, hemmungslose sich Erschließen mancher Patienten, für die Herstellung einer massiven Übertragung und damit für die raschest mögliche erschöpfende Analyse seines Wesens und die diagnostische Erhellung der Struktur seiner psychischen Störung taugt, kann eine unerfreuliche Hypothek für die spätere Rolle des Psychotherapeuten im Arzt-Patientverhältnis darstellen.

Hier ist es überaus notwendig – und darin liegt auch ein sehr wesentlicher Wert einer Lehranalyse des Psychiaters, die freilich niemals eine conditio sine qua non darstellt, wie die verschiedenen psychotherapeutischen Schulen es haben wollen – in kritischer Selbsterhellung seine eigenen schwachen Stellen zu durchschauen und zu korrigieren. Es gibt – und das ist für das Selbstverständnis des Arztes in der Psychologie des Übertragungs- und Gegenübertragungsverhältnisses zum Patienten wichtig – sehr mannigfache „Rollen" und „Haltungen", die man bei sich selbst kennen und die man vermeiden lernen muß. Das kann man freilich nur sehr ungenügend aus Büchern oder in Kursen „lernen", das erfährt man vielmehr stets neu im Laufe eines Lebens als Arzt, und nicht nur als Arzt. Trotzdem scheint es wichtig, schon hier darauf hinzuweisen.

4. Angehörige und Vorgeschichte

Viel wäre auch über den Umgang mit Angehörigen von Patienten zu sagen. Hier passiert schon bei der Erhebung der in der Psychiatrie so besonders unentbehrlichen Vorgeschichte erfahrungsgemäß viel Ungeschicktes.

Alles Biographische muß so eingehend wie möglich geklärt werden. Man muß auf ganz detaillierte Schilderungen dringen und sich nicht mit Gemeinplätzen begnügen („er war immer etwas eigen"). Das Wesen und Verhalten sollte man sich stets durch konkrete Beispiele aus der Lebensgeschichte belegen lassen und sich nicht mit etikettierten Abstempelungen zufrieden geben. Dabei darf man nicht ungeduldig werden, wenn man, bei endogenen Psychosen vor allem, mit abwegigen Psychologisierungsversuchen förmlich eingedeckt wird und Mühe hat, zur Schilderung der Tatsachen durchzustoßen.

Besonders wichtig ist es, etwas über schleichend sich vollziehende Wesens- und Verhaltensänderungen zu erfahren. Dabei kann auch die soziale Anamnese sehr aufschlußreich, manchmal entscheidend wichtig sein. Mitunter – aber keineswegs immer – zeigt ein „Knick" in der sozialen Lebenskurve ein sich dahinter verbergendes psychotisches Versagen an. Im ganzen wird man die Erfahrung machen, daß der Mensch erschreckend wenig selbst von seinem Nächsten weiß.

Fragt man nach familiärer Belastung in der engeren und weiteren Familie, so wird man häufig belogen. Noch immer spukt das Schreckgespenst der „minderwertigen Sippe“, in der die ominösen „Erbkrankheiten“ einen peinlichen Schandfleck darstellen. Auch frühere Klinik- und Anstaltsaufnahmen werden nicht selten in der törichtsten Weise verheimlicht. Gegebenenfalls lasse man sich vom Patienten selbst, oder, wenn er nicht geschäftsfähig ist, von seinem Pfleger oder Vormund die Erlaubnis geben, frühere Krankengeschichten einzubestellen.

5. Stationäre Aufnahme

Die Frage der freiwilligen oder unfreiwilligen Aufnahme wird in den meisten Fällen – abgesehen von Notaufnahmen – schon vor der ersten Exploration in der Klinik geklärt sein, es sei denn, der Patient oder seine Angehörigen hätten sich fürs erste nur einmal zu einer Sprechstundenberatung entschlossen. Über die Modi der unfreiwilligen Aufnahme auf einer geschlossenen Abteilung sowie die Notwendigkeit der Errichtung einer Pflegschaft oder Vormundschaft wird in den Lehrbüchern der forensischen Psychiatrie berichtet. Dort findet sich auch ein Hinweis auf das Behandlungsrecht und die gesetzliche Verpflichtung zu einer sachgemäßen Aufklärung über die Natur beabsichtiger diagnostischer Eingriffe bzw. geplanter Heilbehandlungen, für welche das Einverständnis des Patienten bzw. seines gesetzlichen Vertreters erforderlich ist, soll sich der Arzt nicht der grotesken Beschuldigung der Körperverletzung ausgesetzt sehen. Eine Ausnahme bildet nur das ärztliche Handeln zur Abwendung einer unmittelbar lebensbedrohenden Gefahr, also in der Psychiatrie etwa eine Schockbehandlung bei einer akuten tödlichen Katatonie oder einer sich aushungernden Depression.

Juristisch keineswegs einhellig ist die Beurteilung einer „weiterwirkenden“ Zustimmung zu einer Behandlung. Das sieht in der Praxis so aus: Ein Patient, der schon früher eine Alkoholentziehungskur in der Klinik durchgemacht hat, erscheint freiwillig zur erneuten Durchführung einer solchen. Er bittet den Arzt, falls er unvernünftigerweise in den Tagen unangenehmer Abstinenz so töricht sein sollte, nicht mehr durchzuhalten und seine sofortige Entlassung zu verlangen, diesem Ansinnen unter keinen Umständen nachzugeben, denn er sei dann ja keineswegs zurechnungsfähig im Gegensatz zu jetzt. Er bitte in seinem eigensten Interesse und gebe das unterschriftlich zu den Akten, daß man in der gewünschten Weise mit ihm verfahre. Juristische formale Bedenken scheinen in der Mehrzahl eine solche menschlich und ärztlich gleichermaßen vernünftige Regelung als unzulässig zu untersagen.

Der Klinik- und Anstaltsarzt bedenkt im allgemeinen sicher viel zu wenig, welchen seelischen Schock und welche Gefährdung gesellschaftlichen „Prestiges“ es für Patienten und Angehörige bedeutet, „hinter Gitter“ zu kommen, zu „Verrückten“, unter denen man „vollends wahnsinnig“ werden muß usw. Deshalb ist es für den weiteren Kontakt mit dem Patienten (und seinen Angehörigen) von größter Wichtigkeit, daß schon der erste Eindruck der Begegnung mit Ärzten, Schwestern, Verwaltungsangestellten und Pförtnern ebenso wie das äußere Milieu des Aufnahmeraumes und des Wartezimmers keine „Irrenhausatmosphäre“ aufkommen lassen und sich nicht von den Verhältnissen in einem allgemeinen Krankenhaus unterscheiden. Stationsarzt und Abteilungsschwester sollen, wenn irgend möglich, den Patienten schon bei der Aufnahme begrüßen und zur Station bringen. Manchen Angehörigen ist es eine große Beruhigung, wenn sie bei der Aufnahme mit auf die Krankenabteilung kommen dürfen, um sich zu vergewissern, daß der Patient weder in ein Dauerbad noch in eine Gummizelle oder Zwangsjacke gesteckt wird.

Ein Punkt, der besonderen Takt seitens des Personals erfordert, ist die bei manchen Patienten unumgänglich notwendige, auf allen geschlossenen Abteilungen obligatorische Kontrolle des mitgebrachten Gepäcks auf eingeschmuggelte Medikamente oder in Einzelfällen untunliche Instrumente wie Messer und Scheren. Wir legen Wert darauf, daß dies nicht heimlich geschieht, etwa solange der Patient sich im Bad befindet, sondern daß hier von Anfang an volle Offenheit herrscht.

Mittelgewöhnte und Süchtige müssen besonders sorgfältig körperlich kontrolliert werden. Selbst die natürlichen Körperöffnungen dienen manchen rückfälligen Süchtigen als Versteck für Ampullen und Spritzen.

Auf der Station, auf deren wohnliche und geschmackvolle Ausgestaltung größter Wert zu legen ist, bedeutet es mitunter für die schwere und große Anforderungen an die seelische Differenziertheit und das allgemein menschliche Niveau stellende Arbeit des Pflegepersonals eine entscheidende Unterstützung, wenn genesende und wieder gesundete Patienten dem ängstlichen und hoffnungslosen Neuling in geeigneter Weise vom günstigen Verlauf ihrer Krankheit erzählen. Wir schalten deshalb nicht selten verständige Patienten mit bestem Erfolg in die Milieutherapie ein, und der Geist in einer Patientengruppe kann ein höchst wirksamer Heilungsfaktor sein. Freilich muß die

Stationsschwester und muß der verantwortliche Arzt die Fäden in der Hand behalten und den richtigen Spürsinn etwa auch für die passende Kombination von Patienten in Mehrbettzimmern besitzen. Manchmal kann eine geschickte oder ungeschickte Verlegung den ganzen Geist auf einer Abteilung beeinflussen. Unbeschadet dieser positiven Seiten des Patientenkontakts gilt freilich auch für psychiatrische Stationen, daß bei der Mehrzahl der Unterhaltungen von Patienten untereinander über ihre Krankheiten nichts Förderliches herauszukommen pflegt. So können beispielsweise wenige Kranke mit Furcht vor der mit ihrem ominösen Namen belasteten „Schockbehandlung" ganze Gruppenreaktionen von Angst und Widerstreben auslösen.

6. Aufzeichnung der Befunde

Eine scheinbare Kleinigkeit möchte ich noch ausdrücklich erwähnen: das ist die Frage der Notizen, die sich der explorierende Arzt bei der Besprechung mit dem Patienten machen muß. Wir empfehlen, dem Patienten offen zu sagen, was wir tun. Keinesfalls sollte man ohne sein Wissen ein Magnetophonband mitlaufen lassen, es sei denn, es handle sich um bewußtseinsgetrübte oder defekte Kranke, die sich nicht daran stören. Insbesondere bei Wahnkranken muß alles und jedes vermieden werden, was nach Heimlichkeit und „Beobachtung" aussieht. Manche Kranke wünschen ausdrücklich, daß diese oder jene persönlichste Angabe nicht für die Krankheitsgeschichte protokolliert werden solle, weil sie mit Recht annehmen, daß Krankengeschichten u.U. später in Rentenverfahren und dergl. auch von anderen Personen als dem behandelnden Arzt eingesehen werden. Wir respektieren grundsätzlich solche Wünsche. Gelegentlich, wenn es sich dabei um psychiatrisch sehr relevante Dinge handelt, wenn detaillierte psychopathologische Selbstschilderungen des Patienten von besonderem wissenschaftlichem Interesse sind, bitten wir um die Erlaubnis, ein nicht in die Krankengeschichte einzuheftendes Protokoll, das nur dem Arzt zugänglich ist und gesondert unter Verschluß verwahrt wird, anfertigen zu dürfen.

Bei der Abfassung der Krankheitsgeschichte soll nach Möglichkeit alles psychopathologisch Relevante an Hand der Notizen in wörtlicher Rede so niedergelegt werden, wie der Patient es gesagt hat. Auch Zwischenfragen des Arztes sollen exakt aufgezeichnet werden, da sich Entscheidendes in Rede und Wechselrede abzuspielen pflegt. Natürlich ist es ein Unding, dasselbe auch für solche Einzelheiten der Vorgeschichte oder der Familienanamnese zu verlangen, die psychopathologisch ohne Belang sind. Nicht jede lange psychiatrische Krankengeschichte ist gut, aber es gibt schlechterdings keine guten kurzen psychiatrischen Krankengeschichten. Es läßt sich nicht vermeiden, daß das spezielle Interesse des jeweils untersuchenden und behandelnden Arztes zu einem erheblichen Grad schwerpunktbildend dabei wirkt. Dennoch bietet eine möglichst lückenlos mitgeschriebene wörtliche Aussage des Patienten über die bei ihm relevanten psychopathologischen Erscheinungen die besten Aussichten, daß eine solche Krankheitsgeschichte später einmal auch von anderen Bearbeitern als ihrem Verfasser wissenschaftlich ausgewertet werden kann. Auf kümmerliche Daten gestützte Urteile sind wertlos.

Auf die Gefahr, lebendige Eindrücke durch Fachbezeichnungen zu nivellieren, haben wir schon verwiesen. In der Verhaltensschilderung bediene man sich deshalb ohne Furcht vor unwissenschaftlicher Banalität lieber der gewohnten Alltagssprache und versuche möglichst genau auszudrücken, was man hört und sieht.

Es ist anschaulich, wenn da steht: Der Kranke versteckte bei der Visite die Hand, die der Arzt ergreifen wollte, blitzschnell unter der Bettdecke und blickte mit gerunzelter Stirn an ihm vorbei. Als der Arzt jedoch das Zimmer verlassen wollte, kam ihm der Kranke einige Schritte mit ausgestreckter Hand nachgelaufen, um sich dann mit verschämtem Kichern auf den Fersen umzudrehen, auf den Boden zu spucken und sich dann wieder unter seine Bettdecke zurückzuziehen. Statt dessen könnte man natürlich auch sehr gelehrt die entsprechenden Fachausdrücke einsetzen und schreiben: Der Patient zeigte ein negativistisch-ambivalentes, puerilistisch-katatones Verhalten mit hebephrener Paramimie und Parakinese sowie Autismus.

Wir empfehlen, in die Krankengeschichten die ersten diagnostischen Überlegungen und Festlegungen genauso einzutragen und zu begründen wie spätere eventuelle Änderungen oder verschiedene Auffassungen des Krankheitsfalles bei Oberarzt- und Chefvisiten.

Aufzeichnungen über den Verlauf und die Epikrise dürfen gegenüber den Anfangsbefunden keineswegs vernachlässigt werden.

C. Testuntersuchungen

Unabhängig von der Frage, wie die Auseinandersetzung um die Stellung der Psychologie und des Psychologen im Kanon der Heilberufe ausgehen wird – Legitimation zu selbstständiger therapeutischer Tätigkeit oder obligatorische Einbindung in eine ärztlich geleitete therapeutische Gruppe – die Psychiatrie wird sich in vielen Fällen der Mithilfe des Psychologen zu versichern haben. Die lange Zeit gültige Forderung, der Psychiater müsse sich im Verlaufe seiner Ausbildung dazu befähigen, zumindest die „einfachen" psychologischen Testuntersuchungen selbst durchzuführen, ist heute angesichts einer immer weitergehenden Spezialisierung kaum mehr aufrechtzuerhalten. Auch auf diesem Gebiet zeichnet es den guten Arzt aus, rechtzeitig zu erkennen, wo die Grenzen seiner eigenen Kompetenz erreicht sind, und wo er sich im Interesse seines Kranken auf das sachkundige Urteil eines anderen stützen muß. Eine Übersicht über die geläufigen Testverfahren kann daher nur dem Ziel dienen, einen Hinweis auf einige der derzeit zur Verfügung stehenden und für die Belange der psychiatrischen Praxis relevanten Untersuchungsmethoden zu liefern und sei es nur, um den Psychiater instand zu setzen, seine Fragen an den Psychologen so zu formulieren, daß er mit den erhaltenen Antworten auch tatsächlich etwas anzufangen weiß. Der alte Streit um den diagnostischen Primat sollte als ausgestanden gelten. Zweifellos gibt es Formen seelischer Behinderung, für deren begriffliche Darstellung der Psychologe besser gerüstet ist als der Psychiater, während etwa die Frage, ob ein Mensch an einer schizophrenen Psychose erkrankt ist, auch vom besten Psychologen nicht stellvertretend für den Psychiater beantwortet werden kann: Schizophrene und affektive endogene oder funktionelle Psychosen sind rein psychopathologisch bestimmte Konventionen, und ihre Diagnostik gehört deswegen in den Zuständigkeitsbereich des Psychiaters.

Von denjenigen Fähigkeitstests, die nicht speziell für die Belange der Kinder- und Jugendpsychiatrie entwickelt wurden, spielen in der Psychiatrie die Intelligenztests und die allgemeinen Leistungstests eine Rolle, sieht man einmal von jenen Testuntersuchungen ab, die ausdrücklich zur quantitativen oder qualitativen Bewertung einzelner psychiatrischer Krankheitsbilder entwickelt wurden.

Will man sich rasch ein kursorisches Bild von der Intelligenzleistung und dem Wissensstand eines Patienten machen, so mag man sich einer Kurzprüfung bedienen. Sollen nicht Fälle von Schwachsinn oder Demenz genauer untersucht werden, so kommt man damit im klinischen Alltag aus. Man gibt einige Rechenaufgaben, vor allem sogenannte „eingekleidete", läßt Unterschiedsfragen beantworten sowie eine kleine Fabel nacherzählen und ihren Sinngehalt erklären (solche Unterschiedsfragen sind etwa: Fluß – Teich, Treppe – Leiter, Kind – Zwerg, Irrtum – Lüge). Dasselbe geschieht mit einigen vorgelegten Sprichwörtern. Ferner läßt man einige Bilder, etwa die bekannten Tafeln von Binet oder die humoristischen „Vater- und Sohn"-Bilder von Plauen erläutern und kritisch zu Sinnwidrigkeiten Stellung nehmen.

Damit prüft man vorwiegend das Denkvermögen, während man sich über den Wissenstand (Schulkenntnisse und allgemeiner Bildungsstand) in einer zwanglosen Unterhaltung mit einzelnen gezielt eingestreuten Fragen rasch ein einigermaßen zutreffendes Bild machen kann.

Hinsichtlich der Prüfung des Allgemein- und Berufswissens wird von ungeübten Untersuchern oft zu wenig beachtet, wie verschieden die Wissens- und Bildungsbestände und -akzente bei Menschen aus unterschiedlichen sozialen Verhältnissen sind. Ein Hilfsarbeiter in einem ländlichen Betrieb muß anders gefragt werden als das Lehrmädchen aus einem mondänen großstädtischen Modesalon. Auch darf man nicht verkennen, daß die Testsituation einen ausgesprochenen Emotionsstupor hervorrufen kann. Massiv vorgetäuschte Pseudodemenzen sogenannter Rentenschwindler sind im allgemeinen leicht aufzudecken. Kein wirklich Debiler wird behaupten, 2 und 2 sei 5 oder eine Fliege habe 2 Beine. Schwerer nachzuweisen ist es, wenn ein erfahrener alter Rentenhase „dick aufträgt" und so aggraviert, daß seine Angaben im Rahmen des Möglichen bleiben. Hier können eventuell gleichsinnige Übertreibungen und Demonstrationen von Schwindel und Schwäche bei der körperlichen Untersuchung das Bild abrunden.

Der Hamburg-Wechsler-Intelligenztest für Erwachsene (HAWIE) geht von einem Intelligenzbegriff aus, den Wechsler 1944 so formulierte: „Intelligenz ist die zusammengesetzte oder globale Fähigkeit des Individuums, zweckvoll zu handeln, vernünftig zu denken und sich mit seiner Umwelt wirkungsvoll auseinanderzusetzen." Auf dem Hintergrund dieser Definition wird der Aufbau des Tests verständlich, der neben allgemeinen und spezifischen intellektuellen Fähigkeiten im Handlungsteil auch nicht-intellektuelle Faktoren der Intelligenz darzustellen sucht. Der Verbalteil des HAWIE umfaßt die Untertests: Allgemeines Wissen, Allgemeines Verständnis, Zahlennachsprechen, Rechnerisches Denken und Gemeinsamkeitenfinden. Zahlensymboltest, Bilderordnen, Bilderergänzen, Mosaiktest und Figurenlegen bilden den Handlungsteil. Die Normen des HAWIE werden als Wertpunkte (WP) und als Verbal-IQ (V-IQ), Handlungs-IQ (H-IQ) sowie Gesamt-IQ (G-IQ) bezeichnet. Für die Interpretation des HAWIE-IQ ist von Bedeutung, daß die Bewertung eines Probanden stets in Relation zur mittleren Leistung seiner Altersgruppe erfolgt und nicht etwa in Beziehung gesetzt wird zu einem hypothetischen durchschnittlichen Erwachsenen-Intelligenzalter. Etwa 66% der Mittelwerte sämtlicher Intelligenzquotienten der Standardisierungsstichproben fallen zwischen die IQ 100 bis 101 und sind in den einzelnen Altersgruppen relativ konstant.

Mit großer Zurückhaltung sollte der Psychiater den sogenannten Abbauquotienten in seinen diagnostischen Überlegungen berücksichtigen. Er ergibt sich aus einer IQ-Differenz zwischen Verbal- und Handlungsteil und wird vielfach als Indiz für eine hirnorganisch determinierte Leistungsminderung gewertet. Abgesehen von der Tatsache, daß die Korrelation zwischen psychologischem Testbefund und Ergebnis der psychopathologischen Exploration durchaus nicht zwingend ist, findet man Differenzen gleichen Ausmaßes nicht selten auch während zweifelsfrei reversibler Verlaufsabschnitte einer schizophrenen Psychose.

Der Intelligenzstrukturtest wurde 1953 von Amthauer im Zusammenhang mit Untersuchungen zur Berufseignung publiziert. Es handelt sich um einen Gruppentest zur Messung der Intelligenz und zur Abschätzung der Intelligenzstruktur von Prüflingen im Alter zwischen 13 und 61 Jahren. Steht beim HAWIE der dynamische Aspekt der Intelligenz im Vordergrund, so ist im IST nach Amthauer der Strukturgesichtspunkt der leitende. Mit dem IST werden vor allem die folgenden Seiten der Intelligenz untersucht: Sprachliche Intelligenz, rechnerische Intelligenz, räumliches Vorstellen und die Reproduktion gelernter Wörter. Neben seiner Bedeutung in der Intelligenz- und Begabungsdiagnostik spielt der IST eine besondere Rolle in der Berufs- und Eignungsdiagnostik. Bei der Interpretation der erhobenen Befunde gilt es zu beachten, daß Schulbildung, berufliche Entwicklung und Herkunftsmilieu ausdrücklich mitberücksichtigt werden müssen.

Innerhalb der Persönlichkeitstests unterscheidet man in der Regel subjektive und objektive Tests sowie projektive Verfahren. Der Psychiater muß auch hier von einigen der gebräuchlichen Untersuchungsinstrumente wissen.

Die Persönlichkeitstests im engeren Sinne, das heißt die eigentlichen subjektiven Verfahren, die jedoch vielfach als objektive Tests (vom Standpunkt des Testtheoretikers aus) den projektiven gegenübergestellt werden, spielen in der Psychiatrie insbesondere im Zusammenhang mit der Diagnostik einzelner definierter Krankheitsbilder eine Rolle. Es geht ihnen darum, „Persönlichkeitsmerkmale“ mit Hilfe eines Fragebogentests zu messen. Die eindimensionalen Verfahren unterscheiden in der Regel lediglich zwischen normal und abnorm angepaßten Persönlichkeiten. Die mehrdimensional und insbesondere die faktorenanalytisch fundierten Instrumente bemühen sich um eine präzise Definition einzelner Dimensionen der Persönlichkeit. Derart ermittelte bzw. dargestellte Eigenschaftsfaktoren werden zu Persönlichkeitsinventaren vereinigt, indem man die Interkorrelationen sogenannter primärer Persönlichkeitseigenschaften faktorenanalytisch überprüft.

Der MMPI wurde von Hathaway und McKinley 1940 und 1951 entwickelt (Minnesota Multiphasic Personality Inventory). Er orientiert sich an den herkömmlichen Kraepelinschen Kategorien und umfaßt insgesamt 566 Fragen. Neben 10 klinischen Skalen enthält er außerdem 4 Validitätsskalen, die der Korrektur der anderen Skalenwerte dienen. Die 10 klinischen Skalen sind: Hysterie, Depression, Hypochondrie, Psychopathie, Maskulinität/Femininität, Paranoia, Psychasthenie, Schizophrenie, Hypomanie, Soziale Introversion.

Der MMQ (Maudsley Medical Questionnaire) stammt von Eysenck aus dem Jahre 1947. Er besteht aus 56 Fragen, von denen 18 als sogenannte Lügenfragen Simulations- bzw. Dissimulationstendenzen aufzeigen sollen. Eysenck zielte mit diesem Instrument speziell auf neurotische Persönlichkeitsstörungen. Aus dem MMQ ging der MPI (Maudsley Personality Inventory) hervor mit je 24 Items für Neurotizismus und Extraversion.

Der Psychiater, der vom Psychologen dessen Auswertung der genannten Testverfahren enthält, wird sich stets der Tatsache bewußt bleiben müssen, daß sich in den dargestellten und gegebenenfalls gemessenen Persönlichkeitsmerkmalen eine bestimmte Theorie der Persönlichkeit widerspiegelt, die dann, wenn die Befunde in die diagnostischen und therapeutischen Überlegungen einbezogen werden, notwendig mit übernommen wird.

Mit Recht allerdings weisen die Psychologen einen Einwand zurück, der nicht selten von den klinischen Psychiatern erhoben wird. Er betrifft die allgemeine Problematik der Selbstbeurteilungsfragebögen und besagt etwa, es werde bei ihrer Auswertung der Tatsache nicht genügend Rechnung getragen, daß in die Beantwortung eine Vielzahl unbekannter Determinanten eingehe. Es sei vor allem nicht zulässig, von vornherein einen einsichtigen Zusammenhang zwischen dem semantischen Inhalt der Testelemente und deren psychologischer Bedeutungen zu unterstellen. Dem ist entgegenzuhalten, daß sich die Validität der verbalen Antwort nicht an ihrem durch den Zusammenhang determinierten Inhalt orientiert, sondern an dem empirischen Unterschied der Reaktionsweisen speziell definierter Kollektive.

Als Formdeuteverfahren wird heute eine Gruppe von Tests bezeichnet, die in ihrer Zielsetzung dem 1922 entwickelten Rorschach-Test entsprechen. Die wissenschaftliche Bedeutung des Rorschach-Test ist umstritten. Der Psychiater Kronfeld schrieb über ihn in einer frühen Rezension: „Hier gibt ein findiger Geist, ein Psychologe von feiner Intuition, aber recht geringer experimentell methodischer Genauigkeit dem Experiment eine völlig neue Reihe von Aufgaben. Er befreit es von der Starre und Gebundenheit seiner Anwendung, Protokollierung und Auswertung: Die Schlußfolgerungen, zu denen er so gelangt, sind überaus reichhaltig, programmatisch wichtig und vielseitig, sie regen die Probleme der Charakterkunde fast in ihrem ganzen Umfang an, aber sie erwecken auch hinsichtlich ihrer Begründung fast durchgehend ernste Bedenken...“. In der Durchführung des Rorschach-Verfahrens werden dem Probanden 10, teils mit bunten Tintenklecksen bedeckte Tafeln zur Deutung vorgelegt; die erhaltenen Aussagen werden mit Hilfe eines differenzierten Signierungssystems ausgewertet. Der Untersucher verspricht sich von diesem Test Aufschlüsse über Aspekte der Struktur der Persönlichkeit des Patienten, die in der psychiatrischen Exploration nicht zu erfassen sind. Analysiert wird nicht nur der Inhalt der Antworten, sondern auch deren Stil, man achtet darauf, ob auf den optischen Stimulus als Ganzes oder nur auf Aspekte eingegangen wird und ob in dem Versuch des Patienten, das Testmaterial zu organisieren, etwa Form und Struktur gegenüber Bewegung und Handlung dominieren.

Der TAT (Thematic-Apperception-Test) wurde 1935 von Morgan und Murray publiziert. Er umfaßt 3 Serien von je 10 Bildtafeln, die soziale Situationen darstellen, und eine Leertafel. Der Proband wird aufgefordert, zu jeder Tafel eine frei erfundene Geschichte zu erzählen, wobei davon ausgegangen wird, daß in den Erzählungen zu den mehrdeutigen Bildtafeln verdeckte Motive, Einstellungen und Handlungsbereitschaften zum Ausdruck kommen. Insbesondere bei ungewöhnlichen Antworten sind die speziellen sozialen Umstände, unter denen der Patient herangewachsen ist und in die eingebunden er lebt, ausdrücklich in der Interpretation zu berücksichtigen.

Auf eine Reihe anderer, hier nicht erwähnter Testverfahren wird im klinisch-psychologischen Fachschrifttum eingegangen. Der Psychiater sollte sich aber auch angesichts der umfänglichsten psychologischen Untersuchungsprotokolle niemals der simplen Einsicht verschließen, daß ihn auch die Ergebnisse einer Vielzahl kompetent durchgeführter Verfahren nicht von der Pflicht zur sorgfältigen und auf solide Fachkenntnis gegründeten Exploration entbinden können.

D. Allgemeine und klinische Psychopathologie

I. Vorbemerkungen

Vorbemerkungen zur Psychopathologie müssen sich in einem Grundriß auf das Notwendigste beschränken. Deshalb kann nur dargestellt werden, was bei der Erhebung eines psychischen Befundes, wie der Arzt ihn benötigt, besonders zu beachten ist. Es soll nicht eine „medizinische Psychologie" skizziert werden. Dieser Begriff, heute viel gebraucht, ist nicht sehr glücklich. Es gibt eine „medizinische" Psychologie so wenig wie eine juristische oder theologische. Es gibt nur eine einzige Psychologie und innerhalb ihrer Fragestellungen, welche für den Arzt besonders wichtig sind und von ihm behandelt werden müssen, weil ihm das psychopathologische Erfahrungsgut zur Verfügung steht.

Bei der Schilderung der psychiatrischen Exploration wurde schon darauf hingewiesen, daß es in erster Linie das Gespräch ist, welches Aufschluß darüber bringt, was seelisch in dem Patienten vorgeht. Die Aussage des Patienten ist die Quelle alles Wesentlichen, was wir in der Lehre vom abnormen und vom krankhaft veränderten Seelenleben des Menschen wissen. Die psychopathologische Exploration wird in der Psychiatrie überall da führend bleiben, wo es nicht möglich ist, durch eine neurologische Untersuchung einschließlich ihrer serologischen und radiologischen Hilfen die Ursachen einer körperlich begründbaren (organischen, symptomatischen, exogenen) Psychose aufzudecken. Bei ihr spielt der psychopathologische Befund seiner diagnostischen Wertigkeit nach die Rolle eines Epiphänomens, d.h. eines Symptombildes, das von der primären körperlichen Schädigung getragen ist. Auch hier ist die Bedeutung der Exploration ja nicht zu unterschätzen. Es ist ja keineswegs immer der internistische, neurologische, serologische oder radiologische Befund, der uns am Krankenbett an eine körperlich begründbare Psychose denken läßt, sondern der Explorationsbefund. Dieser pflegt in sehr vielen Fällen den ersten Verdacht zu erwecken, wenn etwa eine Bewußtseinsveränderung deliranter oder somnolenter Art, oder bei chronischen, schleichenden Fällen eine Persönlichkeitsveränderung und ein Intelligenzabbau festgestellt werden. Erst dadurch kommt es zum Einsatz des gesamten klinisch-diagnostischen Apparates. Wir wären schlechte Psychiater, wenn uns das psychopathologische Bild einer Paralyse deshalb gleichgültig würde, weil der serologische Befund die Diagnose sichert. Bei allen körperlich begründbaren Psychosen interessiert uns die Analyse der psychopathologischen Zustandsbilder in ihrem Sosein. Wir spüren den pathoplastischen (das Erscheinungsbild des Leidens mit ausformenden) Aufbauelementen nach. Dabei fragen wir z.B. nach den Möglichkeiten hirnlokalisatorisch zu deutender oder aber persönlichkeitsgebundener fakultativer Einflüsse, welche das Bild durch den Angriffsort der Schädigung im Gehirn oder durch die besondere Reaktionsweise des Patienten, aber auch durch das Tempo, mit welchem sie den Organismus überfallen hat, mitbestimmen können.

Weiter ist die längsschnittmäßige Entwicklung des psychopathologischen Befundes von größter Wichtigkeit hinsichtlich der Prognose und der Beurteilung unserer therapeutischen Maßnahmen.

Bei den endogenen Psychosen nun vollends sowie bei den seelisch abnormen Persönlichkeiten (Psychopathen) und den abnormen Erlebnisreaktionen und Persönlichkeitsentwicklungen (Neurosen) sind wir ganz und gar auf die psychopathologische Exploration angewiesen. Wir haben keinerlei Möglichkeiten, den Fortschritt der Therapie durch Insulinkur, elektrische Krampfbehandlung, Schlafkuren oder psychopharmakologische Therapie bei einer endogenen Psychose anders zu kontrollieren als durch sorgfältige psychologische Beobachtung und Nachexplorationen. Das gleiche gilt natürlich für die Psychotherapie neurotischer Störungen.

Testuntersuchungen (s. dort) stellen nichts anderes dar als auf ein bestimmtes Leistungsziel oder eine besondere Verhaltenssphäre eingeengte Explorationen, welche besondere seelische Funktionen besonders herausblenden, und wenn man meint, ohne solches Registrieren nicht auszukommen, auch einigermaßen „objektivieren". Am wichtigsten sind hier zweifellos Reihenuntersuchungen an ein und demselben Patienten, welche einen Leistungswandel nach der positiven oder negativen Seite hin zeigen. Erfaßt werden hierbei vorzugsweise Intelligenzleistungen und mehr werkzeugmäßige Funktionen wie Merkfähigkeits- und Gedächtnisleistungen, sowie formale Denkabläufe, Konzentration, Ermüdung u.dgl. Wichtig können ferner die sog. projektiven Tests sein, welche Aufschluß über Strebungen, Affekte und Verdrängungen geben können, die im ärztlichen Gespräch nicht so rasch über die Schwelle des Unterbewußten oder auch des mehr oder weniger absichtlich Verschwiegenen gehoben werden können (vgl. Testuntersuchungen).

Weiter ist auf das Ausdrucksverhalten zu verweisen. Wenn wir von allem Inhaltlichen einmal ganz absehen, reicht dieses Gebiet von der Mimik, Gestik, Haltung, Motorik, Sprache und Schrift bis zur Kleidung, ja überhaupt zur Formung der engsten Umwelt als Spiegel und Medium des eigenen Stils.

Daß wir Fremdseelisches nur durch den Ausdruck im weitesten Sinne erkunden können, nämlich dadurch, daß uns der Patient etwas sagt oder aufschreibt, ist so selbstverständlich, daß man es leicht vergißt und beim Ausdruck nur an die zu deutenden und zu interpretierenden, daher notgedrungen auch vieldeutigen, von außen sichtbaren Verhaltensweisen denkt, die wir soeben aufgezählt haben. Besonders wichtig ist, daß auch die Aussage des Patienten die seelischen Tatbestände bereits interpretiert zur Darstellung bringt.

Der Anfänger in der Psychiatrie steht oft erschreckt vor der Fülle der sich hier auftürmenden Aufgaben und weiß nicht, wo anfangen, wenn er die ersten Patienten zu untersuchen hat. Nicht selten ist er dann geneigt, sich möglichst rasch ein fachmännisches Vokabular anzueignen, und das ist für den Nichterfahrenen so ziemlich die sicherste Art, ein tieferes Eindringen in die Psychologie des seelisch Abnormen und Kranken zu verfehlen und mit der öden psychiatrischen Kunstsprache im Vorfeld des Lebendigen steckenzubleiben.

II. Gliederung der psychopathologischen Erscheinungen. Besondere seelisch abnorme Symptome

Wenn wir die Fülle der psychopathologisch wichtigen Erscheinungen begrifflich bewältigen wollen, ist eine gewisse Schematisierung des Stoffes nicht zu umgehen. Es ist eine Binsenwahrheit, daß einer solchen Gliederung etwas Künstliches, Totes anhaftet, weil im lebendigen Erlebnisstrom sich beispielsweise Wahrnehmungen ohne Denkvorgänge, Begriffe, Gedächtnisleistungen, Aufmerksamkeitszuwendungen, aber auch Gefühle, Gestimmtwerden u. dgl. gar nicht vorstellen lassen. Bewegen wir uns hier, bildlich gesprochen, gleichsam in einer seelischen Schicht zwischen den einzelnen Arten, Grundeigenschaften und Umgreifungen des seelischen Erlebens in ihren mannigfachen Verflechtungen und Durchdringungen, so dürfen wir beim Strom des Erlebens nicht nur das ständige Ineinanderfließen des Wellenspiels in einer Ebene betrachten. Auch „vertikal" ist ein unentwegtes Fluktuieren vorhanden. Zwischen dem an der Oberfläche Sichtbaren und den Grundströmungen wogt es auf und ab: Nichtbemerken von Sinneseindrücken schließt deren Wahrnehmen und späteres Erinnernkönnen nicht aus. Anderes wird, kaum wahrgenommen, gedacht oder gefühlt, im Vergessen untersinken, anderes verdrängt, und wieder anderes taucht, in der ursprünglichen Form oder verwandelt, freisteigend oder nach sehr verschiedenartigen Bedingtheiten analysierbar, aus der Tiefe des Unterbewußten zur Oberfläche des Bewußten. Oder, um ein anderes Bild zu wählen: Vorgestaltetes bildet sich zur Endgestalt aus und aus dem Hintergrund formt sich Figur, um hernach wieder zurückzutreten. Man redet nur in Metaphern, ob man von Oberfläche und Tiefe, von Vor- und Endgestalt oder von Figur und Hintergrund spricht. Im Gegensatz zu den Konzeptionen der Gestaltpsychologie, wie sie vor allem durch Conrad in die Psychiatrie übernommen wurde, erweckt das Bild von Oberfläche und Tiefe in der sog. Tiefenpsychologie den mißverständlichen, oft freilich absichtlich genährten Eindruck, als handle es sich gegenüber einer „seichten und oberflächlichen" Psychologie des Bewußtseins hier um die Erschließuung einer „tieferen, wesenhafteren Dimension".

Wollen wir zu einer psychologischen Gliederung gelangen, dann müssen wir dieses lebendige Gewoge gleichsam zum Gefrieren bringen und versuchen, die verschiedenen Elemente (wir gebrauchen diesen verpönten Ausdruck nunmehr ganz bewußt) begrifflich zu trennen und zu beschreiben, welche das seelische Erleben ausmachen. Es wäre ein Mißverständnis, zu glauben, dieses sei aus jenen einzelnen Elementen mechanisch wie aus Bausteinchen aufgebaut. Die einander in der mannigfachsten Weise abwandelnden, einander begleitenden Arten des seelischen Erlebens sind sowohl aus sich selbst heraus wie auch von den Grundeigenschaften des seelischen Erlebens her störbar, und diese beiden Kategorien wiederum von den integrierenden Umgreifungen, dem Hintergrund.

Wir geben im folgenden die Einteilung K. Schneiders, welcher das psychologische bzw. psychopathologische Material in folgende drei Gruppen ordnet:

1. Arten des Erlebens. Hier ist das gemeint, was man früher in der Psychologie „Elemente" hieß. Wir unterscheiden: Empfinden und Wahrnehmen, Vorstellen und Denken, Fühlen und Werten, Streben und Wollen.

2. Grundeigenschaften des Erlebens. Hier werden gewisse allgemeine Eigenschaften behandelt, die jedem vollentwickelten menschlichen Seelenleben eigen sind: Icherlebnis, Zeiterlebnis, Gedächtnis, seelische Reaktionsfähigkeit.

3. Hintergrund (Umgreifungen) des Erlebens. Hier meinen wir die akuten oder dauernden Gesamtumstände, in die alles Erleben gewissermaßen eingebettet ist und von denen es sehr wesentlich bedingt und geformt wird: Aufmerksamkeit, Bewußtsein, Intelligenz, Persönlichkeit.

Die Wertigkeit einzelner hier aufgeführter Funktionen und Leistungen ist sehr verschieden, was ihre Rolle für die Psychopathologie angeht, und zwar nicht zuletzt im Hinblick auf die besondere jeweils in Frage stehende psychiatrische Krankheit. So ist es z.B. für die Diagnose einer Wahnkrankheit recht unwesentlich, wie das Gedächtnis des betreffenden Patienten beschaffen ist, und auch seine Intelligenz spielt im psychopathologischen Aufbau des Wahnes eine nebensächliche Rolle. Umgekehrt ist die Psychologie und Psychopathologie der Wahrnehmungsleistungen bei der Erfassung schwerer Triebentgleisungen, wie sie etwa bei einer Stirnhirnerkrankung oder Encephalitis vorkommen, von untergeordneter Bedeutung.

Nun kennt man wichtige psychopathologische Symptome oder, besser, miteinander zu Syndromen („das Zusammenlaufen") sich vereinigende Symptomverbindungen, die man nicht ohne weiteres in das oben gegebene Schema eingliedern kann. So gibt es z.B. Wahrnehmungsstörungen bestimmter Art, welche erst durch eine gleichzeitig damit gegebene Icherlebnisstörung ihren für ein schizophrenes Symptom ersten Ranges typischen Charakter erhalten (vgl. unten).

Der Wahn in seinen beiden Formen der Wahnwahrnehmung und des Wahneinfalls ist bei den Störungen des Denkens nur in einem fragwürdigen Notquartier untergebracht, zumal das falsche Realitätsurteil beim Wahn zwar niemals fehlt, jedoch keineswegs dessen eigentliches Wesen ausmacht. Ein Mensch, der bestimmte psychopathologische Veränderungen an sich selbst erfährt, kann gar nicht anders, als ihre Realität anzuerkennen. Die Notwendigkeit der Realitätsbejahung von gewissen Wahnerlebnissen, Icherlebnisstörungen (das „Gemachte" im Sinne K. Schneiders) und Sinnestäuschungen hat mit einer Denkstörung primär nichts zu tun. Auch die Zwangsphänomene sind so umfassend, daß ihre begriffliche Einengung auf das Zwangsdenken dem Wesen der Zwänge nicht gerecht werden kann.

Es läßt sich deshalb durchaus rechtfertigen, daß beispielsweise H.W. Gruhle in seinem Schema zum seelischen Befund die Sinnestäuschungen, Wahnideen und Zwangsideen als „selbständige seelische Gebilde" herausgenommen und als „besondere abnorme Symptome" den Störungen der Stimmung und Affekte, der Willenslage, der Bewegungsabläufe, der Bewußtseinslage und der Gedankenabläufe gleichgeordnet hat.

III. Die Arten des Erlebens

1. Empfinden und Wahrnehmen

Sinnesempfindungen sind im Bereich der optischen und akustischen Sphäre normalerweise nicht aus den Wahrnehmungen herauszulösen, sie erscheinen für sich nur unter abnormen Bedingungen, vor allem im besonders angelegten Experiment. Unsere sinnespsychologischen Kategorien sind wie ihre sprachlichen Formulierungen recht grob.

Optisches Wahrnehmen eines Gegenstandes ist kein mechanisches photographisches Abbilden. Betrachtet man diesen Vorgang genau, dann zeigt sich die enge Verflochtenheit verschiedener Arten seelischen Erlebens. Im Wahrnehmungsakt sehen wir vielfach nach flüchtigem Erfassen einiger charakteristischer Merkmale eines Gegenstandes aus unserer Vorstellung und Erinnerung Ergänzendes (manchmal auch Verfälschendes) hinzu oder wir füllen das erfaßte ungefähre Schema eines Ganzen erst hinterher mit Einzelheiten aus. So können wir beispielsweise einen uns seit langem vertrauten Gegenstand zahllose Male „wahrnehmen", bis uns aus irgendeinem Grunde plötzlich aufgeht, daß, durchaus sichtbar, eine Ecke abgestoßen ist. Wir haben das „übersehen", weil wir den Gegenstand so sahen, wie wir uns vorstellten, daß er noch immer sei, und nicht, wie er tatsächlich war.

Wahrnehmungsakte gehen so gut wie immer mit Denkvorgängen, Gefühlen und Intentionen der verschiedensten Art einher. So steckt im objektadäquaten Wahrnehmen beispielsweise stets auch ein Wiedererkennen, welches bei agnostischen Störungen beeinträchtigt oder ganz aufgehoben ist.

Wir können nur summarisch einiges für die Psychopathologie Wichtige aufzählen.

a) Intensität, Wirklichkeitsgrad, Physiognomierung

Es gibt Intensitätsabschwächungen und -verstärkungen der Sinnesempfindungen und Wahrnehmungen, die nicht mit ihrem Realitätsgrad gleichgesetzt werden dürfen. Blasse, uneindringliche Wahrnehmungen findet man auf Grund der verschiedenartigsten psychopathologischen Grundstörungen bei Ermüdung, bei toxischen Zuständen, in Fällen von durchaus normaler Einengung der Aufmerksamkeitszuwendung und des aktuellen

Bewußtseinsfeldes auf eine bestimmte Aufgabe oder Beobachtung, welche alles andere in die Randzonen des sphärenhaften undeutlichen Nebenbewußten verweist. Dasselbe bewirken unter Umständen das katathyme (durch wunsch- oder angstgetönte Komplexe bestimmte) Beschäftigtsein mit bestimmten Erlebnissen oder Erinnerungen und schließlich gewisse Symptome wie Halluzinationen, Denkzerfahrenheit u. dgl., welche der Psychopathologie der endogenen Psychosen angehören (s. dort).

Viele Depressive berichten von der Uneindringlichkeit und Mattheit der sinnlichen Wahrnehmungseindrücke, und zwar keineswegs nur dann, wenn die innere Qual, die Ängste und Schuldgefühle so die Szene beherrschen, daß, wie bei einem normalen Kummer, einer Angst oder Verzweiflung auch, der Betreffende nur noch sehr schemenhaft wahrnimmt, was um ihn her vorgeht.

Die Farblosigkeit scheint also keineswegs nur an der Affektstörung, an dem Sich-nicht-mehr-freuen-Können, an der Resonanzlosigkeit zu hängen. Manche Patienten schildern vielmehr recht prägnant, daß sie die Sinneseindrücke, ganz abgesehen von deren affektiver Tönung oder thematischer Bedeutung, verändert erleben. „Grau", „farblos", „schal", „kontrastlos" usw. sind Bezeichnungen, die die Patienten bringen. Selbst die Speisen, auch wenn mitunter Hungergefühl da ist, „schmecken" nicht (vgl. Abschnitt über endogene depressive und manische Psychosen). Diese Intensitätsminderung findet man natürlich auch bei Schizophrenien und körperlich begründbaren Psychosen.

Das Gegenstück, die Intensitätssteigerung aller Wahrnehmungen und Sinnesempfindungen, ist ebenso quer durch die ganze normale und pathologische Psychologie zu verfolgen. Hier wird man im Bereich des Normalen zunächst an die gefühls- und affektbedingten Überhöhungen der Sinnesempfindungs- und Wahrnehmungserlebnisse denken. Erotische Beglücktheit (Eigenbeobachtungen Goethes) und ekstatische Gehobenheit in religiösen Bekehrungserlebnissen (großes Material unter anderem bei James) liefern die meisten diesbezüglichen Selbstschilderungen. Aber schon allein der wechselnde Pegelstand der allgemein vitalen Gestimmtheit ist von Bedeutung, wenn man erst einmal darauf achtet. Gehen wir in die Pathologie, so tut sich hier ein unerschöpfliches Feld pharmakopsychologischer Tatbestände auf. Drogen wie Psilocybin oder das LSD (Lysergsäurediäthylamid) bringen in experimentell psychotischen Zuständen neben Störungen des Bewußtseins, der Emotionalität, des Denkens und Icherlebens keineswegs nur bunte, beglückende Träume, sondern auch außerhalb des Traumes glanzvolle Überhöhungen der normalen Wahrnehmungserlebnisse, wie sie unter anderem Baudelaire für den Haschischrausch dichterisch geschildert hat.

Es wäre auch hier einseitig, ausschließlich eine Wirkung vom Affektiven, vom Stimmungsgrund her anzunehmen, obwohl Beschattung und Verklärung von hier besonders eindrucksvoll zustande kommen. Wir kennen z.B. den Sensitiven, der geradezu hautlos den feinsten Nuancierungen der Wahrnehmungswelt preisgegeben sein kann, auch dann, wenn er sich, endothym oder reaktiv, in quälender dysphorischer Verstimmtheit befindet.

Welche Intensitätssteigerungen Wahrnehmungserlebnisse vor allem in der Manie erfahren können, wird in dem entsprechenden Kapitel an einigen Beispielen gezeigt. Dasselbe gilt für manche Anfangsstadien von schizophrenen Psychosen. Die Welt verwandelt sich im Sinne einer meist ichbezogenen, bedrohlichen Bedeutungserfülltheit. Seltener erscheint sie überirdisch verklärt und überhöht, womit beide Male zumeist auch die wahnhafte Überzeugung einhergeht: Das geht Dich an („tua res agitur-Stimmung"). Daneben finden wir bei Schilderungen der Umweltveränderungen auch Angaben über eine Intensitätssteigerung von Wahrnehmungen, die nicht in Wahnkomplexe einbezogen sind. In manchen Fällen ist schwer zu unterscheiden, was wirklich elementar erlebt wird; so wenn eine Patientin in der Ekstase des Primärerlebnisses mit dem Auserwähltheitswahn zur zweiten Muttergottes erklärt, sie habe sofort, als die Stimme Gottes zu ihr sprach, die Süßigkeit des Herrn leibhaftig auf der Zunge geschmeckt, wie wenn es Honig wäre, nur so überirdisch, wie kein „natürlicher" Geschmack je sein können.

Der vorhandene oder fehlende Realitätscharakter eines Wahrnehmungserlebnisses darf, wie gesagt, nicht mit der eben geschilderten blassen oder starken Intensität durcheinandergeworfen werden. Daß plötzlich alle Wahrnehmungen „so unwirklich" scheinen, findet man als „Derealisationserlebnis" von meist flüchtiger, oft nur minutenlanger Dauer. Nicht selten treten gleichzeitig Entfremdungserlebnisse der eigenen Person gegenüber auf. Man hört sich von weitem sprechen, ist merkwürdig unbeteiligt, bewegt sich „wie ein Schlafwandler" und registriert doch mit deutlicher Beunruhigung, daß man sich selbst ganz unwirklich vorkommt. Man spricht von „Depersonalisationsphänomenen". Beides tritt manchmal spontan bei psychasthenischen Persönlichkeiten auf, die mitunter deshalb den Nervenarzt aufsuchen und die Angst äußern, wahnsinnig zu werden. Ferner begegnet man diesen Erscheinungen bei toxischen und Erschöpfungszuständen, unter quälendem Affektdruck in abnormen Erlebnisreaktionen sowie episodisch bei allen Arten von Psychosen.

Auch die vorhandene oder gestörte „Meinhaftigkeit“ (vgl. Icherlebnisstörungen) einer Sinneswahrnehmung hat mit ihrer Realität und Intensität nichts zu tun. Das Erlebnis eines vom verlassenen, enttäuschten Geliebten durch Hypnose „aus Rache“ gemachten störenden sexuellen Reizzustandes bei einem schizophrenen Mädchen z.B. kann als eine unausdifferenzierte, mit Worten überhaupt kaum zu beschreibende, diffus lokalisierbare, vage Empfindung auftreten oder die Form eines ganz naturalistisch halluzinierten Orgasmus und schließlich völlig erschöpfender sexueller Dauerreizungen aufweisen, von denen die Patienten sagen, sie seien in ihrer Stärke mit einem normalen Gefühl überhaupt nicht zu vergleichen.

Ferner ist auf die verlorengehende oder im Gegenteil überhöhte „Physiognomierung“ der Objekte bei Wahrnehmungsvorgängen besonders hinzuweisen. Darauf wird im allgemeinen viel zuwenig geachtet. Auch hier können wir das Phänomen vom Normalen bis ins Psychotische hinein verfolgen. Schon wenn wir im Alltag formulieren: „Diese Landschaft spricht mich an“ oder „diese Blume sagt mir nichts“, setzen wir ja voraus, daß wir „eigentlich“ etwas „Sphärisches“ oder über den „reinen“ Wahrnehmungsgehalt Hinausreichendes erwarten, etwas was mit ästhetischem Bejahen oder Verneinen keineswegs erschöpft ist. Der Landschaftsmaler, der nicht nur ein Farbphoto in Öl umsetzt, sondern dessen „Auffassung“ uns „anspricht“, hat durch sein Temperament dieses Stück Natur gesehen und ihre Wesenseigenschaften dargestellt. Es ist interessant, würde aber in diesem Rahmen zu weit abführen, zu analysieren, wie und unter welchen Voraussetzungen Objekte der Wahrnehmungswelt eine solche zunehmende Physiognomierung erfahren oder umgekehrt ihre normale Physiognomierung einbüßen, und welcher Stellenwert im Gesamterleben dieser Erscheinung zukommt. Das Problem geht natürlich nicht in der Welt des Optischen auf, ist hier aber am sinnfälligsten zu fassen.

Ganz dem ursprünglichen Begriff entspricht die mitgeteilte Selbstschilderung eines manischen Patienten (s. dort), auf den in der Psychose die Physiognomien seiner Mitpatienten so eindrucksvoll und sprechend wirkten, daß er sie nicht nur ihrem Ausdruck nach als das zu erkennen vermochte, was sie „wirklich“ waren, sondern daß er sie auch zeichnen konnte.

Ein „heiterer Weg“, ein „einsamer Baum“, ein „melancholischer See“, aber auch eine „klare Stirn“, ein „durchdringendes Auge“, eine „Stimme voll Wärme“ oder eine „kalte Geste“ sind einige weitere Alltagsbeispiele. Wir wissen aus der Normalpsychologie, wie temperaments- und konstitutionsabhängig die sensualistische Ansprechbarkeit auf Wahrnehmungsreize differenziert sein kann. Vom affektiven Bereich her kann eine Physiognomierung eindrucksvoll akzentuiert werden, etwa nach Art einer Resonanzverstärkung der je eigenen Gestimmtheit. Es gibt auch die Gegenläufigkeit, daß etwa dem Traurigen der wolkenlos blaue Himmel unerträglich banal, die „heroische“ Gebirgslandschaft pathetisch und leer vorkommt u.a.m. Erschöpfung, toxische Überreizung u.dgl. können im Sinne allgemeiner oder selektiver Steigerung oder Verminderung der Physiognomierung wirken.

Wenn der Depressive erklärt, „dieses sonst so geliebte Musikstück, dieser Vers, dieses Bild sagen mir nichts mehr“, dann kann darin neben dem Affektiven auch eine Einbuße an Physiognomierung stecken.

Aus beginnenden Schizophrenien kennen wir eine häufig die sog. einleitende Wahnstimmung charakterisierende erhöhte Physiognomierung, welche bestimmte Wahrnehmungen färbt (Matussek). Man findet bei Schizophrenen mit primären Wahnwahrnehmungen häufig eine Steigerung der Feinfühligkeit für Wesenseigenschaften. Dabei ist am konkreten Fall oft sehr schwer zu entscheiden, ob die Auswahl der mit besonderer Physiognomierung in den Wahrnehmungsbereich tretenden Objekte schon von der je eigenen persönlichkeitsbestimmten Wahnthematik gestiftet wird oder ob die Physiognomierung primär in den Bereich prozeßabhängiger Wahrnehmungsstörungen gehört oder auf sehr allgemeine Befindlichkeitsstörungen in der akuten Psychose zurückzuführen ist, wie etwa auf Unheimlichkeits- und Katastrophengefühl, Ausgeliefertsein, Isoliertheit u.dgl.

b) Illusionäre Verkennungen, Halluzinationen

Die Begriffe Trugwahrnehmungen, Sinnestäuschungen, Sinnentrug und Halluzinationen werden vielfach gleichlautend verwendet. Wir unterscheiden Illusionen, (echte) Halluzinationen und Pseudohalluzinationen.

Wenn wir anstatt von Illusionen von illusionären Verkennungen sprechen, weiß der Anfänger unmißverständlich, was gemeint ist. Verkennung bedeutet, daß etwas real Vorhandenes wahrgenommen, aber für etwas anderes gehalten wird, als es wirklich ist, daß es also „verkannt“ wird. Das in Wirklichkeit vorhandene Objekt unterscheidet die illusionäre Verkennung grundsätzlich von der Pseudo- und von der echten Halluzination.

Beispiele für illusionäre Verkennungen sind folgende: Ein fieberndes Kind ruft ängstlich die Mutter zu Hilfe, weil hinter der halb angelehnten Tür zum anderen Zimmer eine Hexe stehe und ihm etwas tun wolle. Ein am Kleiderhaken hängender Bademantel hat in der unruhigen leichten Bewußtseinstrübung für das Kind die Gestalt der Hexe angenommen (vgl. Goethes Ballade vom Erlkönig).

Ein Autofahrer rechnet damit, daß nach etwa einem Kilometer die schon geraume Zeit erwartete Ausfahrt nach einem bestimmten Ort endlich angezeigt sein müsse, die er ja nicht übersehen darf, will er nicht einen langen Umweg in Kauf nehmen. Er nähert sich einer Tafel und liest mit Erleichterung deutlich den erwarteten Namen. Er schaltet einen Gang herunter, stellt den Blinker und blickt, plötzlich von einem gewissen Unbehagen befallen, noch einmal nach der Tafel, in deren unmittelbarer Nähe er sich inzwischen befindet. Es steht ein ganz anderer Ortsname dort als der, welchen er dringend erwartet und „gelesen“ hatte. Oder ein junger Soldat im Manöver auf Vorposten soll das in ungewisser Abenddämmerung vor ihm liegende, mit kleinen Hecken und Wacholderbüschen bestandene Gelände sorgfältig beobachten und beim Anschleichen einer feindlichen Patrouille sofort schießen. Der Junge ist aufgeregt und ängstlich, der Wind rauscht in den Bäumen, es knackt im Unterholz, er glaubt Schleichen und Flüstern zu hören, dann ist wieder Ruhe. Schließlich sieht er, als der Mond einen Augenblick durch eine Wolkenlücke scheint, ganz eindeutig, wie drei Mann nur wenige Meter von ihm entfernt sich aus einer Kuhle aufrichten und Anstalten treffen, ihn in seinem Schützenloch auszuheben. Er jagt einen Feuerstoß aus seiner Maschinenpistole auf einige harmlose Wacholderbüsche, die sich im Winde bewegt hatten.

Es gibt ganz verschiedene Ursachen für illusionäre Verkennungen. Wichtig sind einerseits Bewußtseinstrübungen verschiedener Herkunft, so vor allem toxische, posttraumatische oder durch andere Hirnschädigungen (raumbeengende Prozesse, Gefäßprozesse, Entzündungs- und Abbaukrankheiten) bedingte und andererseits rein seelisch zu verstehende Erwartungsspannungen.

Auch in Form von psychogenen Masseninduktionen wurden solche illusionären Verkennungen wiederholt beschrieben.

So berichtete ein Kollege von einem lange zurückliegenden Erlebnis auf dem Marktplatz eines Städtchens in Polen. Es war ein etwas stürmischer Vormittag, eine grelle Sonne wurde in sehr raschen Abständen von Wolken verdeckt, die der Wind über den Himmel jagte. Auf dem Platz waren an ihren Gemüse-, Obst- und Geflügelständen viele Bäuerinnen eifrig beim Handeln mit der Kundschaft. Plötzlich fing eine Frau an, schrill zu schreien und aufgeregt mit den ausgestreckten Armen nach oben zum Kirchturm zu zeigen: „Die Mutter Gottes! Die Mutter Gottes ist erschienen! Ein Wunder! Betet! Fallt auf die Knie! Die Mutter Gottes!“

Unser Gewährsmann erzählt, daß an dem ziemlich verwahrlosten Verputz des Kirchturms ein fleckiges Muster entstanden sei, welches im Gegenlicht und dem rasch wechselnden Licht- und Schattenspiel mit viel Phantasie von ferne etwa einer Madonnengestalt ähnlich gesehen habe. Es habe nur wenige Minuten gedauert, dann seien die meisten der Marktbesucherinnen verzückt und betend und schreiend, ihre Kinder zum Segnen emporhaltend, auf den Knien gelegen und der Marktplatz habe sich in den reinsten „Tobhof“ einer alten Heilanstalt verwandelt; so groß war der Sog und die induzierende Macht, welche die Illusion auf die Wundergläubigen ausübte.

Illusionäre Verkennungen gibt es natürlich auch auf anderen als dem optischen Sinnesgebiet. So kann man sich, wenn man sehr darauf wartet, gerufen hören, während in Wirklichkeit, wie man hernach feststellt, der verkannte Ruf eigentlich gar nicht verwechselt werden konnte.

Die ungleich wichtigeren und häufigeren echten Halluzinationen sind dagegen Sinnestäuschungen, welchen keinerlei Objekt zugrunde liegt, das verkannt oder mißdeutet würde. Es wird vielmehr etwas gehört, gesehen, gerochen, geschmeckt, am oder im Leib gespürt, wofür kein Wahrnehmungsgegenstand, kein Objekt, keine gegenständliche Reizquelle gegeben ist. Auf sämtlichen Sinnesgebieten kann halluziniert werden.

Man darf, was dem Anfänger oft unterläuft, die Halluzinationen nicht mit Wahnerlebnissen verwechseln. Wenn jemand angibt, eine Stimme aus der Steckdose rufe ihm beschimpfende Worte zu und ein Atomstrom, der von den Nachbarn ins Zimmer geleitet werde, verdrehe ihm die Augen und ziehe ihm bei Nacht den Samen ab, so daß er impotent geworden sei, so sind nur die Erlebnisse: Stimmenhören, Augen verdreht bekommen und „Samenentzug“ Sinnestäuschungen. Die Erklärung, die der Patient sich dafür zurechtgemacht hat, daß es nämlich „Atomstrom“ sei, den seine mißgünstigen Verfolger dazu anwenden, ist eine hinzugedachte Erklärung, ein „Erklärungswahn“.

Dieser hat, wie man leicht einsieht, mit einer Halluzination psychologisch gar nichts gemein. Ein Wahn ist auch der Einfall eines Schizophrenen, er sei der wiedergeborene Messias und habe die Aufgabe, die Religion in der Form des Urchristentums aufs neue aufzurichten und zuvörderst einmal das Papsttum mit Feuer und Schwert auszurotten. Hier ist von einer Sinnestäuschung keine Rede.

Betrachten wir die Halluzinationen selbst, so finden wir Erlebnisse, die vollkommen den realen Wahrnehmungsvorgängen gleichen. Daneben stehen Gebilde, die erlebnismäßig so wenig mit realen Wahrnehmungen gemein haben, daß die Kranken oft eigene sprachliche Bezeichnungen erfinden, um sie zu kennzeichnen. Die Alltagssprache „tut" es gewissermaßen nicht, so neuartig und befremdend sind die psychotischen Geschehnisse. Dazwischen gibt es alle Abschattierungen.

Man kennt auch ganz „ungeformte" Halluzinationen, schwer zu beschreibende Erlebnisse von Lichtblitzen (Photome) oder qualitativ nicht zu definierende Geräusche, zischendes oder brüllendes und donnerähnliches Getöse, sog. Akoasmen.

Mitunter geben die Kranken spontan an, sie könnten das Sinnesgebiet gar nicht richtig abgrenzen, auf welchem sich die Halluzinationen abspielen. Manche ihrer Erlebnisse erinnern vage an die sog. Synästhesien mancher Gesunder, für die sich beispielsweise einem Klangerlebnis sofort eine Farb- oder Formvorstellung zugesellt u.a.m.; jedoch bleiben dabei die zusammen anklingenden Sinneseindrücke qualitativ unterscheidbar. „Ich glaube, daß es eine weibliche Stime war, ganz leise, ich meine immer hier (linker Unterbauch) hat es gesessen... Das Gehör kommt aus der Nase und aus den Ohren heraus." In der Ecke rechts über dem Auge spreche es mit. Sie höre die Stimme auch den Arm heraufkommen, es spreche direkt vom Arm her. Wenn sie z.B. das Fenster ansehe und gar nicht daran denke, daß sie das Wort Fenster aussprechen wolle, dann sage der Nerv neben dem rechten Auge: Fenster. Sie habe das nicht eigentlich gehört mit dem Ohr, sondern es blase so eine Luft an der Wange herauf oder auch spreche es innen (Fall von Gruhle). Andere schizophrene Patienten erklären, sie könnten nicht genau unterscheiden, was sie denken und was sie hören, das wechsle manchmal rasch hin und her; es seien „Gedankenstimmen". Ein Schizophrener sagt: „Es ist wie eine Stimme, nicht ein Hören, eher in meinem Mund oder so ein Brennen und Zucken im ganzen Körper."

Bei schizophrenen Psychosen treffen wir besonders häufig akustische Halluzinationen, das auch von den Patienten oft spontan so benannte „Stimmenhören", und danach die Sinnestäuschungen auf dem Gebiet der Körperfühlsphäre (Leibhalluzinationen), worunter die sexuellen Halluzinationen einen besonderen Rang einnehmen. Weiter kommen Geruchs- und Geschmackshalluzinationen vor, während die optischen nicht so sehr häufig sind. Alle diese Halluzinationen finden wir auch bei körperlich begründbaren Psychosen, in den akuten Stadien zumeist eingebettet in Zustände von Bewußtseinstrübungen jeden Grades. Man weiß heute jedoch, daß es vor allem bei gewissen Intoxikationen, wie Phanodorm-, Pervitin-, Preludin- oder manchen Alkoholpsychosen auch lebhafte Halluzinationen von schizophrenem Gepräge gibt, bei denen sich keinerlei begleitende Bewußtseinsstörungen nachweisen lassen. Im allgemeinen sind die akuten körperlich begründbaren Psychosen, vor allem vom deliranten Typus (s. dort), durch ein neben den akustischen Halluzinationen stärker in Erscheinung tretendes optisches Halluzinieren gekennzeichnet. Große szenenhafte Halluzinationen, ganze Dramen von Weltuntergang, Himmelfahrt, jüngstem Gericht oder seltsame kosmische Phantasien, aber auch Hinrichtungen mit allen Vorbereitungen u.dgl. kommen gelegentlich vor, sind aber selten. Die Patienten befinden sich dabei teils in der Rolle des Zuschauers, teils aber auch als agierende Figur mitten auf der Szene. Am ehesten findet man so etwas bei epileptischen oder sonstwie hirnorganisch bedingten Dämmerzuständen, manchmal auch bei akuten Schizophrenien.

Wenn jedoch von einem Patienten berichtet wird, daß ihm am Jahrestag ihres Todes die Gestalt seiner verstorbenen Mutter erschienen sei, so und so gekleidet, auf einem Stuhl am Bett sitzend, während Patient gerade am Einschlafen war, und daß die Gestalt dann auch einige tröstende oder mahnende Worte zu ihm gesprochen habe, um zu verschwinden, als er nach ihrer Hand greifen wollte und ganz wach wurde, oder wenn die Mutter Gottes, gekleidet wie die Heiligenstatuen in der Kirche, einer Patienten „zum Trost" in einer unerfreulichen Situation sagt, daß sie im Grunde ein besserer Mensch sei als ihre Freundinnen und nur weiter brav beten solle, dann sind das keine echten Halluzinationen. Derartige Sinnestrugerlebnisse sind vielmehr als „Pseudohalluzinationen" aufzufassen. Zu ihnen gehören vor allem die hypnagogen Sinnestäuschungen, d.h. solche, die in der durch den (beginnenden oder endenden) Schlaf bewirkten Hypotonie der Bewußtseinslage heraufgeführt werden. Figuren, wie man sie sich in Wunsch- oder seltener auch einmal in Angstträumen ausmalt, die gleichzeitig so reden, wie es in die derzeitige Situation des Patienten als Trost, Aufmunterung, Rechtfertigung, Drohung oder Kompensation paßt, gehören nicht in die Sphäre der echten psychotischen Halluzinationen. Diesen haftet oft etwas für den Patienten selbst ganz Unverständliches, Unerwartetes an, das ihn ratlos und „verrätselt“ macht. Es handelt sich bei jenen vielmehr um besonders lebhafte Vorstellungen bei meist kummerbeschwerter, bedrängter oder auch einmal – wie bei langen Exerzitien und Gebetsübungen – erwartungsvoll und gläubig auf ein Wunder eingestellter Gemütsverfassung. Sie werden aus dem inneren Vorstellungsraum für meist nur ganz kurze Zeit gleichsam „nach außen projiziert“. In den meisten Fällen meldet sich sehr rasch das kritische Realitätsurteil, und das völlige Zusichkommen mit gleichzeitigem Verschwinden der Pseudohalluzinationen geht oft mit einem plötzlichen „Ruck“ vor sich. Die hyponoischen Psychismen sind wieder abgeschaltet. Vor allem in religiösen Ekstasen, aber auch sonst (Selbstschilderung der Jeanne d'Arc in den Prozeßprotokollen) können solche katathymen Pseudohalluzinationen auch ohne Bewußtseinstrübungen der Einschlaf- und Aufwachsituation bei klarem Bewußtsein mit bleibender Realitätsgewißheit auftreten. Mitunter wird, vor allem von autistischen, realitätsabgewandten, affektiv von dem Geschehen sehr beeindruckten, nicht selten aber auch von geltungsbedürftigen Persönlichkeiten die Fähigkeit zur bildhaften Wunschträumerei kultiviert und ausgebaut, wobei dann, wenn die ersehnte Pseudohalluzination sich nicht einstellen will, Selbstbetrug und bewußter Schwindel oft sehr eng ineinandergreifen. Manche der Menschen mit Neigung zu hypnagogen oder anderen Pseudohalluzinationen berichten auch über Pareidolien, d.h. Bilder, die in Flecken an einer Mauer, in Wolkenbildungen, Tapetenmuster u.dgl. hineingesehen werden. Bei ihnen läßt sich eine persistierende eidetische Fähigkeit nachweisen, ohne daß man sagen könnte, diese sei unbedingt die Voraussetzung für solche Pseudohalluzinationen. Unter Eidetik versteht man ein besonders lebhaftes, plastisches optisches Vorstellungs- und Erinnerungsvermögen, wie es bei Erwachsenen nach der Pubertät selten, zuvor jedoch vielen Kindern eigen ist.

Manche Kranke, die in einer endogenen Depression schwer unter Schulderlebnissen und Angst leiden, berichten von „schwarzen Schatten“ im Zimmer oder von vorwurfsvollen Reden, welche z.B. von Besuchern der Zimmergenossen über die Patienten geführt werden, über deren Schlechtigkeit sie offenbar Bescheid wissen. Fragt man sehr genau und läßt nicht locker, dann erweist es sich so gut wie immer, daß alles Erlebte unter dem Stichwort des „als ob“, katathym bestimmt durch die traurige, angstvolle Verstimmung als deren Illustrierung erfahren wird. Von echten Halluzinationen mit der diesen Phänomenen zukommenden Realitätsgewißheit ist keine Rede.

c) Beispiele aus Krankengeschichten

Wenn wir im folgenden Beispiele von Halluzinationen bringen, so wird dem Leser nicht entgehen, daß die Störung der Meinhaftigkeit, die Icherlebensstörung (s. dort) im Sinne der magischen Auflösung der Ich-Umweltgrenzen, welche für die schizophrenen Psychosen so charakteristisch ist, in zahlreichen Schilderungen von Sinnestäuschungen untrennbar in diese mit hineinverwoben ist. Außerdem sind die halluzinatorischen Erlebnisse häufig in der oben beschriebenen Weise eng mit der Wahnthematik verbunden. Die nachfolgenden Beispiele stammen von schizophrenen Patienten. Wir können deshalb im Schizophreniekapitel nur noch auf sie verweisen.

Akustische Sinnestäuschungen

Man arbeite mit Tonbändern gegen sie. Überall werde über sie gesprochen, so daß sie es hören müsse. Im Treppenhaus würden ununterbrochen Gespräche über sie geführt, wenn sie aber komme, liefen die Leute weg und sie könne keinen mehr fassen. Neulich nachts habe es immer gerufen: du Hure. Im Bett habe sie gehört, wie sie sagten: du wirst mit dem Sputnik auf den Mond geschossen. Du kommst ins Zuchthaus.

Sie glaube, sie werde durch ein Radio abgehorcht und fühle sich ständig beobachtet. Kinder- und Frauenstimmen, die sie nicht kenne, sprächen ständig auf sie ein. Man nannte sie Hure und Sau und gab ihr bestimmte Aufträge, unsinnige Dinge zu tun. Es hieß: tu dies, tu das, und dann immer wieder, sie solle sich geschlechtlich hergeben. Die Stimmen redeten unaufhörlich und pausenlos auf sie ein, es sei nicht zum aushalten. Sie geben ihr Befehle: komm her, bleib hier, Gutes und Böses. Die Stimmen begleiteten ihre Arbeit und alles, was sie tue, mit Reden: jetzt steht sie auf, jetzt sitzt sie schon wieder; das bringe sie ganz durcheinander. Die Stimmen schimpften über sie und beschuldigten sie. Im Umkreis der nächsten zehn Häuser seien 46 Hörer aufgestellt, die ihre Gedanken „abhören und wegnehmen“ könnten. Von dort werde auch zu ihr gesprochen und von dort gehe wohl auch der Strom aus, der gegen sie gerichtet sei.

Sie höre Stimmen aus dem Äther von Männern und Frauen und werde radioaktiv verseucht.

Sie habe „Anspannungen“. Wenn sie etwas denke, werde es laut mitgesprochen. „Wenn ich einen Gedanken habe, den ich auch früher schon hatte, dann macht es Krach im Kopf. Die Freude springt z.B. hier rechts, ein Schmerz links.“

Er hörte Stimmen von Leuten aus seinem Dorf, denen er ständig Antwort geben mußte. Sie behaupteten nur Unwahres über ihn. Es sei so schlimm, daß er sich und die Seinen umbringen müsse. Vielleicht wenn man ihm ein Loch in den Schädel bohre, gehe der Schwindel heraus. Die Stimmen riefen ihm Schimpfworte zu: du Schlotterappel, du Idiot. Warum man denn immer mit ihm zanke? Das sei doch ein Murks, er habe keinem Menschen etwas getan.

Er höre dauernd unheimliche, unbestimmte Geräusche und ein Klopfen, das etwas bedeute. Seine Arbeitskollegen steckten dahinter. Es sei gewesen, wie wenn ein Tier einen Laut ausstößt. Vielleicht sei es ein Wildschwein gewesen. Patient flüsterte und schrie häufig, indem er sich mit den Stimmen seiner früheren Arbeitskollegen unterhielt, und wurde abrupt stark erregt und aggressiv.

Sie verstehe seit drei Monaten die Welt nicht mehr. Die Menschen kämen ihr ganz anders vor, sie werde beobachtet und man spreche über sie. Sie höre die Stimmen von ihr bekannten Männern und Frauen und könne sich auch mit ihnen unterhalten. Manchmal herrsche auch ein ihr ganz unverständliches Stimmengewirr, aus dem sich dann unvermutet Stimmen herausheben, die ihr Befehle erteilen, die sie befolgen müsse. Ihre eigenen Gedanken würden laut und hörten sich dann auch an, als wenn sie gesprochen würden. Sie fürchte, sie werde darüber noch den Verstand verlieren.

Sie höre die Stimme Gottes, die ihr befehle, ihre Schwester umzubringen, weil die eine Hexe sei. Ihr Bruder treibe Blutschande mit ihr, aber dahinter stecke nur die Hexerei der Schwester. Diese gebe ihr auch Gedanken ein, ja sie müsse sogar ihre Glieder genauso bewegen, wie die Schwester es wolle. Sie sei verzaubert. Man müsse ihr helfen, einen Waffenschein zu erhalten, damit sie endlich ihre Schwester unter die Erde bringen könne.

Sie wisse, daß sie ihre eigene Mutter in ihrem Bauch habe. Das merke sie an den Darmgeräuschen auf der Toilette. Dort höre sie auch den Bürgermeister von Köln reden. Die Türen und Fenster im Krankenzimmer müssen geöffnet bleiben, damit das Kind aus ihrem Leib durchs Fenster fliegen kann. An ihrem Gesäß hat sie „Peilflecken" entdeckt, das gehe von der Familie ihres Mannes aus und werde durch ein Blitzgerät gemacht.

Daß sie verfolgt werde, komme von einem System der Kirchen- und Staatspolitik. Durch Stimmen auf der Straße und durch dauernde Verleumdungen über Fernsehen und Kanzel solle sie geistig vernichtet werden, indem man ihren Ruf zunichte mache und sie als Hure ausschreie. Adenauer habe sie angerufen, sie habe seine Stimme deutlich gehört, und auch Kardinal Frings beschäftige sich mit ihr. Alles was sie tue, werde von Stimmen begleitet. Manchmal würden ihr die Gedanken einfach weggenommen und andere, fremde würden ihr statt dessen eingegeben. Sie könne sich mit den Stimmen oft richtig unterhalten. Man wolle sie auch körperlich und weltlich vernichten, und zwar dadurch, daß die Stimmen ihre sie behandelnden Ärzte zu beeinflussen versuchten, sie nicht operativ von ihrem Darmcarcinom zu befreien, sondern ihr einzureden, es handle sich um einen harmlosen Darmknoten.

Als nächstes geben wir Beispiele für Halluzinationen der Körperfühlsphäre, die häufig zusammen mit akustischen auftreten und zumeist den Charakter des „Gemachten" besonders eindrucksvoll erkennen lassen. Es gibt jedoch auch „hypochondrische" Halluzinationen, seltsame Schmerzen und Organmißempfindungen, welchen diese Komponente fehlt. Hinzu nehmen wir auch die zahlenmäßig zurücktretenden optischen, ferner die Geruchs- und Geschmackshalluzinationen.

Er habe deutlich geschmeckt, daß seine Frau Gift ins Essen tat, um ihn loszuwerden. Seit dieser Zeit höre er Stimmen, vor allem von seinem verstorbenen Opa, der ihm sage, was er tun und wohin er gehen müsse. Im Garten habe er einen alten Strumpf ausgegraben, der sich rot verfärbte. Da sei ihm der Gedanke gekommen: das ist Opas Herz. Unter dem Fußboden sitze jemand, wahrscheinlich ein Arzt, der mit Scheinwerfern Strahlen aussende. Auch durch die Decke sehe er häufig Strahlen auf sich zukommen, die vor allem seinen Unterleib bearbeiteten, so daß sein Penis oft stundenlang steif sei. Durch die Bestrahlung habe er auch seine Haare verloren. Er werde durch Stimmen, meistens Männerstimmen, belästigt. Häufig höre er die Worte: Scheinwerfer hoch! Der Lump! Eh' daß ich weggehe, mache ich den noch kaputt! Manchmal sei es auch ein unverständliches Kauderwelsch. Er müsse dann annehmen, daß durch ein Sprachrohr aus dem Äther gesprochen werde. Oft sehe er auch Szenen „wie im Film" vor sich abrollen, meist sexueller Art. Manchmal sehe er nachts ein nacktes Mädchen in seinem Arm neben sich liegen oder Frauen mit gespreizten Beinen in einer Gartenecke hocken, so daß er ihre Geschlechtsteile sehen könne. Diese Bilder seien ihm nicht unangenehm, aber es mache ihn ärgerlich, daß es nicht Wirklichkeit sei, was er da sehe, sondern daß er genarrt werde.

Er werde politisch verfolgt und man mache Vergiftungsversuche an ihm mit Gas. Er stehe unter Strahleneinwirkungen aus Amerika. Gegen ihn würden elektrische „Steinigungen und Fernsteuerungen" angewendet. Er arbeite an Finanz- und Sparplänen, um die Welt zu erlösen. Er beherrsche das „Babelonische", sei imstande, die Bibel auszulegen, und diese zeige deutlich, daß er der Heiland sei. – In den Ausführungen des Patienten taucht eine Menge von Wortneubildungen (Neologismen) auf, die zur Erläuterung seines Wahnsystems dienen, so wie „Bibelsäge", „Trabenten-Frauenzimmer" und „Jungfrauensystem der Gefängnisse".

Glaubt sich von den Ärzten hypnotisiert und hört Stimmen. Sie glaube, sie sei wahnsinnig oder der Teufel sei in sie gefahren. Erkundigt sich angelegentlich, ob der behandelnde Arzt Christus sei oder ob Christus in ihm stecke. Sie höre Schreie, wie wenn jemand in höchster Todesnot sei. Ein blaues und ein rotes Licht seien plötzlich geisterhaft herumgeirrt. Zusammen mit dem Licht habe sie dämonische Versuchungen erlebt. In der Küche zu Hause habe sie ein Gleißen auf dem Herd gesehen, und der Herd habe so gesummt, es sei ganz unheimlich gewesen. Gott habe sich im elektrischen Licht geoffenbart. Es sei bei ihr „ein gewisser Farbenwahn" gewesen. Eine Stimme habe lockend zu ihr gesagt, sie solle doch hinausgehen. Da habe sie sofort an das Jüngste Gericht gedacht und fest geglaubt, Christus werde sich ihr offenbaren. Das Unheimlichste von allem, sie könne es kaum sagen, sei aber ihr „Edelstolz-Kalender" gewesen, ein Reklamekalender einer Margarinefabrik. Durch diesen Kalender habe der Teufel sie fest in der Hand gehabt, er habe für sie „eine ungeheure Symbolkraft" besessen.

Sie glaube, man wolle sie umbringen. Ständig fühle sie sich bestrahlt an ihrem Körper, vor allem aber auch an ihrem Kopf. Man habe ihr mit Strahlen die Rippen auseinandergesägt, sie fühle sich hypnotisiert. Kürzlich sei sie auf der Straße hingefallen, auch das sei nur durch Bestrahlen bewirkt worden.

Konnte eines Abends im Familienkreis plötzlich den Gesprächen nicht mehr folgen, lag in der Nacht schlaflos und erklärte am Morgen darauf ihrer Mutter: Mutti, ich werde wieder ein Kind sein. Äußerte in der Klinik die Überzeugung, sie sei plötzlich gefühlskalt und frigide geworden. Es sei „etwas an ihr gemacht" worden, ein Mann habe sie „hier aufgewühlt" und da sei dann „der ganze Geschlechtstrieb herausgekommen", und nun sei alles kalt und fremd und ein Glasfenster zwischen ihr und der Welt.

Er werde auf der Straße von Autos förmlich eingekreist und höre Stimmen, die alle seine Handlungen begleiten. Seine eigenen Gedanken seien schon seit vielen Jahren „gestrichen". Damals habe er ein Verhältnis mit einer verheirateten Frau gehabt und viel von seiner Leistungsfähigkeit eingebüßt. Daher rühre sein jetziger schlechter Zustand. Kürzlich habe er einen Mann beobachtet, der ihm nachstelle, um ihn auszuhorchen. Da habe er sich plötzlich leer und geistig verändert gefühlt.

Es sei ihm gewesen, als ob dieser Mann ihn „gedankenmäßig abgeschnitten" habe. Das Schlimmste sei ihm in einer Gastwirtschaft passiert. Sein eigener Vater habe sich in Form eines kleinen weißen Püppchens in sein Rückenmark hineingeschoben und er habe ihn nicht mehr abstreifen können. Der Vater sei dann ganz in seinen Geist eingedrungen, und da habe er plötzlich gewußt, daß sein Vater einen neuen Lebensweg eingeschlagen habe. Er habe einen Wutanfall bekommen und seinen Vater aufgefordert, er solle das alles doch sein lassen. Da habe er bemerkt, daß aus seinem Rückenmark Worte kamen: „Man kann, darf, muß sein. Warum?" Die Stimme des Vaters in seinem Rückenmark habe gefragt und er habe antworten müssen. Er sei dadurch völlig leer und in geistige Finsternis gesunken und sei so gequält gewesen, daß er vor der Aufnahme versucht habe, sich mit einem Taschenmesser die Pulsader aufzuschneiden.

Er habe seit einiger Zeit Magenschmerzen und eigenartige Hemmungen. Die Leute auf der Straße guckten nach ihm, weil er so schlecht aussehe und so mager sei, trotzdem er seit kurzem immer zwei Unterhosen übereinander trage, um untenherum männlicher zu wirken. Er habe große Angst, daß er „kein richtiger Mann" werden könne. Sein Gesicht sei ganz anders geworden, wenn er es im Spiegel besehe, es sei „ganz komisch verzogen" und wirke ängstlich gespannt. Er habe von Bekannten vergifteten Rotwein bekommen. In den Ohren höre er Stimmen. Alle Leute guckten böse nach ihm. Übrigens habe er den Eindruck, daß die Leute auf den Straßen ihre Größe geändert hätten, sie hätten alle kleiner gewirkt als vorher. Im Haus habe er nachts Tücher herumschwirren sehen, es sei ganz unheimlich gewesen. Hier habe er den Eindruck, daß er als Versuchsmaus verwendet werden solle.

Sie sei ängstlich und unruhig und könne nicht mehr schlafen. An der Wand habe sie ein blühendes „F" gesehen, das sei das Herz ihres bei Stalingrad vermißten Sohnes. Jetzt habe sie den Heiland und die Mutter Gottes gesehen, die sie aufforderten, zu beten. Genauer nach diesen Erscheinungen befragt, verneint die Patientin nunmehr das Erscheinen von bildhaften Gestalten und erklärt, wenn ihr der liebe Heiland und die Mutter Gottes erschienen, sehe sie immer „ein Licht und blaue Pünktchen".

Er habe seine Stellung wieder einmal kündigen müssen, weil er überall schikaniert werde. Es sei nun schon zum zweiten Mal ein Attentat auf ihn verübt worden, trotzdem die Kirchen sich eingeschaltet hätten, um das Vorgehen gegen ihn niederzuschlagen. Er fühle sich ständig durch ein Fernsehübertragungsgerät beeinflußt und man habe mehrfach versucht, ihm das Rückenmark abzuziehen. Hier sei es der Heilige Geist, der im Tagraum herumfliege und den er davor bewahren müsse, von Unwürdigen achtlos behandelt oder womöglich mit dem Frühstück aufgegessen zu werden. Der Heilige Geist zeige sich in Form kleiner glänzender, zackiger, fliegender Körperchen mit winzigen Widerhaken, da und dort plötzlich aufblitzend, ähnlich wie fliegender Löwenzahnsamen.

Sie glaube, sie müsse sterben und sei durch einen Studenten im Haus durch Hypnose schwanger geworden. In ihrem Bett belästige man sie nachts sexuell in der unglaublichsten Weise, gebrauche sie als Medium und prügle sie obendrein, so daß sie am Morgen völlig zerschlagen sei. In ihrem Bett wimmle es von Heuschrecken und Maden, die sie an und in ihrem Leib spüre.

Sie wolle sich hier in Bonn „atomarisch" und auf der Sternwarte betätigen. Sie sei „atomarisch hörig". Dem Parlament habe sie bereits von ihrer Entdeckung bezüglich flüssigen Bleis, auf welches das Astrallicht einwirke, Mitteilung gemacht. Sie sei zur Heilungskaiserin der Welt und der Luft mit der Atomnummer der Guten 1775 ernannt und wolle nun gerne auch praktisch ausgebildet werden, um dem Heilungskaisergrad ehrenhaft nachkommen zu können. Durch die atomare Hörung stehe sie in ständiger Stimmenverbindung geistiger Art mit hochgestellten Persönlichkeiten. Es gebe aber vor allem auch noch die Tränkerhörung und neben der Atomarung auch tränkerische Einflüsse und atomarische Angriffe. Sie sehe Feuergeister und Feuerkugeln, die mit ihr sprechen. Durch das Radio sei sie öffentlich aufgerufen und geistig hofiert und wolle zum Bundeskanzler. Sie erwarte nunmehr die Botschaft des Parlamentariers Fürst von Bismarck.

Für das Stimmenhören wurden in früheren Jahrhunderten und werden, wie wir sahen, auch heute noch Hexen oder Dämonen, aber auch Gott, Christus, die Mutter Gottes oder die Heiligen neben den unheimlichen Fähigkeiten der irdischen Verfolger im Erklärungswahn herangezogen. Sprachrohre, Telephone, Radio werden als technische Hilfsmittel verdächtigt. Noch häufiger rufen die körperlichen Beeinflussungserlebnisse einen Erklärungswahn hervor, welcher sich gleichfalls der jeweiligen technischen Vorstellungswelt der Kranken bedient. Apparate, Strahlungsgeräte, Funkübertragung, Elektrizität, Radioaktivität, Erdstrahlen, Elektronenwolken werden angeführt und dann immer wieder, weil sie der Vorstellung von etwas dem eigenen Willen Fremdem, „Gemachtem" besonders entspricht: die Hypnose.

Extrakampine Halluzinationen werden außerhalb eines Wahrnehmungsfeldes erlebt, z.B. hinter dem Rücken, nicht sichtbar, aber unzweifelhaft vorhanden. Eine Patientin berichtete, sie habe das Gefühl gehabt, heute Nacht hätte ein Ehepaar bei ihr im Bett miteinander verkehrt, und das habe sie alles so gefühlt, was die miteinander täten. Das ginge doch nicht, sie sei doch Jungfrau.

2. Vorstellen und Denken

Häufig hört man sagen: dieser Mensch leidet an Wahnvorstellungen. Damit sind aber stets Wahneinfälle oder Wahnwahrnehmungen, zumeist zu Wahnsystemen ausgeformte Wahnideen gemeint. Die Sprache wird hier nachlässig gehandhabt. Wir müssen festhalten: eine Vorstellung ist eine reproduzierte Wahrnehmung, das Abbild eines Sinneseindrucks elementarer, empfindungsmäßiger oder viel häufiger ausgestalteter, wahrnehmungsmäßiger Art, den man sich „vor das innere Auge" (oder Ohr oder eine Instanz anderer Sinnesqualitäten) stellt. Daß es nicht nur abbildende, aus der Erinnerung in den inneren Vorstellungsraum gerufene, reproduzierte, sondern das sinnliche Erfahrungsmaterial umgestaltende und produktiv neu gestaltende Vorstellungen gibt, darf man nicht übersehen. Wenn man behauptet, Vorstellungen seien grundsätzlich „blasser" als Wahrnehmungen, so liegt hier eine Verallgemeinerung eines zweifellos häufig anzutreffenden Sachverhaltes vor. Aus den Selbstzeugnissen nicht weniger schöpferischer Menschen wissen wir indessen, daß sie manchmal schwer darunter leiden, daß eine Komposition nicht so intensiv klingt, wie das innere Ohr sie sich vorgestellt hatte, oder daß die spröde Materie der Leinwand und der Farben das Leuchten des vorgestellten Bildes nicht zu erreichen vermochte.

Interessant in der normalen Psychologie sind die Typen des Augen- und Ohrenmenschen sowie des Motorikers, der sich etwa einen ihm vertrauten Menschen nicht anders als in lebhafter Bewegung bildhaft vorstellen kann, oder die Typen der Form- oder Farbempfindlichen.

„Sich etwas ausmalen" und „sich etwas ausdenken" geht sehr fließend ineinander über und damit auch das Vorstellen und Denken. Sagt man von einem Kind, es habe ein lebhaftes Vorstellungsvermögen, so meint man wiederum viel mehr seine Phantasie und seinen Einfallsreichtum als die Struktur seines Vorstellungsvermögens im strengen Sinne der Psychologie.

a) Pseudohalluzinationen. Intensität und Prägnanz

Daß lebhafte, vor allem von Gemütsstimmungen getragene Vorstellungen in Form von Pseudohalluzinationen kurzfristig außerhalb des inneren Vorstellungsraumes erscheinen können, wurde schon besprochen.

Blässe und Undeutlichkeit oder gesteigerte Intensität und Prägnanz von Vorstellungen sind Gegensatzpaare, die wir als Abnormitäten bei Erschöpfung, Ermüdung, im Halbschlaf, bei abnormen Erlebnisreaktionen verschiedener Art und bei allen Psychosen antreffen können. Die depressive fehlende Resonanzfähigkeit kann vom Affektiven her zu einem quälenden Verblassen von Vorstellungen (etwa der Gesichtszüge eines Angehörigen oder der häuslichen Wohnung u.dgl.) führen.

Über ein allgemeines Versiegen des Vorstellungsreichtums wird so gut wie ausnahmslos von Depressiven geklagt. Besonders verzweifelt sind produktive Künstlernaturen oder Wissenschaftler, die sich nichts mehr vorstellen können und denen, in engem Zusammenhang damit, nichts mehr einfällt. Manchmal ist der Vorstellungsbereich eines bestimmten Sinnesgebiets besonders betroffen, während andere wenig beeinträchtigt sind.

So berichtete ein Kollege, daß er in seinen depressiven Phasen sich die Klangfarben eines Schubert-Streichquartetts nach wie vor in allen Nuancen vorstellen könne, daß er aber völlig außerstande sei, sich den Verlauf eines bestimmten Nerven um ein Gefäß bildlich vorzustellen, obwohl er eine entsprechende Skizze in jedem Semester an die Tafel zu zeichnen pflege. Es sei für ihn beinahe ein Test für die Auflichtung seiner Depression, wenn sein topographisches Vorstellungsvermögen wieder normal werde.

b) Zwangsvorstellungen und Zwang

Psychopathologisch von Bedeutung ist hier das Beharren und Sichaufdrängen von Vorstellungen, die sich durch willentliche Beeinflussung nicht abstellen lassen.

Das Nichtloskommen von einer Vorstellung ist Ausdruck eines Zwangsgeschehens. Es gibt Zwangsvorstellungen, welche diesem Begriff unzweideutig entsprechen. Dahin gehört es z.B., wenn ein Zwangsleidender trotz Abscheu und Grauen immer das Bild eines Erhängten aus einer Illustrierten vor sich sieht und es nicht loswerden kann, obwohl (oder weil) ihm schon ganz elend davon ist. Hier kann man auch von einer Zwangserinnerung sprechen. Oder eine Mutter kann die Zwangsvorstellung nicht loswerden, daß sie ihrem Kind eine Schere in die Augen bohren müsse und muß sich in allen Einzelheiten unter Herzklopfen und Schweißausbrüchen ausmalen, wie die Augäpfel auslaufen und dergleichen mehr. Weiter wäre zu nennen, daß man sich unentwegt die gleichen faden Zeilen und die dazugehörige Melodie eines Schlagerliedes vorstellen muß und nicht mehr „aus dem Ohr" bekommt. Oder, auf eine reale Wahrnehmung aufprojiziert: daß ein Mädchen sich nicht mehr auf die Straße und in die Kirche traut, weil sie sich bei jedem ihr entgegenkommenden jungen Mann dessen Genitale vorstellen muß und überzeugt ist, daß jeder ihre Blickrichtung eindeutig feststellen könne, oder weil sie in der Kirche unter gräßlichster Selbstverurteilung sich unentwegt ausmalen müsse, wie der heilige Sebastian ohne Lendenschurz aussähe.

Hier sind also echte Vorstellungen vorhanden, die sich unabweisbar und entgegen den bewußten Strebungen zwangsmäßig aufdrängen und nicht vertreiben lassen. Diese Zwangsvorstellungen sind so gut wie nie das einzige zwangsveränderte seelische Geschehen bei einem Menschen. Vielmehr bestehen zumeist in bunter Fülle daneben Zwangsgedanken (Zwangsideen), Zwangshandlungen (Zwangszeremoniell), Zwangsängste (Phobien) und Zwangsunterlassungen.

Das Wesen des Zwangs kann folgendermaßen umschrieben werden: „Zwang ist, wenn jemand Bewußtseinsinhalte nicht loswerden kann, obschon er sie gleichzeitig als inhaltlich unsinnig oder wenigstens als ohne Grund beherrschend und beharrend beurteilt" (K. Schneider).

Der Zwang muß scharf gegen den Wahn abgegrenzt werden. Wahninhalte werden, solange sie aktuell sind, niemals als unsinnig erlebt. Der Kranke identifiziert sich vielmehr rückhaltlos mit ihnen. Wichtig ist, daß Zwangsgrübeleien, etwa über den Sinn des Lebens, oder zwanghafte Zweifel an der Richtigkeit einer Entscheidung, inhaltlich keineswegs unsinnig zu sein brauchen, sondern daß ihr Zwangscharakter sich auch nur in ihrem unentwegten Beharren, im nie zum Abschlußkommen bekunden kann. Dies trifft vor allem für das Skrupulantentum mit den Beichtskrupeln zu. Überaus quälend können die Zwangsängste sein, andere Menschen zu schädigen.

So vertat eine Patientin ihre Tage bis zur völligen Erschöpfung damit, immer aufs neue die Wäsche und Kleider ihrer Angehörigen durchzumustern, weil sie fürchten „mußte", beim Ausbessern eine Nadel vergessen zu haben, an welcher diese sich gefährlich verletzen könnten. Eine andere mußte von morgens bis abends die Nähte an den Anzügen ihres Mannes wieder und wieder nachkontrollieren, ob sich darin nicht irgendwelche Stäubchen von der Straße verfangen haben könnten. Sie verband damit keine konkrete Bazillenfurcht, aber „es muß doch einfach tadellos sauber sein". Sie entwickelte allerhand Tricks, um sich vom Kleiderschrank fernzuhalten, gab ihrem Mann den Schlüssel mit ins Büro und setzte sich eine Stunde später zitternd vor Unruhe in den Wagen, um dorthin zu fahren und sich den Schlüssel zurückzuholen. Eine minutenlange Befreiung, endlich nachgegeben zu haben, wurde dann rasch von einer erneuten angstvollen Hetze des immer wieder Hin- und Herwendens der Nähte abgelöst.

Wieder eine andere Patientin verbrachte ihre Zeit damit, Zentimeter für Zentimeter den Fußboden einer Diele abzusuchen. Ihre Tante war gestorben und Patientin hatte die unsinnige Angst, diese habe sich durch winzige Partikelchen eines Rattenvertilgungsmittels den Tod geholt, welches Patientin, ohne es zu wissen, dort einmal verstreut habe.

Viele Zwangsantriebe lassen sich auf dem Boden selbstunsicherer Persönlichkeiten mit starker Triebambivalenz inhaltlich verstehen. Oft überdeckt auch das entwickelte Abwehrzeremoniell den ursprünglichen Zwangsantrieb bis zur Unkenntlichkeit. Hinter manchen Phobien stecken verpönte Wünsche, vor allem aggressive und sexuelle. Schon bei Kindern hat das Zwangsgeschehen mitunter den Charakter einer magischen Beschwörung bedrohlicher Mächte: wenn Heinz sich beim Abzählen der Kreuzungspunkte auf dem Tapetenmuster heute nicht irrt, wird ihn der gefürchtete große Hund auf seinem Schulweg nicht anbellen. Wenn Inge beim Hüpfen auf dem Trottoir nicht ein einziges Mal auf eine Zwischenfuge der Platten tritt, wird sie eine 3 im Aufsatz schreiben u.a.m. Leichte Zwänge kommen bei sehr vielen Menschen vor, so etwa der Kontrollzwang, ob auch das Licht gelöscht, der Schlüssel umgedreht, der richtige Brief in das richtige Kuvert gesteckt worden ist usw. Aber auch als langjährige Vorstadien späterer massiver Zwangskrankheiten kommen diese leichten Anankasmen vor.

c) Formale und inhaltliche Denkstörungen

Unter den Störungen des Denkens unterscheidet man herkömmlicherweise die formalen Störungen des Denkablaufes von solchen des Denkinhalts. Am einfachsten sind die formalen Denkstörungen abzugrenzen. Die Denkinhalte stammen in ihren psychopathologisch wichtigsten, üblicherweise aufgeführten Kategorien der Zwangsideen, der Wahnideen, der wahnartigen Ideen und der überwertigen Ideen vor allem aus der Sphäre der Ich-, Affekt- und Triebstörungen. Wir begegnen ihnen hier nur vor der Instanz des urteilenden Denkens des Patienten. Dieses kapituliert, wie wir schon erwähnt haben, bei allem Wahnhaften und Wahnartigen nach meist nur sehr kurzem Widerstand in den Anfangs- und Kampfphasen der Psychosen und kann sich nicht gegen die durchgreifende psychotische Umwandlung des Icherlebens und Persönlichkeitsbewußtseins und die fundamentalen Störungen der Daseinsordnungen (Zutt) mit distanzierender Kritik durchsetzen. Dieselben Episoden des schwebenden oder wechselnden Realitätsurteils findet man bei Wahnpsychosen in der Remissionsphase, wenn die psychotische Destruierung sich wieder zu ordnen, wenn die Psychose zu heilen beginnt.

Beginnen wir mit den Formalstörungen: Das gehemmte Denken ist natürlich im Grunde nur ein Symptom und keine elementare Störung. Es drückt die Auswirkung einer Hemmung auf den Denkablauf aus, und woher diese Hemmung kommt, ist erst zu untersuchen. Hinter dem mühsamen, verzögerten Denkablauf („ich komme beim besten Willen nicht mit den kleinsten Gedankenschrittchen voran") kann beispielsweise die allgemeine psychomotorische Hemmung einer depressiven Psychose stecken, die sich genauso in der Mimik und Gestik des Kranken bemerkbar macht. Manche Kranke hätten wohl etwas zu erzählen, aber sie erliegen im mühsamen Sichfortschleppen der Gedankenabläufe. Andere berichten, hinter ihrer „Hemmung" stehe eine völlige Einfallslosigkeit und Unproduktivität, es falle ihnen einfach nichts zu den an sie gerichteten Fragen ein. Wieder andere geben hinterher an, sie seien in ihrem Gedankenablauf durch beherrschende einförmige, übermächtige Komplexe von Angst und Schuldideen so blockiert gewesen, daß der Gedankenablauf sich wie ein Strudel immer im Kreis und um das gleiche Thema, bei manchen mit denselben armseligen, stereotypen inneren sprachlichen Formulierungen, bewegt habe, so daß für anderes gar keine Energie mehr zur Verfügung gewesen sei. Patienten mit einem depressiv oder ratlos ängstlich gefärbten Zustandsbild in beginnenden Schizophrenien, die ebenfalls ausgesprochene Hemmungen zeigen können, erklären, sie hätten nicht zu denken (und zu sprechen) gewagt aus Angst, irgend etwas Falsches zu denken, was gefährlich werden könnte. Sie hätten gewissermaßen nur noch auf der Stelle getreten.

Nehmen wir weiter hinzu, daß es auch alle möglichen Schattierungen von normaler und neurotischer Schüchternheit, Verlegenheit und Selbstunsicherheit gibt, welche zu Hemmungen führen können, so werden wir uns vor dem Kurzschluß hüten, eine Hemmung, für sich allein betrachtet, bedeute das Vorliegen einer endogenen Depression. Einzelheiten sind in dem entsprechenden Kapitel ausgeführt.

Dasselbe gilt umgekehrt für die Ideenflucht. Sie bedeutet keineswegs Manie, auch wenn sie dort häufig vorhanden ist (s. unten). Das erregte Denken kann sowohl durch Enthemmung (unter Alkoholeinfluß, nach einer Gehirnerschütterung, unter dem Einfluß eines freudigen Affekts) als auch durch einen vermehrten Entäußerungsdrang (epileptische Dämmerzustände, Stirnhirnschädigungen, Encephalitiden) zustande kommen. Es ist manchmal nicht sicher zu unterscheiden, wie in der Manie, in manisch gefärbten Schizophrenien oder bei organischen Hirnkrankheiten wie der progressiven Paralyse, nun die beiden Faktoren der Enthemmung einerseits und des vermehrten Drangs andererseits zusammenspielen. Der Ideenflüchtige gerät beim Erzählen oder Monologisieren, ob dies nun mündlich oder in schriftlichen Ergüssen geschieht, „vom Hundertsten ins Tausendste". Dabei gibt es sehr verschiedene Schweregrade, was das vorübergehende oder endgültige Abirren vom intendierten Denkziel angeht. Es gibt konstitutionelle Hypomaniker, deren Denkstil stets eine leichte Ideenflüchtigkeit zeigt. Manche Conférenciers erzielen durch das Stiften unerwarteter Assoziationen, im Aufspüren und zickzackartigen Verfolgen einander jagender, absurd aber witzig verknüpfter Einfälle amüsante Wirkungen. Schwerste Fälle bei Psychosen, die sich über das Vom-Hundertsten-ins-Tausendste-Kommen bei noch aufweisbarer ursprünglicher Zielvorstellung hinaus in einem sinnlosen Verfolgen zufälliger assoziativer Einfälle erschöpfen, sind selten.

Sperrung der Gedankenabläufe findet man vorzugsweise bei schizophrenen und akuten körperlich begründbaren Psychosen. Es ist, als ob ein strömender Wasserstrahl durch ruckartiges Zudrehen des Hahns plötzlich unterbrochen würde, um dann ebenso plötzlich wieder freigegeben zu werden. Was hier geschieht, kann man auch im übrigen psychomotorischen Verhalten finden: mitten im Gehen oder in einer Bewegung erfolgt eine katatone Erstarrung, die sich abrupt wieder lösen kann. Die Sperrung darf nicht mit der Unterbrechung des Gedankengangs infolge einer plötzlichen kurzen Bewußtseinstrübung (Absence) bei cerebralen Krampfleiden verwechselt werden; sie spielt sich vielmehr bei klarem Bewußtsein ab. Mannigfaches kann sich hinter dem Symptom verbergen. Der schizophrene Kranke kann z.B. aktiv „absperren", und dann gehört das, was wir äußerlich an ihm feststellen, in den Bereich des Negativismus, des aktiven Widerstrebens oder des sich plötzlich ganz reaktionslos Totstellens. Auch ein alle Äußerungen blockierendes Gefühl höchster Ratlosigkeit kann blitzschnell kommen und gehen und jeweils eine völlige Sperrung hervorrufen, welche innerlich manchmal einem Erstarren vor Schreck und befremdendem Bedrohtsein entspricht. Äußerer Eindruck der Sperrung und inneres Erleben des Kranken decken sich dagegen, wenn er uns berichtet, seine Gedanken seien plötzlich mitten im Satz förmlich abgerissen. Alles sei dann für eine Zeitlang vollkommen leer in ihm und dann gehe es ebenso plötzlich wieder weiter.

Eine kompliziertere Störung stellt es dar, wenn die Kranken nicht erleben, daß die Gedanken plötzlich abreißen – das kommt außer bei Schizophrenien auch in Ermüdungs- und Erschöpfungszuständen und geradezu habituell bei vielen psychasthenischen Persönlichkeiten vor – sondern wenn sie angeben, sie spürten, wie die Gedanken ihnen „entzogen" oder „weggeholt" würden. Äußerlich kann sich auch dabei das Bild der Gedankensperrung bieten, aber das Ganze ist ein viel komplexeres Gebilde als eine reine Denkstörung (s. oben).

Bei der schweren Zerfahrenheit lassen sich keine Sinnzusammenhänge zwischen einzelnen Gedanken, in extremen Fällen sogar nur noch Gedankenbruchstücke aufweisen. Im Gegensatz zur Ideenflucht kann man nicht mehr nachvollziehen, wie die Assoziationen kreuz und quer laufen. Mitunter ahnt man, daß eine vage Idee des Bedroht- oder Verfolgtseins, ein Komplex von Angst oder schwer faßbarer wahnhafter Bedeutung eine gewisse Atmosphäre geschaffen haben könnte, welche die Bruchstücke tönt. Es kann zu einem völligen Sprachzerfall kommen, bei dem auch die grammatikalische Durchkonstruierung der Sätze ganz verlorengeht. Demgegenüber stehen andere Fälle von Zerfahrenheit, bei welchen die Kranken ihre Sätze völlig korrekt durchgestalten, während jedoch der Inhalt jeglichen logischen Zusammenhang vermissen läßt.

In leichteren Fällen kann man von sprunghaftem Denken sprechen und dies zeichnet erstaunlich viele, keineswegs psychotische Menschen aus. Wenn man darauf achtet, wieviel völlig Zerfahrenes in Bruchstücken von aufgeregten oder auch nur undisziplinierten Menschen daherschwadroniert wird, ganz zu schweigen von der Zerfahrenheit Intoxizierter, wird man auch hier wieder sehr zur Vorsicht gemahnt, was die diagnostische Verwertbarkeit des Symptoms angeht. Wenn man will, kann man zerfahrenes „verworrenes" Denken bei klarem Bewußtsein (Hauptbeispiel Schizophrenie) von einer ebenso zerfahrenen Verwirrtheit abgrenzen, bei welcher eine vorhandene Bewußtseinstrübung auf eine akute körperlich begründbare Psychose hinweist.

Ein Patient erklärt auf die Frage, warum er einen so beunruhigten Eindruck mache und vom Pfleger verlangt habe, außerhalb der Sendezeit den Nachrichtendienst einzuschalten: „Im ersten Augenblick habe ich geglaubt, meine Mutter sei weggefahren. Aber der Unterschied empfahl die Auflösung über die Garage mit Linkssteuerung im politischen Sinn oder, besser gesagt, als Pflanzkultur mit Orchideen, was die Strahlung dann doch sozusagen beeinträchtigt haben dürfte. Urteilen Sie als Arzt darüber rational, oder wäre die Atmosphäre infolge der Feuchtigkeit und der Staumauer als Ausdruck des Widerstandes – auch wenn ich an Einsteins Relativitätstheorie denke – in bezug auf den Weltfrieden nicht doch stärker zu beachten?"

Eine Patientin flüstert rasch und geheimnisvoll hinter der vorgehaltenen Hand dem Arzt zu: „Irgendwo hat Frau Müller eben so – pfui! – Das Klavier und vor dem Essen – da sagt der Doktor Freiheit und Brüderlichkeit – aber die Balkontür und Gas durchs Schlüsselloch – pfui! – Das Klavier und vorüberblinzeln – hat die elektrische Belauerung – im Spaß vielleicht. Wie sagt man? Die weißen und schwarzen – enharmonische Verwechslung...".

Die Akten über die Frage, ob der schizophrenen Sprachverworrenheit in jedem Fall eine Denkstörung zugrunde liege oder ob es dabei auch gesonderte Sprachstörungen bei intakten Denkvollzügen geben könne, wie man es, heute keineswegs unbestritten, bei den paraphasischen Werkzeugstörungen annahm – eine Auffassung, die vor allem von Kleist vertreten wurde – sind noch keineswegs geschlossen.

Manche Arten von schizophrenen Denkstörungen, angefangen von nur formal zu fassenden Vollzugsstörungen bis zu der charakteristischen Schwäche im Überschauen und Durchhaltenkönnen weiter gespannter Denkleistungen und dem Kurzschrittigwerden der Intentionalität (Beringers „Verkürzung der Spannweite des intentionalen Bogens") zeigen keinerlei Zusammenhänge mit der Sphäre, die man, um den Komplex „Paranoid" zentriert, als schizophrenes Dasein eines Menschen in seiner schizophren abgewandelten Welt triebdynamisch und anthropologisch zu interpretieren versucht. Was hier vielmehr ins Blickfeld tritt, steht zweifellos der Psychopathologie hirnorganischer Funktionsstörungen nahe.

Carl Schneider hat sich besonders um die Herausarbeitung einzelner Formmerkmale des schizophrenen Denkens bemüht, das für ihn ausnahmslos hinter den Sprachstörungen steht, und hat interessante Parallelen zum Einschlafdenken herausgearbeitet.

Ein solches Formmerkmal ist beispielsweise die Verschmelzung. Dabei werden heterogene Redeglieder zu einer unsinnigen, aber sprachlich korrekt geformten Einheit zusammengefügt. Entgleisungen sind durch ein Abgleiten von der Hauptgedankenreihe auf Nebengedanken gekennzeichnet. Dabei werden die Nebengedanken nicht in Form eines in sich gegliederten Einschiebsels gebracht, sondern drängen sich infiltrierend in die Hauptreihe ein. Bei den Auslassungen zeigt es sich, daß ganze Teilgedanken aus der Hauptgedankenreihe plötzlich verschwinden, so daß Lückenbildungen entstehen, die nach außen hin als Sperrung in Erscheinung treten können.

Auch beim Faseln werden verschiedenartige Teilbeziehungen aus Haupt- und Nebengedankenreihen bunt durcheinandergewürfelt: „Bewege mich anhaltend eines guten neutralen Gedächtnisses bis zu den kleinsten Begebenheiten von frühester Jugend auf trotz eines großen Leidenzuges des Kummers ganz schauervoller Tiefe seit der Zeit, daß ich das Schuhzeug untersuche, kriege ich die Spritzen..." (C. Schneider).

Von diesen Formmerkmalen heben sich die Gestaltungsmerkmale insofern ab, als hier Rücksicht auf den Sinngehalt des Gemeinten und Ausgesagten zu nehmen ist. Hier finden wir die Paralogien. Ein Beispiel von Kloos: Ein während des dritten Reiches in die Anstalt eingewiesener schizophrener Kellner war dadurch aufgefallen, daß er sich in allen Amtsstuben schimpfend auf die dort aufgehängten Bilder der politischen Prominenz stürzte und sie von der Wand herunterriß. Auf Befragen, warum er sie nicht ruhig an ihrem Ort gelassen habe, erklärte er: „Das kann aus politischen Gründen nicht geduldet werden, denn alles, was frei an der Mauer hängt, ist Freimaurerei!"

Ein Schizophrener von Domarus behauptete, Christus, eine Zigarre und die weibliche Geschlechtlichkeit seien dasselbe: alle drei Gegenstände würden nämlich von etwas umrundet, Christus vom Heiligenschein, die Zigarre von der bunten Papierbinde und das Weib vom Sexualblick des Mannes.

Wortneubildungen wurden bereits mehrfach erwähnt. Sie können verschiedener Herkunft sein. Auf die Sprachnot haben wir schon verwiesen, welche die Kranken zwingt, für die neuartigen Erlebnisse auch neue Bezeichnungen zu prägen, weil es die Alltagssprache nicht tut. Aber auch die erwähnte Formalstörung der Verschmelzung kann dazu führen und schließlich die Neigung zu Bizarrerien und die Verschrobenheit im ganzen psychomotorischen Verhalten, die viele Schizophrene aufweisen. In den Gewohnheitsformen der Stereotypien und Manieren werden einfache Dinge verstiegen und verschroben, manchmal mit einer ausgesprochen „spielerischen" Note umschrieben. Gelegentlich gebraucht man dafür den Ausdruck „Stelzensprache". Bumke zitiert einen dafür charakteristischen Ausspruch des kranken Dichters Friedrich Hölderlin: „Daß der Mensch in der Welt eine höhere Geltenheit hat, ist durch Behauptungen oder Moralität anerkennbar und aus vielem sichtbar."

Die Gedankenverschleierung und Unschärfe, über die Kranke, die sich gut beobachten, klagen und die ihnen einen größeren Überblick über gedankliche Operationen sowie das Festhalten determinierender Tendenzen oft erschweren – auch Symbolbeziehungen und Metaphern werden schlecht erfaßt (vgl. oben) – bringen manche Patienten auch in Zusammenhang mit emotionalen Störungen und einer seltsamen Schrumpfung des Sphärischen. So schildert ein Patient C. Schneiders: „Das eben gehörte Wort weiß ich wohl noch, aber der Zusammenhang, da muß ich mich vergeblich darauf besinnen. Die Gedanken überstürzen sich gewissermaßen, sie sind nicht mehr klar ausgedacht, es fährt mir blitzschnell durch den Kopf, aber es kommt schon ein anderer... Ich habe das Gefühl einer ins Extreme gezogenen Zerfahrenheit. Wenn ich z.B. gedacht habe, jetzt ist es 3 Uhr nachts, dann kam schon, ehe ich damit fertig war, ein anderer Gedanke; ich habe meinen Gedankenablauf gar nicht mehr in der Hand. Die Gedanken sind oft nicht klar, Gedanken, die man nicht deutlich hat, die einen nur irgendwie streifen, von denen man aber doch noch weiß, es war etwas vorhanden. Neben den Hauptgedanken laufen immer noch Nebengedanken, sie verwirren die Gedanken, doch kommt man zu keinem Ziel im Denken, es wird immer stärker, alles geht kreuz und quer. Ich denke an etwas scharf, nebenher denke ich an etwas, das mitläuft; ich weiß wohl, der Gedanke läuft mit, aber nur in der Ferne sehe ich ihn. Ich kann mich nicht mit jemandem unterhalten, ohne daß andere Sätze dazwischenkommen. Das Denken ist irgendwie anders, eine Hetz, ein Gefühl, als ob einem die Gedanken nicht mehr gehören. Beim Lesen ist der Inhalt ganz verschwommen, wenn ich unten ankomme, kann ich nicht mehr sagen, was oben steht. Meist sind dabei noch andere, unklare Gedanken... Ich habe das Gefühl der Gedankenverarmung, es scheint mir alles, was ich denke und sehe, farbloser, schaler, so ein wenig einseitig. So ist mein Begriff der Hochschule zusammengeschrumpft auf meinen Schrank, aus dem ich den Mantel herausnehme. Wenn ich mich auf etwas besinnen soll, so komme ich mit dem besten Willen nicht über die einfachsten Sachen hinaus. So habe ich mir z.B. vorgenommen, mir etwas klarzumachen – es war die Wärmelehre – aber vergebens...".

Folgende Äußerung eines Kranken von Sexauer zeigt eindrucksvoll den Zusammenhang von Emotionalität und Denkstörung: „Das ist nicht mehr wie in der Kindheit. Wie soll man die Gedanken jetzt zusammenhalten. Immer soll ich denken, aber mein Herz denkt nichts dabei. Eigentlich sagt man gedankenlos."

Unter Perseverieren und Iterieren versteht man das ständige Wiederholen von gleichen Gedanken, Fragen, Befürchtungen mit denselben Redewendungen, unter Verbigeration ein Wiederholen von isolierten Wörtern oder Wortbruchstücken. Verbigerationen treten oft gleichzeitig mit stereotypen Wiederholungen von Grimassen, Gesten und anderen, oft rhythmisierten Bewegungsstereotypien auf. So kann z.B. ein kataton erregter Schizophrener stundenlang vor sich hinsprechen: „abe, aka, ade, efge, abe, aku, aka, tabu, buda, duda, luda, nuda..." usw. Diese Symptome ebenso wie vor allem das zähflüssige Haften an einem angeschlagenen Thema mit der Unfähigkeit, sich auf etwas anderes einzustellen oder einstellen zu lassen, gehören zwar vorzugsweise der Symptomatologie der körperlich begründbaren Psychosen an, die erstgenannten findet man jedoch auch bei der Schizophrenie.

d) Denk- und Icherlebensstörungen

Von großem Schwergewicht sind Denkstörungen, welche untrennbar mit Icherlebensstörungen verquickt sind. Im „Gedankenentzug" haben wir eine der wichtigsten schon kennengelernt. Das Gegenstück dazu ist das Erlebnis der „gemachten" Gedanken. Oft wählen die Kranken spontan den Ausdruck, sie würden in ihren Gedanken „beeinflußt" oder sie stünden „unter Hypnose". Oft werden diese gemachten Gedanken als inhaltlich befremdend, als häßlich, gemein, obszön usw. bezeichnet. Andere Kranke erklären jedoch, das Unheimliche sei gerade, daß ein solcher gemachter Gedanke inhaltlich gar nichts Besonderes sei. Dieses Erlebnis des „Gemachten" ist nichts von den Kranken deutend und erklärend Hinzugedachtes, sondern offensichtlich eine nicht weiter rückführbare pathologische Veränderung des Gedankenvorgangs, für welche es keine Entsprechung in der Psychologie nichtpsychotischer Menschen gibt. Ebenso wie das elementare Erlebnis, die eigenen Gedanken würden im Augenblick des Gedachtwerdens auch schon von anderen auf geheimnisvolle Weise gewußt („Gedankenausbreitung" nach K. Schneider), besitzen diese Denkstörungen in der Differentialtypologie zwischen Cyclothymien und Schizophrenien ein entscheidenes Schwergewicht für die Schizophrenie. Sie kommen vorübergehend auch bei körperlich begründbaren Psychosen vor, niemals aber bei abnormen Erlebnisreaktionen.

e) Überwertige und katathyme Ideen

Mit H.W. Maier und E. Kretschmer versteht man unter Katathymie die Umbildung seelischer Inhalte unter der Wirkung eines Affektes. Dieser kann verhalten und bewußt, jedoch auch ins Unbewußte verdrängt sein. Auf solche Vorgänge stoßen wir bei der Besprechung bestimmter seelisch abnormer Entwicklungen. Die überwertige Idee, die keineswegs unsinnig zu sein braucht, ist stets katathymen Ursprungs. Das ganze Denken wird ausschließlich in den Dienst bestimmter katathymer Bedürfnisse gestellt. In bestürzender Weise geht jede selbstkritische Distanzierung dem beherrschenden Komplex gegenüber verloren. Es kommt zu einer zunehmenden Einengung und förmlichen Verstümmelung der Entscheidungs- und Handlungsfreiheit, wie wir es bei gewissen querulatorischen Charakterentwicklungen sehen. Bemerkenswert ist, daß der aktuelle Anlaß, der scheinbar das Zentrum einer überwertigen Idee bildet, nur vordergründig und daß die eigentlichen katathymen Triebfedern sehr bewußtseinsfern sein können.

f) Wahnwahrnehmung, Wahneinfall, Wahnidee, Wahnsystem

Wir haben schon darauf hingewiesen, daß der Wahn in dem Kapitel der Denkstörungen nur in einem unzulänglichen Notquartier untergebracht sei. Alte Wahndefinitionen haben das Gedankliche übermäßig betont und in den Vordergrund gestellt. So glaubte man etwa, das Wesen des Wahns hinreichend zu erfassen, wenn man ihn ausschließlich als unableitbare Urteilsstörung, als einen durch noch so logische Gegenbeweise nicht zu erschütternden, unkorrigierbaren Irrtum bestimmte. Schon immer wurde gesehen, daß Wahn und Intelligenz insofern nichts miteinander zu tun haben, als dumme und hochbegabte Menschen gleichermaßen wahnkrank werden und in bezug auf ihren Wahn und dessen Ausgestaltung dieselbe schwer verständliche „Kritikschwäche" zeigen können. Dabei sind je nach vorliegendem Intelligenzniveau die diesbezüglichen Funktionen intakt. Hieraus geht hervor, daß es nicht eine Denkstörung sein kann, die den Wahn ausmacht, sondern daß „das Denken" unter dem Einfluß bestimmter psychopathologischer Veränderungen offenbar schlechterdings „nicht anders kann", als gewissermaßen den Tupfen aufs „i" zu setzen und die neuartigen psychotischen Erlebnisse, die ihre eigene unbezweifelbare Realität besitzen, gewissermaßen der gewohnten Logik der Alltagswelt anzugleichen oder überzuordnen.

Zur Grenze der psychopathologischen Wahninterpretationen sagt einer der führenden Daseinsanalytiker (Kunz): „Die herrschenden Wahndefinitionen beschränken sich wesentlich auf den sprachlich-logischen Gehalt des als „Wahn" geäußerten Urteils und sind normativ-gegenständlich am alltäglich-gemeinsamen In-der-Welt-sein orientiert; daher müssen die Kriterien zwangsläufig logisch-gegenstandstheoretischer oder auch „praktischer", jedenfalls unpsychologischer Art sein. Wird statt dessen auf das im Wahnurteil gemeinte oder darin partiell investierte seelisch-geistige Geschehen abgestellt, d.h. werden die als „Wahn" imponierenden Phänomene mit psychologischen und psychopathologischen Kriterien zu fassen versucht, dann zeigt sich eine radikale Sonderstellung des schizophrenen Primärwahnes. Während alle übrigen Wahnideen entweder rationale, sprachlich ausformulierte Explikationen von Erlebnissen (Stimmungen, Halluzinationen, Gefühlsveränderungen usw.) oder urteilsmäßige Verweisungen auf triebhaft-affektive Veränderungen der zwischenmenschlichen Beziehungen sind – derart, daß sich diese grundsätzlich innerhalb des gemeinsamen In-der-Welt-seins haltenden Vorgänge gleichsam im Wahnurteil als ihrem gedanklichen Resultat niederschlagen –, so bildet der schizophrene Primärwahn die prinzipiell inadäquate Selbstexplikation einer fundamental anderen, eigenen Weise des Daseins: der schizophrenen Existenz."

Hier wird also eine besondere einschneidende Zäsur zwischen allem katathymen und sekundären Erklärungswahn einerseits und dem „eigentlichen" primären schizophrenen Wahn andererseits gezogen. Über die Problematik dieser sog. schizophrenen Existenz vgl. unten.

Bei der berühmten „Beziehungssetzung ohne Anlaß" zum Beispiel, in welcher Gruhle das Wesen des echten Wahnes erblickte, ist es nicht der gestörte Denkvollzug, der die Störung ausmacht, auch wenn am Ende ein falsches Urteil gleichsam das Fazit aus allem zieht: „Da kam ein Fräulein mit einem Kinderwagen, und das Kind hatte ein Häubchen auf (ja und was war daran Besonderes?), und dann stellte sich ein Hund an die Ecke und ein Mann pfiff (ja das alles ist doch alltäglich, was war denn die Hauptsache?). Und dann kamen zwei junge Mädchen Arm in Arm, und ein Arbeiter trug eine Leiter: es war einfach schrecklich." Warum das nun eigentlich schrecklich war, erfährt man nicht. Der Kranke dagegen findet seine Beunruhigung mehr als begründet. Er erlebt sie ganz einfach unmittelbar und erschließt oder erdenkt sie keineswegs. Daß ein solches Urteil nichts mit einer primären Denkstörung zu tun hat, ist wohl einleuchtend, und unsere Schlußfolgerung: der Kranke ist in einem unkorrigierbaren Irrtum befangen, wenn er daran festhält, die geschilderte für jeden anderen Menschen völlig harmlose Szene sei „einfach schrecklich" gewesen, verfehlt das Wesentliche, so „richtig" sie ist.

Wir geben für die Wahnwahrnehmung die Definition von K. Schneider, der wiederholt auf diese nicht allzuhäufige, aber für die Schizophreniediagnostik besonders bedeutsame Wahnform hingewiesen hat. „Man spricht von Wahnwahrnehmungen, wenn wirklichen Wahrnehmungen ohne verstandesmäßig (rational) oder gefühlsmäßig (emotional) verständlichen Anlaß eine abnorme Bedeutung, meist in der Richtung der Eigenbeziehung, beigelegt wird. Diese Bedeutung ist von besonderer Art: fast immer wichtig, eindringlich, gewissermaßen persönlich gemeint wie ein Wink, wie eine Botschaft aus einer anderen Welt. Da es sich nicht um eine Veränderung des Wahrgenommenen, sondern um eine solche seiner Bedeutung handelt, gehören die Wahnwahrnehmungen nicht zu den Wahrnehmungsstörungen, sondern zu denen des Denkens." Wir meinen: der Wahn ermöglicht bzw. erfordert das abwegige Realitätsurteil, er steht schon im Hintergrund der Beziehungssetzung ohne (normal motivierten) Anlaß, aber er ist weder Folge einer Denkstörung noch mit einer solchen identisch.

Die zweite Gestalt, in welcher Wahn auftritt, ist der Wahneinfall. Einem Kranken kommt die Idee, er sei der wiedergeborene Christus oder der politische Reformator, der Kapitalismus und Kommunismus vereinigen werde. Ein Wahneinfall ist auch das so überaus häufige Verfolgtwerden oder die wahnhafte Überzeugung, daß man von einem bestimmten anderen Menschen geliebt werde. Auch wahnhafte Eifersucht ist nicht selten. Nun ist zwar in der überwiegenden Mehrzahl der Fälle schon an der Thematik und Ausgestaltung des Inhalts eines solchen Wahneinfalls der Verdacht auf seine Irrealität, seine psychotische Natur zu gewinnen. Wenn ein junges Mädchen geheimnisvoll damit herausrückt, es habe deshalb eine Woche gefastet, weil ihm die Offenbarung zuteil geworden sei, daß es die Mutter Gottes und wiedererschienen sei, um durch einen reinen Lebenswandel die Menschen in letzter Stunde vor dem Atomtod zu retten, ist die Diagnose gesichert. Äußert eine andere jedoch die Überzeugung, ihr Chef, der sie kürzlich entlassen habe, wolle damit nur aus Taktgefühl Aufsehen im Betrieb vermeiden und habe ihr längst angedeutet, daß er sie heimlich liebe, dann ist keineswegs mit derselben Sicherheit das Wahnhafte festzustellen. Es gibt viele Wahneinfälle, die, für sich allein betrachtet, durchaus Wirklichkeit sein könnten, es aber eben nicht sind. Der Wahneinfall zeigt in seinem Aufbau nicht die typische Zweigliedrigkeit wie die Wahnwahrnehmung, er ist vielmehr seiner psychologischen Struktur nach eingliedrig wie jeder normale Einfall auch. Bei jener war ja eine an und für sich normale Wahrnehmung (1. Akt) in einem 2. Akt bedeutungserfüllt überwiegend auf die eigene Person bezogen worden. Dabei vollzieht sich dieser psychologisch zweigliedrige Akt zeitlich meist simultan.

Selten sind die nicht personbezogenen Wahnwahrnehmungen, die etwa so aussehen: „Als ich bemerkte, daß es in der Etage unter uns gerade um 12 Uhr dreimal klingelte und dann ein roter Volkswagen so langsam die Straße entlangfuhr, da packte mich eine furchtbare Angst, und ich wußte, daß nunmehr das Schicksal Europas besiegelt war."

Beim Wahneinfall müssen wir sehr viel mehr als bei der selteneren, aber für die Diagnose Schizophrenie ebenso viel gewichtigeren Wahnwahrnehmung das ganze Umfeld heranziehen, in dem ein Wahneinfall steht, vor allem, wenn er seinem Inhalt nach nicht abwegig erscheint. Es gibt viele Fälle von Liebes- oder Eifersuchtswahn, wo die Wahngeschichte als solche nur durch eine exakte objektive Anamnese geklärt werden kann. In weitaus den meisten Fällen werden neben dem Wahneinfall jedoch auch andere psychotische Symptome da sein oder hinzutreten und dann dazu beitragen, dem Wahneinfall seinen richtigen Ort in der Diagnosenstellung anzuweisen. Wahneinfälle kommen bei allen endogenen und körperlich begründbaren Psychosen vor, außerdem auch katathym motiviert in psychisch bedingten, erlebnisreaktiven Entwicklungen etwa nach Art des sensitiven Beziehungswahns.

Als „wahnartig" kann man z.B. katathyme, im Sinne einer überwertigen Idee psychologisch motivierte paranoide Eigenbeziehungen vor allem des Beobachtet- oder Verfolgtseins bezeichnen. Ein unmotivierter Wahneinfall wäre folgender: „Trotzdem ich mich bis zu diesem Tag hervorragend mit ihm verstanden hatte, ging es mir plötzlich auf, daß ich dem Prokuristen im Weg bin und daß er sich bemüht, mich beim Chef unmöglich zu machen". Wahnartig dagegen wäre vielmehr ein durch eine bestimmte prägende Gemütsverfassung motivierter Einfall, der diese gewissermaßen „illustriert". Häufig handelt es sich um eine blitzartig einleuchtende „Erkenntnis" innerhalb einer Art von Vorbereitungsfeld. Es ist, wie wenn in einer gesättigten Lösung plötzlich die Kristalle zusammenschießen. So können Menschen auf Grund einer intensiven affektiven Aufwühlung im Sinne der Angst, des schlechten Gewissens, der Beschämung oder des Mißtrauens paranoid reagieren: Alle auf der Straße sehen ihm seine heimlichen Vergehen an, machen einander Zeichen, wenn er vorbeigeht. Der Mann, der ihn am Zeitungsstand nur so oberflächlich mit den Augen streift, ist gerade deshalb ein Kriminalbeamter, der ihm auf der Spur ist. Der Pfarrer hat von hartherzigen Eltern gepredigt, weil er irgendwie erfahren haben muß, daß die Patientin sich Tag und Nacht mit schweren Schuldängsten darüber quält, daß sie vor 30 Jahren einem Heiratswunsch ihrer Tochter nicht nachgegeben hat usw.

Diese paranoiden wahnartigen Eigenbeziehungen sind nur auf dem Boden der geänderten Affektivität möglich und sind aus ihr zumindest thematisch, ihrem Inhalt und ihrer stimmungsmäßigen Getöntheit nach verstehbar. Natürlich können nicht nur durchaus begründete Affektspannungen, wie ein schuldbeladenes Gewissen, Anlaß zu einer wahnartigen Reaktion bilden. Bei manchen Menschen gibt es z.B. in befremdenden Umweltsituationen akute schwere, wahnartige Primitiv- und Kurzschlußreaktionen (s. dort). Man vergißt außerdem leicht, daß auch der psychotisch wahnkranke Mensch auf seine eigenen psychotisch bedingten Verstimmungen, Ängste, Wahnwahrnehmungen noch zusätzlich mit einer solchen Reaktion antworten kann. Ihr kann z.B. in günstigen Fällen schlagartig der Boden entzogen werden, wenn durch eine Schockbehandlung erschreckende Halluzinationen beseitigt werden, welche die Grundlage einer solchen paranoiden Reaktion bildeten. Das sind interessante, aber schon sehr spezielle Fragen. Solche paranoiden Reaktionen sind im Stadium ihrer vollen Entfaltung in der Regel einer verstandesmäßigen Korrektur nicht zugänglich. Erst mit sich ändernder affektiver Grundverfassung kann kritisch Stellung genommen werden. Außerdem kommt es aber auch vor, daß trotz weiterhin anhaltender Verstimmung, etwa einer schuldbeladenen Traurigkeit, die paranoiden Eigenbeziehungen wieder abblassen, oder daß sie episodisch auf dieser Grundlage kommen und gehen. Ferner ist bei besonders sensitiven Persönlichkeiten mit erschwerter Aufarbeitungsmöglichkeit bestimmter Komplexe auch daran zu denken, daß einmal eine wahnartige mißtrauische Eigenbeziehung erhalten bleiben, ja sogar noch weiter ausgebaut werden kann, wenn der sie ursprünglich bedingende affektive Anlaß nicht mehr gegeben ist. Hier kann man durchaus von einem Residualwahn sprechen.

(Weiteres über reaktive wahnartige paranoide Eigenbeziehungen findet man in dem Abschnitt über die Neurosen.)

Die affektive Verstimmung, aus der solche Erscheinungen erwachsen, färbt maßgebend die gesamte wahnartige Reaktion. Anders verhält es sich mit der sog. Wahnstimmung. Sie steht oft am Beginn eines schizophrenen Schubes und wird von den Kranken eindrucksvoll geschildert. „Es liegt etwas in der Luft", etwas Unheimliches, Bedrohliches, Bedeutungsvolles, viel seltener auch einmal wunderbar Befreiendes, Verheißungsvolles, Feierliches. K. Schneider vertritt die Meinung, daß die nun eventuell auftretenden Wahnwahrnehmungen in ihrem speziellen Inhalt, also dem Thema der Beziehungssetzung ohne Anlaß, nicht aus der bestimmten Wahnstimmung heraus verstehbar seien. Sie seien in sie eingebettet, aber nicht aus ihr ableitbar. Mit anderen Worten: Es kann vorkommen, daß die „tua res agitur"-Stimmung, die Wahnstimmung, die Tönung des Unheilvollen hat, während die nachfolgende Wahnwahrnehmung etwa die Thematik der überirdischen Auserwähltheit anschlägt. Meist dürften jedoch Wahnstimmung, Wahnwahrnehmungen und die sich ausformenden Wahnideen dieselbe Grundfärbung aufweisen.

Warum in der akuten Schizophrenie nun gerade diese oder jene Wahrnehmung zum Anlaß einer Wahnwahrnehmung wird, eine andere dagegen keineswegs, bleibt in zahlreichen Fällen ungeklärt. Auch die genannte erhöhte „Physiognomierung", das bedeutungsgeladene Herausspringen von Wesenseigenschaften (s. oben), zeigt sich keineswegs an allen Wahrnehmungsobjekten. Mitunter kann man einleuchtende Brücken ausfindig machen oder Symbolbezüge aufdecken, welche, seien sie bewußt oder aus dem Unterbewußten aufsteigend, verstehen lassen, warum wohl unter den vielen ungezählten Wahrnehmungseindrücken gerade dieser und kein anderer zum Anlaß einer solchen „Beziehungssetzung ohne Anlaß" oder weiterhin zu einem Angelpunkt für den Ausbau eines Wahnsystems wurde.

So berichtet ein junger Patient vom Land äußerst beunruhigt und aufgewühlt, er werde sich umbringen müssen, denn im ganzen Dorf halte man ihn für einen Verbrecher und Wüstling. Seine Feinde hätten auf übernatürlicher Weise die Macht, ihm seine eigenen Gedanken wegzunehmen und in ihm zu lesen wie in einem aufgeschlagenen Buch. Nicht den kleinsten Gedanken dürfe er mehr für sich selbst haben, alles werde sofort drahtlos mitgeschrieben, was ihm durch den Kopf gehe. Genauso schlimm sei es, daß ihm schweinische Gedanken und Begierden, die er von sich selbst aus niemals haben wolle, durch Hypnose oder Fernbeeinflussung eingegeben würden. So habe er neulich beim Anblick einiger Kinder, die hinter dem Haus spielten, plötzlich denken müssen, er müsse jetzt gleich hinauslaufen, sein Messer mitnehmen und einem der kleinen Mädchen den Bauch aufschlitzen. Er habe sich kaum zurückhalten können, so groß sei die hypnotische Beeinflussung gewesen. Er sei sich nur noch vorgekommen wie eine Puppe, die alles ausführen müsse, wenn der Puppenspieler an den Schnüren ziehe. Dabei habe er eine unnatürlich starke geschlechtliche Erregung verspürt. Sozusagen mit letzter Kraft habe er sich von dem Anblick der Kinder losgerissen.

Nun komme das Gemeinste von allem. Obwohl seine Feinde genau wüßten, daß sie ihm diese Mordvorstellungen und Triebe gemacht hätten und er ganz unschuldig daran sei, spreche man nun im ganzen Dorf herum, was für ein schlechter Mensch er sei. Wo er hingehe, steckten die Leute die Köpfe zusammen und blickten angewidert zur Seite, wenn er grüßen wolle. Er habe sich deshalb schon tagelang in sein Zimmer eingeschlossen und habe auch seinen Eltern nicht geöffnet. Allerdings habe er das gehässige Tuscheln auch durch die Wand gehört.

Gestern sei es nun zum letzten gekommen. Er sei über den Viehmarkt gegangen und da habe man einige Säue und einen Bock an ihm vorbeigetrieben. Damit habe man ihm zu verstehen gegeben, daß man überall Bescheid wisse, was für ein Schwein und geiler Bock er sei, eine Schande für das ganze Dorf, und daß man ihn beseitigen werde, wahrscheinlich mit Gift, denn die Tiere hätten einen ganz fremdartigen Gestank verbreitet.

Die Bedeutung des Symbols für das schizophrene Denken kommt hier in der Wahl des Objekts, an welches die Wahnwahrnehmung anknüpft, deutlich heraus.

Hell und dunkel, gut und böse, rechts und links, Gott und der Teufel – alles Antithetische spielt im akuten schizophrenen Wahn eine große Rolle und der Patient fühlt sich immer wieder dazu aufgerufen, das „Gespaltensein" der Welt und in sich selbst zu überbrücken, das ihn mit einer ungeheuren, kaum mehr erträglichen Grauenhaftigkeit überfällt.

So zerschlug sich ein junges Bauernmädchen ihre blutenden Hände an einer eisernen Heizungsröhre und dem Holz ihrer Bettstelle, die sie unentwegt rhythmisch abwechselnd mit den Fäusten bearbeitete, ekstatisch und aufgewühlt diesem von außen gesehen sinnlosen Tun hingegeben. Nur wenn sie unter Spritzenwirkung stand, ließ sie davon ab. Hinterher erfuhren wir von ihr die für die Kranke zwingende magische Symbolik ihrer Handlung: sie fühlte sich in ihrer akuten Katatonie damals von Gott berufen, den Nationalsozialismus und das Christentum zu vereinigen. Dieses Einigungswerk vollzog sie „unter Todesbangen" und bis zur völligen Erschöpfung in der geschilderten Weise. Das Eisen der Heizung war das Eisen von Hitlers Kanonen und damit Symbol für den Nationalsozialismus, das Holz der Bettstelle das Holz des Kreuzes von Golgatha und damit das Symbol des Christentums. (Vgl. Abschnitt über Schizophrenie.)

Während so in den schizophrenen Wahnideen nicht selten derartige Symbolsetzungen den Kranken zur Versinnbildlichung der von ihnen erlebten archaisch-magischen „Allmacht der Gedanken" (Freud) dienen, erleidet das Verständnis für das allgemeine Symboldenken, für die Metapher, häufig eine beträchtliche Einbuße. Gesamtsinnbeziehungen werden nicht mehr erfaßt, die „Spannweite des intentionalen Bogens" (Beringer) der Denkvollzüge ist abnorm verkürzt, das Denken eigenartig kurzschrittig geworden (vgl. oben). Das ist, wie Gruhle gezeigt hat, oft nur bei gezielter Prüfung festzustellen. Eine Kranke soll das Sprichwort erklären: „Mit dem Hute in der Hand kommt man durch das ganze Land." Sie erläutert: „Wer seinen Hut in der Hand trägt, der ist anständig, weil ich mir denke, je nachdem er ihn in der Hand trägt, müßte es nach Jahreszeit sein, damit die Haare ausdünsten, da braucht man keinen Hut aufzusetzen (?). Das ist eine Begrüßung, da ist man ehrlich und anständig."

Anhang: Ergänzende Anmerkungen zum Wahnproblem

Sicherlich reflektiert das im vorangehenden Kapitel Ausgeführte das Verständnis einer großen Zahl klinischer Psychiater hinsichtlich dessen, was Wahn und wahnhaft zu nennen sei. Man darf jedoch nicht übersehen, daß zum einen auch außerhalb der mit dem Namen Kurt Schneider verbundenen Schule dieses Thema von bedeutenden Forschern intensiv behandelt wurde und daß zum anderen Überlegungen zum Wahnproblem vorgetragen wurden, die zwar von der dargestellten Lehre ihren Ausgang nahmen, im Fortgang aber zu abweichenden Denkmodellen gelangten. Auf beide Entwicklungslinien muß hingewiesen werden, wobei zunächst diejenige zu skizzieren ist, die mit einigem Vorbehalt als eine differenzierende und ergänzende Weiterführung Schneiderscher Gedanken verstanden werden darf.

Von der Gestaltpsychologie herkommend hat Conrad eine „Gestaltanalyse" des (schizophrenen) Wahns vorgelegt. Die große Bedeutung, die seinem Buch bis in die Gegenwart zukommt, hat ihren Grund zweifellos in der Tatsache, daß Conrad einen Teil der tradierten Lehrmeinung in Frage stellte, während er einen anderen vielleicht noch kompromißloser faßte als Schneider. Conrad spricht ausdrücklich von einer Erlebnisanalyse und bemüht sich um die Beschreibung einzelner Abschnitte des Gestaltwandels schizophrenen Erlebens. Dabei bedient er sich der Begriffe der Gestaltpsychologie und bezieht sich ausdrücklich auf die frühen Arbeiten Matusseks über die Wahnwahrnehmung, die von gleichem Rang sind wie die Monographie Conrads. Conrad zielt darauf, das scheinbar sinnlose Nebeneinander schizophrener Symptome durch die Einsicht in einen globalen, bestimmte Stadien durchlaufenden Gestaltwandel wahnhaften schizophrenen Erlebens zu ersetzen, der über Trema, Apophänie und Anastrophe in die apokalyptische Phase und gegebenenfalls die Reduktion des energetischen Potentials führt. Die Voraussetzung für diesen Strukturwandel des Erlebens sah Conrad in einer hirnpathologischen Störung, und zwar in einem Verlust der epikritischen und Dominieren der protapathischen Leistungsformen. Diese energische Wendung ins Somatologische wird besonders deutlich in der Vermutung, in der Reduktion des energetischen Potentials „die vielleicht spezifischste schizophrene Veränderung" gefunden zu haben. Die abschließende Feststellung: „Nach meiner Überzeugung ist nur auf dem Wege der Hirnpathologie ein fruchtbarer Zugang zum Wahnproblem möglich", erscheint angesichts der vorangehenden subtilen Analyse wahnhaften schizophrenen Erlebens fast wie ein Hohn und ist beispielhaft für die Ambivalenz einer ganzen Forschergeneration. Conrads Schizophreniebuch bietet über weite Strecken eine Erlebnisanalyse ohne erlebendes Subjekt. In diese Gefahr mußte eine Konzeption geraten, die statt des Individualtypischen das Krankheitsspezifische intendierte, und die sich bemühte, interindividuell gültige Grundformen des Gestaltwandels schizophrenen Wahnerlebens aufzuweisen.

Die in den folgenden Jahren erschienenen Untersuchungen Janzariks, die in der Bearbeitung psychopathologischer Probleme den strukturpsychologischen Ansatz Krügers und Welleks aufgreifen, bedeuten durchaus eine Weiterentwicklung des Conradschen Ansatzes. In mehreren ungewöhnlich dichten Studien entwarf Janzarik eine strukturdynamische Interpretation endogener Psychosen, die er von Jahr zu Jahr schärfer formulierte. Seine beiden Monographien aus den Jahren 1959 und 1968 gehören auf dem Gebiet der Psychopathologie zu den wichtigsten deutschsprachigen Publikationen der Nachkriegszeit. Janzarik bezeichnet seine Konzeption ausdrücklich als eine dynamistische und zielt mit der Rede von der Dynamik auf den durch die Phänomene des Antriebs und der Emotionalität bestimmten seelischen Bereich. Ein zweiter zentraler Begriff ist derjenige der seelischen Struktur als „das Gefüge von Bereitschaften und Gerichtetheiten..., das sich im Wechsel des psychischen Feldes als Träger der individuellen Kontinuität behauptet". Im psychischen Feld schließlich „treffen sich aktualisierte strukturelle Bestände und die gelebte und erlebte Welt". Im Wahn geraten strukturell gebundene Bereitschaften und einzelne Gliedstrukturen unter einen erhöhten Aktualisierungsdruck, drängen hochvalente wertbezogene Gerichtetheiten ins psychische Feld. In der ihm eigenen abstrakt verdichtenden Sprache beschreibt Janzarik als Grundvoraussetzung des Wahns die protensive Insuffizienz, d.h. etwa den Verlust der Zukunftsbezogenheit und die Verselbständigung struktureller Bestände. Den autistischen Wahnbildungen stellt Janzarik die umweltkohärenten gegenüber, die er auf eine impressive Entzügelung des Wahrnehmens bezieht. Deren Voraussetzung ist ein Unstetigwerden des dynamischen Grundgeschehens mit einer, im Zusammenhang mit einer erhöhten Sensibilität für Anmutungsqualitäten stehenden, überschießenden Aktualisierung struktureller Bestände. Janzarik versteht seine Gedanken ausdrücklich als einen Beitrag zur Deskription der Wahnphänomene. „Kein Wort ist über die Wahngenese gesagt worden."

Die Konzeptionen Conrads und Janzariks darf man – zusammen mit anderen, hier nicht erwähnten – ebenso wie den Ansatz Kiskers zu den psychologisierenden Ganzheitsentwürfen rechnen. Im Zentrum der Überlegungen Kiskers zum Erlebniswandel des Schizophrenen steht der Begriff der Psychonomie, der auf die Freilegung psychischer Zusammenhänge und Verlaufsgesetzlichkeiten eines in sich geschlossenen Abwandlungsmodus schizophrenen Erlebens zielt. Kisker bedient sich der von Winkler und Häfner geprägten Begriffe der Ich-Anachorese und der Ich-Mythisierung als zwei Typen der Entlastung im psychoanalytischen Inkompatibilitätstheorem und beschreibt damit nicht einen Mechanismus seelischer Bewältigung schizophrenen Erlebens, sondern die „mißlungene Übereinstimmung mit dem jeweils eigenen lebensgeschichtlichen Entwurf". So wird ihm Inkompatibilität zum übergreifenden dynamischen Prinzip wahnhaften (schizophrenen) Personwandels, etwa im Sinne einer verfehlten Selbstbegegnung. Kiskers Unternehmen zielt auf den Aufweis einer „psychopathologischen Sinnstruktur schizophrener Erlebnisse und Handlungen", wobei er unter Struktur durchaus ähnlich wie Janzarik" ein am Erleben und Verhalten des Schizophrenen (zu Mitmenschen und Dingen) ausweisbares Gefüge situativer Beziehungen, das die personale Sinnsphäre und das soziale Feld einschließt", versteht. Auf dem Hintergrund dieses Strukturbegriffes beschreibt er auch am Wahn einen „Strukturwandel als übergreifendes Prinzip". Die Natur derjenigen Außenfaktoren, die die initiale Feldspannung beim Schizophrenen bedingen, bleibt offen. Spannungserhöhung, personaler Strukturumbau und Entladung bisher abgeriegelter Motivationen bestimmen das Vorfeld schizophrenen Wahns. In späteren Verlaufsabschnitten steht das schizophrene Erlebnisgesamt unter einer ordnenden Selbstgliederungstendenz, so wie das schizophrene Feldgeschehen wesentlich gesteuert wird durch eine Tendenz auf Erhaltung und Wiederherstellung einer unter der gegebenen Feldspannung möglichen strukturellen Feldordnung. „Der chronisch Kranke", so schreibt Kisker, „steht in seiner besonderen Spannungslage in der Notwendigkeit, Verhaltens- und Erlebnisweisen aufrechtzuerhalten, die als solche der Spannungserledigung dienen. Die Erledigung der ‚Aufgabe' besteht, strukturell betrachtet, in der Rückgewinnung einer geordneten innerpersonalen und intrapersonalen Gesamtgestalt". Diese Ordnungsaufgabe werde zwar angestrebt, in der schizophrenen Ausgliederung aber stets verfehlt.

Aus einer anderen, nicht primär psychologischen, sondern philosophischen Wurzel wuchs die vor allem mit dem Namen Binswanger verbundene Daseinsanalyse. Ihre Feststellungen zum Wahnproblem sind nur verständlich auf dem Hintergrund einer Kenntnis einiger Grundgedanken dieser Forschungsrichtung.

Ausgangspunkt daseinsanalytischer Forschung sind nicht das aktuelle Zustandsbild oder der momentane Befindlichkeitswandel, es ist die Lebensgeschichte in ihrer Gesamtheit. Deren möglichst lückenloses Erfassen geht der Analyse voraus, wobei sich der Untersucher bevorzugt auf die Angaben des Kranken stützt. Der Gedanke einer Krankheitseinheit im herkömmlichen psychopathologischen Sinne tritt zurück zugunsten einer Erfassung der Einheitlichkeit bestimmter Daseinsstrukturen und Daseinsverläufe. In die Rede von einem Daseinsverlauf geht dabei notwendig der Begriff der Zeit ein, der in der Daseinsanalyse und vor allem für deren fortdauernde Wirkung eine wichtige Rolle gespielt hat. Binswanger stellt die Zeitigung der Chronologie gegenüber. Wenn er von der „eigentlichen Zeitigung im Sinne des Selbstwerdens" spricht, davon, daß die Urgestalten des Daseins und ihre Verwandlungsformen Formen der Zeitigung seien, so mag mit diesen Formulierungen schon deutlich werden, daß etwas gänzlich anderes als mit dem Begriff Chronologie gemeint ist. Man muß, um zu erkennen, wie sehr gerade die von Minkowski und Binswanger in die Psychopathologie eingeführte Dimension der Zeit auch nachfolgenden Denkansätzen ihre nur selten reflektierte Rechtfertigung gegeben hat, diesen Sachverhalt in eine andere, dem Psychiater geläufigere Sprache übersetzen. Im Sinne der Wahrnehmungspsychologie kann das Wahrnehmen als Zeitgestalt verstanden werden. Hier spricht man von einer medialen Sukzession, wenn ein Vorgang als simultanes oder statisches Endgebilde durch ein zeitlich ausgedehntes Geschehen entsteht. Der Begriff der Chronologie verweist auf ein sukzessives Zustandekommen, bei dem etwas zuvor nicht Vorhandenes durch additives Hinzutreten neuer Bestandteile entsteht. Zeitigung ist demgegenüber in dieser Terminologie das sukzessive Inerscheinungtreten von etwas, das zuvor zwar vorhanden, aber in der Wahrnehmung nicht gegeben war. Eben diesen Sachverhalt formuliert Kuhn mit der Feststellung: „Es handelt sich (bei der Daseinsanalyse) um eine Freilegung der ontologischen Grundstrukturen des Daseins, d.h. jener Möglichkeiten (nicht etwa Elemente) des Daseins, die jedem Menschen, ob gesund oder krank, zur Verfügung stehen, und deren er sich jeder Zeit und überall bedient." Ein weiterer wesentlicher Ansatz der Daseinsanalyse ist die Unterscheidung zwischen kategorialem und existentiellem Umgang mit dem Kranken. Die Verständigung mit dem Gegenüber hält sich in der Regel im kategorialen Bereich insofern, als sie Gegenstände und Probleme behandelt, die den Menschen „daseinsmäßig" nicht berühren, „sondern ihn von sich selbst wegführen und irgendwie bei ‚nichtdaseinsmäßig Seiendem' festhalten". Demgegenüber: „Wenn das Gespräch zwischen Arzt und Patient ein Gespräch von Mensch zu Mensch wird, dann ist es existentiell, dann bedeuten die Worte etwas anderes" (Kuhn). Daraus folgt für die Untersuchung, daß man etwa vom Wahnsinn solange nichts versteht, „solange wir uns gegenüber dem Wahnsinnigen als unbeteiligtes Subjekt verhalten oder, was auf dasselbe hinaus kommt, den Wahnsinnigen lediglich als Objekt vor uns hinstellen oder, kurz, als einen Gegenstand vorstellen...".

Die Daseinsanalyse hat keinen Zweifel daran, daß die Basis der wahnhaften Umwandlung und Abwandlung des Lebensvollzuges letzten Endes biologische Krankheit ist, auch wenn ihr besonderes Interesse es erlaubt, auf die Behandlung dieser Frage ausdrücklich zu verzichten. Die Daseinsanalyse bestreitet so auch nicht den Wert der überlieferten psychopathologischen Symptome, sie sieht in ihnen jedoch Abstraktionen, die das Eigentliche etwa der schizophrenen Daseinsabwandlung nicht verständlich machen können, insofern, als es der traditionellen psychopathologischen Symptomatologie um den kategorialen Umgang mit dem Kranken geht, während die Daseinsanalyse auf den existentiellen Umgang zielt.

Indem das Forschen der Daseinsanalyse diesseits der Begriffe gesund und krank, normal und anormal einsetzt, zielt sie auch nicht auf Krankheitssymptome, sondern auf Daseinsstrukturen und Daseinsverläufe. Dieser Aufgabe dienen die umfänglichen und exemplarischen Schizophreniestudien Binswangers, Kuhns, Blankenburgs und anderer. Binswanger hat auf dem Hintergrund dieser Studien und sie zum Teil resümierend einzelne Grundformen der existentiellen Umwandlung beschrieben, die er als die „konstitutiven Grundbegriffe für unsere Forschung" bezeichnet. Er analysiert das schizophrene In-der-Welt-Sein auf sein dominierendes Thema hin. Ausdrücklich verwahrt er sich gegen den Versuch einer Erklärung des Wahns mit dem Hinweis, es gehe allein darum, aufzuzeigen, wie die Struktur des Daseins beschaffen sein muß, wenn das vorliegt, was die Psychopathologie als Wahn bezeichnet. Der Wahn, gleich welcher Gestalt, ist damit nichts Primäres, sondern Ausdruck und Resultat der Veränderung der gesamten Daseinsweise. „Daraus erhellt, daß wir für das Verständnis des Wahns weder auf eine Störung des Urteils etwa im Sinne des Irrtums rekurrieren dürfen, noch auf eine solche der Sinneswahrnehmung, der Täuschung durch Halluzinationen. Beides sind bereits Folgen der Umwandlung der Strukturen des In-der-Welt-Seins als Ganzem im Sinne des wahnhaften In-der-Welt-Seins."

Wahn bzw. wahnhaftes Erleben sind keine Eigenschaften, auch wenn die Psychopathologie immer wieder den Versuch unternommen hat, sie in diesem Sinne zu interpretieren.

Das gilt auch dann, wenn man nicht im Sinne einer Theorie abweichenden Verhaltens Eigenschaften generell für Abstraktionen eines kulturell vorgegebenen Klassifikationssystems hält, sondern diese Definition lediglich für die allgemeinen Eigenschaften gelten läßt, die individuellen aber in einem „neuropsychischen System" begründet sieht. Das zähe Bemühen vieler Psychiatergenerationen, am Wahnkranken bestimmte Charakteristika bzw. abnorme Erlebnisweisen aufzuzeigen, hat den Untersuchungsgegenstand immer wieder zwischen den Fingern zerrinnen lassen. Wohl gelingen – je nach Kenntnisstand des Patienten und sprachlicher Kraft des Beobachters – eindrucksvolle Schilderungen des Verhaltens Wahnkranker, es hat sich aber als unmöglich erwiesen, jenes Etwas, das sich in dem beobachteten Verhalten ausspricht, mit den Mitteln einer individualpsychologischen Charakterologie als Variante oder pathologische Modifikation der Person bzw. eines Teilaspektes von ihr zu beschreiben.

Wahn ist demnach kein unmittelbar vorfindlicher Wesenszug, in der Rede vom Wahn artikuliert vielmehr der Partner ein Urteil über das Verhalten des Gegenüber. In dieser Beurteilung finden Erfahrungen ihren Niederschlag, die ganz offensichtlich ungewöhnlich und unvergleichbar sind und in denen der Untersucher Merkmale des eigenen geläufigen Verhaltens nicht wiederzuerkennen vermag. Der Begriff Verhalten bezeichnet dabei ein Verhältnis, in das Subjektivität, Situation, Intentionalität und Perspektivität eingehen.

Der Gesunde, der mit einem Wahnkranken zusammentrifft, geht in der Beurteilung des Verhaltens von der ihm selbstverständlichen Annahme aus, das Verhalten des Kranken sei motiviertes Verhalten. Sein Befremden, das der begrifflichen Darstellung des Bemerkten zugrunde liegt, wird formuliert mit der Feststellung, das Verhalten bzw. die Äußerung sei unverstehbar, unsinnig und darüber hinaus unkorrigierbar. Es ist nach dem Ursprung dieses Befremdens zu fragen, das sich im Umgang mit einem Wahnkranken in der Regel auch beim Laien über kurz oder lang einstellt.

Wenn der Wahnkranke äußert, er werde verfolgt bzw. geliebt, und diese Überzeugung mit bestimmten Wahrnehmungen in Zusammenhang bringt, so ist die Feststellung, er identifiziere sich durch diese Behauptung als Wahnkranker, zumindest schief. Schließlich ist es nichts Ungewöhnliches, daß ein Mensch verfolgt oder geliebt wird, es ist auch jedem Menschen eine Situation vorstellbar, in der aus einzelnen Indizien auf die Tatsche des Geliebtbzw. Verfolgtwerdens geschlossen werden darf. Die Feststellung, der Betroffene sei wahnkrank, enthält also implizit die Überzeugung des Partners, dieser mißverstehe die Situation. Derartiges, d.h. ein Mißverstehen der Situation, ereignet sich jedoch ebenfalls täglich, ohne daß der eine Interaktionspartner stets auf den Gedanken käme, der andere sei krank oder verrückt. Etwas Weiteres, Besonderes muß noch hinzukommen. „Normalerweise" wird ein derartiges Mißverständnis entweder dazu führen, daß sich der eine Interaktionspartner bezüglich der Definition der Situation dem anderen anpaßt – freiwillig oder unter Druck – oder aber das Interaktionsbündnis wird gekündigt – sei es einvernehmlich, sei es im Streit. Im Falle des Wahnkranken liegen die Dinge anders. Der Kranke scheint die aus dem unterschiedlichen Verständnis der Situation resultierende Spannung überhaupt nicht zu registrieren, zumindest unternimmt er nichts, was ihrem Abbau bzw. ihrer Lösung dienen könnte. Das allein ist befremdlich und widerspricht aller geläufigen Erfahrung. Man erwartet beim Interaktionspartner, dessen Situationsverständnis mit dem eigenen nicht übereinstimmt, Zeichen von Verlegenheit, Ärger, Überraschung oder Heiterkeit. Wenn der Kranke derartige Signale vermissen läßt, so bedeutet das, daß er gar nicht „bemerkt", daß er sich situationsunangemessen verhält. Aber nicht nur das, es ist dem Partner darüber hinaus auch nicht möglich, von sich aus die erlebte Spannung dadurch zu entschärfen, daß er die Situationsdefinition des Kranken übernimmt. Akzeptiert er etwa, auch wider besseres Wissen, das Verfolgt- oder Geliebtsein, so werden ihn bald weitere Äußerungen oder Handlungsweisen des Kranken zu der Einsicht zwingen, daß auch mit diesem Zugeständnis keine gemeinsame Basis, d.h. kein Konsens hinsichtlich des Situationsverständnisses gewonnen wurde.

Wenn der Partner im Umgang mit einem Wahnkranken ein Befremden verspürt, so deswegen, weil sich der Kranke befremdlich verhält. Man spricht von unpassendem oder unangemessenem Verhalten, von inadäquaten Äußerungen usw. Gemeint ist damit, daß der Kranke ein Verhalten zeigt, das nicht vorhersehbar war, das also demjenigen widerspricht, das der andere in eben dieser Situation erwartet hätte. Beide gehen also offenbar von einer unterschiedlichen Definition der Situation aus, und die Tatsache, daß der Kranke nicht nur im Umgang mit diesem einen Partner in dieser einen besonderen Situation als unangepaßt auffällt, läßt daran denken, er verletze in seinem Verhalten Regeln, denen sich die Gemeinschaft verpflichtet fühlt. Stilbrüche in diesem Sinne sind aber etwas ungemein Häufiges, ohne daß sie gewöhnlich beim Partner dieses besondere ratlose Befremden, das sich im Umgang mit Wahnkranken einstellt, bewirken könnten.

Meist „verstehen" wir rasch, wie es zu einem solchen Stilbruch kommt – etwa aufgrund mangelnder Vertrautheit mit den herrschenden Konventionen bei Kindern, Fremden oder Angehörigen einer anderen Schicht bzw. aufgrund einer erkennbar hirnorganisch bedingten Unfähigkeit –, oder wir erkennen in dem inadäquaten Verhalten eine Absicht, etwa mit dem Ziel, die Verbindlichkeit der verletzten Regeln provokativ in Frage zu stellen. Schließlich sind wir auch in gewissen Grenzen dazu bereit, einen Fauxpas zu akzeptieren, wenn der Partner uns mit den Zeichen der Scham oder der Verlegenheit Genugtuung widerfahren läßt und damit gleichzeitig dokumentiert, daß er die Verbindlichkeit der Regeln grundsätzlich anerkennt. Beim Wahnkranken „verstehen" wir das unerwartete Verhalten in diesem Sinne nicht und bemerken darüber hinaus, daß der Kranke augenscheinlich einen Konsens hinsichtlich der Situationsdefinition für gegeben hält. Wird der offenkundige Dissens direkt angesprochen, so kann der Kranke mit dem bekannten „wissenden" Lächeln dem Partner zu verstehen geben, daß er dessen Verständnislosigkeit als Versteckspiel, als vorgetäuschte Ratlosigkeit durchschaut hat. Die Gewißheit des Kranken, in einer übereinstimmend definierten Situation zu agieren, dokumentiert sich in einer gleichsam radikalen Weise im Phänomen der Gedankenausbreitung und des Gedankenlautwerdens, indem in diesen Erlebnissen die Überzeugung zum Ausdruck kommt, der Partner kenne die Motive und Intentionen des Kranken.

Das Mißverständnis zwischen Krankem und Gegenüber bzw. das Befremdliche am Verhalten des ersteren gründet ganz offensichtlich in dem Umstand, daß das Verhalten nicht vorhersehbar ist, nicht den Erwartungen entspricht. Diese Erwartungen aber ergeben sich zunächst einmal aus den besonderen äußeren Konstellationen. Am deutlichsten wird das vielleicht am Beispiel der psychiatrischen Untersuchungssituation. Die Arzt-Patienten-Beziehung in ihrer geläufigen Form beinhaltet eine recht enggefaßte Definition der Arzt- ebenso wie der Patientenrolle. Es bestehen verbindliche Vereinbarungen hinsichtlich der Umgangsformen, der Dauer, des Themenkreises usw. Vom Kranken wird Offenheit verlangt, ohne daß diese – entgegen der Mehrzahl anderer Beziehungen – in der gleichen Weise honoriert würde. Durch derartige Festlegungen sind Erwartungen begründet, die die ursprüngliche Basis der Interaktion bilden. Eben hier aber verhält sich der Wahnkranke unerwartet, er täuscht die Erwartungen des Partners. Er orientiert das eigene Verhalten ganz offensichtlich nicht an den objektiven Umständen und wenn, dann so ungenügend, daß bei anderen der Eindruck entsteht, das Gegenüber falle aus der Rolle. „Normalerweise" wird eine solche Diskrepanz, ein solches Mißverständnis von beiden Teilen bemerkt und mit Unsicherheit beantwortet, die entweder auf Verhaltenskonformität oder aber auf den Bruch des Interaktionsbündnisses hin tendiert. Der Wahnkranke jedoch scheint diesen Dissens gar nicht wahrzunehmen, er verhält sich vielmehr so, als sei eine übereinstimmende Definition der Situation gegeben. Er verhält sich so, als gründe die Definition der Situation vor allem in nicht unmittelbar vorfindlichen subjektiven Momenten, die insofern in die Situation eingehen, als deren Konstituenten in perspektivischer Abschattung gegeben sind. Normalerweise ist eine Interaktion, die auf Verhaltenserwartungen bezogen ist, die sich aus

Einzelaspekten des Hofes des jeweils Mitgemeinten ergeben, Ausdruck einer besonderen Intimität der Beziehung, wie sie in aller Regel erst nach einer längeren Frist und nach der Entwicklung eines engen Vertrauensverhältnisses anzunehmen ist. Der Wahnkranke überspringt diese Zeitspanne, und eben deswegen gewinnt sein Verhalten etwas befremdlich Intimes, Undistanziertes. Da Intimität aber eine wechselseitige Kenntnis nicht unmittelbar ausgesprochener, sondern mittelbar mitgegebener Intentionen und Werthaltungen zur Voraussetzung hat, kennzeichnet die Beziehung zum Wahnkranken eine Pseudointimität. Diese Pseudointimität dokumentiert sich am eindrucksvollsten in den Phänomenen des Gedankenlautwerdens und der Gedankenausbreitung, letztlich in allen Zeichen eines Durchlässigwerdens der Ich-Umwelt-Schranke. Da der Kranke die Perspektive des Gegenüber aber tatsächlich nicht kennt, kann sein, auf eine vermeintliche Kenntnis gegründetes, verbales und nonverbales Verhalten nicht angemessen und erwartungskonform, d.h. der Realität adäquat sein. Er verhält bzw. äußert sich objektiv falsch, er irrt.

Die von der traditionellen Psychiatrie betonte objektive Unrichtigkeit des Wahns hängt zusammen mit jener Pseudointimität, in der der Kranke die Situation durch Momente definiert sieht, die in der Situation unmittelbar nicht vorliegen, sondern nur mittelbar in diese hineinwirken insofern, als sie Aspekte der in perspektivischer Abschattung gegebenen einzelnen Konstituenten sind, d.h. also, deren Hof von Mitgemeintem angehören. So aber erklärt sich auch die Relativität bzw. Unverbindlichkeit der Kriterien Unrichtigkeit, Unverständlichkeit und Uneinfühlbarkeit. Das Verhalten des Kranken bleibt so lange unverständlich und uneinfühlbar, so lange der Partner an seiner Definition der Situation – die sich an unmittelbar vorfindlichen Momenten orientiert – festhält. Läßt er sich auf die angebotene Intimität einmal ein, d.h. ist er bereit, auch aus jenen Fakten Verhaltenserwartungen und damit Determinanten des Verhaltens abzuleiten, die unausgesprochen mitgegeben sind, so ist dem „Verstehen" grundsätzlich keine Grenze mehr gesetzt. Das Verhalten des Kranken bleibt falsch, aber es wird verständlich.

Sieht man im Wahn nicht eine Eigenschaft, sondern ein Verhalten, so leuchtet ein, daß sich die Überzeugung, es mit einem Wahnkranken zu tun zu haben, lange vor der Konstatierung einer „Wahnwahrnehmung" einstellt. Die Pseudointimität, in der sich eine einseitige Definition der Situation durch subjektive Momente dokumentiert, wird dem Partner unabhängig vom Gegenstand der Interaktion, ihrem Thema und ihrem Ergebnis unmittelbar wahrnehmbar.

Ein Weiteres aber muß hinzukommen, um das Besondere dieses Dissens zu kennzeichnen. Dieses Besondere liegt in der Unerschütterlichkeit, mit der der Kranke an dem Interaktionsbündnis festhält, liegt darin, daß er erkennbar keinen Anlaß sieht, das eigene Verhalten zu korrigieren. Wir stoßen hier auf das Kriterium der Gewißheit im Wahn, die von einer Art ist, wie sie uns außerhalb des Psychotischen nicht begegnet.

Wenn von der Unkorrigierbarkeit des Wahns und der unerschütterlichen Gewißheit des Wahnkranken gesprochen wird, so zielt diese Rede weniger auf die Erfahrung, daß der Kranke „vernünftigen" Einwänden nicht zugänglich sei. Eine derartige Erfahrung ist aus dem Bereich des „Normalen" so geläufig, daß sie kaum sonderlich befremden könnte. Vielmehr erstaunt und beunruhigt jene Unbezweifelbarkeit des Wahns, daß es den Kranken nicht beeindruckt, daß seine Überzeugung im Widerspruch steht zur „gemeinsamen" Realität. Die Wahrheit des Gewähnten bemißt sich – so erkennen wir – ganz offensichtlich nicht an dem „gemeinsam" sinnlich Wahrnehmbaren. Auch bemüht sich der Kranke nicht, uns vom Wahrheitsgehalt des Behaupteten zu überzeugen; wenn er andere mit seinem Wahn befaßt, dann nur bezüglich der Implikationen und Konsequenzen des Gewähnten, die wahnhafte Überzeugung selbst wird er niemals zum Gegenstand der Erörterung machen. Gelingt es, ihn in eine Diskussion zu zwingen – gar mit dem Resultat einer sogenannten totalen oder partiellen Korrektur – so wird er gegebenenfalls hinsichtlich all derjenigen Aspekte die Möglichkeit eines Irrtums einräumen, die als beschreibungsabhängig der sinnlichen Wahrnehmung zugänglich sind. Es bleibt aber die „wahnhafte" Gewißheit, beispielsweise verfolgt zu werden.

Schließlich ist auf die sogenannte psychogenetische Wahnforschung hinzuweisen, die in der herkömmlichen Psychiatrie ihre ersten Verfechter in den Vertretern der Tübinger Schule mit Gaupp und Kretschmer hatte, bei deren Erwähnung man heute jedoch primär an die Befunde und Hypothesen der sogenannten tiefenpsychologischen Schulen denkt.

Die Psychoanalyse hat sich – ganz im Unterschied zur klassischen Psychopathologie, die diesem Gesichtspunkt aufgrund ihres besonderen Ansatzes nur wenig Aufmerksamkeit schenkte (sieht man von der Tübinger Schule ab) – bevorzugt dem Problem der Wahnbildung, der Wahnentstehung gewidmet. Die Schwierigkeiten des Wahnbegriffs, seine definitorische Abgrenzung von Irrtum,

Glaube, überwertiger Idee etc. werden aus Gründen, die ebenfalls in dem besonderen Freudschen Ansatz zu suchen sind, kaum einmal mit einer entsprechenden Sorgfalt und sachkundigen Kompetenz erörtert. Dieser Umstand ist zweifellos für das Verständnis der ungewöhnlich heftigen und zum Teil polemisch geführten Auseinandersetzung zwischen Psychoanalyse und Hochschulpsychiatrie während der frühen 20er Jahre dieses Jahrhunderts von einiger Bedeutung.

Für die Freudsche Psychoanalyse beginnt die Wahnforschung dort, wo sie bei Gruhle endet. Es gilt für sie jenen „Anlaß" aufzuhellen und in den gesamten Kontext des Erlebens zu integrieren, dessen Fehlen das Besondere – eben Wahnhafte – einer Beziehungssetzung bei Gruhle ausmacht. Wahn bzw. wahnhaftes Erleben werden als Projektion verstanden, d.h. als einer unter vielen anderen Abwehrmechanismen, mit dessen Hilfe der Mensch seine inkompatiblen Inhalte, Wünsche, Strebungen usw. zu Bestandteilen der ihn umgebenden Außenwelt werden läßt, um sich nicht mit ihnen identifizieren zu müssen. Dem Wahn kommt damit die Funktion zu, den Menschen vor der Einsicht in jene den Selbstwert kränkenden oder der Selbsteinschätzung kraß zuwiderlaufenden Nachtseiten und Abgründe zu schützen. Er kann aber auch über eine Projektion selbstwerterhöhender Strebungen und Bedürfnisse in der wahnhaften Wunscherfüllung eine fiktive Realität vorgaukeln, die eine zwar phantastische, aber wirklichkeitsinadäquate Befriedigung vermittelt. Unerläßliche Voraussetzungen einer so verstandenen Wahnbildung sind Einschränkung oder Verlust der Realitätskontrolle in Verbindung mit einem überstarken Affektdruck. Die Frage, welche besonderen Bedingungen und Konstellationen an der Wurzel dieser Voraussetzungen der Wahnentstehung liegen, leitet hinüber in hier nicht zu erörternde spezielle Fragen und Überzeugungen tiefenpsychologischer Modelle des Psychischen und seiner Regel- und Gesetzmäßigkeiten. Die Beziehungen einer so verstandenen Wahngenese etwa zu frühen Phasen menschlicher Entwicklung oder zum Traum liegen auf der Hand und wurden von der Psychoanalyse eingehend thematisiert.

Es ist vielleicht nicht ganz uninteressant zu hören, daß Kraepelin, der vielen als der Vertreter einer lang zurückliegenden und überholten Epoche psychiatrischer Wissenschaftsgeschichte erscheint, in einer späten Auflage seines Lehrbuchs Gedanken geäußert hat, die mancherlei Beziehungen zu dem eben Skizzierten erkennen lassen. Er schreibt: „Weiterhin aber ist vielleicht beachtenswert, daß die verschiedenen Wahnrichtungen bei der Paranoia ungefähr den allgemeinen Befürchtungen und Hoffnungen des gesunden Menschen entsprechen. Sie erscheinen daher gewissermaßen als der krankhaft umgeformte Ausdruck der natürlichen Regungen des menschlichen Herzens." Ein berühmter Psychoanalytiker, der Holländer P.C. Kuiper hat diese Sätze als Motto seinem Beitrag im Niederländischen Handbuch der Psychiatrie vorangestellt.

3. Fühlen und Werten

a) Leibempfindungen und Vitalgefühle. Leibhypochondrie und Coenästhesie. Vitale Traurigkeit und vitale Angst

Wenn Leibempfindungen die Eigenschaften des Angenehmen oder des Unangenehmen, gleichsam ein positives oder ein negatives Vorzeichen haben (was in der Begriffsbestimmung K. Schneiders für jegliche Art von Gefühlen unerläßlich ist), dann kann man sie mit Stumpf als Gefühlsempfindungen bezeichnen. Man kann zwei ineinandergehende Gruppen von Leibempfindungen bzw. -gefühlen unterscheiden, von welchen manche im Leib an bestimmten Stellen lokalisiert, andere jedoch als nicht lokalisierbare allgemeine Ichzuständlichkeiten erlebt werden. Diese letzteren nennt man auch die vitalen Leibempfindungen oder, bei negativer bzw. positiver Gefühlstönung, die Vitalgefühle.

Lokalisierte und allgemeine vitale Leibempfindungen können ineinander übergehen oder nebeneinander vorkommen. So kann man etwa Hunger als einen Allgemeinzustand des Leibes empfinden, aber auch, vor allem bei höheren Graden, als lokalisierbare Leibempfindung bohrend in der Magengrube. Dasselbe gilt vom Durst, bei dem nicht unbedingt ein lokalisierbares Brennen und Ausgetrocknetsein der Mund-, Zungen- und Lippenschleimhäute und der Kehle vorhanden sein muß. Ebenso kann die Leibempfindung einer starken Sexualspannung diffus gespürt werden, ohne daß bereits eine örtliche genitale Erregung vorhanden sein müßte. Die positive oder negative Akzentuierung einer allgemeinen oder lokalisierten Leibempfindung bildet die Voraussetzung dafür, daß wir von leiblichen Gefühlen oder Gefühlsempfindungen sprechen.

Es sind nicht allzu viele Leibempfindungen denkbar, die ohne eine derartige Charakterisierung als „angenehm" oder „unangenehm" erlebt werden. Am ehesten kommt das bei den gegenständlichen Sinnesempfindungen vor, wie wir sie den Wahrnehmungsvorgängen zumeist unablösbar eingegliedert kennengelernt haben. Interessant ist, wie vor allem bei den Leibgefühlen mit „intentionalem

Charakter", also bei denjenigen, die gleichzeitig leibliche Triebe darstellen und damit etwas „wollen" oder „nicht wollen", der Gefühlscharakter je nach Spannung, Befriedigung oder Übersättigung des betreffenden Triebes wechseln kann.

Bleiben wir beim Beispiel Hunger-Sättigung oder Durst und Durststillung. Normalerweise sind Sättigungs- und Stillungsgefühl überwiegend leibliche Allgemeingefühle und weit weniger stark lokalisiert als das vorangegangene Hunger- und Durstgefühl. Sättigung wird nur bei einem Übermaß der Triebbefriedigung über das zum Schweigen gekommene Bohren in der Magengrube und das allgemeine, nicht lokalisierbare Vitalgefühl des gestillten Hungers hinaus örtlich erlebt. Dann kommt es zu Übelkeit in der Magengegend, die bis in den Hals aufsteigend erlebt wird: man streckt den Hals und kämpft mit Erbrechen. Übermäßige Flüssigkeitsaufnahme führt bemerkenswerterweise nicht zu einem lokalisierbaren Ekelgefühl im Bereich der in der Durstphase so stark affizierten Mund- und Rachenschleimhäute, sondern wird als ganz unspezifisches lästiges Völle- oder Übelkeitsgefühl im Magen lokalisiert. Noch komplizierter liegen die Verhältnisse beim Sexualtrieb, bei dessen Aufbau alle Schichten der Persönlichkeit vom Gefühl reiner Organlust bis in die sublimste Höhe des personalen Geistes im Einswerden mit dem Partner beteiligt sein können. Hier gibt es außer einer wohligen Entspannung nach dem Orgasmus kein diesem und dem präorgastischen Wollustgefühl entsprechendes ähnlich intensives Leibgefühl. Ein Ekelgefühl nach unbefriedigender oder ein Übersättigungsgefühl nach übermäßiger sexueller Betätigung pflegt sich seltsamerweise nicht an den Trägern der höchstpotenzierten Körperlust, den Sexualorganen selbst, sondern in einer völlig anderen Schicht, nämlich der seelisch-geistigen Persönlichkeit abzuspielen. Diese Umschaltung kann bei manchen Menschen außerordentlich rasch erfolgen, und zwar vorzugsweise bei einer Partnerschaft, die durch ambivalente (zwiespältig in bezug auf Fremd- und Selbstwert) Gefühle belastet ist. In extremen Fällen kann sich eine bis zur Hörigkeit gesteigerte sexuelle Ansprechbarkeit mit einer mehr oder weniger klar bewußten geringen Einschätzung der Persönlichkeitswerte des betreffenden Partners zusammenfinden. Nicht ganz selten kommt es dann als Folge zu sexualneurotischen Störungen in Form von Impotenz, Ejaculatio praecox oder Frigidität diesem Partner gegenüber, als Warnungssignal gleichsam, daß in höheren Persönlichkeitsbereichen etwas nicht in Ordnung ist.

Einen Wechsel der Gefühlstönung sehen wir bei den Leibgefühlen, die gleichzeitig leibliche Triebe sind, auch insofern, als beispielsweise Hungergefühl mit der Aussicht auf eine baldige angenehme Sättigung (und dasselbe gilt vom Durst) durchaus positiv als Lustgefühl erlebt werden kann (man wünscht einander „guten Appetit"). Bei längerem Hungern und der Aussichtslosigkeit einer Triebstillung kommt es jedoch zum qualvollen Hunger-Leiden. Für den Sexualtrieb liegen die Analogien auf der Hand.

Über die Frage nach allgemeinem Vitalcharakter oder Lokalisierbarkeit bei zuständlichen Gefühlsempfindungen wie Müdigkeit oder Frische, Abgespanntheit und Schwung, Leichtigkeit und Schwere und über die Beziehungen zwischen leiblichen und seelischen Erlebnisweisen solcher Zustandsgefühle noch mehr zu sagen, würde hier zu weit führen.

Die Verursachung lokalisierter und allgemeiner vitaler Leibempfindungen und -gefühle ist mannigfaltig. Sie können von außen bewirkt oder Folge teils faßbarer, teils physiologisch noch völlig im Dunkeln liegender Vorgänge im Organismus und sie können durch seelische Gefühle, Gedanken und Vorstellungen hervorgerufen sein, wobei wiederum besonders an den sexuellen Bereich zu erinnern ist.

Umgekehrt ist daran zu denken, wie verschiedenartig einzelne Menschen auf ihre leiblichen Gefühlsempfindungen sekundär reagieren, abgesehen von der konstitutionellen Intensität dieser Erlebnissphäre selbst.

Hypochondrisch Depressive sowohl aus dem Formkreis der cyclothymen und schizophrenen endogenen Psychosen als auch geborene Neurastheniker bringen oft so intensive Klagen über gestörte Leibgefühle allgemeiner und lokalisierter Art vor, daß man sich immer wieder fragen muß, ob hier wirklich nur eine „Fehlbewertung" ganz normaler leiblicher Befindlichkeiten vorliegt, oder ob nicht das veränderte Leiberleben einen noch nicht faßbaren pathologischen Grund hat. Ein klassisches Symptom vorzugsweise der endogenen Depression, die „vitale Traurigkeit" im Sinne K. Schneiders (s. dort), läßt besonders daran denken, aber auch die seltsamen leiblichen Mißgefühle, wie Huber sie beim Typ der coenästhetischen Schizophrenie beschrieben hat.

„Vitale Traurigkeit" (K. Schneider) ist ein anderer Ausdruck für das eigenartige cyclothyme Leibgefühl, das von vielen Kranken diffus in die Herz- und Brustgegend lokalisiert wird. Manche sagen, hier „sitze" die Traurigkeit, die Not, die Qual, und können Seelisches und Leibliches nicht unterscheiden. Bei anderen ist es mehr Enge und „vitale Angst" (López-Ibor), wieder andere erklären, es sei ein furchtbarer körperlicher Schmerz, eine Last, die mit Traurigkeit gar nichts zu tun habe. Könnte man ihnen diese körperliche Qual wegnehmen, dann könnten sie vielleicht auch wieder einmal durchatmen und ein Gefühl wie Freude oder Traurigkeit empfinden.

Wie sehr von psychotischer Verstimmtheit und Affektspannung her das normale Leibempfinden beeinflußt sein kann, zeigen auch die Fälle von brutaler Selbstverstümmelung (Abhacken der Hand als Selbstbestrafung bei einer Patientin mit Rückbildungsdepression, s. dort) bei Schwermütigen und Wahnkranken, die hinterher versichern, keine oder kaum Schmerzen empfunden zu haben. So nähte sich ein schizophrener Patient einen Hosenknopf an die Bauchdecke und schlitzte sich das Präputium, um den Penis zum Schutz gegen bösartige Bestrahlung hier angeknöpft zu tragen; ein anderer enucleierte sich mit den Fingern einen Augapfel, weil es in der Bibel heiße: Ärgert dich aber dein Auge, so reiß es aus und wirf es von dir.

Auch außerhalb der Psychosen läßt in abnormen Erregungszuständen ein mächtiger Affekt u.U. eine Verwundung nicht gewahr werden, die erst mit dem Abklingen desselben zu schmerzen beginnt.

b) Seelische Gefühle. Zustandsgefühle. Selbstwertgefühle. Fremdwertgefühle. Gestimmtheit

Bei den seelischen Gefühlen unterscheiden wir Zustandsgefühle und Wertgefühle, und diese letzteren teilen wir wiederum in die Selbstwertgefühle und Fremdwertgefühle ein.

Wir nennen im Anschluß an K. Schneiders „Psychopathologie der Gefühle und Triebe“ unter den angenehmen Zustandsgefühlen: Freude, Behagen, Leichtigkeit, Beglücktheit, Jubel, Ruhe, Zufriedenheit, Zuversicht; unter den unangenehmen: Traurigkeit, Sorge, Angst, Furcht, Unbehagen, Unheimlichkeit, Verzagtheit, Hilflosigkeit, Heimweh, Zerrissenheit, Verzweiflung, Grauen, Schrecken, Ärger, Zorn, Wut, Neid, Eifersucht, Langeweile, Leere. Ambivalent sind Zustandsgefühle wie Wehmut, Gerührtheit, Entsagung.

Unter den bejahenden Selbstwertgefühlen sind: Kraft, Stolz, Selbstgefühl, Eitelkeit, Überlegenheit, Triumphgefühl, Trotz; unter den verneinenden Selbstwertgefühlen: Beschämtheit, Schuldgefühl, Reue, Verlegenheit, Demut, Bescheidenheit aufzuführen. Natürlich sind diese Selbstwertgefühle nicht ohne entsprechende Zustandsgefühle zu denken.

Fremdwertgefühle (Gesinnungen) können bejahend sein: Liebe, Zuneigung, Vertrauen, Mitleid, Achtung, Interesse, Billigung, Dankbarkeit, Ehrfurcht, Bewunderung, Anbetung. Sie können auch verneinenden Charakter tragen: Haß, Abneigung, Mißtrauen, Verachtung, Feindseligkeit, Spott, Mißfallen, Entrüstung.

Die Psychologie der Gefühle ist ein kaum erschöpfbares Gebiet. Man denke nur an die ganz verschiedene Struktur der Liebe zu Eltern, Kindern, dem Geschlechtspartner, dem Freund, dem Lehrer, dem Schüler, zu einem Kunstwerk, einem Forschungsgebiet, einem Beruf usw.

Man sieht an den Zustandsgefühlen und Selbstwertgefühlen, daß sie sowohl freisteigend wie reaktiv auftreten können. Unangenehmen Zustandsgefühlen und verneinenden Selbstwertgefühlen begegnen wir in depressiven Verstimmungen jeglicher Art, die von der thymopathischen Anlage einer seelisch abnormen Persönlichkeit über die Untergrunddepression (s. dort) und den gestörten Hintergrund bis zu den abnormen Erlebnisreaktionen und Psychosen jeder Art reichen. Was hier psychopathologisch im einzelnen beschrieben werden kann, wird jeweils im entsprechenden Kapitel mitgeteilt. Abnorme Steigerungen bejahender Selbstwertgefühle mit gehobenen Zustandsgefühlen begegnen wir gleichfalls vom hyperthymen Psychopathen ab über abnorme Fehlhaltungen (Überkompensierung von Minderwertigkeitskomplexen z.B.) bis in die manische Gehobenheit, die schizophrene Expansivität oder die hirnorganische schwachsinnige euphorische Enthemmtheit hinein.

Daß die Fremdwertgefühle als das wichtigste Bezugssystem zur gesamten Umwelt außerhalb unserer eigenen Person in ihrer in der Persönlichkeit liegenden Vorgegebenheit und ihrem geschichtlichen, umweltbedingten Gewordensein mit den Kern dessen bilden, was wir die Persönlichkeit eines Menschen heißen, wurde bereits betont. Störungen der Fremdwertgefühle spielen in der Psychiatrie deshalb eine überragende Rolle. In engster Verflochtenheit mit den Selbstwertgefühlen bilden ihre Kümmerformen, Entgleisungen, Verschiebungen, Verdrängungen und Fehlbesetzungen das Zentrum der abnormen inneren Erlebnisreaktionen und erlebnisreaktiven Persönlichkeitsentwicklungen. Auch in endogenen und körperlich begründbaren Psychosen stehen diese Störungen an ganz zentraler Stelle.

Unter Stimmung oder Gestimmtheit eines Menschen versteht man Zustandsgefühle, die über längere Zeiträume hinweg anhalten. Auch für sie gilt, was wir von den Zustandsgefühlen überhaupt sagten, daß zu ihrem Zustandekommen, ihrem Andauern oder ihrem Umschlagen reaktive und endothyme Momente zusammenwirken können.

Der Affekt ist ein reaktives Gefühl, das rasch anspringt und eine große Intensität erreichen kann (Wut, Verzweiflung, Schreck, Jubel usw.). Die Neigung zu Affektausbrüchen ist wiederum konstitutionell außerordentlich verschieden. Außerdem führen chronische Hirnschädigungen und akute Intoxikationen (Alkohol) zu einer mangelnden Affektsteuerung. Heftige Affekte ziehen das vegetative Nervensystem, vor allem das Vasomotorium, stark in Mitleidenschaft: ein akuter Herztod oder eine tödliche Hirndurchblutungsstörung unter dem Einfluß eines akuten Affektstoßes sind keine Seltenheiten.

Unter Emotionalität versteht man zumeist das gesamte Gemütsleben eines Menschen mit seiner Gestimmtheit und den für ihn typischen Akzentuierungen seiner Zustands-, Selbst- und Fremdwertgefühle. Mitunter wird dem Begriff jedoch eine verschwommene Beziehung zum Bewußtseinsproblem unterlegt. Man sagt dann, der Patient mache diese oder jene rationalen Gründe für seine Haltung verantwortlich, seine emotionalen Motive seien ihm jedoch unbewußt und bestünden in diesem oder jenem Komplex.

Schließlich ist noch das Temperament zu erwähnen. Eine wichtige Aufgliederung hat E. Kretschmer gegeben: er versteht unter Temperament die für einen Menschen grundsätzlich charakteristische Gesamthaltung der Affektivität nach ihren beiden Hauptfaktoren: Affizierbarkeit und Antrieb.

Bei der habituellen Affizierbarkeit sind zwei für das Temperament grundlegende, voneinander unabhängige Gefühlsskalen wichtig: die psychästhetische zwischen den Endpolen „sensibel" und „stumpf" und die diathetische zwischen den Endpolen „heiter" und „traurig" (vgl. Abschnitt über Konstitutionstypologie). Die Antriebskomponente ist gewissermaßen das psychische Tempo in Auffassung, Leistung und Psychomotorik. Die affektiven, vegetativen, humoralen und morphologischen Anlagen des Gesamtorganismus spielen hierbei zusammen, und von überall her können dementsprechend auch Störungen ausgehen.

Mannigfache Gestimmtheiten und Gefühlslagen des Menschen sind aus seiner Mimik und Gestik, aus Haltung und Gang ablesbar. Man verlangt umgekehrt von einem Schauspieler, ohne Worte differenzierte Gefühlszustände ausdrücken zu können. Vor allem in der Pantomime ist diese Kunst aufs höchste entwickelt. Nicht selten straft der Ausdruck die Aussage eines Patienten Lüge und gibt ein richtigeres Bild von seinem Befinden, vor allem wenn Kranke sich verpflichtet fühlen, unter allen Umständen „Haltung" zu zeigen oder wenn sie bewußt dissimulieren. Auch das Umgekehrte kommt vor: die betont klagselige, schmerzverzerrte oder in Resignation demonstrativ erstarrte „facies psychopathica" des demonstrierenden Rentenneurotikers. Zweckgebundenes Theaterspielen vollendeter Art ist ein unerschöpfliches Requisit der menschlichen Komödie, auf dessen Klaviatur bestimmte Typen von geltungssüchtigen Psychopathen virtuos zu spielen verstehen.

Der Arzt muß besonders daran denken, daß hinter einer erstarrten Maske aufgewühlte Affekte verborgen sein können, die sich in unerwartetem „raptus melancholicus" in brutaler Selbstbeschädigung, Suicid, erweitertem Selbstmord oder bei Paranoiden in unerwarteten Aggressionen entladen können.

Es gibt grob zu fassende Steigerungen oder Abschwächungen der Intensität, mit welcher Gefühle erlebt werden. Bei der Abschwächung ist vor allem auf die gemütlosen Psychopathen (s. dort) hinzuweisen, die insbesondere hinsichtlich der Entwicklung von Fremdwertgefühlen völlig verkümmert sein können. Sekundäre Einbußen an ursprünglich normalem Gemütsreichtum erfahren manche hirnorganisch Kranke und unter den endogenen Psychosen vor allem viele Schizophrene. Über ihre sie tief beunruhigende Resonanzlosigkeit allem gegenüber, was sie früher aufs lebhafteste affektiv bewegte, klagen so gut wie alle schwerer kranken cyclothymen Depressiven. Auch viele Schizophrene beobachten die Abblassung der Gefühle an sich selbst und geben dem mitunter erschütternden Ausdruck („Gefühl für Gefühllosigkeit").

Steigerung der Ansprechbarkeit von Gefühlen ist nicht gleichzusetzen mit vertiefter Intensität. Es gibt auch rasch entflammte Strohfeuernaturen ohne Gefühlstiefe oder Nachhaltigkeit. Mitunter fehlt beides. Echte Steigerung der Gefühlserlebnisse findet man u.U. nicht weiter rückführbar auf dem Boden positiver Untergrundschwankungen, in hypomanischen Phasen, in besonders glücklichen aktuellen Lebenssituationen, dann auch toxisch bedingt oder episodisch in der epileptischen Aura (s. die Selbstschilderung des Dichters Dostojewski), in psychogenen Ausnahmezuständen ekstatischer Verklärung und in den großen Erleuchtungs- und Auserwähltheitsekstasen mancher beginnenden schizophrenen Psychosen. In dem Abschnitt über die Manie ist genauer geschildert, wie rasch hier die allgemeine Steigerung der seelischen Gefühle mit zunehmender Psychose aufgespalten werden kann in eine maßlose Erhöhung der Selbstwertgefühle bei einem raschen Versiegen der Resonanz für Fremdwerte, die anfänglich gleichfalls eindrucksvoll erhöht gewesen war.

Bei Katastrophenreaktionen kommt es bei manchen Menschen zu einem sog. „Emotionsstupor", einer vorübergehenden akuten Gefühlslähmung, meist zusammen mit ausgesprochenen Derealisations- und Depersonalisationserlebnissen, so daß die Betreffenden sich seltsam unbeteiligt in den gefährlichsten Situationen bewegen und handeln sehen oder daß sie völlig stumpf und apathisch sitzen und liegen bleiben, ohne adäquat auf die Gefahr zu reagieren oder an die noch mögliche Rettung ihrer selbst oder anderer Menschen zu denken.

Von besonderer klinischer Bedeutung sind die verschiedenen Formen der endogenen und reaktiven Traurigkeit sowie die Untergrunddepressionen und Hintergrundverstimmungen. Diese Erscheinungen sind in einem besonderen Abschnitt (s. dort) dargestellt und werden daher hier nur der Vollständigkeit halber erwähnt.

Wichtig sind Symptome wie Affektinkontinenz, d.h. ein bei hirnorganisch Kranken oder körperlich oder seelisch sehr Erschöpften zu beobachtendes rasches und unbeherrschbares Reagieren mit Lachen oder Weinen auf entsprechende Reize. Weiter kann eine traurige oder lachende Miene, die man dem Organiker zeigt, eine entsprechende Grimasse bei diesem provozieren. Dieses Imitationsphänomen (Nachahmung) hat indessen nichts mehr mit einer Inkontinenz eines erlebten Affektes zu tun, der sich hemmungslos ausdrückt. Davon wiederum sind Zwangslachen und Zwangsweinen zu unterscheiden. Hier steht kein entsprechender Affekt hinter dem spontan ablaufenden Ausdrucksmechanismus.

Von einem gespannten Affekt spricht man vor allem bei katatonen oder paranoiden Schizophrenen. Zumeist wird eine wahnhaft motivierte, gegen einen imaginären Gegner gerichtete Angriffstendenz oder wenigstens ein empörter Schimpfausbruch mühsam zurückgehalten. Eine kleine Ungeschicklichkeit seitens der Umgebung, oft völlig unvermeidbar, weil vom Kranken auch das harmloseste Verhalten der Umgebung verkannt wird, kann zu schweren Explosionen führen. Auch epileptischen Erregungszuständen kann eine dumpfe, brütende affektive Gespanntheit vorangehen, und schließlich finden wir eine zu kurzschlüssigen Erregungsentladungen neigende, meist flüchtigere gespannte Reizbarkeit bei sog. explosiblen Psychopathen.

Abstumpfung und Unerregbarkeit der Affekte treffen wir bei Organikern und Schizophrenen an, bei letzteren spricht man mit einem recht treffenden Ausdruck wohl auch von Affektmattigkeit, Affektsteifheit oder Affektlahmheit. Oft begegnen wir affektiv sehr bewegt vorgebrachten Klagen über affektive Resonanzschwäche bei Depressiven und manchen Schizophrenen (vgl. oben).

Ein rasches Anspringen affektiver Regungen findet man bei manchen hyperthymen und geltungsbedürftigen Psychopathen, wodurch oft eine Erlebnistiefe und innere Ergriffenheit vorgetäuscht werden, welche in Wirklichkeit gar nicht vorliegen.

Wieder andere Typen psychopathischer Persönlichkeiten, eine bestimmte Gruppe von selbstunsicheren Sensitiven vor allem, zeichnen sich dadurch aus, daß sie äußerlich beherrscht und scheinbar wenig bewegt und beeindruckt, in der Verarbeitung bestimmter störender Affekte sehr beeinträchtigt sind und übermäßig lange Zeit zum Abreagieren benötigen.

Der vielgenannte „inadäquate Affekt", vorzugsweise in Zusammenhang mit der Psychologie der Schizophrenie erwähnt, liegt etwa vor, wenn ein Kranker mit lachender Miene von seiner unmittelbar bevorstehenden Hinrichtung spricht oder von den Höllenqualen, die seine Verfolger schon seit Tagen wieder gegen ihn losließen. Inadäquat ist dieser Affekt wohl nur, wenn wir die Aussagen des Patienten so nehmen, wie wenn ein Gesunder von seiner Hinrichtung sprechen würde, während sie hier im psychischen Gesamtgeschehen offenbar doch einen anderen Stellenwert besitzen, ähnlich wie der Gesunde solche Situationen mitunter im Traum ohne eine letzte Verbindlichkeit erleben kann.

Auch das abnorme Gefühlsleben psychopathischer Persönlichkeiten, wie etwa der Hyperthymiker, der Depressiven, der Explosiblen, der Selbstunsicheren, der Geltungssüchtigen und der Gemütsarmen sowie die entsprechenden abnormen Erlebnisreaktionen und Entwicklungen (Neurosen) erfahren eine gesonderte Darstellung (s. dort) und werden hier nur erwähnt.

IV. Die Grundeigenschaften des Erlebens

Unter den Störungen der Grundeigenschaften des Erlebens führen wir als erste die Icherlebensstörungen an.

1. Das Icherlebnis

Icherleben ist unmißverständlicher als der oft gebrauchte Ausdruck „Ichbewußtsein". Dieser wird zu oft verwechselt mit dem völlig anderen Selbstbewußtsein, also einer Selbstwerthaltung, oder man bringt das Wort Ichbewußtsein in einen ebenso irreführenden Zusammenhang mit dem Bewußtsein im Sinne des klaren oder getrübten Sensoriums.

a) Verschiedene Seiten des Icherlebens und ihre Störbarkeit. Das „Gemachte"

Icherlebnis bedeutet vor allem, daß die verschiedenen Arten des seelischen Erlebens, auch ohne daß darüber reflektiert würde, als eigene erlebt werden. Es bedeutet weiter, wie das Ich sich selbst formal erlebt. Im Normalen kommt das kaum je bewußt ins Blickfeld, aber die Störungen des Icherlebens stellen ganz besonders eindrucksvolle und eingreifende psychopathologische Erscheinungen dar. Wir erwähnten schon die Depersonalisation und Derealisation, jene vor allem bei Ermüdung und leichter Intoxikation auftretenden Erlebnisse von Unwirklichkeit und Verfremdung dem eigenen Handeln, Sprechen und Sichbefinden gegenüber. Auch beim echten Doppelgängererlebnis, dem Phänomen, daß man seine eigene Gestalt wahrnimmt (Selbstschilderung Goethes), der sog. Heautoskopie, bleibt die registrierende Seele in der „eigentlichen" Gestalt und beobachtet die andere, von deren Innenvorgängen nichts erfahren, die nur gesehen wird. Das Phänomen gehörte einst zu den Lieblingsrequisiten romantischer Dichter.

Die magische Auflösung der Ich-Umweltgrenzen haben wir schon bei den Erscheinungen des Gedankenentzugs, der gemachten Gedanken, der Gedankenausbreitung und bei bestimmten Halluzinationen, insbesondere der Leibsphäre, geschildert. Hier war von gemachten Mißempfindungen, Schmerzen oder sexuellen Gefühlen die Rede. Andere Beispiele betrafen das Erlebnis einer „unnatürlichen" Wut, die „anhypnotisiert" worden war, oder das Erlebnis eines von außen gemachten Sichbewegenmüssens nach Art einer Marionette, gegen allen eigenen „Willen".

Dieses „Gemachte", die Störung der „Meinhaftigkeit" (K. Schneider), ist das weitaus wichtigste Symptom unter den Erscheinungen der Icherlebensstörungen.

Neben diesen Störungen der Meinhaftigkeit, die von zentraler Bedeutung für die Psychopathologie der Psychosen von schizophrenem Typ sind, nennen wir im Anschluß an Jaspers und K. Schneider noch folgende Seiten des Icherlebens, die pathologisch gestört sein können: das Icherleben im Gegensatz zu außen und anderen, die Identität des Ich im Zeitverlauf, das Erlebnis der Einfachheit im Augenblick und das Daseinserlebnis. Letzteres ist nie völlig aufgehoben, wenn auch mitunter in Zuständen von Bewußtseinsveränderungen oder im depressiven Nihilismus (s. dort) sehr beeinträchtigt.

Die Grenze gegen außen und andere ist wohl kaum einmal völlig niedergelegt; auch bei den befremdenden und quälenden Störungen der Meinhaftigkeit ist nur an entscheidenden Punkten die „Ich-Umwelt"-Grenze durchlässig geworden, so wenn beispielsweise dem Kranken Gedanken gemacht oder entzogen werden. Er registriert stets als „Ich" was ihm geschieht und erlebt sich nicht etwa als identisch mit einem anderen Menschen. Interessant sind hier Selbstschilderungen von toxischen Zuständen, wie dem Haschischrausch, wo offenbar vorübergehend solche Erlebnisse vorkommen, wenn auch eine gewisse Vorsicht gegenüber dichterischen Ausschmückungen am Platz ist. So heißt es bei Baudelaire: „Bisweilen kommt es vor, daß die Persönlichkeit schwindet und jene Objektivität, wie sie den pantheistischen Dichtern eignet, in euch offenbar wird, und zwar derart abnorm, daß die Betrachtung der Dinge der Außenwelt euch eurer eigenen Existenz vergessen läßt und ihr euch bald in jene hineinergießt. Euer Auge heftet sich auf einen Baum, der harmonisch vom Winde gebogen wird; in einigen Sekunden wird das, was im Hirn eines Dichters nur ein durchaus natürlicher Vergleich sein würde, in dem euren eine Tatsache werden. Ihr schreibt alsdann dem Baume eure Leidenschaften zu, eure Sehnsucht oder euere Melancholie, seine Seufzer und seine Schwankungen werden die euren, und bald seid ihr der Baum... Ich nehme an: Ihr sitzt da und raucht. Eure Aufmerksamkeit mag sich zu lange auf die blauen Wolken richten, die eurer Pfeife entschweben. Die Vorstellung des Ausströmens wird sich langsam, allmählich, unablässig eures Geistes bemächtigen, und alsbald werdet ihr diese Idee mit euren eigenen Gedanken, mit eurer denkenden Materie verbinden. Durch eine besondere Gleichung, durch eine Art von Übertragung... werdet ihr euch-euch selber ausströmen fühlen, und ihr werdet eurer Pfeife (in die ihr euch hineingedrückt und zusammengepreßt fühlt, wie der Tabak es ist) die seltsame Fähigkeit zuerkennen, euch zu rauchen."

Störungen des Erlebnisses der Einfachheit im Augenblick sind die flüchtigen Depersonalisationsphänomene, sowie noch genauer dem Begriff entsprechend die psychogene und psychotische „Heautoskopie", das Doppelgängererlebnis.

Die Störung der Identität des Ich im Zeitverlauf ist ein Lieblingsrequisit „lebensnaher" Unterhaltungsfilme. Ein Mensch führt ein alternierendes Doppelleben und weiß in den Episoden A nur von den anderen A-Phasen, in den jeweils zwischengeschalteten Phasen B nur von diesen. Zwischen A und B besteht keinerlei Beziehung. Es müßte also ein Mensch, der wiederholt „besonnene Dämmerzustände" bekommt (s. dort), in dem neuen Dämmerzustand all das wieder wissen, was er im ersten erlebt hatte und was damals nach Abklingen des ersten für das „Normalbewußtsein" der Amnesie verfallen war. Solche Dinge wurden kaum je einmal überzeugend nachgewiesen. Wir selbst sahen wie Bodamer dieses Phänomen angedeutet einigemal im Rahmen von Elektroschockbehandlungen bei Schizophrenen. Es gibt ferner einzelne Schizophrene mit paranoid-katatonen, gut abgesetzten Schüben, die, ohne etwa alte Wahnthemen in einem neuen Schub aufzugreifen und weiterzuspinnen, Einzelheiten aus einer viele Jahre zurückliegenden Krankheitsepisode plötzlich mit den differenziertesten Nuancen erinnern können, die ihnen in den zwischenliegenden gesunden Jahren überhaupt nicht mehr zugänglich gewesen waren.

Wenn ein Depressiver sagt, seine Gefühle seien so farblos und unlebendig, er fühle sich innerlich tot, so hat das nichts mit einer Icherlebensstörung zu tun.

Ebensowenig handelt es sich um eine Ichstörung, wenn ein Mensch nach einer Affekthandlung oder in einem Triebkonflikt erklärt: das war ich gar nicht selbst, das ist so über mich gekommen. Das „Zwei Seelen wohnen, ach! in meiner Brust" hat nichts mit Icherlebensstörungen zu tun, und auch verpönte, unterdrückte Wünsche oder Gedanken sind selbstverständlich meine Gedanken und nicht von außen und von anderen „gemacht". Man kann sie höchstens persönlichkeitsfremd nennen. Diese Fremdheit wiederum kann in einer Diskrepanz zwischen bewußten und unterbewußten Wünschen und Unterlassungen bestehen oder, von außen gesehen, dann konstatiert werden, wenn niemand einem Menschen auf Grund der bisherigen Kenntnis seiner Persönlichkeit und ihres Verhaltensmusters eine bestimmte Handlungsweise oder Gesinnung „zugetraut" hätte.

b) Ekstase, Mediumismus, Besessenheit

Wenn in einer mystischen Ekstase ein „Außersichsein" oder das Erlebnis der „unio mystica" geschildert wird, so ist diese mit oder ohne Bewußtseinsveränderungen einhergehende Hingabe an den Gefühlssturm keine Icherlebensstörung im Sinne der Meinhaftigkeitsstörung. Es wird vielmehr der ganze Mensch in der Hingabe an das Numinose emporgerissen. In Selbstzeugnissen über mystische Erfahrungen läßt sich außerdem sehr wohl unterscheiden, was psychologisch echt und unmittelbar erlebt klingt, was konventionelles Schema und was unechte sensationelle Aufmachung ist.

Der Mediumismus, das Erleben, daß durch die eigene Person gleichsam nur „hindurch"-gesprochen wird, unterscheidet sich vom Erlebnis des „Gemachten", der Störung der Meinhaftigkeit in der Schizophrenie insofern, als das Medium sich nicht selbst in unheimlicher Weise verändert und rätselhaft, meist feindlich, seiner wesentlichen Verfügbarkeit über sich selbst beraubt fühlt. Die mediale Eigenschaft wird überdies zumeist nur für einen bestimmten Sachverhalt und eine bestimmte Zeitspanne, etwa eine spiritistische Sitzung oder Gebetsversammlung, intendiert und erlebt. Das Medium ist gewissermaßen ein selbst unbeteiligter Übermittler, ein Sprachrohr. Im Trancezustand spielen sich diese Phänomene bewußtseinsfern ab und können hinterher der Amnesie verfallen, während die schizophrene Störung der Meinhaftigkeit sich stets bei klarem Bewußtsein vollzieht. Während im Mediumismus eine Botschaft der „Geister" oder dergleichen durch den Mund des Mediums verkündet oder niedergeschrieben wird, fehlt der Besessenheit der eigentliche Vermittlercharakter. Der Besessene ist nicht wie das Medium nur Sprachrohr für eine Stimme aus einer anderen Welt. Das spiritistische Medium selbst ist zumeist in keiner Weise am Inhalt des von ihm Vermittelten affektiv beteiligt: der Onkel des Herrn X läßt seinem Neffen durch den Mund des Mediums mitteilen, er sei vor 10 Jahren in Chicago tödlich von der Bahn überfahren worden. Bei der Besessenheit geht es um einen höchst eingreifenden mindestens partiellen oder episodischen Verlust der Meinhaftigkeit. Manchmal sprechen und agieren der Besessene und der besitzende Dämon nebeneinander oder in raschem Wechsel. Die Geschichte der Besessenheitsepidemien zeigt, daß sich um die „echten Besessenen" mit oft dramatischen Triebambivalenzen und Verdrängungen eine große Schar von Nachahmern bildet, die vor allem von den hypobulischen Automatismen des rhythmischen Singens, Schreiens, Betens, Klatschens, Tanzens, Schüttelns und Krampfens fasziniert sind und dies nachmachen.

2. Das Zeiterlebnis

Störungen des Zeiterlebens sind für die allgemeine Psychopathologie vor allem durch die anthropologische Betrachtungsweise bedeutsam geworden. Die Unfähigkeit, Gewesenes in der Erinnerung zeitlich richtig einzugliedern, kennzeichnet manche hirnorganischen Demenzzustände und wird als Durchgangssyndrom (Wieck) beispielsweise auch nach traumatischen Hirnschädigungen beobachtet. Man spricht von einer Störung des Zeitgitters.

a) Störung des Zeiterlebens und Korsakow-Syndrom

Beim Korsakow-Syndrom (s. dort) wird unter Verlust der zeitlichen Gliederung der Erinnerungen längst vergangenes, teilweise wahrscheinlich besonders stark emotional getöntes Material in die aktuelle gegenwärtige Situation mit hineingenommen. Manche Kranke mit endogenen Psychosen klagen über ein verändertes Zeiterleben insofern, als ihnen die innere Zeituhr nicht mehr so sicher wie früher anzeigt, in welchem Tempo die Zeit vergeht. Sie verschätzen sich und können durch diese Unsicherheit sehr beunruhigt sein. Manche erleben ein Zeitlupen-, andere ein Zeitrafferphänomen. In beginnenden Schizophrenien schildern die Kranken nicht selten einen sie befremdenden Tempowandel im Ablauf wahrgenommener Bewegungen, der dann häufig als sehr bedeutungsvoll erlebt oder zum Anlaß einer wahnhaften Beziehungssetzung wird. Bei Fragen nach Umweltveränderungen hört man etwa: „Es war so unheimlich. Die Menschen sind alle so hastig gelaufen wie aufgezogene Puppen oder wie in einem Film, den man zu rasch abkurbelt. Die Autos sind alle so gesaust, mit mindestens 80 Kilometer, würde ich schätzen. Eine ganze Schulklasse kam im Geschwindschritt aus dem Museum. Ich hatte keinen Zweifel mehr, daß der Atomkrieg erklärt war."

b) Störung der erlebten und der gelebten Zeit

Von diesen Störungen der erlebten und erlebbaren Zeit unterscheiden daseinsanalytisch orientierte Forscher die Störungen der gelebten Zeit. Sie sehen eine „Werdenshemmung" des sich zeitigenden Menschen an der Wurzel der endogenen Depressionen, aber auch der Zwangskrankheit und der übrigen Neurosen. Die vitale Hemmung wird als eine Störung des Werdens und des dem Werden immanenten Zeitgeschehens aufgefaßt (v. Gebsattel).

Auch das Raumerlebnis kann bei psychogenen und psychotischen Zuständen Veränderungen erleiden.

3. Das Gedächtnis

a) Merkfähigkeit und Erinnerungsfähigkeit

Für eine grobe Orientierung genügt durchaus die alte Einteilung in die Merkfähigkeit (frische Eindrücke werden eingeprägt und behalten) und die Erinnerungsfähigkeit für alte Eindrücke, wozu auch die erworbenen Kenntnisse und Wissensschätze gerechnet werden müssen. Die Erinnerungsfähigkeit ermöglicht es, aus dem angesammelten Gedächtnisbesitz gleichsam wiederzubeleben, was benötigt wird. Sie steht jedoch keineswegs nur im Dienst gezielter Aufgaben, sondern ihrer bedienen sich genauso die frei spielenden Assoziationen wie das Traumdenken. Ekphorierung und Blockierung von Gedächtnismaterial ist in hohem Maße abhängig von Gefühlen und Affekten. Vergessen und Verdrängen greifen eng ineinander.

Besonders leicht wird durch hirnorganische Beeinträchtigungen irgendwelcher Art die Merkfähigkeit gestört. Über die Beziehungen zur Affektivität wurde schon ausführlich gesprochen.

Von Konfabulationen spricht man, wenn Gedächtnislücken mit Berichten über alles mögliche angeblich Erlebte ausgefüllt werden. Keineswegs gehen alle Konfabulationen in einem treuherzigschlauen, ja raffinierten Drauflosschwadronieren auf, wie dies gelegentlich behauptet wurde, sondern es liegen beim Korsakow-Syndrom tiefergreifende Ordnungsstörungen vor (s. dort).

b) Amnesien und Hypermnesie

Amnesie heißt man die Unfähigkeit, sich zu erinnern. Weitaus die meisten Amnesien sind durch mechanische, toxische oder abbaumäßige Hirnschädigungen bedingt. Die sog. retrograde Amnesie umfaßt die Erinnerung an Dinge, die sich vor dem Einsetzen der Hirnschädigung abgespielt haben. Wir finden sie bei den meisten erheblicheren Gehirnerschütterungen. Mitunter lichtet sie sich im Laufe der Zeit völlig auf, manchmal bleibt aber ein Rest unerweckbar. Das „Engramm" scheint endgültig gelöscht zu sein. Anterograde Amnesie liegt dann vor, wenn nach dem Unfallgeschehen Zeitabschnitte der Erinnerungsunfähigkeit verfallen, in denen der Patient bereits wieder ansprechbar war und situationsgerecht reagierte (s. dort).

Psychogene Amnesien findet man nach lebhaften Affektstürmen, vor allem wenn Kurzschlußreaktionen mit Bewußtseinseinengungen oder -trübungen vorlagen. Hier ist oft schwer zwischen echter (seltener) Amnesie, nachheriger Verdrängung des Peinlichen und bewußtem Schwindel mit der Tendenz, als zurechnungsunfähig gelten zu können, zu unterscheiden.

Wie sehr die normale Erinnerungsfähigkeit durch affektive Einstellungen nach kurzer Zeit verändert werden kann, wie sehr das Bedürfnis der Selbstwertbewahrung daran beteiligt ist, was behalten und was „vergessen" wird, ist bekannt. In erlebnisreaktiven Entwicklungen spielen solche

Verdrängungen unerwünschten und peinigenden Erinnerungsmaterials eine beträchtliche Rolle.

Vor allem aber werden Erinnerungen „umgedichtet“ und dann am Ende mehr oder weniger selbst geglaubt („Tartarin de Tarascon“). Zeugenaussagen bei Unfällen liefern ein reiches Material für nachträgliche Erinnerungsillusionen. Ehrlich wird von ordinär-aufgeregten, phantasievollen und geltungsbedürftigen Augenzeugen dies und jenes als mit eigenen Augen genau gesehen in allen Einzelheiten „erinnert“, wovon objektiv rein nichts stichhaltig bleibt.

In Psychosen gibt es ferner Wahnerinnerungen. So fällt z.B. einem wahnkranken Schizophrenen von 40 Jahren ein, er habe schon als Kind auf dem Schulweg in der ersten Klasse, an dem Verhalten des Pfarrers bei der Schulandacht deutlich gemerkt, daß er nicht das Kind seiner Eltern, sondern von königlicher Geburt sei. Er habe nur eine Zeitlang nicht mehr daran gedacht. Es wäre falsch, zu meinen, es habe sich damals um eine kindliche Schizophrenie gehandelt; was vorliegt, ist eine psychotische Rückdatierung.

Funktioniert das Gedächtnis übermäßig scharf und exakt, so sprechen wir von einer Hypermnesie. Oft bezieht sie sich auf das in abnormen psychischen Zuständen der Überwachheit Erlebte.

c) Falsche Bekanntheitsqualität

Schließlich ist noch zu nennen die falsche Bekanntheitsqualität, die einem Erlebnis anhaftet, die „fausse reconnaissance“ (das falsche Wiedererkennen), das Phänomen des „schon einmal gesehen (déjà vu), schon einmal erlebt (déjà vécu) oder schon einmal gehört (déjà entendu)“-Habens. Wir finden eine gewisse Neigung zu solchen Erlebnissen, die oftmals erhebliche Angst, seltener amüsiertes Sichwundern herbeiführen, bei manchen psychasthenischen Persönlichkeiten, im Traum der Normalen, ferner bei Erschöpfungen, in toxischen Zuständen und vor allem initial auch bei endogenen Psychosen. Oft kommt es dabei auch zu den schon genannten Depersonalisations- und Derealisationszuständen.

V. Der Hintergrund (die Umgreifungen) des Erlebens

1. Aufmerksamkeit

a) Aktive Zuwendung und passives Angezogenwerden

Bei der Aufmerksamkeit kann man ein aktives sich Hinwenden zu einem Objekt unter Fernhaltung störender Nebeneindrücke von einem passiven Angezogenwerden der Aufmerksamkeit etwa durch einen intensiven Sinneseindruck, eine aufsteigende Assoziation u.a.m. unterscheiden.

b) Abgelenktheit und Konzentration

Halluzinierende Kranke z.B. wirken bei einer Unterredung ständig „abgelenkt“, sie können ihre Aufmerksamkeit nicht auf die an sie gerichteten Fragen konzentrieren. Oder es gelingt bei bewußtseinsgetrübten oder aber durch ihre psychotischen Ängste und Wahnideen völlig in Anspruch genommenen Kranken nicht, ihre Aufmerksamkeit zu wecken. Mißtrauische Wahnkranke, die sich von Feinden und Spionen umgeben wähnen, können in einer sehr eindrucksvollen Weise eine überwache, die Umgebung voll ausleuchtende Aufmerksamkeit an den Tag legen, welcher nicht die kleinste Nebensächlichkeit entgeht. Sie berichten mitunter hinterher von der unerhörten Anstrengung, die das bedeutet habe, und sind nach kurzer Zeit dieser Übervigilanz völlig erschöpft. Auch in leicht intoxiziertem Zustand (Coffein u.a.) kann eine solche Überwachheit auftreten. Aufmerksamkeitsstörungen finden wir außerdem besonders häufig bei entwicklungsgestörten und milieugeschädigten Kindern. Konzentrationsschwach sind ferner Maniker, viele Hirnorganiker und manche hyperthymische und psychasthenische Psychopathen.

2. Das Bewußtsein

a) Zum Begriff

Da die Psychologie über keinen allgemein verbindlichen Bewußtseinsbegriff verfügt, begegnen uns naturgemäß auch in der Psychopathologie unterschiedliche Definitionen. Während Wernicke die „Bewußtseinsfunktion“ unmittelbar in der Großhirnrinde lokalisierte, verstand Wundt Bewußtsein als eine eigene, nicht näher zu bestimmende Wesenheit. „Ist es somit unmöglich, die Kennzeichen anzugeben, durch welche das Bewußtsein von etwaigen unbewußten Zuständen sich unterscheidet, so kann eine eigentliche Definition desselben nicht gegeben werden“ (Wundt).

Insbesondere die herkömmliche Psychiatrie neigte stets dazu, Bewußtsein im Sinne des geläufigen Sprachgebrauchs als eine Qualität psychischer Vorgänge zu behandeln. Trotzdem wurden bis in die Gegenwart hinein in unterschiedlichen Formulierungen immer wieder auch lokalisatorische Theorien vertreten.

Bewußtsein hat zwei Aspekte. Zum einen umfaßt es die eigene Existenz als eine zwar geschichtliche, sich aber über die Zeit hinweg identisch bleibende Größe als Voraussetzung für eine jede teilnehmend-wertende mitmenschliche Kommunikation. Zum anderen ist damit aber auch die aktuelle, auf das unmittelbar Gegebene bezogene Einstellung gemeint. Eine Vertiefung und Erweiterung hat die Diskussion um den Bewußtseinsbegriff erfahren durch die Arbeiten H. Eys, der mit der Konzeption und Darstellung des Bewußtseinsfeldes phänomenologische und neurophysiologische Betrachtungsweisen zu verbinden strebte. Jener Teil des Bewußtseinsfeldes, in dem die unterschiedlichen Stufen der Wachheit (Vigilanz) zusammengefaßt sind, zählt zu den am besten untersuchten Bewußtseinsfunktionen. Stufen der Vigilanz sind etwa der Wachzustand und der Schlaf.

Die Besonnenheit gilt als die höchste Stufe der Reflexion, die dem Ich ein wertendes Wahrnehmen erlaubt und Voraussetzung ist für ein normenorientiertes Stellungnehmen in freier selbstverantwortlicher Entscheidung.

b) Bewußtseinsstörungen

Die Feststellung einer Bewußtseinsstörung ist von außerordentlicher praktischer Bedeutung, und insofern ist die eben erwähnte, in der Psychiatrie weithin übliche recht mechanistische Fassung des Bewußtseinsbegriffes – Bewußtsein verstanden als Leistung oder als Funktion – immerhin bis zu einem gewissen Grade gerechtfertigt. Die Problematik des gängigen Bewußtseinsbegriffes wird besonders deutlich angesichts des Versuchs einer gestaltpsychologischen Deutung des Phänomens Bewußtsein und seiner Störungen. Will man zum Beispiel in der Aufmerksamkeitsspannung oder in der Konzentrationsfähigkeit nicht einfach ein Vermögen oder eine Funktion der Psyche erblicken, so bietet sich die folgende ganzheitliche Interpretation der Bewußtseinsstörungen an: Sich konzentrieren kann als ein Vorgang beschrieben werden, bei dem eine thematische Gegebenheit als Figur aus dem umgebenden Hintergrund in der Weise herausgehoben wird, daß sie sich diesem gegenüber profiliert. Konzentrations- bzw. Aufmerksamkeitsstörung meint dann eine Abnahme der Profilierung des Figur-Grund-Verhältnisses mit dem Ergebnis, daß Bestände des umgebenden Feldes störend und unkontrolliert in das thematische Feld hineinwirken. In der fortschreitenden Bewußtseinstrübung kommt es – gemäß diesem Denkmodell – zu einem gänzlichen Verlust der aktiven Gestaltungsmöglichkeit; die weitere Abnahme der Profilierung der Figur-Grund-Verhältnisse mündet in eine rein pathische, das heißt passiv hinnehmende Daseinsweise. Diese läßt jede Reflektion über sich selbst, jedes Zusichselbstkommen unmöglich werden und bedingt eben dadurch auch einen Verlust der raumzeitlichen und persönlichen Orientierung.

Auf M. Bleuler geht die Unterscheidung zwischen Bewußtseinsveränderung und Bewußtseinsminderung zurück. In der Bewußtseinsveränderung sei das psychische Leben nicht gedämpft, so meinte er, sondern in Unordnung geraten. Wie weit dieses Bild, dessen auch wir uns im folgenden bedienen werden, den tatsächlichen Verhältnissen, wie sie sich gegebenenfalls als psychopathologischer Sachverhalt darstellen, gerecht zu werden vermag, muß an dieser Stelle nicht erörtert werden.

c) Bewußtseinsveränderungen

Bewußtseinsveränderungen begegnen uns in mancherlei klinischen Prägnanztypen. Die gleichsam reinen Formen sind zwar selten, erfreuen sich aber wegen der oft ungewöhnlichen Begleitumstände, die mit ihnen verbunden sein können, einer besonderen Popularität. Die Kranken machen auf den ersten Blick einen unauffälligen Eindruck, sie verhalten sich offenbar situationsangemessen, kommen einfachen Aufforderungen nach und können ganze Handlungsabläufe unter zweckmäßiger Berücksichtigung situationaler Gegebenheiten scheinbar umsichtig vollziehen. Bisweilen unternehmen sie sogar ohne erkennbare Schwierigkeiten größere Reisen und erreichen wohlbehalten das angestrebte Ziel. Zum Psychiater werden sie von den Angehörigen gebracht mit der Angabe, der Kranke begehe bisweilen Handlungen, die zwar in sich konsequent bleiben, die aber keine Beziehung zur persönlichen Situation und den aktuellen Erfordernissen des Alltags erkennen lassen. Das Tun wird von der Umwelt als im eigentlichen Sinne persönlichkeitsfremd gewertet. Als Verwirrtheitszustand werden diese psychischen Verfassungen vor allem auch deswegen beurteilt, weil sich der Patient seiner Unternehmungen während dieser Zeiträume nicht zu erinnern vermag. Bisweilen suchen die Kranken auch spontan den Psychiater auf, um ihm von rätselhaften „Gedächtnislücken" zu berichten und davon, daß sie gelegentlich Dinge tun, von denen sie lediglich durch Freunde oder Familienangehörige wissen. Die genaue Schilderung dieser Episoden ergibt in aller Regel neben vordergründig sinnvollen und situationsangepaßten Verhaltensweisen auch deutliche Hinweise auf einzelne sinnlose Handlungen, die allerdings aufgrund ihrer sozialen Belanglosigkeit nahezu unauffällig bleiben können. Man spricht von „besonnenen" Dämmerzuständen, wobei das Beiwort besonnen allerdings insofern unzutreffend ist, als gerade die Besinnungsfähigkeit als das Vermögen zur kritischen, objektivierenden und distanzierenden Reflektion ausgeschaltet ist. Dämmerzustände in diesem Sinne als gleichsam reine Formen einer Bewußtseinsveränderung sind wie gesagt selten; am ehesten zutreffend ist wohl ihre Bezeichnung als orientierter oder relativ geordneter Dämmerzustand. Gruhle hat zur Beschreibung dieses seltenen aber interessanten und praktisch bedeutsamen Phänomens den alten psychologischen Begriff vom „alternierenden Bewußtsein" wieder aufgegriffen, der das Gemeinte sehr gut trifft. Bei dieser Abspaltung der einen Bewußtseinslage von der anderen hängen, so meinte er, die beiden realisierten Situationen „bewußtseinsmäßig" nicht miteinander zusammen, so wie das Schmetterlings-Ich von dem Raupen-Ich nichts wisse. Man darf aber nicht vergessen, daß auch die Rede von einem „alternierenden Bewußtsein" nur den Wert einer Metapher haben kann.

d) Die oneiroide Erlebnisform

Seltener findet man eine Form der Bewußtseinsveränderung, die vor besondere differentialdiagnostische Schwierigkeiten stellt. Mayer-Gross hat sie als oneiroide Erlebnisweise mit den folgenden Sätzen beschrieben: „Der oneiroide Zustand selbst ist eingebettet in eine Bewußtseinstrübung von eigenartiger Struktur; der Kranke erlebt eine Fülle sich jagender Szenen von romantisch-phantastischem Charakter: Katastrophen, Feste, Sintflut, lebendig Begrabensein, Erstarren in Eis, Gefängnis, Schiffbruch, Krieg, Weltuntergang, Auferstehung, Vergewaltigung, Himmel und Hölle, Begegnung mit Fürsten, Verbrechern usw. Diese teils halluzinatorischen, teils in die reale Umgebung hinein halluzinierten Vorkommnisse werden mit stärkster innerer Beteiligung unter ernstester affektiver Anteilnahme mit dem Bewußtsein der Verantwortung durchgemacht, oft mit einer religiös-metaphysischen Begeisterung und Hingabe. Dabei befindet sich der Kranke in ständiger Spannung, vielfach hervorgerufen durch die Bedeutungsunsicherheit des Erlebten und durch das infolge der fragmentarischen Unabgeschlossenheit der Szene immer wiederkehrendes ‚Erlebnis des nicht erreichten Wendepunktes'."

e) Verwirrtheitszustände

Neben dem sogenannten besonnenen Dämmerzustand und der oneiroiden Erlebnisform begegnen uns reine Verwirrtheitszustände, während derer der Kranke durchaus kooperationsbereit sein kann, zumindest aber stets kommunikationsfähig ist. Hier stehen im Vordergrund die Störungen der Orientierung in Raum und Zeit sowie bezüglich der eigenen Person. Meist werden einige zentrale persönliche Daten angegeben, so etwa der Geburtstag und der Hochzeitstag, in schwereren Fällen sind allerdings auch diese Angaben vom Patienten nicht mehr zu erhalten. Das gleiche gilt für bedeutsame Ereignisse einer zurückliegenden Zeit, die ebenfalls in aller Regel länger präsent bleiben als rezente Geschehnisse. Die Kranken wissen den Aufenthaltsort nicht zutreffend zu nennen, Jahreszeit und Jahreszahl werden verfehlt. Fragen nach den familiären Verhältnissen, nach Familienstand, Alter und Geschlecht der Kinder werden unrichtig beantwortet. Nachdem die Kranken vielfach noch lange in der Lage waren, sich in der häuslich vertrauten Umgebung halbwegs sicher zu bewegen, wird schließlich der Psychiater dann konsultiert, wenn es auch in diesem Bereich zu gravierenden und nicht selten selbst- und fremdgefährdenden Fehlhandlungen kommt. Die technischen Haushaltsgeräte können nicht mehr sinnvoll bedient werden, das Kochen oder eine jahrelang ausgeübte berufliche Tätigkeit mißlingen, und schließlich werden auch die vertrauten Personen der unmittelbaren Umgebung verkannt. Bereits eine flüchtige Unterhaltung zeigt die Verwirrung, erweist die Unfähigkeit, ein Gespräch zu führen, das eine auch nur einfache und unkomplizierte Berücksichtigung der aktuellen situativen Gegebenheiten verlangt oder den Rückbezug auf vergangene, die vorliegenden mitbestimmende Ereignisse.

Im Unterschied zu diesen reinen Verwirrtheitszuständen treten beim Delir zu der Desorientierung Sinnestäuschungen hinzu in Verbindung mit charakteristischen körperlichen Störungen. Die Orientierungsstörungen beim Delir lassen sich von denen des einfachen Verwirrtheitszustandes, bei dem sich die Desorientierung wohl vor allem aus der stark beeinträchtigten Merkfähigkeit ergibt, in der Regel unterscheiden. Der Delir-Kranke erlebt sich nicht hilflos einer ihm unbekannten Situation ausgeliefert, deren Einzelaspekte er nicht zu einem sinnvollen Ganzen zusammenzufassen vermag, und er wirkt deswegen auch auf den Untersucher nicht eigentlich ratlos und unsicher. Er verkennt die Situation vielmehr im ganzen, um sich dann in der vermeintlichen Umgebung vergleichsweise umsichtig und angemessen zu verhalten. So nimmt der Kraftfahrer etwa das Bett, in dem er liegt, für sein Auto und sucht nach Schalthebel und Kupplungspedal. Der Gastwirt wähnt sich in seiner Schankstube, verlangt nach seinem Serviermädchen und verspricht den Mitpatienten, sie umgehend und zufriedenstellend zu bedienen. Der Offizier glaubt sich in der Kaserne, kommandiert das Personal herum und befiehlt den Fahrer seines Dienstwagens zu sich. Gewöhnlich sind es alltägliche und besonders vertraute Situationen, in denen sich der Delirante wähnt. Er entwickelt aber nicht selten eine außerordentliche Geschäftigkeit, läuft umher, rückt die Gegenstände des Raumes vom einen Ort an den anderen und bleibt rastlos tätig, auch wenn der Beobachter keinen Sinn erkennt in diesem unermüdlichen Agieren. Liegt er im Bett, so zeigt sich diese Betriebsamkeit bisweilen nur noch in rudimentären, nicht selten stereotyp ablaufenden Handlungsfragmenten; nestelnde, streichelnde oder wischende Bewegungen verraten vielfach nichts mehr von der hinter ihr stehenden Intention. Man spricht bei diesen Bildern von einem Beschäftigungsdelir. Die Situationsverkennung des Deliranten kann vom Untersucher dadurch verdeutlicht und auch ausgestaltet werden, daß er den Kranken durch Fragen stimuliert und die Rolle etwa des Untergebenen, des saufenden Kumpans oder des Wirtshausgastes übernimmt. Die Suggestibilität des Deliranten geht vielfach so weit, daß er durch eine entsprechende verbale Anregung in eine ganz bestimmte vertraute Umgebung versetzt werden und zu Handlungen und Verhaltensweisen veranlaßt werden kann, die den Besonderheiten der neuen Situation angemessen sind. Manche Patienten lesen auf Aufforderung von einem leeren Blatt Papier, das ihnen als die ihnen geläufige Tageszeitung angeboten wird, ganze Artikel vor oder nehmen dem Untersucher auf dessen Bitte hin aus seinen leeren Händen einen Faden, um ihn vorsichtig auf den Tisch zu legen.

Zu den Verwirrtheitszuständen ohne Bewußtseinstrübungen zählen schließlich auch jene Krankheitsbilder, bei denen eine Merkschwäche ganz im Vordergrund steht. Ob es sich dabei tatsächlich um eine Merkschwäche handelt oder vielmehr um eine Reproduktionsschwäche, ist eine offene Frage. Wesentlich ist die Tatsache, daß die Kranken nicht in der Lage sind, rezente Ereignisse auch nach einer kurzen Zeitspanne zu reproduzieren. Sie erscheinen als in höchstem Maße vergeßlich. Vermutlich handelt es sich hier weder um die Störung einer „Merkfähigkeit“ noch um diejenige einer „Reproduktionsfähigkeit“, sondern vielmehr um die Beeinträchtigung einer – integrale und differentiale Leistungen gleichermaßen umfassende – Gesamtfunktion. Die Literatur kennt für die postulierte Gesamtfunktion verschiedene Begriffe, auf die nicht eingegangen werden muß. Man erleichtert sich das Verständnis jener oft grotesken Merk- oder Reproduktionschwäche durch die Vorstellung, das aktuelle Erleben gehe mit dem vorgegebenen Erlebnishintergrund keinerlei integrativen Gestaltzusammenhang mehr ein. So stehen die Eindrücke unverbunden nebeneinander, auch dann, wenn sie zeitlich nur wenige Minuten auseinander liegen. Sie fügen sich nicht zu einer thematischen Ganzheit zusammen und bleiben so durchaus sinnlos. Aus diesem Zerfall des Erlebnisganzen in einzelne, beziehungslos nebeneinander stehende Stücke, den der Untersucher als eine ungewöhnlich ausgeprägte Vergeßlichkeit wahrnimmt, resultiert vermutlich auch jene allgemeine Desorientiertheit, die vor allem primär eine biographische Falschorientiertheit ist.

Wie im Zusammenhang der Beschreibung des Delirs dargestellt, wähnen sich die Kranken in ihnen vertrauten Situationen, orientieren sie ihr Verhalten an den situationsspezifischen Erwartungen und Anforderungen. Die Patienten sind in der Regel sehr kommunikationsfreudig, sie ziehen Untersucher und Pflegepersonen in ausgedehnte Unterhaltungen. Offensichtliche Erinnerungslücken, die die Kontinuität im Geschehensablauf der letzten Tage oder Wochen in Frage stellen oder gar unterbrechen, werden durch konfabulatorische Ausschmückungen gefüllt, wobei seltener Freierfundenes berichtet wird, als vielmehr persönliche Erinnerungen reproduziert werden. Der konfabulierte Inhalt erscheint in Erlebniszusammenhänge integriert, zu denen er ursprünglich keine Beziehungen hatte, in die er jedoch aufgrund des Zerfalls des Erlebnisganzen ungehemmt eingefügt werden kann. Ob die Konfabulationen tatsächlich primär der Peinlichkeit im Bemerken der Gedächtnislükken entspringen, mag dahingestellt sein. Vermutlich liegen die Dinge ein wenig komplizierter. Merkschwäche, biographische Falschorientiertheit und Konfabulationen zusammen stellen einen recht charakteristischen Prägnanztyp der Verwirrtheitszustände dar, der als Korsakow-Syndrom bezeichnet wird. Die Bedeutung dieses syndromalen Begriffes hat sich seit seiner ersten Beschreibung durch Korsakow wesentlich geändert. Auf der einen Seite hat Korsakow selbst die Psychopathologie dieser Bilder nur höchst ungenau dargestellt, auf der anderen Seite war für ihn das gleichzeitige Vorkommen einer Polyneuropathie ausschlaggebend. Wenn heute von Korsakow-Syndromen gesprochen wird, ist jedoch lediglich die Trias aus Merkschwäche, biographischer Falschorientiertheit und Konfabulationen gemeint.

f) Bewußtseinsminderung

Man unterscheidet 3 Schweregrade der Bewußtseinstrübung: Die Somnolenz, den Sopor und das Koma. Der Begriff Somnolenz wird gleichbedeutend gebraucht mit demjenigen der Benommenheit. Die Kranken wirken bereits in ihrem Verhalten auffällig. Sie bewegen sich langsam und schwerfällig, zu einzelnen Handgriffen – etwa dem Entkleiden oder Anziehen bei der Untersuchung – benötigen sie unverhältnismäßig viel Zeit. Immer wieder halten sie inne und müssen durch ständiges Ermahnen dazu veranlaßt werden, die einmal begonnene Handlung zu Ende zu führen. Die Sprache ist schleppend und monoton, die Patienten brechen plötzlich im Satz ab und schauen ratlos oder versonnen vor sich hin. Einfache Anordnungen werden nur zögernd oder fragmentarisch befolgt, und die Kranken scheinen unaufmerksam und abwesend. Manchmal wirken sie wie im Halbschlaf, in ihren motorischen Vollzügen wie Schlafwandler. Ohne ständiges ermunterndes Nachfragen ist eine lückenlose Darstellung der Krankheitsgeschichte nicht zu erhalten, und auch dann muß der Arzt in seinen Schlußfolgerungen außerordentlich zurückhaltend sein und mit der Möglichkeit rechnen, wesentliche Daten nicht in Erfahrung gebracht zu haben. Das gilt auch für die Schilderung des aktuellen Leidenszustandes, wenn etwa tatsächlich vorhandene oder diagnostisch wegleitende Beschwerden entweder gar nicht geklagt oder in einer Form vorgebracht werden, die den Arzt dazu verleitet, sie zu unterschätzen oder gar zu ignorieren. Auch in ihrer Orientierung bezüglich Raum und Zeit sind diese Patienten vielfach unsicher. Bei der Prüfung des situativen Orientierungsvermögens ist allderdings zu beachten, daß die Beurteilung durch die mangelhafte Mitarbeit des Kranken und seine geringe Bereitschaft, auf Fremdanregungen einzugehen, außerordentlich erschwert sein kann.

Im Sopor ist der Kranke zu keiner geordneten oder gar sinnvollen Tätigkeit mehr in der Lage. Auf heftiges Ansprechen reagiert er noch, aber nur durch Zuwendung, kaum durch sprachliche Äußerungen. Schmerzreize werden durch sinnvolle Abwehrbewegungen beantwortet, ziehen jedoch auch keine Spontanaktivitäten mehr nach sich, mit denen sich der Kranke etwa bemüht, den Belästigungen nachhaltig und wirksam zu begegnen. Die Patienten liegen meist mit geschlossenen Augen, ohne von sich aus einen Kontakt mit der Umwelt herzustellen. Auch für den Laien erscheinen sie schwerkrank. Das Koma bezeichnet den Zustand tiefer Bewußtlosigkeit. Der Kranke reagiert auf energischen Zuspruch nicht, weder verbal noch nonverbal. Bei heftigen Schmerzreizen kommt es entweder zu unkontrollierten, der Abwehr des Schmerzes nicht erkennbar dienenden Abwehrbewegungen, oder aber auch diese bleiben aus.

g) Fehldiagnosen einer Bewußtseinstrübung

Gelegentlich einmal wird der Verdacht auftauchen, der Kranke täusche eine Bewußtseinstrübung vor. So wenig problematisch es gewöhnlich ist, eine Bewußtseinstrübung zu erkennen, so schwierig ist die weiterführende Untersuchung, die auf die Ursache der Fehlhaltung zielen muß und die Frage zu entscheiden hat, welcher Art gegebenenfalls die angemessene Therapie sein muß.

Eine Bewußtseinstrübung kann aber auch einmal durch eine besondere Gestaltung endogener Psychosen vorgetäuscht werden. So steigert sich bei der cyclothymen Depression die Hemmung in seltenen Fällen bis zum mutistischen Stupor. Die Kranken sind dann gänzlich initiativlos und aspontan, liegen reglos in ihren Betten. Alle Willkürleistungen werden reduziert und können ganz ausbleiben, ebenso jegliche sprachliche Äußerung. Die Patienten müssen gefüttert und gepflegt werden, um nicht zu verhungern und nicht zu verwahrlosen. Die genaue Beobachtung erlaubt es allerdings, den depressiven Stupor von der organischen Bewußtseinstrübung zu unterscheiden. So bemerkt man bei eindringlichen Aufforderungen ein – zwar meist vergebliches – Bemühen, diesen zu folgen, etwa Ansätze zum Sprechen oder zu einfachen Handlungen. Die Augen sind entweder geöffnet und meist voller Angst auf den Untersucher und die Umgebung gerichtet oder aber fest geschlossen und nur gegen Widerstand zu öffnen. Der Gesichtsausdruck ist schmerzlich verzerrt und verbissen oder traurig kummervoll verzogen und spiegelt die Stimmung des Kranken wider. Charakteristisch sind die herabgezogenen Mundwinkel und die Anspannung der Muskulatur zwischen den Augenbrauen und über der Nasenwurzel, wodurch die Mimik etwas ebenso Schmerzliches wie Angespannt-Mühevolles gewinnt. Gelingt es, eine Fremdanamnese zu erheben, so erfährt man, daß die Kranken, die meist vorgerückten Alters sind, bereits in den zurückliegenden Jahren Phasen einer Cyclothymie durchgestanden haben.

Seltener einmal kann ein katatoner Stupor mit einer organischen Bewußtseinstrübung verwechselt werden. Beim katatonen Stupor handelt es sich um eine in mancherlei Hinsicht problematische Erscheinungsweise schizophrener Erkrankung. Man beobachtet einen Zustand gespannter Reglosigkeit, bei dem sich die Muskulatur in tonischer Spannung befindet und den Körper in bestimmte Stellungen zwingt. Trotz der starren Akinese erkennt man gelegentliche Blickbewegungen. Die Spannung ist meist ungleichmäßig über den Körper verteilt, so daß manche Stellungen und Haltungen bevorzugt gesehen werden: beispielsweise eine maximale Strecklage mit fest in die Kissen gepreßtem Kopf. Bei einer starken lordotischen Rückenkrümmung sind die Oberschenkel fest zusammen gepreßt. Der Versuch, die Extremitäten zu bewegen, begegnet einem starken negativistischen Widerstand. Als relativ charakteristisch gilt die Diskrepanz zwischen der maximalen Spannung der Rumpfmuskulatur und der relativen oder auch absoluten Tonusschwäche der Vorderarmmuskulatur. Der katatone Stupor ist ein relativ seltenes Krankheitsbild so wie die katatonen Schizophrenien, speziell die perniziösen, das heißt die fieberhaften Katatonien, überhaupt in den letzten Jahrzehnten zahlenmäßig stark zurückgegangen sind. Mit einer organischen Bewußtseinstrübung sensu strictiori kann der katatone Stupor bei sorgfältiger Beobachtung kaum einmal verwechselt werden, er verlangt allerdings im Unterschied zu der Mehrzahl schizophrener Krankheitsbilder eine besonders eingehende körperliche Untersuchung. Die Anamnese hilft in der Diagnostik nicht im gleichen Maße weiter wie beim depressiven Stupor, weil es sich meist um jüngere Kranke handelt und nicht selten um die Erstmanifestation einer schizophrenen Psychose.

h) Unbewußtes

Das Unbewußte hat zwar für die Psychiatrie erst durch die Freudsche Tiefenpsychologie die ihm heute zukommende Bedeutung erlangt, sowohl der Begriff als auch sein Inhalt begegnen in der Literatur jedoch bereits wesentlich früher. E. v. Hartmann sprach erstmals 1869 vom Unbewußten und Herbart zielte mit seiner Rede von der Apperzeptionsmasse als einem bestimmten Erlebnisquantum, aus dem sich das bewußte Erleben aufbaue, auf denselben Sachverhalt. Eine Idee des Unbewußten findet sich auch in den Lehren eines frühen Behaviorismus. So spricht Watson von jenen frühen Kindheitserlebnissen, die zwar das Erleben in einer dem Menschen nicht kontrollierbaren Weise beeinflussen, gleichzeitig aber deswegen der sprachlichen Darstellung unzugänglich sind, weil sie infantile und primitive viscerale Reaktionen umfassen.

In der Freudschen Metapsychologie ist das Unbewußte zum einen topisch und zum anderen energetisch-dynamisch definiert. In seinem hierarchischen Modell der Persönlichkeitsstruktur ist es vor allem der Bereich des Es, der dem Unbewußten zuzuordnen ist, aber auch ein Teil des Ich und des Über-Ich lassen einen unbewußten Anteil erkennen. Das Es umfaßt jene Triebrepräsentanzen und Kräfte, die undifferenziert und primitiv vom Bewußtsein ferngehalten werden, weil ihre sozial nicht akzeptable Gestalt eine Verwirklichung verbietet. Erst wenn die Kontrollinstanz des Ich ihre realitätsgerechte bzw. realitätsorientierte Gestaltung billigt, können sie die Schranke zwischen Unbewußtem und Bewußtsein passieren. Gleichsam zwischen Unbewußtem und Bewußtsein findet sich der Bereich des Vorbewußten, der zwar prinzipiell bewußtseinsfähige Inhalte umfaßt, die aber im Interesse der Erhaltung der Funktionstüchtigkeit der Persönlichkeit nur dann verfügbar werden, wenn es die aktuelle Situationsbewältigung verlangt. Dynamisch ist das Unbewußte bestimmt als die Gesamtheit derjenigen Triebimpulse, die im Interesse eines realitätsangemessenen, das heißt aber sozial akzeptablen Verhaltens vorübergehend oder auf Dauer abgewehrt und verdrängt werden müssen. Einen gleichsam spontanen Zugang zum Unbewußten liefert das Traumerleben; dessen Deutung erlaubt ebenso wie die Psychoanalyse nach Meinung Freuds ein gezieltes Durchbrechen der Barriere zum Unbewußten und ein Aufdecken der in ihnen gebundenen Impulse und Erlebnistatbestände.

Auf Jung geht der Begriff des kollektiven Unbewußten zurück. Mit ihm ist die Gesamtheit überindividuell typischer Reaktionsweisen auf typische Sachverhalte und Gegebenheiten gemeint. Inhalt des kollektiven Unbewußten sind die Archetypen, worunter Jung die allen Menschen gemeinsamen genetisch überkommenen Urvorstellungen versteht.

3. Die Intelligenz

a) Begriffsbestimmung

Unter Intelligenz verstehen wir mit K. Schneider „das Ganze der Denkanlagen und Denkvollzüge mit ihrer Anwendung auf die praktischen und theoretischen Aufgaben des Lebens“.

b) Endogene und exogene Intelligenzschwäche

Dem genuinen oder endogenen Schwachsinn, bei welchem bis heute hirnanatomische oder neurophysiopathologische Störungen nicht bekannt sind und den wir deshalb als eine extreme Minusvariante der Verstandesbegabung von erheblicher erbbiologischer Bedeutung betrachten, stellt man den exogenen Schwachsinn gegenüber. Darunter versteht man diejenigen Schwachsinnsfälle, bei welchen der mangelhaften Ausbildung der Intelligenz somatisch faßbare Schädigungen zugrunde liegen, einerlei, ob diese bereits im Keim angelegt (erblich oder nichterblich), im Embryonaldasein erworben und mithin schon bei der Geburt mit auf die Welt gebracht oder in der frühesten Kindheit erworben sind. Als Demenz bezeichnet man dagegen die Schädigung einer vorher intakt gewesenen Intelligenz. Sieht man genau zu, so müßte man zur Demenz natürlich auch diejenigen frühkindlich oder sogar schon in utero erworbenen Schädigungen rechnen, bei welchen ohne Hinzutritt der Noxe die Voraussetzungen für eine normale Verstandesentwicklung gegeben gewesen wären.

Was psychiatrisch wichtig ist, ist in dem Abschnitt über den Schwachsinn zusammengestellt, so daß hier auf ein Eingehen auf die Psychopathologie der Intelligenz verzichtet werden kann.

4. Die Persönlichkeit

a) Begriffsbestimmung

Als Kern der Persönlichkeit bezeichnen wir mit K. Schneider das Ganze des Fühlens und Wertens, Strebens und Wollens eines Menschen. Das alles ist eng zusammengeschlossen mit der Intelligenz und dem Bereich der Triebe und kann nur künstlich aus der lebendigen Integrierung gelöst werden, um die einzelnen Seiten begrifflich klar zur Anschauung zu bringen. Einige andere Definitionen dessen, was wir mit „Persönlichkeit" umschreiben, seien angefügt:

Persönlichkeit ist die dynamische Ordnung derjenigen psycho-physischen Systeme im Individuum, die seine einzigartigen Anpassungen an seine Umwelt bestimmen (Allport).

Persönlichkeit ist der Inbegriff aller Ereignisse, die sich zu einer individuellen Lebensgeschichte zusammenschließen (Thomae).

Die Persönlichkeit eines Individuums ist seine einzigartige Struktur von Eigenschaften (Guilford).

Persönlichkeit ist das organisierte Gefüge der psychologischen Prozesse und Zustände, die sich auf das Individuum beziehen (Linton).

Persönlichkeit ist das Steuerungsorgan des Lebens, eine Institution, die von der Geburt bis zum Tode ununterbrochen Veränderungen bewirkt (Murray).

b) Spielarten und Reaktionsweisen. Pathologie

Die Psychopathologie der Persönlichkeit, ihrer abnormen Spielarten und Reaktionsweisen sowie ihrer pathologischen Veränderungen durch endogene und körperlich begründbare Psychosen ist das Herzstück der Psychiatrie.

Den seelisch abnormen Persönlichkeiten sowie den abnormen Erlebnisreaktionen und Persönlichkeitsentwicklungen sind besondere Kapitel vorbehalten.

VI. Ausdruck und psychomotorische Störungen

1. Antriebshemmung und -steigerung

Von allgemeiner Antriebshemmung und -steigerung sowie von der Enthemmung, die einem an und für sich normalen, für gewöhnlich aber gehemmten Antrieb etwa unter toxischen Einflüssen den Weg freigibt, haben wir schon gesprochen, ebenso von der Sperrung sowie von Stupor und Akinese. Ambitendenz ist das gleichzeitige Wollen und Widerstreben (Hand reichen und auf halbem Weg zurückziehen), ein rascher Wechsel von Antrieb und Negativismus. Echolalie ist das ganz automatisch wirkende Nachsprechen, Echopraxie das sinnlose Nachahmen der Bewegungen eines anderen durch einen psychotischen (meist schizophrenen) Patienten. Skurrilität und Verschrobenheit sind in hohem Maße auch vielen nichtpsychotischen Originalen und Snobs eigen.

Über die Antriebsanomalien primitiver Affektreaktionen, für die man mitunter auch den Ausdruck der Kurzschlußreaktion oder Explosivhandlung gebraucht, wird in dem Abschnitt über die Neurosen berichtet. Reaktion kann man am besten sagen, wenn eine ganz kurzgeschlossene, explosive Reizbeantwortung mit blindwütendem Draufschlagen, hyperexpressivem Toben, Weglaufen oder abruptem Suicid erfolgt, wobei mitunter das Bewußtsein getrübt ist, während eine Kurzschlußhandlung zwar in ihrer Motivation ebenfalls die intrapsychische Verarbeitung vermissen läßt, als Aktion aber komplizierter und umständlicher, evtl. sogar mit einer gewissen planenden Vorbereitung ins Werk gesetzt wird, und im Grunde schon nicht mehr in diesen Abschnitt gehört. Die Triebhandlung geht auf die Befriedigung eines bestimmten Triebs zurück, wie etwa des Sexual- und Aggressionstriebs bei Vergewaltigung und Lustmord, oder es kommt zur Erzielung des Orgasmus beim Stehlakt (Kleptomanie) oder beim Anblick angelegten Feuers (Pyromanie) und was andere derartige Seltsamkeiten mehr sind.

Der Wandertrieb jugendlicher Psychopathen oder Hirngeschädigter ist oft Ausdruck eines ungerichteten, dumpfen, ziellosen Unbehagens, eines „Drangs“ weg von etwas, aber nicht eines Hingetriebenseins zu etwas. Hier kann man von einer Dranghandlung sprechen. Über Zwangshandlungen und -unterlassungen mit ihren oft ungemein verschrobenen Zeremonien vgl. Abschnitt über Neurosen.

Zu nennen sind an häufiger gebrauchten Fachausdrücken für abnormes Ausdrucksverhalten noch der Puerilismus, ein gekünstelt kindlich wirkendes Sprechen, Blicken, Sichbewegen, dem wir sowohl bei Psychosen wie bei psychogenen Ausnahmezuständen sowie manchen Psychopathien begegnen. Stereotypien und Manieren gehören vorzugsweise der Psychopathologie der Schizophrenie an und werden dort besprochen. Auf die sprachlichen Stereotypien, die Verbigerationen, sowie auf die Wortneubildungen (Neologismen) wurde bereits verwiesen, ebenso auf das Grimassieren. In Zusammenhang damit ist auch die Paramimie zu nennen. Darunter versteht man die Tatsache, daß vor allem bei Schizophrenen die zur Schau getragene Mimik „para“ d.h. daneben geht und in keiner einleuchtenden Beziehung zu den eben aktuellen Themen oder zur Situation steht. Im übrigen erhebt sich hier die gleiche Unsicherheit in der Beurteilung wie bei dem schon besprochenen inadäquaten Affekt. Wir sind gewohnt, als Maßstab unser Reagieren zu nehmen, und nehmen an, daß der Inhalt oder die Situation für uns genauso gegeben wäre wie für den Schizophrenen und wundern uns, daß beides nicht zusammenzupassen scheint.

Die Bedeutung des Ausdrucks in seiner Vielschichtigkeit reicht von der Mimik und Körperhaltung über hochkomplexe Ausdrucksleistungen in der sprachlichen und begrifflichen Formulierung und Mitteilung von Innenerlebnissen und ihren abnormen Abwandlungen bis zu jenem intuitiven Spüren beispielsweise der „schizophrenen Luft“, die um einen Menschen sein kann oder des „Hauchs von Organischem“. Sie wehen einen erfahrenen Kenner gleichsam an, ohne daß man dies auf einen Begriff bringen und einen anderen, der das nicht spürt, davon überzeugen könnte.

Daß auch das Schriftbild, vor allem längsschnittmäßig betrachtet, die Beurteilung des Ausdrucksverhaltens eines Menschen mitunter eindrucksvoll zu ergänzen vermag, bleibt nachzutragen. Bei manchen Menschen mit periodischen cyclothymen Phasen z.B. läßt sich mitunter schon aus dem Schriftbild die kommende depressive oder manische Phase ablesen, bevor psychopathologisch etwas faßbar geworden ist.

2. Künstlerische Produktionen Psychotischer

Formale und thematisch abnorme Abwandlungen erfahren in Psychosen vielfach auch die künstlerischen Ausdrucksmöglichkeiten produktiver Menschen.

Über die künstlerischen Produktionen Psychotischer können in diesem Rahmen einige wenige Bemerkungen gemacht werden. Was die bildende Kunst betrifft, so ist zunächst einmal wichtig, ob wir im einzelnen Fall einen von der Krankheit betroffenen Künstler vor uns haben, bei dem wir studieren können, ob und wie Form und Inhalt seines Schaffens durch die Krankheit verändert werden.

Körperlich begründbare chronische Psychosen führen infolge psychopathologischer wie gegebenenfalls auch neurologischer Symptome (Ataxien, Sehstörungen u. dgl.) über kurz oder lang zu einer Störung und Zerstörung der technischen Ausdrucksmittel, und was die Thematik angeht, so geht ihre Verarmung und Destruktion durchaus parallel mit der allgemeinen Persönlichkeitsveränderung. Ab und zu, etwa bei Malern nach den ersten cerebralen Insulten, bleibt eine gewisse Fähigkeit, das einmal virtuos Gekonnte ohne neue Einfälle zu wiederholen, noch eine Zeitlang bestehen.

Gelegentlich stößt man auch einmal auf den Versuch, vor allem visionäre Sinnestruggebilde aus einer exogenen Halluzination oder Erlebnisse aus einem Delir hinterher festzuhalten. Daß darüber hinaus die körperlich begründbaren Psychosen echte Zuwachsmöglichkeiten an Formalem oder Inhaltlichem einschließen, haben wir nie gesehen.

Bei den endogenen Psychosen vom cyclothymen Typ pflegen sich die Depressionen durch ein rasches völliges Versiegen der künstlerischen Produktivität auszuzeichnen, mit dem sich die Patienten of verzweifelt abquälen.

Die Manie bringt, ähnlich wie manche langsam anlaufende körperlich begründbare Psychose, etwa eine Paralyse, mitunter eine anfängliche meist nur kurzfristige Antriebs- und Produktivitätssteigerung mit sich. Bei der Paralyse kann man dabei an eine gewisse toxische „Beschwipstheit“ denken. Während bei der Gehirnkrankheit Paralyse nach kurzem der verhängnisvolle Zerstörungsprozeß alle schöpferische Leistung vernichtet, führt eine intensiver werdende manische Unrast und Flüchtigkeit trotz ganz andersartiger Strukturierung gleichfalls zu einer völligen Unfähigkeit jeglicher auch nur einigermaßen auf Abrundung und Geschlossenheit Anspruch erhebenden Produktion.

Endogene Psychosen von schizophrenem Typ haben hier schon immer besonderes Interesse erregt.

Bei ihnen können wir verschiedene Fragestellungen auseinanderhalten. 1. In welcher Weise wird die Produktivität eines krank gewordenen Künstlers durch die Psychose zerstört und ausgelöscht? 2. Inwieweit ermöglicht es die Psychose, daß der Betreffende gewissermaßen „trotzdem" künstlerisch schöpferisch tätig bleiben kann? Die 3. Frage, die besonders interessiert, ist diejenige nach einem Wandel in der künstlerischen Produktion.

Wiederum auf einem anderen Blatt steht die Frage, inwieweit ein künstlerisch bisher nicht tätig gewesener Mensch nunmehr infolge der psychotischen Umwandlung anfängt zu produzieren. Es erhebt sich das Problem, ob sich in solchen gewandelten oder neuen Produktionen formal oder inhaltlich Elemente aufzeigen lassen, die etwas mit der psychotischen Erlebniswelt und ihren psychischen Funktionsstörungen zu tun haben. Über dieses Gebiet ist in den vergangenen Jahrzehnten eine umfangreiche Literatur entstanden und es wurden auch zahlreiche Pathographien über psychotische Künstler geschrieben. Wie vorsichtig man hier sein muß, zeigt das Beispiel des Malers van Gogh. Obwohl er sicher kein Schizophrener war, wie man geraume Zeit gemeint hatte, sondern an einem cerebralen Anfallsleiden nach Art der psychomotorischen Epilepsie litt, ist eine ganze Bibliothek entstanden, in welcher zahlreiche Sachkundige „typisch schizophrene" Gestaltmerkmale in der bildenden Kunst am Beispiel von van Goghs Spätwerken herausarbeiteten und weitestgehende Schlüsse daraus zogen.

Alle Kenner sind sich darüber einig, daß wirkliche Kunstwerke außerordentlich selten unter den Bildnereien Schizophrener zu finden sind, obwohl dem einen oder anderen in der Aufgewühltheit durch die Psychose durchaus einmal ein eindrucksvolles Bild gelingen kann. Oft spricht etwas faszinierend Unheimliches aus Bildnereien, in denen der Kranke beispielsweise versucht, Erlebnisweisen seiner veränderten Welt festzuhalten. Allermeist reicht freilich die technische Darstellungsmöglichkeit bei weitem nicht aus, und überdies treten die schizophrenen Formmerkmale der Stereotypien und Bizarrerien vor allem bei längerem Bestehen der Krankheit so aufdringlich in den Vordergrund, daß sie alles andere entweder überwuchern oder in monotoner, leerer Floskelhaftigkeit veröden lassen. Gelegentlich fanden wir interessante Bildnereien, die im Rahmen des Wahns zu magischem Abwehrzauber benutzt wurden.

Im ganzen ist auch für den Wahnkranken zweifellos das gesprochene oder geschriebene Wort das viel adäquatere Ausdrucksmittel für die Erlebnisse und Wandlungen in der Psychose. (Auf musikalischem Gebiet kennen wir keine brauchbaren Beispiele.) An Gedichten Friedrich Hölderlins läßt sich deutlich erkennen, wie in der Zeit des Erkrankens in erschütternden Versen das hereinbrechende gespürte Unheil in unangegriffener Formkraft ins Wort gebannt wurde, und wie später dann die schizophrene Verschrobenheit die Form karikiert und zerstört.

Von einem „schizophrenen Zeitstil", von gegenstandsloser Malerei als einer „schizophrenen Entartung" u.dgl. zu faseln ist Literaten- und Journalistenmanier.

3. Genie und Irrsinn

Unerschöpflich ist auch das Problem „Genie und Irrsinn", wie das berühmte Buch von Lombroso (1863) heißt. Die unsinnigsten Thesen wurden aufgestellt, welche das Genie in engste Beziehung zu Wahnsinn und Degeneration brachten, ja, es geradezu mit einer geistigen Störung gleichsetzten. Erst die saubere Herausarbeitung des Begriffs der seelisch abnormen, gegebenenfalls psychopathischen Persönlichkeiten hat hier klare Anschauungen ermöglicht. Vor allem ist das Werk „Geniale Menschen" von E. Kretschmer zu nennen.

Wenige Geniale waren noch in der Psychose schöpferisch, und daß viele psychotisch wurden, weist in den seltensten Fällen irgendwelche interessierenden Beziehungen zum Werk auf. Ganz anders steht es mit den vielfach äußerst massiv ausgeprägten psychopathischen Wesenszügen sehr vieler Genialer, die sich aus der schöpferischen Gesamtpersönlichkeit des betreffenden einzelnen, soweit wir Biographien einigermaßen zuverlässig übersehen können, schlechterdings nicht wegdenken lassen. Viele ungewöhnlich begabte, schöpferische Menschen und auch sehr viele der ausgesprochen Genialen waren höchst spannungsreich angelegte, in mannigfacher Weise labile und störbare, unter ihren Disharmonien schwer leidende Persönlichkeiten. Es gehört zu den unausrottbaren bürgerlichen Lieblingsideen, sich die großen werteschöpfenden Genies als bronzierte Gipsköpfe vorzustellen. Die Heldenverehrung fordert es so, und wer daran rüttelt, „zieht das Reinste und Hehrste in den Schmutz". Es wird als zersetzender Zynismus angesehen, wenn auf die mannigfachen Leiden bereitenden und störenden psychopathischen Seins- und Verhaltensweisen so vieler Großer hingewiesen wird, als ob es nicht viel verehrungswürdiger und menschlicher wäre, daß das Genie sich seine Leistungen als Mensch abringt und nicht als Halbgott lässig um sich streut. Das Unter-sich-Leiden, die Hypersensibilität, die Unruhe, der Reizhunger, die Phantasie, das alles zusammen mit einer freilich erforderlichen Vitalität bedeutet, daß man bei der Analyse vieler genialer Menschen durchaus mit Recht behaupten kann, ihr Schöpfertum bestehe nicht neben oder trotz der Psychopathie, sondern diese gehöre untrennbar mit zu ihrem innersten Wesen. E. Kretschmer u.v.a. verdanken wir feinsinnige Analysen cyclothymer und schizothymer Künstlerpersönlichkeiten, Gelehrtentypen, Führer und Helden.

VII. Soziopsychiatrische Ansätze

Der Begriff Sozialpsychiatrie ist wesentlich jünger als die Vielzahl wissenschaftlicher Fragestellungen, die ihm subsumiert werden. Seine Definition ist uneinheitlich und im gegenwärtigen Zeitpunkt auch entbehrlich, will man nicht unbedacht der Entwicklung eines neuen interdisziplinären Forschungsansatzes Vorschub leisten, der die Psychiatrie der Notwendigkeit enthöbe, sich generell als eine auch soziale Disziplin zu verstehen.

Die rasche Popularisierung des Begriffes Sozialpsychiatrie in den Jahren und Jahrzehnten nach dem 2. Weltkrieg hat ihren Grund auf der einen Seite in einer einlinig individualsystematischen Ausrichtung herkömmlicher Psychopathologie und auf der anderen Seite in der Tatsache, daß die verschiedenen Formen abweichenden Verhaltens zunehmend in den Mittelpunkt des Interesses der Sozialwissenschaften rückten.

In den Lehren von den Neurosen und den Psychopathien hatte die Psychiatrie zwar seit jeher das Individuum als Teil eines sozialen Kontextes verstanden, sowohl die Deskription als auch die therapeutischen Strategien ließen jedoch den sozialen Aspekt der Identität des Kranken weitgehend unberücksichtigt. In der Erörterung der endogenen Psychosen fand diese Haltung – unter dem Eindruck eines beherrschenden medizinischen Krankheitsbegriffes – noch einen weit deutlicheren Ausdruck. Tiefenpsychologische Schulen, daseinsanalytisch-anthropologische Forschungsansätze, ganzheitspsychologisches Denken und das Eindringen sozialwissenschaftlicher Konzepte in die Psychowissenschaften wirkten zusammen und zwangen zur Auseinandersetzung mit der seit langem geläufigen Erkenntnis, daß auch das psychisch kranke Individuum in einen gesellschaftlichen Zusammenhang eingebunden ist.

Das Schlagwort Sozialpsychiatrie stand bald für eine Vielzahl unterschiedlicher Fragestellungen, und es fehlte nicht an Versuchen, den Begriff ideologisch zu fixieren.

Zum einen erhoffte man sich neue Impulse für die Ursachenforschung. Umfängliche epidemiologische Studien wiesen auf Zusammenhänge hin zwischen einer Reihe sozialer Indizes auf der einen und psychischer Erkrankung auf der anderen Seite. Die Versuchung, aus der Korrelation auf Kausierung rückzuschließen war groß, nicht überall wurde ihr mit der erforderlichen Kritik widerstanden. Radikale soziogenetische Konstrukte, die in der Schizophrenie das Ergebnis einer erzwungenen Anpassung einer unterprivilegierten Unterschicht an die Forderungen einer intoleranten Gesellschaft erblickten, fanden vor allem außerhalb der Psychiatrie in Laienkreisen große Aufmerksamkeit. Andere Autoren befaßten sich mit der Reaktion der Umwelt auf das Phänomen Geisteskrankheit und die Geisteskranken und prüften die Auswirkungen derartiger Einstellungen auf Verlauf und Ausgestaltung seelischer Behinderung. Man untersuchte die Erscheinungsformen einzelner Psychosen in unterschiedlichen Kulturen, sei es, um den Begriff der Geisteskrankheit zu relativieren, sei es, um einen über jeden kulturellen Einfluß hinweg stabilen Kern etwa einer schizophrenen Psychose freizulegen. Schließlich fiel auch das Studium des Verhaltens der Geisteskranken im Umgang miteinander in den immer weitergesteckten Rahmen einer inhaltlich ausufernden Sozialpsychiatrie.

Es bedeutet keine unerlaubte Vereinfachung, wenn man feststellt, die Sozialpsychiatrie behandle vor allem zwei Fragenkomplexe. Zu einen bemüht sie sich darum, ursächliche soziale Faktoren der Geisteskrankheiten aufzudecken, und zum anderen befaßt sie sich mit den Auswirkungen der Geisteskrankheiten auf das soziale Leben.

Sieht man einmal von der Fragwürdigkeit des Begriffs ab, so hat dieses neuentdeckte Interesse an den sozialen Implikationen seelischer Behinderung auf die Psychiatrie in mancherlei Hinsicht befruchtend gewirkt. Die scheinbar geläufigen Vorstellungen von Krankheit und Abnormität wurden erneut problematisiert. Der lange Zeit verbindliche rein biologische Krankheitsbegriff behielt – nicht zuletzt durch das Eindringen sozialwissenschaftlichen Denkens in die Psychiatrie – allenfalls noch für eine engumgrenzte Gruppe seelischer Behinderungen seine Gültigkeit. Die überkommene Alternative endogen versus exogen wurde wesentlich differenzierter neuformuliert. Verschiedene Bemühungen zielten darauf, der Rede vom Endogenen einen Sinn zu geben, sie nicht lediglich als wenig glückliche Umschreibung ätiologischen Nichtwissens stehen zu lassen. Die nichtbiologischen exogenen Faktoren wurden mit den Mitteln der Sozialwissenschaften unter kommunikationstheoretischem und situationanalytischem Aspekt studiert und aufgeschlüsselt, wobei insbesondere das komplementäre Verhältnis zwischen krankem Individuum und sozialer Umwelt in den Blick geriet. Zwangsläufig ergeben sich aus diesen experimentellen und theoretischen Forschungsansätzen auch bedeutsame Konsequenzen für die Therapie und Prophylaxe psychischer Erkrankungen.

Sicherlich bedeutete der Einfluß der Sozialwissenschaften eine notwendige Bereicherung der Psychiatrie, indem er neue Einsichten eröffnete und neue Wege des Zugangs zum seelisch Abnormen aufzeigte. Ob allerdings die Schaffung eines eigenen Begriffes Sozialpsychiatrie ein Gewinn war, wird man füglich bezweifeln dürfen. Es kann nicht darum gehen, zwischen Psychiatrie und Soziologie eine neue eigenständige Disziplin zu etablieren, auch nicht darum, eine eigenständige therapeutische Strategie zu entwerfen. Gerade eine solcherart vorgenommene – erneute – Ausgliederung sozialwissenschaftlichen Denkens müßte verhindern, daß die Psychiatrie sich als Ganzes in ihrem Handeln und Theoretisieren auch als eine soziale Disziplin begreift. Nicht um die Ausgliederung sozialwissenschaftlicher Aspekte psychiatrischen Handelns in Gestalt der Etablierung einer wie auch immer zu definierenden Sozialpsychiatrie geht es, sondern um Aufnahme und Einbindung dieser Sicht psychischer Abnormität in das alltägliche Handeln. Es wäre unsinnig und gereichte der Disziplin und den von ihr betreuten Patienten gleichermaßen zum Nachteil, wollte man, einem modischen Trend folgend, beispielsweise einer biologischen eine soziale Psychiatrie gegenüberstellen.

Spezieller Teil

Erster Hauptabschnitt

Abriß der psychoanalytischen „Neurosenlehren“ und der Psychotherapie

1. Einleitung: Zum Begriff der „Neurose“

Im folgenden Abriß der psychoanalytischen „Neurosenlehren“ und der Psychotherapien verschiedener Provenienz soll der Leser mit den Grundkonzeptionen derselben in großen Zügen vertraut gemacht werden. Für detaillierte Information, insbesondere die ergänzende Literatur betreffend, sei auf das Buch „Die tiefenpsychologischen Schulen von den Anfängen bis zur Gegenwart“ des Autors verwiesen (Wyss, 1977), die die Entwicklung der verschiedenen Lehrmeinungen bis in die jüngste Gegenwart nachvollzieht. Darüber hinaus stellt dieses Werk eingehend verschiedene Lehrmeinungen einander gegenüber und enthält eine fundamentale Kritik der Konzeptionen Freuds, Jungs und der Neoanalyse, die hier aus räumlichen Gründen unterbleiben muß, nichtsdestoweniger die hier zu Wort kommenden Informationen sich in großen Strecken auf das erwähnte Werk stützen. Die vom Autor vertretene „anthropologisch-existentialontologische“ Auffassung wird auch hier nur in wesentlichen Zügen unter dem Begriff der „integrativen Psychotherapie“ dargelegt. Alle Literaturhinweise beziehen sich – zwecks weiterer Information – auf das oben zitierte Buch „Die tiefenpsychologischen Schulen“.

Die psychotherapeutischen „Schulen“ befaßten sich in ihrem Anfang bei S. Freud mit der Behandlung von sog. „Neurosen“. Der Begriff der „Neurose“ ist bis zum heutigen Tage umstritten geblieben. Er geht auf den schottischen Arzt Cullen (1776) zurück, der mit diesem die nichtentzündlichen Erkrankungen des Nervensystems – später die rein „psychischen“ – von den entzündlichen trennte. Jedoch hielt auch Freud in seinem ersten „Entwurf“ einer Neurosentheorie noch an einer organischen Störung innerhalb dreier von ihm postulierter Neuronensysteme fest, so daß der Begriff der Neurose von Anbeginn als problematisches Zwittergebilde in die Psychiatrie eingeht – weshalb maßgebliche Psychiater wie z.B. Kurt Schneider ihn ablehnten. W. Bräutigam z.B. versucht den Begriff der Neurose wie folgt zu definieren:

„1. Die Störungen sind in ihrem zeitlichen Auftreten und ihrer verschlüsselten Symptomatik auf eine innere Konfliktsituation bezogen. Diese Konfliktsituation ist jedoch häufig nicht ohne weiteres zu durchschauen, da sie in wesentlichen Anteilen unbewußt ist.

2. Neurotiker sind in ihrer Einstellung verstimmbar, selbstunsicher, gehemmt. Charakteristisch ist die innerlich konflikthafte und ambivalente Einstellung zu anderen Menschen. Der neurotische Mensch ist gestört in seiner Gefühlsbeziehung zu sich selbst, zu Welt und Personen (Görres).

3. Beim Neurotiker läßt sich eine Fixierung bestimmter infantiler Komplexe feststellen. Komplexe sind unverarbeitete, affektiv überwertige, unbewußte Vorstellungen oder Gefühlsinhalte, die wie erratische Blöcke aus der Vergangenheit in den gegenwärtigen Weltbezug hineinragen und ihn stören. Zugleich bleiben damit elementare Lebensbereiche unentwickelt: Die allgemein leibliche und sexuelle Selbstbejahung, die zärtliche und die aggressive Spontaneität, die Hingabefähigkeit usw.

4. Zur Neurose gehören bestimmte Symptome wie phobische Ängste, Zwangsgedanken oder Zwangsimpulse, Verstimmungen usw. Fehlen solche Symptome, sind charakterliche Fehlhaltungen von Krankheitswert für die Diagnose Neurose zu fordern.“

Eine kritische Prüfung der Thesen Bräutigams läßt keinerlei Abgrenzungen zu dem „Normalen“ mehr zu, da es Menschen ohne Konflikte, ohne ambivalente Einstellungen oder frühkindliche Fixierungen nicht gibt; schon Freud mußte in seinen letzten Vorlesungen zur „Einführung in die Psychoanalyse“ resignierend feststellen, daß eine Abgrenzung zwischen dem Abnormen und sog. Normalen nicht möglich sei.

Wie unterschiedlich die „Neurose“ dann von den verschiedenen Schulmeinungen definiert wird, wird der Leser dem folgenden Text entnehmen – sie reicht von dem Konflikt zwischen „Es und Ich“ oder „Eros und Todestrieb“ bei Freud bis zur mangelnden Selbstverwirklichung bei Jung, Rank, Horney oder E. Fromm.

2. Definition der Psychotherapie und historischer Überblick

Psychotherapie definiert sich als seelische (Kranken-)Pflege. Der Begriff „therapeia“ umschließt Pflegen wie auch die Verehrung des zu Pflegenden und geht auf kultisch-religiöse Gebräuche zurück, in der die Verehrung eines Gottes auch dessen Pflege – Pflege z.B. des Kultbildes in ganz pragmatischer Art – bedeutete. Im griechischen Sprachgebrauch war nicht der Therapeut primär der Arzt, sondern es war der Iatros. Der „Therapeut“ verblieb im mantisch-religiösen Bereich und verdankt seine überwiegende Einschränkung auf ärztliches Tun einer sehr viel späteren, erst in der Neuzeit sich anbahnenden Entwicklung, die aber nicht umhin kann, auf den Doppelbereich des religiös-mantischen (Verehren) und ärztlichen Tuns (Pflegen) zu verweisen. Dieser Doppelbereich umgibt auch heute noch psychotherapeutisches Handeln, denn die Psyche – die Seele – ist sowohl das zu Verehrende wie auch das zu Pflegende (zu Behandelnde). Darüber hinaus greifen magische Praktica, wenn auch rational versuchsweise begründet, in die Psychotherapie noch heute ein. Nicht nur, daß die „magischen Phänomene" der Suggestion und Hypnose keineswegs aufgeklärt sind, der „Liebeszauber" in der sog. Übertragung, die heilsame Wirkung desselben von Freud aufgezeigt, widersetzt sich einer Reduzierung auf frühkindliche Verhaltensweisen hartnäckig. Auch die Traumdeutung mündete über Vorläufer der magischen Praktiken in die Psychotherapie ein.

3. Der „Stammbaum" der Psychotherapie als praktische Behandlung

Der folgende „Stammbaum" der Psychotherapie wird dem Leser einen verständlichen Überblick über die vielverzweigte Abkunft seelischer Krankenbehandlung vermitteln, die als praktische Krankenbehandlung im 18. Jahrhundert auf die hypnotischen Behandlungen Mesmers zurückgeht.

4. Die allgemeinen historischen Abhängigkeiten der Psychoanalyse S. Freuds

Die grundlegenden Begriffe der Psychoanalyse, wie die des Kausalitätsprinzips, d.h. der durchgängigen Kausalität (Determinismus) auch im seelischen Geschehen, der Regulierung psychischer Vorgänge durch Lust und Unlust, der Assoziationstheorie, des Sensualismus, des physiologischen Materialismus, hat Freud bereits in den Gedankengängen seiner Zeit vorgefunden. Die Determinierung psychischen Geschehens nach dem Kausalprinzip wurde schon von Cabanis, dem bedeutenden französischen Psychiater (1757–1808) zum Postulat naturwissenschaflicher Forschung erhoben. Auch A.F. Lange, ein weiterer Vertreter eines psychologischen Materialismus, verlangte den Nachweis durchgängiger Kausalität im seelischen Geschehen. Der freudianische Sensualismus geht auf Locke zurück (1632–1704), die Assoziationstheorie auf Hume (1711–1776). Von erheblichem Einfluß auf Freud ist ferner Wundt gewesen, dessen 1874 veröffentlichtes „Lehrbuch der Psychologie"

I. Ahnentafel der Psychotherapie

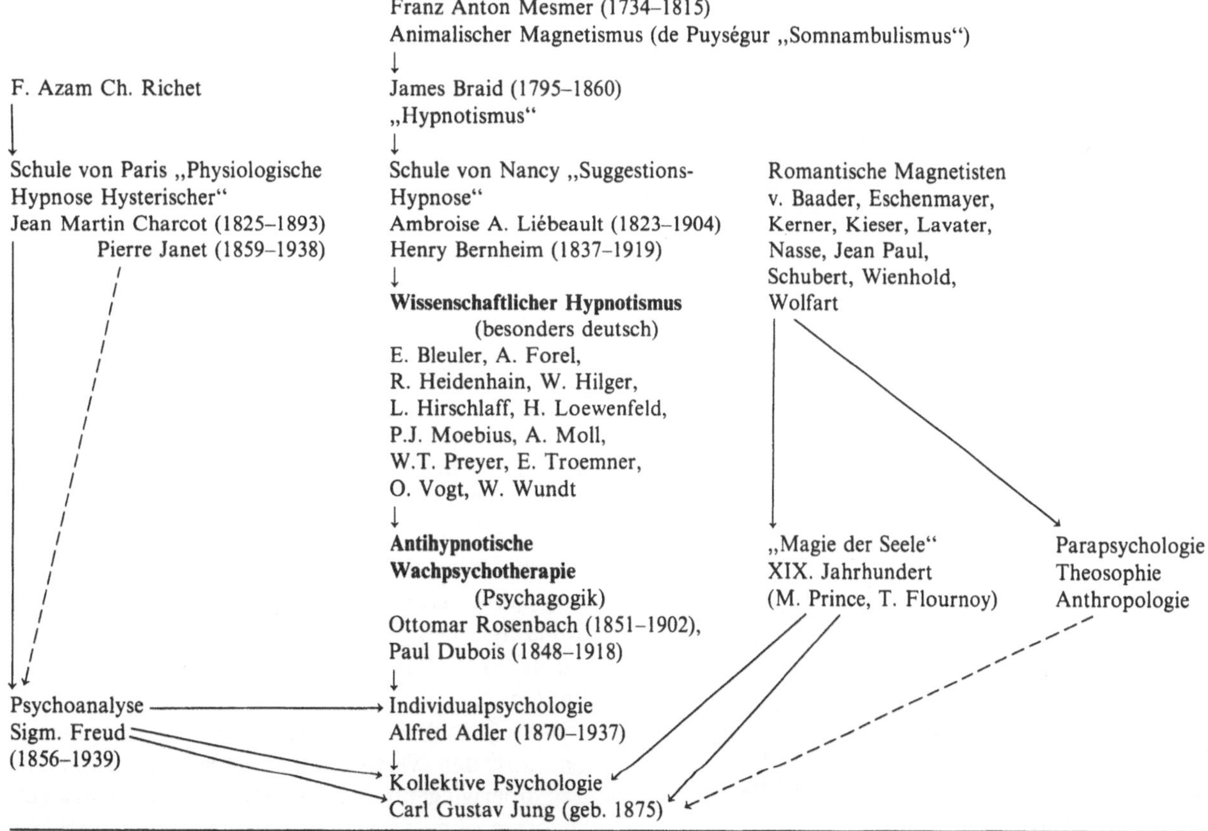

Aus J.H. Schultz, Psychotherapie, Leben und Werk großer Ärzte. Hippokrates-Verlag, Stuttgart 1952 (erweitert von Dieter Wyss)

II. Wissenschaftlicher Hypnotismus (nach einem Schema von J.H. Schultz, erweitert von D. Wyss)

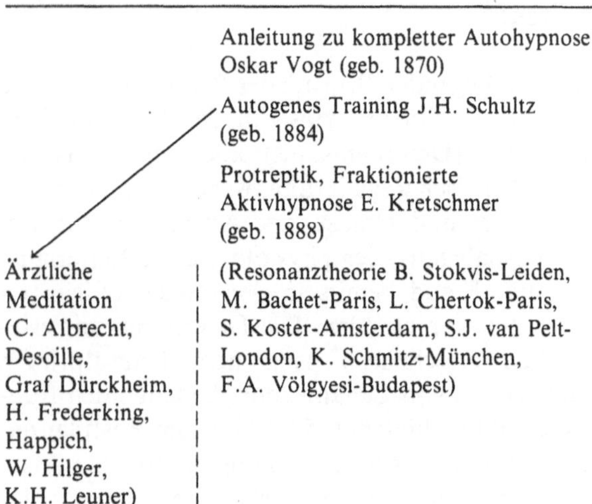

Freud zweifellos kannte. Auf Wundt gehen die Vorstellungen Freuds zurück, daß psychische Vorgänge durch Lust und Unlust reguliert werden, daß ihnen – wie auch Lust und Unlust – einfache Elemente zugrunde liegen, in die das Seelenleben aufgelöst werden kann, zu denen ferner Spannung und Entspannung zählen. Auch das Unbewußte wurde in den Anfängen seiner „Entdeckung“ durch Freud bereits lebhaft diskutiert. 1897, auf dem internationalen Kongreß für Psychologie in München, hielt Theodor Lipps die Frage nach dem Unbewußten für „das“ Problem der Psychologie, und William James, der zu dem Unbewußten noch 1890 sich ablehnend geäußert hatte, rühmte 1902 die Entdeckung des Unbewußten als den „wichtigsten Fortschritt in der Psychologie“.

Die für die psychoanalytische Theorie (s.u.) maßgebliche Unterscheidung zwischen Primär- und Sekundärprozeß – der Primärprozeß, dem Lustprinzip folgend, wird z.B. durch die „einfache Abfuhrreaktion“ des Kindes auf Hunger durch Strampeln „reflektorisch“ bewirkt – ist nicht ohne den Einfluß der Reflextheorie Pawlows und seiner Experimente auf Freud zu denken. H.V. Wells hat eingehend die Freudsche Psychoanalyse, insbesondere die Traumdeutung Freuds, in ihrer Abhängigkeit von den Versuchen Pawlows, aufgezeigt. Der Primärprozeß entspricht dem unbedingten Reflex, der Sekundärprozeß dem bedingten.

Es ist jedoch Freuds historische Leistung gewesen, aus den verschiedenen sich ihm anbietenden, überwiegend materialistisch-mechanistischen Theorien seines Jahrhunderts ein System gebildet zu haben, das menschliches Verhalten, gesundes nicht weniger wie krankes, systemimmanent zu er-

III. Analytische Psychotherapie (Deutschland)

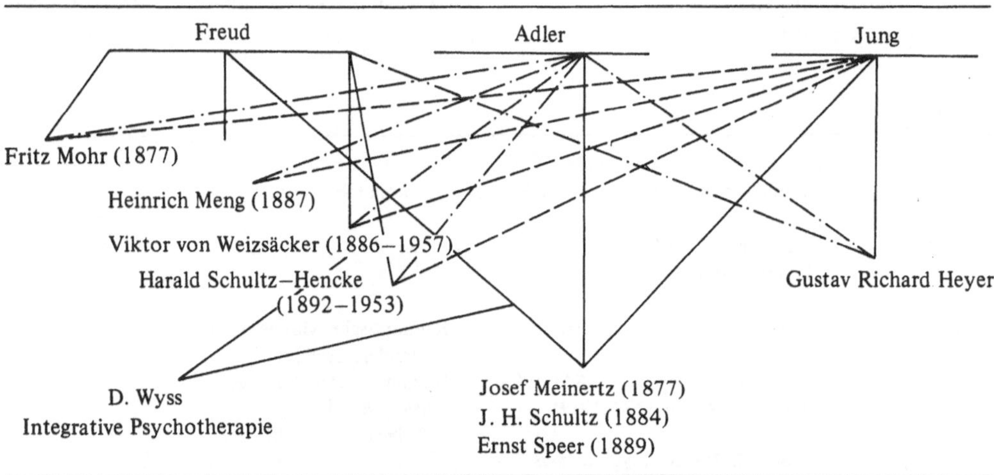

IV. Anthropologische Psychotherapie (nach einem Schema von J.H. Schultz)

Geistespsychologie (W. Dilthey, E. Spranger)	Phänomenologie (E. Husserl, M. Scheler)	Allgemeine Menschenführung (Geistliche) Seelsorge
Daseinsanalyse, Existentialismus L. Binswanger (geb. 1881)	V.E. von Gebsattel (geb. 1883)	Integrative Psychotherapie D. Wyss (v. Weizsäcker)
M. Boss (geb. 1903)	Logotherapie V.E. Frankl (geb. 1905)	

klären beanspruchte. Unverständliche Zusammenhänge, insbesondere solche, die der herkömmlichen Psychiatrie rätselvoll erschienen, wie z.B. die der Hysterie, Angst- und Zwangsneurose, erschienen im System der psychoanalytischen Theorie als kausal erklärbar.

Darüber hinaus war Freud von dem Kantianer Herbart abhängig, dem er seine Auffassung von der Verdrängung und Hemmung der Vorstellungen in ein „Unbewußtes" verdankt, ferner die des grundsätzlichen Strebens des Organismus nach einem Gleichgewicht, das durch exogene oder endogene „Reizquellen" gestört wird – und der Konzeption eines „Vorbewußten", aus dem die verdrängten Vorstellungen rasch wieder auftauchen können (Herbarts „statischer Punkt").

Die freudianische Metaphysik der Triebe (ab 1923) läßt sich als Affektdynamik Herbarts (Summierung von Vorstellungen) ebenfalls ableiten, der für die Hysterie maßgebliche Begriff der Konversion wird bei Herbart als „Erstarrung des Affektes im Nervensystem" bereits angewandt. Der Trieb wird bei Herbart – wie bei Freud – als „Spannung" definiert: das „Ich" als Trieb. Von W.Th. Fechner übernahm Freud das Weber-Fechnersche Gesetz der Funktion der Schwelle, das er auf die Funktion der „Zensur" übertrug, und die Vorstellung der Konstanterhaltung seelischer Energie und das Lust/Unlust-Prinzip. Helmholtzens elektrophysiologische Vorstellungen treten bei Freud in der Theorie der „Besetzung" bestimmter seelischer Prozesse (Vorstellungen) mit „Libidoenergie" wieder auf. Von Meynert, dem neurologischen Lehrer Freuds und einem damaligen Hauptvertreter der Lokalisationstheorie seelischer Prozesse im Gehirn, übernahm Freud die Vorstellung der „Projektion", die bei Meynert neurophysiologisch hypostasiert wird:

Theodor Meynert galt zu seiner Zeit als einer der entschiedensten Vertreter der Lokalisationstheorie. Mit Wernicke setzte er sich für die anatomische Gebundenheit des menschlichen Verhaltens, Handelns und Fühlens, seines emotionellen und geistigen Lebens an das Gehirn ein. Meynert vertrat eine an Herbart und Fechner orientierte atomistisch-mechanistische Weltanschauung. In der Psychologie stand er ebenfalls auf dem Boden der Assoziationspsychologie.

Sein Einfluß auf Freud als Lehrer und Vorgesetzter ist, wie Freud selber zugibt, bedeutend gewesen. Bewußtsein ist für Meynert „Hirnleben", Außenwelt und Ich sind Zustände des Hirnlebens, die, kausal-mechanisch noch nicht aufgeklärt, dem Menschen deshalb die Illusion der Freiheit geben. Diese gibt es in Wirklichkeit nicht, vielmehr sind alle Vorgänge streng determiniert. Geweckt wird das Bewußtsein in der Nervenzelle nur durch äußere Reize. Versiegen diese, so erlischt das Bewußtsein. Dieses ist – wie für Freud – ein Epiphänomen. Die von den Nervenzellen ausgehenden Fasern projizieren die Reize der Außenwelt als Qualitäten (Schall, Farbe, Geruch usw.) in das Bewußtsein. „Die Projektionsfasern strahlen ... gleichsam das Weltbild, wie in eine Camera, in die Hohlkugel der Rinde ein." Die Freudsche Auffassung der Projektion als Abwehrmechanismus geht auf diese Darstellung Meynerts zurück.

Die Topik des Bewußten und Unbewußten bei Freud geht auf die Topik des Gehirns bei Meynert zurück: das Bewußtsein entspricht der Hirnrinde, das Stammhirn dem Unbewußten – das erstere hemmt die Tätigkeit des letzteren. Das Bewußtsein ist für Meynert eine Sekundärerscheinung, das durch Reize der Außenwelt entsteht; wie Freud ist er Epiphänomenalist, d.h., seelische Vorgänge haben in sich keine Bedeutung, sondern sind nichts als subjektive „Randerscheinungen".

Der folgende „Stammbaum" wird die theoretischen Abhängigkeiten Freuds erläutern (s.S. 64).

5. Grundzüge der Entwicklung der Psychoanalyse Freuds

a) Erste Phase der Theorienbildung

Die empirischen Erfahrungen in der Hysteriebehandlung und ihre theoretischen Verarbeitungen bis zur „Traumdeutung"

Die Hysterie war eine um die Jahrhundertwende insbesondere in den großbürgerlichen Kreisen außerordentlich verbreitete Erkrankung, die sich durch Störung in den sensorischen und motorischen Funktionen der willkürlich zu beeinflussenden Sinnesorgane und Muskulatur kundgab, ohne daß eine organische Läsion nachweisbar war (z.B. „hysterische" Armlähmung, hysterische Erblindung usf.). Sie war der hypnotischen Behandlung zugänglich, die insbesondere in Frankreich von Charcot (1825–1893) an der Sorbonne (in Paris) öffentlich demonstriert wurde, darüber hinaus an der „Schule von Nancy" durch Liébault und Bernheim gelehrt wurde. Beide Möglichkeiten lernte Freud als niedergelassener Nervenarzt 1889 kennen und wandte sie gemeinsam mit Breuer bei an Hysterie Erkrankten an. 1892 publizierte er mit Breuer erstmalig seine Ergebnisse und legte die Grundzüge der psychoanalytischen Theorie dar.

V. „Ahnentafel“: S. Freuds theoretische Herkunft

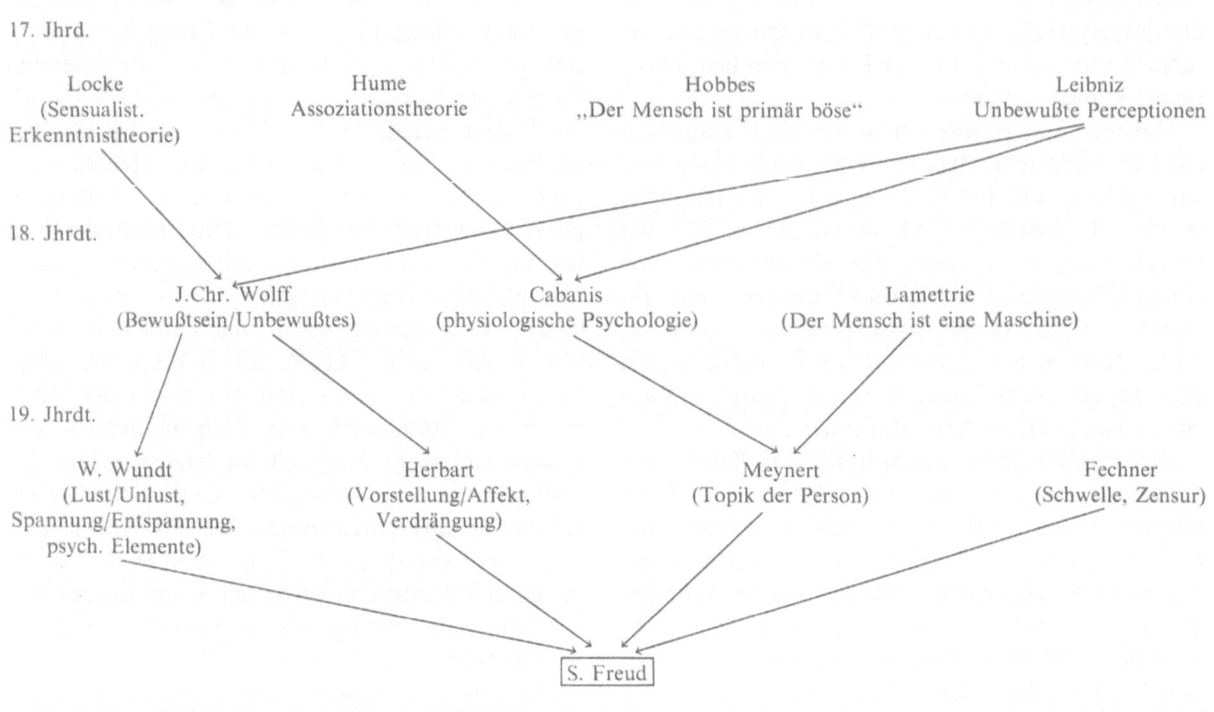

Er berichtet in dieser Publikation über eine junge Frau, die nach ihrer ersten Entbindung durch Appetitmangel, Schlaflosigkeit, Versiegen der Milchsekretion und leichte Erregbarkeit gehindert war, ihr Kind zu stillen. Die gleichen Störungen traten nach einer zweiten Entbindung auf. Es gelang Freud, die Patientin in Hypnose zu versetzen und ihr zu suggerieren, daß sie sowohl keine Beschwerden mehr habe als auch in der Lage sein werde, ihr Kind zu stillen. Die Patientin wurde nach zwei Hypnosen geheilt, der gleiche Erfolg konnte nach einer dritten Entbindung wieder erzielt werden.

Freud erklärte das Zustandekommen der Heilung durch folgenden „Mechanismus“: Die Ausführungen einer Handlung (bei der Patientin das Stillen) löst bei jedem Menschen bestimmte Erwartungsvorstellungen und mit den Vorstellungen verknüpfte Affekte aus. Der Erfolg einer Handlung (hier das Stillen) hängt von der Bedeutung dieser Handlung für die betreffende Person und dem Grad ihrer inneren Sicherheit bzw. Unsicherheit ab. Bei nervös disponierten Personen ist die Neigung zu Unsicherheit größer als bei gesunden, sie wird durch eine Summe von Vorstellungen verursacht, die Freud als „peinliche Kontrastvorstellungen“ bezeichnet; im Fall der Patientin: „Ich kann nicht stillen.“ Während der Gesunde die Kontrastvorstellungen, die der Ausführung einer Handlung vorangehen, „unterdrückt und hemmt, von der Assoziation ausschließt“ [S. Freud: Gesammelte Werke. London 1952 (im folgenden stets zitiert: G.W.) I/9ff.], vermag der Neurastheniker oder Nervöse dies nicht. Er unterliegt den Kontrastvorstellungen, die dann in der Hypnose durch eine Gegensuggestion derart gehemmt werden können, daß sie die Patientin im wachen Zustande nicht mehr beeinflussen. Die Kontrastvorstellung ist dem Patienten oft unbewußt (G.W. I/10ff.), was mit der Neigung der Hysterie zur Dissoziation (Spaltung) des Bewußtseins (s.o. Bewußtseinsveränderung der Hysterischen) zusammenhängt. Sie existiert als abgesonderte Vorstellung weiter und vermag sich im Augenblick der Handlung (in obigem Falle des Stillens) körperlich so zu objektivieren, wie im normalen Zustand eine Willensvorstellung. Die Kontrastvorstellung stellt sich als „Gegenwille“ dar – d.h., die Patientin bemerkt zu ihrem Erstaunen, daß sie stillen will, aber nicht kann. Freud folgert weiter, daß der hysterische Zustand durch eine Erschöpfung und Schwäche „derjenigen Elemente des Nervensystems, welche die materiellen Grundlagen der zum primären Bewußtsein assoziierten Vorstellungen“ (G.W. I/13ff.) bilden, gekennzeichnet ist. Diese Elemente des Nervensystems – die materielle Grundlage der Vorstellungen bzw. später die Vorstellungen selber – seien von der „Assoziationskette des normalen Ich ausgeschlossen". Die gehemmten und unterdrückten Vorstellungen seien dagegen nicht erschöpft und würden im Augenblick des hysterischen Zustandes überwiegen. Dies erkläre, weshalb im gesunden Leben einwandfreie und anständige Personen, die unter ihrer Kindheit litten, im hysterischen Zustand zu den absonderlichsten und unglaublichsten Reaktionen neigten: weil den Kontrastvorstellungen, dem Gegenwillen, freien Lauf gelassen werde.

Der erste Versuch Freuds, die hysterischen Symptome zu deuten, ist deshalb von besonderer Bedeutung, weil er die Elemente der späteren Psychoanalyse in nuce schon enthält. Diese Elemente sind:

1. Affekt und Vorstellung werden unterschieden. Sie können voneinander getrennt oder aneinander geknüpft werden. Diese Auffassung wird von wesentlicher Bedeutung für die spätere Erklärung der verschiedenen Formen der Neurose.

2. Vorstellung und peinliche Kontrastvorstellung: Das spätere Unbewußte Freuds existiert hier nur als Kontrastvorstellung und Gegenwille. Die Bedeutung der Ambivalenz, der Zwiespältigkeit, die in der späteren Entwicklung der Psychoanalyse von großem Einfluß sein wird, ist hier vorweggenommen.

3. Die „subjektive Unsicherheit" wird mit dem neurasthenischen Zustand, der nervösen Disposition in Verbindung gebracht; sie erleichtert das Zustandekommen der Gegenvorstellung.

4. Der Gesunde „unterdrückt" oder „hemmt" die Kontrastvorstellung. (Später Verdrängung und Abwehr.)

5. Die Hemmung oder Unterdrückung besteht darin, daß die peinlichen Vorstellungen von der Assoziationskette des normalen Ich ausgeschlossen sind.

Beobachtet wurden von Freud bei dieser Patientin die Symptome der Schlaflosigkeit, der Appetitstörung und der Unfähigkeit zu stillen (a). Andere hysterisch Erkrankte boten jenen bewußtseinsveränderten Zustand, aus dem heraus sie Dinge taten (b), die zu tun im normalen Leben ihnen fern lag. Die Tatsache, daß die Hysteriker dazu neigten, das Gegenteil von dem zu tun, was sie eigentlich wollten, verband Freud mit der Beobachtung (c) aus der normalen Psychologie: auch der Gesunde denkt in der Erwartung eines Vorhabens oder bei Ausführung desselben, er könne möglicherweise scheitern. Diese Beobachtung aus dem Bereich normaler Psychologie erweitert Freud

1. zum Begriff der peinlichen Gegenvorstellung;
2. diese wird vom Gesunden unterdrückt;
3. sie ist dem Hysteriker oft unbewußt, existiert bei diesem als „abgesonderte Vorstellung";
4. die sich dann als Gegenwille durchsetzt.

Die Beobachtung (a) wurde mit der Beobachtung (b) verbunden, beide durch (c) erklärt, indem drei Hypothesen eingeführt werden:

1. die der Gegenvorstellung;
2. die der Unterdrückung und Hemmung derselben bei Gesunden;
3. sie wird als (pathogene) unbewußte abgesonderte Vorstellung bei den Hysterikern angenommen.

Weshalb beim Gesunden die Gegenvorstellung nicht pathogen (krankheitserzeugend) wirkt, obwohl auch sie logischerweise diesem unbewußt und vom Assoziationsverkehr des „normalen Ich" ausgeschlossen ist, erklärt Freud durch Einführung zweier weiterer Hypothesen:

1. die Kontrastvorstellungen bei den Hysterikern sind im Gegensatz zum Gesunden nicht erschöpft, wobei er bei Erschöpfung an eine Abnahme der durch den Affekt bedingten Erregungssumme der Vorstellungen denkt;
2. erschöpft sind beim Hysteriker dagegen „diejenigen Elemente des Nervensystems, welche die materiellen Grundlagen der zum primären Bewußtsein assoziierten Vorstellungen sind".

Unter diesen Elementen verstand Freud einerseits konstitutionell bedingte Veränderungen innerhalb der zellulären Elemente des Gehirns, andererseits die Grundlage des späteren „Ich".

Diese Ausführungen Freuds sind die ersten Antworten auf das bis zum heutigen Tag von der Psychoanalyse noch ungelöste Problem, weshalb unterdrückte (also unbewußte) Vorstellungen pathogen bei dem einen, nicht aber auch bei dem anderen wirken. Die Trennung zwischen Affekt – den Freud vorläufig mit Erregungssumme definiert – und Vorstellung (Assoziation) ermöglicht ihm, die Erregungssumme a) zu verstärken oder abzuschwächen, b) sie längs der Vorstellungsketten hin- und herzuschieben. Dieser Hypothese liegt die Beobachtung aus dem Bereich der normalen Psychologie zugrunde, daß Vorstellungen mit starken oder schwachen oder auch gar keinen Affekten verbunden sein können.

In einem weiteren, für die psychoanalytische Theorie entscheidenden Schritt, gelang es Freud, einen verständlichen Zusammenhang zwischen dem hysterischen Symptom, einem dieses bedingenden Trauma (Unfall, Schreck, Schock – „traumatische Hysterie" im Gegensatz zur „idiopathischen“ Charcots) und der „Heilung“ des Symptoms zu konstruieren. Während die Ätiologie einer traumatischen Hysterie – z.B. einer Lähmung beider Beine beim Ausbruch einer Feuersbrunst oder ebenfalls Heilung einer hysterischen Lähmung durch einen Schock – bekannt war, bestand jetzt Freuds (und Breuers) Beitrag in dem Nachweis, daß auch die „idiopathische“ (d.h. nicht manifest traumatisch bedingte) Hysterie traumatisch bedingt war. Die in Hypnose versetzten Kranken zeigten starke emotionale Reaktionen, weinten oder schrien und berichteten bei entsprechender Aufforderung über Traumen im sexuellen Bereich, die meistens in die Kindheit zurückgingen und Verführungen durch Erwachsene zum Inhalt hatten. Die Emotionalität der Reaktion wurde als „Katharsis“ beschrieben, da der Patient seine Affekte – z.B. der Angst – „abreagierte“ und durch die Entladung eine entsprechende Entspannung erzielte. Das Symptom wurde erstmalig als Kompromiß zwischen der unbewußten Gegenvorstellung und ihrem Affekt und dem Bewußtsein angesehen, das die „peinliche“ Gegenvorstellung nicht zuließ. Daß die unbewußte Gegenvorstellung meistens sexuellen Inhalts war, erinnert und „abreagiert“ wurde und vor allem auf ein „Trauma“ zurückging, ist das Ergebnis der späteren Arbeiten Freuds über die „Abwehr-Neuropsychosen“, in denen der Begriff der Abwehr (einer peinlichen „Sexual-Vorstellung“) synonym mit der späteren „Verdrängung“ gebraucht wird. Wird der Affekt – der Theorie Herbarts entsprechend – von seiner ursprünglichen Vorstellung „abgespalten“ und an eine andere angeheftet, so kann eine Zwangs- oder auch Angstneurose entstehen. Die (wesentlich spätere) Veröffentlichung z.B. der Pferde-Phobie des „kleinen Hans“ soll darstellen, wie die ursprüngliche Angst des kleinen Hans vor seinem Vater auf Pferde übertragen wird, d.h. der Angstaffekt von seiner primären Vorstellung auf eine ihm fremde sich verlagert – mit dem Zweck, daß so der „kleine Hans“ weiter mit dem Vater zusammenwohnen kann, keine Angst vor diesem hat, wohl aber vor den Pferden. Analoges gilt auch für die Zwangsneurosen, bei denen ebenfalls – wenn auch komplizierter – Affekte an andere Vorstellungen an-assoziiert werden, die Zwangshandlungen jedoch insbesondere sexuelle Wünsche verwirklichen, über die Verschiebung Affekt/Vorstellung jedoch gleichzeitig wieder aufheben. In der Abwehr werden jedenfalls ursprüngliche Vorstellungen und Affekte „unbewußt“ getrennt, verschoben: in der Hysterie durch Konversion in das Körperliche, in den Angst- und Zwangsneurosen durch Besetzung anderer indifferenter Vorstellungen, die nicht primär angsterzeugend – oder letztlich erwünscht – waren, durch die Angst. Mit diesem Schritt hatte Freud 3 verschiedene Krankheitsgruppen (Hysterie, Angst- und Zwangsneurosen) ätiologisch verständlich gemacht: „peinliche“ Affekte und ihre Vorstellungen, vormals die „Gegenvorstellungen“ wurden in jedem Fall in das „Unbewußte“ verdrängt („abgewehrt“), unterlagen dort zuerst einer Spaltung, dann Affektverschiebung oder Konversion. Das Symptom wurde erstmalig als Kompromiß zwischen abwehrendem Bewußtsein (dem späteren Ich und Über-Ich) und Verdrängtem beschrieben. Die Traumen wurden nicht auf die Aktualität beschränkt, sondern verwiesen auf die Kindheit und waren darüber hinaus meistens sexuellen Inhalts. Dies waren die Hypothesen, die sich Freud und Breuer aus der hypnotischen Behandlung ergaben, sie implizierten bereits zunehmend detailliert das spätere psychoanalytische System. In dem Bruch dann zwischen Freud und Breuer wandte sich Freud aus folgenden Gründen von der kathartisch-hypnotischen Behandlung, die auch mit einem Ausfragen des Patienten während der Hypnose verbunden war, ab:

1. Das kathartische Verfahren erschien nicht kausal wirksam, sondern heilte symptomatisch. D.h., gelang es, den Patienten zu einer entsprechenden Affektabfuhr zu veranlassen, so schwand zwar das Symptom, aber es bestand die Möglichkeit, daß es an anderer Stelle des Körpers wieder auftauchte. Die Struktur der Krankheit und der Person wurde nicht verändert, ganz abgesehen davon, daß nicht alle Patienten in gewünschter Weise abreagierten.
2. Nicht alle Patienten ließen sich in Hypnose versetzen – wie sollten diese behandelt werden?
3. Freud entdeckte die Bedeutung des Widerstandes und der Übertragung, d.h. der Beziehung zwischen Therapeut und Patient, die im Verlauf einer Behandlung entsteht.

Mit der Übertragung glaubte Freud die Arzt/Patient-Beziehung in dem Sinne zu fassen, daß er bestimmte Haltungen, Einstellungen oder Erwartungen der Patienten dem Arzt und der Behandlung gegenüber auf analoge der Patienten ihren Eltern in der Kindheit gegenüber zurückführte. Die „Übertragungsverliebtheit“ der Patientin in den „allesverstehenden“, ihr Zuwendung spendenden Therapeuten war eine Wiederholung ihrer inzestuösen Wünsche dem Vater gegenüber. Bei männlichen Patienten dann allerdings entsprach sie ihrer homoerotischen Bindung an den Vater, die bereits einen doppelten, d.h. sowohl gegen- wie gleichgeschlechtlichen „Ödipuskomplex“ voraussetzte –

was Freud erst wesentlich später annahm (letzte Phase).

Die „Übertragung" als Manifestierung der inzestuösen Bedürfnisse, damit des zentralen, die Neurose bedingenden Konfliktes, wurde zum „Kampffeld" der eigentlichen Behandlung, da sich hier die inzestuös gebundene Libido und Affektivität unmittelbar zeigte und analysiert, d.h. aufgelöst und bewußt gemacht werden konnte. Erst in der letzten Phase seiner Theoriebildung – in der zweiten schon in Ansätzen nachweisbar – wurde dann auch den Vorstellungen und Gefühlen der Therapeuten dem Patienten gegenüber unter dem Begriff der „Gegenübertragung" Rechnung getragen. Das Scheitern z.B. von Behandlungen im Zusammenhang einer dem Therapeuten nicht genügend bewußten, z.B. ablehnenden Einstellung dem Patienten gegenüber, die ebenfalls sich analysier-notwendig erwies, wurde verständlich. Der Begriff der Übertragung kann nicht zuletzt als eine Rationalisierung des Therapeuten angesehen werden, sich vor den vehementen Gefühlen seiner Patienten durch Zurückführung derselben auf die Kindheit zu schützen. Die Neoanalyse, die Komplex- und Individualpsychologie haben von dem Begriff der Übertragung keinen Gebrauch gemacht (s.u.).

Freud entwickelte als weiteren Schritt von der kathartischen zur analytischen Behandlung die Methode der sogenannten „freien Assoziation", die bis zum heutigen Tag ein therapeutisches Kernstück der an Freud orientierten psychoanalytischen Schulen geblieben ist. Er ließ die Patienten nach wie vor sich auf die Couch legen – in Erinnerung an die hypnotischen Sitzungen –, doch gab er ihnen dann zu Beginn ein Thema aus ihrer Lebensgeschichte, zu dem sie ihm ohne jede Kontrolle ihre Gedanken äußern sollten. Meistens knüpfte er an die der Entstehung eines Symptoms vorangegangenen Ereignisse an. Begann der Strom der Gedanken zu versiegen, so legte Freud dem Patienten die Hand auf die Stirne und übte auf diese einen sanften Druck aus. Gleichzeitig drängte er den Patienten suggestiv, daß er sich gewiß an diese oder jene Begebenheit erinnern werde. Er hielt den Widerstand, den der Patient gelegentlich dabei entwickelte, sich nicht an eine bestimmte Begebenheit etwa sexueller Natur zu erinnern, für identisch mit der Kraft der Abwehr oder Verdrängung, die das Auftauchen einer Erinnerung verhinderte. Der Widerstand erschien ihm ferner als Folge einer Zensur, die das Ich ausübt, bestimmte Vorstellungen nicht bewußt werden zu lassen.

Die Methode des Drängens und der suggestiven Druckausübung wurde von Freud später aufgegeben und nur noch die Methode der „freien Assoziation" beibehalten. Zusammenfassend stellt Freud bis zu den Jahren 1896–1899 das Symptom wie folgt dar, wobei die spätere Entwicklung der Psychoanalyse zu diesem Konzept nur noch den Triebkonflikt von Selbsterhaltungstrieb gegen Sexualität hinzufügte. Nach dem gleichen Schema wurden später von Freud auch die Träume und Fehlhandlungen, ja selbst die menschliche Kultur interpretiert.

Das Symptom entsteht als

1. Kompromiß zwischen abwehrendem Ich und abgewehrter Vorstellung (Affekt).

2. Es entsteht nicht als unmittelbare Folge eines Traumas, sondern in der Wiedererinnerung an dasselbe zum Zeitpunkt der sexuellen Reife.

3. Es ist überdeterminiert: in seiner Verursachung weist es auf verschiedene Kausalreihen.

4. Es entsteht als Projektion in die Umwelt (Paranoia).

Die Rolle des Ich in dieser Periode Freudscher Theorienbildung ist folgende:

1. Das Ich wehrt die zu unterdrückende Vorstellung ab („schließt sie vom Assoziationsverkehr aus") (1892).

2. Es spaltet die Vorstellung vom Affekt (der Erregungssumme), führt diesen entweder in das Körperliche ab, verknüpft ihn mit anderen Vorstellungen (1894) oder projiziert ihn als Vorwurfsaffekt in die Umwelt (1896) (Abwehr).

3. Es verwirft Vorstellung und Affekt; das Resultat ist die Psychose (1894). (Später: Realitätsverlust in der Psychose.)

4. Das Ich wird durch die Aufnahme der ehemals pathogenen Erinnerungen bereichert (1895) (G.W. I/305ff.).

5. Das Ich übt die Zensur aus, unangenehme Vorstellungen werden nicht zum Bewußtsein zugelassen.

6. Es überwacht die Zugänge zur Wahrnehmung und zur Motorik.

Das Unbewußte in dieser Periode ist von folgender Bedeutung: 1892 erscheint es als „Gegenvorstellung" und „Schattenreich", in dem die „gehemmten Vorsätze aufbewahrt werden", wo sie „eine ungeahnte Existenz fristen, bis sie als Spuk hervortreten und sich des Körpers bemächtigen, der sonst dem herrschenden Ichbewußtsein gedient hat" (G.W. I/15ff.).

1894 (Abwehr-Neuropsychosen). Die Spaltung des Affektes von seiner (sexuellen) Vorstellung und die Affektverschiebung werden als unbewußte Vorgänge angenommen.

1895 („Studien") erscheint das Unbewußte als „überlegene Intelligenz" und als „absolut nicht als Erinnerung Erkanntes".

Die entscheidende Bedeutung des „verdrängten“ (abgewehrten) „Sexualaffektes“ für die psychoanalytische Theorie wird aus dem Dargestellten bereits sichtbar. Sie wird in der 2./3. Phase der Theorienentwicklung durch die Aggression (Todestrieb) ergänzt – in der letzten Phase wird das „System“ als von zwei Trieben beherrscht gesehen, vom Eros (Libido) und Thanatos, dem Todestrieb. Deutlich ist bereits die Topik der „Person“ in Unbewußtes, Vorbewußtes (Zensur) und Bewußtes zu sehen, analog den hirnanatomischen Vorstellungen Meynerts, ferner die Dynamik von Verdrängendem und Verdrängtem und die „Ökonomie“, d.h. die letztlich darwinistisch interpretierte Zweckmäßigkeit dieser Vorgänge, z.B. der Verdrängung sexueller Impulse aus Gründen gesellschaftlicher Notwendigkeiten, d.h. des Überlebens. Der Begriff der Libido – auf den Arzt und Sexualforscher Moll zurückgehend – wird von Freud in den letzten Jahren vor der Jahrhundertwende bereits im Sinne von „Sexualaffekt“ und „Geschlechtstrieb“, auch „psychischer Lust“ sogar von „Liebe“ angewandt. Er unterliegt im Verlauf der weiteren Theorienbildung einer zunehmenden Quantifizierung im Sinne elektrophysikalischer „Quanten“, die hier ein Objekt (oder auch eine Vorstellung) „besetzen“, dort „abgezogen“ (desexualisiert) werden. Ebenfalls bis zum Erscheinen der Traumdeutung erfährt der Ödipuskomplex – insbesondere im Briefwechsel mit W. Fliess – eine erste Formulierung. Freud entdeckte ihn einerseits durch eine „Selbstanalyse“ an sich selbst und den „Reminiszenzen“ an seine Mutter, der Beziehung zu ihr. Andererseits stellte er an den hypnotisch-kathartisch behandelten und explorierten Patienten fest, daß ihre sexuellen Träume häufig Wünsche, keine „Traumen“ waren, vom gegengeschlechtlichen Erwachsenen (Vater/Mutter) verführt zu werden. Diesen Inzestwünschen – dem Wunsch des kleinen Jungen mit der Mutter, dem des kleinen Mädchens mit dem Vater geschlechtliche Beziehungen aufzunehmen – steht das Inzestverbot in Form der Kastrationsdrohung (verbietend) im Wege. Der Ödipuskomplex bekam die Bedeutung einer primären und zentralen Verdrängung sexueller Bedürfnisse; er spielt bis zum heutigen Tage innerhalb der Psychoanalyse Freuds eine maßgebliche Rolle in der Pathogenese der Neurosen.

b) Zweite Phase der Theorienbildung

Von der „Traumdeutung“ bis zur Einführung des „Narzißmus“

Die Beschäftigung und Auseinandersetzung mit dem Traum ist nach Freuds Worten „der königliche Weg zum Unbewußten“. Er ist es bei den meisten psychoanalytischen Schulen bis zum heutigen Tag geblieben. In der Traumdeutung hat Freud das umfassendste Werk seiner psychoanalytischen Bemühungen vorgelegt. Wer die Kurzlebigkeit wissenschaftlicher Arbeiten kennt, weiß, was es bedeutet, daß ein Buch wie die „Traumdeutung“ über 70 Jahre seinen grundlegenden, wenn auch heute wegen ihres extremen Formalismus z.T. überholten Charakter, beibehalten hat. Die „Traumdeutung“ ragt mit Abstand aus der wissenschaftlichen Literatur der damaligen Zeit, soweit diese sich überhaupt mit dem Traum auseinandersetzt, hervor. Aus den vorhandenen Untersuchungen über den Traum, betrafen diese seinen Wunscherfüllungscharakter (Scherner, Robert), seine Symbolik (Schubert), seine Beziehung zu inneren (endogenen) und äußeren Reizen, seinen archaisch-infantilen Charakter (Havelock-Ellis), sein Verhältnis zum Gedächtnis (Delbœuf, Binz) usw., hat Freud zweifellos Anregung geschöpft. Viele Eigentümlichkeiten des Traumes waren von früheren und zeitgenössischen Autoren beschrieben und auch z. T. erklärt worden. Freuds Verdienst jedoch besteht diesen Autoren gegenüber darin, daß er 1. die Bedeutung des Traumes ganz allgemein für das gesunde und kranke Seelenleben erkannte; 2. daß er den Traum als sinnvollen Bestandteil dem Seelenleben einordnen konnte; 3. daß er den Traum in unmittelbare Beziehung zu psychoneurotischen Symptomen setzte.

Der Traum wird von Freud nach dem Muster des bedingten Reflexes als konditionierter, sekundärer „Abfuhrvorgang“ von zensierten (verdrängten, nicht zugelassenen) Wünschen aufgefaßt. Er ist damit wie das Symptom ein Kompromiß zwischen Wünschen und deren Abwehr, die Wünsche gehen ausschließlich auf verdrängte sexuelle Erregungen und Impulse der frühen Kindheit zurück, insbesondere der Inzestphase. In der Traumdeutung wird dann die Bedeutung des Ödipuskomplexes (s. o.) eingehend dargestellt, bzw. aus Träumen erschlossen. Inzestwünsche, Kastrationsdrohung und ihre Folgen sind das Stereotyp der Interpretationen Freuds.

Freud legt ferner den Unterschied zwischen manifestem und latentem Trauminhalt dar: der manifeste ist der erinnerte Traum, der latente dagegen umschließt die eigentliche Traumbedeutung, er wird vermittels der Einfälle des Patienten zu dem jeweiligen Traum erschlossen. Freud unterscheidet verschiedene Stadien der sog. Traumarbeit (d.h. der Verdrängung von überwiegend sexuellen Wünschen), wie die Verdichtung, die archaische Symbolsprache des Traumes u.a.m., die allerdings keineswegs unwidersprochen geblieben sind. Alle diese Vorgänge der Traumarbeit werden durch eine unbewußte Zensur ausgeübt, die die ursprünglichen sexuellen Bedürfnisse (aber auch Todeswünsche) nur entstellt, d.h. dem moralischen Bewußtsein entsprechend zuläßt. Dabei greift die Zensur auf archaisch-infantile Symbole zurück: alle spitzen oder kegelförmigen Gegenstände sind auf den Phallus bezogen, Hohlräume – von Schubladen bis zu Handtaschen – bedeuten die Vagina. Fliegen, Laufen, Klettern usf. symbolisieren den Geschlechtsakt.

Die Entwicklung der psychoanalytischen Theorie in ihrer sog. mittleren Phase ist ferner durch die Herausarbeitung der infantilen (kindlichen) Sexualität und ihrer Stadien gekennzeichnet, die Hand in Hand gehen mit einer Interpretation der Perversionen, durch die Einführung des sog. Narzißmus (in der Deutung der Psychosen) und der Ich-Psychologie (Selbsterhaltungstrieb, „Realitätsprinzip") durch den Begriff des sog. Über-Ichs (in der „Massenpsychologie"). Damit profiliert sich eine Aufteilung der Person (obwohl es diese im Sinne etwa W. Sterns für S. Freud nicht gibt), die dann in der Spätphase abgeschlossen wird. Gleichzeitig ist die mittlere Phase durch weitreichende Gedankengänge metapsychologischer Art gekennzeichnet, die eine Differenzierung der Themen der Verdrängung, der Sublimierung, der Triebe (Triebe und „Triebschicksale") darstellt, ohne jedoch prinzipiell von den Konzeptionen der ersten Phase abzuweichen. In die gleiche Periode fallen auch Freuds kulturhistorische und kulturkritische Untersuchungen: „Totem und Tabu", „die kulturelle Sexualmoral und die moderne Nervosität" u.a.m. Nicht zuletzt sind dieser Phase die Untersuchungen über die Fehlhandlungen (Versprechen und Vertun) zuzurechnen, die nach dem gleichen Prinzip des Kompromisses zwischen einem (sexuellen) Wunsch und seiner Verdrängung erklärt werden, wie die Träume und die Neurosen.

Als eine Motivationstheorie, die menschliches Handeln primär durch den Sexualtrieb bzw. dessen unvollkommenes Ausleben bestimmt sieht, definiert Freud den Trieb in dieser Phase als „psychische Repräsentanz" einer „innersomatischen Reizquelle", also epiphänomenalistisch, der sich ferner durch ein „Triebziel" auszeichnet, dessen Erreichung die Erregung der innersomatischen Reizquelle beendet (vgl. Abfuhrvorgang). Die sog. infantile Sexualität wurde in ihrer Schlüsselstellung für die menschliche Entwicklung dann in den „Drei Abhandlungen zur Sexualtheorie" herausgestellt.

Impliziert die Neurose schon das Vorhandensein eines Symptoms, und unterschied Freud bereits in seinen „Studien" eine Geschichte desselben, die an die Perioden des Auftretens bestimmter Krankheitszeichen anknüpfte, so rundet er diese Beobachtung durch die Verbindung der Neurosen und Perversionen mit der infantilen Sexualität ab. Aber gab es so etwas wie eine „infantile Sexualität"? In den zeitgenössischen Untersuchungen über den Ursprung der Perversionen (Krafft-Ebing, Havelock-Ellis, I. Bloch usw.) wird die Bedeutung der infantilen Sexualität noch nicht gesehen. Freuds damals hart umstrittene, heute allgemein anerkannte Leistung war es, das Tabu von der Unschuld der Kinderjahre – in bezug auf die Sexualität – „zerschlagen" zu haben. Er gibt zwar zu, daß das Kind einen Geschlechtstrieb wie der Erwachsene nicht aufweist, jedoch eine große Anzahl analoger Handlungen und Manipulationen ausführt, die offensichtlich mit Lust- und Befriedigungserlebnissen verbunden sind. Um der Schwierigkeit des Unterschiedes, den Freud gern übersieht, zwischen der infantilen und erwachsenen Sexualität Herr zu werden, benutzt er den Begriff der „Libido", der sowohl die infantile als auch die erwachsene Geschlechtlichkeit mitumfaßt (s.o.). Die Problematik dieses Begriffes ist damit besonders deutlich, aber auch sein Vorteil: alle dem sexuellen Verhalten ähnlichen Tendenzen zu subsumieren. Die infantile Sexualität ist durch folgende Gesichtspunkte gekennzeichnet:

1. Sie entsteht in Anlehnung an eine lebenswichtige körperliche Funktion: z.B. das „lustbetonte" Saugen an der Brust, das später zum „Wonnesaugen" oder „Ludeln" und „Lutschen" entwickelt werden kann;
2. sie kennt kein Sexualobjekt, sondern beschränkt sich auf den eigenen Körper, sie ist „autoerotisch" (von hier wird der Begriff des „primären Narzißmus" abgeleitet);
3. ihr Sexualziel ist an eine bestimmte erogene Zone gebunden.

Die infantile Sexualität wird in drei Stadien aufgeteilt, die sich Freud als biologisch determinierte vorstellte: die „orale Phase" des Saugens an der Brust und der Vereinnahmung des „Sexualobjektes" (Triebziel) über die Erregung der Mundschleimhaut. Die „anale Phase", in der das Kind die Darmentleerung lustvoll oder – je nach der ihm zukommenden Erziehung – unlustbetont erlebt, es z.B. den Kot „trotzig" zurückbehält, wenn die Stuhlentleerung pünktlich gefordert wird, und die phallische Phase, in der der kleine Junge die sexuelle Erregbarkeit des Penis entdeckt und die mit der ödipalen Phase zusammenfällt. Das kleine

Mädchen soll in dieser Phase einerseits die Klitoris für den Penis halten und muß später die Enttäuschung kompensieren, nicht über ein analoges männliches Glied zu verfügen, andererseits kann es sich aber auch über Identifizierung mit der Mutter mit seiner weiblich „zu kurz gekommenen“ Rolle abfinden und entsprechende sexuelle Bedürfnisse auf den Vater richten. Abgesehen von diesen 3 Phasen unterscheidet Freud die Zeit der eigentlichen infantilen Sexualität, die bis zum ca. 5. Lebensjahr geht, von der Latenzperiode, die die Spanne zur Pubertät ausfüllt, die Pubertät mit ihrer Neubelebung infantiler Sexualvorstellungen und endlich die „reife“ Sexualität des Erwachsenen. Die Verbindung zu den Perversionen ergab sich aus der Phasenlehre und der Hypothese, daß der sog. sexuell abnorm sich verhaltende Mensch in einer der Phasen der infantilen Sexualität „stehen“ geblieben sei; der Homosexuelle u.a. in der analen Phase – von seiner Identifizierung mit der Mutter abgesehen –, zu der auch sadistische und masochistische Praktiken gehören. Exhibitionisten und Voyeure werden der „phallischen Phase“ zugeordnet, ganz abgesehen davon, daß das sexuell „polymorph perverse“ Kind eine Fülle sog. abwegiger sexueller Verhaltensweisen zeigt, die es normalerweise ablegt, die in der Perversion jedoch beibehalten werden. Da die Perversion jedoch eine unmittelbare Trieberfüllung darstellt (die in der Neurose unterdrückt wird), stieß Freud auf erhebliche Schwierigkeiten, die Perversionen als „Negativ“ der Neurose zu deuten.

Die drei Phasen der infantilen Sexualität sollten für die spätere Entwicklung der Psychoanalyse und ihrer verschiedenen Schulen zum Ansatzpunkt zahlreicher Hypothesen für die Spezifität bestimmter Neurosen und auch Psychosen werden. Eine Schädigung der frühesten oralen Phase wurde als wesentlich für die Entstehung z.B. der Schizophrenie angesehen. Die Störung des analen Stadiums durch Umweltfaktoren sollte die Zwangsneurose begünstigen. Das gleiche galt für die Störung des phallischen Stadiums als Ursache der Hysterie. Auch wurden die neurotischen Symptome – bei allen theoretischen Schwierigkeiten – in Zusammenhang mit den Perversionen gebracht, Neurose und Perversion ergänzten sich, die Symptomatik neurotischer Patienten konnte z.T. als perverse Fixierung an frühe Stadien der kindlichen Sexualität verstanden werden. Die sog. reife Sexualität des Erwachsenen wurde, in der Unterscheidung zwischen der „zärtlichen“ und „sinnlichen“ Strömung meistens kritisch als unterentwickelte Geschlechtlichkeit (Sinnlichkeit) bewertet. Die Liebesbeziehungen der Pubertät und der Reife in ihrer Abhängigkeit von frühen und frühesten Kindheitseindrücken erschienen jetzt in deutlichem Zusammenhang: der Ehemann wird nach dem Vorbild des Vaters gewählt, die Ehefrau nach dem der Mutter.

Das mechanistische Modell, das den Phasen-Vorstellungen Freuds zugrunde lag, war durch die Begriffe Fixierung und Libido gegeben. Die „normale Entwicklung“ stellte er sich als vergleichsweise stetiges Ansteigen der Libido analog einer Flüssigkeit in kommunizierenden Röhren vor:

„Die verschiedenen Wege, auf denen die Libido wandelt, verhalten sich zueinander von Anfang an wie kommunizierende Röhren, und man muß dem Phänomen der Kollateralströmung Rechnung tragen.“ (G.W. V/50, Anm.)

Die durch das Trauma erfolgte Fixierung der Libido wäre einem Kleben- oder Haftenbleiben derselben innerhalb der Röhren vergleichbar, sei es, daß diese plötzlich einen Knick erhält, oder durch andere Verhältnisse die „Viskosität“ der Libido eine Änderung erfährt.

Die Phasen- oder Stadieninterpretation der sexuellen Entwicklung schloß die Modellvorstellungen ab, die sich Freud seit den ersten Eindrükken der „Reminiszenzen“ hypnotisierter, ihre sexuellen Träume – oder Wünsche – aus der Kindheit berichtender Patienten gebildet hatte. Die zentrale Stellung des Ödipuskomplexes in der Entwicklung des Menschen wurde beibehalten, jedoch in die frühe Kindheit nach „rückwärts“ bis zur „oralen Phase“ erweitert, nach „vorwärts“ bis zur Pubertät. Die „Person“ – obwohl es diesen Begriff nicht für Freud gab – stellte sich „dynamisch“ in ihrer libidinösen Entwicklung dar. Traumen waren nicht nur passiv erlebte „Unglücksfälle“ in der sexuellen Reifung, sondern konnten zum „Stehenbleiben“ in oder an einer bestimmten Phase führen – der Zugang zu pathologischen Abweichungen wurde damit erweitert.

Ein weiterer entscheidender Schritt in der psychoanalytischen Theorienbildung wurde durch die „Einführung des sog. Narzißmus“ getan, dessen Diskussion bis zum heutigen Tage noch nicht abgeschlossen ist. Ausgehend von Beobachtungen und Interpretationen K. Abrahams am weitgehenden „Realitätsverlust“ der sog. Schizophrenen, ferner von dem auch in der Tierwelt zu beobachtenden Konflikt zwischen Selbsterhaltung (bei Gefahr) und Fortpflanzung (die Brut nicht im Stich zu lassen), entschloß sich Freud, nicht die Libido als einzige Energiequelle menschlichen Lebens anzunehmen, sondern auch die Selbsterhaltung oder den Selbsterhaltungstrieb. Die Libido sei der Gattung unterstellt – durch die Fortpflanzung –, die Selbsterhaltung eben Ausdruck des Individuums – des „Ich". Das „Ich", dessen wechselnde, aber überwiegend mit der Abwehr sexueller Bedürfnisse verbundene Funktion oben dargestellt wurde, wird jetzt zu einer weiteren Energie-Libido-Quelle („Reservoir"), die als Selbsterhaltungstrieb mit der sexuellen Libido häufig in Konflikt geraten kann („Triebkonflikte"). Das Ich – als Selbsterhaltungstrieb – wird in komplizierter Hypothesenbildung von der „sexuellen" Libido mit der Außenwelt zugewandter „Objektlibido" ausgestattet, durch die es die Realität über die Selbsterhaltung den unbewußten sexuellen Bedürfnissen vermitteln soll. In der Schizophrenie ist die „Objektlibido" von der Außenwelt zurück- und in das Ich hineingenommen. Diesem entspricht in der frühesten Kindheit das Stadium des „Autoerotismus" (orale Phase), in der das Kind seine Libido nur begrenzt der Außenwelt zuwenden kann, sie vielmehr und primär auf den eigenen Körper projiziert.

Daß das Ich einerseits mit dem Selbsterhaltungstrieb identisch ist, andererseits aber auch das „Reservoir" der Libido darstellt, begründet Freud durch Hinweis auf den undifferenzierten Zustand des Ich in der frühen Kindheit, da das Saugen an der Mutterbrust sowohl der Selbsterhaltung als auch der Befriedigung „sexueller" Lust dient. Der Säugling ist „primär narzißtisch". Die Realität der Umwelt jedoch, die sich Freud zusammengesezt aus Wirklichkeit im unspezifischen Sinne äußerer Kausalzusammenhänge und moralischer, auf das Kind einwirkender Verhaltensweisen vorstellt („Realitätsprinzip"), zwingt das Kind, sich dieser anzupassen, Trennung z.B. von der Mutter zu verkraften und seinen „primären Narzißmus" weitgehend aufzugeben. Sekundärer Narzißmus tritt dann im Zusammenhang neurotischer Fehlentwicklung auf. Zu den narzißtischen Neurosen gehören die Schizophrenien, nicht nur durch den eingetretenen „Realitätsverlust", sondern vor allem auch durch den Mangel an Übertragungsfähigkeit. Die Beobachtungen Abrahams, daß die schizophrenen Patienten nicht wie die Neurotiker die Figuren ihrer Eltern auf den Arzt übertragen, schienen ihm deren Übertragungsunfähigkeit und damit deren „Narzißmus" zu rechtfertigen. Diese Beobachtungen wurden inzwischen weitgehend widerlegt (s. Arbeiten von Sechehaye, Benedetti, F. Fromm-Reichmann, D. Wyss u.a.). Zu den weiteren narzißtischen Neurosen gehört jedoch auch die Hypochondrie, in der die Objektlibido in krankhafter Weise auf den eigenen Körper – in der Psychose auf das Ich – zurückgezogen wird, gebahnt durch den frühkindlichen Autoerotismus. Ein narzißtischer Vorgang ist ferner auch der Schlaf, in der die Objektlibido von der Umwelt eingezogen wird, und der sich dadurch nur graduell von der Psychose unterscheidet. Narzißtische Objektwahl liegt auch der Homosexualität und anderen Formen unbewußter Verliebtheit in das eigene Ich (oder eigene Geschlecht) zugrunde. Diese narzißtische Objektwahl – die Verliebtheit in das eigene Ich – erfolgt ebenfalls in früher Kindheit und steht im Gegensatz zur Objektwahl nach dem Anlehnungstypus, bei dem die spätere Verliebtheit von der jeweiligen Pflegeperson geprägt wird.

„Man liebt:
1. Nach dem narzißtischen Typus:
a) was man selbst ist (sich selbst),
b) was man selbst war,
c) was man selbst sein möchte,
d) die Person, die ein Teil des eigenen Selbst war.
2. Nach dem Anlehnungstypus:
a) die nährende Frau,
b) den schützenden Mann." (G.W. X/156f.)

Die Beschäftigung Freuds mit den Psychosen, dann insbesondere auch mit der sog. Melancholie, gab ihm Anlaß, das Ich noch weiter in hypothetische „Instanzen" zu unterteilen, die einerseits struktural-substantiell gefaßt wurden, andererseits nur dynamisch (triebhaft) erschienen. Eine Folge dieser Unterteilung war die Aufstellung des sog. Ideal- oder „Über-Ich". Die von paranoiden Psychosen in mißtrauischer Weise hervorgebrachten Klagen, sie würden von anderen Personen beobachtet, kritisiert und mit Vorwürfen bedacht, veranlaßten Freud zu der Annahme, im Ich sei noch eine weitere Instanz zu unterscheiden, die die kritische Selbstbeobachtung des Menschen ermöglicht. Die jeder Person zugängliche Selbstbeobachtung wird bei der Paranoia in krankhafter Weise in die Außenwelt verlegt („projiziert"), eine Auffassung, die Freud bereits 1895 vertrat. Damals beschrieb er schon „Gewissensmächte" (im Briefwechsel mit Fliess), konstatierte deren kulturell-zivilisatorische Abhängigkeit und die durch sie ausgeübte Unterdrückung des Trieblebens. Die „Gewissensmächte", greifbar in der kritischen Selbstbeobachtung, sind Abkömmlinge der Erziehung. Tadel und Kritik der Eltern werden von den Kindern aufgenommen, „introjiziert", und über die Identifizierung mit den Eltern entsteht jene Instanz im Ich, die Freud (1917) das „Ideal-Ich" nennt. Damit vollzog er den entscheidenden Schritt zur Psychologisierung des Gewissens, das für die psychoanalytische Theorie zu einer durch Umwelteinflüsse bedingten Instanz des „seelischen Apparates" wurde. Der Begriff des „Über-Ich" wurde dann in seinen Untersuchungen zur Massenpsychologie weitergeführt, in der Deutung der Anführer von „Massen" als „Über-Väter", die der Masse gegenüber durch Anweisungen, Verbote, Erlaubnis usf. analog wie die Väter in der Kindheit des einzelnen sich verhalten – daher stamme ihre große Wirkung. Nach der „Einführung des Narzißmus" und des Über-Ich stellt sich das Ich wie folgt – zusammengefaßt – dar:

a) es gehört zum Bewußtsein und überwacht Wahrnehmung und Motilität;

b) es ist ein Trieb (Selbsterhaltungstrieb);

c) Libidoreservoir;

d) Anlaß der Verdrängung („Selbstachtung");

e) es fügt sich der Realität, ist teilweise mit dem Realitätsprinzip identisch (Real-Ich/Lust-Ich);

f) es ist die Grundlage der Charakterbildung als Reaktion auf Triebhaftes;

g) es übt die Realitätsprüfung aus.

Es werden also sieben außerordentlich verschiedene Funktionen im Ich zusammengefaßt, sieht man von seiner anderen Instanz, dem „Ideal-Ich", noch ab.

Was, so darf gefragt werden, geht in dieser zunehmend komplizierter werdenden Theorienbildung vor sich? Den empirischen Beobachtungen – z.B. der Psychosen – gerecht zu werden: Verifizierung der Hypothesen durch zusätzliche Hypothesen, jedoch keine Falsifizierung, da die Grundhypothese der Neurosenentstehung durch Verdrängung sexueller Bedürfnisse erhalten bleibt. Diese These erfährt nur Erweiterungen, zu denen die der Ich-Theorie und der libidinösen Bedeutung derselben am problematischsten werden. Auf der anderen Seite konnte Freud sich nicht über damals fundamentale biologisch-darwinistische Begriffe wie den des „Selbsterhaltungstriebes" hinwegsetzen und das gesamte „normale" und abnorme menschliche Dasein durch den Konflikt zwischen verdrängter Sexualität und verdrängenden Mächten „erklären". Sein Triebbegriff verlangte eine Erweiterung zur „Realität" (Realitätsprinzip) hin, für die sich dann die Selbsterhaltung als Anwärter der „Realität" anbot, die dann allerdings auch „libidinöser" Natur wurde.

Zur Stützung seiner Thesen suchte Freud zunehmend Anhalt auch in weltanschaulich-kritischen Konzepten, wie z.B. in seinem Aufsatz über „Kulturmoral und Sexualität", in dem er vor allem – ebenfalls aus darwinistischer Sicht – die der christlichen Kulturmoral entstammende Monogamie anprangerte, insbesondere weil sie die natürliche Selektion (Darwin) unterbinde – ohne sich jedoch etwa für eine anarchische Promiskuität einzusetzen. Die herrschende Kulturmoral erzeugt einen ängstlich-gehemmten Menschentypus (vgl. Nietzsche!) –, die „natürliche" Sexualmoral (welche diese sei, bleibt offen) dagegen den „starken" und „gesunden Mann". Die Hypothesen eines englischen Frühgeschichtlers und Ethnologen aufgreifend, versuchte Freud dann seine Konzeption phylogenetisch in „Totem und Tabu" abzustützen.

Die von Freud hier entwickelten Thesen sind zwar durch die völkerpsychologischen Untersuchungen widerlegt worden, dennoch sind sie für das Verständnis der Psychoanalyse von Bedeutung. Die Urhorde – eine Art Brüderklan – wird von dem stärksten Mann, der Vater und Besitzer der Frauen (der Mütter und Töchter) ist, regiert. Die Brüder erschlagen und verzehren ihn, um dann die Frauen unter sich aufzuteilen. Am Tod des Vaters sich schuldig fühlend, errichten sie ein Sühneopfer, das stellvertretend die Tat sühnt, während der Ermordete als Gott verklärt wird. Er wird zum Totem, die Frauen des eigenen Klans tabu, nur die der anderen Stämme dürfen geheiratet werden. Der Ursprung der Religion, insbesondere der christlichen und jüdischen, ist in dieser Form des Totemismus zu suchen. (Christi stellvertretendes Opfer am Kreuz, das Abendmahl als Totemverspeisung.) Die Urhorde wird durch den Brüderklan abgelöst, dieser durch das Matriarchat, dieses wieder durch das despotische Patriarchat. Der Zyklus der Kultur besteht aus der Auflehnung gegen das Realitätsprinzip (Vater) oder Unterdrückung des Lustprinzips, bzw. Unterwerfung unter das Realitätsprinzip. Mit der zunehmenden Desexualisierung der Triebe innerhalb einer Kultur werden destruktive (aggressive) Tendenzen befreit, die dann wiederum die Kultur dem möglichen Untergang zutreiben. Gestattet eine Kultur die stärkere Entfaltung der Sexualität, so erfolgt damit eine Regression, die sich auch kulturfeindlich und anarchisch auswirkt. Nur im ständigen Kampf zwischen Triebunterdrückung oder Auflehnung vermag die Kultur sich zu behaupten, zwischen der Scylla der Sexualität und der Charybdis der Aggression. Freuds Kulturbegriff ist, wie aus der Darstellung schon ersichtlich wurde, äußerst komplex einerseits, extrem simplifiziert andererseits. Komplex ist er, weil in ihm biologische Momente – Auslese, Kampf ums Dasein – mit Problemen der Autorität, der Ordnung durch die Herrschaft der „Stärke", der Arbeit und Leistung verbunden werden. Simplifiziert ist er, weil er diese Begriffe dann wieder unter der Vorstellung der „Not des Lebens" oder des Realitätsprinzips subsumiert. Wie z.B. Marcuse betont, ist ihm das eigentlich kulturschöpferische Element, die Phantasie, in ihrer ganzen prospektiven Bedeutung entgangen. Die rein negative Bewertung der Arbeit als „notwendiges Übel" im Sinne der Unterdrückung des Lustprinzips durch das der Realität ist kennzeichnend für eine Epoche zunehmender Industrialisierung, in der lediglich noch das arbeitende Kapital der Befriedigung von Lust dienen kann.

Die Befriedigung, die in der Leistung und im Vollbringen derselben, im Können liegt, wurde in ihrer kulturschöpferischen Bedeutung von Freud unterbewertet. Ganz abgesehen davon implizieren die Fragen des Stärkeren, der Autorität, der Aufrichtung einer Ordnung, der Macht- und Herrschaftsbegründung eine Fülle von noch offenen Problemen, von denen nur eines feststeht: daß sie zu allen Zeiten von den verschiedenen Kulturen und Völkerschaften sehr verschieden gelöst worden sind. Dies haben insbesondere die Untersuchungen der psychoanalytisch geschulten Ethnologen der vergangenen 20 bis 30 Jahre – Malinowski, Kardiner, Linton, Mead, Lévi-Strauss u.a. – ergeben.

Die Entwicklung der ersten Phase Freudscher Theorienbildung – bis zur Traumdeutung – war durch die enge Anlehnung an das Maschinenmodell des „psychischen Apparates" gekennzeichnet, das er der (Bewußtes, Vorbewußtes, Unbewußtes) Topik, Ökonomie (Libidohaushalt von Lust und Unlust reguliert) und Dynamik (Konflikt) der „Seele" zugrunde legte. Symptom (Kompromiß von unbewußten Wünschen und verdrängenden Kräften) und Person wurden weitgehend aus analogen topischen, ökonomischen und dynamischen Gesichtspunkten abgeleitet, sie waren nahezu identisch. Die zweite Phase ist zwar nicht durch die Überwindung des Maschinenmodells gekennzeichnet, aber es tritt als „psychischer Apparat" zurück. An seine Stelle tritt der Begriff der Libidoökonomie und das Bestreben, seelisches Geschehen weitgehend mit den Termini der Libidoökonomie zu beschreiben. Gegenüber einer statisch-anatomischen Auffassung tritt die energetische aber nicht weniger mechanistische in den Mittelpunkt. Die Triebdynamik – Libidoökonomie – beherrscht die Problematik der psychischen Prozesse. Die Person wird als geschichtliche gewürdigt, wenn auch noch immer mit den Begriffen der mechanistischen Naturwissenschaft (biologisch) umschrieben. Gegenüber der ersten Phase psychoanalytischer Theorienbildung zeichnet sich zusammenfassend die zweite durch folgende Weiterentwicklung entweder schon latent vorhandener Gesichtspunkte (besonders im Briefwechsel mit W. Fliess nachweisbar) und Einführung neuer Gesichtspunkte aus:

1. Topik: Die Topik der Person wird weiterhin in Unbewußtes, Vorbewußtes und Bewußtes gegliedert. Es werden jedoch zwei Zensuren eingeführt: zwischen Unbewußtem und Vorbewußtem, zwischen letzterem und dem Bewußtsein. Das Unbewußte wird als das Alogische definiert, das bewußtseinstranszendent ist. Das Bewußtsein wird epiphänomenalistisch als Symptom bewertet, es tritt in der Folge der „Not des Lebens" auf, d.h., seine genetische Ableitung erfolgt aus dem Begriff der „Realitätsprüfung". („Not des Lebens" = Realitätsprinzip – Anpassung durch Selbsterhaltung an die Realität des Lebens.)

2. Dynamik: Die Dynamik der Vorgänge zwischen Bewußtsein und Unbewußtem wird mit den Begriffen der Besetzung und Gegenbesetzung von Libido und Objektlibido umschrieben.

3. Die Dynamik der Person und ihre Regulierung (Lust/Unlust) erfährt durch Einführung des Realitätsprinzips im Begriff der „Selbsterhaltung" eine einschneidende Veränderung, derzufolge es nicht mehr möglich ist, psychisches Geschehen als allein dem Lustprinzip unterstehend darzustellen. (Triebkonflikte: Selbsterhaltung gegen Sexualität, Anpassung an die „Realität".)

4. Die Verdrängung wird als Vorgang innerhalb der Libido, als Resultante zweier Triebe (Selbsterhaltung/Sexualität) aufgefaßt – wobei der Zusammenhang mit der Verdrängung „wegen der Realität" durch den Selbsterhaltungstrieb aufrechterhalten bleibt.

5. Das Ich ist als Trieb (Selbsterhaltungstrieb) bestimmt, funktionalisiert, wenn auch diese Bestimmung immer wieder relativiert wird. Im Ich wird die urteilende, kritisierende Instanz, das Gewissen, als Ideal-Ich bezeichnet.

6. Die Triebe sind, ebenso wie das Unbewußte, „bewußtseinstranszendent", wenn Freud ihre Herkunft aus dem Somatischen auch nach wie vor postuliert.

7. Die Bedeutung der infantilen Sexualität wird in ihrem Einfluß auf die spätere Entwicklung des Individuums und seiner Störungen erkannt.

8. Die Beobachtungen an der Psychopathologie der Person werden auf die Geschichte der Menschheit (phylogenetisch) übertragen. Die Kultur wird als Resultante aus dem Lust- und Realitätsprinzip aufgefaßt, überwiegend jedoch negativ, als Unterdrückung der Triebe, interpretiert.

c) Die letzte Phase der psychoanalytischen Theorienbildung S. Freuds

Stand die erste Phase der psychoanalytischen Theorienbildung unter dem Eindruck des Sexualtriebes und dessen Verdrängung, die zweite unter dem des Konfliktes zwischen Selbsterhaltungstrieb (Narzißmus) und Libido, so die dritte (1923–1939) im Zeichen des Todestriebes. Die Einführung desselben motiviert Freud auf dreifache Weise:

1. Die Beobachtung des sog. Wiederholungszwanges in der Neurose ließ ihn vermuten, daß das seelische Geschehen Faktoren aufweist, die einer Regulierung durch das Lust-Unlust-Prinzip – selbst nach der Einführung des Realitätsprinzips – widersprechen. Was verstand er unter dem Wiederholungszwang? Mit diesem Begriff umschrieb er die regelmäßige Wiederkehr z.B. eines lebensbedrohlichen Traumas in den Träumen der Unfall- oder Rentenneurotiker. War einer z.B. von einem Auto angefahren worden, so mochte noch Jahre danach jenes Ereignis in allen Einzelheiten in seinen Träumen wiederkehren. Diese Tatsache war schwer mit der Regulierung psychischer Vorgänge durch Lust und Unlust, mit der Verdrängung vor allem unlustbetonter Erlebnisse zu vereinen. Aber auch in der Übertragung des Patienten auf seinen Arzt konnte der Drang zur Wiederholung unangenehmer Kindheitssituationen beobachtet werden, der nicht allein mit einem möglicherweise vorhandenen unbewußten Strafbedürfnis zu vereinen war.

2. Die erschütternden Erlebnisse des 1. Weltkrieges hatten Freud erneut die Bedeutung der Aggression vor Augen geführt, deren Rolle er schon im Briefwechsel mit W. Fliess annähernd erkannt hatte. Die Aggression war jedoch damals noch nicht gewürdigt und untersucht worden; im Sadismus und Masochismus wurde sie als Nebenkomponente des Sexualtriebes gewertet. Erst das Ausmaß an Zerstörung, wie es der Weltkrieg mit sich brachte, ließ Freud in der Aggression einen eigenen Trieb, einen Destruktionstrieb, annehmen. Wie aber waren die Destruktion und der Wiederholungszwang mit dem scheinbar ausschließlichen Streben des Menschen nach Lust, mit seinem „Libidohaushalt“ zu vereinen?

3. Hier griff Freud auf biologisch-physikalische Vorstellungen zurück, die er bereits 25 Jahre vorher skizziert hatte. Den Beginn des Lebens glaubte er in einem einfachen Bläschen zu sehen, das hilflos den Reizen der Außenwelt preisgegeben ist, bis es von diesen so „durchgebrannt“ (G.W. XIII/25) sei, daß es eine Schutzschicht gebildet hat. Diese Schutzschicht ist anorganischer Natur, sie ist ehemalig Lebendiges, das im Kampf gegen die Reize der Außenwelt wieder „abgestorben“ ist und jetzt damit einen Reizschutz bildet. Die Fähigkeit, sich der Umwelt gegenüber zu behaupten, sich selbst zu erhalten, beruht letzten Endes auf der Eigenschaft des Protoplasmas, der lebendigen Substanz, durch Absterben einen anorganischen Schutz zu bilden, der die Erhaltung des Lebens ermöglicht. Die Selbsterhaltungstriebe (Narzißmus) bzw. dann die Ich-Triebe sind demzufolge konservativer Natur, sie stellen in der Bildung jener Schutzschicht den ursprünglichen Zustand wieder her, der herrschte, bevor es überhaupt Leben gab – den Tod. Die spekulative Ableitung der Selbsterhaltungstriebe aus dem Reizschutz weitet Freud zu der These aus, daß dem Leben ganz allgemein der Drang innewohnt, in den zeitlich früheren Zustand, als es noch kein organisches, sondern nur anorganisches Dasein gab, zurückzukehren, d.h. in den Tod oder das „Nirwana“.

Das Leben erscheint in dieser Konzeption als letzten Endes absurder Umweg zum Tod. „Das Ziel alles Lebens ist der Tod“ (G.W. XIII/40). Die konservative Natur der Triebe versucht Freud, von seiner Hypothese der Reizschutz- und Ich-Entwicklung vielleicht selber nicht ganz überzeugt, durch den Hinweis auf die Ontogenese, die Wiederholung der Phylogenese in der Embryonalentwicklung, zu stützen, wie auch mit dem Hinweis auf bestimmte konservativ erscheinende Wandertriebe von Fisch- und Vogelarten. Die Tatsache der Phylogenese, die Mannigfaltigkeit der Arten und Gattungen seit Jahrmillionen geht „auf die Rechnung äußerer, störender und ablenkender Einflüsse“ (G.W. XIII/39) zurück. Die Sexualtriebe nun werden den Todestrieben gegenübergestellt. Die ersteren sollen die lebenden (hypothetischen) Elementarorganismen, solange sie noch hilflos den äußeren Reizen ausgeliefert sind, zu größeren Einheiten zusammenführen, die sich gemeinsam dann der anstürmenden Außenwelt erwehren können. Diese Triebe sind allerdings auch konservativ (1), „indem sie frühere Zustände der lebenden Substanz wiederbringen, aber sie sind es in stärkerem Maße, indem sie sich als besonders resistent gegen äußere Einwirkungen erweisen und dann noch in einem weiteren Sinne, da sie das Leben selbst für längere Zeiten erhalten“ (G.W. XIII/42f.). Es bleibt jedoch – wie noch manches andere – unklar, wie diese Triebe, die auch konservativ sind, den Todestrieben entgegenwirken und dann für die Entwicklung des Lebens verantwortlich gemacht werden.

Das Ergebnis, zu dem Freud jedoch gelangt, ist die ursprüngliche Verschmelzung von libidinösem Sexual- und konservativem Todestrieb, die schon in dem ersten Elementarwesen in irgendeiner Weise vorhanden gewesen sein muß. Für die Psychologie bedeutet dies die Annahme einer ursprünglichen, nicht weiter zurückführbaren Verkettung von Aggression und Libido – von „Eros und Thanatos“.

Wie wirkten sich die Konzeptionen auf die psychoanalytische Theorie der letzten, gewissermaßen an Plato – auf den sich Freud bezieht – orientierten Phase aus? Das „Über-Ich“, aus dem Ideal-Ich entwickelt (s.o.), das die Strenge und Unerbittlichkeit des Gewissens repräsentiert, der „Über-Vater" der Massenpsychologie, stellt sich in den Depressionen durch die Härte quälender Vorwürfe und in den despotischen Impulsen der Zwangsneurosen als geradezu sadistisch dar – es drückt in der jetzt sich abzeichnenden Topik der Person mit diesen Eigenschaften den Todestrieb aus, ist aber in „großen" Anteilen auch unbewußt. Der Eros (Libido) wird im wesentlichen dem „Es" zugeordnet, dem vormals das Unbewußte zukam. Das Ich endlich, in der permanenten Gefahr von den strengen Anforderungen des Über-Ich erdrückt, von den Begierden des Es überschwemmt zu werden, befindet sich in einer problematisch-labilen Situation. Todestrieb und Eros werden durch diese Topik der Person zu Instanzen innerhalb derselben „substantialisiert" – dies ist der entscheidende Schritt über die vorausgehende Phase hinaus, obwohl nach wie vor von dem Konflikt Selbsterhaltungstrieb/Libido die Rede ist oder – wie in der ersten Phase – von der Abspaltung Affekt/Vorstellung durch unbewußte Vorgänge. Die letzte Phase hebt die vorausgegangenen Schritte der Theorienbildung nicht auf, sondern gibt den einzelnen Hypothesen einen neuen Rahmen – auch die „Absetzung" der Alleinherrschaft des Lustprinzips als Regulator des „psychischen Apparates" läßt das Lustprinzip weiterhin gegen das Realitätsprinzip stehen. Die Gleichsetzung des Unbewußten mit dem Es bedeutet einerseits den Versuch, dieses zu versachlichen, andererseits, ihm jenen naturnotwendigen, triebhaft drängenden Charakter zu verleihen, den Groddeck (und vor ihm Nietzsche) in diesen Ausdruck legte. Das Ich wie auch das Über-Ich wurzeln im Es, sind diesem jedoch nur oberflächlich aufgesetzt, in der Weise, wie Freud sich die Entwicklung des einzelligen schutzlosen Urbläschens zu jenem mit einer Rindenschicht, einem „Reizschutz", versehenen vorstellt. Die Erkenntnis der unbewußten Anteile von Ich und Über-Ich veranlaßte ihn zu jener grundsätzlich neuen Topik von Es, Ich und Über-Ich. Graphisch stellt er die Topik der Person in dieser Phase seiner Theorienbildung folgendermaßen dar (G.W. XIII/252):

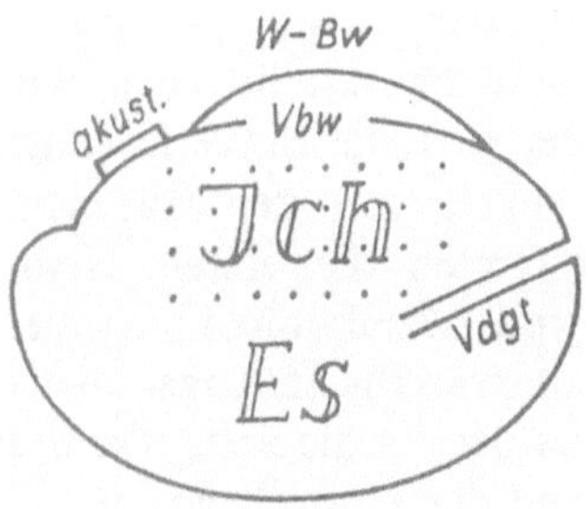

Für die Theorie der Angstentstehung ergab sich folgende neue Konzeption: Glaubte anfänglich Freud, die Angst entstehe direkt durch Unterdrükkung der Sexualität, z.B. im Coitus interruptus, so gab er diese Hypothese zugunsten der allgemeinen Vorstellung auf, daß die Angst Folge der Verdrängung ist (2. Phase). Jetzt wird die Verdrängung Folge der Angst: die Angst entsteht im Ich als Alarmzeichen – Angst aber nicht nur vor äußerer Bedrohung, sondern vor allem auch vor der eigenen Libido oder der Aggression (Todestrieb) führen zur Verdrängung derselben. Diese Konzeption bildete dann die Grundlage der Theorie der Abwehrmechanismen von Anna Freud.

Die letzte Phase der Konzeptionen Freuds ist auch durch eine Fortsetzung seiner kulturkritisch-weltanschaulichen Schriften gekennzeichnet, wie insbesondere die „Zukunft einer Illusion" und „Jenseits des Lustprinzips". Wurde die letztere als grundlegende Theorie des Todestriebes schon referiert, so bemüht sich in der ersteren Freud, die Religion ganz allgemein, spezifisch jedoch die christliche als Überbleibsel infantiler Vorstellungen und Wünsche einerseits – Vater = Gott – zu interpretieren, andererseits die religiösen Zeremonien und Rituale als Angstabwehr, analog zur Zwangsneurose aufzufassen. Bemerkenswert ist Freuds Ablehnung auch der marxistischen Bemühungen, die Welt zu verbessern, er billigt dem Marxismus bestenfalls eine Verschiebung der Aggression zu; ferner seine Ablehnung einer promiskuitiven Gesellschaft, die zur Anarchie führen würde.

6. Die psychoanalytische Therapie von 1895–1938

Es ist bemerkenswert, daß die psychoanalytische therapeutische Methode seit ihrer Entwicklung aus der Hypnose sich bis zum heutigen Tage nicht einschneidend verändert hat. Sie beschränkt sich auf die Entwicklung der freien Assoziation, die Traumanalyse, die Analyse der Übertragung und der Widerstände. Heilung wird in der zweiten Phase als „genuß- und arbeitsfähig" definiert. Die Bedeutung der Übertragung hatte Freud schon in seinen „Studien" voll erkannt, er definiert sie in seiner Arbeit „Erinnern, Wiederholen, Durcharbeiten" (1914) als das eigentliche „Schlachtfeld" der Behandlung (s.o.).

In seiner letzten Arbeit über die Technik der Therapie, „Die endliche und unendliche Analyse" (1937), wirft er die Frage nach der Heilbarkeit der Neurose überhaupt auf. Die gleiche Arbeit untersucht auch ausführlich die Bedeutung der Gegenübertragung des Arztes auf den Patienten – auf die insbesondere Ferenczi später hinwies – in ihrer Auswirkung für die Heilbarkeit des letzteren. Die Diskrepanz zwischen den vom Lustprinzip beherrschten, letzten Endes immer unbefriedigten Trieben einerseits, dem in vieler Beziehung abhängigen und schwachen Ich andererseits lassen jedoch die Heilung im Sinne eines einmaligen und endgültigen Ereignisses fraglich erscheinen.

Die „konstitutionelle Triebstärke" und die im Abwehrkampf mit dieser sich entwickelnde „ungünstige Veränderung des Ichs im Sinne einer Verrenkung und Einschränkung" (G.W. XVI/64ff.) desselben stehen einer dauerhaften Heilung einschränkend gegenüber. Eine wesentlich günstigere Prognose haben dagegen jene Neurosen, die einen traumatischen, akzidentellen Zusammenhang in ihrer Entstehung aufweisen. Bei jenen, so urteilt Freud, dürfte die Analyse zu vollem Erfolg führen. Diese Arbeit Freuds enthält einige bemerkenswerte Formulierungen, die auf die Bedeutung des Ich im Zusammenhang der Therapie neues Licht werfen. Heilung sieht er – fast im Sinne der griechischen (platonischen) Philosophie – in der „Bändigung des Triebes", seiner Aufnahme in die „Harmonie des Ichs" (G.W. XVI/69ff.). Er definiert die Leistung der analytischen Therapie:

„Die Analyse aber läßt das gereifte und erstarkte Ich eine Revision dieser alten Verdrängungen vornehmen; einige werden abgetragen, andere anerkannt, aber aus soliderem Material neu aufgebaut. Diese neuen Dämme haben eine ganz andere Haltbarkeit als die früheren; ihnen darf man zutrauen, daß sie den Hochfluten der Triebsteigerung nicht so leicht nachgeben werden. Die nachträgliche Korrektur des ursprünglichen Verdrängungsvorganges, die der Übermacht des quantitativen Faktors ein Ende macht, wäre also die eigentliche Leistung der analytischen Therapie" (G.W. XVI/71).

Als letztes Hindernis der analytischen Kur sieht Freud den Todes- oder Destruktionstrieb, auf dessen unauflösbare Wirksamkeit er das Scheitern einiger Behandlungen zurückführen muß. Er bekennt sich zu Empedokles, der die Welt aus Liebe und Streit (Haß) bestehen läßt, und damit zu einer „Triebmythologie" (G.W. XV/101), in die sein Werk, von der mechanistischen Konzeption der Jahrhundertwende herkommend, einmündet. Dabei darf jedoch nicht übersehen werden, daß die Triebe von Freud nach wie vor nur subjektive Repräsentanten somatischer Vorgänge sind, er die Überzeugung vertrat, daß eines Tages alle „psychischen" Prozesse sich biochemisch auflös- und behandelbar erweisen werden.

7. Die Schüler Freuds

Als „Schüler" Freuds sind spezifisch jene gemeint, die an der Libidotheorie, der Topik der Person in Es, Ich und Über-Ich, an der zentralen Bedeutung des Ödipuskomplexes, an den drei Phasen der Libidoentwicklung, u.U. auch an der Todestrieb-Hypothese festgehalten haben. Letzteres ist z.B. nicht der Fall bei F. Alexander, P. Federn, M. Klein, Th. Reik, W. Reich u.a., ohne daß diese eine eigene Schule (mit Ausnahme M. Kleins und W. Reichs) begründet hätten. Die Darstellung der Akzentsetzungen und Akzentverschiebungen innerhalb der Schule Freuds allerdings – darauf beschränkten sich die Schüler bis zum heutigen Tage – kann hier nur angedeutet werden; detailliert ist sie in den „Tiefenpsychologischen Schulen" dargestellt.

K. Abraham hat u.a. in Arbeiten die (hypothetischen) Stadien der Libidoentwicklung weiter differenziert und stellte den Übergang von dem „autoerotischen" Stadium des Säuglings zu dem „phallischen" der endgültigen genitalen Reife wie folgt dar:

Stadien der Libido-Entwicklung:		Stadien der Objektliebe:	
VI.	Endgültiges genitales Stadium	Objektliebe	(postambivalent)
V.	Frühes genitales Stadium (phallisches)	Objektliebe mit Ausnahme der Genitalien	(ambivalent)
IV.	Späteres anal-sadistisches Stadium	Partielle Liebe	
III.	Frühes anal-sadistisches Stadium	Partielle Liebe mit Einverleibung	
II.	Späteres orales Stadium (kannibalistisches)	Narzißmus (totale Einverleibung des Objektes)	
I.	Frühes orales Stadium (Saugen)	Autoerotismus (ohne Objekt)	(präambivalent)

Das früheste Stadium des Saugens an der Mutterbrust ist durch reinen Autoerotismus und Mangel irgendeiner Hinwendung zum Objekt gekennzeichnet. Der Säugling vermag in keiner Weise zwischen sich und der Umwelt – Brust – zu unterscheiden. Erst in der narzißtischen Phase, die durch die totale oder partielle Einverleibung (Inkorporation) des Objektes (z.B. der Mutterbrust) gekennzeichnet ist, treten die ersten Hemmungen der Triebe auf, und zwar können sich diese Hemmungen bereits als krankhafte Angst auswirken. Dieses Stadium setzt bereits die erste Trennung zwischen dem Kind und der Umwelt voraus.

Das hier auftauchende Problem des Narzißmus hat in der Fülle der psychoanalytischen Literatur zu heftigen, noch keineswegs abgeschlossenen Auseinandersetzungen geführt, die sich in den Diskussionen jüngster Zeit um Kohut kristallisierten.

H. Kohut sieht den sog. Narzißmus, dessen klinische Ausformungen er in Größenideen, innerer Leere, Überempfindlichkeit Kritik gegenüber, Unfähigkeit, sich selbst eine narzißtische Befriedigung zu verschaffen, Beziehungslosigkeit zu sich selbst u.a.m. aufweist, kausal durch unvermeidbare Diskrepanzen in der frühen mütterlichen Fürsorge dem Kind gegenüber bedingt. Unvermeidliche Störungen der Pflege heben die Mutter/Kind-Einheit und den primär autoerotischen narzißtischen Zustand des Kindes immer wieder auf. Die primäre „Dualunion" mit der Mutter wird nach oder im Gefolge der Störungen der mütterlichen Zuwendung dann vom Kind durch die Aufrichtung eines grandiosen, exhibitionistischen Selbstbildes kompensiert, ferner durch die Zuweisung der frühesten Vollkommenheit der Dualunion an ein bewundertes, allmächtiges, aber nicht dauerhaftes Selbst-Objekt. Das „grandiose Selbst" und die „idealisierte Elternimago" werden damit als zwei neue Begriffe in die Metapsychologie eingeführt. Verläuft die Entwicklung des Individuums einigermaßen günstig, dann werden die den Verlust der Dualunion kompensierenden Größen- – u.a. – Phantasien integriert, wie auch die idealisierte Elternimago zum idealisierten Über-Ich wird, das dann eine wichtige Rolle in der (annähernd) normalen Persönlichkeit spielt. Bei kranken Individuen stellt Kohut an 17 Patienten die oben aufgeführte Symptomatik auf dem Hintergrund seiner ätiologischen Hypothesen dar. Besonders die Übertragungsproblematik seiner Patienten läßt Größenphantasien und idealisierte Elternimago deutlich werden, so daß Kohut die Übertragungsproblematik dieser narzißtischen Kranken deutlich von anderen Formen der Psychoneurose abgrenzen zu können glaubt. Der Therapeut wird zum Gegenstand nicht weniger der idealisierten Elternimago wie auch des grandiosen Selbst, letztere bezeichnet er als „Spiegelübertragung". Er unterläßt es auch nicht, auf die gelegentliche Intensität der Gegenübertragung der Therapeuten narzißtisch Kranken gegenüber zu verweisen, wenn der Therapeut die Übertragungsbedürfnisse dieser Patienten nicht richtig einschätzt. In der Übertragung der idealisierten Elternimago soll der Analytiker viel zu viel für den Patienten sein –, in der des grandiosen Selbst dagegen „nichts".

Den Ansichten H. Kohuts gegenüber vertritt S. Biran die Meinung, daß im Begriff „narzißtischer Mensch" heterogenste Haltungen in einen „Sammeltopf" geworfen werden, der primäre Narzißmus zu den stärksten und durchaus normalen „Trieben" gehöre, die Selbstliebe ebenso wichtig sei wie die Objektliebe. Er faßt seine Untersuchung wie folgt zusammen:

„Die psychoanalytische Theorie des Narzißmus begeht den Grundfehler, nicht zwischen Vorstellungen und Gedanken einerseits und zwischen Gefühlen und Trieben andererseits zu unterscheiden. Das Selbst und die Außenwelt sind korrelative Begriffe, die sich gleichzeitig bilden und eines ohne das andere nicht denkbar sind. Der Allmachtsglaube ist eine komplexe Schlußfolgerung, zu der das Kind vor dem dritten oder vierten Lebensjahr nicht fähig ist. Es ist eine irrige Schlußfolgerung, daß Gedanken und Vorstellungen wahr oder falsch, Triebe hingegen – und der Narzißmus wird zum Trieb erklärt – nur vorhanden oder nicht vorhanden sein können."

C. Hanly und J. Masson werfen Kohut eine dualistische Libidotheorie vor, die eine Linie vom Autoerotismus über den Narzißmus zu Objektbesetzungen zöge, eine andere Linie vom Autoerotismus über den Narzißmus zu höheren Formen in der Umformung des primären Narzißmus zu spezifisch neurotischen Syndromen der „narzißtischen Persönlichkeitsstörungen". Sie führen aus, daß ein Patient seinen Ödipuskomplex „gelöst" haben kann und nichtdestoweniger narzißtisch sei. Ihre Kritik fassen sie wie folgt zusammen:

1. Unabhängigkeit von narzißtischer und Objektlibido wird gefordert.
2. Höhere Formen des Narzißmus sind nicht pathologisch, aber notwendig für die Ich-Reifung.
3. Die narzißtische Libido sei nicht parasitär für die Objektlibido.

Ganz anders sieht H. Homburger Erikson – der nur in begrenztem Maß noch als Schüler Freuds anzusehen ist – das Problem der sog. Phasen der Libidoentwicklung. Für ihn ist der Begriff der Ich-Identität, der Identität des Menschen bei entsprechender Orientierung mit sich selbst, ausschlaggebend für die seelische Gesundheit, die bei mangelnder Identität in Depressionen, Verwahrlosung, Kriminalität, Drogenabhängigkeit umschlägt. Diese Identität mit sich selbst ergibt sich primär aus der Interaktion zwischen dem Kind und seiner Gruppe, nicht aber aus einem angeblich biologischen Ablauf bestimmter Phasen.

So hat Homburger Erikson ein anderes Schema der Entwicklung des Kleinkindes entworfen, in dem Urvertrauen und Autonomie (Selbständigkeit) zu grundlegend-stabilisierenden Faktoren der seelischen Gesundheit von Anfang an einbezogen sind. Die Voraussetzung für die gesunde Entwicklung der Identität sieht er in folgenden Faktoren:

„Viele Mechanismen jedoch, die einst die evolutionäre Anpassung, die Stammeseinheit, den nationalen oder Klassenzusammenhalt garantieren, sind heute, in einer Welt universal sich ausweitender Identitäten, überflüssig geworden. Die Erziehung zu einer Ich-Identität, die ihre Kraft aus den sich wandelnden historischen Bedingungen schöpft, erfordert eine bewußte Bejahung der historischen Heterogenität von seiten der Erwachsenen, verbunden mit dem aufgeklärten Bemühen, die menschliche Kindheit überall auf der Welt mit einem neuen Fundus sinnvoller Kontinuitäten zu versehen. Für diese Aufgabe scheint die systematische Erforschung folgender strategischer Punkte wichtig:

1. Kohärenz des Körperbildes einschließlich dessen möglicher Basis im fötalen Schicksal, mit besonderer Berücksichtigung der emotionalen Einstellung der Mutter zur Schwangerschaft;
2. Synchronisierung der nachgeburtlichen Säuglingspflege mit dem Temperament des Neugeborenen, das auf pränatalen Erfahrungen und denen bei der Geburt gründet;
3. Gleichheit und Kontinuität im frühesten sinnlichen Erleben des Körpers und Temperaments der Mutter, wodurch ein dauernder Fundus von Narzißmus gelegt und erhalten wird;
4. Synchronisierung der prägenitalen Phasen und der Anpassungsleistungen in der Kindheitsentwicklung mit einer bestimmten Gruppen-Identität;
5. unmittelbare und greifbare soziale Prämien für das Aufgeben des infantilen Narzißmus und der Autoerotik und für den Erwerb von Fertigkeiten und Wissen in der Latenzzeit;
6. adäquate Lösung des Ödipuskonflikts innerhalb des sozio-historischen Rahmens des Individuums;
7. Verknüpfung der in der Adoleszenz gefundenen letzten Fassung der Ich-Identität mit wirtschaftlichen Möglichkeiten, realisierbaren Idealen und erlernbaren Techniken;
8. Bindung der Genitalität an Liebesobjekte mit komplementärer Ich-Identität und Übernahme des in der Gemeinschaft wirkenden Sinns der Fortpflanzung."

Zu den Grundkomponenten – analog zu Freuds Drei-Phasen-Theorie der sexuellen Entwicklung –, die das Kleinkind erfahren muß, um sich zu einem gesunden Menschen zu entwickeln, zählt Erikson das Urvertrauen, die Entwicklung des autonomen Willens und die Initiative.

Erstes Stadium (etwa 1. Lebensjahr)	**Urvertrauen**	Frühform der Autonomie	Frühform der Initiative
Zweites Stadium (etwa 2. und 3. Lebensjahr)	Spätere Form des Urvertrauens	**Autonomie**	Frühform der Initiative
Drittes Stadium (etwa 4. und 5. Lebensjahr)	Spätere Form des Urvertrauens	Spätere Form der Autonomie	**Initiative**

Über das Urvertrauen schreibt er:

„Als erste Komponente der gesunden Persönlichkeit nenne ich das Gefühl eines Ur-Vertrauens, worunter ich eine auf die Erfahrungen des ersten Lebensjahres zurückgehende Einstellung zu sich selbst und zur Welt verstehen möchte. Mit ‚Vertrauen' meine ich das, was man im allgemeinen als ein Gefühl des Sich-Verlassen-Dürfens kennt, und zwar in bezug auf die Glaubwürdigkeit anderer wie die Zuverlässigkeit seiner selbst. Wenn ich davon als von einer Ur-Erfahrung spreche, so meine ich damit, daß weder diese noch die später hinzutretenden Komponenten sonderlich bewußt sind, in der Kindheit so wenig wie im Jugendalter. Tatsächlich gehen alle diese Kriterien, wenn sie sich in der Kindheit entwickeln und im Jugendalter integriert werden, in der Gesamtpersönlichkeit auf. Dagegen sind ihre Krisen in der Kindheit und ihre späteren Schädigungen im Erwachsenenalter deutlich abgegrenzt."

Die Entwicklung der Autonomie – ebenfalls einer grundlegenden Ich-Eigenschaft – stellt Erikson in den Zusammenhang der Analität, der Kontrolle der Schließmuskeln.

„Der Hauptakzent liegt in dieser Phase auf der Reifung des Muskelsystems, der daraus erwachsenden Fähigkeit (und doppelt empfundenen Unfähigkeit), eine Anzahl höchst komplizierter Akte wie ‚Festhalten' und ‚Loslassen' zu koordinieren, ferner auf dem enormen Wert, den das immer noch höchst abhängige Kind auf seinen autonomen Willen zu legen beginnt.

Die Psychoanalyse hat unseren Wortschatz um den Ausdruck „Analität" bereichert, um die besondere Lust- und Willensqualität zu bezeichnen, die den Ausscheidungsorganen in dieser Phase häufig zukommt. Der ganze Vorgang der Entleerung von Darm und Blase ist natürlich von Anfang an von einem Gefühl des Wohlbefindens begleitet, das im Grunde ‚gut gemacht' meint. Dieses Lob muß zunächst noch recht oft für das Unbehagen und die Spannung entschädigen, die das Kind empfindet, bevor seine Organe gelernt haben, ihr Tagewerk zu verrichten. Es sind zwei Entwicklungen, die den analen Erfahrungen das notwendige Gewicht geben: der Stuhl tritt besser geformt aus, und das Muskelsystem, das die willentliche Ausscheidung, das Fallenlassen und Wegwerfen steuert, koordiniert sich. Diese neue Dimension des Umgangs mit der Dingwelt ist jedoch nicht auf den Sphinkter beschränkt. Es entwickelt sich die allgemeine Fähigkeit, ja das heftige Bedürfnis, mit Willen fallenzulassen und wegzuwerfen und das Festhalten und Loslassen abwechselnd zu üben."

An empirischen Beobachtungen darf das Werk des Freudschülers und Pädiaters R. Spitz am besten fundiert erscheinen. Er sieht die Ursachen neurotischen Verhaltens oder das Auftreten psychosomatischer Störungen fast ausschließlich vom Gesichtspunkt der Mutter/Kind-Beziehung an. Seine Arbeit über die psychogenen Erkrankungen im Säuglings- und Kleinkindalter gliedert er nach den Beobachtungen der Mutter/Kind-Beziehung und der Reaktion des Kindes auf die Mutter.

Eine an 170 Kindern durchgeführte Untersuchung über den Autoerotismus ist deshalb von besonderer Wichtigkeit für die psychoanalytische Theorie, weil sie Freuds These, der Autoerotismus entwickele sich gleichsam automatisch und von den Umwelteinflüssen weitgehend unabhängig (vgl. den primären Narzißmus), widerlegt. Spitz konnte demgegenüber nachweisen, daß autoerotische Betätigungen (Schaukeln, Spiel mit den Genitalien oder den Faeces) nur eintreten, wenn überhaupt schon eine Beziehung zum Objekt, insbesondere zur Mutter besteht. Sie fehlen völlig, wenn die Kinder zur Umwelt, insbesondere zu der Mutter keinerlei gefühlsmäßige („emotionale") Beziehungen haben. Ist die Beziehung zu der Mutter oder anderen Pflegepersonen gut, so spielen die Kinder gerne autoerotisch mit ihren Genitalien. Behindert die Mutter dagegen durch rigorose Erziehungsmaßnahmen die Aufnahme des Kontaktes zur Umwelt, so schaukeln die Kinder bevorzugt. Schwankt die Mutter in ihrer Einstellung dem Kinde gegenüber stärker, spielen die Kinder bevorzugt mit Kot.

In seinen beiden Veröffentlichungen „Die Entstehung der ersten Objektbeziehungen" und „Nein und Ja, Ursprünge der menschlichen Kommunikation" hat Spitz weiteres wichtige Material über die frühkindliche Welt und ihre Reaktionsmöglichkeiten zusammengestellt. Nach dem Vorbild der allerersten Objektbeziehung, die für den Säugling die Mutterbrust ist, gestaltet der Säugling seine weiteren Beziehungen. Die Einstellung und Haltung der Mutter zum Kind – vgl. oben – ist dabei entscheidend. Spitz stellt eine Skala mütterlicher Einstellungen dem Kinde gegenüber zusammen, die mit somatischen oder psychischen Schäden durch den Säugling beantwortet werden. „Psychotoxische Schäden" sind meistens psychosomatische Störungen des Säuglings vom Brechdurchfall bis zu Asthma oder Allergie, bei denen die psychische Veränderung Hand in Hand mit der körperlichen Funktionsstörung geht, und die als Folgen einer ambivalenten Einstellung der Mutter zum Kind gesehen werden.

Folgende Einstellungen der Mutter und ihre Wirkungen auf das Kind stellt Spitz auf:

1. Primäre, unverhüllte aber passive Ablehnung des Kindes führt zum Koma.
2. Aktive Ablehnung: Erbrechen.
3. Primär ängstliche Besorgnis: Dreimonatskolik.
4. Verhüllte Feindseligkeit in Form ängstlicher Besorgnis; atopische Dermatitis.
5. Schwanken der Mutter zwischen Verwöhnung und Feindseligkeit: Hypermotilität (Übererregbarkeit).
6. Zyklische Stimmungsverschiebungen der Mutter: Koprophagie.
7. Bewußt kompensierte Feindseligkeit: aggressive Hyperthymie.
8. Bei partiellem Liebesentzug: anaklitische Depression.
9. Bei völligem Liebesentzug: Marasmus.

Bei fehlender Mutterliebe ist die Objektbeziehung des Kindes durch Übertragung und Identifikation gestört und damit die zwischenmenschliche Beziehung überhaupt. Das Kind richtet seine Aggression gegen sich selbst und geht an Schwachsinn oder Verwahrlosung zugrunde.

Trotz des reichen von Spitz dargelegten Materials wird sich der Analytiker, dem bekannt ist, daß es eine nicht ambivalente Beziehung der Mutter zum Kinde gar nicht geben kann, den daraus folgenden Konsequenzen gegenüber skeptisch verhalten; er müßte sich sonst wundern, daß die Menschheit überhaupt noch fortbesteht. Der Schluß, der aus diesen Untersuchungen gezogen werden kann, ist nicht nur der, daß wieder einmal „Mutterliebe" sich als A und O gesunden menschlichen Verhaltens erweist, sondern daß offenbar der Säugling bereits mit zahlreichen Möglichkeiten ausgerüstet ist, die Schäden 1–8 auszugleichen. Über diese Möglichkeiten ist jedoch begreiflicherweise noch so gut wie nichts bekannt, es sei denn, daß man sich Melanie Kleins Theorien anschließt.

In seiner Untersuchung über „Nein und Ja" versucht Spitz nachzuweisen, daß die Verneigungsgeste (Kopfschütteln) aus der Suchbewegung des

Neugeborenen an der Mutterbrust entsteht. Diese Suchbewegung macht einen Funktionswandel durch, indem sie bei erfolgter Sättigung das erste „Nein" ausdrückt, später über die Identifizierung mit dem Erwachsenen, vom 15. Monat ab dann als „Nein"-Geste auch unabhängig vom Stillgeschäft angewandt wird. Ähnlich habe das „Ja" als Nickbewegung auf die Mutterbrust zu – bei Hunger – einen motorischen Vorläufer, der für die Nestflüchter charakteristisch sei. (Spitz übersieht, daß der Mensch kein Nestflüchter ist.) Mit dem „Nein-Schütteln" wird zwischen dem 15./18. Monat beim Kind eine neue Integrationsstufe erreicht, die dann dem abstrahierenden Denkvermögen, später der Über-Ich-Bildung als Möglichkeit, zu sich „nein" zu sagen (ab 2. Lebensjahr), vorausgeht.

Melanie Klein glaubt durch Interpretation frühkindlicher Träume, durch Interpretation auch von Testverfahren, Spieltherapie und der frühesten sprachlichen Kundgebungen des Kindes zu wissen, daß die Frühentwicklung der Kleinst- und Kleinkinder sich in folgenden Phasen abspielt:

Die Entwicklung des Knaben wird durch das einschneidende Erlebnis des Abstillens nicht weniger geprägt als die des Mädchens, beide verarbeiten diese schwere orale Versagung nur in anderer Weise. An Stelle der Mamille der mütterlichen Brust tritt das väterliche Glied, das der Knabe und das Mächen sich in der Phase des oralen Sadismus einverleiben möchten. Dieser Wunsch nach Einverleibung (Inkorporation) ist mit der Introjektion des Penis identisch. Aber das Kind stellt sich vor, die Mutter hindere es daran, diesen Wunsch zu verwirklichen, da sie sich das Glied des Vaters bereits einverleibt hat. Der Sadismus des Kindes macht – in der unbewußten Phantasie – demzufolge vor dem Leib der Mutter nicht halt, es will auch diesen zerstören und vernichten. Die sadistischen Impulse jedoch wecken dann in dem Kind Angst vor denselben – Angst ist die Folge von Aggression bei Melanie Klein –, es schützt sich aber gegen die Angst eben durch die Phantasie der Einverleibung des väterlichen Gliedes. Dieses wird im Inneren als introjiziertes Objekt aufgerichtet und bildet die Grundlage des Über-Ich. Das Über-Ich ermöglicht einerseits dem Kind, seine Haßimpulse auf die Außenwelt zu projizieren, andererseits hemmt es durch seine Strenge die sadistischen Wünsche. Die in die Umwelt projizierten zerstörerischen Impulse schaffen dem Kind die „schlechten" Objekte, die es in oraler Aggression sich wieder einverleibt und introjiziert – und damit wiederum zu Grundlagen des Über-Ich macht. Der Vorgang spielt sich zusammengefaßt ab:

1. Sadismus der mütterlichen Brust gegenüber, 2. wird auf das väterliche Glied übertragen, 3. das väterliche Glied ist im Leibe der Mutter, 4. der Sadismus richtet sich allgemein gegen die Mutter.	Phase der oralen Aggression	I
1. Das Glied wird introjiziert, 2. bildet die Grundlage des Über-Ich, 3. dieses ermöglicht Projektion der Aggression in die Umwelt 4. und kann die Aggression durch Strenge eindämmen.	Phase der Abwehr	II
1. Die Projektion sadistischer Impulse in die Umwelt schafft „böse" Objekte, 2. diese werden durch orale Aggression wieder inkorporiert und introjiziert, 3. bilden zusätzlich die Grundlage des Über-Ich.	Phase von wechselnder Projektion und Introjektion	III

Die orale Aggression ist für Melanie Klein auch verantwortlich für ein unbewußtes Wissen der Kinder um die geschlechtlichen Vorgänge zwischen ihren Eltern. Sie entwickeln aggressive Impulse, „etwas" in den Leib der Mutter zu stoßen, lange bevor ihnen die Bedeutung des Penis klar ist. Der Knabe entwickelt am meisten Angst vor der den Penis einverleibenden Mutter, sieht er doch in ihr eine gegen ihn gerichtete Kombination beider Eltern. Das Resultat dieser Vorstellungen ist: 1. die Entwicklung des Über-Ich schon in der oralen Phase, 2. die Existenz des Ödipuskomplexes ebenfalls schon vor der eigentlichen ödipalen Phase.

Die Phase von wechselnder Projektion und Introjektion (III) ist nicht auf die Projektion aggressiver und die Introjektion böser Objekte beschränkt. Sie gilt auch für die „guten" Objekte – die stillende Brust –, soweit diese sich nicht versagend den Wünschen gegenüberstellen.

Von Sandor Ferenczis zahlreichen Beiträgen zu der psychoanalytischen Theorie sei in diesem Zusammenhang ebenfalls der entwicklungspsychologische kurz referiert, denn seine Arbeit über die „Stufen in der Entwicklung des Wirklichkeitssinnes" darf als einer seiner wichtigsten Beiträge angesehen werden. Sie ist ein fundamentales Pendant zu Abrahams Untersuchungen über die prägenitalen Stufen der Libido, wenn sie auch andere Gebiete behandelt. Der paradiesische Zustand des Embryos im Mutterleib, für den es noch keine Außenwelt gibt, wird durch die Geburt in entscheidender, tief eingreifender Weise verändert. Das Gefühl des Kleinkindes, allmächtig zu sein und mit den Händen den Mond greifen zu können, wie es die kindliche Entwicklung während der ersten Jahre beherrscht, glaubt Ferenczi auf jenen paradiesischen, intrauterinen Zustand zurückführen zu können, in dem es dem Embryo an nichts gefehlt hat. Die erste Stufe der Entwicklung des Wirklichkeitssinnes bezeichnet er demnach als die der „bedingungslosen Allmacht". Dieses Stadium, das unmittelbar nach der Geburt eintritt, wird durch das der „magisch-halluzinatorischen Allmacht" abgelöst, in dem das Kind die Erfüllung seiner Wünsche jetzt durch Phantasien befriedigt. In der gleichen Periode treten unkoordinierte Bewegungen auf, mit denen der Säugling mögliches Unbehagen ausdrückt. Erst wenn er in der Lage ist, durch gezielte Bewegungen die Aufmerksamkeit der Umgebung auf sich zu lenken und selber nach Dingen zu greifen, tritt das Stadium der „Allmacht durch die Hilfe magischer Gesten" auf. Das pathologische Gegenstück zu diesem Stadium stellt die Hysterie dar, da auch der Hysteriker durch die Konversion mit seinen Gliedmaßen verdrängte Wünsche (Gesten) ausdrückt. Die Phase der beginnenden Unterscheidung zwischen Außen- und Innenwelt wird durch die Introjektions- und die Projektionsphase gekennzeichnet, die dann durch die animistische Periode abgelöst wird. In dieser werden durch Introjektion und Projektion die Gegenstände der Außenwelt wie auch die in ihr handelnden Personen magisch belebt und verwandelt. Das Stadium entspricht der symbolischen Phase der Kindheit, da jetzt das Kind die Welt nach dem Vorbild seines Körpers verstehen und bewegen lernt. Den der Psychoanalyse gemachten Vorwurf, sie beschränke die Symbolik auf die von Phallus und Vagina (oder Anus), bejaht Ferenczi positiv, indem er auf das Verstehen der Außenwelt nach den Bildern des eigenen Körpers, zu denen eben vor allem Phallus und Vagina (Anus) für das Kind zählen, hinweist. Durch die Beherrschung der Sprache, die auch für Ferenczi dem Denken vorangeht, vermag sich das Kind noch besser der Umwelt mitzuteilen und tritt damit in das Stadium der „magischen Gedanken und magischen Worte". Erst diesem Stadium, das wie die anderen in Neurosen und Psychosen wiederbelebt wird, folgt die Ablösung durch das gegenstandsgerechte Denken und Handeln. Mit der Regression der Libido auf prägenitale Stufen der Entwicklung während psychischer Erkrankungen, vermutet Ferenczi, ist auch eine analoge Regression des Wirklichkeitssinnes verknüpft. Die Hysterie und Zwangsneurose wären durch die Regression in das Stadium der Allmacht durch Gesten (Hysterie) und durch Gedanken (Zwangsneurose) charakterisiert. Diese Arbeit Ferenczis, die wegweisend für die spätere psychoanalytische Kinderpsychiatrie werden sollte, ist nur durch den bedauerlichen Mangel gekennzeichnet, den Begriff des „Wirklichkeitssinnes" nicht genügend geklärt und definiert zu haben. Ferenczi definiert den Wirklichkeitssinn zu Beginn seiner Arbeit nicht, entwickelt aber die auf die Urteilsfähigkeit sich gründende Tätigkeit des Menschen aus dem Lustprinzip (im Sinne der Vermeidung von Unlust durch das Denken), so daß er wahrscheinlich unter Wirklichkeitssinn „wirklichkeitsgerechtes" Denken und Handeln versteht (s.o.).

Die anfänglich problematische Stellung des Ich, das dann für die Therapie und Auflösung der „Abwehrmechanismen" zunehmend in den Vordergrund der Behandlung tritt, wurde vor allem durch Anna Freuds „Das Ich und die Abwehrmechanismen" zu einem gewissen Wendepunkt der Behandlung. Jetzt ging es weniger um die Aufhebung verdrängter Inhalte als den Schlichen des Ich, sich durch verschiedenste Abwehrmöglichkeiten den Bedürfnissen der Libido wie auch der Realität auf die Spur zu kommen.

Das Symptom, die Fehlhandlung, das Symbol, bestimmte Charakterhaltungen lassen sich als Kompromißlösungen im Kampf zwischen dem (abwehrenden) Ich und dem Es auffassen. Hat die Psychoanalyse sich vor allem mit dem Studium des Es befaßt, dem Unbewußten, und ist auch die psychoanalytische Technik und Therapie als Analyse der primären Triebregungen und ihrer Rekonstruktion aufzufassen, so hat sie darüber die Tätigkeit des Ich vernachlässigt. A. Freud bemüht sich, diese Lücke in der psychoanalytischen Theorie und Technik zu schließen, indem sie auf die Ich-Vorgänge, wie sie sich in erster Linie in der Abwehr von Triebregungen abzeichnen, eingeht. In der Analyse selber ist das Verhältnis des Ich zur Therapie von drei Gesichtspunkten zu sehen: es unterstützt die Analyse, soweit es seine Eigenschaften der Selbstbeobachtung dieser zur Verfügung stellt. Es ist Gegner der Analyse, wenn es sich gegen die Auflösung der Widerstände und Kompromißbildungen zur Wehr setzt, und es ist endlich Objekt der Analyse, indem seine Abwehrversuche zum Gegenstand der Therapie werden. Auf den Untersuchungen S. Freuds fußend, der die Abwehrvorgänge getrennt beschrieb und auch erst 1926 wieder auf den frühen (1894) Terminus der Abwehr zurückgreift, stellt Anna Freud folgende verschiedenen Abwehrmechanismen auf. Diese sind:

a) Verdrängung,
b) Regression,
c) Reaktionsbildung,
d) Isolierung,
e) Ungeschehenmachen,

f) Projektion,
g) Introjektion,
h) Wendung gegen die eigene Person,
i) Verkehrung ins Gegenteil.

Der Verdrängung wird nach wie vor die entscheidende Rolle in der Genese der Neurosen zugesprochen. Die anderen Formen der Abwehr „halten sich, auch bei Steigerung ihrer Intensität, noch in den Grenzen des Normalen“. „Sie äußern sich in den zahllosen Verwandlungen, Verzerrungen und Deformierungen des Ichs, welche die Neurose teils begleiten, teils ersetzen können.“

Hartnäckig bemühen sich H. Hartmann und die „New Yorker Gruppe“ um eine „ab ovo“ unabhängige Position des „Ich“ – sich der problematischen Hypothese wohl bewußt, daß die eigentliche Funktion des Ich in einer Kompromißhaltung den Triebbedürfnissen und einer Anpassung dem Über-Ich und der Realität gegenüber besteht. Da es aber selbst – als Selbsterhaltungstrieb nach wie vor konzipiert – „libidinöser Natur“ ist, muß es sich praktisch am eigenen Zopf aus dem „Sumpf“ ziehen, dem es entstammt, um sich mit einer „Realität“ zu konfrontieren, die als „Not des Lebens“ ebenfalls eine Kombination von Libido und Selbsterhaltungstrieb oder von Eros und Todestrieb ist.

Wahrnehmen, Bewegung und Gedächtnis werden nach Hartmann nicht durch die Triebe erschaffen, sondern entstehen autonom unter deren Einfluß. Die Beziehung zwischen dem Anteil innerhalb der Person, der nach unmittelbarer Erfüllung seiner Wünsche drängt (Es) und jenem, der ihren Aufschub akzeptiert (Ich), ist, so meint Hartmann, noch nicht befriedigend erklärt worden. Eine Erklärung ist logischerweise nur möglich, wenn das Ich am Entwicklungsprozeß des Menschen als von Anfang an unabhängige Variable teilnimmt. Dieser Prozeß setzt sich aus zunehmender Differenzierung, dem Hervortreten deutlicher Strukturen und Integrierung, d.h. ihrer Synthese, zusammen. Nahm Freud an, daß die Fähigkeit des Kindes, zwischen sich selbst und der Umwelt zu unterscheiden, durch die schmerzvolle Entwöhnung von der mütterlichen Brust bedingt wird, so geht Hartmann einen Schritt über diese Ansicht hinaus. Der Entwöhnung geht überhaupt erst die zunehmende Differenzierung des Kindes voraus, die die Fähigkeit zur Unterscheidung zwischen dem Selbst und der Umwelt letzten Endes nur durch die cognitive Funktion des Ich gewährleistet. Diese cognitive Funktion ist aber nicht aus dem Es abzuleiten, deshalb postuliert Hartmann ein vom Es unabhängiges „primäres“ Ich (primäre Autonomie), dem er dann eine größere Anzahl rationaler und cognitiver Funktionen zuspricht, die dann erst als „sekundäre Autonomie des Ich“ seine Auseinandersetzung und Beziehung zur Realität bestimmen. Zu den wichtigsten Funktionen des Ich zählt er die Intentionalität. Um diese Beziehung zur Umwelt zu meistern, ist für Hartmann die Annahme einer primären „konfliktfreien Sphäre“ innerhalb des Ich unumgänglich notwendig.

Später faßt H. Hartmann die Ichfunktion in 11 Punkten zusammen:

1. Kontrolle von Motilität und Wahrnehmung (auch der Selbstwahrnehmung),
2. Schutz gegen Außenreize,
3. Realitätsprinzip,
4. Probehandeln (Denken),
5. Handeln/Leisten,
6. Zeitwahrnehmung,
7. Abwehr von Trieben,
8. Synthetische, integrierende, organische Funktion,
9. Autonome Abwehrfunktion,
10. Das Realitäts-Ich befreit sich von Sexualität und aggressiven Trieben,
11. Ziele, Haltungen, internalisierte Strukturen des Ich werden durch Funktionswandel in Lernprozessen erworben.

W. Loch sieht die Ichfunktion in ihrer Bedeutung für die Neurose wie folgt:

„1. Das prämorbide Ich des potentiellen Neurotikers hat sein (labiles) Gleichgewicht in einer Objektbeziehung narzißtischen Charakters. Es ist per definitionem ein unreifes Ich, denn es lebt ja eben in und durch jene unreifen Objektrelationen.

2. Dieses prämorbide, unreife Ich findet in seiner gelebten Beziehung Schutz vor zwei Gefahren:

a) vor der Gefahr, die durch eine zerstörend-verschlingende oder verfolgende Objektbeziehung repräsentiert wird. Abgewehrt wird die Regression in eine depressive oder paranoid schizoide Position;

b) vor der Gefahr einer reiferen psychosexuellen Beziehung, etwa ödipalinzestuöser Form. Diese reifere Beziehung würde im Hinblick auf die prämorbide Objektbeziehung eine Progression darstellen.

3. Diese progressive Stufe wird in deformierter Weise in der Neurose produziert, die ihre Entstehung dem Konflikt zwischen der Tendenz des prämorbiden Ichs, an seiner narzißtischen, ‚realen‘ Beziehungsform festzuhalten, und den in der Verdrängung gehaltenen, demgegenüber adulteren Trieb- und Befriedigungsformen verdankt. Dabei haben diese dem Es zuzuschreibenden Kräfte das Verlangen, sich gegen die des Ichs durchzusetzen. In dieser Sicht bedeutet die neurotische Erkran-

kung bekanntlich einen ‚Heilungsversuch', die ‚... Bemühung, die durch den Einfluß des Traumas abgespaltenen Anteile des Ichs wieder mit dem übrigen zu versöhnen und zu einem gegen die Außenwelt machtvollen Ganzen zu vereinigen'.

In schematischer Weise lassen sich diese Verhältnisse wie folgt darstellen:

Symptomneurose (abgewehrt: libidinös inzestuöse Wünsche)	Progression ←——— ———→ Regression	Prämorbides infantiles Ich	Regression ———→ ←——— Progression	Psychose (abgewehrt: paranoid-schizoide Position)

Das heißt, vom Standpunkt des prämorbiden Ichs liegt bezüglich der Abwehr der Psychose eine Progression vor; die Regression zur Psychose wird abgewehrt. Bezüglich der Abwehr der Neurose kommt dem prämorbiden Zustand hingegen ein regressiver Charakter zu. Die Neurose als solche kann zunächst nur vom ‚fiktiven' Normal-Ich bzw. vom Beobachter aus als regressives Phänomen gesehen werden."

Diese Streiflichter auf einige Tendenzen, die sowohl die Entwicklungspsychologie wie auch die Entstehung der Neurosen, die Stellung des Ich u.a. Konzeptionen innerhalb der Schule Freuds beleuchten, müssen genügen, um dem Unkundigen einen ersten Überblick über die üppig wuchernden Hypothesenbildungen der Psychoanalyse zu vermitteln. Sie ist innerhalb der „Tiefenpsychologie" nicht ohne Widerspruch geblieben, wie an den weiteren Ausführungen zu zeigen ist.

8. Die Komplexpsychologie C.G. Jungs

Als erster von Freuds Schülern trennte sich C.G. Jung von ihm. Anlaß waren Differenzen über den „Libidobegriff" – der bald von C.G. Jung eine Erweiterung vom „Instinkt" der Instinktabläufe bis zu kosmischen Dimensionen erfuhr – zum Nachteil des Individuums, das, wie C.G. Jung ausdrücklich betont, ihn weniger interessiere als das Unbewußte; zum Nachteil auch des Krankheitsbegriffes, den zu bestimmen bei C.G. Jung außerordentlich problematisch ist. Im zentralen Unterschied zu Freuds naturwissenschaftlich-mechanistischen Konzeptionen bemüht sich C.G. Jung jedoch um eine Deutung menschlichen Verhaltens und Daseins teils aus philosophischen, teils aus religiös-mystischen Aspekten, die er jedoch auf eine wissenschaftliche (empirische) Basis zu stellen versucht. Jung lehnt seine Auffassung von der menschlichen Psyche an mythologische und alchimistische Lehren an, an denen er in seinem umfangreichen Lebenswerk, besonders in den letzten drei Jahrzehnten, stärkstes Interesse erwiesen hat.

Wie für Freud die Libido zum Sammelbegriff geschlechtlicher Tendenzen des Menschen geworden ist – gleichgültig, ob diese bereits durch volle geschlechtliche Empfindungen wie nach der Pubertät oder durch die weniger spezifischen Gefühlsregungen der Kindheit gekennzeichnet ist – so bedeutet Libido für Jung seelische Energie schlechthin. Sie entspricht dem élan vital Bergsons.

Um das Wesen des Jungschen Libidobegriffes zu verstehen, der sämtlichen seelischen Regungen als Energie zugrunde gelegt wird, müssen folgende Punkte berücksichtigt werden:

1. Die Libido entwickelt sich aus dem Fortpflanzungstrieb.
2. Sie wird bei der Befruchtung von Ei und Samenzelle „frei".
3. Sie ist Instinkthandlung (Nestbau).
4. Sie wird aus dem Fortpflanzungstrieb im Laufe der phylogenetischen Entwicklung des Menschen zu kulturellen Zwecken sublimiert.
5. Sie ist Wille und Willenshandlung (in dem wohl der extreme Gegensatz zum Instinkt gesehen werden darf).
6. Sie ist Affekt und Emotion, produktiv oder destruktiv.
7. Sie ist ebenso bewußt wie unbewußt.
8. Sie unterliegt allen Triebregungen, ist selber aber nicht Trieb.
9. Sie stellt sich selbst symbolisch dar.
10. Sie kann regredieren, gestaut, kanalisiert, projiziert oder introjiziert werden, inflatorisch anschwellen, sie wird gelegentlich verdrängt, gespalten oder verwandelt, versinkt im kollektiven Unbewußten, sie kann gezähmt und auch gespeichert werden.

Um die symbolische Selbstdarstellung der Libido zu beschreiben, greift Jung auf zahlreiche Beispiele antiker Mythen und Autoren zurück, die weniger als Beweisführung aufzufassen sind, als sie vielmehr die spezifische Methode der „Amplifikation" Jungs veranschaulichen. Symbole des Lichtes, des Feuers, der Kraft, wie sie in der Mythologie der Sonne oder dem Sonnengott zugebilligt werden, weisen für Jung auf die Libido als kosmische Energie hin. Aber auch den kosmogonischen Eros des Hesiod, die Gestalt des „Phanes" (orphisch), des indischen Liebesgottes Kama u.a.m. sieht Jung als Verkörperer der sowohl kosmischen als auch biologischen, physischen und geistigen Energie, der Libido, an.

Jung erstrebt mit seiner Libidotheorie eine monistische Seelenauffassung, die vom Individuum über die Natur bis zum Kosmos reicht und die nichts mehr mit der Libidoentwicklung Freuds innerhalb bestimmter Stadien (oral, anal, phallisch) gemeinsam hat. Die dynamischen Vorgänge innerhalb der Libido, für die auch Jung die Begriffe der Regression, Projektion, Spaltung benutzt, entstehen nicht etwa wie bei Freud aus dem Gegensatz von Lust und Unlust. Regrediert bei Freud ein Patient, so deshalb, weil seiner Libido innere oder äußere Hemmungen auferlegt werden, und diese bestimmte Versagungen erfährt. Die Libidoökonomie Freuds wird durch Lust und Unlust einerseits, spezifischer jedoch durch die Angstabwehr und die Abwehr zur Verfügung stehender Abwehrmechanismen bestimmt. Die Gegensätze von Lust und Unlust, die für Freuds Theorie ausschlaggebend sind, werden bei Jung nur noch am Rande berücksichtigt. Abwehrvorgänge, die für Freud die Spezifität der Neurosen beeinflussen und determinieren, haben für Jung praktisch keine Bedeutung. Die dynamischen Prozesse innerhalb der Libido sind Vorgängen in einem geschlossenen System kommunizierender Röhren zu vergleichen, durch die die Energien vermittels eines sich selbst regulierenden „Motors“ getrieben werden. In den Anschauungen Freuds wird die Libidoökonomie innerhalb der kommunizierenden Röhren durch die Verhältnisse bestimmt, die an den geöffneten Enden des Röhrensystems herrschen: Lust und Unlust. Zu starker Druck („Unlust“) von außen wird durch das ganze System fortgepflanzt und kann zum „Platzen“ einer Röhre bei mangelndem Druckausgleich führen, dies wäre – cum grano salis – ein Symptom. Bei C.G. Jung hat das System keine direkte Verbindung mit der Außenwelt mehr, die auf die Druckverhältnisse innerhalb desselben irgendwie entscheidend einwirken könnte. Das System ist geschlossen und reguliert sich selber. Dieses Prinzip der Selbstregulation nennt Jung auch Kompensation –, die Regulation findet durch die jeweilige („geheimnisvolle“) Konstellation der Archetypen statt. Ob Regression, Inflation, Projektion oder Introjektion der Libido – die Vorgänge, zwar dynamisch als Geschehen von Jung aufgefaßt, sind „Wandlungen und Symbole der Libido“, d.h.: das aus sich selbst rollende Rad seelischer Energie treibt diese einmal zurück oder vorwärts und überträgt im wesentlichen Bilder in die Außenwelt bzw. erweckt die Außenwelt bestimmte archetypische Konstellationen. Die „Verdrängung“ – entscheidendes dynamisches Moment in der Konzeption Freuds – erfolgt bei Jung bestenfalls aus der polaren Struktur der Person „Geist“ (Vaterprinzip = Archetyp) gegen z.B. Triebe oder „Unbewußtes“ (Mutterprinzip = Archetyp). Sie wird von ihm ausdrücklich als „bewußter“ Vorgang zugelassen. Der Libidoprozeß ist dem geschlossenen Kreis einer elektrischen Eisenbahn zu vergleichen, in dem der Strom (die Libido) den Zug auf sich selbst regulierenden Weichen einmal in den Außenkreis oder in den Bahnhof, in die Lagerhallen oder durch die Tunnels treibt. Dynamik bedeutet für Jung Geschehen, nicht aber das Sich-Messen unterschiedlicher Kräfte – etwa Über-Ich gegen Es.

Wird die Dynamik der Libido durch Selbstregulation und Kompensation beherrscht, so darf mit Recht gefragt werden, inwieweit Jung hier Beobachtungen wiedergibt oder Hypothesen aufstellt. In seinem Werk „Die Beziehungen zwischen dem Ich und dem Unbewußten“ schildert er eine Patientin, die während der Analyse ihre infantilen Wünsche und Sehnsüchte nach dem allmächtigen und überlegenen Vater in extremer Weise auf den Analytiker – Jung – übertrug, diesen zu einem gottgleichen Wesen erhob, ihn als bärtig und uralt aber auch als „Wind“ träumte. Aus der Intensität dieser „Übertragung“ und ihrer Phantasie schloß Jung, daß das Unbewußte mit diesen Bildern nicht mehr seine Person meinte, sondern eine Art „Gottesminne“ zum Ausdruck brachte, ein unbewußtes Verlangen nach Gott sich darstellte, wie es in der Literatur der Mystik bis zum 16. Jahrhundert noch zu beobachten war. Nachdem er seiner Patientin diese Anschauung mitgeteilt hatte, die dieser These nicht ohne weiteres zustimmte, beobachtete er jedoch in weiteren Träumen eine zunehmende Aushöhlung der Gott-Vater-Übertragung, gleichzeitig löste sich die Patientin von ihm.

Die Selbstregulation der Libido innerhalb der Psyche glaubt Jung in diesem Zusammenhang beobachtet zu haben, insofern ein autonomer, aus sich selbst sich entwickelnder Vorgang die Patientin über die Unzweckmäßigkeit ihrer Bindung „hinauswachsen ließ“. (Ein Freudianer hätte den von Jung geschilderten Vorgang so gedeutet, daß 1. die Patientin dem Arzt zuliebe ihre persönlichen Wünsche opferte und 2. eine andere, reale Beziehung einging, auf die sie ihre Wünsche und Vorstellungen zu übertragen fortfuhr.) Könnte die Selbstregulation durch den geschilderten Vorgang beobachtet werden, so muß man die weitere Frage aufwerfen: Wie wird diese Selbstregulation bewirkt? Sie wird durch die aus dem kollektiven Unbewußten auftauchenden Archetypen, die gewissermaßen in der Psyche die Führung übernehmen, gesteuert, und diese wurden bei dieser Patientin, nach dem Auftauchen des Archetypus „Gott-Vater“, durch andere Traumbilder abgelöst. Jung insistiert, daß die Gotteserscheinung – als

Bild – in den Träumen der Patientin „archaischer" Natur war, mit dem die Patientin nie eine direkte oder indirekte Berührung gehabt hatte. Die Ablösung dieses Archetypus durch andere, die „Auflösung" der Übertragung „von selbst" entspricht der Selbstregulation der Psyche, der es gar nicht um den Therapeuten ging, sondern um eine Selbstdarstellung ihrer archaischen Bilder (Archetypen) zum Zwecke der „Selbstverwirklichung".

Die an dieser Patientin gemachte Beobachtung des Erscheinens von primitiven, archaischen Symbolen, deren Vorkommen Jung auch bei anderen Patienten regelmäßig zu konstatieren glaubte – z.B. bei einem Anstaltskranken, der an einer Wolke ein phallusartiges Gebilde sah, Jung dies auf ein mythologisches Bild zurückführen konnte, was dem Kranken nie bekannt gewesen war –, veranlaßte ihn zu der Annahme einer Schicht innerhalb des Unbewußten, die seit Menschengedenken in symbolischer Form (Archetypus) alle gemachten Erfahrungen der Menschheit aufbewahrt und vererbt hat. Diese Schicht ist allen Menschen gemeinsam, deshalb ist sie kollektiv.

Das kollektive Unbewußte enthält aber nach Jung nicht nur jene archaischen Bilder und Symbole, die für die Selbstregulation der Seele ausschlaggebend sind und deren Entstehung Jung sich phylogenetisch vorstellt. In seinen späteren Schriften (ab 1920) werden von Jung dem kollektiven Unbewußten auch die Triebe, Affekte und Emotionen zugeschrieben. Darüber hinaus beinhaltet es merkwürdige Fremdkörper, Relikte fernster Vergangenheit, die das Ich niemals zu bewältigen oder zu assimilieren vermag, und die gelegentlich in Visionen, Ekstasen, bei Psychosen oder Neurosen bewußt werden können.

Wie die Libido für Jung eine ebenso undifferenzierte wie autonome Energie ist, so sind diese beiden Attribute auch für das kollektive Unbewußte treffend. Es reguliert weitgehend autonom die Psyche, ist undifferenziert, enthält als Niederschlag alle Erfahrungen der Menschheit – einschließlich der typischen Verhaltensweisen, „patterns of behavior" – des Individuums. Dem kollektiven Unbewußten stellt Jung das persönliche Unbewußte gegenüber, das irrtümlicherweise von Jungianern (z.B. Jacobi) Freuds Unbewußtem gleichgesetzt wird. Es entspricht jedoch höchstens Freuds Vorbewußtem, da für Freud das Unbewußte als Primärvorgang niemals bewußtseinsfähig wird. Das „persönliche Unbewußte" ist für Jung der Niederschlag jederzeit bewußtseinsfähiger persönlicher Erfahrungen – im Gegensatz zum anonymen-universalen Kollektiv.

Wo jedoch steht das Ich zwischen dem persönlichen und kollektiven Unbewußten? Die Stellung des Ich in der Auffassung Jungs zu bestimmen, ist außerordentlich schwierig, da er in seinem Bemühen, sich von der Terminologie Freuds zu distanzieren, eigene Begriffe geschaffen hat und deshalb den des Ich nur am Rande vermerkt. Selbst die Frage, ob das Ich bewußt oder unbewußt ist, könnte bei Jung nach beiden Richtungen positiv und negativ beantwortet werden. Die mangelnde Definition des Ich schließt jedoch nicht aus, daß seine Existenz für Jungs Heilsweg, die Individuation, von ausschlaggebender Bedeutung ist.

Den in Träumen faßbaren Ausdruck des kollektiven Unbewußten faßt Jung unter dem Begriff der „Kollektivpsyche" zusammen. Außer dem persönlichen Unbewußten und dem Ich entwickelt sich aus dieser Kollektivpsyche, die auch die „niederen Seelenfunktionen" umfaßt, die sog. „Persona". So wie der Häuptling primitiver Völkerschaften gelegentlich durch eine Maske (Persona) sich von den anderen hervorhebt, und auch heute noch hohe Beamte oder Militärpersonen sich durch besondere Kostümierung von dem „Kollektiv" unterscheiden, zeichnet sich die Persönlichkeit durch ihre „Persona" von der Umgebung ab. (Unter der Persönlichkeit versteht Jung nicht unbedingt jenes Individuum, das durch den Individuationsprozeß hindurchgegangen ist – allerdings gibt es auch hier keine eindeutige Definition.) Die Entwicklung der Persona (Maske) dient bei den Primitiven nicht zuletzt der Prestigebildung, ohne Publikum jedoch ist Prestige nicht möglich. Sie ist demnach immer ein Kompromißprodukt zwischen der Persönlichkeit und ihrem Publikum – dem Kollektiv, der Kollektivpsyche, mit anderen Worten, die Persona ist ein „Ausschnitt aus der Kollektivpsyche".

Es ist nicht möglich zu behaupten, Jungs Ableitung der Persona sei ausschließlich empirisch fundiert. Jungs Denken geht verschlungenere Wege als das Freuds und seiner Schüler (s. auch W. Reich, K. Abraham und A. Freud), die bestimmte Charaktereigenschaften als Kompromiß zwischen Trieb und Verdrängung auffassen und diesen Kompromiß u.U. als „Fassade" des neurotischen Charakters bezeichnen. Der Begriff der Persona soll ja nicht nur den Charakter definieren, er soll auch die Funktion des Individuums in der Gemeinschaft mitumfassen. Er ist ähnlich umfassend gemeint wie jener der Libido oder des kollektiven Unbewußten. Der Arzt z.B. hat eine typische „Persona", d.h. sein spezifisches berufliches Gebaren, wie etwa der Pfarrer oder der Schalterbeamte. Jungs Beobachtung, daß dieses Gebaren in hohem

Maße durch die Erwartung der Gemeinschaft bestimmt wird – die von einem Pfarrer z.B. ein würdiges und gemessenes Verhalten erwartet –, trifft zu, und es trifft ferner zu, daß Freud und seine Schüler dieser Funktion des Individuums – der sozialen Rolle – zu wenig Beachtung geschenkt haben. Das problematische Wesen der „Persona“, das eigentlich nichts mehr besagt, als daß Amt und Würden nur ein Schein sind, die nicht ganz geklärte Beziehung der Persona zum Charakter und dessen Entwicklung, der ja auch „Typisches“ verkörpert und sich dem Kollektiv anzupassen vermag, sind nur aus der oben schon charakterisierten Jungschen Methode der „Amplifikation“, bei der eine Beobachtung durch weiteres Material ergänzt werden soll, zu verstehen.

Worin besteht nun nach C.G. Jung die „Heilung“, wenn sein Begriff der Krankheit nicht weniger als der der Neurose diffus bleibt? Neurosen und Psychosen aus Einseitigkeiten der sich polarisierenden Psyche bestenfalls stammen, die z.B. bei einer extrem bewußten Einstellung kompensatorisch zu einer „Inflation“ unbewußter Inhalte, d.h. zu einer Psychose führen oder die Qualen der Neurose – zur „Individuation“ Anlaß geben sollen. Die Befreiung der Individualität aus der Kollektivpsyche ist der Sinn der „Individuation“ und des Werdens der Individualität. Was jedoch Jung unter Individualität versteht, ist im Sinne einer exakten Definition nicht zu klären, insbesondere, ob Individualität und Ich identisch sind. „Werde der du bist“, ist die philosophische Forderung, die über diesen Begriffen stehen könnte, und Jung schickt sich an, diese Forderung als psychologischen Vorgang darzustellen. Er versteht z.B. unter der „regressiven Wiederherstellung der Persona“ den Leistungsknick und das Abrutschen auf eine „frühere Entwicklungsstufe“ der Persönlichkeit in beruflicher oder persönlicher Beziehung, wie sie entweder nach schweren Schicksalsschlägen oder auch nach der Inflation des Bewußtseins durch kollektive Inhalte eintreten kann. Die Befreiung der Individualität aus der Kollektivpsyche ist dann mißglückt, sie regrediert in diese, wird entweder psychotisch oder identifiziert sich im Wahn mit Inhalten des kollektiven Unbewußten.

Auf dem Heilsweg der Individuation stellt sich jedoch der Person die Aufgabe, bestimmte Inhalte seines kollektiven Unbewußten zu assimilieren, ihrer krankhaften Faszination sich zu entziehen. Der ganze Prozeß der Individuation wird von Jung in Beziehung zu der symbolischen Nachtmeerfahrt des (Sonnen-„Libido“-)Helden, dem Abstieg in das Dunkel und der Eroberung des Schatzes (Individualität) gesetzt. Der Inzest, bei Freud Kernproblem der Neurose, wird in diesem Sinne symbolisch als Eroberung der Mutter – des Unbewußten – gedeutet zum Zwecke der Wiedergeburt, die dann die Individuation ausmacht. Auf dem Wege zu diesem Ziel – der Wiedergeburt – begegnet der Mensch nicht nur seinem „Schatten“, der eine Art unbewußter Widerspieler ist, sondern der Mann seiner Anima, die Frau ihrem Animus.

Was aber versteht Jung unter „Anima“? Abgesehen von der angeborenen, hormonell bedingten Bisexualität des Mannes wie der Frau, seien beide „apriori“ auf den anderen eingestellt. Diese Einstellung besteht letztlich in einem Niederschlag der Erfahrungen von Generationen mit dem anderen Geschlecht, die zu Bestandteilen – Bildern – der Kollektivpsyche werden. Die Anima des Mannes ist das „unbewußte“ Bild, das er von der Frau hat. Sie wäre demnach ein kollektives Bild der Frau, das jedoch in jedem Mann individuelle Abwandlungen erfährt, die auf seinen persönlichen Erfahrungen und Erlebnissen beruhen. Dieser Archetypus kann, dem realen Weiblichen entsprechend, mannigfaltige Formen annehmen, die oft mythologischen Charakter haben: Elfe, Nixe, Zauberin, Hexe, Göttin, Amazone usw. Die archetypischen Bilder sind meist auch kompensatorischer Natur: ein weicher, effeminierter Mann hat als Anima z.B. eine Amazone, ein robuster, maskuliner Typ möglicherweise eine Elfe.

Der Sinn der Individuation wird nur dann erfüllt, wenn der Mann sich in seinem Ich ebenso von seiner Persona zu unterscheiden versteht wie von seiner Anima. Die Loslösung von dem Bann der Anima verläuft über komplizierte Prozesse zwischen dem persönlichen und dem kollektiven Unbewußten, die Jung weniger kasuistisch an Patienten als vor allem an Untersuchungen mythologischer Stoffe und alchimistischer Parabeln beobachtet zu haben glaubt.

Wie der Mann nur eine Anima hat, so die Frau mehrere Animus. Die Beweisführung dieser These ist jedoch noch schwieriger als jene, die die Existenz der Anima betrifft; auf die Beweisführung muß hier verzichtet werden.

Die Auseinandersetzung der sich einer Jungschen Analyse unterziehenden Analysanden kreist nicht nur um die Inhalte des kollektiven und persönlichen Unbewußten, des Schattens, der Persona und Anima (bzw. Animus). Das „Mana“ stellt eine wesentliche Eigenschaft des Unbewußten dar, die in gefährlicher Weise vom Ich Besitz ergreifen kann, wenn dieses sich mit ihm identifiziert. „Mana“ bedeutet für Jung zauberische Macht, die allen Bildern und Symbolen des kollektiven Unbewußten zukommt, insbesondere der Anima. Ist dagegen die Auseinandersetzung mit der Anima oder dem Animus in der Weise geglückt, daß die Identifikation mit ihr erlischt, dann geht das Mana auf das Ich über, was jedoch zu einer „Besessenheit" führen kann.

Erst die Auflösung dieser Besessenheit des Ich durch das Mana, die identisch mit Selbstvergottung und Selbstverblendung ist, führt zur letzten Stufe der Selbsterkenntnis. Diese Auflösung schildert Jung fast ausschließlich an mythologischen und alchimistischen Symbolen der Wiedergeburt. Das Selbst, das nach Auflösung der Mana-Besessenheit geweckt und erworben wird, ist dann die „Selbstverwirklichung", die Individuation – aus der Person entsteht die Individualität.

Wie bei Fromm, Horney und Rank (s.u.) ist auch für C.G. Jung die Neurose letzlich durch mangelnde „Selbstverwirklichung" gekennzeichnet, eine Vorstellungswelt, die es für S. Freud noch nicht gab. Sie liegt auch der Konzeption des inzwischen in Deutschland weitgehend vergessenen O. Rank zugrunde, dessen Einfluß auf die Gesprächstherapie durch seinen Schüler Rogers maßgeblich war. Seine Auffassung sei in großen Zügen im folgenden ebenfalls wiedergegeben.

9. Otto Rank

Otto Rank zählte – obwohl Nicht-Mediziner – zu den frühesten Schülern Freuds. Sein kulturanthropologisch-philosophischer Hintergrund ermöglichte es ihm, eine relativ umfassende Darstellung über die Bedeutung des Inzestwunsches in Mythen, Sagen und Dichtung zu verfassen. Abgesehen von dieser Untersuchung geht der Begriff des „Geburtstraumas" auf ihn zurück.

Diese Hypothese von den Folgen des Geburtstraumas für die Entwicklung des Menschen ist heute weitgehend verlassen worden. Sie hat historisches Interesse, insofern sie, wie nicht wenige Theorien anderer Schüler Freuds (z.B. Ferenczi, Reich, Adler, Klein), mit dem Anspruch auftritt, weitgehend alle Fragen der Neurosenentstehung und auch der normalen Entwicklung von nur einem Aspekt lösen zu können. So legt Rank in seiner Theorie das Schwergewicht weniger auf das Trauma des Angstanfalles, den das Kind möglicherweise bei der Geburt erlebt und der für Freud zum Prototyp des Angstzustandes wurde, als vielmehr auf die Trennung des Kindes von der Mutter. Der Mensch wird, so meint Rank, in seinem ganzen späteren Leben von der (unbewußten) Sehnsucht beherrscht, den glückseligen, paradiesischen Zustand seiner intrauterinen Existenz wiederherzustellen. Diese Sehnsucht bricht als extreme Regressionsform in Psychosen, Depressionen und Neurosen immer wieder durch. Ihr gegenüber steht jedoch die Erinnerung an den Geburtsvorgang, den Angstzustand, die diesen Wunsch nach der Rückkehr in den Mutterschoß blockiert. Der daraus resultierende Konflikt wird dann von Rank zur Grundform aller späteren neurotischen Konflikte erhoben. In der Kastrationsangst – dem Verlust des Gliedes – wird so auch die Angst vor der Wiederholung des Geburtstraumas wiederbelebt (durch die Gleichsetzung der Kastration – Trennung des Gliedes vom Körper – mit der Geburt, Trennung des Kindes von der Mutter). Die Perversionen unter dem Aspekt des Geburtstraumas ergeben z.B., daß der Homosexuelle das weibliche Genitale meidet, weil es ihn an die Geburt erinnert. Im normalen heterosexuellen Verkehr dient das Glied als Ersatz dafür, die Rückkehr in den Mutterleib symbolisch darzustellen – woraus sich auch der Lustgewinn der Kohabitation ergibt. Die Angst vor den weiblichen Genitalien, damit vor dem Geburtstrauma, wird von Rank zu einem ausschlaggebenden Faktor für die Entstehung der Neurosen – auf der Grundlage des oben beschriebenen Urkonfliktes – erhoben.

In der zunehmenden Distanzierung von Freud wendet sich Rank auch in seiner biologisch-evolutionistischen Auffassung einer mehr philosophisch orientierten Konzeption zu, die in den Theorien von E. Fromm, K. Horney, H.S. Sullivan, aber auch bei C.G. Jung wieder auftaucht. Diese Theorie geht jedoch in ihren Ansätzen auf Hegel und die Philosophie des deutschen Idealismus zurück, insbesondere auch auf Fichte und seine Ausführungen über den Willen. Ranks erste Phase der Theorienbildung war durch den Gegensatz zwischen der Sehnsucht nach der intrauterinen Existenz und der Angst vor der Wiederholung des Geburtstraumas bestimmt.

Seine zweite Phase ist durch den Gegensatz zwischen dem freien und dem gebundenen Individuum bestimmt. Diesen Gegensatz behandelt Fromm in seinen Schriften nicht weniger als C.G. Jung in den Problemen der Individuation, und was K. Horney als Selbstwerdung bezeichnet, dürfte hier von Rank antizipiert worden sein. Die Individualität, das Selbst, wird im Verlauf des Lebens durch die Lösung der Bindungen, die einen in Unfreiheit und Abhängigkeit halten, „geboren". Zu der ersten Lösung von biologischen Banden kommt es schon bei der Geburt: die Trennung des Kindes von der Mutter ist die Voraussetzung für dessen Entwicklung zu einer (freien) Persönlichkeit. Die Geburt bringt jedoch nicht nur die Trennung von der Mutter mit sich, sondern zuerst das Gefühl völliger Verlassenheit. Erst wenn es dem Menschen später gelingt, in seinem Ich das Bewußtsein einer „restlosen“ Verbindung und Verschmelzung mit der Welt, „dem All“ und damit indirekt, auf anderer Ebene, den Zustand intrauteriner Existenz wiederherzustellen, ist seine Individualität von allen Banden und Bindungen biologischer Natur befreit, hat sie sich selber gefunden – er ist „gesund“ im Gegensatz zu dem in diesen Bindungen verharrenden Neurotiker.

Innerhalb der psychoanalytischen Theorien kommt Rank ferner das Verdienst zu, sich eingehend mit dem Problem des Willens befaßt zu haben – das von den anderen Schülern Freuds (mit Ausnahme von Adler in bezug auf das Verhältnis zwischen Willen und Macht) in der stereotypen Gleichsetzung von Wille und Trieb außerordentlich vernachlässigt worden ist. Rank definiert den Willen als eine „positive führende Organisation und Integration des Selbst, die die Triebe sowohl schöpferisch benutzt, als daß sie sie auch hemmt und kontrolliert“. Negativ definiert bedeutet die Existenz des Willens vor allem, daß der Organismus nicht hilflos und passiv der Umwelt ausgeliefert ist, die ihn wie einen Spielball hin- und herwerfen könnte. Positiv gesehen vermag das Individuum durch den Willen die innere Welt, die es durch Identifikation mit der Außenwelt errichtet hat, vermittels Projektion auf diese Außenwelt zu lenken, um in ihr die Bedingungen zu schaffen, die seiner inneren Welt entsprechen. Der Wille wird von zentraler Bedeutung für die Selbstwerdung, kann sich doch der Mensch nur durch den Willen gegenüber den biologischen und anonymen Mächten des Triebhaften, der rassischen oder familienhaften Gebundenheit behaupten. Er steht im Dienst der Individuierung und wird dem Kind anfänglich als „Gegenwille“ bewußt. Erst wenn das Kind „nein“ sagen kann, sich den Anforderungen der Erwachsenen und deren Befehlen widersetzt oder gar das Gegenteil von dem tut, was diese wünschen, merkt das Kind, daß es wollen kann, ein „Ich“ hat. Der Wille erwacht am Trotz, bzw. Trotz ist die erste intensive Äußerung des menschlichen Eigenwillens. Rank schildert die Entwicklung des Willens beim Kinde in 3 Stadien, in denen sich das Kind mit dem „Gegenwillen“ sowohl der elterlichen Verbote wie auch der Wünsche und Triebe auseinandersetzt (vgl. Freuds erste Phase, in der das Unbewußte als „Gegenwille“ beschrieben wurde). Im letzten Stadium dieser Entwicklung wird die „reife“ Persönlichkeit geboren, wenn der Wille allein Ausdruck ethischen Pflichtbewußtseins wird. Das eigene Wollen, notwendig zur „Geburt“ der Individualität, wird im allgemeinen Wollen der ethischen Normen aufgehoben.

Rank entwickelt seine Neurosentheorie nicht nur aus der Klinik bestimmter Symptome, sondern aus dem Grad der Entwicklung, den der einzelne zu seiner „Vereinzelung“, seiner Selbstwerdung hat. Das heißt sowohl die Neurotiker als auch der schöpferische Mensch, der Künstler, haben dem Durchschnittsmenschen gegenüber den Bruch mit der Einheit des Kollektivs, den anonymen Konventionen, sittlichen Regeln und Traditionen vollzogen. Der Durchschnittsmensch dagegen lebt nicht nur in der trügerischen Einheit kollektiver Ordnungen, die sich im Grunde genommen längst als brüchig entpuppt hat, sondern er weigert sich, sich als Individuum anzunehmen und anzuerkennen. Die Notwendigkeit der Vereinzelung, die Rank wie Hegel als im geschichtlichen Ablauf begründet sieht, wird von dem „Durchschnittsmenschen“ verdrängt. So kommt es, daß dieser nur Rollen spielt, in denen er glaubt, er selber zu sein, er will stets scheinen, aber nicht sein. Er bewegt sich in einer Welt täuschender und verlogener Pseudoordnungen. Der Neurotiker dagegen hat wohl die Notwendigkeit der Selbstwerdung, der Vereinzelung und Individuierung erfaßt, er ist jedoch auf dem Wege zu ihr stehengeblieben und vermag weder den Schritt zurück auf das Niveau des Durchschnittsmenschen, in die anonymen Pseudoordnungen zu tun, noch den Schritt vorwärts, in die schöpferische Produktivität. Erst diese und der Künstler, den Rank analog zu Jung als Krone der Individuierung sieht, haben sich von der scheinbaren Einheit der Pseudoordnungen gelöst und sind zu der Produktivität des sich selbst bestimmenden Ich (vgl. Fichte!) vorgestoßen. (Freud, so meint Rank, habe das Wesen künstlerischer Tätigkeit nie verstanden, versuchte er doch in seinen Studien etwa über Dostojewskij oder Michelangelo, das Einmalige und Spezifische des Künstlers im allgemeinen der Es- und Über-Ich-Prozesse aufgehen zu lassen. Das Schöpferische lasse sich jedoch nicht aus Umwelt-(Eltern-)Faktoren oder aus der Diskrepanz zwischen Es und Über-Ich „erklären“.) Der Künstler entwickelt sein Ich-Ideal aus sich selber, jenseits aller Identifikation schafft er neue Werte, die sich nur aus der zu sich selber gekommenen, befreiten Individualität ergeben. Die Schuld, die der schöpferische Mensch begeht, liegt in seiner Überschreitung auch der Sexualität und Liebe, vermittels derer der Mensch die Ur-Schuld der Individuierung zu überwinden sucht. Der Sexualität und Liebe sind durch die natürliche und soziale Ordnung Grenzen gesetzt, die sich nicht überschreiten lassen – weshalb die Aufhebung der Individualität in diesen Bezirken nur kurz und von vorübergehender Dauer ist. Der Künstler dagegen versucht, durch seine Schöpfung diese Grenzen zu transzendieren, indem er Liebe und Sexualität seinen schöpferischen Willen aufzwingt, sich der Notwendigkeit durch seine Schöpfungen entziehen will, der Liebe anheimzufallen, ihr zu geben, was der Liebe ist. In der künstlerischen Schöpfung steht das Ich im tiefsten Gegensatz zur Welt und ihren Gesetzen, will es doch diese Welt seinem künstlerischen Willen unterwerfen.

Dem Individuum stehen drei Möglichkeiten offen, der geschichtlichen Notwendigkeit der Vereinzelung und Selbstfindung zu entgehen oder sie – durch eine Synthese – zu überwinden. Der Ausweg des „Durchschnittsmenschen" ist, in die Pseudoordnungen der Sozietät zu flüchten (vgl. E. Fromm u.a.), ein anderer, die Vereinzelung durch die biologischen Bindungen von Liebe und Sexualität immer wieder aufzuheben und sie zu akzeptieren. – Der Weg des Künstlers ist der, aus der Notwendigkeit der Individuierung eine Tugend zu machen: aus sich eine eigene Welt zu schaffen und die äußere Welt der inneren zu unterwerfen.

10. Alfred Adler. Die „Individualpsychologie"

O. Rank und A. Adler dürfen als die Vorläufer der Neoanalyse (s.u.) angesehen werden. Adler, der Begründer der sog. Individualpsychologie, war ein weiterer Schüler Freuds, der sich von ihm trennte und eigene Wege der Forschung beschritt. Der Individualpsychologie fehlt bei weitem die Systematik, ein geschlossenes System der Erklärung menschlicher Handlungen zu geben, wie sie Freuds Psychoanalyse auszeichnet. Trotzdem ist sie durch ihre einfach zu verstehenden Begriffe rasch populär geworden und fand vor allem in den Kreisen der Erzieher und interessierten Laien günstige Aufnahme. Unbeschwert von dem heiklen Problem der Sexualität – die für Adler praktisch bedeutungslos ist – konnte sie nicht zuletzt aus diesem Grunde sich einer starken Verbreitung erfreuen. Dazu kam Adlers missionarisches Wirken und Auftreten, der sich stark als Verkünder einer neuen Lehre fühlte und seine Anhänger vor allem aus sozialistischen Kreisen gewann.

Die Individualpsychologie führt das menschliche Verhalten auf zwei Prinzipien zurück:

a) das für den Menschen situationsbedingte Minderwertigkeitsgefühl,

b) den Versuch, dieses Minderwertigkeitsgefühl durch ein entsprechendes Streben nach Macht auszugleichen (zu „kompensieren").

Das Minderwertigkeitsgefühl, für Adlers erklärende Psychologie von ausschlaggebender Bedeutung, wird von ihm genetisch, organisch und situationsbedingt gesehen. Genetisch bedingt ist das Minderwertigkeitsgefühl, da die Hilfslosigkeit des Kleinkindes dem Erwachsenen gegenüber in jedem Falle bei dem ersteren ein Bewußtsein der Minderwertigkeit hinterläßt. Das Kind wird von diesem Bewußtsein der Minderwertigkeit, ganz unabhängig von dem liebevollen oder ablehnenden Verhalten der Eltern, so tief geprägt, daß seine spätere Entwicklung immer als Versuch angesehen werden muß, das primäre Erlebnis der Minderwertigkeit durch Streben nach Macht zu kompensieren. Als Lebenstil bezeichnet Adler die Biographie der Person unter besonderer Berücksichtigung der Momente, dieses primäre Minderwertigkeitsgefühl zu überwinden.

Die Aufgabe der Individualpsychologie, besonders ihrer Therapie, besteht u.a. darin, die Einzelheiten des Lebensstiles, d.h. das Verhalten der Person unter dem Gesichtspunkt des Konfliktes zwischen dem Minderwertigkeitsgefühl und dem (ausgleichenden) Streben nach Macht und Überlegenheit zu untersuchen.

Organisch bedingt kann das Minderwertigkeitsgefühl, außer jener geschilderten, allen Menschen gemeinsamen Situation, durch körperliche Mängel, die sog. Organminderwertigkeit, sein.

Situationsbedingt ist ein Minderwertigkeitsgefühl ferner dann, wenn das primär hilflose Kind von den Eltern mißhandelt oder abgelehnt, d.h. von den Eltern im Gefühl seiner Minderwertigkeit noch verstärkt wird. Der Ödipuskomplex spielt für Adler nur insofern eine Rolle, als verwöhnende Eltern die Neigung haben, das gegengeschlechtliche Kind besonders an sich zu ziehen, und damit möglicherweise sexuelle Empfindungen und Phantasien in diesem wachrufen. Die sexuellen Empfindungen wiederum können das primäre Minderwertigkeitsgefühl verstärken, da sie, von der Gesellschaft abgelehnt, im Kind sekundär Schuld und dementsprechend weitere Minderwertigkeitsgefühle erzeugen. Darüber hinaus wird das Kind, um sein Minderwertigkeitsgefühl zu überwinden, versuchen, die Mutter oder den Vater zu beherrschen, seine Macht über den gegengeschlechtlichen Elternteil auszuüben, wobei inzestuöse Phantasien lediglich als Ausdruck der Bemächtigung und Unterwerfung des entsprechenden Elternteiles bewertet werden. Der Ödipuskomplex ist für Adler – wie auch für Horney – die Folge einer bestimmten verwöhnenden Einstellung der Eltern dem Kinde gegenüber, nicht ein aus der Libidoentwicklung sich „automatisch“ ergebendes Ereignis. Als Folge der Verwöhnung werden die sexuellen Wünsche in den Dienst des Machtstrebens gestellt, um damit letzten Endes auch nur die aus der Situation sich ergebenden Minderwertigkeitsgefühle zu überwinden.

Auf Adler geht die seither von fast allen psa. Schulen übernommene Frage nach der frühesten Kindheitserinnerung zurück. Diese ist für Adler bereits symbolisch für den ganzen zukünftigen Lebensstil. Wird durch die Untersuchung des Lebensstiles – als Ausdruck desselben werden jedoch auch Träume und Phantasien gewertet – die Diagnose erhärtet, ob eine Person neurotisch oder gesund ist, so tritt als weiteres Kriterium für die Gesundheit bei Adler das „Sozialgefühl“ hinzu. Eine eindeutige Definition dieses Begriffes allerdings – wie so mancher anderen auch – wird der Leser vergeblich bei Adler suchen. Im Sozialgefühl manifestieren sich u.a. die drei zentralen Probleme des Lebens: die Beziehung zu den Mitmenschen, zum Beruf und zur Liebe. Wiederholtes Scheitern an diesen wesentlichen Lebensfragen läßt auf einen Mangel an Sozialgefühl schließen und erlaubt die Diagnose einer neurotischen Persönlichkeit. Im Mangel an Sozialgefühl, wie es vor allem auch der Kriminelle und Asoziale zeigt, drückt sich die zunehmende zivilisationsbedingte Entfremdung der Menschen untereinander aus. Aggression, Sadismus und Masochismus sind für Adler alles sekundäre Folgen der Auseinandersetzung mit dem Minderwertigkeitsgefühl. In diesem Faktor sieht Adler, trotz seines Optimismus die Menschheitszukunft betreffend, eine der ernsthaftesten Gefährdungen der augenblicklichen Zivilisation.

Die Person, die sich in Lebensstil und Sozialgefühl manifestiert, ist überdies für Adler ganz eindimensional bestimmt. Jeden Pluralismus psychischer Motivationen und Triebe lehnt Adler zugunsten einer eindeutig zielgerichteten Lebenstendenz ab. Diese wird durch das (kompensatorische) Streben des Menschen nach Macht gegeben. Das Bedürfnis nach Anpassung und Sicherheit tritt diesem primären Streben gegenüber zurück. Die Person ist für ihn eine unauflösbare, zielgerichtete Einheit. Die gesunde Person unterscheidet sich unter diesem Aspekt von der kranken letzten Endes nur dadurch, daß sie durch ihr Machtstreben nicht mit der Umgebung, den jeweils herrschenden kulturellen und zivilisatorischen Maßstäben, in Konflikt gerät. Die Frage nach der Entstehung des Konfliktes wird demzufolge für Adler auch in denkbar einfacher Weise gelöst: Konflikte entstehen nur dort, wo das Machtstreben der Person mit der Gesellschaft zusammenstößt. Intrapsychische Konflikte – etwa den zwischen Minderwertigkeitsgefühl und Machtstreben – lehnt Adler ab. Der Kampf zwischen Machtstreben und Minderwertigkeit ist für ihn kein Konflikt, sondern eine sozusagen naturgegebene Tatsache, aus der in allen Fällen „automatisch“ das Streben nach Macht resultiert. Das Streben nach Macht ist an und für sich nicht krankhafter Natur, es wird nur neurotisch, wenn durch ungünstige Umweltkonstellationen das Minderwertigkeitsgefühl geschürt wird, und die Person besondere Anstrengungen machen muß, es zu überwinden. Diese umweltbedingten besonderen Anstrengungen führen zu jenen Veränderungen des Sozialgefühls und des Lebensstiles, die dann krankhafter Art sind.

11. Die Neoanalyse

Zu den allgemeinen Charakteristika der Neoanalyse der Psychoanalyse Freuds gegenüber zählen:

1. die Libidotheorie wird abgelehnt.
2. Mit ihrer Ablehnung wird von den meisten Autoren – mit Ausnahme von H.S. Sullivan und H. Schultz-Hencke – den genetischen (entwicklungspsychologischen) Gesichtspunkten im Werden der Person nur noch geringes Interesse entgegengebracht.
3. Dafür wird den Umwelteinflüssen größere Bedeutung beigemessen.
4. Die Strukturvorstellungen der Freudschen Instanzenlehre werden weitgehend verlassen, mit ihr die Lehre von den Abwehrmechanismen.
5. Statt ihrer werden den vom Individuum entwickelten sog. Fehlhaltungen und Fehleinstellungen genauere Untersuchungen gewidmet (Verhaltensforschung).
6. Das Unbewußte wird in der Bedeutung, die ihm Freud gab, wesentlich geschmälert und nur noch als „Randphänomen“ gewürdigt.
7. Die Rolle der Sexualität wird stark eingeschränkt.
8. Der Symbolforschung (Träume, Fehlleistungen) und Aufschlüsselung der Symptome wird keine besondere Bedeutung mehr beigemessen mit Ausnahme von E. Fromm, Th. French, H. Schultz-Hencke).
9. Die überwiegende Anzahl der Autoren wendet sich in ihren Schriften weniger an den Fachmann als an den gebildeten Laien.

Die wichtigsten Vertreter der Neoanalyse sind: Karen Horney, Erich Fromm, Harry Stack Sullivan, Harald Schultz-Hencke, Thomas French,

Sandor Radó, Abram Kardiner, Jane Pearce, Saul Newton, Ernest G. Schachtel.

Innerhalb der Neoanalyse läßt sich ein mehr sozialer von einem mehr biologisch-behavioristisch ausgerichteten Flügel unterscheiden. Zu den Vertretern der die sozialen Bedingungen betonenden Autoren zählen Horney, Fromm, Schultz-Hencke. Die biologisch-behavioristische Interpretation der Neurosen als Störungen der Lernprozesse (gesellschaftliche Unangepaßtheit) wird durch French, Radó, Pierce vertreten. Eine Zwischenstellung nehmen Sullivan und Schachtel ein.

Im folgenden können nur einige Vertreter der Neoanalyse näher beschrieben werden, die einen eigenen theoretischen Ansatz entwickelt haben.

12. K. Horney

Horney geht von der Voraussetzung aus, daß es eine sogenannte Psychologie des Gesunden oder eine universell anwendbare Psychologie des menschlichen Verhaltens nicht gibt. Die von Freud konzipierte, biologisch fundierte Libidoentwicklung ist ihrer Ansicht nach nicht in der Lage, das Kranke vom Gesunden oder das Neurotische vom Normalen zu unterscheiden. Die Libidotheorie Freuds sei nur begrenzt für die mitteleuropäische Zivilisation der Jahrhundertwende zutreffend, schon für die romanische, geschweige denn für außereuropäische Kulturen sei sie nicht mehr anzuwenden.

K. Horney versucht demgegenüber, Gesundheit und Krankheit erst einmal deskriptiv voneinander zu trennen. Dabei kommt sie zu einem vorläufigen Generalnenner und beschreibt neurotisches Verhalten als eines, das sich durch „eine gewisse Starre der Reaktion und durch die Diskrepanz zwischen Möglichkeiten einerseits und deren Verwirklichung andererseits“ kennzeichnet. Im Gegensatz zum Gesunden würde der Neurotiker meistens vorgefaßte Meinungen und eine vorher schon festgelegte Haltung bestimmten Situationen entgegenbringen, ihm fehle die Lockerheit und die Möglichkeit, wechselnd verschiedenen Situationen verschieden zu begegnen. Seine Einstellung ist unschöpferisch, „unproduktiv“.

Die Gründe der Entstehung von Neurosen sieht Horney nicht in spezifischen Störungen der Libidoentwicklung, die sich, wie bei Freud, aus dem Konflikt zwischen Trieb und Umwelt ergeben, sondern ausschließlich in mangelnder Wärme, Geborgenheit und Liebe in der Kindheit des Patienten. Erfährt ein Kind weder Anerkennung noch Wärme oder Liebe, wird es feindselige Gefühle entwickeln, die dann zur Angst und zu den verschiedenen Formen der Angstabwehr im Gefolge einer neurotischen Charakterveränderung führen, insbesondere auch zur Aggression.

Horney sieht in (unbewußter) Angst den Motor der Neurose und des neurotischen Verhaltens und stellt vier Formen der Angstabwehr auf: 1. die Angst zu rationalisieren, 2. zu verleugnen (abzustreiten), 3. zu betäuben und 4. allen Möglichkeiten, die zur Angstentstehung führen könnten, aus dem Wege zu gehen (Vermeidung). Zum Beispiel der Rationalisierung von Angst gehört u.a. die überbesorgte Mutter, die ihre eigenen Ängste durch Angst um die Kinder „rationalisiert“. Angstverleugnung kommt praktisch der Verdrängung gleich, und die Betäubung von Angst ist die häufigste Ursache des Alkoholismus und anderer Suchten. Situationen aus dem Wege zu gehen, die Angst erzeugen, ist so häufig im Leben, daß sich ein Beispiel erübrigt. Zu diesen Formen der Angstabwehr zählt Horney ferner spezifische neurotische „Trends“, Züge oder Charakteristika, die als Reaktion auf die Angst und als Angstabwehr verstanden werden können. Hierzu gehört das „neurotische Streben nach Liebe“ (affection), und Horney schildert in diesem Zusammenhang Patienten, für die das Streben nach bedingungsloser Anerkennung durch die Umwelt eine hervorstechende neurotische Charakterveränderung ist. Die Sexualität, der Horney wie Adler nur im Gesamt möglicher neurotischer Veränderungen eine gewisse Rolle zubilligt, wird von diesen Patienten ebenfalls ganz in den Dienst ihres Strebens nach Liebe und Anerkennung gestellt.

13. E. Fromm

Fromms Triebtheorie setzt im Gegensatz zu Freud an dem Unterschied zwischen dem Instinkt der Tiere und dem Trieb des Menschen an. Erstere sind organisch festgelegte, stereotyp ablaufende Verhaltensschemata, die weit weniger labil und flexibel sind als die menschlichen Triebe. Deren Wandel- und Beeinflußbarkeit wurde mit der relativen biologischen und anatomischen Unreife des Menschen dem Säugetier gegenüber erkauft. Der Mangel instinktiv festgelegter Verhaltensweisen bei dem ersteren ist jedoch die Voraussetzung für seine Vernunft und Verstandesbegabung. Freud, in den darwinistischen Vorstellungen seiner Epoche befangen, sah nicht den entscheidenden und prinzipiellen Unterschied zwischen der Instinktgebundenheit des tierischen Verhaltens und der relativen Freiheit des Menschen „zu und von“ seinen Trieben. Zwar sind Sexualität, Hunger und Durst Triebe, denen der Mensch genau wie das Tier unterworfen ist, entscheidend ist jedoch, daß die Befriedigung dieser Triebe – im Unterschied zum Tier – von Anfang an ein bestimmtes kulturelles, spezifisch menschliches Gepräge hat, das nicht allein aus der Antithese Trieb/Sozietät ableitbar sei.

Im Unterschied zu Freud sieht Fromm ferner in der geschichtlichen und individuellen Entwicklung des Menschen einen bestimmten Sinn: die „Individuation“ des letzteren (vgl. auch Jung und Rank!). Darunter versteht er, in seiner Konzeption Hegel nahestehend, die zunehmende individuelle Reifung, das Zu-sich-selber-Kommen der Persönlichkeit, die sich dazu von den atavistischen Banden z.B. reiner Naturgebundenheit lösen muß. Der Mensch der Frühzeit wie auch das Kleinkind leben, noch kaum zu Selbstbewußtsein und Vernunft erwacht, in den naturgegebenen Bedingungen vorzeitlicher Sozietäten oder in der Obhut und Geborgenheit der mütterlichen Fürsorge. Die im Verlaufe jahrhundertelanger Evolutionen sich ergebende Lösung des Individuums aus der mythischen Vorzeit oder jenen seelischen Verfassungen, die Lévy-Bruhl als „participation mystique“ bezeichnet, wird auch in der Gegenwart von jedem Menschen in großen Zügen wiederholt. Lösung der alten Bindungen an den Mythos, den Clan oder die Familie bringt das Risiko der Freiheit mit sich, die Fromm als schöpferische Aufgabe, reif und selbstbewußt Ordnungen stiften zu können, sieht. Freiheit ertragen zu können, bedeutet u.a., Unsicherheit gegen die Sicherheit früherer Bindungen einzutauschen. Zweifel gegen Gewißheit, Isolierung gegen Gemeinschaft.

Neurosen sind in der Konzeption Fromms die gescheiterten Versuche des Individuums, aus der „Freiheit von“ in die „Freiheit zu“ zu gelangen. „Freiheit von“ impliziert Freiheit von Triebbestimmtheit oder Freiheit von atavistischen Bindungen an Gruppenkollektive, Familie. „Freiheit zu“ heißt sich selbst als schöpferisch-produktives Individuum zu verwirklichen. Der schöpferische Mensch ist der gesunde (analog bei O. Rank) – der unproduktive, in Bindungen oder einseitigen Gesellschaftsformen erstarrte der Neurotiker.

Fromm skizziert vier Möglichkeiten, denen zufolge der Mensch sich der Freiheit entziehen kann, abgesehen von der Regression in atavistische oder Pseudobindungen. Diese Fluchtmöglichkeiten sind 1. (moralischer) Masochismus, 2. Sadismus, 3. Zerstörungslust, 4. Konformismus („automaton conformity“). Unter 1. versteht Fromm jene Kategorie von Neurotikern, die hinter loyalem oder ergebenem Verhalten ein starkes masochistisches Bedürfnis nach Unterwerfung und Unterjochung verbergen. Die geschilderten Personen würden von Horney unter die „Unterwürfigen“ gerechnet werden. Die Sadisten (2.) und die unter 3. bezeichneten Menschen verfolgen das Ziel, andere Menschen von sich abhängig zu machen, die produktiven Kräfte der Menschen zu hemmen und zu blockieren, unter Mißbrauch von Macht jene auszunutzen (Horneys Manager). Die Konformisten (4.) sind jene Leute, die ohne eigene Meinung und ohne eigenes Gesicht, gewissermaßen als „Strandgut des Lebens“ oder als Masse richtungslos mitschwimmen und zur willfährigen Beute der Diktaturen werden. Es sind Personen, die sich ausschließlich nach dem „man“ richten: das tut „man“, dieses unterläßt „man“, und die ihr eigenes Urteil weitgehend von diesem „man“ bestimmt sein lassen.

Auch Fromm mißt in der Ätiologie der Neurosen der Angst eine zentrale Bedeutung bei. Es ist im wesentlichen die Angst – vor der „Freiheit“, der Selbstverwirklichung –, die den Menschen in neurotischen Bindungen verharren läßt. Aus der Angstabwehr entstehen jeweils gesellschaftlich geprägte typische Abwehrhaltungen, die zu dem Typus des „Hortenden-Raffenden“ führen, zu dem angepaßten „Konformisten“ u.a.m., die in ihrem Streben nach Selbstverwirklichung aus Angst vor dieser „stehen“geblieben sind und sich dem Kollektiv und dessen Freiheitsferne unterworfen haben.

Fromm hat insbesondere in den letzten 10–15 Jahren zahlreiche Schriften vorgelegt, in denen er zahlreiche Vorschläge zur Behebung sozialer Mißstände macht und die er für die Entstehung von „Neurosen“ für maßgeblich hält, auf die jedoch hier nicht mehr eingegangen werden kann.

14. H.S. Sullivan

Die Bemühungen H.S. Sullivans, eine Psychiatrie der „zwischenmenschlichen Beziehungen“ zu entwickeln, dürfen als der Versuch gewertet werden, eine genetische Psychologie auf behaviouristischer Grundlage zu schaffen. Alle psychischen Vorgänge sind für Sullivan Spannungen und Energieverwandlungen, diese seien sogar empirisch beobachtbar. Unter Energie versteht er physische Kräfte, materielle Entitäten, die ebenfalls nur subjektiv als psychische wahrgenommen werden. Da in der Psychiatrie „nur Konfusion herrsche“, strebt er danach, die Psychiatrie auf eine Deskription und Genese der zwischenmenschlichen Beziehungen zu beschränken, und sieht das Endziel psychiatrischer Bemühungen in der Entwicklung einer sozialen

Psychologie. Behaviourismus bedeute, jene Spannungen und Energieverwandlungen nach Zielen, Tendenzen und Impulsen zu untersuchen, unter Verzicht auf alle Hypothesen, die die Psychoanalyse Freuds zu einem hochgradig „akademischen", d.h. letzten Endes wirklichkeitsfremden Gebäude gemacht hätten.

Die Befriedigung der körperlichen Bedürfnisse (Triebe) wie Hunger, Schlaf, Sexualität einerseits, das Streben nach Sicherheit andererseits sind für Sullivan die Hauptziele der menschlichen Natur, sind die Tendenzen (ein Begriff, der nicht näher definiert wird und wohl mit Strebungen synonym ist), die den Menschen primär bestimmen. Zu diesen tritt dann im Verlauf der Kindheit noch das Streben nach Macht, das jedoch sekundär ist, da es dem Streben nach Sicherheit und der Sicherstellung der Befriedigung jener Triebe dient. Streben nach Sicherheit und Befriedigung der Triebe sind unauflösbar miteinander verbunden, sie sind als die integrierenden Kräfte anzusehen, die auch die Wandlungen der Entwicklungen einer „zwischenmenschlichen Beziehung" bestimmen.

Angst ist der Hauptfaktor, der das Streben nach Sicherheit und die Befriedigung jener primären Bedürfnisse (Hunger, Schlaf, Sexualität) hindert und beeinträchtigt. Sie ist mit einem hohen Maß von Spannung der Skelettmuskulatur verknüpft. Der Angst, in ihrem intensiven Ausmaß, der Panik, steht die völlige Gelöstheit der Euphorie gegenüber, wie sie allerdings wohl nur in Ausnahmezuständen, z.B. im Schlaf, realisierbar ist. Die Angst vermag, ist sie überdies noch mit Unsicherheit und Schwierigkeiten in der Befriedigung der Triebe verbunden, die Entwicklung der Person von früher Kindheit an zu gefährden. Vor allem wird das „Selbst" gefährdet, das Sullivan als aus „reflected appraisals" bestehend umschreibt. Das heißt das Selbst setzt sich aus der Anerkennung zusammen, die das Kind im Verlauf seiner Entwicklung von seiten der Erwachsenen erfährt.

Angst wird zum Instrument des Selbst, mit dem es seine Grenzen und seine Aufmerksamkeit einschränkt – um seine Integrität und innere Sicherheit zu gewährleisten (vgl. Freuds „Abwehr"). „Auswählende Unaufmerksamkeit" und „Spaltung" sind Folgen der Angst, die Angst wiederum Folge des Bedürfnisses, Sicherheit und die Sicherstellung der Triebbefriedigungen weitmöglichst zu garantieren. Darüber hinaus werden jedoch die „auswählende Unaufmerksamkeit" und die „Spaltung" – wie der Aufbau des Selbst überhaupt – durch Lob und Tadel der Eltern mitbedingt. Wird das Kind durch Lob auf ein bestimmtes Verhalten hingewisen, neigt es natürlich dazu, ein entsprechend kritisiertes Verhalten aufzugeben. Dadurch wird die „auswählende Unaufmerksamkeit" geprägt. Die Spaltung dagegen bezeichnet Prozesse, die der entsprechenden Person oder dem Kind nicht mehr bewußt sind, deren Vorhandensein es vielleicht sogar mit starker Affektivität leugnen würde.

Die abgespaltenen Vorstellungen sind bewußtseinsfern, entstehen jedoch im Prinzip analog zu jenen der „auswählenden Unaufmerksamkeit". Sullivan gibt zu, daß die abgespaltenen Vorstellungen in Träumen, Phantasien und unbeobachtetem alltäglichen Verhalten zum Ausdruck kommen können. Sie sind darüber hinaus sogar in der Lage, das Selbst ernsthaft zu gefährden, Angst zu erzeugen – möglicherweise so stark, daß die Person in „Stücke gehen würde". Die „auswählende Unaufmerksamkeit" entspricht Freuds Vorbewußtem, die „Spaltung" dem Unbewußten.

15. Harald Schultz-Hencke

Harald Schultz-Hencke zählt unter den Neoanalytikern zu den wenigen, denen es gelungen ist, ihre Ansichten in systematisch abschließender Form darzustellen. Sein Hauptwerk ist „Der gehemmte Mensch", das 1940 erstmals erschien, 1951 als „Lehrbuch der analytischen Psychotherapie" in erweiterter Form wiederaufgelegt wurde. H. Schultz-Hencke hat ferner sich eingehend der Psychotherapie der Psychosen, der psychosomatischen Medizin und der Interpretation der Träume gewidmet; Untersuchungen, die im Rahmen dieses Referates zwar nicht im einzelnen gewürdigt werden können, deren Erwähnung jedoch insofern von Bedeutung ist, als sie Schultz-Hencke als einen der wichtigsten Vertreter der neoanalytischen Richtungen ausweisen.

Der Grundkonflikt der menschlichen Psyche besteht nach Schultz-Hencke in der Hemmung des Expansiven. Das Expansive (vgl. Freuds „Es") „besteht in der Hauptsache aus den ‚Strebungen' des Menschen". Unter Strebungen versteht Schultz-Hencke, wie er in seinem „Lehrbuch der analytischen Psychotherapie" ausführt, Antriebe, die er in folgende unterteilt:

1. Das intentionale Antriebserleben. Dieses scheint ihm einen Grundzug animalisch-menschlichen Daseins darzustellen, setzt er es doch der sowohl beim Tier als auch beim Säugling zu beobachtenden „Neu-Gier" gleich. „Emotionale Zuwendung" als frühester Ausdruck teilnehmenden Lebens kann dem Begriff der Neugier synonym zur Seite gestellt werden.

2. Das kaptative, orale Antriebserleben. Es stellt auf der oralen Stufe, die Schultz-Hencke jedoch nicht im Zusammenhang einer Libidoentwicklung und möglicherweise sexuell gedeutet wissen will, das primitive „Haben-Wollen“ dar. Das Kleinkind drückt dies etwa so aus, daß es Gegenstände, denen es sich intentional zuwendet, in den Mund steckt, um sie zu besitzen.

3. Das retentive, anale Antriebserleben. Es entspricht im wesentlichen den bereits von Abraham und Freud ausgeführten Untersuchungen über die Verbindung zwischen der Phase der Reinlichkeitsgewöhnung in der Kindheit mit Tendenzen des Kleinkindes, den Kot einzubehalten, nicht hergeben zu wollen. Auch der aggressive Charakter, den das Koten annehmen kann, wird von Schultz-Hencke betont.

4. Das aggressive, geltungsstrebige Antriebserleben. Die Aggression leitet Schultz-Hencke von einem motorischen Entladungsbedürfnis ab, wie dieses bei Kleinkindern beobachtet werden kann, und das sich bei Widerstand steigert. Der zerstörerische Charakter der Aggression ist vom Kind nicht beabsichtigt, es gewinnt diesen erst bei der Auseinandersetzung mit der Umwelt, insbesondere, wenn der motorische Entladungsdrang an ihr Widerstand erfährt.

5. Das urethrale Antriebserleben. Darunter versteht Schultz-Hencke ein ebenfalls ursprüngliches, in der Kindheit auftretendes Antriebserleben, das z.B. im Drang zum Urinieren, diesem einfach nachzugeben, zum Ausdruck kommt. Dieser Antrieb vermischt sich mit dem Bedürfnis, im feuchtwarmen Bett beim Einnässen zu liegen, gelegentlich aber auch mit der Sexualität.

6. Das liebende, sexuelle Antriebserleben. Liebe und Sexualität (Libido bei Freud) sind für Schultz-Hencke nicht dasselbe. Die Sexualität will er eingebettet in das menschliche Zärtlichkeitsbedürfnis sehen, in den Eros. Er verwahrt sich gegen Freuds Auffassung, in der Zärtlichkeit nur zielgehemmte Sexualität zu sehen, sondern spricht von einem ursprünglichen, primären Zärtlichkeitsstreben.

Härte in der Erziehung und Verwöhnung führen, jedes auf seine Weise, zur Hemmung der verschiedenen Antriebsarten – zur Neurose –, die dann als Antriebssprengstücke in der neurotischen Symptomatik wieder auftauchen (vgl. Freuds Darstellung des neurotischen Symptoms als Kompromiß zwischen Trieb und Verdrängtem. Jedes Symptom ist auch eine Triebbefriedigung). Was aber sind die Folgen der „Hemmung“?

Die Folgen der Hemmung sind in solche zu trennen, die das Gehemmte (Expansive) unmittelbar betreffen, und in jene, die sich in einer Veränderung der Person des Gehemmten bemerkbar machen. Was aber hemmt das Expansive überhaupt? Wie bei Freud die Umwelt dem Es Schranken zuweist – woraus Freud die Konsequenz einer primären Triebfeindlichkeit des Sozialen überhaupt zieht –, so ist auch für Schultz-Hencke die Umwelt maßgeblich für die Hemmung des Expansiven. Sie wirkt durch Härte (Verbote) oder durch Verwöhnung hemmend. Die Verwöhnung führt dazu, daß das Kind aus Angst vor Liebesverlust auf die Entfaltung seiner kaptativen, retentiven und aggressiven Strebungen verzichtet. Das durch Härte oder Verwöhnung gehemmte Expansive wird nun in seiner Wirkung nicht völlig aufgehoben, es bildet die Haltung des Menschen. Unter diesen versteht Schultz-Hencke bestimmte Grundtendenzen des Charakters, die als unbewußte Motivationen das Handeln beeinflussen. Sie entsprechen sowohl Freuds Symptomen, analog denen sie den gleichen Kompromiß aus Expansivem und Hemmendem darstellen, als auch den Freudschen Charakterzügen, sofern diese Reaktion auf einen Konflikt zwischen Es und Umwelt sind.

Wie wird nun der „gehemmte Mensch“, d.h. jener, bei dem das oral-kaptative, anal-retentive, das Geltungsstreben und möglicherweise auch das Sexualstreben gehemmt sind, mit diesen Hemmungen fertig? Sein Charakter, der durch die Hemmung jener Strebungen schon deformiert ist, entwickelt als Reaktion auf jene Hemmungen noch weitere abnorme Züge: die Bequemlichkeit, die Riesenansprüche und Riesenerwartungen, die Überkompensation und Ersatzbefriedigung. „Gehemmtheit, Bequemlichkeit und Riesenansprüche bilden den Kern der Struktur des gehemmten Menschen“, definiert Schultz-Hencke.

Es ist im Rahmen der begrenzten räumlichen Möglichkeiten dieser Zusammenfassung nicht möglich, auf die weiteren Vertreter der neoanalytischen Richtung einzugehen, insbesondere die behaviouristisch-biologisch orientierten. Ausdrücklich sei jedoch auf E. Schachtel verwiesen, der in seinem Werk „Metamorphosis“ (unübersetzt) eine bedeutsame Verbindung der neoanalytischen Richtung mit der personal-anthropologischen vollzogen hat.

16. Anthropologisch-existentialanalytische Richtungen und „personale Analyse“ („Daseinsanalyse“)

Die existentialontologisch-anthropologisch orientierte Tiefenpsychologie darf einerseits als Bewegung gegen die Psychoanalyse Freuds verstanden werden, als spezifisch gegen deren kausalen Reduktivismus, z.B. eine Fülle höchst unterschiedlicher Erscheinungen wie Krankheitssymptome, Träume, kulturelle Errungenschaften usf. auf verdrängte Sexualität oder Aggressionstriebe zurückzuführen, andererseits gegen ihren Epiphänomenalismus, Sensualismus und die psychoanalytische „Weltanschauung", wie diese Freud in seinen späten Schriften („Das Unbehagen in der Kultur", „Die Zunkunft einer Illusion") dargelegt hat.

Darüber hinaus hat sich diese Richtung aus den philosophischen Konzeptionen der Lebensphilosophie (Bergson, Klages), der Phänomenologie (Husserl, Scheler) und der Existentialontologie (Heidegger, Jaspers), ferner aus der Psychologie der Person (W. Stern) und des Erlebens (W. Dilthey) unabhängig von der Psychoanalyse entwickelt. Der „Stammbaum" dieser in sich durchaus heterogenen Richtung würde sich wie folgt darstellen:

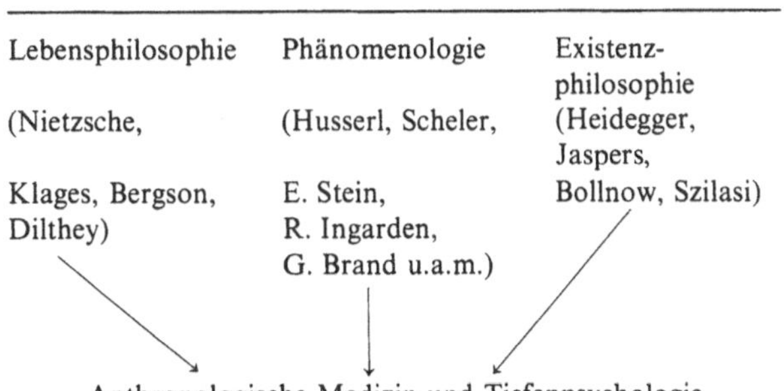

Es ist ein gemeinsames Anliegen der verschiedenen Vertreter dieser Richtung, die seit Descartes die Naturwissenschaft auszeichnende Subjekt/Objektspaltung, dann im Epiphänomenalismus erfolgte Eliminierung des Subjektes überhaupt, zu überwinden. Diese Spaltung führte zu einer Vergegenständlichung (Verdinglichung) des erlebend-lebenden Menschen, zu einer Verkennung seiner Personenhaftigkeit und Einmaligkeit, zu dem Bemühen, psychisches Geschehen nach dem Modell des bedingten Reflexes zu verstehen (Pawlow, Watson), d.h. in räumlich-materielle Strukturen zu zergliedern. Sowohl Heideggers In-der-Welt-Sein wie auch Husserls apriorihafte Lebenswelt (s. insbesondere G. Brand, Die Lebenswelt, Berlin 1973), durch konsequente Anwendung der phänomenologischen Methode gewonnen, bilden die theoretischen Voraussetzungen, die Subjekt/Objektspaltung aufzuheben, deren Abhängigkeit von Descartes aufgezeigt zu haben, E. Straus bleibendes Verdienst ist.

Die theoretischen Voraussetzungen dieser Aufhebung wurden u.a. in der Psychologie konkretisiert durch die Untersuchungen von H. Kunz, insbesondere über die „anthropologische Bedeutung der Phantasie", die das spezifisch menschliche wie auch weltbezogene Wesen der Phantasie aufweisen. Darüber hinausgehend, an M. Scheler anknüpfend, legte H. Plessner die besondere „anthropologische" Situation des Menschen dar, die als „exzentrische" die Tier-Umwelt-Dimension um einen qualitativen Sprung übersteigt, die dem Menschen das Fragen nicht weniger wie das Kulturschaffen, jeweils als extrem labile Vorgänge, ermöglicht. „Lachen und Weinen" werden u.a. von Plessner in ihrer nur dem Menschen eigentümlichen Bedeutung aufgezeigt, v. Weizsäcker bewies im „Gestaltkreis" die das Pawlowsche Reflexmodell überwindende Einheit von Wahrnehmen und Handeln (Bewegen) in ihrem konstanten Weltbezug, mit der die linear-kausale Vorstellung von Reiz und Reaktion als irrig aufgehoben wird. Zahlreiche Untersuchungen F.J.J. Buytendijks – mitangeregt durch v. Weizsäcker – weisen auf die unauflösbare Einheit von Umwelt/Subjekt hin, die die Subjekt/Objekt-Trennung als künstliche decouvriert.

Anthropologische Aspekte des menschlichen Daseins, durch Nietzsche nicht weniger wie durch M. Scheler, Klages und Bergson antizipiert, bei A. Gehlen und A. Portmann nach ihrer biologischen Seite verifiziert, fanden insbesondere dann bei Jaspers, Kunz, Plessner und v. Gebsattel, Tellenbach, Kisker, Blankenburg u.a., dann bei D. Wyss eine existentiale Vertiefung. Der Mensch läßt sich nicht nur nicht naturwissenschaftlich verdinglichen, ohne daß er als spezifischer Mensch verfälscht wird, er ist Leib-Seele-Einheit, die in der existentialen Personenhaftigkeit, auf eine Transzendenz letztlich bezogen, dort ihre Sinnerfüllung findet. Als letztlich nicht feststellbar eröffnen sich jeder Auseinandersetzung mit ihm neue Abgründe, die das Unauflösbare wie auch Widersprüchliche des Menschen eindrucksvoll belegen (Jaspers). Eine Reduktion des Menschen auf Triebstrukturen oder Konflikte zwischen Trieben hier, Trieben und Normen dort, wie auch eine Gliederung z.B. in Ich, Es, Über-Ich ist nicht in der Lage, der Komplexheit und „Nicht-Feststellbarkeit" des Menschen gerecht zu werden, sie zielt darüber hinaus an der „exzentrischen" oder einmaligen anthropologischen Situation des Menschen durch die Beschränktheit ihrer Vorstellungen vorbei. Damit verfälscht sie den Menschen, wenn ihr auch zugebilligt werden muß, daß sie in ihrer Weise (z.B. die Psychoanalyse Freuds) durch das „Nicht-Feststellbare" des Menschen, selbst durch ihre verdinglichenden Methoden, in den Sog desselben gezogen wird: z.B. die absolute Irrationalität des Unbewußten bei Freud.

Die von Freud aufgezeigte Bedeutung des Konfliktes in der Ätiologie von Neurosen wurde von der Psychosomatischen Medizin auch auf die Ätiologie von funktionellen und organischen Leiden übertragen. Insbesondere v. Weizsäcker und seine Schüler (P. Christian, v. Auersperg, Derwort, W. Kütemeyer, H. Huebschmann, W. Jacob, D. Wyss u.a.) zeigten den Zusammenhang zwischen Konflikt und inneren Krankheiten an zahlreichen Fällen auf. Krankheit zerstört die Einheit (Kohärenz) zwischen Subjekt und Umwelt im Gestaltkreis oder stellt diese Einheit in Frage. Dabei werden bei der Ätiologie von Krankheiten noch zahlreiche andere Faktoren – z.B. „soziogene“ – beachtet, die die Psychoanalyse (S. Freuds) erst in den letzten Jahren zu integrieren beginnt. D. Wyss (s.u.) wies z.B. die Bedeutung der sog. anthropologischen Mißverhältnisse, der strukturalen Diskrepanzen zwischen z.B. Denken und Fühlen, Wollen und Befindlichkeit als grundlegend sowohl für die Ätiologie von Krankheiten wie auch für die anthropologische Situation des Menschen überhaupt auf.

E. Straus, v. Gebsattel, L. Binswanger, J. Zutt, M. Boss, D. Wyss u.a. legten überzeugend dar, daß nicht das Modell Sexualität/Verdrängung als ausschließliches für die Ätiologie der Neurosen wie auch anderer Krankheiten anzusehen ist. Über die Sexualität als nur einer Weise menschlicher Beziehungsmöglichkeiten hinausgehend, arbeitete L. Binswanger z.B. den Begriff des menschlichen Mit-Einanders aus, v. Gebsattel (und E. Wiesenhütter) den der personalen Beziehung und den des partnerschaftlichen „Geschlechtsleibes“. Zutt wies u.a. auf die Eigentümlichkeit des menschlichen Lebensweges und der menschlichen Ordnungsbezüge als vorgegebener (apriori) Strukturen hin. M. Boss legte insbesondere die Arzt/Patient-Beziehung in einer daseinsanalytischen Interpretation derselben als eine elementare Form menschlicher Beziehungen dar. E. Straus hat u.a. in speziellen Untersuchungen z.B. über das Wesen des Räumlichen im Tanz, in seiner Unterscheidung zwischen Wahrnehmen und Empfinden, zwischen Erlebnis und Geschehnis in seinem Werk „Vom Sinn der Sinne“ die Modelle Pawlows widerlegt, und damit einer multifaktoriellen Ätiologie von Krankheiten den Weg geebnet, die grundsätzlich das erlebende Subjekt im Zentrum ihrer Konzeptionen bewahrt.

Die zwischenmenschliche Beziehung in ihrer Bedeutung für die sexuellen Perversionen wurde von v. Gebsattel und M. Boss untersucht. Diese ist stets, wenn auch rudimentär, in den sexuellen Perversionen nachzuweisen.

Darüber hinaus haben E. Minkowski, v. Gebsattel und E. Straus den „Werdensstillstand des Menschen“ als maßgeblich für die Entstehung der Depressionen, der Angst- und Zwangsneurosen herausgearbeitet, wird unter Werdensstillstand das Unvermögen verstanden, sich selbst als Sich-Entwickelnder, Vorwärts-Schreitender, Werdender im „Strom des Lebens“ (Bergson) zu behaupten.

L. Binswanger wies auf die Bedeutung des jeweiligen „Weltentwurfs“ des Menschen bzw. des Kranken hin, der im ganzen seines biographischen Lebensweges wie auch in der Besonderheit seiner Symptomatik zur Darstellung gelangt. An Hand zahlreicher Krankengeschichten konnte er die Sinnhaftigkeit scheinbar sinnloser Krankheitssymptome bei Psychosen und psychoseähnlichen Erkrankungen aufweisen, ohne auf die psychoanalytischen Modelle zurückzugreifen. So z.B. auf den Gegensatz zwischen „ätherisch-vergeistigter“ und „Gruft und Todeswelt“ bei der sog. Magersucht, – wie er auch das Entstehen der Krankheiten in einem umfassenderen Konfliktbezug als den der Gegensätze etwa von Trieb und Norm veranschaulicht. Dabei wird der Sinn der Erkrankung aus den sich zeigenden Phänomenen des Krankseins selbst erschlossen – der phänomenologischen Methode folgend.

Das Arzt/Patient-Verhältnis, durch Freud in der Besonderheit der psychotherapeutischen Situation mit den Begriffen der Übertragung und Gegenübertragung umschrieben, wurde in der Vielfalt seiner möglichen Aspekte besonders durch v. Weizsäcker, v. Gebsattel, E. Straus und M. Boss untersucht und dargestellt. „Umgang“ im Sinne eines Gestaltkreises zwischen Arzt und Kranken charakterisiert diese Beziehung, die ein beiderseitiges, gegenseitiges Geben und Nehmen impliziert. Sie ist in der Komplexität dieses Gebens und Nehmens nicht auf die Wiederholung von Kindheitsstereotypien ausschließlich zurückzuführen, sondern differenziert sich in subtile, gegenseitige Wahrnehmungsakte und Handlungen, die das Mit-Einander des Umgangs ausmachen.

17. Die neue Wiener Schule

Die sogenannte personale Analyse knüpft sich an die Namen V.E. Frankls, I. Carusos, P.R. Hofstätters, W. Daims u.a. an, die, vor allem in Wien seit 1945 tätig, den Begriff der „neuen Wiener Schule“ rechtfertigen. A. Görres (München) darf ebenfalls als einer ihrer Hauptvertreter angesehen werden. Nachdem sich seit Jung und Rank die

Philosophie, sei es in idealistischer oder existenzialistischer Prägung, der Psychoanalyse zunehmend bemächtigt hat, greift nun auch die (katholische) Theologie nach ihr – und bemüht sich um jene „Aktenverschiebung" innerhalb der Psychoanalyse Freuds, die die letztere möglicherweise mit einem – großzügiger gesehenen – Dogma vereinbar macht. Der Personbegriff des Katholizismus, wie er einerseits von Aristoteles vorgegeben, andererseits von Thomas von Aquin entwickelt wurde, bildet die Grundlage der „personalen Analyse" – sie ist „geistig-existentielles Zentrum" (V.E. Frankl). Die Entwicklung der Person zielt nun unmittelbar auf Gott, d.h., sie ist entelechial bedingt, und der Mensch ist unmittelbar auf Gott bezogen. Die Neurose besteht in erster Linie in einer Verabsolutierung der relativen, irdischen Werte („Vergötzung") – zuungunsten des Absoluten: Gott. Jeder Mensch sei seinem innersten Kern nach auf das Absolute, auf Gott ausgerichtet. In der Neurose nun tritt an die Stelle dieser existentialen Ausrichtung auf das Absolute eine Fehlorientierung auf relative Werte wie Macht, Sexualität, Geltungssucht, Herrschsucht und andere Fehlhaltungen mehr. In diesen Fehlhaltungen werden relative Werte den absoluten vorgezogen, die Sexualität z.B. der Liebe, die Macht der inneren, entelechialen Entfaltung des Menschen, die Geltungssucht tritt an Stelle des Wissens um objektive eigene Möglichkeiten. Die Entwicklung dieser Fehlhaltungen beginnt schon in frühester Kindheit, wenn z.B. – hier folgen Daim und Caruso der 3-Stufen-Theorie Freuds – in der analen Phase der Kot durch einen abnormen Besitzwunsch vom Kind einbehalten und nicht ausgeschieden wird. Dieser abnorme Besitzwunsch stelle bereits die Verabsolutierung des Relativen – des Kotes – dar und führe zu entsprechenden neurotischen Fixierungen. Fixierungen nennt Daim auch „Vergötzungen", da hier Relatives an Stelle des Absoluten zum Götzen erhoben wird. Die Neigung des Menschen zur Vergötzung des Relativen und damit zur Neurose liegt letzten Endes in der Erbsünde begründet. Die Aufgabe des Psychotherapeuten ist es, im Menschen den Weg zum Absoluten als dem einzigen Heil freizulegen. V.E. Frankls Vorwürfe gegen die Psychoanalyse sind aufschlußreich, nicht weil sie alte, immer wieder hervorgeholte Anschuldigungen zusammenfassen, sondern weil er vom Standpunkt der thomistischen Philosophie auf Schwächen innerhalb der psychoanalytischen Theorien weist, die von den Psychoanalytikern zum Teil übersehen wurden.

Die Strukturtheorie Freuds von Es, Ich und Über-Ich erfährt bei Frankl eine Umkehrung „um 180 Grad". Davon ausgehend, daß nicht nur, wie bei Freud, das Triebhafte unbewußt ist, sondern auch der Geist, dient die Existenzanalyse nicht so sehr der Aufhebung der verdrängten Triebe, als vielmehr der Erweckung des unbewußten Geistes, was als die „Freilegung des Gewissens" bezeichnet wird.

Frankl stellt der Freudschen Strukturtheorie den (thomistischen) Begriff der Person gegenüber, den er dann zu dem Begriff der Tiefenperson ausweitet. Die Freudsche Psychoanalyse habe sich nur mit der (kreatürlichen) Person befaßt, nicht aber mit der eigentlichen, geistig-existentiellen Tiefenperson.

Frankl verbindet seine Vorstellung der geistigen Tiefenperson mit M. Schelers (an Husserl anknüpfende) Theorie des personalen Aktvollzugs (s.u.). Der geistige Aktvollzug, sei es im Denken, sei es im Handeln, sei reine „Vollzugswirklichkeit" in dem Sinne, daß die Person im Vollzug eines geistigen Aktes aufgeht. Diese Aktvollzüge sind jedoch „obligat unbewußt", und damit wird die Tiefenperson zu jenem letzten, existentialen Ausdruck geistigen, aber unbewußten Seins. Existenzanalyse heißt nicht Analyse jenes letzten Existenzials, sondern – im zentralen Gegensatz etwa zu Freud – Analyse auf jenes Existenzial hin, den Menschen zu einer Begegnung mit sich selbst hinzulenken, hinzuführen (vgl. auch Rank und Jung). Das Gewissen wird in dieser Sicht zu einem Instrument des außermenschlichen Absoluten, beim Neurotiker ist es lediglich verdrängt oder im Über-Ich falsch verabsolutiert. Das Über-Ich stellt nur die konventionelle Moral dar, nicht aber das eigentliche Gewissen (vgl. Fromm). Der Verdrängung des Gewissens spürt Frankl in den Träumen seiner Patienten nach, die – wie auch bei C.G. Jung – oft religiöse Inhalte ausdrücken, d.h. verdrängte Religion beinhalten.

Zusammenfassend darf über die Existenz- oder personale Analyse gesagt werden:

1. Der Mensch ist eine Einheit von Geist, Seele und Leib.

2. Der Geist ist in seiner existentiellen Tiefe unbewußt.

3. In dieser existentiellen Tiefe ist er auf das Absolute, auf Gott gerichtet.

4. Das Absolute ist bewußtseinstranszendent, spricht aber im Menschen als „Stimme des Gewissens".

5. Der Neurotiker ist ein Götzendiener. Von frühester Kindheit an hat er das Relative verabsolutiert und ist damit durch seine Schuld erkrankt. Er hat seine Krankheit schuldhaft „gemacht", verursacht.

6. Die Aufgabe der existenzanalytischen Psychotherapie ist die Freilegung des Gewissens und die Neuorientierung des Menschen auf Gott hin.

18. Existential-integrative Psychotherapie

In einer Weiterentwicklung des phänomenologischen Ansatzes (E. Husserl) und der existentialontologischen Konzeption M. Heideggers als wissenschaftstheoretischem Ansatz, hat der Verf. sich bemüht, eine anthropologisch orientierte „Tiefenpsychologie“ zu entwerfen, die über den Streit der Meinungen und Konstruktionen hinaus zum möglichen Wissen über Aspekte des Menschen in seinem sogenannten „kranken“ und „gesunden“ Verhalten führt, die die bisherigen Ansätze der „Schulen“ erweitern aber auch integrieren. Zusammengefaßt läßt sich die Konzeption des Verf. wie folgt wiedergeben:

a) Die theoretische Grundlegung

In den Hauptwerken des Verfassers wurde in Weiterführung der Systematisierung der existentialontologisch-anthropologischen Konzeption ein Bild des Menschen entworfen, das sich durch folgende fünf Grundfaktoren auszeichnet:

1. Der Mensch ist in seinem Entwurf anthropologisch „unfertig“, auf Zukunft angelegt und in seiner Strukturierung widersprüchlich (antilogisch) konstituiert.

2. Seelische Vorgänge als „Inne-Sein“ von Welt in ihrer konstitutiven Bezogenheit auf Außenwelt wie umgekehrt Welt durch den Menschen erst Sinngebung erfährt, sind indeterminiert. Die spezifische Eigenheit des Inne-Seins ist sein konstantes In-Einander (Fluktuation) von Bildern, Gedanken, Empfindungen, Stimmungen, Willensimpulsen, Antrieben usf., die in der linear-räumlichen Kausalität der Naturwissenschaften nicht zu erfassen sind.

3. Die Gegensätzlichkeit seiner Strukturierung bildet die permanente Gefährdung des Menschen, in seinem Befinden nicht weniger wie in seinem Verhalten zu dekompensieren (z.B. in der Krankheit). Dieser Gefahr begegnet er durch komplizierte Versuche, mit sich selbst wie auch mit seiner Umwelt ein Gleichgewicht zu erhalten.

4. Die fundamentale „Widersprüchlichkeit“ des Menschen liegt in der Gleichzeitigkeit von Einzelexistenz und Bezogenheit auf den anderen: von Kommunikation.

5. Es gibt nur eine Krankheit, die sich in einer außerordentlichen Vielfalt von Kommunikationsstörungen, Einschränkungen, Verfall, Unfähigkeit zur Kommunikation sowohl organismisch-biologisch – schon im Stoffwechselaustausch oder in einer Infektionskrankheit – wie auch in den Arten und Weisen der zwischenmenschlichen Kommunikationen darstellt. Kommunikationseinschränkung oder Vernichtung derselben führt z.B. zu organismischen (psychosomatischen) Dysregulationen, zu Dekompensationen, zu Gestaltverfall, wenn es dem Menschen in seiner jeweiligen Umwelt nicht gelingt, einen Gleichgewichtszustand zwischen dieser und sich selbst herzustellen oder zu erhalten. Dies trifft für den Menschen als Organismus nicht weniger wie als erlebendes Subjekt zu. Die fundamentale Dichotomie von „Selbst“ und gleichzeitiger, unauflösbarer Bezogenheit auf Welt und den anderen umschließt, daß es den „einzelnen“ Kranken nicht gibt, sondern dieser nur in bezug wiederum auf „kranke“ Welt, den anderen oder „Gesellschaft“ ist.

Demzufolge ist jeder sog. „Neurotiker“ auch das Negativ seiner kommunikationsgestörten Umwelt.

Zu 1. Die Widersprüchlichkeit der menschlichen Strukturierung (Mißverhältnis in „Beziehung und Gestalt“) wird in der Gegensätzlichkeit der Art (Struktur) z.B. von Denkakten oder Begriffen gegenüber Gefühlen, von Antrieben gegenüber Stimmungen, von Willensimpulsen gegenüber Antrieben wiederum, von Begriffen zu Antrieben usf. sichtbar, wird in den Kategorien der herkömmlichen Psychologie gedacht.

Der Konzeption Freuds „Trieb gegen Norm“ (oder Trieb gegen Trieb) als einen unter zahllosen Gegensätzen (Widersprüchen), die den Menschen bestimmen, geht bereits der strukturale Gegensatz z.B. zwischen der ersten Aufmerksamkeit des Kleinkindes als Vorläufer eines geistigen Aktes und der Bewegung seiner Wünsche oder Bedürfnisse voraus. Der Akt der Aufmerksamkeit ist auf die Außenwelt oder das Innen bezogen, in jedem Fall „unterdrückt“ er andere Schwingungen des Seelenlebens und konstituiert damit einen der „Urkonflikte“, die an der Wurzel der menschlichen Existenz aufbrechen, aber nicht sexueller Natur sind.

Zu 2. Der Indeterminismus und die Antilogik des menschlichen Subjektes wird durch zwei nicht weiter auflösbare „Konstituenten“ der menschlichen Existenz verdeutlicht: durch das Mögliche und die Aperspektive (s.u.). Psychische Vorgänge – Inne-Sein oder intrasubjektives Geschehen – fundieren im Möglichen als einer ontologisch vorgegebenen Weise. Alle Aussagen über psychisches Geschehen, soweit diese nicht artifiziell in Experimente gepreßt werden, haben Möglichkeits- und Wahrscheinlichkeitscharakter, jedoch sind Aussagen über psychische Vorgänge nie mit der an Sicherheit grenzenden Wahrscheinlichkeit zu machen, wie sie die mechanische Physik und mechanisch orientierte Naturwissenschaft postuliert. (Die moderne Physik hat den Determinismus der Mechanik bekanntlich längst überholt, die mechanistisch denkende Psychologie und Psychoanalyse ist ihr noch nicht nachgerückt.)

Die „Aperspektive" bedeutet, daß die Beobachtung psychischer Vorgänge, durch Selbst- nicht weniger wie durch Fremdbeobachtung, deutlich sich konstituierende „Gestalten", z.B. eines präzisen Begriffes oder eines bestimmten Gefühls, nur kurzfristig festzuhalten vermag. Jeder „psychische Inhalt" wird, dem Wesen der psychischen Fluktuation entsprechend, in der Beobachtung unscharf, er verschwimmt, wird undeutlich oder aperspektivisch. Der Mensch entzieht sich durch die Strukturierung seiner Subjektivität ständig im Aperspektivischen, in seiner eigenen Verborgenheit, aus der Vorstellungen, Gedanken, Gefühle, Willensimpulse, aber auch Träume nicht weniger wie Visionen aufttauchen und wieder verschwinden. Die „Aperspektive" entspricht dem „Unbewußten" der Psychoanalyse Freuds, dem kollektiven Unbewußten C.G. Jungs, sie geht jedoch über diese Konzeption grundsätzlich in spezifisch existentieller, hier nicht weiter zu explizierender Weise hinaus.

Die Selbstverborgenheit des Menschen als letztlich nicht aufzuhellender „Grund" oder „Abgrund" seines Daseins ist nicht sekundär durch Umweltbedingungen (biologischer oder gesellschaftlicher Art) entstanden, sondern integrierender Bestandteil der menschlichen Existenz.

Zu 3.–5. Der in der Wurzel des Menschen selbst liegende Widerstreit, der seine eigentliche, unauflösbare Tragik bedingt, der von „Selbst-Sein" und gleichzeitiger „Bezogenheit auf den anderen" impliziert, daß im Grund der menschlichen Existenz die Gefährdung zu Dekompensation selbst liegt, im Ungleichgewicht in bezug auf sich selbst wie auch auf den anderen zu geraten. Diese permanente Möglichkeit der Dekompensation – die auch wiederum die Freiheit des Menschen „von" wie auch „zu" bedingt, – findet ihr Spiegelbild im Fließgleichgewicht organismisch-biologischer Prozesse. Auch diese vermögen sich als Gleichgewicht nur in der permanenten Auseinandersetzung mit gefährdendem Ungleichgewicht zu erhalten. Sei es, durch das Gleichgewicht bedrohender Einwirkungen der Umwelt (passiv), sei es, daß das Lebewesen selbst aktiv sein Gleichgewicht z.B. in der Nahrungssuche auf das Spiel setzt bzw. die Regulation des Gleichgewichts über innerorganismisch einsetzende Mangelerscheinungen (Hunger) oder eine allgemein zu Aktivität führende Antriebsunruhe als sich anbahnendes Ungleichgewicht erlebt wie auch beobachtet wird.

b) Krankheitsbegriff der existential-integrativen Psychotherapie

Seelische Vorgänge sind vielfach überdeterminiert und lassen sich in der linear-geometrischen Kausalität naturwissenschaftlicher Methoden nur schwer fassen.

Dieser Überdeterminismus wird u.a. deutlich in der Kategorie des „Möglichen" als einer ontologisch vorgegebenen Weise, in der psychische Prozesse gründen und der „Aperspektive" (Wyss, 1973). Aperspektive meint, daß die Beobachtung psychischer Prozesse durch Selbst-, aber auch durch Fremdbeobachtung, deutlich sich konstituierende „Gestalten", z.B. eines präzisen Begriffs oder eines bestimmten Gefühls, nur kurzfristig festzuhalten vermag.

„Gestalten" werden in der Beobachtung „unscharf", verschwommen, undeutlich, d.h. „aperspektivisch". Der Mensch verliert sich im „Aperspektivischen", als seiner eigenen Verborgenheit. Die „Aperspektive" ist entfernt vergleichbar dem „Unbewußten" Freuds, sie läßt sich jedoch nicht gegenständlich fassen oder gar topologisch als „das Unbewußte" fixieren. Selbstverborgenheit ist integrierender Bestandteil der menschlichen Existenz. Im Gegensatz zu anderen existentialontologisch-anthropologisch ausgerichteten Theoretikern, wie z.B. Viktor Emil von Gebsattel, Jörg Zutt und Viktor von Weizsäcker, angedeutet jedoch bei Ludwig Binswanger (1953), wurden von Wyss konsequent Grundstrukturen und Modi menschlichen Daseins herausgearbeitet, die in Analogie zu den „Existentialien" Heideggers gesehen werden können, d.h. als fundamentale Weisen des In-der-Welt-Seins.

Ausgangspunkt der Überlegungen Wyss' ist die zentrale Paradoxie der menschlichen Existenz, zugleich Subjekt und Objekt seines Erkenntnisaktes zu sein. Diese Gleichzeitigkeitsparadoxie impliziert, daß dem Menschen die Gesamtheit seiner Existenz nur zugänglich wäre, könnte er aus dem Subjekt-Objekt-Verhältnis heraustreten. Dann jedoch lebte er nicht mehr in seiner gesamten ungeteilten Existenz. Durch diese existentielle Antilogik des Menschen wird die Beweisbarkeit des Subjekts erschwert, setzt aber gleichzeitig dessen Sein voraus.

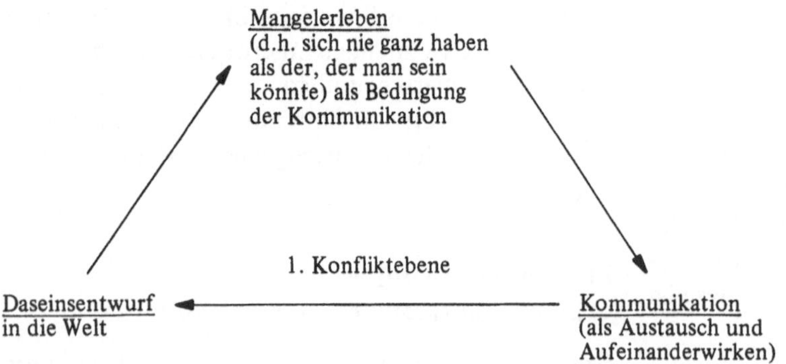

Schema 1. Grundstrukturen und Modi menschlicher Existenz nach Wyss. (Modifiziert nach G. Picht)

Wyss (1973, 1976), aber auch andere Vertreter der anthropologischen Medizin, versuchen die seit Descartes in der Naturwissenschaft vorherrschende Subjekt-Objekt-Spaltung zu überwinden, die letztlich zu einer Vernachlässigung der Subjekthaftigkeit des lebenden-erlebenden Menschen führte. Heidegger mit dem Begriff des „In-der-Welt-Seins", Jaspers mit dem Begriff des „Umgreifenden" und Husserl mit dem Begriff der „apriorihaften Lebenswelt" lieferten die theoretischen Voraussetzungen für diese Intentionen. Eine weitere anthropologische Paradoxie ist die „Selbstheit", d.h. Individualität, und die „Bezogenheit auf den Anderen".

In der Konzeption von Wyss sind „Mangel" und „Fülle" als Pole einer Dimension, einer Gestalt, zusammen mit Bestand und Wandel Grundkonstituenten der Existenz und der Kommunikation (im Sinne von Austausch und Aufeinanderwirken) (s. Schema 1).

Mangel und Fülle bedingen fundamentale Ungleichgewichte, die Kommunikation (Austausch und Aufeinanderwirken) zum Ausgleich, zur Kompensation erfordern. Kommunikation ist in dieser Konzeption Austausch und Zusammenwirken zwischen einem „Gebenden" und einem „Nehmenden", und sei es „in der Zweisamkeit von Thema und dem, der mit diesem Thema umgeht" (Wyss, 1976) (s. Schema 2).

„Themen" sind Geschehensabläufe und Bedeutungskonstante, d.h. übergeordnete, in sich zusammenhängende Ganze, in denen sich die Beziehungen zwischen Subjekt und Welt, Welt und Subjekt, aber auch ausschließlich innerseelische Vorgänge konkretisieren. Kommunikation ist also „thematisiert bedingter Austausch zwischen Mitteilung und Antwort durch die aufnehmenden, sich mitteilenden und antwortenden Subjekte". Mitteilung, Aufnahme und Antwort sind zyklische Prozesse, die jeder Kommunikation zu Grunde liegen. Kommunikation (Austausch und Aufeinanderwirken) bedeutet stets auch In-Frage-Stellen, d.h. potentielle oder manifeste Nichtung (s. Schema 3).

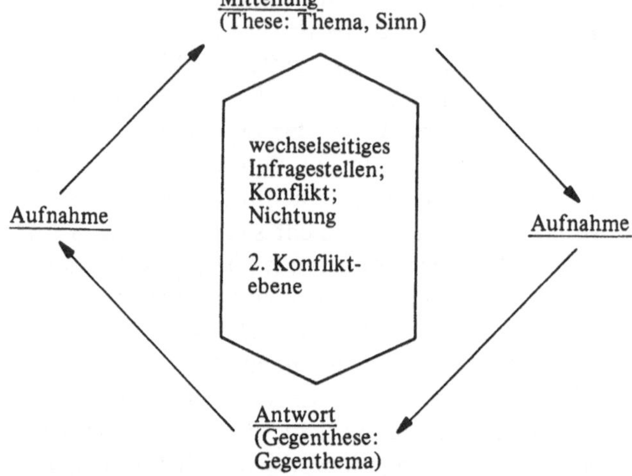

Schema 2. a) unspezifische Kommunikation, d.h. Anteilnahme an der Welt (Sich-Eröffnen), b) spezifische Kommunikation. (Modifiziert nach G. Picht)

Die vier Grundstrukturen „Raum", „Zeit", „Leistung" und „Leib" sind „Kristallisationskerne", Marken von Kommunikation.

Die Kategorie „Raum", d.h. die Strukturierung des Subjekts im Raum, beinhaltet neben dem sogen. „inneren Raum", d.h. Orientierung und Ordnungsbezogenheit über Gewohnheiten, Sitten, Überlieferungen und Normen auch den Lebensraum als geoklimatisches, soziologisch-historisches „Milieu" des Individuums.

In der Kategorie „Zeit" wird die Zeitlichkeit des Menschen, sein Werden in Vergangenheit, Gegenwart und Zukunft erfaßt. Werden und Zeitlichkeit bedingen Reflexionen und Verantwortung. In „Raum" und „Zeit" gliedert sich der „personale Aspekt" des Menschen. Der Mensch konstituiert sich aber auch in der Arbeit bzw. Leistung (d.h. praktisches Handeln) und der Kreativität im Sinne der Selbstdarstellung. In dieser Kategorie (Leistung) wird die persönliche Beziehung des Subjekts zu seiner Produktivität und seinen Produkten erfaßt sowohl in ihren pragmatisch-volitiven, als auch rational-intellektuellen Facetten.

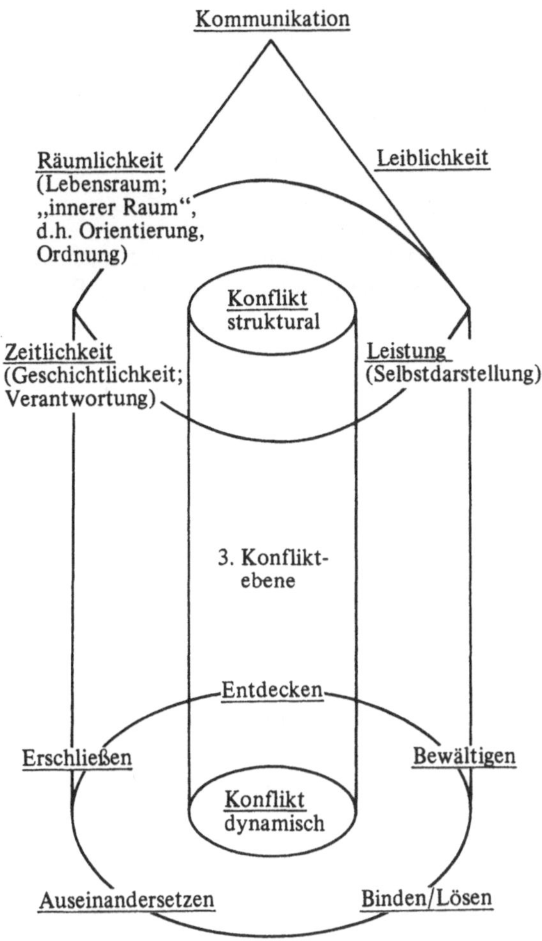

Schema 3. Grundstrukturen der Kommunikation

Die Kategorie „Leib" bezieht sich nicht nur auf die faktische Leiblichkeit (Biosphäre i.s.v. William Stern), d.h. ihre Erscheinung und „organismische Funktionsfähigkeit", sondern auch auf die Sinnlichkeit (Erotik und Sexualität), die Gestimmtheit, das Fühlen und die Emotionen (Affekte), d.h. Leib als vegetativ-animalischer und emotionaler Bereich.

Die Grundstrukturen, aber auch die Modi – wie später noch gezeigt werden soll – stehen zueinander im Verhältnis potentieller Gegensätzlichkeit und begründen so eine permanente Gefährdung des Menschen, d.h. seine Dekompensation.

Der Konflikt als Motor des Werdens, der Dekompensation stets beinhaltet, die Spannung zwischen Mangel und Fülle, bedingt Kommunikation nach den Modi des „Erkundens", „Entdeckens", „Erschließens", „Sich-Auseinandersetzens", „Binden – Lösens" und „Bewältigens".

Diese Modi der Kommunikation erfahren ihre jeweilige Bestimmung von der Gattung und Art der Lebewesen, der Konstitution, der individuellen Lebenserfahrung sowie der Selbstdarstellung in der jeweiligen Situation, in der Kommunikation stattfindet. Sie kommen im Handeln zum Erscheinen. Mit Situation meint Wyss die faktisch umwelt- und subjektumschließende, beide verschränkende raum-zeitliche übergeordnete Thematik.

Im „Erkunden" erfaßt der Mensch peripher-tastend, abwägend, sich und die Umwelt. „Erkunden" hat über den Wahrnehmungs- und Handlungsbezug hinausgehend entwerfenden Charakter. Es überwiegt jedoch der undialektische Umgang mit den Dingen, vorwiegend im Rezeptiven verhaftet, ohne Erfassen größerer Sinnzusammenhänge. „Entdecken bedeutet Aufnahme des Neuen durch ein spezifisch auf „Neues" gerichtetes Erkunden. Es werden erste Zusammenhänge und Gegensätze bemerkt. Entdecken von Neuem in der Außenwelt bedeutet immer Entdecken neuer innerer Erlebnismöglichkeiten. „Erschließen" eröffnet Eigenschaften der Umwelt und der eigenen Person, der Fülle der Befindlichkeiten und des Fühlens. Das Erschließen der Umwelt ist gleichzeitig Erschließen seiner selbst.

Im „Auseinandersetzen" wird die Erfahrung des In-Frage-Gestelltwerdens" (der Richtung) thematisiert, die Konflikthaftigkeit akzentuiert oder aktualisiert.

„Binden und Lösen" schafft im Verlauf der Auseinandersetzung erste „bindende" und „lösende" Entscheidungen.

Im „Bewältigen" kommt der jeweilige Prozeß des Umgangs der Person mit sich und der Umwelt zu einem vorläufigen, individuell höchst variablen Abschluß.

Die Entwicklung im Umgang mit sich und der Umwelt verläuft idealtypisch vom „Erkunden" zum „Bewältigen".

Grundstrukturen und Modi sind keine Raster, in denen Menschen mechanisch herumgeschoben und eingeordnet werden, sondern existentielle Möglichkeiten der Entwicklung, des „Selbstentwerfens" eines Subjekts, d.h. einer Person. Die existentialintegrative Psychologie und Psychotherapie betont den personalen Aspekt des Menschen und unterscheidet sich hierin ganz wesentlich von reduktionistischen Sichtweisen, wie z.B. der Reflexologie Pawlows, dem Behaviourismus und auch einer Verhaltenstherapie, die – selbst ohne Rückgriff auf Behaviourismus und Lerntheorien – die Methoden der objektivierenden und quantifizierenden Experimentalpsychologie als ihr wesentliches Merkmal betrachtet. Reduktionistische Methoden und Theorien sind ungenügend, da sie nur Teilbereiche menschlichen Seins erfassen können.

Je nach Situation und augenblicklicher Verfassung des Subjekts können die Kommunikationsstrukturen und die Kommunikationsmodi einander einschränken. Die Einengung in einem Kommunikationsmodus kann bedingt sein durch das Überwiegen in einem anderen, dadurch aber auch begrenzt ausgeglichen werden (s. Schema 2).

Je mehr ein Mensch den Schwerpunkt seiner Existenz auf einen bestimmten Bereich einengt und sich auf die mit diesem Bereich zusammenhängenden Strukturen und Modi verlegt, desto mehr besteht die Gefahr der Dekompensation.

Z.B. wird im Kommunikationsmodus des Auseinandersetzens ein Konflikt aktualisiert oder ein möglicher Konflikt vorweggenommen. Jede Auseinandersetzung birgt in sich die Möglichkeit oder die Gefahr der Ungleichgewichte und der Dekompensation, welche Bewältigung erfordern.

Die Auseinandersetzung kommt in der Bewältigung zu einem vorläufigen Abschluß. Auseinandersetzen und Bewältigen sind a priori einander zugeordnet. Die Bewältigung bleibt zeitlich begrenzt und muß einer neuen Auseinandersetzung weichen. Auseinandersetzung ist zeitlich begrenzte Dekompensation, Bewältigung zeitlich begrenzte Kompensation. Dieser Wechsel von Kompensation und Dekompensation wurde in anderem Zusammenhang auch von Pribram (1963) beschrieben, wonach jedes Erreichen von Stabilität neue, verfeinerte Sensitivität hervorruft, die neue Mechanismen zu deren Stabilisierung erforderlich machen. Je mannigfacher die Kommunikation, desto mannigfaltiger sind auch die Möglichkeiten der Bewältigung von Konflikten.

Bewältigung einer körperlichen Krankheit unterscheidet sich von der einer intellektuellen Aufgabe oder eines psychischen Konfliktes.

Krankheit ist Folge von Beeinträchtigungen auf den verschiedenen Grundstrukturen und Modi der Kommunikation. Wyss definiert Krankheit als das Unvermögen, mit der Welt über die verschiedenen Weisen der Zuwendung und auf den unterschiedlichen Ebenen des In-der-Welt-Seins zu kommunizieren. Sie ist die Manifestation latenter Dekompensationen. Latente Dekompensation bedeutet nicht larvierte Krankheit, sondern in dem Konzept nach Wyss ist Gesundheit latente Krankheit. Dieser Krankheitsbegriff im Sinne der Dysregulation, des Gestaltverfalles, der Störung des Austauschs, der Kommunikation und der Befindlichkeit beruht auf dem Begriff der Dekompensation, als Maß- und Gleichgewichtsverlusts des Leibhaften und subjektiv-individuellen Verhaltens und der zum Leib und Subjekt sich verhaltenden Welt, der Austausch und/oder Kommunikation zwischen beiden verhindert. Jede Dekompensation ist für das Subjekt sowohl ein leibhafter als auch ein psychischer Vorgang.

Die Dekompensation und deren Ausmaß können im mechanischen und physikalischen Bereich relativ genau vorhergesagt werden. Im Bereich der Biologie ist eine präzise Vorhersage schwer möglich und im psychisch-subjektiven Bereich nahezu unmöglich.

Mißverhältnisse in diesen drei Grundkonstituenten äußern sich als Störungen des Austauschs auf der Ebene des Leibes bzw. als Störung der Kommunikation im Sinne der Beziehungs- und Bedeutungsaufnahme im Bereich der Psyche.

Bei dem oben beschriebenen Krankheitsbegriff gewinnt die umfassende Kommunikationsstruktur des Individuums Bedeutung neben der direkten Kausalbeziehung des Krankheitsprozesses. Diese ganzheitliche Krankheitskonzeption ermöglicht die abstrakte Formulierung der Syndetermination und schließt auch eine kausale Überdeterminierung nicht aus.

Der Krankheitsbegriff der existential-integrativen Psychotherapie impliziert eine ideal-utopische Möglichkeit, über und in allen Strukturen und Modi zu kommunizieren und setzt damit eine „Idealnorm“. Die apriorihafte Gegensätzlichkeit der Strukturen und Modi in sich selbst stellt jedoch das Erreichen dieser Idealnorm immer wieder in Frage.

Die existential-integrative Psychotherapie beschränkt sich nicht auf Vorgabe von Wert-, d.h. Idealnormen und Registrieren von statistischen Normen, sondern versucht in ihren therapeutischen Bemühungen, „subjektiven Normen“ gerecht zu werden. Stabilisierung muß daher in auf das Individuum bezogene Weise angestrebt werden.

Dekompensation bleibt meist nicht auf eine Struktur oder einen Modus beschränkt, sondern kann auf andere Strukturen und Modi übergreifen. Die dort einseitig kompensierend wirkenden Faktoren können ihrerseits an einer weiteren Dekompensation des Individuums mitwirken.

Der therapeutische Prozeß in der existential-integrativen Psychotherapie kann als kontinuierliche Oszillation zwischen Erkunden und Bewältigen im Sinne einer „Erweiterung der kommunikativen Möglichkeiten“ innerhalb der Strukturen und Modi umschrieben werden.

Die Therapie beginnt mit dem Erkunden und Kennenlernen der eigenen Person, in ihrer Bezogenheit auf sich und den anderen und dem Entdekken ihrer kommunikativen Möglichkeiten (Existenzerhellung).

Die existential-integrative Psychotherapie ist in ihren theoretischen Fundamentalaussagen weitgehend methodenneutral, sofern in den sogen. psychotherapeutischen „Techniken" der personale Aspekt des Menschen berücksichtigt bleibt.

Als adäquate Therapieform wird die tiefenpsychologisch-hermeneutische Methode bevorzugt, wie sie von Freud herausgearbeitet und in der Folgezeit weiterentwickelt wurde.

Obwohl die sogen. „Weltanschauung" und die metapsychologischen Hypothesen Freuds als mechanistisch-reduktionistisch zurückgewiesen werden, wird die „Psychoanalyse" als heuristische Konzeption beibehalten.

Die existential-integrative Psychotherapie erschöpft sich jedoch keinesfalls in diesen psychotherapeutischen Zugangswegen. Auch andere Interventionsformen sind prinzipiell möglich, sofern sie zur „Existenzerhellung" und Erweiterung der kommunikativen Möglichkeiten des Subjekts beitragen.

19. Psychotherapeutische Praktiken

a) Nicht-unmittelbar beeinflussende Behandlungen („Non-directive therapy")

Aus der Hypnose, die eine unmittelbar den Patienten beeinflussende, ihm bestimmte Suggestionen auflegende psychotherapeutische Behandlung darstellt, entwickelte Freud über die Entdeckung der Katharsis die psychoanalytisch-tiefenpsychologische Psychotherapie. Ihre Grundzüge wurden oben aufgewiesen. Die Hypnose erwies sich insbesondere durch die Abhängigkeit des Patienten gegenüber dem Arzt als in zahlreichen Fällen kontraindiziert, darüber hinaus zeigten sich die hypnotischen Erfolge zweifelhaft und nicht von langer Dauer. Die psychoanalytisch-tiefenpsychologische Behandlung legt es dem Patienten nahe, im Verlaufe der über längere Zeit sich erstreckenden Therapie sich zu entfalten, in zunehmender Auseinandersetzung mit dem Unbewußten – aus Es soll Ich werden – zu reifen, seine Persönlichkeit darzustellen, zu finden, und in diesem Zusammenhang seine Symptome zu überwinden. Außer der Dekompensation entwickelt sich im Zuge der Bewältigung („integrative Psychotherapie") ein neues Gleichgewicht, das aber nicht ausschließt, daß im Verlaufe des Lebens neue Störungen auftreten, wenn diese auch, im Zusammenhang erweiterter Kommunikationsmöglichkeit des Patienten, „besser" aufgefangen zu werden vermögen.

Die nicht den Patienten unmittelbar beeinflussende tiefenpsychologische Behandlung beruht in ihrer Wirkung vornehmlich in dem Vermögen des Arztes, den Patienten anzunehmen, ihm zuzuhören, sich ihm zuzuwenden; der Patient erfährt hier Zuwendung, die er häufig in seinem Leben entbehrt hat und die damit ein Grundmoment der Auslösung seiner Dekompensation darstellt. Darüber hinaus vermittelt sie dem Patienten emotionale „Abreaktionen", d.h. überhaupt Wahrnehmung, Entdeckung und Auseinandersetzung mit seiner Emotionalität, zu der selbstverständlich auch die Sinnlichkeit (Sexualität) zählt; sie soll dem Patienten nicht zuletzt auch zu einer Neuorientierung im Leben verhelfen. Die Neuorientierung jedoch ist in der psychoanalytisch-klassischen Therapie Freuds problematisch. Diese vermittelt eigentlich keine Neuorientierung, da sie, überwiegend kausalistisch denkend, dem Patienten eher Ursachen seiner Erkrankung aufzeigt, als daß sie ihm die Zukunft gestaltet und zu neuen Entwürfen in seinem Leben verhilft.

In der analytischen Psychologie C.G. Jungs oder der Komplexpsychologie verläuft die Behandlung im Prinzip analog zu der Freuds, jedoch hat Jung insbesondere auf die Methode der „Amplifikation" Wert gelegt. So liegt der Patient auch meistens nicht auf der Couch, sondern sitzt dem Therapeuten gegenüber, der vermittels der Amplifikation, d.h. der Anreicherung, das Leben, des Patienten insbesondere seine Träume, nun mit vorhandenen Mythen, Märchen, Sagen und Legenden vergleicht und damit die Problematik des Patienten in das Gefüge kollektiver Zusammenhänge einbringt.

Die neoanalytische Behandlung darf im Prinzip ebenfalls zu den nicht unmittelbar den Patienten beeinflussenden Methoden zählen, jedoch sind hier häufig schon stärkere Abweichungen festzustellen, die sich durch direkte Eingriffe in das Leben des Patienten auszeichnen; der Arzt gibt diesem Ratschläge oder Verhaltensweisen mit auf den Weg, die nicht der Patient selber, sondern eben der Arzt auffindet und dem Patienten nahelegt. (Insbesondere in der Schule von Schultz-Hencke, jedoch auch bei Horney und Sullivan.) In der neoanalytischen Behandlung wird im allgemeinen das Hauptgewicht auf die Aktualität der Situation und der Konflikte gelegt; die Traumdeutung, wie überhaupt die Auseinandersetzung mit dem Unbewußten, die Frage der Aufhebung von Widerständen und Abwehr tritt in den Hintergrund. Es gibt Neoanalytiker, die die Existenz von Widerstand und Abwehr, eines Ich oder wie auch immer von anderen Instanzen ablehnen.

Ebenfalls zu den nicht den Patienten unmittelbar beeinflussenden Behandlungen zählt die in den letzten $1^1/_2$ Jahrzehnten sich stark verbreitende „Gruppentherapie“, die ursprünglich aus den amerikanischen Kliniken und einem sich dort bildenden Patientenkollektiv stammend, heute ein wesentliches Moment der psychotherapeutischen Behandlungsmethoden geworden ist. Ihr dient auch eine ausführliche Literatur. Die Gruppentherapie besteht im Prinzip in der gegenseitigen Kontakt- und Kommunikationsaufnahme der Patienten untereinander, die, unter der Anleitung eines Arztes, der sich jedoch im allgemeinen größere Zurückhaltung auferlegt, über ihre Probleme und Konflikte sprechen, diese gewissermaßen „gegenseitig analysieren“. Im Verlauf der Gruppenbehandlung ergibt sich dann das Gefühl einer zusammengehörigen Solidarität, die Orientierung vermittelt. Es wird Emotionalität gezeigt, und Symptome können gebessert werden. Die Bedeutung der Gruppentherapie liegt insbesondere darin, daß sie die Lücke zwischen der immer größer werdenden Nachfrage nach psychotherapeutischen Behandlungen und dem geringen Angebot, diese durchzuführen, auszufüllen vermag, da in der Gruppe durchschnittlich 10–12 Patienten gleichzeitig behandelt werden können. Die Zeiträume der Gruppenbehandlungen allerdings erstrecken sich auch über 1–2 Jahre.

Nicht zuletzt muß auch die Gesprächstherapie erwähnt werden, die insbesondere von klinischen Psychologen praktiziert, theoretisch auf Rank, praktisch auf Rogers zurückgeht, und die einer konfliktzentrierten Behandlungsmethode zu vergleichen ist, in der der Patient, ebenfalls mehr monologisch als dialogisch sich über die ihn bedrängenden Probleme und Konflikte klar zu werden versucht, der Arzt nur gelegentlich durch spezifisch gezielte Fragen in den Monolog des Patienten eingreift, die Aktualität der Situation jedoch noch wesentlich stärker im Vordergrund steht als etwa in der Neoanalyse. Zwischen der Gesprächstherapie und der Neoanalyse sind fließende Übergänge sichtbar. Die Trauminterpretation, die Annahme eines Unbewußten entfallen in der Gesprächstherapie weitgehend. Ihre Tendenz ist, den Patienten konfrontativ seine Probleme und Konflikte wahrnehmen zu lassen, sich mit diesen auseinander zu setzen, die gesamte Behandlungsdauer zu reduzieren, um ihn baldmöglichst wieder arbeits- und „genußfähig“ (Freud) der Gesellschaft zuzuführen.

b) Die direkt beeinflussenden Behandlungsmethoden („Directive therapy“)

Zu den, den Patienten direkt beeinflussenden Behandlungsmethoden zählen außer der Hypnose, deren Indikation strikt auf die sog. traumatischen Neurosen beschränkt sein sollte, die Verhaltenstherapie und alle therapeutischen Maßnahmen, in denen der Arzt wesentlich mehr in den Vordergrund des therapeutischen Gespräches tritt, d.h. auch in Abweichungen der Gesprächs- und Gruppentherapie. Die Verhaltenstherapie, ebenfalls Domäne der klinischen Psychologen, besteht in einem Verfahren, das auf der einen Seite sich bemüht, dem Patienten z.B. die Irrationalität seiner Ängste bewußt zu machen, gegen diese die Rationalität seines Denkens zu stellen, auf der anderen Seite ihn in zunehmender Belastung mit bestimmten Ängsten, unter denen er leidet, zu „desensibilisieren“ und ihn damit seinen Symptomen gegenüber so weit unempfindlich werden zu lassen, daß er zu genesen vermag. Die Verhaltenstherapie geht auf die behaviouristische Theorie zurück, fließende Übergänge bestehen zwischen Gesprächstherapie und Verhaltenstherapie.

Von der Verhaltenstherapie sind ferner alle psychotherapeutischen Maßnahmen zu unterscheiden, die sich in der täglichen Praxis des Nervenarztes nicht weniger als in der des praktischen Arztes finden, die dem Patienten akut und aktuell durch Ratschläge zu helfen versuchen, ihn konfrontativ mit möglichen Problemen behandeln, ihm Anweisungen und in erster Linie Orientierung zwecks Stabilisierung der Labilität seiner Persönlichkeit im Hinblick auf eine mögliche drohende Dekompensation vermitteln.

Nicht zuletzt zählt das sogen. „Psychodrama“ ebenfalls zu den überwiegend direktiven Behandlungsmethoden, wird dem Patienten doch die Auflage gemacht, sich selbst, seine Probleme und Konflikte darzustellen – in theater-ähnlicher Weise –; er führt dieses dann auch im Zusammenhang oder Zusammenspiel mit anderen Patienten durch und reflektiert anschließend die Situation. Auch hier werden die Beziehungen sowohl zur Einzeltherapie als auch zur Gruppentherapie, der Zwischenraum zwischen direkter und indirekter Behandlungsmethode als eines „Zwischen“ sichtbar, in dem der Patient sich sowohl nach der einen Seite der Nichtbeeinflußbarkeit wie auch nach der Seite stärkerer Beeinflußbarkeit hin zu neigen vermag.

20. Die Indikation zur Psychotherapie

Im herkömmlichen Sprachgebrauch sind für psychotherapeutische Behandlungen die sogen. Angst-

und Zwangsneurosen indiziert, ferner die symptombildenden Dekompensationen aus Konflikten im sozialen Bereich, die meistens auf eine Diskrepanz zwischen der jeweiligen durchschnittlichen Norm einer Gesellschaft und dem Individuum zurückzuführen sind, dann die sogen. funktionell-vegetativen Erkrankungen, die in das Gebiet der psychosomatischen Medizin übergreifen, die Psychosomatosen, d.h. die psychosomatischen Krankheiten, wie das Asthma bronchiale, das Ulcus duodeni et ventriculi, die Colitis ulcerosa, die Anorexia nervosa, die Allergosen und auch bestimmte Hauterkrankungen (Urticaria), und insbesondere das sogen. hyperkinetische Herzsyndrom. In der Praxis wird der Nervenarzt nicht weniger als der praktische Arzt mit einem ständigen Übergehen der einen Symptomatik zu der anderen konfrontiert; es gibt keine ausschließlich „psychische" Störung ohne somatisierende Tendenzen, wie es auch keine somatische Störung ohne psychische Veränderungen gibt, deshalb auch der Begriff der „psychosomatischen Krankheit"; hier wird eine ausschließliche Psychogenese der Symptomatik ins Auge gefaßt, die aus dem Gesichtspunkt der „integrativen Psychotherapie" überholt ist. Für diese gibt es keine primär „somatische" oder primär „psychische" Erkrankung, Soma und Psyche sind Eines, die psychische Erkrankung bringt ebenso viele körperliche Symptome der Dekompensation mit sich, wie die somatische Erkrankung früher oder später zu psychischen Dekompensationen neigt. Psychotherapeutisch indiziert sind die sogen. reaktiven Depressionen, Erschöpfungszustände, die Psycholabilität (früher die sogen. Psychasthenie), die Drogenabhängigkeit nicht weniger als der Alkoholabusus – jedoch insbesondere bei den letzteren ist eine psychotherapeutische Behandlung nur im Zusammenhang auch mit wiederholten klinischen Überwachungen angezeigt. Nicht für Psychotherapie indiziert sind die Psychosen, die sogen. „borderline-cases"; sie bedürfen meistens einer kombiniert medikamentös-psychotherapeutischen Behandlung, wie überhaupt – dies der Standpunkt des Verfassers – die medikamentöse Behandlung in keinem Fall zu sehr in den Hintergrund gestellt werden sollte. Psychopharmaka erscheinen durchaus, in mäßigen Mengen angewandt, zu Beginn einer psychotherapeutischen Behandlung indiziert, dies ist jedoch letztlich eine Frage subjektiven Ermessens von seiten des behandelnden Arztes.

In der Konzeption der „integrativen Psychotherapie" können die „groben" Raster in dem Überwiegen, der Hypertrophie einer Kommunikation über die andere erkannt und diagnostiziert werden: das Leistungsstreben z.B. steht ganz im Vordergrund, bei dem Patienten zeichnet sich weder Orientierung noch eine Beziehung zum Leib ab, oder umgekehrt, das leibhafte Sich-in-die Welt-Entwerfen, Genießen, die orientierungslose Promiskuität oder die Drogenabhängigkeit sind Hinweise dafür, daß Leistung und Orientierung nicht mehr kommunikabel sind, sondern der Leib ausschließlich Kompensation für Unvermögen der Kommunikation in den anderen Bereichen darstellt. Diese beiden Extremfälle mögen die psychotherapeutisch-diagnostischen Entwürfe der „integrativen Psychotherapie" darstellen, die jedoch eine sehr viel reichere Differenzierung erlauben, da sie insbesondere von der Problematik der alten diagnostischen Schemata, dem Streit ob „Neurose" oder „Psychose" abweichen, bzw. diesen unterlaufen. Eine einseitig durch Orientierung oder durch von Orientierung bestimmter Bewältigung sich auszeichnende Existenz ist in dieser Orientierung auf Kosten anderer Kommunikationsebenen ebenso eingeschränkt, wie wiederum eine zwangshaft-skrupulöse Verantwortlichkeit der Leistung auf Kosten anderer Kommunikationsmodi sich darstellt und in der Dekompensation vielfältigster Symptome, von funktionellen bis zu Somatisierungen sichtbar wird.

Die Indikation zur psychotherapeutischen Behandlung wird jedoch durch die Intelligenz des Patienten, seine familiären Verhältnisse, sein Alter, und nicht zuletzt durch Erkenntnis hereditärer Zusammenhänge und damit möglicherweise ungünstiger Prognose beeinflußt. Je jünger der Patient erscheint, umso flexibler dürfte seine Persönlichkeitsentwicklung sich noch darstellen, umso günstiger die Prognose – ist erst das Alter von 40 oder gar von 50 Jahren erreicht, ist die Prognose ungünstig, und es stellen sich andere Behandlungsmethoden in den Vordergrund, die meistens den Patienten direkt beeinflussen; die Langzeitbehandlung der Psychoanalyse ist hier nicht mehr indiziert, jedoch auch bei den älteren Patienten sind z.B. Gruppenbehandlungen durchaus noch möglich. Ist die familiäre Situation sehr verankert, ergibt sie wenig Möglichkeiten zur Kommunikationserweiterung oder zur Selbständig-Werdung des Patienten, so ist die Prognose ebenfalls ungünstig; nicht weniger als sie auch durch beruflich nicht mehr aufzuhebende Verankerungen sich prognostisch ungünstig darstellt. Diese Gründe sind in der Entscheidung, ob ein Patient einer psychotherapeutischen Behandlung zugeführt werden soll, nicht zu übersehen, wobei jedoch bei ungünstiger Prognose aufgrund von Alter oder Situation des Patienten die direkten Behandlungsmethoden mehr ins Gewicht fallen sollten als bei günstiger Prognose. D.h.: Ungünstige Prognose aufgrund von Alter, Situation und Disposition des Patienten läßt die direkten Behandlungsmethoden bevorzugen, günstige Prognose aufgrund von Alter, Situation und Disposition des Patienten die indirekten Behandlungsmethoden.

21. Abschließende Bemerkungen

Die psychoanalytische Theorie wie auch die Behandlung hat im Verlaufe der letzten $1^1/_2$ bis 2 Jahrzehnte Akzentverschiebungen erfahren, jedoch keine fundamentalen Veränderungen, sieht man von der grundsätzlichen neuen Konzeption der „integrativen Psychotherapie“ ab, die in engster Verbindung zur Daseinsanalyse steht, sich von dieser jedoch durch einen grundsätzlich differenten Krankheitsbegriff, eine auch von ihr sich unterscheidende, biologisch orientierte Konzeption von Gleichgewicht und Ungleichgewicht, Kompensation und Dekompensation abhebt. Fand in der Therapie von der monologischen Behandlung des Einzelnen eine Ausweitung zur Gruppen-, ja bis zur Familientherapie statt, so in der Theorie eine Auseinandersetzung mit der marxistischen Kritik, wie sie insbesondere von Adorno, Marcuse und Habermas der Psychoanalyse gegenüber dargelegt wurde. Psychoanalytische Behandlung wurde stark in soziale Reformbewegungen (H.E. Richter) miteinbezogen, sie wurde Bestandteil der Sozialfürsorge wiederum einerseits, erfuhr andererseits eine theoretische Verfeinerung und Differenzierung, z.B. durch die Untersuchungen von W. Loch, und eine psychiatrisch-soziotherapeutische Integration durch die Arbeiten von K.P. Kisker und J. Glatzel. Auf diese Akzentuierungen und Differenzierungen kann im Rahmen der vorliegenden Abhandlung jedoch nicht eingegangen werden, sie finden sich ausführlich in den „Schulen“ (letzte Auflage 1977) vor.

Zweiter Hauptabschnitt

Zur Klinik abnormer Entwicklungen und Verstandesbegabungen

A. Sexuelle Störungen

Die Sexualität spielt in der Psychopathologie der Psychopathien, Neurosen und Psychosen dieselbe große Rolle wie im normalen menschlichen Bereich. Viele Beispiele lehren, daß es besonders oft Konflikte der sexuellen Triebe mit der übrigen Wertwelt des Individuums, daß es aber ebenso Spannungen zwischen den Triebansprüchen des einzelnen und den Geboten von wie immer gearteten Gesellschaftsordnungen, Sittenlehren und Religionen sind, welche einzelne zu Störenden oder Leidenden werden lassen. Zwischen der Wertwelt des einzelnen – mag er sich in seinen persönlichen Gewissensnormen noch so „frei" und individualistisch vorkommen – und den von früher Kindheit einwirkenden prägenden Normsetzungen durch die jeweilige Umwelt bestehen viel engere Beziehungen, als er wahrhaben möchte.

Es gibt von den inkretorisch mitbestimmten „Konstitutionsformeln" des Individuums bis in die sublimsten Strukturen des personalen Geistes der Persönlichkeit hinein keine Sphäre, in welcher die Sexualität, und sei es auch nur als wesentlicher dynamischer Faktor der allgemeinen vis vitalis, nicht mitwirkte. Es ist hier nicht möglich, das große Gebiet der für den Arzt wichtigen sexuellen Abnormitäten im einzelnen darzustellen oder die psychoanalytischen Theorien Freuds und ihre zahlreichen Abwandlungen ausführlich kritisch zu referieren. Wir können nur auf einige besonders wichtige Kapitel eingehen.

1. Unzulänglichkeit der alten „Psychopathia sexualis"

Noch in den ersten beiden Jahrzehnten unseres Jahrhunderts war die sog. „Psychopathia sexualis" ein wahres Jahrmarktskabinett kurioser „Perversitäten". Diese waren nach ihrer triebdynamischen Genese einerseits und in ihrem Stellenwert als Abweichungen von einer sehr zeitgebundenen, als „normal" kanonisierten vita sexualis andererseits so verschieden, daß sich Tatbestände unter derselben Rubrik vereinigt fanden, die unserer heutigen Anschauung nach überhaupt nicht zusammengehören. Sie wurden in nächste Nachbarschaft zu „degenerativer Entartung" und sogar zu Verbrechen, wie einem Lustmord, gestellt, ob es sich nun um Onanie oder um eine lesbische Triebneigung handelte.

2. Die Selbstbefriedigung. Onanie als Sucht. Gefährdungsmöglichkeiten

Die Selbstbefriedigung als „Not-Onanie" ist eine normale Erscheinung bei geschlechtsreifen Menschen, die aus welchen Gründen auch immer keine Möglichkeit einer normalen Triebbefriedigung haben. Von der Pubertät ab gibt es nur wenige Jugentliche beiderlei Geschlechts, die sich nicht in kürzeren oder längeren Abständen selbst entspannen. „Verführung" durch andere – schon dieser geläufige Ausdruck hat einen mißlichen Beiklang von „Laster" – ist zwar vor allem unter Jungen nicht selten, aber in weitaus den meisten Fällen wird diese Lustquelle am eigenen Körper mehr oder weniger zufällig selbst entdeckt. Bei Jungen sind es die Erektionen und Pollutionen, welche das Wollustgefühl erleben lassen, bei Mädchen die Erregbarkeit der Clitoris und die in der Pubertät beginnende Sekretionsfähigkeit der Drüsen an der Vulva. Bei beiden Geschlechtern stellt sich um diese Zeit auch eine Erregbarkeit der Genitalregion vom Psychischen her ein, also durch erotische Vorstellungen, Einschlaf-, Aufwach- oder Tagträumereien, Gespräche, Lektüre, Besehen von Bildern usw. Man kennt auch meist in der Pubertät, aber auch schon in der früheren Kindheit situativ zustande gekommene Koppelungen von Erregung der Sexualorgane mit ganz anderen als libidinösen Affekten, z.B. mit Angst oder Schmerz. Manche Kinder reagieren so ihre Schulängste durch das Trostmittel der Selbstbefriedigung ab. Andere erleben anläßlich einer Schulangst zum erstenmal eine sexuelle Erregung. Prägungen mancher späteren Abartigkeiten, wie Sadismus und Masochismus, können sich hier vollziehen und vor allem wurzeln hier zahlreiche fetischistische Liebhabereien.

Bevor die erotische Wertwelt sich auszuformen beginnt, also um die Zeit der Pubertät, wird man im frühen Kindes- oder gar im Säuglingsalter nur mit Unbehagen von Onanie („Säuglingsonanie") sprechen, obwohl es eine durchaus geläufige Beobachtung ist, daß das Kleinkind an den Genitalien spielt und dabei lustvoll erregt wirkt. Hier sind die Genitalien jedoch zweifellos eine Quelle von Organlust, die in einer Reihe steht mit der oralen Lust des Saugens oder der analen und urethralen Schleimhautlust des Zurückhaltens und schließlichen Entleerens der Körperausscheidungen. Es gibt außerdem noch eine ganze Reihe anderer lustvoller Körpererregungen wie etwa das „Wonnezappeln" des von seinen Windeln befreiten Säuglings auf dem Wickeltisch oder im warmen Bad und manches andere mehr. Es ist nicht sehr sinnvoll, diese verschiedenen Körperlusterlebnisse schon beim Säugling und Kind vor der Pubertät „sexuell“ zu nennen, auch wenn wir sie und noch manche anderen wie etwa lusthafte Erlebnisse des Betastens, die das Kleinkind auch schon kennt, des Riechens und Schmeckens, die zu den frühesten mit der oralen Sphäre eng gekoppelten lebensnotwendigen und lustspendenden Kontakten führen, modifiziert und integriert später im eigentlichen Sexualtrieb wiederfinden. Dazu treten auch noch andere Phänomene, wie das schon früh sich einstellende, für die Entwicklung der ersten affektiven Entfaltung des Kleinstkindes so notwendige Suchen und Finden des Blickkontaktes mit der stillenden, schützenden und nährenden Mutter u.a.m. Es wäre mechanisch und falsch, sich vorzustellen, der sich später voll ausformende Sexualtrieb baue sich additiv aus diesen Partialtrieben, wie man sie genannt hat, auf, und es ist mißverständlich, das Kind deshalb als „polymorph-pervers“ zu bezeichnen, weil die Stillung aller dieser hier als Beispiele erwähnten nicht genitalen Triebbedürfnisse als Lust erlebt wird. Lust ist nicht identisch mit Genitallust, und Libido, also Begierde, nicht mit sexueller Libido schlechthin.

Was aber festzuhalten ist und wichtig für das Verständnis von sog. Sexualneurosen, ist folgendes: in ganz verschiedener Stärke und Färbung können sich die genannten lustbringenden Triebe mit dem physiologischen Kern des genitalen Triebes, der Reibungs- und Entleerungslust mit dem Höhepunkt des eigentlichen Orgasmuserlebens verbinden. Dieser Kern, für sich genommen, ist vergleichsweise primitiv, organgebundene Spannung, Wollustgefühl bis zum Orgasmus und Entspannung. Auf dieser Ebene spielt sich auch die primitivste, dranghafte, rein aus Organlust auf die Behebung einer elementaren Triebspannung gerichtete Onanie ab, die gewissermaßen nicht anderes ist als eine Pollution, die mechanisch zu einem gewünschten Zeitpunkt provoziert wird. Hier ist noch keine Rede von einem sexuell vielstimmigen Akkord, geschweige denn von Eros. Diese Onanieform findet man bei hirnorganisch abgebauten Patienten, bei Schwachsinnigen und im hilflosen Ausgeliefertsein mancher Frühpubertierenden an den Trieb zur Spannungsbeseitigung.

Reicher strukturiert und die Persönlichkeit in vielschichtigerer Weise beanspruchend ist die Onanie, die mit phantasievollen, zum Teil aus Gesprächen und Renommistereien älterer Spielkameraden über ihre sexuellen Erlebnisse oder aus Lektüre gespeisten Vorstellungen einhergeht. Hier wird oft lange und exzessiv alles Erdenkliche ausgemalt, was man gerne in Wirklichkeit erleben möchte, und hier stoßen wir bei der Pubertätsonanie auf gewisse Gefahrenmomente. Da gibt es beispielsweise sehr enge Verschränkungen der Sexualsphäre mit Aggressionstrieben.

Welche engen Beziehungen in den verschiedensten Graden zwischen Wollust und Grausamkeit herrschen und wie vom primitiv Leiblichen der Überwältigungs- und Unterwerfungslust bis in die sublime Sphäre der geistigen kollektiven und höchst persönlichen Beziehung zwischen den Geschlechtern diese Fakten nachzuweisen sind, sei hier nur als Beispiel für viele angedeutet.

Wir haben es nicht selten erlebt, daß für ein Kind das Zu-Tode-Quälen eines Insekts (aus dem „Forschungstrieb“ wird beim Akt des „Zerlegens“ in einem beinahe rauschartig einsetzenden „Übersprung“ ein sadistisches Zerstören) oder vor allem das Mitansehen des Schlachtens eines Tieres auf dem Land (vgl. die Selbstschilderung des Malers Kubin) mit sexueller Erregung einherging. Werden nun solche Themen zum Inhalt von Onaniephantasien, so können überaus prägende Koppelungen entstehen. Es ist wahrscheinlich, daß daran nur solche Jugendliche hängenbleiben, bei welchen aus was für Gründen auch immer die libidinöse Besetzung der genitalen Entwicklungsstufe schwach und labil und eine Regression leicht gegeben ist.

Ob es reine, d.h. ohne sexuelle Erregung einhergehende intensive Phantasien und Tagträumereien von Quälen und Töten, von Mißhandelt- und Abgeschlachtetwerden gibt, die schließlich so beherrschend werden, daß sie in die Tat umgesetzt werden, d.h. ob es eine menschliche Quäl- und Mordlust per se gibt, ist schwer zu beweisen oder zu widerlegen.

Aber auch ohne die genannten Triebkoppelungen kann die Phantasiewelt der Onanie derart reich mit Erwartungsphantasien ausgestaltet werden, daß für den darin obendrein oft eine narzißtisch überhöhte Rolle spielenden Jugendlichen später die Realität geradezu dürftig und kümmerlich erscheint und damit der Boden für eine neurotische Entwicklung gegeben ist. „Ist das wirklich alles“ hört man nicht selten von jungen Menschen beiderlei Geschlechts sagen, wenn sie ihre exzessiven Traumphantasien mit den ersten oft recht ernüchternden realen Erlebnissen sexueller Kontaktaufnahmen mit dem anderen Geschlecht vergleichen. Oft wird dann der Partnerin oder dem Partner die Schuld gegeben.

Eine weitere Stufe, die auch die Not-Onanie der Erwachsenen kennzeichnet, bedeutet der phantasierte Besitz und das sexuelle Zusammensein mit ganz bestimmten Partnern, die unerreichbar, noch nicht erreicht, wieder verloren, die aber auch mitunter reine Traumgestalten sein können.

Daß die Onanie förmlich zur Sucht werden kann, ist aus dem Gesagten verständlich, ebenso daß sie, exzessiv oft mehrere Male am Tag betrieben, das Interesse derart absorbieren kann, daß andere wichtige Entfaltungsaufgaben des jugendlichen Menschen einfach zu kurz kommen. Dies gilt übrigens genauso für den zu früh aufgenommenen Geschlechtsverkehr bei sehr jugendlichen Mädchen, die in ihrer Persönlichkeitsentwicklung unausgereift steckenbleiben, während sie sich selbst schon für ungemein weiblich halten.

Schäden der Onanie oder besser in ihr liegende Gefährdungsmöglichkeiten, wenn sie nicht als Übergangserscheinung einigermaßen harmonisch der übrigen Persönlichkeit integriert wird, sind folgende: trotz aller Aufklärungen gilt die Onanie vielfach noch als „das heimliche Laster". Viele Kinder und Jugendliche werden in schwere Gewissenskonflikte gestürzt und mit dem albernen Ammenmärchen über angeblich schreckliche Folgen der Onanie für das Nervensystem geängstigt. Verbote und Strafen sind aber gegenüber der Gewalt der andrängenden Sexualität nicht am Platz. Sie führen auch heute noch in nicht wenigen Fällen zu quälenden Gewissenskämpfen, die mit ihren „Siegen" und „Niederlagen" keineswegs nur in den Tagebuchblättern verflossener Generationen ihren Niederschlag finden. Auch Suicide aus diesen Gründen sind uns bekannt. Vielfach herrscht jedoch unter der Jugend heute auf diesem Gebiet ein sachlicher und offener Ton. Oft werden die Probleme ohne die abwertende verbale Zotenhaftigkeit, die als Reaktion auf kümmerliche Prüderie die Szene beherrschen kann, mit Freimut und Verantwortungsgefühl unter Jungen und Mädchen erörtert, indes die Elterngeneration vielfach noch unbeholfen und verlegen und mit peinlich berührtem Unbehagen zur Kenntnis nimmt, daß die Kinder sich auch „über solche Dinge" unterhalten. Nachdenkliche Jugendliche können schon sehr tief das uralte Problem erfahren, daß Lust und Last des Triebes eng verschwistert sind und distanzieren sich davon, in wahllosem „bumsen" die Lösung ihrer sexuellen Probleme zu sehen.

Die Verbreitung der Onanie unter Jugendlichen ist insofern auch nicht unerheblich von sozialen Faktoren abhängig, als die sexuelle Kontaktaufnahme zwar heute allgemein sehr früh erfolgt, dennoch aber noch erhebliche Unterschiede zwischen den schon früh im Arbeitsleben Stehenden und den Schülern und jungen Studenten aufweist. Man kann vom Standpunkt einer psychischen Hygiene aus keineswegs unbedingt sagen, daß in einem sehr frühen Alter die Aufnahme des Geschlechtsverkehrs mit dauernd wechselnden zweifelhaften Partnern der Selbstbefriedigung unter allen Umständen vorzuziehen wäre, wenn, wie es zumeist der Fall ist, völlige Abstinenz unmöglich ist und zu Unruhe und Gespanntheit führt. Manche Jugendlichen haben das sicher richtige Gefühl, daß sie sich damit weniger schaden als durch niveaulose Partnerschaften ohne zumindest freundschaftliche Kontakte.

Schließlich ist noch auf die bedenklichste Gefahr hinzuweisen, die von einem nicht mehr selbstverantwortlich steuerbaren Verfallensein an die Selbstbefriedigung droht: diesem Notbehelf fehlt völlig die Krönung und Sinnsetzung aller Sexuallust, die Liebe zu einem anderen Menschen, die Hingabe an ein Du, das Geben und Nehmen. Die beziehungslose Organlust ohne Partner ist zwar immer bereit, aber sie ist ein Torso und führt somit unweigerlich zu einem deprimierenden Sich-selbst-Ausbleiben, wenn sie zum Selbstzweck wird. Risiko, Wagnis und Erfüllung im Gewinn eines wie auch immer geliebten Du fehlen, sind aber unersetzlich. Eine Gefahr bildet ferner das Steckenbleiben im Narzißmus, in der Selbstliebe und Selbstbewunderung, die dann luxuriert, wenn der eigene Körper als Lustquelle dominiert. Eine der Wurzeln des Don Juanismus liegt hier: ohne Bestätigung der eigenen Schönheit und potenten Unwiderstehlichkeit durch ständig wechselnde Partnerinnen entstehen Leere und Langeweile.

Wenn daher, von Ausnahmen besonderer unübersteigbarer Umweltkonstellationen abgesehen, erwachsene Menschen mit der objektiven Möglichkeit, gleichwertige Partner zu gewinnen, sich nicht von der Selbstbefriedigung lösen können oder zu ihr zurückkehren, haben wir stets an eine abnorme Persönlichkeitsentwicklung zu denken, bei welcher neurotisches Sicherungsbestreben und Hingabeunfähigkeit vorherrschen und eine psychotherapeutische Behandlung dringend angezeigt ist.

Ungehemmtes Onanieren sieht man bei neuropathischen Kindern sowie bei Jugendlichen im Beginn schizophrener Psychosen oder bei hirnorganischen Krankheiten und inkretorischen Anomalien. Dasselbe kann man bei erwachsenen Schizophrenen beobachten, wobei manche autistischen oder erregten Patienten sich durch die Umgebung nicht stören lassen, vor allem auch, wenn sie unter dem Einfluß sexueller akustischer und Leibhalluzinationen stehen.

Gemeinsames Onanieren vor allem bei Jungen und das gegenseitige manuelle Sichbefriedigen kommt häufig vor. Das Erstgenannte gehört oft mehr in den Bereich des Renommierens und ja nicht Zurückstehenwollens, ohne daß der sexuelle Drang als solcher übermächtig sein müßte. Die letztgenannte Form ist insofern nicht ganz unbedenklich, als sie, wie manche Anamnesen zeigen, homosexuelle Tendenzen wecken und prägen kann. Es gibt hier, wie unter Mädchen auch, recht leidenschaftliche kindliche Liebesverhältnisse. Im allgemeinen werden solche zeitlichen Bindungen jedoch mit zunehmender Reife leicht wieder gelöst. Bei jüngeren Kindern findet man als geheimnisvoll betriebenes Forschungsunternehmen in kleinen Gruppen für kurze Zeit oft förmlich aufschießend die sexuelle Schau- und Zeigelust beim beliebten Doktorspielen und Kinderkriegen.

Therapeutisch ist es wichtig, beim Kind bezüglich der Onanie möglichst keine sich einschleifenden Gewohnheiten aufkommen zu lassen, es abzulenken, eventuell kurze Zeit auch einmal medikamentös leicht zu sedieren, für Bewegung in frischer Luft und kühles Schlafen zu sorgen und langes Dösen im Halbschlaf morgens und abends im Bett zu verhindern. Niemals aber drohe man mit künftigen Krankheiten, zu schweigen von den Drohungen, dem Jungen sein kleines Glied abzuschneiden, wenn er nicht die Finger davon lasse. In dem bekannten Bilderbuch von Struwwelpeter ist die symbolische Strafe des blutigen Daumenabschneidens vielen Kindern durchaus verständlich. Davon, daß jedoch der Kastrationskomplex allgemein und schicksalhaft als etwas Humanbiologisches im Verlauf der Libidoentwicklung und ihrer Gefährdungen vorhanden sein müsse, konnten wir uns sowenig wie E. Kretschmer überzeugen, auch nicht von der Häufigkeit des zweifellos da und dort einmal nachweisbaren „Penisneides" der kleinen Mädchen (s. oben). Mindestens so verhängnisvoll wie Drohungen mit Krankheiten oder Kastration sind diejenigen mit göttlichen Strafen für die sündige Fleischeslust oder die Belastung mit der Behauptung, wer nicht einmal über diese schmutzige und lächerliche Versuchung Herr werde, könne seiner Lebtage nie ein „anständiger, sauberer Charakter" werden.

Bei unter der Onanie leidenden Jugendlichen sind rechtzeitig geführte sachliche Gespräche wünschenswert, um autistisches Sichabkapseln und überflüssige Schuldgefühle nach Möglichkeit zu inhibieren. Die Ungefährlichkeit und der Charakter des Notbehelfs sind besonders zu betonen, vor allem aber, daß diese ganze Sache eine Übergangserscheinung und halb so wichtig sei. Bei religiös orientierten Jugenlichen, die mitunter unter einem ungeheuren sexualethischen Schulddruck stehen, empfieht sich bei katholischer Konfession Kontaktaufnahme mit dem Beichtvater. Wir verfügen über einige Fälle mit schwersten Onanieskrupeln mit sensitiv-paranoischer Entwicklung, deren wirksame Psychotherapie der aufeinander abgestimmten Psychagogik von Priester und Arzt zu danken war, an deren Beginn die autoritative Erlaubnis zur Selbstbefriedigung stand. Schemata lassen sich hier natürlich nicht aufstellen.

3. Frigidität und Potenzstörungen. Die Orgasmusunfähigkeit und ihre Bedingungen

Häufig wird der Arzt wegen angeblicher Frigidität, also der Unfähigkeit, genitale Organlust und Orgasmus zu erleben, von Frauen konsultiert und noch öfter beklagen sich Männer über das mangelnde „Mitgehen" der Partnerin. Männer kommen wegen Potenzstörungen oft äußerst deprimiert und dem Suicid nahe in die Sprechstunde, wobei entweder über mangelhafte oder fehlende Erektionsfähigkeit des Gliedes oder über einen vorzeitigen Samenerguß ohne Orgasmus gleich nach Einführen des Penis in die Vagina oder noch häufiger schon zuvor berichtet wird (Ejaculatio praecox).

Wenn keine organneurologischen oder höchst seltene örtliche Störungen an den Genitalien selbst, keine endogenen Psychosen vorzugsweise vom Typ der Depression oder beträchtliche Erschöpfungszustände nach Krankheiten oder schweren seelischen Belastungen, Stoffwechselerkrankungen wie Diabetes mellitus oder einfach Alternsvorgänge vorliegen, sind diese sexuellen Störungen ausschließlich seelischer Natur. Sie müssen in ihren Hintergründen analysiert und können nur psychotherapeutisch behandelt werden.

Ursprünglich außerhalb des Psychopathologischen liegt das sehr häufige Ungeschick im körperlichen Zusammensein. Bekanntlich verlaufen die Erregungskurven der Frau und des Mannes bis zum Höhepunkt des Orgasmus, abgesehen von sehr großen individuellen Varianten, in einer typischen Verschiedenheit: bei der Frau länger hingezogen, mit einem ausgedehnteren und nur langsam abebbenden Höhepunkt, beim Mann rascher zum Orgasmus ansteigend, der kürzer andauert und nach dessen Erreichen ein plötzlicher, jedenfalls sehr rascher Abfall der Erregung erfolgt. Bei unerfahrenen Partnern geschieht es dann, daß beim Mann der Orgasmus bereits eingetreten ist, während die Erregungskurve der Frau kaum erst ansteigt. Beide sind beunruhigt darüber, daß die Partnerin „kalt" bleibt, und wir treffen immer wieder die Angst, eine „unnatürliche", „frigide" Frau zu sein. Manche Frauen spielen ihrem Partner aus

Rücksicht oder Angst, nicht für voll genommen zu werden, einen Orgasmus vor. Andere erklären resigniert oder mit unechter Überlegenheit, sie hätten sich nie viel „aus diesen Dingen“ gemacht. Wird die Erregung vor dem Kulminationspunkt und der Lösung im Orgasmus unterbrochen, so kommt es erfahrungsgemäß leicht zu ängstlich-nervösen, dysphorischen Spannungszuständen. Manche Frauen berichten uns, daß sie sich hinterher selbst helfen müßten, um überhaupt zur Ruhe zu kommen. Dabei fühlen sie sich nicht nur körperlich, sondern vor allem auch seelisch von ihrem Partner allein gelassen. Hier kann eine Sexualneurose vom bloßen Ungeschick her gebahnt werden, und wir kennen Frauen, die auf dieser Basis sogar das seltene organneurotische Symptom eines Vaginismus entwickeln. Darunter versteht man einen Krampfzustand der Muskulatur des Introitus vaginae, der sich nach Art eines bedingten Reflexes bei oder schon vor einer Berührung des Genitale einzustellen pflegt. Der verschiedene Verlauf der Erregungskurven ist dadurch auszugleichen, daß im vorbereitenden Liebesspiel der Akzent auf das allmähliche Kommen der Frau gelegt werden muß, welches der Mann nachher einholt. Immer wieder sehen wir, daß es bei durchaus gefühlsstarken, völlig normalen Partnern geraume Zeit dauern kann, bis die sexuelle Harmonie mit der seelisch-geistigen übereinstimmt.

Daß es unbedingt notwendig sei, den Orgasmus zum genau gleichen Augenblick zu erleben, ist eine der Behauptungen, die in der Neurosenlehre von Buch zu Buch abgeschrieben werden, genauso unrichtig wie die, daß eine Frau mit vorwiegender oder sogar ausschließlicher clitoridaler gegenüber einer mit „normaler“ vaginaler Orgasmusfähigkeit retardiert oder neurotisch regrediert sei. Es ist gar keine Rede davon, daß der Ort der höchsten Erregbarkeit von der Clitoris zur Vagina in Parallele zu einer psycho-sexuellen hypothetischen Reifung wandern müsse und daß der Frauentyp mit überwiegend clitoridaler Erregbarkeit erotisch gestört, etwa „latent homosexuell“ sei. Auch diese Behauptung wird einfach als „Faktum“ übernommen, ohne den Tatsachen zu entsprechen.

Vielen Frauen insbesondere ist das zärtliche Spiel bei weitem wichtiger als der Orgasmus selbst, zumal hierbei das Gemeinsamsein, das Bewundert- und Geliebtwerden, das Beglücken und Beglücktwerden am stärksten zum Ausdruck kommt. In der flüchtigen Bewußtseinstrübung des Orgasmus selbst ist der Mensch – paradoxerweise – auf dem Höhepunkt der Vereinigung allein, er stirbt seinen eigenen „kleinen Tod“, wie die kluge französische Sprache das nennt. Am gefährlichsten hinsichtlich einer Neurotisierung der Frau und eines förmlichen Zerstörens der seelischen Kontaktmöglichkeiten ist es, wenn der Mann egoistisch und beinahe mechanisch seinen Orgasmus bei der Frau erstrebt und erreicht – die hier wirklich nur noch Instrument ist – ohne sich um ihr Erleben im geringsten zu kümmern. Ein solches sehr häufges Verhalten kommt vorzugsweise bei egozentrischen, primitiven Naturen, aber auch bei hingabeunfähigen Neurotikern vor.

Für beide Geschlechter gilt, daß Orgasmusunfähigkeit und Impotenz bei einem bestimmten Partner keineswegs ausschließen, daß bei einem anderen alles völlig normal verläuft. Damit kommen wir in das Gebiet der eigentlichen neurotischen Störungen tiefer hinein, das auch bisher schon angeklungen war.

Es gibt nichts an bewußt erlebten oder uneingestandenen oder verdrängten Ängsten und Widerständen jeglicher Herkunft, was nicht im Zusammensein zweier Menschen Potenzstörungen, Libidostörungen und Orgasmusunfähigkeit mit sich bringen könnte. Das beginnt schon bei den äußeren Umständen der aktuellen Situation: junge Paare mit einem Zimmer in der Wohnung der Schwiegereltern, gehörsame Wände und Türen, entwürdigendes Aufpassenmüssen, Angewiesensein auf ein Zusammensein in irgendeinem „Versteck“, nach der Uhr bemessene Zeit, Angst vor Schwangerschaft, schlechtes Gewissen und tausend andere Widrigkeiten mehr, die es nicht ermöglichen, unbeschwert beisammen zu sein. Dazu treten noch viel intimere Störmöglichkeiten: Enttäuschungen über das Verhalten, auch über das Aussehen des Partners, seelische Verstimmungen, Kontrast der Wirklichkeit mit Traum- und Wunschbildern, Ernüchterung, wenn hinter phantastischen Projektionen ein oft ganz anderer Mensch, der wirkliche, zum Vorschein kommt, u.v.a.m. Nicht erfüllte fetischistische oder paraphile Erwartungen können rasch zum völligen Erkalten führen. Aber auch subtilstes geistiges Nichtzueinanderpassen in irgendwelchen wesentlichen Bereichen kann bei manchen Menschen die Sexualität völlig blockieren, während wir von anderen hören: der Sexus ist es, der uns trotz allem immer wieder verbindet und beieinander bleiben läßt, ohne daß man hier verächtlich von „Hörigkeit“ sprechen dürfte. Hingabe- und Durchsetzungshemmungen erfordern eine genaue Analyse. Kurz, es gibt hier unendlich viele Störmöglichkeiten, die in jedem Einzelfall und stets mit beiden Partnern sorgfältig geklärt werden müssen, wenn man helfen will, was freilich durchaus nicht immer gelingt.

Am Rande sei noch vermerkt, daß Potenz- und Orgasmusstörungen dann ganz besonders leicht noch sekundär fixiert werden, wenn die Betreffenden immer wieder versuchen, ob es nicht doch „geht" und sich womöglich dafür eine Frist setzen. Dann sind es Aufmerksamkeitszuwendungen und Erwartungsspannung, die mit Sicherheit ein Scheitern herbeiführen. Es ist ein durchaus erlaubter therapeutischer Kunstgriff, unbeschadet der gründlichen Analyse der Situation, die so gut wie immer eine „Neurose zu zweien" ist, ein intimes sexuelles Zusammensein dringend zu widerraten, ja zu verbieten. Nicht selten ist der Erfolg eine Übertretung des Verbotes mit einem Gelingen des congressus. Das ist natürlich nicht mit einer Bereinigung der Grundsituation zu verwechseln. Medikamente haben vorzugsweise suggestive Wirkung. Am Rande sind zu erwähnen Klagen über Potenz-, manchmal auch Libidostörungen von Partnern, bei welchen primär keine Sexualneurosen vorliegen. Dazu muß man wissen, daß auch viele ganz anders strukturierte Neurosen die Sexualität in Mitleidenschaft ziehen können, genau wie dies häufig auch bei endogenen Depressionen, ja überhaupt bei vielen Psychosen (s. dort) der Fall ist. Zum zweiten aber beachtet man zu wenig, daß auch Libido und Potenz psychologisch nicht motivierbaren biologischen Schwankungen unterliegen. Manche Menschen, die durch eine ungewöhnliche Appetenz ausgezeichnet waren, machen sich Sorgen, wenn diese mit den Jahren auch nur etwas nachläßt, ohne daß dahinter irgend etwas Pathologisches zu befürchten wäre.

Menschlich überaus problematische Situationen können entstehen, wenn ein Partner an den anderen sehr gebunden ist, während sich bei diesem ein Erlöschen der sexuellen Ansprechbarkeit gerade diesem sonst geliebten und vertrauten Menschen gegenüber eingestellt hat. Das sehen wir nicht selten bei sehr erheblichen Altersunterschieden u.dgl. Für alle Teile menschlich tragbare Lösungen zu finden, ist oft überaus schwer, manchmal unmöglich.

4. Paraphilien und Perversionen (Perversität)

Oben gebrauchten wir den Ausdruck „Paraphilien". Das heißt wörtlich übersetzt etwa, daneben Liegendes zu lieben und „daneben" bedeutet hier: neben einer natürlich schon als solche sehr multikonditional bestimmten „Norm" des „Vollzugs" des „normalen Geschlechtsaktes" liegend. Dazu gehört ein beträchtlicher Teil dessen, was auf dem Gebiet der Liebesspiele, abgehoben vom Hintergrund der „Erfüllung der ehelichen Pflichten" und der Sanktionierung des Geschlechtsverkehrs lediglich zum Zweck der Erzeugung von Nachkommenschaft, früher gerne mit dem Sammelausdruck der „Perversitäten" bezeichnet wurde. In den alten Sexualpsychopathologien finden sich, wie wir schon erwähnt haben, völlig unvergleichbare Verhaltensvarianten nebeneinander aufgeführt, oft mit Beiwörtern wie „ekelerregend", „scheußlich", „abscheulich" u.dgl. charakterisiert. Als „normal" zugrunde gelegt wurde gewissermaßen eine „Standardausführung" des sexuellen Verkehrs. Was davon abwich, mußte sich den Ausdruck Perversion gefallen lassen.

Wir müssen ganz anders trennen: In den Gesamtkomplex des Sexualverhaltens geht eine ungeheure Vielfalt von Erlebensmöglichkeiten des geliebten Leibes eines geliebten Partners auf allen Sinnesgebieten ein, die dadurch zusammengehalten sind, daß sie allesamt dem liebenden Erfassen des anderen und der Hingabe an ihn dienen und letztlich einstrahlen in das Erlebnis des Zusammengehörens und Einswerdens. Hier gibt es keine „Normen", kein Gebot und keine Begrenzung dessen, was „sein darf" und „was man tut". Dem Erfindungsreichtum von Zärtlichkeiten sind keine Grenzen gesetzt, wenn die Partner übereinstimmen. Solange das beschriebene Ziel das Erleben bestimmt, ist keine Paraphilie als „pervers" zu bezeichnen.

Dazu gehören selbstverständlich auch die überaus wichtigen intimen oral-genitalen Kontakte, die unter Fachbezeichnungen wie „fellatio" oder „cunnilingus" neben Sadismus, Nekrophilie u.a. ein düsteres Dasein in der Gruselkammer der Sexualpathologen führten. Als kaum glaubhaftes kurioses und erschreckendes Relikt sei erwähnt, daß in verschiedenen Bundesstaaten der USA der Mund-Genital-Kontakt auch zwischen Ehepaaren unter Strafe gestellt ist. Dazu gehört weiterhin vieles aus dem Bereich des Fetischismus insofern, als die Akzente dessen, was besonders erregt und besonders geliebt wird, gar nicht vielfältig genug gedacht werden können. Es ist durchaus nicht abnorm, wenn in sehr individueller Weise im Gesamtakkord sich einzelne Obertöne einmal aus diesem, einmal aus jenem Sinnesgebiet, aber genauso aus dieser oder jener besonderen Nuancierung seelischer Zuwendung oder geistiger Partnerschaft besonders hervorheben und vor allen anderen gesucht und geliebt werden.

Man kann die Grenze zur Perversion genau da ziehen, wo nicht mehr liebende Hingabe und ebensolches Empfangen des Partners angestrebt und erlebt wird, sondern wo dieser nur noch zufälliger Träger und Vermittler einer verselbständigten Partiallust ist, auf die allein es ankommt.

Hier führt eine gleitende Reihe zu den Fetischismen, die nicht mehr als lebendiges Haar, als Augen von besonderem Schnitt, als Füße von bestimmter Form, als dieser oder jener Duft u.a.m. eines bestimmten Menschen, sondern die als von der Person völlig abgelöste Requisiten, ja sogar als Wäschestücke, Pelz, Schuhe u. dgl. das einzige Mittel zur sexuellen Erregung und Orgasmusfähigkeit bilden. Eine weitere Quelle des Don Juanismus ist das süchtige Verfallensein an „das Weib“ als Geschlechtswesen, nicht als Persönlichkeit. Da alle Möglichkeiten vielfältigster Lust nie in einem Partner erfahren werden können, soll der Wechsel das erträumte Phantom der Vollkommenheit ersetzen.

Die vergleichende Verhaltensforschung zeigt, welche Bedeutung der sog. Prägung (Lorenz) zukommt, und auch die Pawlowsche Lehre von den bedingten Reflexen ist hinsichtlich des menschlichen Sexualverhaltens noch keineswegs genügend ausgeschöpft. Es wäre jedoch falsch, einzelne analysierte Fälle von zufälliger Prägung (erstes Orgasmuserleben beispielsweise anläßlich einer erfahrenen Züchtigung oder angesichts eines bestimmten Kleidungsstücks u. dgl.) zu verallgemeinern und die Rolle des Zufalls nun für alle Fälle von Fetischismus verantwortlich zu machen. Für manche gelten vielmehr Gesetze der Symbolersatzwahl im Sinne der Freudschen Sexualsymbolik.

Viele Fälle von fetischistischer Neigung lassen sich, wie gesagt, ohne schematische psychoanalytische Symbolsetzungen und zensurierte Verschiebungen als reine Prägungen verstehen.

So berichtet ein Künstler, für den hübsche, wohlgeformte nackte Füße bei einem Mädchen einen Anziehungspunkt bedeuten, der ihn über manche andere Mängel hinwegsehen läßt und ihm selbst beinahe etwas „überwertig“ vorkommt, ein Erlebnis aus seinem dritten Lebensjahr, das offensichtlich fixierende Macht besaß. Seine Eltern waren ausgegangen, und spät abends nahm ihn das Dienstmädchen verbotenerweise mit in die Mansarde eines anderen, gleichfalls im Hause bediensteten jungen Mädchens. Die beiden schwatzten, und das jüngere Mädchen, welches dem kleinen Jungen gefiel, hatte sich einen ihrer schwarzen Florstrümpfe ausgezogen, um ein Loch darin zu stopfen. Den nackten Fuß hatte sie sich aufs Knie gelegt, und der Junge, der dieses Mädchen sehr viel anziehender fand als seine eigene schon etwas ältliche Kinderfrau, schmiegte sein Gesicht an den weißen Fuß. Plötzlich tönten Schritte vor der Tür und mit dem geflüsterten Schreckensruf: „Jesus Maria, meine Frau! Wenn die sieht, daß ich noch Licht brenne, schlägt sie mich tot!“ löschte das blonde Mädchen die Petroleumlampe und hielt heftig atmend den kleinen Jungen an sich gedrückt. Patient (der sich wegen einer mit dieser Sache in keinem Zusammenhang stehenden Krankheit in unserer Klinik befand) berichtete, daß ihm noch heute jener intensive Mischaffekt von Angst und Zärtlichkeit in voller Deutlichkeit nacherlebbar sei, der ihn erregte. Wenn er an die Szene dachte, sah er den bloßen Fuß des jungen Mädchens vor sich und sehnte sich danach, ihn wieder zu berühren.

5. Homosexualität. Transvestitismus und Transsexualismus

Besonders wichtig ist die Homosexualität, also die gleichgeschlechtliche Liebe zwischen Männern oder Frauen. Die wissenschaftlichen Anschauungen über die Natur dieser Störung divergieren außerordentlich. Gleichzeitig ist die Beurteilung der Homosexualität durch die öffentliche Sexualmoral ein besonders fragwürdiges Kapitel. Dies gilt auch, nachdem der überalterte ominöse § 175 StGB nunmehr endlich in seiner ursprünglichen Fassung gefallen ist.

In Belgien sind homosexuelle Handlungen nicht strafbar, falls sie nicht in der Öffentlichkeit begangen und dann wie andere unzüchtige Handlungen bewertet werden; dasselbe gilt für Dänemark, Frankreich, Holland, Italien und Schweden. In Norwegen wird homosexueller Verkehr zwischen Männern mit Gefängnis bis zu 1 Jahr bestraft, aber Strafverfolgung tritt nur ein, wenn für diese ein öffentliches Interesse besteht, d.h. in der Praxis nur dann, wenn es sich bei den Betroffenen um sehr junge Personen handelt. Auch in der Schweiz werden homosexuelle Handlungen nicht von heterosexuellen kriminellen Handlungen unterschieden und sind nur strafbar, wenn sie in der Öffentlichkeit stattfinden. In England ist die Strafbarkeit freiwillig eingegangener homosexueller Beziehungen unter erwachsenen Personen aufgehoben worden. In den USA herrschen völlig chaotische Verhältnisse zwischen den einzelnen Bundesstaaten.

In den aufgeführten Ländern sind im übrigen Jugendliche und Heranwachsende ausdrücklich und ausreichend durch die Strafgesetzgebung geschützt. E. Astar berichtet, daß in Schweden unter den zuständigen Behörden die Meinung herrsche, daß die Homosexualität dort ein sozial unbedeutsames Problem geworden sei, seit die einschlägige Gesetzgebung geändert wurde.

Während die Homosexualität zwischen Frauen in Deutschland nicht strafrechtlich verfolgt wird, ist es beschämenderweise erst jetzt gelungen, den antiquierten Paragraphen 175 StGB im Zuge der Strafrechtsreform zu eliminieren bzw. zu modifizieren, obwohl die namhaftesten Sachkenner von psychiatrischer Seite sowie repräsentative Fachgesellschaften sich schon lange eindeutig für seine Abschaffung eingesetzt hatten. Dies geschah aus Gründen einer langen Erfahrung mit den so gut wie durchweg negativen sozialpsychologischen und kriminologischen Folgen dieses Paragraphen einerseits und andererseits im Hinblick auf das Wesen der Homosexualität, welches es jedem Sachkenner unvertretbar erscheinen läßt, hier von einem „Laster" oder gar „Verbrechen" zu reden. Daß die homosexuellen Beziehungen zwischen Frauen vom Gesetzgeber ausgenommen worden sind, machte die Gründe für die Beibehaltung der Diffamierung männlicher Homosexueller um so unverständlicher. Man führte gern die Beziehungen der männlichen Homosexualität zur Kriminalität, insbesondere zum Erpressertum an, obwohl jedem Einsichtigen klar war, daß diese Zusammenhänge die unausbleiblichen Folgen der Gesetzgebung waren. In der Sonderstellung des homosexuellen Mannes gegenüber der homosexuellen Frau in unserer Gerichtsbarkeit lebte etwas Unausgesprochenes von der Pflicht des Söhne- und Soldatenzeugens mit, die „jeder rechte Mann" abzuleisten hat und der sich „der degenerierte Lüstling" entzieht. Man tut so, als sei dem Homosexuellen in seinen ungeheuerlichen, verwöhnten Lustansprüchen die „normale" sexuelle Betätigung gleichsam zu fad und reizlos.

Übrigens sind sich alle Verfechter der Abschaffung dieses Paragraphen darüber einig, daß der Schutz der Jugend genau wie vor allzufrüher heterosexueller Betätigung selbstverständlich auch vor der Berührung mit der Sphäre der Homosexualität zu erfolgen habe und daß homosexuelle Liebesbeziehungen sowenig etwas in der Öffentlichkeit verloren haben wie die heterosexuellen auch. Es ist schwer glaubhaft zu machen, daß ein „öffentliches Interesse" daran bestehen sollte, erwachsenen Homosexuellen intime Beziehungen untereinander zu verbieten. Mit genau demselben Recht könnte die Onanie mit Strafe bedroht oder jegliche fetischistische oder andere paraphile „perverse" Variation sexuellen Zusammenseins oder der Verkehr mit Verhütungsmitteln verboten werden. Es sind keine rationalen, unserem Kenntnisstand von der Sexualität des Menschen entsprechenden Gründe, aus denen heraus an diesem Paragraphen festgehalten wurde, sondern eher unbewältigte Komplexe von Sexualangst und Haß gegen solche, die mit ihrem „Laster" (welche Verkennung der Tragik der Perversität) aus dem Rahmen fallen. Außerdem spielen säkularisierte Tabus eine Rolle, die hier wie auch auf anderen Gebieten eine peinliche Kluft zwischen dem wirklichen Leben und der imaginären Norm aufreißen, an welcher die offizielle Sexualmoral sich orientiert. Schon allein die amtliche Bezeichnung alles sexuellen Erlebens außerhalb der legalisierten Ehe als „Unzucht" ist eine peinliche Schande.

Wie kann eine der öffentlichen Moral und ihren Strafmaßnahmen gegen diesbezügliche „Sexualdelinquenten" zugrunde liegende, in noch so ehrwürdigen historischen Traditionen wurzelnde staatliche oder kirchliche Sozialethik verlangen, respektiert zu werden, wenn für sie Erregung sexueller Gefühle als solche schlechterdings etwas Böses ist? Sexuelle Erregung hat nun eben einmal keine Freude zu sein und darf keinen Wert in sich besitzen. Auch die rührenden Bemühungen von Sachverständigen, irgendein Erotikon vor Gericht auf dem Umweg über seinen „künstlerischen" Wert herauszupauken und vor der Vernichtung zu retten, hebt das Gesagte nur um so drastischer hervor. Es bleibt trotz aller partiellen Konzessionen dabei: die Erregung der Sexualtriebe, sofern dies nicht innerhalb der offiziell sanktionierten Ehe und letztlich zum Zweck der Fortpflanzung geschieht, hat zu unterbleiben, verletzt „das Sittengesetz", ruiniert den Staat und wird bestraft.

Was sagt die Psychiatrie nun jenseits dieser ungern öffentlich angeschnittenen, beschämenderweise auch heute noch (oder wieder) Mut und Ehrlichkeit zu ihrer Erörterung erfordernden Fragen nun insbesondere zum Wesen der Homosexualität? Der Streit geht vor allem darum, ob die Homosexualität eine angeborene oder eine erworbene Perversion ist. Wie wir schon wiederholt am Beispiel der abnormen erlebnisreaktiven Entwicklungen gezeigt haben, ist es auch hier: es gibt extreme Vertreter beider Meinungen, aber die lebendige Erfahrung spricht eindeutig für ein kompliziertes, fein ausdifferenziertes Zusammenspiel, das eine exakte Analyse jedes einzelnen Falles zur Pflicht macht. Konstitutionslehre (E. Kretschmer) und psychologische moderne Trieb- und Persönlichkeitsforschung (von Freud bis Boss) haben gleichermaßen dazu beigetragen, zu einem sachgerechten Verständnis der Perversionen zu gelangen.

Homosexuelle Liebesbeziehungen vollziehen sich auf allerverschiedenstem Niveau, hierin den heterosexuellen durchaus vergleichbar. Ist die Perversion – nun einmal ganz abgesehen von ihrer Entstehung – voll ausgeprägt, so ist der Geschlechtsleib des jeweils anderen Geschlechtes ohne jeden sexuellen Reiz und das seelisch-geistige Geschlechtsspezifische ohne jedes erotische Fluidum. Das eigene Geschlecht bedeutet vielmehr Sexualziel und Verkörperung des Eros in allen denkbaren Nuancen. Bei homosexuellen Spielereien Pubertierender untereinander wird uns dagegen nicht selten berichtet, daß der Partner zwar in der intimen Zärtlichkeit der genitalen Berührung durchaus erregend wirkt, daß aber im Hintergrund doch eigentlich eine Partnerin (bzw. bei Mädchen ein Partner) gemeint ist. Das ist bei der ausgeformten gleichgeschlechtlichen Liebe anders. Hier wird leiblich und seelisch-geistig das gleiche Geschlecht geliebt. Wir kennen vor allem bei Männern (weitgehend durch die sexualmoralische Pariastellung mitbestimmt) billigste Promiskuität mit rasch wechselnden Partnern in der schmutzigen, niederziehenden Atmosphäre von Bahnhofstoiletten und in der Welt der Strichjungen oder in snobistischen Clubs, aber wir kennen auch die durchaus vom Eros geadelten Partnerschaften von hohem menschlichem Niveau. Lesbische Verbindungen zwischen Frauen pflegen sich nicht zuletzt infolge der Straffreiheit vielfach in einer wesentlich anderen Sphäre abzuspielen. Lesbische Frauen brauchten nicht als „Sittlichkeitsverbrecher" in stetiger Angst vor dem Zugriff des Staatsanwalts zu leben. Sie brauchten sich auch nicht in der aufdringlichen Weise als „drittes Geschlecht", die Diffamierung überkompensierend, in Szene zu setzen wie manche homosexuelle Männer der oberen Gesellschaftsschichten. Wir kennen zahlreiche lesbische Liebesbeziehungen differenzierter Frauen aus anspruchsvollen geistigen Berufen, die zu lebenslangen Lebensgemeinschaften geführt haben. Genau wie in der heterosexuellen Liebe gibt es natürlich auch lesbische Frauen mit rasch wechselnden Partnerschaften, doch überwiegen unserem Eindruck nach Bindungen, die man geradezu als monogam bezeichnen kann.

Manuelle und oral-genitale Zärtlichkeiten, die hauptsächlichen natürlichen Befriedigungsmöglichkeiten der lesbischen Frau, sind auch zwischen homosexuellen Männern am häufigsten. Der Coitus per anum, der in der vulgären Zote die Vereinigungspraktik der Homosexuellen charakterisiert, ist unseren Erhebungen nach doch wesentlich seltener. Ollendorf kam an umfangreichem Material in England jüngst zu demselben Ergebnis (mündliche Mitteilung).

Es gehört keineswegs zu der Kerngruppe reiner Homosexualität, daß ein Mann oder eine Frau mit ihrer eigenen Geschlechtsrolle unzufrieden ist und sich wünscht, dem anderen Geschlecht anzugehören. Es ist auch viel zu grob gesehen, wenn behauptet wird, in jeder homosexuellen Beziehung zwischen Männern spiele einer davon die Rolle der Frau, in einer solchen zwischen Frauen dagegen eine von ihnen die Rolle des Mannes (vgl. unten). Ebensowenig trifft es zu, daß die Mehrzahl homosexuell empfindener Männer irgendwie „weibisch", diejenige der entsprechenden Frauen „viril" wirkten. Natürlich gibt es das, aber es macht nicht das Wesen der Homosexualität aus. Anders ist die Situation bei den sog. Transvestiten, jenen Männern, die zur Frau werden möchten, und sich durch eine unverständliche Grausamkeit der Natur in einen männlichen Körper gebannt fühlen, und den Frauen, die genauso mit allen Neigungen und Interessen Männer sein möchten. Oft werden schon in der Kindheit Kleidung, meist zunächst Unterwäsche, Spielzeug, Haartracht, Ausdrucksweise, Liebhabereien und berufliche Möglichkeiten des anderen Geschlechts bevorzugt. Dem echten Transvestiten ist es eine Qual, Wäsche und Kleidung seines eigenen Geschlechts tragen zu müssen. Im Transsexualismus wird darüber hinaus die operative Umwandlung des Leibes in den des anderen Geschlechts förmlich zwanghaft angestrebt. Besonders intensiv wird bei Männern das eigene männliche Genitale zu einer immer unerträglicheren Qual. Es kommen entsprechende Selbstverstümmelungen vor, und immer wieder wird der Wunsch nach einer operativen Korrektur, nach der Schaffung eines weiblichen Genitale, vorgetragen. Frauen, die sich als Mann fühlen, finden mitunter einen kümmerlichen Ersatz in der Anwendung von Phallus-Prothesen im Verkehr mit anderen Frauen.

Es ist ein Verhängnis, daß eine Änderung des Personenstandes auch bei diesen wenigen Fällen von echten Transsexualismus an sachunkundigen bürokratischen Formalismen der Justiz scheitert, und dadurch diese unglücklichen Menschen zusätzlich von staatswegen in ein illegales Pariadasein hineingezwungen werden.

Männliche Transvestiten, die sich ausschließlich in Frauenkleidern und mit weiblichem Make-up wohlfühlen, erregen leichter das berühmte öffentliche Ärgernis als Frauen in Hosen mit kurzem Haar, und gehen deshalb häufig allen sexuellen Berührungsmöglichkeiten in der Realität aus dem Weg. Auch eine künstliche Vagina kann ihnen keine Befriedigung gewähren, und es findet sich kaum jemals ein Partner, der sich mit ihnen einläßt. So leben diese Menschen ein in jeglicher Hinsicht verstümmeltes, schwer erträgliches Dasein, das wiederum mit „Laster" nicht das geringste zu tun hat. Von diesen echten Transvestiten, bei welchen somatisch-inkretorische Entsprechungen umstritten sind, sind diejenigen Homosexuellen zu unterscheiden, die lediglich des Spiels und der Anlockung halber gerne die Kleidung des anderen Geschlechtes anlegen. Es handelt sich dabei um sehr weiblich empfindende Männer, die als Frau verkleidet „den starken Mann" zu reizen versuchen, und um virile Frauen, die das weibliche Mädchen begehren.

Schließlich ist noch auf die verschwindend kleine Gruppe der Zwitterwesen, der Hermaphroditen oder Androgynen, hinzuweisen, bei denen die geschlechtliche eindeutige Ausdifferenzierung nicht zustande gekommen ist und deren Geschlechtsorgane mißbildet sind. So kann eine sehr große erektile Clitoris für einen Penis gehalten werden und das Zwitterwesen wird als Junge erzogen, bis sich dann eines Tages doch die weiblichen Determinanten im Laufe der Nachreifung stärker in den Vordergrund spielen. Hier kann eine plastische Operation sinnvoll sein, die der psychischen Umorientierung Rechnung trägt. Ebenso kennen wir Zwitter, die als Mädchen erzogen wurden und deren männliche Natur sich mit der Ausreifung des Testes dokumentiert, die in einem gespaltenem Scrotum liegen, welches man für weibliche Schamlippen gehalten hatte.

Es ist schwierig, hinsichtlich der Häufigkeit der Homosexualität zu zuverlässigen Zahlen zu kommen. Das größte Material hat der Amerikaner Kinsey gesammelt. Gelegentliche homosexuelle Betätigung, die später zugunsten heterosexueller Liebesbeziehungen wieder aufgegeben wird, darf nicht mit bleibender homosexueller Trieborientierung gleichgesetzt werden. Wir stoßen hier auf die Frage der mangelnden Instinktsicherheit bei wenig eindeutig vorgezeichneter Triebrichtung. Unter „Bisexualität" verstehen im Gegensatz zum üblichen wissenschaftlichen Begriff von der ursprünglich doppelgeschlechtlichen Anlage manche Autoren die Sexualstruktur eines zwar den äußeren Genitalorganen nach eindeutig gebildeten, in seiner Triebrichtung aber mit gleicher Intensität auf das andere wie auf das gleiche Geschlecht gerichteten Wesens. Das dürfte es in dieser Form kaum geben.

Kinsey hat festgestellt, daß sich 37% aller Männer und 13% aller Frauen in den USA irgendwann von der Pubertät an in ihrem Leben homosexuell betätigt haben. Dauernd und ausschließlich homosexuell leben dagegen nur 3–16% der Männer und 1–3% der Frauen. Zweierlei ergibt sich aus diesen Zahlen, von denen wir voraussetzen dürfen, daß sie auch bei uns etwa zutreffen. Daß in einem so beträchtlichen Prozentsatz Menschen dazu fähig sind, zeitweise homosexuell zu fühlen, muß ganz einfach als eine häufig vorliegende Möglichkeit der menschlichen Natur hingenommen werden. Die zweite Frage ist die, ob dieser Möglichkeit exakt erfaßbare Anlagen zugrunde liegen, oder ob die Menschen, die zeitweise homosexuell lieben, ausschließlich durch Umwelteinflüsse, also „Verführung" in irgendeiner Form, dazu gekommen sind und ob alle Menschen unter entsprechenden Einwirkungen dazu gelangen können. Es ist schon beinahe langweilig, auch hier den erbitterten Streit der Anlagedeterministen und der Psychogeniker damit als sinnlos erklären zu müssen, daß man beiden vorhält, sie sähen jeweils nur eine Hälfte des lebendigen Lebens.

Greifen wir das von der Natur Vorgegebene, das Anlagemoment, heraus, so haben sich hier als besonders aufschlußreich die Zwillingsforschungen von Kallmann erwiesen, der das seltene Material von 85 homosexuellen Zwillingspaaren bearbeiten konnte. Bei zweieiigen Zwillingsbrüdern ist die Konkordanz bezüglich homosexuellen Verhaltens gegenüber der allgemeinen Verbreitung der Homosexualität nur mäßig erhöht. Eineiige Zwillinge dagegen zeigen eine überaus hohe Konkordanz. Ist ein Zwilling ausgesprochen homosexuell – nicht etwa nur triebunsicher – so ist es sein Bruder fast ausnahmslos ebenfalls. Kallmanns Beobachtungen konnten auch den naheliegenden Einwand entkräften, daß ein Zwillingspaar „natürlich" in genau gleichen Umweltverhältnissen aufwachse und daher denselben Verführungen und Beeinflussungen ausgesetzt sei. Er hat festgestellt, daß sich bei den eineiigen homosexuellen Zwillingsbrüdern die abnorme Veranlagung in den meisten Fällen völlig unabhängig vom anderen Bruder entwickelt hat und, was besonders bedeutsam ist, daß sich darunter viele Fälle befanden, in welchen die Kinder völlig getrennt voneinander erzogen wurden und aufwuchsen. E. Kretschmers Lehre, daß sich ohne weiteres eine biologische Variationsreihe aufzeigen lasse, die von vorwiegend anlagebedingten bis zu vorwiegend milieubedingten Fällen von Homosexualität führe, hat dadurch eine weitere Bestätigung erfahren. Die Lehre von den angeborenen „Bisexuellen" (s. oben) als einer besonderen zwischen den Geschlechtern stehenden eigenen Gruppe jedoch läßt sich ebensowenig verifizieren, wie die einst von M. Hirschfeld verfochtene Theorie des „dritten Geschlechts".

Aufs Ganze gesehen scheint es eine verhältnismäßig kleine Gruppe zu sein, bei welcher die genaue Untersuchung ein absolutes Dominieren der angeborenen Kausalfaktoren erkennen läßt. Das andere Extrem wären jene in ihrer Häufigkeit gleichfalls überschätzten morbiden und gelangweilten Dekadenten, die genau so gut anders können, jedoch snobistisch, haltlos und süchtig den Reizen des Anderen und Neuen verfallen. Hier liegt keine echte Prägung, sondern nicht selten gewolltes und bewußtes Herumprobieren und allenfalls ein Hängenbleiben in der Gewöhnung vor. Wie viele andere Süchtigen auch sind diese Typen gefährlich als Jugendverführer, weil ihnen das Gewinnen von Proselyten Befriedigung verschafft.

Unter der Einschätzung dieser schwer psychopathischen Gruppe haben ungerechtfertigterweise auch diejenigen Paraphilen zu leiden, deren Leben nicht selten durch eine erhebliche Tragik gekennzeichnet ist und die alles andere sind als „degenerierte Wüstlinge" und „Sexualverbrecher".

Zusammenfassend folgen wir E. Kretschmers Auffassung der Homosexualität: Die homosexuelle Triebrichtung als solche wird nicht vererbt, aber im Gesamtkomplex der Homosexualität spielen die Momente der Vererbung und der konstitutionsbiologischen Anlage eine sehr wichtige Rolle.

Auf dem besonders schwer zu erfassenden psychologischen Gebiet findet E. Kretschmer an einem großen Material im Sippenbild von Homosexuellen eine Häufung von weichlichen Männern und sehr sthenischen Frauen. „Konstitution und Vererbung geben demnach in der Mehrzahl der Fälle nicht eine fertige Veranlagung zur Homosexualität, sehr wohl aber eine deutlich erhöhte Anfälligkeit für abnorme Sexualbetätigung auf Grund der konstitutionell bedingten geringeren Sicherheit der Triebrichtung. Es muß schon von dieser Seite angenommen werden, daß von der Umwelt her mehr oder weniger starke Prägungen stattfinden, die erst die volle homosexuelle Ausrichtung zur Ausformung bringen."

E. Kretschmer verweist bezüglich der „Prägung" durch persönliche Verführung oder allgemeine Milieuwirkung auf die Analogien zu den Ergebnissen der Verhaltensforschung bei Tieren, deren Instinkte in bestimmten und zeitlich begrenzten sensibilisierten Phasen der jugendlichen Entwicklung abgelenkt werden können (Lorenz). Für die Sexualtriebe des Menschen ist hier zweifellos die Frühpubertät, diese Phase des „hochlabilen Instinktumbaus", von besonderer Wichtigkeit.

Wir kennen eindrucksvolle Fälle von Persönlichkeiten mit einer nur bei sehr sorgfältiger Analyse aufzudeckenden verminderten Sicherheit der Triebrichtung. Sie lebten in heterosexuellen Liebesbeziehungen befriedigt und ausgefüllt, führten also nicht etwa eine „Tarnehe". Das komplexe Zusammenspiel einer infolge von Alternsvorgängen gleitenden Konstitution mit einer besonderen Umweltkonstellation ließ es dann zum Verlust der sowieso nie sehr robust gewesenen Sicherheit kommen. Dasselbe können Hirnunfallfolgen, encephalitische Erkrankungen oder Intoxikationen bewirken. So kommt es dann zu einem Delikt, das „gerade dieser Persönlichkeit niemand zugetraut" hätte. Hier von einer „latenten Homosexualität" zu sprechen, die nun plötzlich manifest geworden wäre, ist zweifellos zu grob. Man muß vielmehr bei sehr zahlreichen Menschen ein unter gewöhnlichen Umständen nie bis zu bewußten Wünschen ausgeformtes, geschweige denn realisiertes potentielles Vorhandensein homosexueller Erlebnismöglichkeiten voraussetzen.

An der Tatsache, daß der Mensch potentiell zweigeschlechtlich ist und „die Möglichkeiten des gegengeschlechtlichen Typus keimhaft in sich trägt" (E. Kretschmer), ist also nicht zu zweifeln. Max Hartmann, der sich besonders mit der Genetik der Varianten der Sexualkonstitution beschäftigt hat, stellte drei für unser Problem entscheidend wichtige Grundgesetze auf: die allgemeine bipolare Zweigeschlechtlichkeit, die allgemeine bisexuelle Potenz und die relative Stärke der männlichen und weiblichen Determinierung.

Das Wesen der Homosexualität geht nicht im Somatischen auf. Das wird auch deutlich in dem Satz von M. Hirschfeld: „Nur wo das Körperliche Ausdruck des Seelischen ist, kann von echter Homosexualität die Rede sein."

M. Boss betont, daß stets in ein und demselben Menschen wenigstens auch noch Manifestationsrudimente der gegengeschlechtlichen Daseinsmöglichkeiten mit ausgeformt wurden. Er glaubt, daß sich nicht selten (vgl. das oben über den Transvestitismus Gesagte) die leiblichen und die triebhaft-geistigen Daseinsbereiche in einem Menschen der Norm widersprechend ungleichsinnig männlich-weiblich entwickeln können. Dann müsse es ganz unabhängig von aller lebensgeschichtlichen Erfahrung zu homosexuellen Liebesphänomenen kommen. Häufiger, und dies berührt sich engstens mit der E. Kretschmerschen Lehre, falle die mann-weibliche Differenzierung — weniger leiblich als auf dem triebhaft-geistigen Gebiet — nicht eindeutig genug aus. Hier können dann exogene Faktoren ausschlaggebend für homosexuelle Neigungen werden, und damit erklärt sich auch die beträchtliche Schwankung manifester Homosexualität je nach äußeren, auch kulturell-geschichtlichen und gesellschaftlichen Verhältnissen.

Die von E. Kretschmer analysierte Unsicherheit der Triebrichtung in ihrer konstitutionell vorgegebenen Verankerung kann auch durchaus zur Erklärung der Tatsache dienen, daß nur ein kleiner Teil von Kindern entsprechend den von Freud analysierten Libidostörungen die homosexuelle Perversion als Neurose erwirbt, während der überwiegend große Teil genau dieselben Spannungen spielend überwindet. Dazu gehört vor allem die der analytischen Theorie nach durch Inzestverbote und Kastrationskomplexe erzwungene Identifizierung des Kindes mit dem gegengeschlechtlichen Elternteil.

A.a.O. haben wir eine Bemerkung Freuds über den komplizierten doppelten Ödipuskomplex angeführt, dessen Konstruierung für das weibliche Kind freilich mehr einer algebraischen Gleichung als einem lebendigen Geschehen entspricht. Während für das männliche Kind von der Psychoanalyse das Zusammenfließen der sexuellen Gefühle mit der Liebe zur nährenden und pflegenden Mutter angenommen wird und hier vergleichsweise geradlinige Verhältnisse vorliegen, wird beim kleinen Mädchen angenommen, daß seine Mutterbindung dadurch gestört werden könne, daß es die Mutter für den Verlust seines imaginierten Penis verantwortlich mache und überzeugt sei, von ihr kastriert worden zu sein. Wenn die auf den gegengeschlechtlichen Elternteil gerichteten sexuellen Wünsche des Kindes als unter schwere Strafe gestellt erlebt werden und diese als Kastration durch den gleichgeschlechtlichen konkurrierenden Elternteil als Drohung (beim kleinen Jungen) oder als vollzogen (beim kleinen Mädchen mit dem Penisneid) erlebt wird, dann kommt es zu übermächtigen Angstkomplexen, welche in Analogie zur Kind-Elternsituation später die Hinneigung zu einem Geschlechtspartner des anderen Geschlechts verhindern.

Eine andere analytische Theorie der Genese der Homosexualität geht nicht von einer Störung der Übertragung der ersten sexuellen Gefühle auf den andersgeschlechtlichen Elternteil aus, sondern stellt eine Störung der Identifizierung des Kindes mit dem jeweils gleichgeschlechtlichen Elternteil in den Vordergrund. Damit soll das natürliche Hineinwachsen in die später auszufüllende Geschlechtsrolle blockiert werden. Woher eine solche Störung kommt, muß im einzelnen untersucht werden.

Zweifellos können derartige neurotische zur Homosexualität prädestinierende Entwicklungsstörungen gelegentlich einmal nachgewiesen werden. Die Homosexualität generell auf diese Weise triebdynamisch erklären zu wollen, ist ebenso sicher Ausdruck der bedenkenlosen Generalisierungstendenz, mit der bedauerlicherweise manche im Einzelfall einleuchtende Neurosestrukturen zur Grundlage einer allgemeinen menschlichen Triebehre gemacht werden.

E. Kretschmers Forschung verdanken wir tiefe Einblicke in die Strukturen der Persönlichkeiten mit jeweils „männlichen" oder „weiblichen" Aufbaukomponenten, ihre Integrierung und Überkompensierung, ihre Bereicherungs- und Gefährdungsmöglichkeiten. Auch auf die so oft merkwürdig instinktsichere Partnerwahl, die unbewußt komplementäre Ergänzung anstrebt, fällt von hier aus ein erhellendes Licht.

Ganz abgelöst vom Biologischen spielt das Problem Animus-Anima, also „männlicher" seelisch-geistiger Anteil in der Psyche der Frau und umgekehrt beim Mann in der komplexen Psychologie von C.G. Jung eine bedeutende Rolle. Auch hier liegen fruchtbare Horizonterweiterung menschlicher Erlebens- und Wirkungsmöglichkeit bei geglückter Integrierung des jeweils gegenpoligen Seelenanteils im Aufbau des Selbst, der „Individuation", nahe bei der Möglichkeit der neurotischen Selbstverfehlung. Diese droht durch die Verengung des pervertierten menschlichen Daseinsraumes mit der Unmöglichkeit einer völligen leiblich-seelisch-geistigen Vereinigung mit dem gegengeschlechtlichen Partner und, was man nicht vergessen darf, der bei jeder Liebesvereinigung von der Natur stets mitgemeinten Möglichkeit, neues Leben zu zeugen und zu empfangen. So bleibt auch die tiefste und differenzierteste homoerotische Liebe notwendigerweise Stückwerk, und wir kennen Fälle, in welchen der Suicid die letzte Durchbrechung der quälenden Schranken bedeutet.

Über die Aussichten der Psychotherapie bei Homosexualität gehen die Meinungen völlig auseinander, nicht zuletzt zweifellos deshalb, weil homosexuelles Verhalten so verschiedenartig strukturiert und außerdem recht variabel in der Gewöhnung fixiert sein kann. Manche Psychotherapeuten meinen, daß bis zu einem Alter von 35–40 Jahren bei bestehendem „Gesundungswillen" Aussichten auf Erfolg vorhanden seien. Wenn allerdings angegeben wird, daß von 510 homosexuellen männlichen und weiblichen Patienten 341 als endgültig geheilt anzusehen seien, so wird man solche Zahlen (Bitter) nur mit größter Skepsis zur Kenntnis nehmen. E. Kretschmer bezeichnet nach jahrelangen Versuchen die Behandlungsresultate bei Homosexuellen als noch nicht sehr ermutigend, auch wenn die Umstimmung zum Normalen bei einzelnen Fällen standgehalten habe. Daß ein zuverlässiger Indicator für einen Behandlungserfolg ungewöhnlich schwierig aufzustellen ist, liegt auf der Hand.

Auch wenn bezüglich der männlichen Homosexualität nunmehr durch die Modifizierung des § 175 Verhältnissen der Weg gebahnt ist, die unser Strafrecht nicht mehr gegenüber den Regelungen im übrigen Europa als hoffnungslos veraltet erscheinen lassen, bedeutet dies nur einen ersten, wenn auch überaus bedeutsamen Schritt zu einer allmählichen Umbildung des viel mißbrauchten „gesunden Volksempfindens" zu vermehrter Toleranz durch unermüdliche Aufklärung. Daß das nichts mit der oberflächlichen und verlogenen „Pseudo-Toleranz" zu tun hat, an deren Propagierung die widerliche merkantile Pornowelle schweres Geld verdient, braucht kaum betont zu werden.

6. Sadismus, Masochismus, Exhibitionismus, Päderastie, Pädophilie, Sodomie, Inzest. Theorien der sexuellen Perversionen

Wir können hier weder auf die geschlossene gleichsam mathematisch durchkonstruierte Perversionstheorie von Freud noch auf die anthropologischen von v. Gebsattel, E. Straus, H. Kunz u.a. ausführlicher eingehen. Nach Freud ist die Perversion als ein Überdauern der einzelnen Partialtriebe (s. dort), als eine Fixierung infantiler Neigungen oder als Folge sekundärer Verdrängungen und Regressionen aufzufassen. Daß es dazu kommt, ist für die verschiedensten Perversionsformen Folge des Ödipus- und Kastrationskomplexes (s. oben). v. Gebsattel, E. Straus u.a. stellen Verstümmelung und Zerstückelung, die Freude am Nichtseinsollenden und das erregende Erschrecken darüber in den Vordergrund. Auf Grund seiner Studien an Fetischismus, Sadismus und Masochismus kommt v. Gebsattel zu der Formulierung, daß hier eine Revolte gegen die Aufbaugesetze und die natürliche Ordnung der erotischen Wirklichkeit vorliege und daß gegen die Bindung durch Normatives mittels der abenteuerlichen Ungebundenheit libidinöser Einfälle protestiert werde. Ebenso interpretiert E. Straus z.B. den Sadismus nicht wie Freud als einen persistierenden Partialtrieb oder wie E. Kretschmer als Wirkung der mit dem Sexualtrieb eng verbundenen, irradiierend mit anspringenden und Koppelungen eingehenden Aggressionstriebe, sondern er faßt die Perversionen als ein Reservat des Menschen auf. Sie richten sich gegen positive Werte. So steht beim Sadismus für ihn die Wertverneinung als ein reflektiertes Verhalten ganz im Vordergrund. Aus der „Normwidrigkeit, dem Zerstören, Schänden, Entweihen, kurz, dem Deformieren seiner selbst und des Partners entspringt die Wollust der Perversion“.

Das ist eine tiefsinnige Deutungsmöglichkeit unter anderen, aber sie vermag uns weniger als die Lehre Freuds oder E. Kretschmers etwas über die Herkunft der Perversionen, über die Ursache der normwidrigen Lust am Zerstören zu sagen. Fruchtbar ist der Hinweis auf die für manche Fälle sicher zutreffende Verflechtung der Perversion mit einer psychopathischen Störung der Wertwelt überhaupt.

Boss hat das Augenmerk vor allem auf die Wesensbestimmung der Perversionen als Erscheinungsformen der Erotik, als Liebeswirklichkeit, wenn auch noch so defizienter Art, gelenkt. Seine daseinsanalytische Konzeption wird durchaus der „Schichtung“ des Menschen gerecht. „In der empirisch-konkreten Wirklichkeit unserer Welt zeigt es sich..., daß sehr viele Menschen in irgendeinem Grade und Ausmaß so sehr in einem auf Eigensinnigkeit und Eigenmächtigkeit, auf Enge und Angst gestimmten In-der-Welt-Sein befangen sind, daß ihre endlichen leiblichen oder geistigen Schranken und Grenzen oder beide zusammen sich aller Weitung und Vertiefung der Liebe gegenüber als unüberwindlich erweisen und daher dauernd die Möglichkeiten des liebend In-der-Welt-sein-Könnens verdecken.

Allen konkreten Liebes- und Sexualstörungen liegt zutiefst eine solche übermäßige Verdeckung der Möglichkeiten des liebend In-der-Welt-sein-Könnens zugrunde. Ist letzteres in den seelisch-geistigen Ausstrahlungsbereichen durch ichhafte Enge oder Angst beeinträchtigt, so treten die zu einem rein leiblich-triebhaften Sexualakt eingeschränkten und verstümmelten Liebesbeziehungen in Erscheinung. Dabei muß zunächst immer offengelassen werden, ob diese Enge durch mangelhafte Reifungspotenzen aus sog. konstitutionellen Gründen oder durch exogene, um- und mitweltliche Prägungen und Reifungsbehinderungen oder durch beides zugleich bedingt wurde. Weil diese Art existentieller Verstümmelungen in unserer technifizierten Gesellschaft so häufig ist, weil auch für das Verdikt ‚krank‘ meist nur die hier ja ungestörte körperlich-sinnliche Funktion maßgebend ist, werden sie für gewöhnlich nicht zu den pathologischen Phänomenen gerechnet.

Beeinträchtigt aber die gleiche, auf egoistische Gier oder Angst oder auf irgendwelche andere Enge gestimmte ‚Verstimmung‘ die Austragungsmöglichkeiten des liebend In-der-Welt-sein-Könnens auch im Medium des Leibes und der Triebhaftigkeit, dann hat man es mit den bekannten handgreiflichen Sexualstörungen der Klinik zu tun.“

Diese Existenzweise der Fetischisten, Koprophilen (von Kopros = Kot), Kleptomanen, Voyeure, Exhibitionisten, Sadisten, Masochisten, Transvestiten, Pädophilen und Homosexuellen bestimmt in den Analysen von Boss jeweils die Mitmenschen und Dinge der Welt dieser Patienten „als so begrenzt, starr, feindlich und fern, daß sich die Möglichkeit des liebend zu den anderen Seinkönnens im Medium der Leiblichkeit und Sinnlichkeit nur noch in Ausschnitten und im Peripheren der Mitmenschen oder nur nach gewaltsamen Durchbruchsversuchen durch die als übermäßig starre Schranken wahrgenommenen Konturen der anderen Daseinsgestalten zum Austrag bringen konnte“.

Boss erinnert an ein Wort von Freud, in welchem seine „geniale Menschlichkeit und seine unerhörte Beobachtungsgabe seine mechanistisch-naturwissenschaftlich beengte Theorie haushoch überragt“, daß sich die Allgewalt der Liebe vielleicht nirgends stärker als in diesen Verirrungen zeige.

Homosexuelle Neigungen von mehr oder minder starker Ausprägung fanden sich, mitunter nicht realisiert, aber einwandfrei als homoerotische Ansprechbarkeit bekundet, nach Lange-Eichbaum bei folgenden Genialen: Michelangelo, Grillparzer, Gleim, Andersen, Verlaine, Iffland, Ludwig II. von Bayern, Oscar Wilde, wozu noch Platen, Walt Whitman, Bang und André Gide zu nennen wären, außerdem wahrscheinlich Sokrates, Leonardo da Vinci, Shakespeare, Friedrich d. Gr. u.a.

Neben der Homosexualität sind praktisch noch von Bedeutung der Sadismus und der Masochismus. Man versteht bei der ausgebildeten Perversität darunter die Tatsache, daß sexuelle Erregung und Orgasmusfähigkeit nur beim Zufügen oder Erleiden von Schmerzen erlebt werden kann. Dabei können sich die physischen Schmerzzufügungen in Beißen, Schlagen, Stechen und vor allem Würgen äußern, oder es kann das lustvolle Machtausüben und Demütigen (oder sein masochistisches Gegenbild) sich im Zusammenhang damit oder unabhängig davon in verbalen Beschimpfungen und Erniedrigungen erschöpfen oder sich bis zu kunstvoll inszenierten, romanhaft ausgestatteten gespielten Szenen wie in abgeschmackten Gruselfilmen versteigen. Schon normalerweise steckt Eroberer- und Hingabelust in der Beziehung zwischen den Geschlechtern in allen möglichen Nuancierungen und mann-weiblichen Durchmischungen. „Den Willen aufzwingen" und „jeden Widerstand preisgeben" gehört zu diesen Verhaltensmustern wie „Verfolgen und Fliehen", „Anlocken und Sichverweigern", „Vergewaltigen und Sichnehmenlassen".

Wir sprachen schon von der Irradiierung sexueller Erregung in sadistische Aggression, und die Beispiele aus noch durchaus normalen Bereichen des Liebeslebens auf allen leiblich-seelischen Stufen erotischer Beziehungen sind so zahlreich, daß sie hier gar nicht besonders aufgezählt zu werden brauchen. Auf frühe Koppelungen und Prägungen von Sexualerregungen und Blut- und Mordphantasien haben wir schon hingewiesen. Die wollüstige Erregung beim Anhören von scheußlichen Mordtaten oder beim Beschauen von Bildern, die bis zum Orgasmus gesteigerte sexuelle Erregung vor allem von Frauen beim Zuschauen von qualvollen Hinrichtungen sind aus zahlreichen Berichten und Beobachtungen bekannt. Ein Blut- und Sexualrausch kann ganze Gruppen mit Windeseile überfallen und zu Orgien des genußvollen Abschlachtens von Opfern im Ausbruch „spontanen Volkszornes" bei Revolutionen und Pogromen führen. Abschneiden von Brüsten, Pfählungen in Scheide und Mastdarm, Aufschlitzen des Bauches und Herausreißen der Eingeweide bei lebendigem Leib, Ausschneiden der Geschlechtsteile von Frauen (eventuell mit anthropophagen Regressionen wie beim Braten und Essen des Uterus einer verhaßten Courtisane durch den für hohe politische Menschheitsideale glühenden Pöbel auf offener Gasse), das Ausreißen von Penis und Hoden u.dgl.m. wurden zu allen Zeiten und bei allen Kulturvölkern beobachtet.

Ich greife absichtlich nicht zu Beispielen aus unserer allerjüngsten Vergangenheit oder Gegenwart, sondern aus dem Anfang unseres Jahrhunderts. Am 17.3.1906 schreibt der Petersburger Berichterstatter in der Zeitung „Tägliche Rundschau" von russischen Strafexpeditionen gegen Revolutionäre: „Den politischen Zweck ihrer ‚Mission' haben sie schon längst vergessen: sie morden und sengen aus angeborener Mordlust, aus Rassenblutgier, aus einer bereits deutlich wahrnehmbaren, krankhaften Perversität. Die Erschießung von Knaben, die Durchpeitschung von Frauen – von schlimmeren, hier nicht wiederzugebenden ‚Bestrafungen' ganz abgesehen –, die in Gegenwart oder gar unter tätiger Beihilfe der größeren und kleineren Saträplein vor sich gegangen ist, und über die ich ein recht beträchtliches Material gesammelt habe, bringt mich, den ehemaligen Kriminalpsychologen, auf ganz merkwürdige Gedanken." Ein Revolutionär schildert: „Die schwarzen Banden, welche im Namen des Patriotismus kämpfen, zerstreuten die Gegendemonstranten und begannen in der Judenstadt (Kiew 1905) zu demolieren und zu plündern. Das Klirren der Scheiben und Krachen der zerbrochenen Auslagen und Möbel schien die Menge immer mehr zu fanatisieren; sie mußte dabei eine gewisse Wollust empfinden. Endlich fand man auch Juden, die sich versteckt hatten. Ein schreckliches Zetergeschrei erhob sich. Man stieß sie auf die Straße. Hier schlug man mit allem Möglichen, Knütteln, Beilen, Messern auf sie los, bis sie völlig unkenntlich waren. Immer mehr von ihnen fand man. Die meisten begannen auf den Knien um ihr Leben zu flehen; es war ein scheußlicher Anblick, wie sie, bis zur Unkenntlichkeit zerschlagen, noch immer um Gnade wimmerten.

Nun schien der Pöbel erst Blut zu riechen und seine ganze Menschennatur zu entfalten. Jeder begann nach seiner individuellen Manier zu morden. Hier schnitt man einer stillenden Mutter die Brust ab; dort riß man einigen Mädchen die Kleider ab und peitschte sie durch die Straßen: da zog man eine Jüdin nackt aus, fesselte sie, band sie mit den Haaren an die Achse einer Droschke und fort gings im Galopp, sie zu Tode zu schleifen. Hinterher liefen Gassenjungen, auf sie losschlagend. – Doch wozu diese Szenen schildern, bei denen sich das Herz im Leibe krampft, und man zugleich laut aufjauchzen wollte" (Bloch). (Man beachte die allerdings wahrscheinlich nur literatenhaft kokettierende Note der Mordlust in der Formulierung des Augenzeugen.)

Ist beim einzelnen eine besonders starke Lustbesetzung der Aggressionstriebe anlagemäßig vorgebahnt, früh geprägt und von der Gesamtpersönlichkeit nicht steuerbar, dann kommt es zu jenen Scheußlichkeiten, die als Lustmord Schauder erregen. Was der einzelne tut, erscheint im allgemeinen in den Beurteilungen verdammenswürdiger, als wenn die „an sich braven und guten“ Massen „in verständlicher Erregung übers Ziel hinausschießen“. Die wenigsten Lustmörder sind psychotisch (wie etwa der Epileptiker Pleil, den Ewald vor einigen Jahren begutachtete und der etwa 20 Frauen Lustmorde beging), sondern enthemmte perverse Triebmenschen. Zwischen der Vergewaltigung und dem Lustmord sind die Grenzen ziemlich schmal. Mitunter wird freilich nicht zur Erreichung des Orgasmus, sondern aus Angst vor Anzeige gemordet. Auch das sexuelle Sich-am-Leichnam-Vergehen stellt dann keine Perversität gesonderter Art (Nekrophilie) dar, wenn ein Verbrecher ein im Wehren und Überwältigen getötetes Opfer noch mißbraucht, wohl aber, wenn abnorme Täter sich an Leichen befriedigen, die sie nach der Beisetzung ausgraben u.dgl.

Bei dem Schriftsteller L. v. Sacher-Masoch, nach dem der Masochismus seinen Namen führt, lesen wir: „Es ist ... bezeichnend, daß ihn als Kind die Schilderungen unerhörter Grausamkeiten mächtig anzogen. Abbildungen von Hinrichtungen anzuschauen, war seine höchste Lust; die bluttriefende Märtyrerlegenden reizten ihn mehr als jede andere Lektüre, ließen ihn erschauern und erfüllten ihn gleichzeitig mit dem Gefühl tiefen Genusses.“ Die Träume in der beginnenden Pubertät ließen ihn sich selbst in der Gewalt eines grausamen Weibes erleben, meist einer „Sultanin“, vor der er gefesselt auf den Knien lag und die ihn mit Behagen marterte.

J.J. Rousseau schildert, wie er als Junge im 8. Lebensjahr von einer 30jährigen Erzieherin durch Schläge auf das Gesäß gezüchtigt wurde und wie dieses Erlebnis zu dem sein ganzes sexuelles Lebensschicksal prägenden Ereignis wurde. Für den Rest seines Lebens, so schreibt er, seien seine Begierden, Neigungen und Leidenschaften dadurch bestimmt worden, und er habe, wenn er sexuell erregt war, nichts anderes mehr wünschen können, als wieder von ihr geschlagen zu werden. Damit verbunden kam es zu einer besonderen Form von Exhibitionismus, die Rousseau folgendermaßen schildert: „Da ich meine sexuellen Wünsche nicht stillen konnte, wuchs meine Erregtheit so ins Ungeheure, daß ich sie ... immer mehr steigerte. Ich suchte dunkle Alleen und abgelegene Orte auf, wo ich mich weiblichen Personen aus der Ferne in der Stellung zeigen konnte, in der ich gerne in ihrer Nähe gewesen wäre. Was sie zu sehen bekamen, war nicht der unzüchtige Gegenstand, denn an ihn dachte ich nicht einmal, sondern der entgegengesetzte, der lächerliche. Mein albernes Vergnügen, ihn vor ihren Augen zu wölben, läßt sich nicht beschreiben. Ich brauchte schließlich nur noch einen Schritt weiter zu gehen, um die ersehnte Behandlung wirklich zu erfahren, denn ich zweifle keineswegs, daß mir im Vorübergehen irgendeine Entschlossene das seltsame Vergnügen wirklich einmal hätte zuteil werden lassen, wenn ich den Mut gehabt hätte, es abzuwarten“ (Birnbaum).

Der Drang zum Exhibitionieren ist weitgehend das Sittlichkeitsdelikt der noch nicht Reifen und der Abgebauten. Die Zeigelust als ungemein wichtiger Faktor im Aufbau der Sexualität kann jedoch auch einmal ohne Reifungsstörungen exzedieren und findet sich dann vielfach bei geltungssüchtigen und narzißtisch selbstverliebten Personen. Die meisten Exhibitionisten können nur durch das Zeigen ihrer Genitalien mit oder ohne Onanie zur Entspannung kommen. Es gibt jedoch auch Fälle, wo trotz sonst normalen Verkehrs von Zeit zu Zeit spontan Wellen einer gesteigerten Triebhaftigkeit auftreten, welche offensichtlich alte, sonst geleistete Kompensierungsmöglichkeiten überrennen. Dasselbe passiert nicht selten im Alkoholrausch, unter Mittelmißbrauch oder mitunter auch einmal unter der Einwirkung hirnorganischer andersartiger Störungen, und gilt überdies für alle möglichen für gewöhnlich nicht realisierten Perversionen.

Ähnlich ist das Voyeurtum (die Schaulust) – die Lust bis zum Orgasmus kann nur erreicht werden, wenn Entblößung oder intimes Zusammensein anderer Menschen normaler oder pervertierter Art beobachtet wird, sei es heimlich oder mit Wissen der Betreffenden – Ausdruck einer schweren Triebhemmung. Als dekadentem Gesellschaftsspiel der dolce vita dagegen fehlt dieser Paraphilie der Charakter der echten Perversion. Zwischen den „Spannern“, die vor allem in der Peripherie der Großstädte Liebespaare beim Sexualspiel in geparkten Autos beschleichen und beobachten und dem Liebespaarmord als Lustmord bestehen Beziehungen. Den Partner des sexuell erregten Mädchens als Rivalen zu beseitigen und seine Stelle einzunehmen, ist die Verzerrung eines der urtümlichen menschlichen Verhaltensmuster und reicht in domestizierter Form in manche Volksbräuche hinein.

Kompliziert sind diejenigen Sexualneurosen aufgebaut, in welchen beispielsweise ein Mann seine Frau zwingt, in seiner Gegenwart mit einem Dritten zu verkehren („Triolismus“) u.a.m., womit man ganze Bände füllen könnte.

Der modische „Gruppensex“ an sich ist ohne besonderes psychopathologisches Interesse, ob er sich nun ideologisch untermauert in einzelnen Kommunen oder im Rahmen des „dolce vita“ einer kulturlosen „Wohlstandsgesellschaft“ abspielt. Kulturelle Hintergründe von Massenorgien dagegen beispielsweise im Rahmen von da und dort wieder praktizierten „schwarzen Messen“, Satanskult u. dgl. sind noch weitgehend unerhellt und dürften für das Verständnis von säkularisiertem Gruppensex manches beitragen können.

Unter dem Begriff der Päderastie oder Pädophilie findet man verschiedene Verhaltensweisen vereinigt. Ursprünglich war damit die männliche homosexuelle Liebe zu unreifen oder eben gerade geschlechtsreifen Knaben gemeint, und es besteht kein Anlaß, sie grundsätzlich von der sonstigen Homosexualität abzutrennen. Die Unreife ist für manche Homosexuelle ausschlaggebend für die gleichgeschlechtliche Zuneigung, die Geschlechtsreifen gegenüber völlig ausbleiben kann. Zwischen dem Eros paedagogos (der seelisch-geistigen Liebe des reifen Mannes zu einem jugendlichen Schüler, den er erzieht und bildet) mancher Erzieher aus Berufung und dem stufenweisen Mitschwingen einer sinnlich gefärbten pädophilen Zuneigung besteht eine schmale, aber entscheidende Grenze, die in Instituten und Internaten schon manchem zum Verhängnis geworden ist.

Als Pädophilie wird oft auch die sexuelle Hinneigung zu Kindern beiderlei Geschlechts bezeichnet. Hier finden wir häufig ein Mischbild mit dem Exhibitionismus und sehr ähnliche Voraussetzungen wie dort hinsichtlich der Unreife oder des Defektes der paraphilen Persönlichkeiten. Vielfach erfolgt die Triebbefriedigung unabhängig vom Geschlecht der Kinder, obwohl im ganzen von Männern die Mädchen bevorzugt werden.

Das Erwecken der Sexualneugier scheint einen besonderen Reiz auf die zur Gewinnung einer altersentsprechenden Partnerin meist nicht mehr oder noch nicht geeigneten triebunsicheren Personen auszuüben. Daß kleine Schulmädchen lange vor der Pubertät ihrerseits um Geld und Schokolade alte Männer regelrecht „verführen“, haben wir häufig gesehen. Meist befriedigt sich der Betreffende durch Sehen, Betasten oder Küssen des kindlichen Genitale, indem er mitunter selbst dabei onaniert. Manchmal wird auch das Kind angehalten, ihn manuell oder oral zu befriedigen. Während es bei homosexuellen Pädophilen nicht ganz selten eine tragische Verliebtheit in einen jungen Epheben geben kann (man denke an Thomas Manns Meisternovelle „Der Tod in Venedig“), ist eine wirkliche Verliebtheit in ein kleines Mädchen vor der Geschlechtsreife („Lolita“-Typus nach dem Roman von Nabokov) selten, kommt jedoch zweifellos vor.

Welch komplizierte Verhältnisse sich hinter dem Symptom „Pädophilie“ verbergen können, zeigt folgender Fall: Ein hoher Beamter, Mitte Fünfzig, verheiratet und Vater mehrerer Kinder, suchte die Sprechstunde auf, weil er sich seit vielen Monaten zunehmend in Gefahr fühlte, in peinlicher Weise straffällig zu werden. Er habe sich während dieser Zeit immer häufiger dabei ertappt, daß er einen besonderen Typ von blonden 10–12jährigen, langbeinigen Schulmädchen in der Straßenbahn selbstvergessen anstarrte und dabei deutlich sexuell erregt wurde. Es mußten besonders hübsche Mädchen sein „mit noch leeren Puppengesichtern“, von „keiner Erfahrung gezeichnet“. Mehrere Male passierte es ihm, daß er an Haltestellen ausstieg, die gar nicht in sein Programm paßten, um einem solchen Mädchen durch die Straßen nachzugehen. Er fürchtete sehr, er werde sich demnächst vergessen und ein solches Kind ansprechen. Wenn das so weitergehe, werde er sich das Leben nehmen müssen, er stehe diesem Triebansturm völlig ratlos gegenüber.

Die Untersuchung ergab, daß Patient im Alter von 13 Jahren die Sommerferien auf dem Land bei Verwandten zubringen durfte, auf einem Hof, der in seiner Erinnerung ein wahres Paradies gewesen sei. Dort lernte er eine 12jährige Cousine kennen, mit der er sich vorzüglich verstand, mit der er schwamm und auf Bäume kletterte und in die er sich leidenschaftlich verliebte, ohne jedoch jemals zärtlich ihr gegenüber zu werden. Sie war hübsch, langbeinig und blond und genau der Typ Mädchen, der ihm jetzt solche Unruhe machte. Wenige Tage vor der Abreise, die ihm schwer auf der Seele lastete, half er ihr beim Überklettern eines Zaunes. Dabei streifte sich ihr Röckchen hoch nach oben und er sah mit Entzücken ihre langen, sonnenbraunen, glatten Schenkel und empfand den leidenschaftlichen Wunsch, diese Beine zu küssen. Es kam nicht dazu. Sie sprang vergnügt und nichts ahnend ins Haus, und damals enttäuschte ihn ihr noch ganz kindlicher Gesichtsausdruck ein wenig, mit dem sie ihn am Zaun angesehen hatte, ohne seine Leidenschaft zu bemerken. In der darauffolgenden Nacht hatte er die erste Pollution. Im Traum küßte er die Beine des Mädchens und versuchte, sich ihr schönes Gesicht vorzustellen, wenn er ihr Genitale berühren und bewundern würde. Diese Szene blieb auf Jahre das Lieblingsthema seiner sehr lebhaften Onaniephantasien. Später „vergaß“ er das Erlebnis mehr oder weniger, hatte auch keinen Konnex mehr mit dem Mädchen, studierte, kam viel in der Welt herum und heiratete zweimal, und zwar jedesmal, wie ihm jetzt aufging, gerade den Gegentypus zu seiner Jugendliebe, reife, schwere, betont mütterliche Frauen, beide ein wenig älter als er selbst. Beide Ehen – die erste Frau starb – waren ausgesprochen harmonisch und auch die vita sexualis ohne Besonderheiten. In den letzten Monaten fiel ihm nun plötzlich sein Jugenderlebnis wieder ein. Die damalige Verliebtheit, die ungestillte Sehnsucht, der Abschied von dem unvergeßlichen Sommer standen ungemein frisch und lebendig vor ihm. Er begann seine erotischen Wunschträume von damals wieder aufzugreifen und stellte mit ratloser Verwunderung fest, daß er sexuelle Pollutionsträume von seiner Cousine hatte. Zeitweise onanierte er überdies sehr intensiv, wobei er in Gedanken dem Mächen den Schlüpfer abstreifte und mit Entzücken ihre noch ganz glatte Scham bewunderte.

Mit seiner Frau konnte er nur noch verkehren, wenn er sich beim Streicheln ihrer sehr vollen Arme vorstellte, es seien die schmalen Schenkel seiner Traumliebsten. Nach einiger Zeit wurde er ihr gegenüber völlig impotent. Gleichzeitig sah er nun in entsprechenden Schulmädchen das Abbild seiner Cousine und stellte sich in der Straßenbahn und beim Hinterherlaufen deren Gesichtsausdruck vor, wenn er an sie das Ansinnen stellen würde, ihre Schenkel und ihr Genitale anschauen zu dürfen.

Die klinische Untersuchung ergab eine Reihe von diencephalen Störungen, eine völlige Umwandlung der Appetitrichtung, massive Schlafrhythmusanomalien sowie einen Liquorbefund, der auf einen encephalitischen Vorgang hinwies. Patient erinnerte sich dann auch, etwa ein halbes Jahr vor Einsetzen der ihm so rätselhaften Veränderungen einige Wochen mit heftigen Kopfschmerzen und einer fieberhaften Grippe erkrankt gewesen zu sein.

Dieser Fall zeigt, wie durch einen hirnorganischen Krankheitsprozeß einerseits Regressionen auf frühere Libidobesetzungen aus der Pubertät und damit zur ersten intensiven erotischen Prägung und andererseits Störungen der normalen Triebhemmung verursacht werden können, die selbst als solche noch durchaus bewußt registriert, als unerklärliche Wesensveränderung erlebt und Anlaß dazu wurden, sich hilfesuchend an den Arzt zu wenden. Es gelang durch eine zweigleisige somatische und psychotherapeutische Behandlung bei dem sehr intelligenten und syntonen Mann die Triebbesetzung seiner puberalen Wunschphantasien und deren Verschiebung auf die Klischees der kleinen Schulmädchen so zu entaktualisieren, daß der Patient sich nach einigen Monaten wieder frei von der Gefahr fühlte, vergangene Träume verhängnisvoll in die Realität zu übersetzen und von diesen Projektionen ins Verderben geführt zu werden.

Unter Sodomie versteht man sexuelle Handlungen mit Tieren, wobei die verschiedensten Praktiken entwickelt werden. Es sind vor allem Halbwüchsige und vorzugsweise Schwachsinnige auf dem Land, die auf diese Weise Sexualentspannungen suchen, mitunter auch eine einsam alternde Frau mit ihrem Schoßhund. Erotisches Sichhingezogenfühlen zu einem bestimmten geliebten Tier ist vorzugsweise ein Thema für die Dichter, begegnet uns jedoch dann und wann auch einmal in eindrucksvoller Weise in aktuellen Krankengeschichten in foro, wobei sich manche Probanden keineswegs als psychotisch noch auch als schwachsinnig erwiesen haben. Über die in Märchen und Mythen aller Völker keineswegs pönalisierte Zoophilie ließe sich viel berichten; daß Zeus sich mit besonders auserlesenen Frauen in Tiergestalt vermählte, stellte durchaus keinen Skandal dar. Die Strafbarkeit ist ein alttestamentarisches Relikt, wie so manches in dem dringlichst von den Wurzeln an reformbedürftigen Sexualstrafrecht.

Schließlich ist noch der Inzest zu erwähnen. Man versteht darunter sexuelle Beziehungen zwischen Vätern und Töchtern oder Söhnen und Müttern sowie von Geschwistern untereinander. Mit Abstand am häufigsten ist die erstgenannte Form, dann folgt die Geschwisterliebe. Dieses Phänomen ist außerordentlich vielschichtig und weist ebenfalls bemerkenswerte ethnologische und kulturgeschichtliche Aspekte auf. Der Ödipuskomplex der Psychoanalyse, insbesondere auch der Kastrationskomplex, entwickeln sich nach orthodoxer Auffassung aus der Abwehr und Tabuierung der mächtigen normalen inzestuösen Strebungen. Weil diese libidinösen Tendenzen so stark sind, mußte die Menschheit sie mit so schweren Tabus belegen, daß die „Blutschande" zum schaudererregenden Verbrechen wurde. Besonders Erwählten, vor allem in Königsfamilien in Ägypten, bei den Inkas und im alten Irland wurde jedoch die Geschwisterliebe gestattet bzw. geboten.

Inzestuöse Verhältnisse und Episoden sind wesentlich verbreiteter, als dies die öffentliche Meinung wissen will, und sie sind keineswegs ausschließlich auf primitive Verhältnisse kümmerlich zusammenhausender Horden in menschenunwürdigen Proletarierquartieren beschränkt oder auf ländliche Höfe, auf welchen nicht so ganz selten einmal eine Tochter beim patriarchalischen Vater vorübergehend die Stelle der altgewordenen oder verstorbenen Mutter einnimmt. Wir kennen solche und ähnliche Verhältnisse aus der Sprechstunde mitunter auch aus ganz anderen, scheinbar völlig geordnet lebenden differenzierten Familien. Die Berechtigung einer strafrechtlichen Verfolgung ist rational gar nicht, ethisch nur unter dem Blickwinkel einer in bestimmten Traditionen stehenden Sexualmoral zu verstehen, die in den verschiedensten Kulturkreisen aller Zeiten mit wechselnden Begründungen aufrechterhalten wurde.

Der größte Teil der Inzestuösen freilich ist unter Schwachsinnigen und kontaktschwachen psychopathischen Persönlichkeiten zu finden.

7. Therapie funktioneller und devianter Sexualstörungen

Da in diesem Buch den psychotherapeutischen Verfahren ein eigenes Kapitel gewidmet ist, sollen im folgenden lediglich die in der jüngsten Vergangenheit besonders wichtig gewordenen verhaltenstherapeutischen Techniken in der Behandlung einzelner sexueller Störungen kurz erwähnt werden.

Angesichts der Tatsache, daß die Frigidität in aller Regel keine generelle Orgasmusunfähigkeit bedeutet, sondern vielmehr situations- bzw. partnerbezogen ist, bietet es sich an, in der Therapie von der Vorstellung auszugehen, daß es sich hier um ein erlerntes Verhalten handelt. Daß sich diesem Denkmodell nur ein Teil der betroffenen Patienten subsumieren läßt und daß demgemäß in jedem Fall eine sehr sorgfältige Exploration unerläßlich ist, sei ausdrücklich betont. Die desensibilisierende Therapie der Frigidität umfaßt die üblichen Vorgehensphasen, wie sie bei der systematischen Desensibilisierung nach Wolpe generell gebräuchlich sind. Die Patientin wird zunächst mit einer Entspannungsmethode vertraut gemacht, wobei sich das einleitende Entspannungstraining gewöhnlich über mehrere Sitzungen erstreckt. Anschließend wird eine hierarchische Liste derjenigen Ängste zusammengestellt, die all jene thematischen Elemente beinhaltet, die bei der Kranken nach eigenen Angaben den sexuellen Vollzug verhindernde Ängste hervorrufen. In tiefer Entspannung werden nun verbal Situationen angeboten, die den genannten Ängsten entsprechen, wobei auf der hierarchischen Stufenleiter ein Schritt weiter hinaufgegangen wird, sobald die vorangehende Vorstellung spannungsfrei bewältigt wurde.

Die Behandlung der männlichen Impotenz folgt den gleichen Richtlinien, die Erfolgsquote liegt jedoch offenbar deutlich niedriger.

Eine umfängliche monographische Darstellung der Behandlung funktioneller Sexualstörungen haben Masters und Johnson vorgelegt. Man wird der in diesem Buch vertretenen Auffassung, wonach es sich bei dem sexuellen Vollzug im wesentlichen um ein technisches Problem handelt, mit einiger Zurückhaltung begegnen dürfen, auch wenn man sich dabei dem Vorwurf der Rückständigkeit und des Spießertums aussetzt. Immerhin haben offenbar auch die primär verhaltenstherapeutisch orientierten Autoren das Ungenügende ihrer Verfahren in einer nicht geringen Zahl von Fällen erkannt und die Wiederaufnahme althergebrachter Formen der therapeutischen Hilfestellung unter überflüssig erscheinenden neuen Bezeichnungen wie Emotionstraining oder kommunikationstheoretische Übung empfohlen.

Der Behandlung devianter Sexualstörungen kommt nicht nur psychiatrisches Interesse im engeren Sinne zu; nicht selten einmal wird bei Sexualdelinquenten in foro die Frage zu beantworten sein, ob der Strafvollzug mit einem entsprechenden therapeutischen Verfahren zu verbinden ist oder ob gar letzteres an die Stelle einer Haftstrafe treten kann. Relativ ermutigende Erfahrungen liegen vor über die Aversionstherapie des Fetischismus. Ein Gleiches gilt für die systematische Desensibilisierung zur Behandlung des Exhibitionismus, wobei der Proband wiederum schrittweise verbal mit jenen Situationen konfrontiert wird, in denen es zu den exhibitionistischen Handlungen kam, um sich bei auftretender sexueller Erregung sogleich mit Hilfe eines erlernten Verfahrens zu entspannen. Die Beurteilung der Verhaltenstherapie der Homosexualität ist uneinheitlich, was angesichts der Komplexität gerade dieser sexuellen Devianz nicht überraschen kann. Immerhin wird von guten Ergebnissen sowohl der Desensibilisierungs- als auch der Aversionstherapie berichtet, die Angaben über Quote und Dauer des Erfolges schwanken allerdings.

B. Die Suchtleiden

I. Allgemeines

Gesichtspunkte der Suchtbeurteilung. Suchtverursachende Gifte. Folgen des Suchtmittelmißbrauchs. Der süchtige Mensch

Diesem Kapitel sollen einige allgemeine Bemerkungen über Sucht überhaupt vorangestellt werden. Bei jeglicher Art von Sucht hat man zu berücksichtigen: 1. Die Psychopathologie des für Sucht anfälligen bzw. süchtig gewordenen Menschen, wozu auch die Überlegungen gehören, was denn im Rahmen der menschlichen Möglichkeiten Süchtigsein und Rausch überhaupt bedeuten. 2. Die Pharmako-Psychiatrie, die nicht nur psychologisch forscht, sondern auch toxikologisch und pathophysiologisch die somatische Seite der süchtigmachenden Mittel untersucht. 3. Die Soziologie der Sucht, die eine Betrachtung der gesellschaftlichen Verhältnisse unseres Kulturkreises und unserer Zeit erfordert.

Nach der Definition der Weltgesundheitsorganisation, die auf breiter internationaler Basis an Erfassung, Therapie und Prophylaxe der Süchte arbeitet, sind suchtverursachende Gifte dadurch gekennzeichnet, daß sie beim Süchtigen ein übermäßiges Verlangen nach dem Gift erzeugen, eine Tendenz zur Erhöhung der Dosis mit sich bringen und zu einer psychischen oder körperlichen Abhängigkeit von der Giftwirkung führen, welche die Grundlage der Entziehungserscheinungen bildet.

Die Folgen jeder Art von Suchtmittelmißbrauch sind, auf die Dauer gesehen, nur unwesentlich untereinander verschieden, zumindest überwiegt das Gemeinsame. Wir finden Vergröberung, Nivellierung, Aushöhlung und schließlich schweren Abbau der ursprünglichen Persönlichkeit und weiterhin in gewissen Graden auch Leistungsminderung und Abbau der Intelligenz wie bei sonstigen chronischen körperlich begründbaren Psychosen auch. Auf diesem Boden wachsen überdies abnorme reaktive Verhaltensweisen, die ihrerseits in engster Wechselbeziehung zu der durch die Mittelsucht unweigerlich herbeigeführten veränderten zwischenmenschlichen und sozialen Situation des chronisch Süchtigen stehen. Diese erfaßt über kurz oder lang seine sämtlichen Lebensbereiche, handle es sich um seine Stellung in der Familie oder innerhalb sonstiger persönlicher Beziehungen, im Beruf und in der Gesellschaft überhaupt. Hunger nach dem Suchtgift und Persönlichkeitsveränderung im Sinne einer immer ausschließlicher ichbezogenen Verantwortungs- und Bedenkenlosigkeit lassen den Süchtigen überdies in Konflikte mit der allgemeinverbindlichen sozialen und gesetzlichen Ordnung geraten. Von Fahrlässigkeit und Schlamperei am Arbeitsplatz ist es nicht weit bis zu ausgesprochenen Verletzungen beruflicher Obliegenheiten und Verpflichtungen. Ebenso ist es ein kleiner Schritt, der aber forensisch oft bedeutsam wird, vom Vorspiegeln irgendwelcher schmerzhafter Koliken u. dgl. in der Sprechstunde häufig gewechselter Ärzte, um entsprechende Medikamente zu erhalten, bis zur Entwendung und Fälschung von Rezepten bzw. zum Diebstahl von Medikamenten oder deren Beschaffung auf den allen Süchtigen bestens bekannten schwarzen Märkten und zum Einbruch in Apotheken.

Bei all diesen Gefährdungen greifen also Charakterschädigungen durch den Suchtmittelmißbrauch, ursprünglich meist vorhandene Psychopathie und das zunehmende Hineingeraten in objektiv schwer zu bewältigende Veränderungen des zwischenmenschlichen und sozialen Bindungsgefüges eng ineinander. Ist die Charakterdepravierung noch nicht allzuweit fortgeschritten, so daß zum mindesten vorübergehend eine einigermaßen objektive Selbstbeurteilung möglich wird, kommt es oft zu Selbstwertkrisen. Ob diese nun reaktiv überkompensiert und verdrängt oder, was die Ausnahme bleibt, doch noch fruchtbar gemacht werden können, hängt maßgebend von der Ausgangspersönlichkeit und in zweiter Linie von dem Verhalten der mehr oder weniger verständigen Umwelt ab. Jedenfalls ist in diesem Stadium ein psychotherapeutischer Ansatz noch nicht ganz aussichtslos. Mancher Süchtige jedoch endet sein Leben in diesem Zustand freiwillig, insbesondere wenn persönlichste Verluste oder ein entscheidendes Scheitern im Beruf mit der Unerbittlichkeit des sozialen Abstiegs und der menschlichen Vereinsamung klar registriert und die Aussichten eines Sich-wieder-Herausarbeitens illusionslos betrachtet werden.

Sprachen wir bisher überwiegend von den verstehbaren psychopathologischen und gesellschaftlichen Folgen, so dürfen wir nicht übersehen, daß in der Charakterdepravierung auch die psychologische Seite des „Organischen", der biologisch-pathophysiologischen Grundlagen der Gewöhnung, zum Ausdruck kommt. Sie wurde zeitweise allzusehr in den Vordergrund des Suchtproblems gestellt, das dadurch vorwiegend zu einem physiologisch-toxikologischen wurde, während heute ebenso einseitig das Schwergewicht im Sinne der anthropologischen Daseinsinterpretation auf „den süchtigen Menschen in seiner Welt" oder seit neuestem soziologistisch auf die „repressive" Gesellschaftstruktur als die Wurzel alles Übels gelegt wird. Alle Faktoren sind mit gleicher Sorgfalt zu beachten.

An den Entziehungserscheinungen ist sehr deutlich zu sehen, wie alles ineinandergreift. Wir kennen Patienten, bei welchen in der Entziehung das seelische Vermissen der entspannend, anregend, euphorisierend oder wie auch immer psychisch erlebten Mittelwirkung absolut im Vordergrund steht. Sowohl reale äußere Lebensschwierigkeiten wie innerseelische Konflikte, Insuffizienzen, Bedrängnisse und Enttäuschungen, sonst durch das Suchtmittel verschleiert, verdeckt, überspielt, unaktuell geworden, stehen in alter Schärfe wieder da. In der Ernüchterung wird, solange dazu von seiten des Wertvernehmens der Persönlichkeit noch die Möglichkeit besteht, das feige Verschleiern und Verdrängen nunmehr als Vorwurf und Gewissensstachel erlebt. Flüchtig und beinahe mit der Treue eines Experimentes sich wiederholend, tauchen beispielsweise solche Selbstbezichtigungen im „heulenden Elend" des chronischen Alkoholikers als Episoden ohne jede Nachhaltigkeit auf – wenn nicht in einem plötzlichen Raptus von Ekel vor sich selbst ein Suicid begangen wird – und in der Alkoholhalluzinose begegnet uns dasselbe Phänomen der als Stimmen auftretenden Selbstverurteilung mitunter recht eindrucksvoll.

Weiterhin kommt in der Abstinenz und Entziehung sehr häufig massives, verdrängtes und übertäubtes Komplexmaterial zum Vorschein, das bisher in keiner Weise von dem Betreffenden klar gesehen, geschweige denn zu verarbeiten versucht worden war. Darin hat die anthropologische Interpretation des Süchtigseins recht, daß Sucht in den meisten Fällen ein Notbehelf und Surrogat ist, um das Leben aushalten zu können, und kaum je einmal positiv genußvoll erlebt wird wie ein normaler Rausch. Zu einer grenzenerweiternden, produktivmachenden Rauschwirkung kommt es nur selten.

Wofür die Sucht Surrogat, Trost und Illusion sein soll, das ist im Einzelfall sorgfältig zu untersuchen. Hier muß die Psychotherapie einsetzen, ohne welche eine Entziehungskur mit oder ohne medikamentöse Unterstützung von vornherein geringe Aussichten auf Erfolg hat. Allgemeine modische Formeln, die etwa den berühmten „Verlust der Mitte" des heutigen Menschen anschuldigen, sind wenig brauchbar und konstruieren als Kontrast zu dem „Heutigen" ein einseitiges Menschenbild früherer Zeiten, das so wenige Realitätswert besitzt wie das Märchen vom goldenen Zeitalter.

Wenn oben von der Zweigesichtigkeit der Entziehungserscheinungen gesprochen wurde, so tritt an die Seite des seelischen Vermissens der wohltuenden unlustabdeckenden Mittelwirkung und der Pseudoharmonisierung der Psyche der „Organhunger" des mittelgewöhnten Körpers. Die rein somatischen Entziehungserscheinungen können ein solches Ausmaß quälender Unruhe und Schlaflosigkeit zusammen mit einem völligen vegetativen Chaos (Durchfälle, Schweißausbrüche, Schwindel, Übelkeit, Erbrechen, Tachykardien, orthostatischer Vasomotorenkollaps u.a.m.) mit sich bringen, daß auch ein gutwillig zum Ertragen erheblicher Entziehungsbeschwerden Entschlossener kapituliert. Es wirkt also beides zusammen, um eine Entziehung bei einigermaßen tiefem Drinstecken ohne ärztliche Hilfe so gut wie unmöglich zu machen. Dies gilt nicht nur von den Medikamenten, sondern auch vom Alkoholmißbrauch da, wo aus einer Alhoholgewöhnung bereits eine Alkoholsucht, der Alkoholismus, geworden ist.

Wie schwierig es ist, auch schon bei Gewöhnung den Entschluß zur Entwöhnung durchzuhalten, zeigt der ungemein verbreitete Nicotinmißbrauch. Was werden nicht alles für Finten gebraucht, um sich und anderen einzureden, warum nun gerade jetzt eine Zigarette unbedingt notwendig sei! Es ist durchaus berechtigt, bei Menschen, die sich trotz wiederholter Ansätze und in voller Einsicht in die Gefährdung durch ein lebensbedrohendes Gefäßleiden nicht frei machen können, von einer Nicotin-Sucht zu sprechen. „Starker Raucher" zu sein, gilt nach wie vor für etwas Souveränes, zum mindesten ist man dann kein ängstlicher „Spießer".

II. Spezielles

1. Der Alkoholismus

Wir wenden uns nun den speziellen psychiatrischen Problemen des Alkoholismus zu. Die Trunksucht ist ein Weltproblem. In Europa und Amerika ist sie die wichtigste Suchtform. Die prozentuale Beteiligung der trunksüchtigen Frauen hat sich vervielfacht, die der Jugendlichen ist in stetigem Fortschreiten begriffen. Das schlechte Gewissen der Allgemeinheit zeigte sich schon immer in der seichten Witzelei, mit welcher gemeinhin die Tragödie des Alkoholismus in den sog. Kulturländern veralbert wird. Objektiv berichtende Journalisten laufen Gefahr, von der kapitalkräftigen Getränkeindustrie diskreditiert zu werden. Hoffnungsloser seelisch-geistiger Verfall des Alkoholikers selbst, soziale Verelendung seiner Familie, verhängnisvolle Milieuschäden für die in einer Trinkerfamilie heranwachsenden Kinder, hohe wirtschaftliche Belastung der allgemeinen Hand (Entziehungskuren, Frühinvalidität, Unterbringung der Kinder in Jugendheimen usw.), beträchtliche Anhebung der Unfallziffern im Straßenverkehr sind nur die wichtigsten Stichworte, die zeigen sollen, daß Süchtigsein in einem geordneten Sozialgefüge nicht „Privatsache" ist und sein kann.

Es wäre auch verhängsnisvoll, wegen der Publicity der seit einigen Jahren grassierenden Drogenwelle, die enorme stetige Gefahr des Alkoholismus nicht mehr als das internationale Suchtproblem Numero eins anzusehen.

a) Alkoholgewöhnung und Alkoholsucht

Wenn man heute gerne vom „Alkoholkranken" redet, so kann man dazu ja und nein sagen. „Ja" insofern, als von einem gewissen Stadium des Süchtigseins ab der Betreffende sich so gut wie nie mehr allein helfen und von der Sucht befreien kann, selbst vorausgesetzt, daß sein ernsthafter Wille dazu nicht nur ein Lippenbekenntnis wäre. Vielfach sind die Süchtigen in ihrer Persönlichkeit von vornherein so erheblich psychopathisch oder aber schon dermaßen durch die Sucht verändert, daß sie die Konsequenz nicht mehr aufbringen, daß sie nicht mehr eindeutig wollen können. „Nein" insofern, als mit der Bezeichnung als „alkoholkrank" dem Süchtigen auch schon in einem Stadium die Verantwortlichkeit für sein Handeln abgenommen und auf eine „Krankheit" abgewälzt wird, in welchem die bequeme Einstellung „ich bin ja notorisch krank, die anderen sollen mir gefälligst helfen und für mich sorgen" den Anfang vom Ende bedeutet.

Wir müssen es uns ersparen, über die Soziologie und die hier so wichtige psychische Hygiene ausführlicher zu berichten. Bei vielen Kulturvölkern gilt das Vielsaufenkönnen als Beweis einer vollwertigen Männlichkeit und wird als Erziehungs- und Bildungsfaktor gesellschaftlich rituell trainiert. Harte Männer lieben harte drinks, und die plubbernde Whiskyflasche in nerviger Männerhand ist ein unentbehrliches Requisit der Film- und Fernsehklamotte. Nach wie vor hat es ein junger Mensch schwer, in einer wie auch immer gearteten Gesellschaft nicht mitzutrinken. Er ist ein Spielverderber und er kann nichts vertragen, beides Vorwürfe, die wenige mit Gleichmut hinnehmen. Daß reines Gewohnheitstrinken ohne ursprüngliche Suchtsituation das Vorstadium der Süchtigkeit sein kann, ist nicht zu bezweifeln. Auch kann der schließliche Schaden eines chronischen „Zuviel" an Alkohol ohne Suchtstruktur der betreffenden Gewohnheitstrinker am Ende derselbe sein, wie bei dem dramatischeren Bild der eigentlichen Trunksucht.

Verläßliche Befunde, die auf genetische Faktoren als Wegbereiter einer Alkoholsucht hinweisen, liegen nicht vor. Von skandinavischen Autoren werden allerdings Ergebnisse aus Zwillingsuntersuchungen berichtet, die es erlauben, zumindest bezüglich einiger Aspekte des Leidens eine hereditäre Komponente zu diskutieren. Neben den bereits erörterten anthropologischen und psychoanalytischen Vorstellungen über Wesen und Entstehung der süchtigen Fehlhaltung verlangen vor allem lerntheoretische und sozialpsychologische Theorien Beachtung. Beide weisen auf die große Bedeutung des sozialen Umfeldes für die Entwicklung der Alkoholkrankheit hin, auf die kulturell vorgegebene Einstellung dem Alkohol gegenüber und auf die Rolle, die sozial vermittelte Verstärker für die weite Verbreitung des Alkoholmißbrauchs spielen. Daß eine geschickte und erfolgreiche Reklame der entsprechenden Interessengruppen hier einen kaum zu überschätzenden Einfluß hat, darf nicht vergessen werden.

Anhang: Typen und Verlaufsphasen des Alkoholismus

Die Abgrenzung einzelner Typen Alkoholkranker darf natürlich nicht dazu verführen, das Besondere des Einzelfalles und die sich aus dieser Besonderheit ergebenden therapeutischen Konsequenzen zu übersehen. Die von Jellinek vorgeschlagene Typologie hat aber den unbestreitbaren Vorteil, daß sie zumindest eine orientierende Verständigung über das Ausmaß des Leidens ermöglicht.

Den Alpha-Alkoholismus findet man am ehesten beim sogenannten Konflikttrinker. Noch ist es zu keiner psychischen Abhängigkeit gekommen, gravierende psychische oder soziale Konsequenzen sind noch nicht erkennbar. Für den Beta-Alkoholismus ist die Situationsabhängigkeit des Mißbrauchs charakteristisch. Ohne manifeste psychische und physische Abhängigkeit verfällt der Kranke zunehmend dem unmittelbaren Aufforderungscharakter der sozialen Situation. Man findet in dieser Gruppe beispielsweise den typischen Wochenendtrinker und denjenigen, dem das abendliche Fernsehprogramm zur hinlänglichen Legitimation seines Abusus wird. Beim Gamma-Alkoholismus ist es bereits zu einer physischen und psychischen Abhängigkeit mit zunehmender Alkoholtoleranz gekommen. Körperliche und soziökonomische Schäden begünstigen die Progression des Leidens, das nun den Begriff der Sucht erfüllt. Im Stadium des Delta-Alkoholismus schließlich werden regelmäßig große Mengen Alkohol aufgenommen. Der Kranke vermag angesichts der fortgeschrittenen süchtigen Abhängigkeit den Konsum nicht mehr zu steuern, die resultierenden sozialen Konsequenzen sind hinsichtlich Ausmaß und Zeitpunkt ihres Inerscheinungtretens wesentlich mitbestimmt von der sozioökonomischen Ausgangslage und von dem gesellschaftlichen Kontext, in den der Betroffene ursprünglich integriert war. Jellinek betont, daß nur beim Gamma- und Delta-Alkoholismus von Krankheit im engeren Sinne gesprochen werden sollte.

Bezüglich des Verlaufes unterscheidet Jellinek drei bzw. vier Phasen: Auf eine präalkoholische Phase, in der der Konsument den Alkoholgenuß als wohltuend und entspannend erlebt, folgt die Prodromalphase. In ihr kommt es bereits zu kurzdauernden Erinnerungslücken, das Trinken erfolgt heimlich und ist mit Schuldgefühlen verbunden. In der kritischen Phase verliert der Betroffene mit Einsetzen des Trinkens die Kontrolle über die zugeführte Menge, erste Anzeichen einer psychischen Alteration verbinden sich mit Hinweisen auf eine zunehmende soziale Desintegration. In der chronischen Phase schließlich steht der Kranke über Tage hinweg unter dem Eindruck eines Alkoholrausches, es werden wahllos verschiedene alkoholische Getränke aufgenommen, die psychischen und sozialen Veränderungen werden offenkundig, und es treten körperliche Symptome wie Zittern etc. im Intervall auf.

Diese Verlaufsgliederung Jellineks ist nicht unwidersprochen geblieben. Hingewiesen wurde vor allem auf die Tatsache, daß uns die Merkmale der einzelnen Krankheitsphasen auch in anderer Kombination begegnen können.

b) Der gewöhnliche Alkoholrausch. Psychopathologische und körperliche Symptome

Beim gewöhnlichen Rausch handelt es sich um die verbreitetste Form einer Intoxikation mit den Anzeichen einer flüchtigen körperlich begründbaren psychotischen Episode.

Schon dieser normale Rauschzustand hat durchaus kein einheitliches Gesicht. Je geringer die Intoxikationserscheinungen als solche sind, desto mehr Spielraum besitzt die individuelle Reaktionsweise zu ihrer Ausfaltung, während rasches Vieltrinken die Individuen nivelliert, immer weniger gestattet, den einen vom andern in seinem berauschten Verhalten zu unterscheiden, und bei besonderer Intensität den Menschen bekanntlich akut töten kann.

Im gewöhnlichen Rausch finden wir auf psychischem Gebiet Enthemmung und Antriebssteigerung sowohl vereinzelt wie gemeinsam vor. Die Enthemmung vor allem ist es, die nun die verschiedensten Nuancen umfassen kann. Das eine Mal hilft sie durchaus positiv dazu, daß gehemmte Menschen, die sich ansonsten gerne äußern und Kontakte gewinnen möchten, es aber nicht können, nun ohne nachherigen Katzenjammer merken, daß ihre Zunge sich löst, daß sie sich freier aussprechen, unbefangener diskutieren, ungehemmter ihre Strebungen verwirklichen können.

Das sind Menschen, deren inneren Reichtum, deren Phantasie, Erlebnistiefe und Originalität man in der Tat erst dann richtig kennt, wenn man mit ihnen getrunken hat. Die andere Seite, gleichfalls gedeckt von dem problematischen Sprichwort „in vino veritas", ist, daß von der Enthemmung auch Haltungen und Verdrängungen abgebaut werden, deren Bestehen keineswegs Ausdruck eines „verklemmten Affektes", sondern einer für das soziale Zusammenleben notwendigen Selbstbeschränkung ist. Aggressionstendenzen, Prahlsucht, krasse Ichsucht, aus der überbauenden Wertintegrierung ausbrechende Sexualtriebe können von dieser Enthemmung betroffen sein. Es wäre indessen viel zu einseitig geurteilt, wollte man hier, wie dies oft geschieht, triumphierend feststellen, im Rausch habe dieser Mensch sich endlich „decouvriert", habe „die Maske fallenlassen" und stehe nun nackt da als der, der er „eigentlich" sei! Selbstverständlich ist, entgegen extremen psychoanalytischen Behauptungen, der sich Hemmungen auferlegende, Frustrationen bewältigende, ja auch der „verdrängende" Mensch genauso der „eigentliche Mensch" wie der, den wir unter der enthemmenden Macht der Intoxikation seine Hemmungen vorübergehend verlieren sehen. Man hüte sich also vor jeder pharisäerhaften Einseitigkeit. Natürlich schließt das Gesagte nicht aus, daß in der Intoxikation auch „negative" Wesenszüge eines Menschen, die er bisher zu kaschieren verstand, sich enthüllen.

Neben der Enthemmung steht positiv die Antriebssteigerung, die wohl, wie vor allem die leistungspsychologischen Experimente zeigen, überschätzt wird. In noch nicht zu schwer intoxiziertem Zustand ist sie mitunter einwandfrei vorhanden. Besonders bei von Haus aus schon produktiven Menschen kennen wir ihre phantasiebeflügelnde Wirkung, und das sprühende Feuerwerk von Einfällen und geistreicher Schlagfertigkeit bestimmter Menschen unter Alkoholeinwirkung ist keine bloße Enthemmung. (E.T.A. Hoffmann z.B.

pflegte sich mit Alkohol für seine produktiven Stunden ausdrücklich zu „montieren".) Was einen echten Leistungszuwachs bei geistigen, eine anhaltende Spannung erfordernden Aufgaben angeht, so ist genau wie bei den von Berauschten so gerne exerzierten Kraft- und Gschicklichkeitsproben festzustellen, daß hier nur in einer sehr kurzen Durchgangsphase des Berauschtseins Positives zu beobachten ist. Meist stehen das gesteigerte Selbstvertrauen und die Bedenkenlosigkeit in einem erheblichen Mißverhältnis zum Können. Ursprünglich gesteigerte Geschicklichkeit und vermehrte Körperkraft werden bald durch die neurologischen Störungen der Berauschtheit ins Gegenteil verwandelt, und so kommt es bei dem Mißverhältnis von Selbsteinschätzung und Können im Rausch nicht selten zu schweren Unfällen. Auch bedenkenloses Autofahren gehört hierher. Der leicht angetrunkene Fahrer hält sich für sicherer denn je. Man schreibt etwa 20% aller Unfalltoten im Straßenverkehr dem Alkohol zu. Schon ab 0,5 Promille Blutalkohol ist die Reaktionszeit verlängert, und die Konzentration und die Aufmerksamkeit sowie die Kritik der eigenen Bedenkenlosigkeit gegenüber sind eingeschränkt. Der Bundesgerichtshof sieht bei 0,8 Promille die Grenze der absoluten Fahruntauglichkeit. Das gehobene Selbstwertgefühl läßt keine Selbstkritik oder Kritik durch andere zu. Bei den meisten berauschten Durchschnittsmenschen ist es im übrigen mit der geistigen Leistungssteigerung dasselbe. Sie wird vor sich selbst und den Mittrinkenden getragen von der allgemeinen stimmungsmäßigen Gehobenheit und Lachbereitschaft. „Und so jagte ein toller Witz den anderen", alte Sexualwitze, zumeist aus der untersten Schublade, die aber beim Erzählen und Bewiehern ungemein lustig wirken.

Es gibt auch Zustände von akutem, normalem Rausch, in denen keine Heiterkeit und Enthemmung, sondern von vornherein Verstimmung moros-muffiger, gereizter oder auch weich-weltschmerzlicher Art vorherrscht. Die häufigere gehobene Art kann rasch in die depressive oder gereizte umschlagen, ebenso wie die gesteigerte Libido sexualis in Abscheu und Ekel, und es ist dann nicht mehr weit zum „heulenden Elend" mit der jämmerlichen pseudophilosophischen Fragerei „Was ist der Mensch?" und der leidensseligen Selbstanklage.

Körperliche Symptome der akuten Alkoholvergiftung sind: gerötetes Gesicht, Conjunctivitis, Tremor der Finger und oft auch der mimischen Gesichtsmuskulatur, Koordinationsstörungen beim Sprechen (Lallen, Silbenstolpern), Schwindel, Herzklopfen, Benommenheit und zunehmende Gangataxie bis zum Hinstürzen.

Auch im gewöhnlichen Rausch erreicht der Grad der Bewußtseinsstörung und Unbesinnlichkeit mitunter ein solches Ausmaß, daß man den Berauschten für seine erhöhte Erregbarkeit, Reizbarkeit und Hemmungslosigkeit nicht oder nicht voll verantwortlich machen kann. Der Grad der steuernden Einsicht in das eigene Verhalten kann im übrigen in einem Rausch einem raschen Fluktuieren ausgesetzt sein. Man kann sich, vor allem in entsprechendem Milieu, in eine berauschte Stimmung geradezu hineinfallen lassen, und es ist ebenso bekannt, wie bei erheblichem Berauschtsein eine plötzliche Anforderung oder ein affektspannendes Ereignis zu einer raschen beträchtlichen Ernüchterung führen kann. Die Aufmerksamkeitsspannung ist es dabei hauptsächlich, welche die alkoholische Benommenheit kompensiert. Die Erinnerungsfähigkeit für das, was in einem gewöhnlichen Rausch geschehen ist, weist selten grobe Ausfälle, wohl aber sehr oft blasse Stellen auf, wiederum oft fluktuierend und zweifellos abhängig von der im akuten Zustand vorhanden gewesenen mehr oder weniger schweren Benommenheit und Bewußtseinstrübung.

Auch der gewöhnliche Rausch vermag durch den Abbau von Hemmungen bei psychopathischen Persönlichkeiten mitunter Schranken niederzulegen, die ohne Intoxikation offenbar schon bis zum Rand ihrer Haltbarkeit beansprucht waren. So kann es zu Delikten, sexuellen Aggressionen oder auch einmal zu einem Suicid bei schon lange schwelender Verstimmung kommen. Dabei ist noch darauf zu verweisen, daß beispielsweise bei Bandenunternehmungen u.dgl. sich mitunter einzelne Mitglieder Mut antrinken, um die Hemmungen wegzuspülen. Hierher gehört auch die makabre Schnapsausgabe an Hinrichtungskommandos.

Wird nicht unentwegt weitergetrunken, dann kann man damit rechnen, daß beim akuten, gewöhnlichen Rausch die Alkoholwirkung nach 10–14 Std abgeklungen ist, häufig nach einem anfänglich durch Schwindel (Karussellfahren im Bett), Nausea, Erbrechen und Kopfschmerz gestörten, nachher bleiernen Schlaf. Im Kater wird allgemeine Abgeschlagenheit, Kopfdruck, Verstimmung, Reizbarkeit und Durst geklagt, und trotz gelegentlichem Ekel beim Denken an den genossenen Alkohol artet ein Katerfrühstück nicht selten in einen erneuten Alkoholmißbrauch aus.

Daß ein einziger Rausch gelegentlich einmal ein cerebrales Anfallsleiden zum erstenmal manifest werden lassen kann (s. dort), haben wir wiederholt gesehen.

Mit Recht weisen die Verkehrsmediziner auf die erhöhte potenzierende toxische Wirkung hin, welche die Kombination von Alkohol mit bestimmten Medikamenten erfährt. Man hüte sich also vor den üblichen Kofweh-, Grippe- oder aber Beruhigungs- und Schlaftabletten und der Meinung, durch diese werde die Alkoholwirkung „kompensiert“ und mache sich etwa beim Autofahren nicht mehr bemerkbar. Gerade das Gegenteil ist richtig. Auch psychisch Kranke, die mit Psychopharmaka behandelt werden, sollen Alkohol völlig meiden, wenn sie fahren wollen.

c) Alkoholintoleranz. Der pathologische Rausch

Die sog. Alkoholintoleranz bedeutet, daß bei einem Menschen bereits geringe Mengen Alkohol genügen, um einen Rauschzustand herbeizuführen, der dann auch sehr oft als ausgesprochen unerfreulich erlebt wird. Nicht wenige Patienten mit einer hirntraumatischen Schädigung berichten spontan davon und enthalten sich häufig deshalb des Alkohols vollständig, auch wenn sie früher gerne und ohne Störungen getrunken hatten. Dasselbe beobachtet man bei anderen Hirnkrankheiten, wie bei der genuinen Epilepsie, ebenso wie auf dem Boden allgemein reduzierten Allgemeinbefindens, in Zuständen von Hunger, Erschöpfung, nach langem Schlafentzug u.dgl. Manche Menschen scheinen konstitutionell alkoholintolerant zu sein. Auch chronische Trinker können intolerant werden. Natürlich findet man beim gewöhnlichen Rausch alle Intensitätsgrade vom leichten Schwipserl bis zur viehischen Besoffenheit. Ein schwerer Rausch ist deshalb jedoch keineswegs ein „pathologischer“ Rausch.

Von dem gewöhnlichen Rausch unterscheidet sich der sehr seltene und als selbständiges klinisches Bild durchaus umstrittene pathologische Rausch der klinischen Definition nach keineswegs nur durch seine Intensität, sondern durch eine Reihe von besonderen Merkmalen. Da solche abnormen Räusche plötzlich mit einer schweren Erregung und Umdämmerung einzusetzen pflegen, hatte man, verführt von dem „anfallsartigen Geschehen“, eine Zeitlang versucht, Verbindungen zu dem Krankheitsbild der genuinen Epilepsie herzustellen. Hinzu kam, daß Epileptiker tatsächlich nicht selten alkoholintolerant sind und in Räuschen sehr erregt, aggressiv und umdämmert werden können. Für das Zustandekommen eines pathologischen Rausches als Äquivalent bei einer genuinen Epilepsie haben die neuesten Untersuchungen mit Hilfe des EEG keine Beweise erbracht. Ein pathologischer Rausch ist nicht abhängig von der genossenen Alkoholmenge. Nicht selten entwickelt er sich schlagartig sogar bei relativ bescheidenem Alkoholkonsum. Man hat deshalb darauf hingewiesen, daß die eindrucksvollen Symptome des normalen Rausches, das Grölen und Lärmen, die Dysarthrie der Sprache und die ataktische Motorik, beim pathologischen Rausch ganz vermißt werden. Um so unerwarteter und unheimlicher wirkt dann das plötzliche Auftreten der schweren umdämmerten Erregung bei einem soeben scheinbar noch ganz normal gewesenen Menschen.

In solchen Zuständen kommt es nicht selten zu triebhaften Gewalttaten. Die wütend erregten Patienten stürzen sich etwa auf völlig Unbeteiligte und schlagen oder stechen sie nieder. Ebenso elementar begehen sie in derartigen Zuständen Suicid oder beschädigen sich selbst. Angst- und Verfolgungserlebnisse scheinen dabei manche Patienten ganz zu beherrschen. Verdrängte schwere Aggressionen werden ungehemmt realisiert oder Umweltsituationen verkannt. Halluzinationen und illusionäre Verkennungen sollen häufig vorkommen. Die Erregung kann stundenlang anhalten und wird dann von einem tiefen Schlaf beendet. Es sind Fälle beschrieben, wo z.B. der Gattinnenmörder neben seinem Opfer einschlief, um nach dem Erwachen amnestisch zu sein. Die weitgehende, mitunter totale, mitunter lacunäre Amnesie gehört zu dem Krankheitsbild. Ein echter pathologischer Rausch – natürlich darf man sich nicht durch verlogene Angaben über eine Erinnerungslosigkeit täuschen lassen, wenn ein Mensch unter Alkoholein- oder -mitwirkung kriminell geworden ist und sich auf Erinnerungslosigkeit hinausredet! – schließt die Zurechnungsfähigkeit des Betreffenden aus. Entscheidend ist bei diesen noch keineswegs genügend geklärten Bildern die Art und Schwere der Bewußtseinsstörungen einschließlich der Besinnungsstörung i.S. von Störring (s. dort).

d) Der chronische Alkoholismus. Gefährdete Persönlichkeiten und soziale Bedeutung. Psychopathologische und körperliche Symptome. Polyneuritis. Encephalopathie (Wernicke)

Psychiatrisch ungleich wichtiger als der einfache akute und der pathologische Rausch ist der chronische Alkoholismus, die verbreitetste, verhängnisvollste Sucht. Man rechnet, eine breite Streuung zugegeben, in den USA, der Schweiz, Schweden und Frankreich auf 100000 Erwachsene mit rund 2500 Alkoholikern (R. Wyss).

Ist beim Alkoholismus auch nicht bei der Beschaffung des Suchtgiftes der Weg in das Kriminellwerden beinahe unvermeidbar vorgezeichnet wie bei denjenigen Süchtigen, welche sich Medikamente verschaffen, die rezeptpflichtig sind oder unter dem BTM-Gesetz stehen, so spielen beim Alkoholiker doch zusätzlich zur organischen Persönlichkeitsveränderung auch situative charakterschädigende Momente mit. Das dumpfe schlechte Gewissen darüber, Familie, Beruf, seine eigenen Gaben zu vernachlässigen und sich und seine Nächsten zugrunde zu richten, zwingt zu stetem Beschönigen und Lügen, sobald von der Sucht die Rede ist. Begreiflicherweise müssen selbstwertkränkende Zurücksetzungen und sozialer Prestigeverlust hingenommen werden, was wiederum oft zu neurotischen Verdrängungen und verlogenen Tendenzen zu Selbstwertrettung und Abschieben der Verantwortung auf die bösen Anderen Anlaß gibt. Dabei erweist sich darüber hinaus die Selbstkritik als bald vom Defekt geschädigt. Man kennt den mit rührselig und treuherzig schwimmenden Augen tausend Gründe für seinen garantiert letztmals erfolgten Rückfall aufzählenden, von Zukunftsversprechungen überfließenden Biedermann, der wenige Stunden später im nächsten Rausch Frau und Kinder aus dem Bett prügelt, weil ihm das Geld zum Weitersaufen fehlt, der vor den Kindern vergebliche Coitusversuche bei seiner Frau erzwingt oder der sich sexuell an seine Töchter heranmacht. Inzest zwischen Vater und Tochter ereignet sich besonders häufig in Alkoholikerfamilien. Weitere Sexualdelikte alkoholischer Männer sind Mißbrauch kleiner Mädchen und Exhibitionismus, in primitivem ländlichem Milieu auch sexuelle Manipulationen mit Tieren (Sodomie). Beim Alkoholiker im vorgeschrittenen Stadium ist der Sexualtrieb anfänglich oft noch gesteigert, die sexuelle Potenz dagegen oft bis zur Impotenz vermindert. So kommt es zu dieser Kümmerform von Sexualbetätigung, zumal die Aussichten auf Gewinnung einer normalen Geschlechtspartnerin praktisch geschwunden sind und in den zerrütteten Ehen die ständig malträtierten Frauen sich dazu kaum mehr bereit finden. Grundsätzlich ist aus der Spannung: erhöhte Libido bei reduzierter Potenz, häufige, auch seelische Abneigung der Frau, die nur noch der Kinder wegen oder aus Versorgungsgründen bei dem Mann aushält, die Genese der so verbreiteten Eifersuchtsanwandlungen der Alkoholiker verständlich. Sie können die Wurzeln eines ausgebauten Eifersuchtswahns (s. unten) bilden.

Beim chronischen Alkoholiker leiden zunächst, wie bei vielen Patienten mit anderen Hirnkrankheiten (vgl. progressive Paralyse) auch, die feineren seelischen Regungen des Sympathiefühlens in zwischenmenschlichen Bezügen und die höheren, auf außerpersönliche Werte gerichteten Interessen Not. Taktlosigkeiten machen sich breit. Seichtes Witzeln, unverbindliche Geistreicheleien, sentimentale Aufwallungen ohne Tiefgang des Gefühls dokumentieren eine zunehmende Verflachung. Eine durchgreifende Unzuverlässigkeit charakterisiert den Süchtigen. In vielen Fällen schreitet auch der Intelligenzabbau rasch fort. Im „geselligen Kreis" kann mitunter noch die dort genügende Fassade „gemütliches Haus" oder „altes Sumpfhuhn" gewahrt werden, zu Hause wird der alkoholische Gemütsmensch jedoch immer rücksichtsloser und brutaler. Der Ehefrau gegenüber tobt sich oft ein wahrer Urhaß der Geschlechter aus. Nicht ganz selten kommt es zu blutigen Tragödien, wenn ein Sohn oder eine Tochter in Abwehr eines Angriffs auf die Mutter mit oder ohne deren Hilfe den betrunkenen Vater töten.

Die Weltgesundheitsorganisation hat die Trunksucht gegenüber dem Gewohnheitstrinken folgendermaßen abzugrenzen versucht: „Alkoholiker sind exzessive Trinker, deren Abhängigkeit vom Alkohol einen solchen Grad erreicht hat, daß sie deutliche geistige Störungen oder Konflikte in ihrer körperlichen und geistigen Gesundheit, ihrer mitmenschlichen Beziehungen, ihren sozialen und wirtschaftlichen Funktionen aufweisen; oder sie zeigen Prodrome einer solchen Entwicklung, daher brauchen sie Behandlung."

Die Grenze ist, wenn man überhaupt Wert darauf legt, sinngemäß da zu ziehen, wo das gewohnte Maß des Alkoholkonsums trotz verstandesmäßiger Einsicht in die schon erfahrenen Schädigungen nicht mehr reduziert werden, geschweige denn der Alkoholkonsum aus eigenem Entschluß völlig aufgegeben werden kann.

„Den" späteren Alkoholiker als psychopathologisch in bestimmter, spezifischer Weise angelegten Persönlichkeitstyp gibt es nicht. Es gibt jedoch sehr verschiedenartig strukturierte psychopathische Persönlichkeiten, die man allesamt für disponiert zum Süchtigwerden halten kann, wenn diese oder jene äußeren oder inneren Faktoren der persönlichen Lebensentwicklung oder aus der weiteren Umwelt zur Einwirkung kommen. Während es als erwiesen gelten darf, daß in der Verwandtschaft von Alkoholikern keine Häufung von echten Geisteskrankheiten zu finden ist, haben manche Beobachter (M. Bleuler) wesentlich mehr psychopathische Persönlichkeiten gefunden, als es der durchschnittlichen Erwartung entspricht. Nahezu die Hälfte der chronischen Alkoholiker dürfte schon vor der Herausbildung der Trunksucht seelisch abnorm gewesen sein. Man findet ganz heterogene Persönlichkeitstypen, die gleichermaßen Alkoholiker werden können. Es gibt hier beispielsweise

Thymopathen von gegensätzlichem Typ, sowohl bedenkenlos hyperthyme, aufgekratzte, besonders mit geltungssüchtigem Einschlag, die gern in lärmender Gesellschaft trinken und sich dort unter dem Suchtmittel noch mehr zur Geltung bringen, aber auch gereizte, gehetzte Hyperthymiker, die alle Augenblicke einen Ärger hinunterspülen müssen und ohne Alkohol ihrer dysphorischen Ruhelosigkeit je länger je unerträglicher ausgeliefert sind. Dann gibt es depressive Psychopathen, die im Alkohol eine Erleichterung ihrer dauernden Beschwernis finden, Menschen, oft seelisch hoch differenziert, die zumeist für sich allein trinken. Weiter finden wir verstimmbare Psychopathen mit ausgesprochen endothym kommenden und gehenden Untergrunddepressionen, die ebenfalls Erleichterung und Vergessen durch den Rausch finden und sich dadurch deutlich von den ausgesprochen endogen Depressiven des manisch-depressiven Formkreises unterscheiden, deren schwere Verstimmung durch Alkohol nur selten zu bessern ist. Selbstunsichere, sensitive Psychopathen kommen in großer Anzahl unter Trinkern vor. Sie fühlen sich sicherer ihren ewigen Ängsten und Skrupeln gegenüber, solange sie sich in die Betäubung flüchten, um freilich hernach in der Ernüchterung ihren Gewissensqualen doppelt ausgeliefert zu sein. Ferner nennen wir die willenlosen Psychopathen, die wiederum, vor allem durch schlechtes Beispiel verführt, am Trinken hängenbleiben.

Bedenken wir nun noch die Fülle von Möglichkeiten neurotischer weiterer Fehlentwicklungen dieser wenigen genannten Persönlichkeitstypen von psychopathischer Wesensart und das unübersehbar variantenreiche Wechselspiel mit den Umweltfaktoren, angefangen von Kindheit, Ehe und Familie bis in die Berufssituationen hinein, dann werden wir erkennen, daß es seiner Genese nach „den“ Alkoholiker nicht geben kann. Auch die von psychoanalytischer Seite als Ursache für spätere Trunksucht in Anspruch genommenen „Familienmuster“, wobei wechselweise von den Autoren das eine oder andere der Eltern als zu dominierend oder zu nachgiebig, die Fürsorge für die Kinder als zu betulich oder zu großzügig usw. beschrieben wird, sind ganz unverbindlich, insofern sie eine typische, spezifische schicksalsmächtige Konstellation für den künftig zum Alkoholiker prädestinierten Menschen aufzeigen wollen.

Während wir schon auf die zahlreichen sekundären schädigenden Faktoren des Süchtigseins auf dem Gebiet der Selbstwertwahrung des Süchtigen hingewiesen haben, ist noch einmal an die unmittelbar toxisch verursachten psychoorganischen Faktoren der Persönlichkeitsveränderung zu erinnern. Zu der Verödung der Affektivität, der Verstimmbarkeit und zunehmenden Verantwortungslosigkeit tritt zunehmend eine nun die Demenz einleitende Begriffsstutzigkeit und Auffassungsschwäche sowie außer einer Interesseneinengung und einem Verlust der höheren Urteilsfähigkeit eine sich u.U. rasch steigernde Merk- und Gedächtnisschwäche. Bei vielen chronischen Trinkern steht jedoch das pathologische Antriebs- und Affektsyndrom, der Niveauverlust der abgestumpften Persönlichkeit, gegenüber dem Intelligenzabbau durchaus im Vordergrund.

Zu den wichtigsten körperlichen Symptomen des chronischen Alkoholismus gehört vor allem die chronische Gastritis mit dem häufigen morgendlichen Schleim- und Gallebrechen (vomitus matutinus); Verfettung und Abmagerung kommen gleichermaßen vor. Leberverfettung und -cirrhose fehlen bei chronischem Alkoholmißbrauch nie. Subikterische Skleren lassen oft den chronischen Alkoholiker erkennen. Auch Teleangiektasien im Gesicht finden sich oft bei Trinkern. Von der Potenzstörung wurde schon gesprochen. Analog finden wir bei Frauen sexuelle Hypästhesie bei anfänglich erhaltener Libido und häufig Menstruationsstörungen. Epileptische Anfälle sind nicht ganz selten.

Ein bekanntes Symptom ist der Tremor, der zumeist feinschlägig ist, mitunter aber auch grob sein kann. Die Alkoholpolyneuritis kann sowohl akut wie chronisch auftreten und je nach dem einzelnen Fall überwiegend ataktischer oder paralytischer Art sein. Nervenstämme und Muskulatur sind druckempfindlich. Schmerzhafte, vorwiegend nächtliche Parästhesien zeigen sich vor allem in brennendem Gefühl in den Füßen, wobei die Reflexe als Reizsyndrom oft sehr lebhaft sind. Es finden sich hyper- und hypästhetische Zonen. Auffallend kann eine Lokalisation der Paresen der rumpfnahen Muskulatur an den unteren Extremitäten sein, häufiger ist distal die Peronaeusgruppe befallen. Sind die Reflexe abgeschwächt und ist eine Ataxie ausgeprägt, dann kommt das Symptombild einer Pseudotabes alcoholica zustande. Es finden sich dabei neben den peripheren auch funikuläre Störungen als Folge des dystrophischen Prozesses (B_1-Avitaminose als sekundäre Mangelerkrankung infolge der alkoholischen Lebererkrankung?).

In diesem Zusammenhang ist die Wernicke-Encephalopathie zu erwähnen (früher Polioencephalitis haemorrhagica superior genannt). Das voll entwickelte Krankheitsbild ist gekennzeichnet durch eine tiefe Somnolenz, durch Augenmuskelparesen (Oculomotorius) als partielle oder totale Ophthalmoplegia externa und Ataxie. Die alkoholische

Form hat innerhalb des Wernickeschen Polioencephalitissyndroms gegenüber den Zustandsbildern anderer Genese bei Vitamin B_1-Zufuhr die relativ günstigste Prognose. Wird die Behandlung rechtzeitig eingeleitet, dann führen nach Bodechtel noch etwa 10% der Fälle zum Tod, während die nicht alkoholbedingten Formen eine Letalität von etwa 50% aufweisen. Sehr häufig tritt das Syndrom nur abortiv auf, zusammen mit der Polyneuropathie und nicht selten überdeckt von einem Delirium tremens (s. unten). Neben einer cerebellaren Ataxie kommt es mitunter auch zu extrapyramidalen Bewegungsstörungen.

Neuropathologisch gehört dieses Krankheitsbild zu den spongiösen Dystrophien. Differentialdiagnostisch ist der Liquorbefund, der eine geringfügige bis mittlere Eiweißerhöhung bei minimaler Pleocytose erbringt, wichtig zur Abgrenzung gegenüber Encephalitiden und Meningoencephalitiden. Der Prozeß ist in den lebenswichtigen Regionen des zentralen Höhlengraus um den dritten und vierten Ventrikel sowie den Kerngebieten um den Aquädukt lokalisiert, kann sich aber über den oberen und unteren Hirnstamm bis zu den Stammganglien einerseits, zum unteren Halsmark andererseits erstrecken. Histologisch finden sich spongiöser regressiver Gewebezerfall mit Erweichungen und örtliche Glia- und Gefäßproliferationen. Blutungen sind dagegen nicht obligat.

e) Alkoholpsychosen

Es sind nunmehr die ausgesprochenen Psychosen zu behandeln, die im Verlauf eines chronischen Alkoholismus auftreten können. Es handelt sich dabei um das Delirium tremens, die Alkoholhalluzinose und den chronischen Eifersuchtswahn der Trinker.

Das **Delirium tremens** läßt auch die soziologischen Aspekte des chronischen Alkoholismus erkennen. Im allgemeinen pflegt dem Ausbruch ein mehrjähriger Abusus voranzugehen. In der Zeit der Alkoholeinschränkungen war es in den betreffenden Ländern so gut wie verschwunden, jetzt sind die Delirien wieder sprunghaft angestiegen und zeigen sich auch viel häufiger als früher bei Frauen. W. Scheid in Köln fand in den letzten Jahren 31 delirierende Frauen gegenüber 182 Männern. Unter 198 Alkoholpsychosen im ganzen begegnete er 138 Delirien. Das Delir als akute körperlich begründbare Psychose übertrifft also alle anderen Alkoholpsychosen an Häufigkeit mit weitem Abstand. Die Art des konsumierten Alkohols ist wohl von untergeordenter Bedeutung. Die Bedeutung einer zufälligen Entziehungssituation für den Ausbruch eines sog. „Entziehungsdelirs" – das Delir soll besonders leicht zum Ausbruch kommen, wenn der Trinker durch irgendein äußeres Vorkommnis zu plötzlicher Abstinenz gezwungen wird – erweist sich an großem Material als gesichert.

Man kennt aber auch zahlreiche Fälle, bei welchen sich an dem Alkoholkonsum vorher nichts geändert hatte oder wo auf der Basis langdauernden Mißbrauchs gesteigerte Trinkexzesse vorangegangen waren. Etwa die Hälfte der Kranken von W. Scheid befand sich im Stadium eines mehr oder weniger vollständigen Entzugs. Begünstigend wirken möglicherweise Faktoren wie Infektionskrankheiten. Das Hauptkontingent der Kranken stellen Personen aus dem Wirts- und Küfergewerbe und der Alkoholindustrie. Eingehende Untersuchungen, zuletzt wiederum von W. Scheid, konnten keine Zusammenhänge zwischen der Krankheit und einem etwa vorherrschenden Körperbautyp im Sinne der Kretschmerschen Konstitutionslehre aufdecken. Ebensowenig fanden sich charakterologische Prägnanztypen, die sich den übrigen Alkoholikern hätten gegenüberstellen lassen.

Das Syndrom eines Delirs gilt ebenso wie die traumhafte Verwirrtheit mit Sinnestäuschungen und Wahnbildung („Amentia") als besonders typisch für eine akute körperlich begründbare Psychose. Das Alkoholdelir wiederum ist am besten studiert und das bei weitem häufigste Delir. Meist zeigt sich vor Ausbruch des Delirs ein Prodrom von mehrtägiger Dauer.

Die Kranken sind unruhig, mitunter ängstlich, haben Schreckträume bei schlechtem Schlaf, sind u.U. nachts kurz episodisch verwirrt, um dann bei Tag wieder ziemlich unauffällig zu bleiben. Meist setzt dann die Psychose ganz akut und schwer ein. Sie ist gekennzeichnet durch eine überaus große motorische Unruhe mit ständigem, zitterigem Herumkramen und Bettflüchtigkeit. Das Bewußtsein ist verändert, der Kranke ist zeitlich und örtlich desorientiert, wobei der Schauplatz, an dem er sich eben zu befinden wähnt, überaus rasch gewechselt werden kann, und zwar bemerkenswerterweise auch auf Anregung und suggestives Zureden seitens der Umgebung. Das ist etwas psychopathologisch recht Ungewöhnliches. Dabei kann für das Handeln und Agieren weitgehend unverbindlich auch noch nach Art einer „doppelten Buchführung" die Orientierung im gewohnten Raum zeitweise nebenher bestehen. Ähnliches finden wir beim Alkoholkorsakow wieder. Es geht nicht an, diese Erscheinungen einfach durch eine Merkfähigkeitsschwäche erklären zu wollen. Es handelt sich um viel kompliziertere Störungen der Einordnung der aktuellen Lage in ein Erlebnis- und Situationskontinuum, die nicht mehr gelingt. Einfälle, imaginierte oder geträumte oder suggerierte Situationen können nicht an den ihnen zukommenden Ort im Erlebnisgesamt gestellt werden. Beim Delirierenden, der mit seiner flatternden Motorik, seinem geröteten Gesicht und seinem verwirrten Stammeln ein ungemein charakteristisches Bild bietet, bestehen außerdem häufig Halluzinationen, und zwar überwiegend Täuschungen des Gesichtssinns, in zweiter Linie auch solche des Gehörs. Der Volksmund spricht bekanntlich von den „weißen Mäusen", die der Delirierende sieht. Oft werden die kleinen, huschenden Phänomene auch als Käfer oder andere kleine Tiere bezeichnet, die halb amüsiert, halb ängstlich mit den Blicken verfolgt werden oder nach denen die zitternden Hände ataktisch greifen. Auch diese Halluzinationen sind von der suggestiblen Vorstellung des Kranken her recht willkürlich steuer- und formbar. Der Kranke spielt eifrig mit, wenn man ihn z.B. auffordert, von den drei Fäden, die der Arzt angeblich in den Fingern hält, doch bitte den äußeren, roten abzunehmen und sorgfältig auf seine Bettdecke zu legen. Auch wenn man etwa sagt: wie ungeschickt, jetzt ist mir der Faden hinuntergefallen! – bückt sich der Kranke eifrig aus dem Bett und liest den Faden wieder vom Boden auf usw.

Seltener werden Stimmen gehört, selten Gerüche und Geschmackseindrücke wahrgenommen. Sehr ausgeprägt pflegen Gleichgewichtsstörungen zu sein, die den Deliranten ängstigen. Er weiß nicht, wie er im Bett liegt, alles schwankt und dreht sich, nichts steht mehr senkrecht, die Wände fallen ein.

Typisch ist die oft rasch wechselnde Intensität der gesamten Erscheinungen. Auch ist es häufig möglich, durch konzentriertes Erzwingen der Aufmerksamkeit den Kranken ganz kurzfristig aus seiner Auffassungserschwerung und veränderten Bewußtseinslage herauszureißen, bis er dann wieder in seiner psychotischen Erlebniswelt versinkt.

Besonders charakteristisch ist das „Beschäftigungsdelir". Es handelt sich hierbei natürlich nicht um eine besondere Krankheit, sondern das Symptom hat seinen Namen daher, daß der Patient sich in seinen toxischen Träumerein bei einer ihm gewohnten Arbeit in gewohnter Umgebung wähnt und sich nun so verhält, als hantiere er mit unsichtbarem Werkzeug, beschlage ein Pferd, bediene eine Maschine, wiege eine Ware ab u.dgl.

Die Stimmung ist dabei vorwiegend ängstlich mit einem deutlichen Einschlag von Ratlosigkeit. Mitunter ist auch der „Galgenhumor" zu beobachten, mit welchem sich der Kranke nicht ohne Angst, aber dennoch witzelnd mit seiner Umgebung anzubiedern versucht, um „als guter Kumpel" dazustehen, wo doch alles ringsum so unheimlich ist.

Das Delir ist ein lebensbedrohlicher Zustand und muß als solcher gewertet werden. Herz- und Kreislaufinsuffizienz sind besonders zu fürchten. Die ständige motorische Unruhe und die Schlafstörung, meist auch die völlige Nahrungsenthaltung bedeuten eine schwere Belastung. Pneumonien stellen sich nicht selten ein, weil die Kranken erhöhter Erkältungsgefahr ausgesetzt sind. Sie schwitzen und lassen sich nicht zugedeckt. Die Erscheinungen einer Wernickeschen Encephalopathie (s. dort) treten mitunter hinzu, und das Krankheitsbild kann rasch zum Tod führen, wenn die lebenswichtigen Regulationszentren des Vegetativums betroffen sind. Auch cerebrale Krampfanfälle, die bei chronischen Alkoholikern in jedem Stadium der Schädigung auftreten können, bedeuten eine bedenkliche Komplikation.

In günstigen Fällen hält das Delir wenige Tage an, dann tritt oft nach einem tiefen Schlaf rasch ein völliger Schwund der Symptome ein. Durchschnittlich kann man etwa mit 2–8 Tagen rechnen. Protrahierte, oft abortive Delirien sind sehr viel seltener. Hier ist eine leichte delirante Unruhe vorwiegend auf die Nächte beschränkt.

Rezidive eines Delirs haben eine schlechte Prognose, insbesondere, wenn die dazwischenliegenden Pausen nur kurz waren. Es gibt jedoch Kranke, die auch mehrere Delirien überstanden haben.

Ungünstig ist die Prognose auch, wenn das Delir im Zusammenhang mit einer Wernickeschen Encephalopathie aufgetreten ist, deren Symptome unabhängig von dem günstigenfalls überstandenen Delir weiterlaufen. Nach abgeklungenem Delir kann sich auch ein Korsakowsches Syndrom von chronischem Verlauf zeigen. W. Scheid beobachtete wiederholt, daß nach Abklingen des Delirs eine schwere organische Demenz vorhanden war.

Es liegen Untersuchungen von Alkoholikerfamilien vor, die es möglich scheinen lassen, daß es so etwas wie eine Disposition zu akuten körperlich begründbaren Psychosen geben kann. In manchen Sippen kommen Delirien und andere körperlich begründbare Psychosen gehäuft vor.

Die zweite, sehr viel seltenere Alkoholpsychose ist nicht durch optische, größtenteils recht amorphe, sondern vorzugsweise durch akustische Sinnestäuschungen („Stimmenhören") gekennzeichnet. Es fehlt auch die schwere, zittrige Bewegungsunruhe, und bemerkenswerterweise sind die Kranken häufig nicht desorientiert. Wir haben also hier eine wichtige Ausnahme von der Regel der Bewußtseinsveränderungen bei akuten körperlich begründbaren Psychosen vor uns. Die Schlaf-Wach-Komponente ist nicht beeinträchtigt (s. Bewußtsein).

Die **alkoholische Halluzinose** bietet zumindest in nicht wenigen Fällen einige besondere psychopathologische Akzentuierungen, welche keineswegs „spezifisch" sind, aber doch, wenn sie sich deutlich ausprägen, mit einer erheblichen Wahrscheinlichkeit für das toxisch verursachte und gegen das endogen schizophrene Bild sprechen. In anderen Fällen wieder ist, vor allem wegen der oft völlig fehlenden Bewußtseinsveränderung, eine differentialdiagnostische Unterscheidung ohne genaue Kenntnis der Vorgeschichte nicht zu treffen. So stellte Gruhle fest, daß in den Fällen von akustischer Halluzinose und Wahn bei völlig ungestörtem Bewußtsein und Fehlen deliranter Begleiterscheinungen oder Intermezzi nur eine genaue Vorgeschichte entscheiden könne.

Sind die genannten Besonderheiten der alkoholischen Halluzinose jedoch vorhanden, so stellen sie sich folgendermaßen dar: Die Stimmen, die der Kranke hört, wenden sich nicht, wie so oft bei schizophrenen Halluzinosen, in direktem Anruf an ihn (Befehlshalluzinationen), sondern die Kranken sind Zeuge, wie sich mehrere Personen über sie unterhalten (Wyrsch), wobei oft Beschimpfungen und blutrünstige Bedrohungen die Hauptthemen sind. Wie wenn das schlechte Gewissen des Patienten hörbar würde, lassen sich die Stimmen über seine Schlechtigkeit und Verkommenheit aus und geben ihrer Befriedigung darüber Ausdruck, daß man „das Schwein" jetzt endlich zur Strecke gebracht habe und „abstechen" könne. Dabei ergehen sich die Stimmen oft in grausigen Einzelheiten. Oft hören die Patienten diese Stimmen, wenn sie selbst sich in einem geschlossenen Raum befinden, so daß der Kranke sich in angstvoller, gehetzter Panik wie ein Belagerter (Bilz) verbarrikadiert und sich entweder zu töten versucht oder sich in wildem Angriff auf alle stürzt, die zu ihm eindringen wollen. Häufig sind dann auch längere oder kürzere delirante Phasen eingestreut, in welchen Angst und Aggression in der Verwirrtheit besonders starke Ausmaße annehmen. Die Halluzinationen sind nicht wie die Sinnestäuschungen beim Alkoholdelir in gewissen Grenzen durch den Gesprächspartner modifizierbar.

Andere halluzinatorische Erlebnisse entsprechen vollkommen dem Muster der Schizophrenie. Es gibt die von K. Schneider zu den schizophrenen Symptomen ersten Ranges gerechneten kommentierenden Begleitstimmen ebenso wie die Stimmen in Form von Rede und Gegenrede. Auch Denk- und Icherlebensstörungen im Sinne der Gedankenausbreitung und des Gedankenentzugs kommen vor, ebenso Wahnerlebnisse in jeder Form.

Oft geht dem Ausbruch der Alkoholhalluzinose eine längere Phase von ängstlicher Verstimmung und mißtrauischer Einstellung zur Umwelt voraus, die sich von einer diffusen schizophrenen Wahnstimmung nicht unterscheidet.

Das Schicksal der Kranken entscheidet sich in wenigen Wochen, oft schon nach wenigen Tagen. Der größte Teil der Fälle heilt aus, wenn der Alkohol weggelassen wird. Die Gefahr einer Wiederholung der Halluzinose ist beträchtlich, wenn die Patienten erneut zu trinken beginnen. Bei etwa einem Drittel der von der ersten Attacke Genesenen und später Weitertrinkenden stellt sich erneut eine Halluzinose mit erhöhter Defektgefahr ein. Der erlebte Wahn, die Wirklichkeit der halluzinierten Situationen, werden von den Geheilten oft lange, genau wie ein schizophrener Residualwahn, kritiklos festgehalten, schließlich in den meisten Fällen dann aber doch abgebaut.

Der weitaus kleinere Teil der Alkoholhalluzinosen heilt unter Alkoholentzug nach längerer oder kürzerer Zeit nicht ab, sondern wird chronisch. Die kritische Zeit liegt ganz grob bei etwa sechsmonatiger Dauer der akuten Psychose. Benedetti hat durch sorgfältige Untersuchungen zeigen können, daß etwa die Hälfte dieser chronisch werdenden Alkoholhalluzinosen in den Dauerzustand einer schweren, hirnorganischen Verblödung ausgeht, während die andere Hälfte keine derartigen Symptome einer körperlich begründbaren chronischen Psychose erkennen läßt, sondern sich von einer chronischen paranoiden Schizophrenie in keiner Weise unterscheidet. Dieses Ergebnis der Untersuchung von Benedetti ist überaus wichtig. Es widerlegt die früher herrschende Hypothese, daß das Auftreten einer Halluzinose bei einem chronischen Alkoholiker nichts anderes bedeute als die exogene Auslösung einer Schizophrenie. Dagegen sprechen ganz eindeutig die sich in der überwiegenden Mehrzahl (etwa $^4/_5$ aller Alkoholhalluzinosen) befindlichen abheilenden Fälle, mögen deren Symptome im akuten Zustand auch noch so klassisch schizophren gewesen sein. Im gleichen Sinne wichtig ist, daß unbeschadet des psychopathologischen Zustandsbildes in der akuten Halluzinose die Hälfte der chronisch werdenden Fälle nicht in einen schizophrenen, sondern in einen eindeutig hirnorganisch gefärbten Demenzzustand ausmündet, mag auch die akute Psychose einst schizophrene Symptome ersten Ranges geboten haben. Es bleibt somit nur noch die zweite Hälfte des an sich schon kleinen Restes der Unheilbaren übrig, die in schizophrene Endzustände übergeht. Vielleicht sagen wir vorsichtiger: in Endzustände, die wir von denen bei der Prozeßpsychose nicht zu unterscheiden vermögen. Vielleicht sind hier wirklich ausgelöste Prozeßschizophrenien dabei, vielleicht kommen anlagemäßig gegebene schizophrene Reaktionsmöglichkeiten durch den Alkohol zur Manifestierung. Jedenfalls bedeuten auch diese Untersuchungen wieder eine eindrucksvolle Warnung davor, noch so eindeutig schizophrene Symptome kurzschlüssig als einen Hinweis darauf zu mißdeuten, daß ihr Erscheinen in jedem Falle die „Auslösung" eines „schizophrenen Prozesses" anzeige.

Benedetti fand unter den Alkoholhalluzinosen zahlreiche körperbaulich pyknische, temperamentmäßig syntone Cyclothyme; schizothyme Persönlichkeiten traten demgegenüber weit in den Hintergrund. Auch das Studium der Familienbilder ergibt, daß die Alkoholhalluzinose keineswegs eine Schizophrenie ist. In den Familien von Alkoholhalluzinanten tritt die Schizophrenie sehr viel seltener auf als in Familien Schizophrener, jedoch sind wahrscheinlich etwas mehr Schizophrene unter den Verwandten als in der Durchschnittsbevölkerung. Bei den chronisch werdenden Fällen ist die Schizophrenie in der Verwandtschaft häufiger zu finden als bei den akuten. Ohne daß ein endgültiger Beweis heute schon geführt werden könnte, ist es wahrscheinlich, daß Alkoholhalluzinosen familiär gehäuft vorkommen können.

Ein leichtes amnestisches Psychosyndrom (Korsakow) fand Benedetti an großem Material in etwa der Hälfte während oder nach der Halluzinose. In einem Viertel der Fälle traten Halluzinose und Delirium tremens zusammen oder in unmittelbarer Aufeinanderfolge auf. 40% aller Fälle waren sozial schwer verwahrlost. Benedetti meint, daß die meisten der Halluzinanten den Konflikt zwischen der Sucht und Depravierung und den ursprünglichen Strebungen stärker empfinden als das Gros der gewöhnlichen, stumpfen, willensschwachen Alkoholiker. Dafür sprechen die Inhalte der Alkoholhalluzinose mit den massiven Selbstbestrafungstendenzen.

Wiederum ein ganz anderes Krankheitsbild als die Alkoholhalluzinose stellt der **chronische Eifersuchtswahn der Alkoholiker** dar. Kolle unterscheidet vom „eifersüchtigen Trinker" überhaupt einen exogenen Typ, wobei oft im Vorstadium eines Delirium tremens darüber hinaus recht uneinfühlbare, absurde Eifersuchtsideen produziert werden. Diese werden nicht zu einem geschlossenen Wahnsystem verarbeitet und sind bei Abstinenz rasch wieder behoben. Davon zu trennen ist ein sich fixierender, unkorrigierbarer Eifersuchtswahn, der, wie einzelne Fälle dieses seltenen Leidens lehren, jahrelang sorgfältig verborgen werden kann und der auch nach lange zurückliegender Entziehung und ohne Rückfälligkeit als höchst wirksamer Residualwahn beibehalten wird. Es ist schon vorgekommen, daß ein solcher Patient, jahrelang in der Heilanstalt unauffällig geworden und als fleißiger und gefälliger Arbeiter geschätzt, auf das dringende Betreiben seiner Frau in die Familie beurlaubt wurde und nun den schon seit Jahren geplanten Mord aus Eifersucht an ihr beging. Kolle konnte bei solchen Fällen eine erhöhte Schizophreniehäufigkeit in der Verwandtschaft nachweisen. Wahrscheinlich ist der chronische Alkoholismus nur ein Faktor unter mehreren bei der Entwicklung eines solchen Eifersuchtswahns; wir sahen ganz gleichartige Entwicklungen nach multiplen Hirntraumen bei einem Boxer.

Daß es wichtig ist, die Eifersucht als solche beim Trinker psychologisch zu betrachten, wurde schon erwähnt. Reale Abneigung der Geschlechtspartnerin inner- oder außerhalb einer Ehe, aus welchen Motiven auch immer, dem depravierten, sozial abgleitenden Alkoholiker gegenüber, und die nivellierte, primitive sexuelle Gier bei schwindender Potenz zeichnen die Gleise vor, auf welchen sich die Eifersucht entwickeln muß. Oft bricht das letzte, auf den imaginären Besitz des Weibes als Lustgegenstand noch einzig zentrierte, mühsam hochgespielte Selbstwertgefühl im allgemeinen Niedergang dadurch zusammen, daß „nicht einmal mehr hier" die Illusion aufrechterhalten werden kann, doch „noch wer" womöglich sogar „etwas Besonderes" zu sein. Außerdem ist der infantile, ungeheure Anspruch des Süchtigen, trotz allem, was er dem Anderen antut und vorenthält, angenommen, verstanden, verwöhnt und geliebt zu werden, in grob-primitiver oder bei differenzierten Menschen höchst komplizierter Form ein Charakteristikum der bei keinem Süchtigen fehlenden neurotischen Fehlhaltungen.

Schon beim „gewöhnlichen" Alkoholiker, aber auch besonders dann beim Eifersuchtswahn nimmt diese Eifersucht ein häufig geradezu groteskes Gepräge an. Oft ist sie völlig zentriert auf das tierische Besitzenwollen des Genitalpartners ohne jegliches Mitschwingen der seelisch-geistigen personalen Sphäre. Alte archaische Inzestsituationen werden in der Eifersuchtsphantasie höchst lebendig realisiert. Die biedere, oft längst klimakterische, kümmerliche und versorgte Frau wird mit Grauen, Begehrlichkeit und Haß zur großen glanzvollen Hure Babylons umphantasiert. Sie hat die Söhne zum Sexualverkehr verführt; sie gibt sich im Keller dem Gasmann, in der Küche dem Installateur, beim

Einholen schnell hinter dem Ladentisch dem Metzgergesellen hin, ja selbst neben dem Mann im Ehebett empfängt sie, sobald er schläft, den Untermieter oder Männer und Jungen von der Straße. Es gibt keinen Zweifel, man braucht sie ja nur anzusehen: ihre Augen glänzen, ihre Hände sind feucht, sie ist so erhitzt wie eine Frau, die soeben geliebt hat. Viele Frauen müssen sich unter Mißhandlungen inquisitorischen Untersuchungen unterziehen. Der Eifersüchtige kontrolliert die Unterwäsche auf fremde Samenspuren, das Genitale ist so verdächtig gerötet, an den Schenkeln findet sich eine deutliche Kratzspur von den Bartstoppeln des scheinheiligen Herrn X. von gegenüber, der sicher auch der Vater des jüngsten Kindes ist usw. usw. Schattenhaft schleichen sich die Besucher aus der Tür und sind verschwunden, ehe der Mann sie genau erkennen konnte, der sich im übrigen gar nicht erst die Mühe macht, sie zu stellen, weil er ja doch ganz „genau Bescheid weiß".

f) Das Korsakowsche Syndrom. „Alkoholepilepsie". Dipsomanie

Schon wiederholt war vom Korsakowschen Syndrom bei chronischem Alkoholismus die Rede, einem Symptomverband wiederum unspezifischer Art, den wir auch nach andersartigen Vergiftungsschäden des Gehirns (Kohlenoxyd) sowie nach Schädelhirntraumen, Strangulationen und Altersabbau und Gefäßleiden des Gehirns finden.

Es ist besser, von einem Korsakowschen Syndrom zu sprechen, als eine eigene Korsakow-Psychose zu diagnostizieren, eben weil das Syndrom so vielfältiger Genese sein kann, es sei denn, man betone das Beiwort „alkoholische" Korsakow-Psychose besonders und stelle sie der posttraumatischen, arteriosklerotischen, senilen usw. zur Seite.

Am meisten springen die Desorientiertheit der Kranken in Ort und Zeit, die Merkfähigkeitsstörungen und die eigenartigen Konfabulationen ins Auge. Man hat es sich eine Zeitlang sicher mit der Auffassung dieses Syndroms zu einfach gemacht und hat geglaubt, der Kranke fülle, gewissermaßen aus Verlegenheit und nicht ohne Schläue, die durch seine schwere Merkfähigkeitseinbuße und seine Erinnerungsstörungen anfallenden Lücken mit produktiven Konfabulationen aus. Somit täusche er geistige Gesundheit vor. Wie urteilsschwach er aber sei, komme darin zum Ausdruck, daß er trotz der spontanen Neigung, mit produktiven Einfällen seine Gedächtnisausfälle zu tarnen, sich suggestiv durch den Gesprächspartner in die unlogischsten Widersprüche verwickeln lasse, ohne davon affektiv betroffen zu sein.

Analysiert man diese Zustände eingehender, so bleibt zwar die Merkschwäche und bleiben die Konfabulationen, aber der Strukturzusammenhang stellt sich doch komplizierter dar. Seit Grünthal spricht man von einer „Einstellstörung", welche mehr als ein bloßes Gedächtnisversagen den Anlaß zur Konfabulationstendenz bietet. Neu Wahrgenommenes kann nicht mehr eingegliedert werden, weder in das Zeitgitter noch in übergreifende Sinnzusammenhänge, und häuft sich ungeordnet an. Was nicht eingegliedert und an seinen Ort getan wird, wird aber leicht „vergessen", das ist eine alte Erfahrung auch schon der Normalpsychologie. Fehlende Spontaneität, Mattigkeit, Auffassungserschwerung, uninteressierte, oberflächliche Zuwendung allem Aktuellen gegenüber, Affektivität ohne Nachhaltigkeit, alles das sind Faktoren, welche das Zustandekommen dieser „Desorientiertheit" begünstigen. Die alten Erinnerungsspuren sind dagegen leicht begehbar, auch der Begleitaffekt erscheint lebendig. Das Leben in der Vergangenheit, damit auch die Erinnerungs- und Reproduktionsfähigkeit, das kurz und sehr grob so genannte „Altgedächtnis", pflegt gut zu funktionieren. Insbesondere solange in den Anfangsstadien eines Korsakow-Syndroms die Gestimmtheit überwiegend euphorisch und der notwendige Antrieb vorhanden ist, kann man sich mit solchen Kranken recht gut über ihre früheren Erlebnisse unterhalten. Sie lassen sich dann auch anregen, kürzlich Erlebtes oder einfach im Gespräch Suggeriertes an Situationen, Gesprächen, kleinen Alltagsgeschehnissen usw. in den ihnen dargebotenen Rahmen einzugliedern, der rasch beliebig gewechselt werden kann, ohne daß dies dem Patienten besonders auffiele, und wobei er nun auch, das Thema aufgreifend, aktiv mitspielt. Wie in Wunsch- oder Angstträumen kann man sehen, daß Themen, die von dem Kranken noch stark mit Affekt besetzt werden können, inmitten der rasch sich bildenden und vergehenden, nicht mehr dem Vorhandenen sinnvoll eingegliederten Figuren im Erlebnisfeld, in konfabulatorischer Weise über längere Zeiträume hinweg bewahrt werden können. Später wird die Euphorie der Kranken häufig von einer stumpfen oder mürrischen Gleichgültigkeit bei großer Ermüdbarkeit abgelöst. Im übrigen ist es immer wieder bemerkenswert, wie tief in den Defekt hinein die Kranken denselben wenigstens kurzfristig mit Unbehagen und Verlegenheit selbst wahrzunehmen vermögen, bevor das peinlich berührte Schulterzucken, das verärgerte kurze Auflachen, das hilflose Aufblicken, die zum Glück für die Kranken ohne Nachhaltigkeit sind, wieder verschwinden. Mitunter ist es die affektspannende Situation, im Hörsaal vorgestellt zu werden, welche bei den Patienten eine solche Reaktion vorübergehend wieder hervorruft. Besonders bemerkenswert in frischeren Zuständen eines Korsakow-Syndroms ist die Auswahl der Situationen, in welchen sich die Kranken gerne bewegen und die, in eigenartig doppelter Orientierung, rasch an Grad der affektiven Besetztheit und des erlebten Realitätscharakters im Verhältnis zur tatsächlich gegebenen Umweltsituation hin und her fluktuieren. So werden z.B. über lange Wochen hindurch besonders affektbesetzte Situationen aus der Kriegszeit oder markante Szenen aus dem Berufsleben zäh festgehalten und mit der realen Gegenwart zu einem Mixtum compositum verschmolzen. Die Widersprüchlichkeiten, daß etwa Krankenschwestern hier auf der Staatsopernbühne Medikamente austeilen, werden nur auf recht massive Aufforderung überhaupt registriert und dann, im Grunde gänzlich uninteressiert an der Lösung eines offensichtlich spontan als solches gar nicht erlebten Problems, mit bagatellisierenden Redensarten abgetan. Zeh spricht von spielerischen Situationsbildungen. H. Scheller formuliert, daß die Rolle der eigenen Person in der jeweiligen aktuellen Situation verfehlt und verfälscht werde. Mangelhafte Orientiertheit und Falschorientiertheit als zentrale Störung im Delir und beim Korsakow-Syndrom dürfen nicht verwechselt werden.

Ein Korsakow-Syndrom bei chronischem Alkoholismus ist sehr selten vollständig rückbildungsfähig. Es schließt sich oft, akut einsetzend, an ein Delirium tremens, auch einmal an die viel seltenere Alkoholhalluzinose an, kann sich aber bei chronischem Alkoholismus auch eigenständig entwickeln. Auch in Verbindung mit der Wernickeschen Encephalopathie erscheint das Syndrom.

Eine Alkoholepilepsie als Krankheit besonderer Art aufzuführen, ist wenig sinnvoll. Daß ein cerebrales, genuines Krampfleiden durch einen Alkoholexzeß zum erstenmal Symptome machen kann, wurde schon erwähnt, ebenso, daß Alkoholmißbrauch bei allen genuin oder exogen entstandenen cerebralen Anfallkrankheiten anfallfördernd wirkt und solchen Patienten daher dringend Alkoholabstinenz zu empfehlen ist. Daß anatomische cerebrale alkoholbedingte Veränderungen symptomatisch epileptische Anfälle verursachen können, ebenso wie alle Zustände von kreislaufbedingter Hypoxämie im Gehirn, darf als gesichert betrachtet werden. Aber auch hier ist es sachgerechter, von einer epileptischen Symptomatik bei chronischem Alkoholabusus zu sprechen als von einer „Alkoholepilepsie".

Die „Dipsomanie", das Quartaltrinken, wie man es populärerweise gelegentlich benannt hat, ist ebenfalls keine Krankheit sui generis. „Quartalsäufer" würde eigentlich bedeuten, daß der Betreffende in regelmäßigen, periodischen Abständen von etwa einem Vierteljahr zu trinken beginnt, um zwischendurch unauffällig zu sein. Solche regelmäßigen Perioden von Trunksucht kommen in Wirklichkeit selten vor, wohl aber in wechselnden Intervallen auftretende Episoden eines unbeherrschbaren Dranges zum hemmungslosen, unkontrollierten Trinken und zum Rausch bei fehlendem oder bescheidenem Alkoholbedürfnis in der Zwischenzeit. Den Boden bilden endothyme Verstimmungen, die meist aus dem Untergrund aufsteigen und selten reaktiv motiviert sind. Man kann hier von echtem Verstimmungstrinken reden, im Gegensatz zu dem Gebaren der haltlosen Psychopathen, die jeden Haus- oder Berufskrach mit einem Trinkexzeß quittieren. Die schwere Verstimmung der endothymen Dipsomanen wird demgegenüber als ein ganz elementares Drangerlebnis geschildert. Meist ist nach einigen Tagen das Bedürfnis nach Alkohol wieder verschwunden, aber der Betreffende hat sich durch Fernbleiben von der Arbeitsstätte und durch das Aufsehen, das seine häufig einsame Sauftour erregt hat, empfindlich geschadet. Mitunter geht eine solche Dipsomanie in einen chronischen Alkoholismus über.

Wegen des anfallartigen Auftretens der dipsomanen Exzesse hat man auch hier kurzschlüssig an die Anfallskrankheit genuine Epilepsie als Ursache gedacht und in der Dipsomanie ein epileptisches Äquivalent erblicken wollen. Das stimmt sicher nicht. Man findet unter Dipsomanen zweifellos auch einmal einen Epileptiker oder auch einen Hirntraumatiker, aber vorwiegend bestimmte psychopathische Persönlichkeiten und Menschen mit kurzfristigen, aber intensiven, mit einer gewissen Phasenhaftigkeit auftretenden Untergrunddepressionen, von denen problematisch ist, wieweit man sie nicht überhaupt in der Gruppe der verstimmbaren Psychopathen aufgehen lassen soll. Diese sind ja nicht nur reaktiv, sondern sehr oft auch ganz grundlos, von innen heraus, also endothym verstimmt.

g) Die Behandlung der akuten Alkoholvergiftung und der Komplikationen beim chronischen Alkoholismus

Beim Alkoholkoma, das sich mitunter beim Austragen von Wetten über die möglichst rasche Verkonsumierung hoher Mengen konzentrierten Alkohols als „Mutproben" ereignet (ein Alkoholspiegel über 4–5 $^0/_{00}$ im Blut gilt als tödliche Konzentration), handelt es sich vor allem darum, bei den tief bewußtlosen Patienten, die areflektorisch, schlaff und cyanotisch zu sein pflegen, Herz und Kreislauf funktionstüchtig und die Atemwege frei zu halten, um Hypoxämie und Bronchopneumonien zu vermeiden. Tropfinfusionen mit Lävosan, makromolekularen Lösungen, Blut- oder Serumkonserven, kombiniert mit Kreislaufmitteln wie Novadral sind notwendig. Intubierung zum Freimachen der Atemwege oder Tracheotomie kann erforderlich werden.

Wichtig ist die Behandlung der kritischen akuten Komplikationen, die auf dem Boden eines chronischen Alkoholismus erwachsen. Dazu gehören die angeführten verschiedenen voll ausgebildeten Alkoholpsychosen sowie flüchtigere toxische Episoden von Unruhe-, Angst- und Verwirrtheitszuständen mit abortiven deliranten Zeichen, die teils auf direkte Alkoholeinwirkung, teils, im einzelnen noch keineswegs völlig überschaubar, auf sekundäre Schädigungen, wie alimentäre Mangelstörungen und diencephale Regulationsstörungen, zurückgeführt werden.

Eine Entziehung soll nur stationär durchgeführt werden. Es ist leider oft recht problematisch, dies auf freiwilliger Basis zu tun, weil manche Patienten trotz vorheriger Versprechungen des Durchhaltens ihre Entlassung verlangen, wenn die Entziehungserscheinungen unangenehm zu werden beginnen und die Klinik keine Möglichkeit hat, einen nicht zwangseingewiesenen oder entmündigten Patienten in seinem eigenen Interesse über die kritische Zeit festzuhalten.

Unruhige Angstzustände mit vegetativer Dysfunktion, Zittern, Schwitzen, Übelkeit und Erbrechen zeichnen wie die akuten Intoxikationen gelegentlich auch die Abstinenzerscheinungen beim plötzlichen Absetzen des Alkohols aus.

Bei einer schweren akuten Alkoholvergiftung, in welcher ein Patient sehr erregt aggressiv oder raptusartig suicidal werden kann, kann man mitunter trotz möglichen Kreislauf- und Atmungskomplikationen eine wirksame Sedierung nicht umgehen. Am ehesten empfiehlt sich die intramuskuläre Injektion von 50 mg Truxal und 25 mg Atosil. Barbiturate und opiumhaltige Medikamente sind kontraindiziert (cave Scophedal!).

Die Behandlung des Delirium tremens, aber auch anderer Intoxikationspsychosen (z.B. durch Vergiftung mit Phanodorm und Weckaminen wie Amphetamin, Pervitin oder Preludin) geschieht heute stationär ganz bevorzugt mit Distraneurin. Wenn der Kranke schlucken kann, leitet man oral mit 3 Kapseln oder 3 Tabletten ein. Stellt sich die stark sedierende und hypnagoge Wirkung nicht innerhalb 1 Std ein, dann erhält der Patient noch einmal 2 Kapseln oder Tabletten. In den ersten Tagen der Behandlung werden weitere Dosen von 2 Tabletten oder Kapseln in Abständen von 2–3 Std verabreicht. Je nach Schwere des Krankheitsbildes wird langsam oder rascher mit der Dosierung zurückgegangen. Bei einer Dosis von schließlich 3mal einer Kapsel oder Tablette als Abschlußtherapie wird die gesamte Behandlung ca. 3 Wochen in Anspruch nehmen. Da es leider auch eine Tendenz zu süchtigem Distraneurin-Mißbrauch gibt, muß der Kranke vor der Entlassung mittelfrei sei. Nebenwirkungen der Tabletteneinnahme können Gastritiden sein. Allergien können in schweren Fällen zum Abbruch der Behandlung zwingen.

Kann der Kranke nicht einnehmen oder ist als Komplikation vorzugsweise bei Alkoholikern ein blutendes Ulcus vorhanden, dann muß die 0,8%ige Distraneurinlösung intravenös infundiert werden. Während der Infusion muß das Befinden des Patienten ständig von einer erfahrenen Pflegeperson beobachtet werden. In den ersten 24 Std werden insgesamt 1500–2500 ml infundiert, während dann für die nächsten Tage auf 1000–2000 ml zurückgegangen und dann wenn irgend möglich auf orale Verabreichung umgeschaltet werden soll. Herz- und Kreislaufbehandlung und gegebenenfalls Flüssigkeits-, Elektrolyt- und Calorienhaushalts-Sanierung werden in vielen Fällen notwendige zusätzliche therapeutische Maßnahmen darstellen.

Bei der Alkoholhalluzinose empfiehlt sich in erster Linie eine Insulinhypoglykämie in Kombination mit den üblichen neuroleptischen Medikamenten. Auch ACTH und Nebennierenrindenpräparate werden empfohlen. Bei der Möglichkeit, daß durch ACTH jedoch körperlich begründbare Psychosen verursacht werden können, die gleichfalls Halluzinationen und ein sehr schizophrenieähnliches Symptombild zeigen können, raten wir hier zur Vorsicht.

Chronisch gewordene Alkoholhalluzinosen, die nicht in einen hirnorganischen, sondern schizophrenen Dauerzustand ausmünden (s. oben), werden zweckmäßigerweise wie eine Schizophrenie mit einer Heilkrampfbehandlung oder einer systematischen neuroleptischen Kur behandelt. Die Heilungsaussichten sind gering.

Bei der Wernickeschen Encephalopathie sind hohe Dosen von Vitamin B_1, am besten im Gesamtkomplex, sowie durchblutungsfördernde Mittel, eventuell aber auch (Liquorbefund!) capillarabdichtende Präparate wie Vitamin K angebracht.

h) Psychotherapie. Fürsorge. Psychische Hygiene

Mit diesen körperlichen Behandlungsmethoden, der Entziehung im engeren Sinne, ist natürlich das Problem der Süchtigkeit des Patienten und ihrer Bekämpfung noch keineswegs behoben. Es sind damit erst die Voraussetzungen für die eigentliche Behandlung geschaffen, denn das Suchtproblem besteht, wie wir hörten, nur zu einem Teil aus der pathophysiologischen Seite des „Gewebehungers". Es ist deshalb ein ärztlicher Kunstfehler, Schnellentziehungen anzupreisen, die nur in einer somatischen Entwöhnung und einem medikamentösen Abfangen der Entziehungserscheinungen bestehen.

Am einfachsten hat man es mit denjenigen Süchtigen, die ohne besonders komplizierte psychopathische Persönlichkeitsstruktur aus gewohnheitsmäßigem Trinken heraus allmählich in die Sucht hineingeraten sind. Hier sind die Aussichten einer nachgehenden Fürsorge ohne Psychotherapie im engeren Sinne dann nicht schlecht, wenn ein guter Kontakt mit dem betreffenden Fürsorgearzt oder Fürsorger hergestellt werden kann und wenn auch die familiären und beruflichen Verhältnisse keine besonderen Konfliktstoffe bieten bzw. saniert werden können. Dabei ist das Problem der „Trinkerehe" besonders bedeutsam. Alkoholgegnerische konfessionelle Organisationen haben es heute mitunter deshalb schwer, an die Kranken heranzukommen und von ihnen – abgesehen von materiellen Nützlichkeitserwägungen – in ihrem Wollen wirklich akzeptiert zu werden, weil religiösweltanschaulichen Beeinflussungsversuchen gegenüber vielfach erhebliche Gleichgültigkeit und ablehnendes Ressentiment bestehen. Wichtig sind die Beratungs- und Fürsorgestellen zur Wahrnehmung von Pflegschaften, Bewährungshilfen u.dgl. sowie wegen Arbeitsvermittlung, Umschulung und Kontaktnahme mit Arbeitsamt und Betriebsfürsorge, aber auch zur notwendigen Aufrechterhaltung des laufenden Kontaktes zwischen dem Trinker und seiner Familie einerseits, der Krankenhausinstitution andererseits. Der Aufenthalt in vernünftig geleiteten Trinkerheilstätten, der ja nicht zu kurz bemessen werden darf (mindestens ein halbes Jahr), kann bei nicht allzu psychopathisch strukturierten Persönlichkeiten schon allein durch Umgewöhnung und Einordnung in eine tragende Gemeinschaft mitunter Gutes und Haltbares stiften.

Eine psychotherapeutische Behandlung im engeren Sinne stößt beim Gros der Alkoholsüchtigen deshalb auf erhebliche Schwierigkeiten, weil sie vielfach schon so weit charakterlich abgebaut sind, daß keine genügenden Ansatzmöglichkeiten für die Psychotherapie vorhanden sind, und weil sich außerdem so viele schwere anlagemäßige Psychopathen darunter befinden, daß für eine nacherziehende Psychagogik einfach keine tragfähige Substanz gegeben ist. Die beste Aussicht für jede Art von Psychotherapie bieten jene Süchtigen, bei denen, eine vitale Persönlichkeit mit dem nötigen Tiefgang vorausgesetzt, eine massive, lebendige Konfliktneurose besteht, die auch ohne den Ausgang in eine Sucht als Surrogat eine Psychotherapie hätte aussichtsreich erscheinen lassen. Vor allem aber muß der Patient selbst ehrlich mitmachen wollen. Anonyme Alkoholiker-Clubs haben, wie internationale Vergleiche ergeben, mitunter bemerkenswerte Erfolge hinsichtlich der Verhütung von Rückfällen zu verzeichnen.

i) Behandlungsaussichten und Prognose

Die Frage nach dem endgültigen Erfolg der Entziehungsbehandlungen ist schwer zu beantworten. Statistiken sind nur von beschränktem Wert, da sie gleichgeartete Maßstäbe der Besserung bzw. Heilung und eine wirklich lückenlose Nachkontrolle zur Voraussetzung haben müßten, wenn man die Einzelergebnisse vergleichen wollte. Die Arbeit der Weltgesundheitsorganisation eröffnet hier aussichtsreichere Möglichkeiten, als sie bisher bestanden.

H. Solms hat in mühevoller Arbeit Erhebungen an schweizerischen und deutschen geschlossenen Heil- und Pflegeanstalten sowie an Heilstätten für Alkoholkranke durchgeführt und die Ergebnisse mit amerikanischen verglichen. Erfolgszahlen der zahlreichen ambulanten Beratungs- und Fürsorgestellen ließen sich nicht exakt gewinnen. Aus der Zeit vor der Entziehungsunterstützung durch Medikamente kommt man zu einer Zahl von rund 20% gebesserten bis geheilten (auch zwangseingewiesenen) Alkoholikern etwa 6 Jahre nach Abschluß der Entziehung bzw. Internierung. Ungefähr gleich lagen allerdings die Zahlen, die sich auf Spontanbesserungen bezogen: Nach Janner wurden von chronischen Alkoholikern etwa 11% „ohne ärztlichen oder religiösen Zuspruch" jenseits des 45 Lebensjahres abstinent. Es ist überhaupt davor zu warnen, den älteren Alkoholikern geringere Chancen einzuräumen, wahrscheinlich ist sogar das Gegenteil richtig. Zuber berichtet aus Basel über 224 Patienten, deren Therapie durch Disulfiram gestützt wurde, wobei die Katamnesen bis zu 5 Jahre umfassen. Dabei handelt es sich um das repräsentativste Material auf dem Kontinent. Die Ergebnisse waren nach 5 Jahren: totalabstinent 14%, zeitweise abstinent oder mäßig, bei sozialer Sanierung 16%, sozial gebessert 33%, Mißerfolge 37%.

k) Neuropathologische Befunde

Zur Neuropathologie der Alkoholvergiftung mit Äthylalkohol: Bei der akuten tödlichen Intoxikation findet man nur die uncharakteristischen Befunde des Hirnödems und der Hyperämie auch der weichen Häute. Histologisch sind unspezifische Nervenzellveränderungen zu sehen. Blutungen führt G. Peters als Folge giftunabhängiger Gefäßveränderungen auf die blutdruckerhöhende Wirkung des Alkohols zurück. Elbel hat nachgewiesen, daß der überwiegende Teil der „Alkoholtodesfälle" nur mittelbar als Vergiftungsfolge angesprochen werden kann.

Was die chronischen Fälle angeht, so sind Verfettung von Nervenzellen sowie von Endothel- und Adventitiazellen der Gefäße ebenso wie Markscheidenuntergang uncharakteristische Erscheinungen. Bei der Polyneuritis findet sich, besonders distal, an den peripheren Nerven Zerfall von Markscheiden und Achsenzylindern, ebenso mitunter am N. opticus. Auch Netzhautzellen können zugrunde gehen („Alkoholamblyopie"). G. Peters denkt bei der oft erwähnten Atrophie des Gehirns mit erweiterten Liquorbinnenräumen an ursächlich mitwirkende senile und skleratheromatöse Vorgänge.

Bei der Pachymeningitis haemorrhagica interna, einer chronisch progredienten Erkrankung der harten Hirnhaut, handelt es sich um degenerative Vorgänge, als deren Ursache Kreislaufstörungen, Alternsvorgänge (kaum vor dem 50. Lebensjahr auftretend!) und Schädigungen durch Toxine in Anspruch genommen werden. Der Alkohol wird von G. Peters lediglich als eine Hilfsursache anerkannt. Psychopathologisch kommt es zu Zuständen von Benommenheit von verschiedener Tiefe, zugleich mit Kopfschmerzen, vor allem auch im Nacken, Schwindel, gelegentlichen motorischen Halbseitenzeichen mit Tonuserhöhung und Reflexdifferenzen sowie ab und zu zu Anfällen von generalisiertem und Jackson-Typ.

2. Die Arzneimittelsucht

a) Gebräuchliche Gruppen von Pharmaka, die Gewöhnung oder Sucht machen können: Alkaloide, Analgetica, Hypnotica, Analeptica, Tranquilizer, Ataraktica, Phantastica

Als Suchtmittel kommen neben dem Genußgift Alkohol vor allem die Gruppen der spasmolytischen und in hohem Maße schmerzstillenden Präparate (Alkaloide) in Frage, die von Hause aus vorwiegend den operierenden Krankenhäusern und in gewissem Umfang natürlich auch der inneren Klinik vorbehalten waren. Lange Zeit war neben dem Alkoholiker der Morphinist der klassische Süchtige. Reine Morphinisten sehen wir nicht mehr allzu häufig, aber nur deshalb, weil Morphium durch zahlreiche Ersatzmittel erheblich aus dem Arzneischatz verdrängt worden ist. Zu Morphin und spasmolytischen Ersatzmitteln treten als Suchtmittel anderweitige schmerzlindernde Analgetica, die in uferloser Menge auf den Markt geworfen und in der Öffentlichkeit zum Kauf angepriesen werden. Weiter sind die Schlafmittel (s.u.) zu nennen, für die das gleiche gilt, und als neueste Errungenschaft das Heer der tonisierenden, stimulierenden Medikamente und ihre Gegenspieler, die Tranquilizers und Ataraktica sowie Phantastica. Der kleinere Teil der heute zur Entziehung kommenden Süchtigen ist einzig und allein mit einem Mittel süchtig; fast immer läuft eine polymorphe Gewöhnung nebenbei: man raucht exzessiv, trinkt viel, kann ohne Schlafmittel keine Ruhe finden und ohne Stimulantien nicht munter werden. W. Scheid fand unter 3442 Fällen von unausgelesenen Aufnahmen der Kölner Universitäts-Nervenklinik 1006mal Angaben über „reichlichen" Verbrauch von Schlaf- und Beruhigungsmitteln sowie Analgetica. Nur 0,3% brauchten Opiate und verwandte Mittel. Unter Patienten, die zum Zweck der Begutachtung eingewiesen wurden, war der Mittelmißbrauch mit 15% besonders hoch.

Die pharmazeutische Industrie hört es nicht gern, wenn man das Wort Kraepelins zitiert „Gäbe es keine Ärzte, so gäbe es auch keinen Morphinismus" und hinzufügt, daß, wenn irgendwo im Interesse der bedrohten Volksgesundheit, dann auf dem Gebiet der Arzneimittel-Propagierung, die geschäftlichen Interessen der Industrie wenn nötig rücksichtlos seitens verantwortungsbewußter Ärzte beschnitten werden müssen.

Wie oft hat man gerade in der Ära einer weitgehenden Ablösung des Morphins durch andere hochwirksame Schmerzbetäubungsmittel bei der Ankündigung eines neuen Präparates seinen Augen nicht getraut, wenn man las, dieses Präparat X oder Y mache unter keinen Umständen Gewöhnung oder Sucht. Wenige Monate danach hatten wir dann die ersten an dem neuen Wundermittel süchtig Gewordenen zur Entziehung in der Klinik. So ging es bisher und so wird es auch bleiben, wenn nicht die Rauschgiftkontrolle wirklich ernst genommen wird.

Wichtig ist, daß auch Nicotin, Kaffee, Tee, ja daß schlechthin jedes Mittel, das man sich ausdenken kann, bei entsprechend veranlagten Persönlichkeiten suchtmäßig gebraucht werden kann. Man wird deshalb zu fragen haben, ob sich differenzieren läßt, wieweit einzelne Mittel – man kann unbeschadet der eben gemachten Zwischenbemerkung selbstverständlich nach wie vor von „Suchtmitteln" sprechen – besonders suchtgefährdend sind. Dabei kann man an ihre psychopharmakologische, etwa entspannende oder positiv euphorisierende, oder aber auch an ihre indirekte körperliche Wirkung denken, in dem Sinne etwa, daß der Versuch des Süchtigen zu Reduzierung und Abstinenz durch quälende Mangelerscheinungen nicht nur der entbehrten seelischen Stimulierung oder Mitigierung, sondern auch durch somatische Entziehungserscheinungen erschwert wird. Man darf also das Kind nicht mit dem Bad ausschütten und nun nur noch den seiner Struktur nach suchtgefährdeten oder süchtigen Menschen und gar nicht mehr das Gift sehen, denn es bleibt nun doch ein Unterschied, ob jemand glaubt, ohne seine täglichen dreimal 10 Baldriantropfen nicht auszukommen, oder ob er, um arbeitsfähig zu sein, bei täglich 40–60 Tabletten Preludin angekommen ist.

b) Zur Struktur des Rauschgiftsüchtigen. Wahl des Suchtmittels. Gewöhnung und Sucht

So lohnend ist es, etwa im Anschluß an Gedanken von Zutt sich mit dem Süchtigseinkönnen des Menschen überhaupt zu beschäftigen, und so richtig es ist, daß auch weit ab von aller Psychopharmakologie die Sucht als anthropologisches Problem besteht – man kann im wahren Sinne des Wortes ruhmsüchtig oder arbeitssüchtig sein – so haben wir uns hier doch mit der Arzneimittelsucht zu beschäftigen.

Staehelin hat eine ausgezeichnete Formulierung gefunden, indem er feststellte, daß jeder Süchtige, bewußt oder unbewußt, ein überstarkes Bedürfnis nach „Selbstverwandlung" habe. „Jeder Sucht liegt also ein schließlich unbezähmbar werdendes Bedürfnis nach Selbstveränderung im Sinne der Beruhigung und wohligen Entspannung, der Erheiterung und Erleichterung, der Steigerung der Arbeits- und Erlebniskraft, des Schmerzverlustes, der Berauschung oder Betäubung zugrunde." Bei Leibbrand finden wir die vorbildliche Charakterisierung des Süchtigen durch die Pythagoräer: „Nirgendwo eine Zentrierung haben, immer auf der Flucht ins Uferlose."

Unter dieser Formel lassen sich alle erdenklichen psychopathischen und erlebnisreaktiven, neurotischen Grundlagen der Süchtigen unterbringen. Ob wirklich auch eine vermehrte konstitutionelle vegetative Labilität bei Süchtigen festgestellt werden kann, muß offenbleiben. Staehelin glaubt, daß leptosomer Körperbau überdurchschnittlich oft vorkomme.

Man hat versucht, diejenigen Psychopathen- und Neurotikertypen herauszuheben, die zum Süchtigwerden mit bestimmten Mitteln besonders disponiert sind (vgl. oben). Viel ist dabei nicht herausgekommen. Auf alle Fälle findet man selbstunsichere, geltungssüchtige und asthenische willensschwache sowie stimmungslabile Persönlichkeiten bevorzugt, und zumeist kombinieren sich verschiedene abnorme Züge. Wieweit zur Psychopathie auch die Neuropathie als begünstigender Faktor hinzutritt, ist schwer zu sagen. Vergleicht man Selbstschilderungen des Süchtigwerdens, dann hat man den Eindruck, daß bei der Frage des „Hängenbleibens" an dem Toxon infolge einer raschen Gewöhnung des Organismus, der schon früh bei Entzug mit Abstinenzerscheinungen antwortet, auch die somatische Seite im einen oder anderen Fall mitwirken könnte.

Für die Schweiz hat Staehelin festgestellt, daß der genuß- und geselligkeitsbedürftige primitive Mensch der häufigste Alkoholikertyp sei, während zur Sucht mit Drogen eher die sensitiven Spielarten der oben angeführten Psychopathentypen neigen. Man kann weiter registrieren, daß im Gegensatz zu den Drogen der Alkohol im großen Ganzen eher ein Geselligkeits- als ein Einsamkeitsgift ist oder vielleicht besser war, zumal Frauen überwiegend Einsamkeitstrinkerinnen sind. Als Ausnahme gibt es beispielsweise beim Kokainismus auch ein Genießen der Wirkung in kleinen Zirkeln mit gemeinsamer sexueller Exzedierung, während beim Opiumrauchen in Gemeinschaft doch jeder einzelne in seinem Nirvana bleibt. Neuerdings macht der „Fernseh-Alkoholismus" von sich reden.

Die aus Amerika und Schweden zu uns und anderen europäischen Ländern gelangte Haschisch- und LSD-Welle ist vorwiegend von sozio-psychiatrischem Interesse und wohl erst in zweiter Linie ein Problem der einzelnen sucht-gefährdeten psychopathischen Persönlichkeit. Reizhunger, Empörung über die fortdauernden Kriege auf der Welt, Angst vor dem Hintergrund der Atombombe und Generationsprotest bilden einen verworrenen Komplex. Neben dem Haschisch und LSD beherrschen mehr und mehr auch „harte" Gifte die Drogenszene. (Näheres s. unten.)

Über den Unterschied von Gewöhnung und Sucht haben wir schon gesprochen (s. dort). Beim Alkoholkonsum trifft man sehr oft auf Gewöhnung, die noch nicht zur Sucht geworden ist und es auch nie zu werden braucht, und die betreffenden Menschen brauchen auch durchaus keine zur Sucht prädisponierenden psychopathischen Züge aufzuweisen. Beim Mittelmißbrauch ist diese „Zwischenzone“ unserer Erfahrung nach sehr viel schmäler. Eine Gewöhnung an Morphium ohne Sucht ist kaum vorstellbar, besonders nicht über längere Zeiten. Dagegen kennen wir jahrelange Schlafmittelgewöhnung auch ohne die Tendenz zur Dosiserhöhung und ohne Suchtcharakter. Eine akute oder chronische Intoxikation ist natürlich nicht von der Frage Gewöhnung oder Sucht abhängig. Sie kann auch bei Gewöhnung auftreten und ist bei Sucht auf die Dauer unausbleiblich.

Körperlich leisten für das Süchtigwerden Vorschub einmal Krankheiten, die für lange Zeit mit dauernden oder anfallsmäßig auftretenden Schmerzen verbunden sind. Vor allem sind Spasmen der Hohlorgane, Steinleiden, Dysmenorrhoen und Migräne zu erwähnen. Die gleiche Rolle spielen quälende juckende Hautkrankheiten, das Asthma und auf psychischem Gebiet die verschiedenen Verstimmungs- und Angstzustände und vor allem die Schlaflosigkeit.

Man kann neben die Entdifferenzierung und Primitivisierung des chronisch Alkoholvergifteten und Alkoholsüchtigen die „Entkernung“ oder „Aushöhlung“ der Persönlichkeit stellen, welche man bei den anderweitig Intoxizierten als chronische Folge hinter der oft so ansprechenden, scheinbar differenzierten Fassade findet (Pohlisch, Staehelin).

Bei den mit Morphium und Morphinabkömmlingen (Dilaudid, Dicodid, Dionin, Heroin) Süchtigen, unter denen sich viele Medizinalpersonen befinden, kommt es rasch zu einer pharmakologischen Gewöhnung, welche eine Steigerung der Dosis bis weit über die normale Toleranzgröße hinaus erzwingt. Synthetische, zum Teil an Wirkung dem Morphium überlegene Analgetica und Spamolytica mit gleichfalls schwerer suchtmachender Wirkung sind u.a. Dolantin, Polamidon, Fortral, Valoron und Cliradon.

Auf die Gewöhnung folgt das Stadium der chronischen Intoxikation mit schweren vegetativen Allgemeinsymptomen im Sinne der Vagotonie, körperlichem Verfall und psychischer Verstimmung mit zunehmender Einengung aller Interessen auf die Mittelbeschaffung. Anfängliche Euphorisierung nach Verabfolgung einer Spritze bleibt schließlich aus, und mehr und mehr muß sich der Patient darauf beschränken, die quälenden Abstinenzerscheinungen als solche durch ständig neue Mittelgaben hintanzuhalten.

c) Abstinenzerscheinungen bei Alkaloidsucht. Entziehung. Psychotherapie. Prognose

In der Abstinenz nach Alkaloidmißbrauch treten schwerste vegetative Störungen auf, diesmal vorwiegend im Sinne der Sympathicotonie mit Herzjagen, Schwitzen, Erbrechen, Durchfällen, Darmkrämpfen, Spasmen der Muskulatur und großer motorischer Unruhe. Dazu kommen psychisch schwere dysphorische Angstzustände, in welchen die Patienten ausgesprochen selbstmordgefährdet sind.

Nie lasse sich der Arzt von einem Patienten überreden, eine Entziehungskur im Privathaus durchzuführen. Ich habe es noch nie erlebt, daß er damit Erfolg hatte. Auch der scheinbar ehrlichste Süchtige lügt, läßt sich Mittel nebenher beschaffen, wenn erst die Abstinenzerscheinungen unangenehm zu werden beginnen. Eine Entziehung gehört auf einer geschlossenen psychiatrischen Abteilung durchgeführt, und man scheue im Interesse des Kranken und seiner oft sozial schwer gefährdeten Familie auch nicht vor Entmündigung und unfreiwilliger Einweisung zurück.

Die klinische Methode der Wahl bei Alkaloidsucht ist die plötzliche Entziehung, nicht die allmähliche Reduzierung der Dosis. Dabei wird der letzte, unangenehmste Schritt des völligen Absetzens nur hinausgezögert und muß dann erst getan werden, wenn der erste Elan des Süchtigen, sich entziehen lassen zu wollen, schon wieder verflogen ist. Wir entzogen früher mit Vorliebe unter Insulinschutz und setzten mehrmals innerhalb von 24 Std leichte hypoglykämische Zustände. Heute ist die Entziehung unter Sedierung durch Megaphen, Truxal und Atosil – aber auch Thymoleptika – und im Prädelir mit Distraneurin vorzuziehen. Barbiturate als Schlafmittel sind zu vermeiden. Statt dessen kann Chloraldurat eingesetzt werden. Auf eine Stützung des Kreislaufs ist zu achten. Der Klinikaufenthalt sollte mindestens 8 Wochen, besser aber ein halbes Jahr dauern. In dieser Zeit muß die unerläßliche Psychotherapie begonnen werden, die zusammen mit unvermuteten pharmakognostischen Kontrollen und überraschenden kurzen Quarantänebeobachtungen lange genug bemessen werden muß, wenn der ganze Aufwand einen Sinn haben soll.

Die größere Zahl von Patienten wird später wieder rückfällig. Trotzdem sind die Erfolgsziffern der Behandlung in den letzten Jahrzehnten deutlich angestiegen, nicht zuletzt wohl deshalb, weil einerseits der Bezug von Suchtmitteln zwar keineswegs unterbunden, aber erheblich durch die Gesetzgebung erschwert ist und weil andererseits die Entziehungskuren doch viel von ihren Schrecken verloren haben und sich deshalb mehr Patienten als früher entschließen oder bewegen lassen, sich in ärztliche Behandlung zu begeben. Kraepelin hatte unter seinen Morphinisten im Jahre 1910 6–8% Dauerheilungen. Jetzt rechnet man im groben Durchschnitt mit rund 30% nach mindestens 3 Jahre zurückliegender klinischer Entziehung.

d) Schlafmittelmißbrauch

Eine volksgesundheitlich besonders wichtige Rolle spielt der überall ungeheuer angestiegene Schlafmittelmißbrauch und die entsprechende Sucht. Psychopathische Haltlosigkeit, Wehleidigkeit, Angst inmitten der mannigfachen Gefährdungen und Unsicherheiten der apokalyptischen letzten Jahrzehnte, aber auch eine Art von psychischer Induktion und Mode, unverantwortliche Reklame u.a.m. haben dazu beigetragen. Auch hier steht die Ausgangspersönlichkeit unter allen Faktoren undiskutierbar an erster Stelle. Oft bleiben die Betreffenden an dem Mittel hängen, weil sie in einer Zeit der Schlafstörung damit bekannt wurden und nun die hypnotische Wirkung nicht mehr entbehren wollen. Besonders in psychischen Spannungs- und Konfliktsituationen entgeht man dem nächtlichen Konfrontiertsein mit den eigenen Gedanken bei Schlafstörungen. Schließlich entdecken dann manche Patienten auch eine entspannende Wirkung des Mittels, wenn sie es am Tag nehmen und kommen in eine dösig-gleichgültige, manchmal auch flüchtig euphorische Stimmung, welche innere Spannung, Angst und Dysphorie verschleiert. Es gibt schlechterdings kein Schlafmittel, mit dem man nicht süchtig werden könnte, weshalb es sich erübrigt, sie alle hier anzuführen. In vorderster Reihe stehen die Barbiturate.

Auch hier folgt wie beim Morphinismus auf die Phase der Gewöhnung des Organismus an das Mittel, die zu einer Steigerung der Dosis führt, wenn der Effekt gleich bleiben soll, diejenige der Intoleranz und chronischen Vergiftung. Hier treten im Gegensatz zum Morphiummißbrauch nun nicht selten ausgesprochene Psychosen auf. Wir finden die Bonhoefferschen exogenen Reaktionstypen der akuten körperlich begründbaren Psychosen, Bewußtseinstrübungen aller Grade bis zum Koma, Dämmerzustände, Rausch, Delir, Halluzinosen, Wahnbildungen und als Hinweis auf hirnorganische Schäden sehr bald das Hereinspielen eines amnestischen Syndroms sowie flüchtige neurologische Herdstörungen. Auch epileptische Anfälle können vorkommen, und zwar ebenso wie die akuten exogenen psychotischen Episoden auch nach Absetzen des Mittels innerhalb der ersten Tage.

Neurologische Symptome im Sinne von Reflexdifferenzen, Ataxien, Nystagmus und extrapyramidalen Reizerscheinungen sieht man nicht nur nach akuten Schlafmittelvergiftungen, sondern auch bei chronischem Mißbrauch, so daß dieses Bild zusammen mit den sehr erheblichen psychopathologischen Veränderungen nicht selten zunächst den Verdacht auf einen Hirntumor, eine Encephalomyelitis, eine Paralyse oder einen cerebralen Gefäßprozeß nahelegt. Die bei tödlich verlaufenden Schlafmittelvergiftungen im Nervensystem gefundenen Veränderungen wie Hirnpurpura, Diapedesis-Blutungen, Erweichungen und perivasculäre Nekrosen sind nach G. Peters Folge der zentral bedingten Kreislaufstörungen nach Lähmung der entsprechenden Regulationsstätten.

Auch ohne das dramatische Auftreten von akuten oder chronischen Intoxikationen der geschilderten Art mit den psychotischen und neurologischen Symptomen begegnen wir auch beim chronischen Schlafmittelmißbrauch verhängnisvollen Wesensveränderungen.

Diese bestehen wie bei den übrigen Süchtigen in einer ausgesprochenen Charakterdepravierung und einem zunehmenden Verlust an geistiger Regsamkeit, affektiver Differenziertheit und höheren Interessen. Eine deutlich organisch wirkende Antriebsverlangsamung sowie in schweren Fällen Anzeichen eines amnestischen Syndroms treten hinzu. Die Gestimmtheit kann moros, aber auch läppisch indifferent sein, der Kranke ist meist nicht dazu zu bringen, die sozial gefährdende Situation, in die er sich gebracht hat, nachhaltig ernst zu nehmen. Das Verantwortungsgefühl für seine Familie, für seinen Beruf, letztlich aber vor allem für den Ruin seiner eigenen Persönlichkeit geht ihm ab. Die Einengung auf „das Mittel“ beherrscht das wert- und bezugsverarmte, verkümmerte Dasein.

Körperlich findet man Anämien, Purpura und Agranulocytose.

e) Behandlung der akuten Schlafmittelvergiftung

Bei der Behandlung der akuten Schlafmittelvergiftung, der bei uns weitaus am häufigsten gewählten Suicidart, sind folgende Gesichtspunkte hervorzuheben: Der Patient soll sofort in eine Fachklinik eingewiesen werden. Bei Beherrschung der Technik und unter strengster Vermeidung einer unter Umständen tödlichen zusätzlichen Komplikation durch eine Aspirationspneumonie kann in den ersten Stunden nach der Vergiftung eine Magenspülung mit kleinen Flüssigkeitsmengen durchgeführt werden. Bei schwerem Darniederliegen des Kreislaufs können bis zur Klinikaufnahme kleine Mengen von peripher wirksamen Kreislaufmitteln, wie Veritol, intravenös gegeben werden. In der Klinik liegt das Schwergewicht dann auf Infusionen, einer sorgfältigen Trachealtoilette mit Absaugen des verstärkt produzierten Sekrets und Sauerstoffbeatmung durch Nasenkatheter, eventuell auch Intubation. Auf alle Fälle gilt es, die drohenden Hypoxieschäden des Gehirns zu vermeiden. Zentrale Lähmung der Atmung wird oft durch tiefsitzende Blockierung der Atemwege nur vorgetäuscht. Ist sie jedoch einwandfrei vorhanden, kann Megimid empfohlen werden (vgl. Behandlung der akuten Alkoholvergiftung).

Bei der chronischen Schlafmittelintoxikation entziehen wir langsam, um keine lebensbedrohlichen gehäuften epileptischen Anfälle zu provozieren. Manche Autoren sind von der von uns auch hier sehr geschätzten Insulinhypoglykämie abgekommen, weil sie eine krampfbegünstigende Wirkung von ihr fürchten. Wir haben uns bei unseren Fällen davon nicht überzeugen können. Vorsichtige Gaben von schwachen Neuroleptika – Kumulierung mit Barbituraten! – sind auch hier angebracht, müssen aber mit viel Fingerspitzengefühl gehandhabt werden. – Prognose und Aussichten der Psychotherapie sind hier nicht anders als bei den Morphinisten, also im ganzen leider mäßig, weil die psychopathische Struktur der Persönlichkeit des Süchtigen und die nur anfangs noch reversiblen Wesensveränderungen verhängnisvoll ineinandergreifen.

f) Stimulantien

Unter den Stimulantien, die gleichfalls süchtig machen, spielt in unseren Breiten das Cocain, das zwischen den beiden Weltkriegen auch in Europa vor allem in Kreisen der Unterwelt sehr verbreitet war, inzwischen wieder eine große Rolle. Pohlisch berichtete 1931 von Indien, daß man damals dort mit $^1/_2-1$ Million Cocainsüchtigen rechnete. Wichtig sind heute für uns die Weckamine, die zum Wachbleiben und Durchhalten bei anstrengender Berufsarbeit und zur Beseitigung von neurasthenischen Ermüdungs- und Hemmungszuständen mißbraucht werden. Amphetamin, Pervitin und Ritalin sind besonders gefragt, und für eine Reihe von Jahren hatte sich das Preludin sehr in den Vordergrund geschoben, das ursprünglich als Appetitzügler bei Abmagerungskuren angepriesen worden war. Hier sind Dosen von 30–60 Tabletten täglich keine Seltenheit. Die Mittel wirken zunächst antriebssteigernd, den Gedankenzufluß bei geistiger Arbeit und bei Gesprächen aktivierend und Dysphorien überspielend, weniger eigentlich euphorisierend. Frauen vor allem berichten über eine beträchtliche Steigerung der Libido. Sehr typisch ist in Stadien der Gewöhnung der verkrampfte, aber unproduktive Tätigkeitsdrang. Wir sahen Pervitinpsychosen von völlig schizophrener Symptomatologie mit allen Symptomen ersten Ranges ohne eine Spur von Bewußtseinstrübungen. Bei Preludin kommt es ebenfalls zu paranoiden Episoden mit akustischen und optischen Halluzinationen von rasch wechselndem Realitätscharakter und ausgesprochenen Residualwahnerscheinungen lange nach Abklingen der Halluzinosen. Auch diffus paranoische, mißtrauische Wahnentwicklungen ohne Sinnestäuschungen werden beobachtet. Katastrophal pflegt auch bei Preludinmißbrauch die Charakterdepravierung und das soziale Absinken zu sein. Alles wird unernst beschönigt, große Pläne werden vage erwogen, das Nächstliegende an Pflichten wird völlig gleichgültig vernachlässigt, ein Appell an die frühere Zuverlässigkeit scheint den Preludinsüchtigen gar nicht mehr zu erreichen. Das Leben besteht nur noch in vager Selbsttäuschung und uneinlösbaren Wechseln auf eine bessere Zukunft, während das reale Leben immer mehr verwahrlost.

Für die Entziehung, die nur in einer Fachabteilung durchgeführt werden sollte, gelten dieselben Gesichtspunkte wie bei den anderen Suchtmitteln auch.

g) Vergiftung mit Psychopharmaka

Vergiftungen mit Thymoleptica, zu denen es gelegentlich aus suicidärer Absicht heraus kommt, können zu einer schweren zentralen Atemstörung führen. Freihalten der Atemwege, Sauerstoffzufuhr, künstliche Beatmung und medikamentöse Behandlung sowie Beeinflussung der Hyperventilation sind die hauptsächlichen Maßnahmen der Intensivtherapie. Eine anfängliche Sedierung mit je 25 mg Truxal und Atosil intramuskulär ist notwendig, um einen zusätzlichen Sauerstoffverbrauch bei unruhigen Kranken zu vermeiden. Bei Vergiftungen mit Thymoleptica, die auch bei Kindern, die sich die bunten Dragees aus Arzneischränkchen und Handtaschen nehmen, können Erregungszustände und bei höheren Dosierungen tiefes Koma auftreten. Eventuell treten Myoklonismen oder cerebrale Krampfanfälle in Erscheinung. Kommt man zum akuten Ereignis, so ist eine Magenspülung angezeigt. In der Klinik wird eine Infusion von Blutersätzlösungen gegeben. Im übrigen ist die Behandlung Sache der Klinik.

Bei Vergiftungen mit Phenothiazinen treten oft die dramatischen Krämpfe extrapyramidaler Genese im Bereich der Zungen-, Schlund-, Gesichts- und Kaumuskulatur auf. Später kann es zu Bewußtseinsstörungen, zentralen Störungen der Atmung und des Vasomotoriums kommen. Es ist immer wieder eindrucksvoll, wie rasch auf intravenöse Verabreichung von Akineton die so bedrohlich aussehenden extrapyramidalen Paroxysmen verschwinden.

Tranquilizer, die in großen Mengen in suicidaler Absicht genommen werden, führen in der Regel zu keinen schweren Folgen.

Gegenüber dem Begriff „Nebenwirkungen" zieht Pöldinger „Begleiterscheinungen" vor, weil man nicht weiß, ob „Nebenwirkungen" nicht tatsächlich Symptome sind, die, wenn auch zunächst unerwünscht, vielleicht doch mit der eigentlichen therapeutischen Wirkung eng verknüpft sind, also kausalen Verbindungen mit dem klinischen Effekt entstammen. Dies gilt beispielsweise für extrapyramidale Symptome bei neuroleptischer oder vegetative bei thymoleptischer Behandlung.

Gefährlich sind die chronischen extrapyramidalen Störungen nach Phenothiazinbehandlung, die u.U. auf Dauer therapieresistent bleiben können.

3. Die Drogenabhängigkeit Jugendlicher

Spricht man heute von jugendlichen Drogenabhängigen, so ist damit eine ganz bestimmte Gruppe von Probanden gemeint, denen nicht generell der Mißbrauch bzw. die süchtige Abhängigkeit gemeinsam ist. Gedacht ist vielmehr an jene meist jugendlichen Menschen, die Drogen vom Morphintyp, Amphetamintyp, Canabistyp, Cocaintyp oder Halluzinogentyp einigermaßen regelmäßig über einen längeren Zeitraum zu sich nehmen. Angesichts der aus naheliegenden Gründen sehr hohen Dunkelziffern sind verläßliche Zahlen nur schwer zu erhalten, man muß jedoch davon ausgehen, daß die amtlichen Angaben über das Ausmaß der jugendlichen Drogenabhängigkeit auf sehr unsicheren Schätzungen und Hochrechnungen basieren.

Auch wenn das klinische Bild des suchtkranken Jugendlichen sich von demjenigen der Suchtkrankheit generell nicht unterscheidet, so ist es doch gerechtfertigt, dieses weit verbreitete Phänomen gesondert darzustellen. Das vor allem deswegen, weil gerade die Drogenabhängigkeit ohne den Bezug zur sozialen Situation der Gegenwart und unmittelbaren Vergangenheit kaum verständlich wird. Historisch hat sich die Drogenwelle an die Protestbewegungen in den USA und in der Bundesrepublik während der frühen 60er Jahre angeschlossen. Für eine kurze Zeitspanne – in Deutschland etwa in den Jahren 1968 bis 1970 – bestand unter den protestierenden Jugendlichen – bekanntlich überwogen damals die Studenten deutlich – ein allgemeiner Konsens hinsichtlich der politischen Zielsetzung. War es in den USA insbesondere der immer schrecklichere Züge annehmende Krieg, den die Vereinigten Staaten gegen die Vietnamesen führten, so artikulierte sich in der deutschen studentischen Protestbewegung ein tiefsitzendes Unbehagen an verkrusteten politisch-sozialen Strukturen, in deren restaurativem Grundzug die Studenten eine allgemeine Weigerung der Gesellschaft erkannten, sich mit dem Geschehen der Jahre 1933 bis 1945 selbstkritisch auseinanderzusetzen. Aus Gründen, die an dieser Stelle nicht zu diskutieren sind, verlor sich dieser Konsens rasch, und die Protestbewegung zerfiel zunächst in zwei Gruppen. Die eine mühte sich um eine politische Organisation mit dem Ziel, realistische oder utopische gesellschaftliche Veränderungen mit anfangs legalen, später eindeutig kriminellen Mitteln zu verwirklichen, während sich eine andere Gruppe der großen Verweigerung verschrieb. Sie lehnte die gesellschaftlich sanktionierten Ziele ebenso wie die zu ihrer Erreichung legitimierten Mittel ab und fand sich in Gruppen zusammen, die sich zunehmend in eigenständigen Subkulturen isolierten. Es entwickelte sich das, was heute als eine Szene bezeichnet wird, die durch eigene Kommunikationsstile und eine eigene Hierarchie von Normen und Werten charakterisiert ist. Die Struktur der Szene hat sich in den Jahren gewandelt, eine generelle Tendenz zur Aufsplitterung, zum Zerfall und zur Resignation der Mitglieder ist unverkennbar. Vor allem in den Städten ist diese Entwicklung offenkundig, mit ihr korrespondiert eine wehmütige Sehnsucht nach einer stillen Zuflucht auf einem abgelegenen Bauernhof, in dessen Abgeschiedenheit jene Lebensform uneingeschränkter Repressionsfreiheit verwirklicht werden soll, für die in den Großstädten angesichts des wachsenden Drucks administrativer Instanzen kaum mehr ein Freiraum zu finden ist.

Die Drogenwelle begann mit dem verbreiteten Genuß von Canabispräparaten, und es fanden sich zeitweilig prominente Befürworter einer Legalisierung des Canabisgebrauchs. Soziologische Untersuchungen machen deutlich, daß sich die sogenannte „weiche Drogenszene" im wesentlichen aus Intellektuellen und Kindern der mittleren bis gehobenen Sozialschichten rekrutierte. Sie alle strebten nach einer erfüllten Gegenwart und wiesen energisch den von politisch Engagierten geforderten

Verzicht auf aktuelle Bedürfnisbefriedigung zugunsten einer längerfristigen Veränderung zurück. Der Versuch, auch der sozialen Unterschicht diese Lebensform näherzubringen, aktualisierte die alten Spannungen zwischen Intellektuellen und Nichtintellektuellen und veranlaßte Letztere, das schichtspezifische Reflexionsdefizit dadurch auszugleichen, daß sie mit Hilfe sogenannter harter Drogen nicht eine Schärfung des Wahrnehmungsvermögens für brachliegende Kommunikationsformen anstrebten, sondern vielmehr den völligen Rückzug aus einer vermeintlich unerträglichen und jedem Versuch einer Veränderung trotzenden Welt. So entwickelte sich die harte Drogenszene nicht als konsequente Weiterentwicklung des weichen Canabisgebrauchs, sondern eher durch eine Ausbreitung des Bewußtseins unaufhebbarer Frustration auf eine andere soziale Schicht. Auch heute noch unterscheiden sich harte und weiche Drogenszene vor allem durch die bevorzugte Schichtzugehörigkeit ihrer Mitglieder.

Wie eine jede Sucht, so ist auch die Drogensucht der Jugendlichen keine Erkrankung sui generis, sondern ein Symptom. Deutlicher noch als bei den sogenannten klassischen Suchtleiden spielen jedoch bei ihrer Entwicklung soziale Faktoren eine bedeutsame Rolle, was insbesondere für den Mißbrauch der sogenannten weichen Drogen zu gelten scheint.

Die Folgen des Drogenmißbrauchs sind vielfältiger Natur; neben gravierenden körperlichen Dauerschäden, die den Psychiater ebenso wie den Internisten und Neurologen beschäftigen, verlangen vor allem die sozialpsychologischen Behinderungen besondere Aufmerksamkeit. Gifte vom Morphintyp, Amphetamintyp und Cocaintyp bergen die gleichen Gefahren in sich, die auch von den herkömmlichen Suchtmitteln bekannt sind. Sowohl die physische als auch die psychische Abhängigkeit entwickeln sich jedoch rascher als etwa beim Alkoholabusus.

Die Tatsache, daß sich die Drogenwelle Jugendlicher im Zusammenhang mit einer allgemeinen Protestbewegung ausgebildet hat, die bald nicht nur in dissoziales, sondern in kontrasoziales Verhalten der jungen Leute mündete, bedingte auf Seiten der Gesellschaft eine rasche Zunahme administrativer Sanktionsmaßnahmen. Während der Alkoholismus, der niemals den Zusammenschluß eigenständiger Subkulturen mit einem aggressiven sozialkritischen Impetus zur Folge hatte, von der Gesellschaft bis heute in weiten Grenzen nicht nur toleriert, sondern durch die legitimierte Reklame in öffentlichen Medien sogar ausdrücklich gefördert wird, mußte der Drogenmißbrauch der Jugendlichen bald zum Gegenstand staatlicher Intervention werden. In dem Maße, in dem sich die Abhängigen zum Teil kriminalisierten, wurde der Drogenmißbrauch generell in den Augen der Gesellschaft zu einem Straftatbestand. Dadurch boten sich den Betroffenen keine Möglichkeiten der legitimen Beschaffung des erstrebten „Stoffes" mehr, der Weg in die sogenannte Beschaffungskriminalität wurde vor allem von den physisch Abhängigen mit einer gewissen Zwangsläufigkeit beschritten. In Verbindung mit dieser Entwicklung steht der Aufbau gut durchorganisierter Systeme von Händlern und Zwischenhändlern, in deren Händen nicht nur der Nachschub liegt, sondern die auch ein unmittelbares kommerzielles Interesse an einer steten Ausweitung des Kreises der Abhängigen haben. Die Drogenszene mündete damit in eben jene Konsum- und Verhaltensmuster, die von der frühen Protestbewegung als Inbegriff eines repressiven kapitalistischen Systems heftig bekämpft worden waren.

Auch wenn in der Beschreibung eines leidlich charakteristischen sozialpsychopathologischen Syndroms, das sich nach langdauerndem Drogenmißbrauch in vielen Fällen entwickelt, eine notwendige Vereinfachung eines tatsächlich hochkomplexen Tatbestandes liegt, so findet der Erfahrene bei fast allen langjährig Drogenkranken Züge jener Verfassung, die mit der Bezeichnung des drogeninduzierten Amotivationssyndroms allenfalls annähernd zutreffend charakterisiert ist.

Es handelt sich um Jugendliche – männlichen oder weiblichen Geschlechts –, die meist jahrelang Drogen – etwa Canabispräparate, Halluzinogene, Opiate etc. – in hohen Dosen und einigermaßen regelmäßig eingenommen haben. Sie gelangen kaum einmal auf eigenen Wunsch zum Arzt und wenn, dann wegen aktueller sozialer, gelegentlich auch forensischer Komplikationen, nicht aber wegen eines eigentlichen Leidensdrucks. Meist sind es die Eltern, andere Angehörige oder berufliche Vorgesetzte, die nach vergeblichen Versuchen, den Betroffenen zu Einsicht und Verhaltensänderung zu bewegen, schließlich vom Arzt eine Hilfe erwarten. Die Patienten haben bis dahin meist einen langen Weg hinter sich, der vor allem durch einen gleitenden sozialen Abstieg gekennzeichnet ist. Nach einem durchschnittlichen Schulbesuch sind sie in den letzten Jahren in den Leistungen immer weiter abgefallen und haben die Schule schließlich verlassen oder verlassen müssen. Ein kurzer Versuch, eine Lehre zu absolvieren, scheitert nach Wochen oder allenfalls Monaten. Noch eine knappe Zeitspanne bleiben die Kranken in einer Wohngemeinschaft oder auch bei den Eltern lebend sozial halbwegs integriert, bis sie durch eine zunehmende Verwahrlosung und wohl auch wegen kleiner Eigentumsdelikte mit der Polizei in Konflikt geraten. Das Gespräch über die desolate Lebenssituation und die trübe weitere Prognose scheitert an dem absoluten Desinteresse der Kranken, an ihrer Gleichgültigkeit und emotionalen Indifferenz, die sich nicht selten hinter der Fassade des Angepaßten und scheinbar Kooperationsbereiten verbirgt. In Extremfällen richten sich die Patienten schließlich auf einer psychischen und physischen vita minima ein, die in einem bemerkenswerten Kontrast steht zu dem sozialen Herkunftsniveau. Das drogeninduzierte Amotivationssyndrom ist hinsichtlich seiner Ursache nicht als hirnorganisch determiniert zu verstehen und unterscheidet sich damit von den köprperlich begründbaren Psychosen etwa des Alkohol- oder des Medikamentensüchtigen. Es ist allenfalls partiell unmittelbar auf das Gift zurückzuführen; weit bedeutsamer sind Faktoren, die in der Persönlichkeit des Betroffenen liegen und in jener Subkultur, der er sich eben durch den Drogenkonsum als zugehörig empfindet. Im Grunde handelt es sich darum, daß eine ursprünglich, d.h. vor Einsetzen der Karriere eher spielerisch angenommene Attitüde – desjenigen nämlich, der die gesellschaftlich vermittelten Ziele ebenso ablehnt wie die zu ihrer Erreichung positiv sanktionierten Mittel – insofern zur rigiden und fixierenden Haltung wird, als die Ausgliederung aus der Gemeinschaft und die Integration in eine autistische selbstgenügsame Subkultur schließlich keine andere Einstellung mehr zuläßt. Was ursprünglich einmal Form eines Protestes und bewußter, kritischer Widerstand gewesen sein mag, ist nun Ausdruck einer extremen Reduktion menschlicher Möglichkeiten geworden, Ausdruck eines Verlustes jeglicher Zukunftsbezogenheit, einer Stabilisierung auf einer gleichsam punktförmigen Existenz, die die Vergangenheit leugnet und die Zukunft ablehnt.

Die Behandlung der Drogenkrankheit im eigentlichen Sinne umfaßt die akute Entgiftung, die in der Regel 8–10 Tage dauert, und den Entzug, der nur selten erfolgreich bleibt, wenn seine Dauer ein Jahr unterschreitet. Von besonderer Bedeutung ist daneben die Prophylaxe, der es um eine angemessene und verständliche Aufklärung zu tun sein muß, und die sich an Jugendliche wendet, die durch Schichtzugehörigkeit, Lebensalter und andere soziale Umstände als im besonderen Maße gefährdet gelten müssen. Der Prophylaxe entspricht eine sorgfältige Nachsorge, die besonders gewissenhaft und umsichtig geplant dem Umstand Rechnung tragen muß, daß auch der von der Droge befreite Patient unverändert als ein Suchtkranker anzusehen ist, der seine Karriere lediglich unterbrochen hat.

Die akute Entgiftung bedient sich heute zur Beherrschung der quälenden Entzugserscheinungen mit gutem Erfolg der Thymoleptika (z.B. Doxepin 200–400 mg pro Tag). Tranquilizer oder gar Substanzen vom Morphintyp müssen in dieser wie in jeder späteren Krankheitsphase vermieden werden, ein gleiches gilt für das Hemineurin. Die mehrmonatige Entwöhnung sollte in Abteilungen durchgeführt werden, die eigens auf die besonderen Bedürfnisse der Suchtkranken zugeschnitten sind und die zumindest für den Beginn der Behandlung eine hermetische Abschließung der Patienten von der Außenwelt zulassen. Die gemeinsame Entwöhnung von Alkohol- und Drogenkranken in der selben Abteilung erscheint gerechtfertigt, wenn die Alkoholkranken zahlenmäßig ein deutliches Übergewicht besitzen. Inzwischen hat sich eine Vielzahl von Modelleinrichtungen etabliert, die sich vor allem hinsichtlich des Therapieangebots voneinander unterscheiden. Trotz des großen Einsatzes von Mitteln und klug durchdachten Strategien sind die Erfolgschancen vor allem bei Suchtkranken vom Morphin- und Cocaintyp gering, nur selten liegt die Rückfallquote unter 80%.

Unverändert umstritten ist die Frage, ob gerade die „harten Drogen" geeignet seien, endogene bzw. funktionelle Psychosen ingangzusetzen. Nicht zu bezweifeln ist, daß man unter der Einwirkung dieser Substanzen gelegentlich Psychosen schizophrenen Typs aufbrechen sieht, die auch den eigentlichen Mittelkonsum überdauern können. Offen muß aber bleiben, ob es sich hier um symptomatische Psychosen handelt, um die Manifestationsförderung einer latenten Erkrankungsbereitschaft oder darum, daß ein Kranker in der Phase der beginnenden Psychose die erlebte Befindlichkeitsänderung mit Hilfe etwa von LSD oder Amphetaminen zu koupieren sucht.

C. Der Schwachsinn

1. Sozialmedizinische Bedeutung. „Angeborener" und „erworbener" Schwachsinn: kein echtes Gegensatzpaar

Der Schwachsinn ist von großer sozialmedizinischer Bedeutung. Sehr viele Schwachsinnige sind nicht oder nur sehr ungenügend oder vorübergehend in der Lage, ihren Lebensunterhalt auch in untergeordneten, ungelernten Berufen zu erwerben und müssen entweder von ihren Angehörigen oder von der öffentlichen Hand versorgt werden.

Die Allgemeinheit muß daran interessiert sein, daß Schwachsinnszustände rechtzeitig im Kindesalter festgestellt werden, um alle Möglichkeiten der Erziehungs- und Bildungsfähigkeit auszuschöpfen und somit bei einem gewissen Teil doch noch durch Hilfs- und Sonderschulen sowie berufliche Einschulung und nachgehende Fürsorge eine bescheidene soziale Einpassung zu erreichen. Dies wird versäumt, wenn man die schwachsinnigen Kinder mehr oder weniger sich selbst überläßt, weil der Schwachsinn nicht bemerkt wird. Sie versagen dann in den regulären Volksschulen dauernd, weil es für den überlasteten Lehrer nicht möglich ist, sich mit ihnen besonders zu beschäftigen. In ländlicher Häuslichkeit mag es noch am ehesten angehen, daß charakterlich gutmütige leichter Schwachsinnige als mehr oder weniger brauchbare und willige Hilfskräfte auf dem Hof von Eltern und Verwandten ein leidlich befriedigendes Leben fristen und ihr tägliches Brot verdienen. Dies sind jedoch, gemessen an der großen Zahl der Schwachsinnigen, immer gewisse Ausnahmefälle. Vielfach geht es auch darum, die Schwachsinnigen vor Mißbrauch und Ausnutzung zu schützen und ihnen ein menschenwürdiges Dasein zu sichern. Umgekehrt muß gegebenenfalls auch die Gesellschaft geschützt werden, zumal vor allem leicht Schwachsinnige einen beträchtlichen Prozentsatz der Dis- und Antisozialen stellen. Dabei handelt es sich je nach Temperament bei männlichen Jugendlichen um arbeitsscheue Bummler und Landstreicher, um Gelegenheitsdiebe, aber auch um willfährige Handlanger bei schweren Verbrechen; außerdem werden von Schwachsinnigen nicht selten Sexualdelikte und -verbrechen (Exhibitionismus, Inzest, Nötigung und Vergewaltigung, Sexualmord) begangen. Hinzutretender chronischer Alkoholismus spielt eine erhebliche Rolle. Weibliche schwachsinnige Jugendliche leichteren Grades stellen bei einigermaßen passablem Aussehen einen hohen Anteil der Prostituierten niedrigen Ranges. Dies alles hat nur teilweise mit dem angeborenen Intelligenzrückstand als solchem zu tun, wenngleich die mangelnde Fähigkeit, größere Zusammenhänge der eigenen und fremden Lebensverhältnisse zu überschauen, und das Fehlen höherer Urteils- und Begriffsbildung sowie die Möglichkeit, sich selbst mit kritischem Abstand zu beurteilen, eine wichtige Rolle spielen. Von noch größerer Bedeutung für soziales Entgleisen sind die mit den Intelligenzmängeln in den weitaus meisten Fällen von Schwachsinn vergesellschafteten sonstigen seelisch abnormen Züge: der Persönlichkeitstiefstand. Dazu gehören Abnormitäten der Stimmungs- und Temperamentslage und eine häufig vorhandene Halt- und Willenlosigkeit mit abnormer Bestimmbarkeit und Verführbarkeit durch andere Menschen und durch Lebenssituationen. Es läßt sich leicht vorstellen, welche Gefährdung solche psychopathischen Züge zusammen mit dem Schwachsinn für die Betreffenden bedeuten. Besondere Schwierigkeiten bereitet die oft sehr starke sexuelle Triebhaftigkeit, die nicht selten dazu führt, daß tieferstehende Schwachsinnige von der Zeit der Geschlechtsreife ab wegen inzestuöser Tendenzen oder sexueller Attacken auf Kinder der Umgebung nicht mehr zu Haus gehalten werden können.

Gemeinhin stellt man dem angeborenen Schwachsinn den erworbenen Schwachsinn gegenüber und setzt den erstgenannten nachlässigerweise mit dem genuinen, oder womöglich erblichen gleich. Das ist falsch und wird den tatsächlichen Verhältnissen nicht gerecht. Angeboren bedeutet lediglich, daß der Schwachsinn bzw. seine Voraussetzungen schon beim Eintritt in das extrauterine Leben bestehen. Damit ist keineswegs entschieden, ob es sich nun 1. um einen Schwachsinn ohne hirnpathologischen Befund (den eigentlichen klassischen, „angeborenen" Schwachsinn also), 2. um einen auf dem Boden einer fetalen Hirnanlagestörung erblicher oder nichterblicher Natur, 3. um eine exogene embryonale Schädigung im Mutterleib (Rubeolen, Lues, Toxoplasmose usw.) oder 4. um eine Schädigung intra partum im Geburtskanal handelt. In allen vier Fällen wird der Schwachsinn bzw. werden seine körperlichen Grundlagen bei der Geburt mit auf die Welt gebracht und sind also insofern angeboren. Nur bei zweien von den aufgeführten Möglichkeiten jedoch ist angeboren = ererbt zu setzen, und zwar bei einem wahrscheinlich recht großen Teil der Fälle von „angeborenem" Schwachsinn ohne hirnpathologischen Befund und bei den erblichen Hirnmißbildungen einschließlich der sich erst nach einem gewissen Intervall manifestierenden Formen.

Wenn wir begrifflich ganz exakt sein wollten, dürften wir bei den Beispielen 3 und 4 wie bei allen post partum durch direkte oder indirekte Schädigung des Gehirns zustande kommenden Schwachsinnszuständen grundsätzlich nicht von einer Debilität, sondern müßten von einem erworbenen Schwachsinn, also von einer Demenz, reden. Nur wenn man sich die Verhältnisse ganz klar macht, kann man es sich gestatten, ohne Begriffsverwirrung sich des etwas schlampigen, eingeschliffenen Sprachgebrauchs zu bedienen, ohne die Tatbestände selbst zu verkennen.

2. Die Intelligenz und ihre Störungen. Debilität, Imbezillität, Idiotie

Die altehrwürdigen klinischen Begriffe: Debilität, Imbezillität und Idiotie stellen keine Differentialdiagnosen dar. Am besten würde man ganz auf sie verzichten. Sie bezeichnen nichts anderes als einen Schweregrad der Ausfälle, und es genügt vollauf, von leichtem, mittlerem und schwerem Schwachsinn zu sprechen. Man kann sagen, daß die schwersten Schwachsinnsgrade (Idiotie) zweifellos häufiger von Zeichen körperlicher Mißbildung begleitet werden und daß unter ihnen der höchste Prozentsatz von Hirnschädigungen und Anlagestörungen zu finden ist, während die sozial so besonders schwergewichtigen leichten bis mittleren Fälle mit ihrem stufenlosen Übergang zur üblichen Dummheit als reine Minusvariante der Verstandsbegabung am seltensten Mißbildungsstörungen des Gehirns oder Merkmale einer intrauterin erworbenen exogenen Schädigung aufweisen und in der überwiegenden Mehrzahl als erblich bedingte Spielarten aufzufassen sind, bei denen uns Neuropathologie und Pathophysiologie bis jetzt im Stich lassen und keine Befunde liefern.

Die Frage, ob bei den Menschen mit unterdurchschnittlich dürftiger Intelligenz dieser Mangel erblich angeboren oder früh erworben ist – klinisch und wissenschaftlich natürlich von Bedeutung – ist in der Praxis leider nicht immer mit Sicherheit zu entscheiden. Insbesondere wenn keine neurologischen oder durch Encephalogramm, Angiogramm, Elektroencephalogramm oder Schädelleeraufnahme nachweisbaren Hirnschäden gefunden werden und man auf den klinisch-psychopathologischen Befund angewiesen bleibt, kann die Unterscheidung manchmal unmöglich sein. Im Gegensatz zur Feststellung einer erworbenen Demenz beim Erwachsenen steht uns beim Kleinkind kein Vergleich mit der vor Einsetzen der Hirnschädigung vorhanden gewesenen ungestörten Intelligenzleistung zur Verfügung. Wir können nur die Entwicklungsverzögerung, das sich immer mehr manifestierende Leistungsdefizit feststellen, und zwar gleichermaßen bei den ererbt angeborenen wie frühzeitig erworbenen Oligophrenien, es sei denn, das Kind habe beim Eintritt der Hirnnoxe bereits einen Entwicklungsstand erreicht, der sich einwandfrei festlegen und dessen erst danach zum Defekt führende Schädigung sich zeitlich bestimmen und an einer Leistungsminderung wie beim dement werdenden Erwachsenen nachweisen läßt.

Dabei ist als weitere Komplikation zu bedenken, daß es auch Intelligenzstörungen gibt, die sich zwar erst erhebliche Zeit nach der Geburt manifestieren, deren Anlagen jedoch eindeutig ererbt sind. Ähnlich wie wir es bei den cerebralen Krampfleiden, insbesondere bei der sog. genuinen Epilepsie, die wir auch die „endogene Form" nennen können, gesehen haben, hat die Verfeinerung der neurologischen, neurophysiologischen und neuropathologischen Diagnostik und haben die subtileren Ergebnisse der Humangenetik die ursprünglich sehr umfangreichen endogenen Kerngruppen immer mehr zugunsten der exogen verursachten Formen zusammenschrumpfen lassen.

Was Schwachsinn eigentlich ist, ist gar nicht so leicht begrifflich zu bestimmen. Die hübsche Definition Kraepelins, Schwachsinnige seien Leute, in deren Gehirn nicht viel los ist, trifft zwar das Wesentliche durchaus, wird aber zweifellos wissenschaftlich für nicht „seriös genug" gehalten werden. Zwei Definitionen der Intelligenz, um deren Mängel es sich ja beim Schwachsinn handelt, besagen im Grunde nicht viel anderes. Nach W. Stern ist Intelligenz die Fähigkeit, sich unter zweckmäßiger Verfügung über Denkmittel auf neue Forderungen einzustellen. K. Schneider nennt Intelligenz das Ganze der Denkanlagen und Denkvollzüge mit ihrer Anwendung auf die praktischen und theoretischen Aufgaben des Lebens. Nicht umsonst ist in beiden Definitionen neben den „Denkmitteln" bzw. den „Denkanlagen und Denkvollzügen", also gewissermaßen dem zur Verfügung stehenden Fundus, besonders von der zweckmäßigen Verfügung oder Anwendung die Rede. Sich auf neue Forderungen einzustellen bedeutet, daß Intelligenzleistungen sinnvolle Beurteilung und Bewältigung von neuen Situationen ermöglichen müssen. Dies ist der Unterschied gegenüber übungsmäßig eingeschliffenen Dressurleistungen in einem festgelegten Bereich, wozu nicht allzu schwer Schwachsinnige mitunter durch Geduld und Geschick gebracht werden können (Arbeitstherapie in Anstalten). Zweifellos ist mit den Verstandesgaben, der Begabung, wie die Sprache trefflich sagt, die Verfügbarkeit mit gemeint, auf die es im Endergebnis für den Menschen ankommt. Hier verlassen wir aber schon die isolierte Betrachtung der Intelligenz, wenn wir feststellen, daß es in einem allerdings verhältnismäßig eng begrenzt zu denkenden Rahmen wiederum soziale Umweltfaktoren der Entwicklungsbehinderung oder Förderung des Vorhandenen, andererseits persönlichkeitseigene Wesenszüge, wie Faulheit oder Fleiß, Ermüdbarkeit oder Durchhaltevermögen, Indolenz oder lebhaftes Temperament, sind, welche die vorhandenen Gaben auswerten oder verkümmern lassen können. Was durchweg beim Schwachsinn kümmerlich ist, ist abstrahierendes Denken auf welchen Gebieten auch immer. Das läßt sich eindrucksvoll schon beim Rechnen Schwachsinniger zeigen. Konkret mit Geldscheinen und Münzen werden z.B. bescheidene Rechenleistungen noch vollbracht, die im gleichen Zahlenbereich völlig mißlingen, wenn mit reinen Zahlen gerechnet werden soll. Das Bilden von Begriffen bleibt in Ansätzen stecken, das Finden übergreifender Gemeinsamkeiten, das Ordnen nach Analogien und vollends Sinnentsprechungen, alles, was man das höhere Urteilsvermögen heißt, ist schwach entwickelt bis völlig unentwickelbar je nach dem Grad der Oligophrenie. Dabei können Einzelleistungen wie das Gedächtnis, welches wir nicht zur Intelligenz rechnen, von dem her aber die Intelligenzfunktionen schon allein deshalb störbar sind, weil kein „Material" mehr festgehalten oder mobilisiert werden kann, sogar abnorm gute Leistungen aufweisen.

Ein Imbeziller, der Zahlen erkennen und benennen und der auch Wörter buchstabieren und notdürftig schreiben kann, setzt die Hörer der Vorlesung dadurch in Erstaunen, daß er zu jedem ihm genannten beliebigen Datum bis zurück zum vorvergangenen Jahr nach sekundenlangem Besinnen sofort den richtigen Wochentag nennen kann, ohne sich auch nur einmal zu täuschen. Er berichtet stammelnd und agrammatisch, er sehe die Tage mit dem Datum im Kalender stehen und könne das deshalb sagen. Hier spielen zweifellos sog. eidetische Fähigkeiten, d.h. ein abnorm zuverlässiges optisches Vorstellungs- und Reproduktionsvermögen eine maßgebende Rolle. Es gibt in der Literatur eine Reihe bemerkenswerter Beobachtungen über solche isolierten Höchstleistungen bei sonstigem Intelligenztiefstand, so z.B. einige Berichte über wahre Rechengenies, aber auch musikalische oder bildnerische überdurchschnittliche Talente („Musikdackel", „Katzenraffel"). Zu den Formen des gehobeneren Schwachsinns rechneten witzige Autoren wie E. Bleuler, Möbius oder E. Kretschmer den sog. „Salonblödsinn", der sich heute auf parties oder gar high parties naiv selbstsicher ausbreitet, sowie die Unterhaltung in besseren Damenkränzchen und an Stammtischen. Wir stellen also in den Mittelpunkt der Oligophrenie die Unterentwicklung bzw. das Fehlen der Urteilsfähigkeit und der Begriffsbildung und damit Hand in Hand auch die Unfähigkeit der Aneignung und Verarbeitung alles Wissensstoffes, welcher zur Bewältigung der praktischen und theoretischen Aufgaben des Lebens erforderlich ist. Daß bei leichteren Graden eine gewisse praktisch-alltägliche Handfertigkeit erworben werden kann, bei charakterlicher Zuverlässigkeit auch eine sorgende Übersicht über einen ganz klein umgrenzten Verantwortungsbereich, ist hervorzuheben.

Bei schweren Graden des Schwachsinns ist übrigens auch bei völligem Fehlen neurologisch faßbarer Störungen häufig Ungelenkheit und Ungeschick der Motorik vorhanden. Ausnahmen gibt es natürlich auch hier. Der oben erwähnte imbezille Gedächtniskünstler, der sich wie die meisten höhergradig Oligophrenen auch so ungeschlacht und täppisch bewegte, daß man schon allein daraus die Diagnose des Schwachsinns stellen konnte, zeichnete subtil-stilisierte kleine Landschaftsbilder, die nicht ohne ästhetischen Reiz waren.

Hand in Hand mit der undifferenzierten Motorik geht auch die mimische Grobheit bei den Oligophrenen. Beim Lachen der meisten höhergradig Schwachsinnigen fällt mir immer der Vers von Franz Werfel ein, in dem es heißt: „Lächeln ist keine Falte, Lächeln ist Wesen vom Licht! Erst im Menschengesicht wird das Licht als Lächeln geboren!"

K. Schneider spricht treffend davon, daß sich um den Mittelpunkt des Phänomens Schwachsinn, wie wir ihn geschildert haben, gewissermaßen ein Hof von möglichen anderen Anomalien und Störungen lagere. Dazu kann man Beeinträchtigungen der Merk- und Erinnerungsfähigkeit, der Aufmerksamkeit, der Auffassung und vor allem bei schweren Fällen des Sprechens und des Sprachverstehens rechnen. Dadurch sind wiederum die Kommunikationsmöglichkeiten und die für den Menschen wichtigsten Bildungsmöglichkeiten versperrt.

K. Schneider, der sich um das sonst sehr vernachlässigte Kapitel der Psychosen der Schwachsinnigen besonders angenommen hat, hat auch auf eine selten klar bedachte Unterscheidung der Schwachsinnigen von den Infantilen, Primitiven, Einfältigen (Einfachen, Schlichten) hingewiesen. Infantilität (eigentlich „Kindlichkeit") und Primitivität haben mit Schwachsinn ihrem Wesen nach nichts zu tun. Der Infantile ist ein retardiert gebliebener, oral-anspruchsvoller, unausgereifter, triebunsicherer vitaler Kümmertyp, der zugleich hochintelligent sein kann. A. Huxley hat einen solchen infantilen Genialen in seinem Roman „Das Genie und die Göttin" anschaulich sarkastisch geschildert.

Auch Primitivität, vor allem in der Trieb- und Affektstruktur, die leicht zu Kurzschlußausbrüchen führt, braucht durchaus keine Beziehungen zum Intelligenzgrad aufzuweisen.

Die einfältigen Einfachen schließlich sind die Arglosen, Vertrauenden, welche mit der List der Welt nichts zu tun haben. Auch das sagt nichts über den Verstand aus, und ein schlichter, einfacher Verstand bedeutet durchaus nicht Schwachsinn. Wiederum Franz Werfel hat in seinem großen Roman „Barbara oder die Frömmigkeit" eine solche Frauenfigur, eine Magd, in den Mittelpunkt des Geschehens gestellt und ein anderes Mal, wiederum in der Gestalt einer Magd versinnbildlicht, in der kostbaren Erzählung vom „veruntreuten Himmel", dieses Wesen des Einfältigen mit der Gloriole des Heiligen geschmückt. Auch Dostojewskis Fürst Myschkin, der „Idiot", ist ein solcher exemplarischer Einfältiger, hier ein an Epilepsie leidender.

3. Endogener und exogener Schwachsinn

Beginnen wir zunächst mit den leichten Schwachsinnsformen. Hier kann man auf Grund der neuesten Untersuchungen (Benda) annehmen, daß etwa $^{1}/_{5}$ der Fälle auf einem nachweisbaren exogenen Schaden beruht, den das Gehirn ab dem Embryonalalter zu irgendeiner Zeit erfahren hat, während $^{4}/_{5}$ endogener Natur sind und keinerlei Hirnschaden erkennen lassen. Bei den schweren Fällen von Intelligenzdefekt (Imbezillität und Idiotie) dürften die Verhältnisse etwa umgekehrt liegen. Bei diesen $^{4}/_{5}$ nun ist es recht problematisch, eine Grenze zwischen der reinen, normalen Dummheit als einer Minusvariante der üblichen durchschnittlichen Intelligenz und dem endogenen erblichen Schwachsinn zu ziehen, denn auch schwache Begabung kann sich wie Hochbegabung vererben. So finden wir in unserer Diagnosentabelle (s. dort) den angeborenen Schwachsinn im hier gemeinten Sinn folgerichtig unter I, den seelischen Abnormitäten als Persönlichkeitsvarianten ohne Krankheitscharakter neben den psychopathischen Persönlichkeiten angeführt, den exogenen Schwachsinn mit Hirnbefund (unbeschadet seiner vererblichen oder frühkindlich exogen Genese) dagegen unter den körperlich begründbaren Störungen.

Die festgestellten Häufigkeitszahlen liegen auf dem alten und neuen Kontinent ungefähr in derselben Ordnung. v. Verschuer findet in der Durchschnittsbevölkerung etwa 2–3% Debile, $^{1}/_{2}$% Imbezille und etwa $^{1}/_{4}$% tiefstehende Oligophrene, wobei hier kein Unterschied zwischen endogen und exogen gemacht ist. In Bausch und Bogen wird man den angeborenen endogenen Schwachsinn mit ungefähr 1% der Bevölkerung ansetzen können. Die Amerikaner Allen und Kallmann bestätigen die früheren Ergebnisse, daß bei eineiigen Zwillingspaaren eine hohe Konkordanz vorhanden ist und daß beim endogenen erblichen Schwachsinn der Vererbung gegenüber allen Umwelteinflüssen die ausschlaggebende Bedeutung zukommt. Bei leichteren Fällen nehmen viele Erbbiologen einen dominanten, bei hochgradiger Oligophrenie einen rezessiven Erbgang an. Im einzelnen ist hier jedoch noch das meiste offen. Ist ein Elternteil endogen schwachsinnig, so ist bei rund 30% der Nachkommenschaft, sind beide Eltern schwachsinnig, bei über 65% Schwachsinn unter den Nachkommen zu erwarten. Das Problem der Gattenwahl bei Schwachsinnigen, ein sozialmedizinischer Gesichtspunkt, kann zu einer Häufung ungünstiger Erbanlagen bei den Nachkommen führen, was bei dem Miteinandervorkommen degenerativer Krankheiten in einzelnen Fällen insofern berücksichtigt werden muß, als der Schluß nicht erlaubt ist, diese hätten genetisch etwas miteinander zu tun. Leicht schwachsinnige, aber leidlich hübsche Mädchen haben im allgemeinen etwas bessere Aussichten, noch einen vollwertigen Geschlechtspartner zu bekommen, als schwachsinnige junge Männer, die einer Partnerin auch keine bescheidensten sozialen Ansprüche erfüllen können und deshalb ausschließlich auf „ihresgleichen" angewiesen zu sein pflegen.

Neben dem geschilderten exogenen Schwachsinn gibt es eine verwirrende Fülle von erblichen Sonderformen mit neurologischen Störungen im Sinne der Spastik, der cerebellaren Ataxie, der Muskelatrophie, aber auch mit Erscheinungen wie Retinitis pigmentosa, Augenanlagestörung, Katarakt, angeborene Taubheit usw., die im einzelnen nur den Fachmann interessieren. Erbliche Beziehungen des Schwachsinns zu den endogenen Psychosen lassen sich nicht finden, ebensowenig zu den Kretschmerschen Konstitutionstypen, wenn man davon absieht, daß unter Schwachsinnigen viele Hypoplastiker und Dysplastiker sind. Es hat den Anschein, als erkrankten Schwachsinnige selten an einer cyclothymen Depression.

Die Mikrencephalie, eine Anlagestörung des kleinbleibenden Gehirns mit entsprechend winzigem Hirnschädel (Umfang unter 50 cm) ist mit Schwachsinn verbunden und folgt dem rezessiven

Erbgang. Das gleiche Symptombild kommt jedoch auch exogen verursacht vor.

Mit Schwachsinn einher gehen ferner die oft auch cerebrale Krampfanfälle zeigenden, Nervensystem und Haut befallenden Krankheitsbilder der tuberösen Sklerose und der Sturge-Weberschen Krankheit mit Gefäßmißbildungen in Gehirn, Haut und Aderhaut des Auges. Besonders wichtig ist die tuberöse Sklerose mit bindegewebig-tumorösen Herdchen in der Hirnrinde, an inneren Organen und der Haut des Gesichts, wo sich eine rötliche, schmetterlingsartig um Nase und Augenfeld verteilte Bildung von sog. Adenoma sebaceum zeigt. Bei dieser Krankheit ist bemerkenswert, daß sie zumeist vor dem 6. Lebensjahr manifest wird, nicht aber von Anfang an Symptome zu machen pflegt.

Unter der großen Gruppe der im allgemeinen sehr summarisch als Littlesche Krankheit bezeichneten zentralen spastischen Lähmungen hat man lange Zeit fälschlicherweise nur die durch Blutungen beim Geburtsakt verursachten Paresen verstanden. Hier ist die Schädigung natürlich rein exogener Natur, bedingt durch Gefäßrupturen oder schwere Hypoxämieschäden im Gehirn u.dgl.

Hinter dem gleichen Syndrom können sich jedoch noch weitere, völlig wesensverschiedene Krankheitsvorgänge verbergen. Da ist einmal eine familiär auftretende chronische diffuse Sklerose, welche einem geschlechtsgebundenen Erbgang folgt, die Pelizäus-Merzbachersche Krankheit sowie die fetale Erythroblastose beim Icterus gravis der Neugeborenen, die auf Unverträglichkeit der elterlichen Blutgruppen beruht.

Weiter nennen wir erblichen Schwachsinn auf dem Boden komplizierter Stoffwechselstörungen des Fett- und Eiweißhaushalts. Auch ihre Zahl ist allmählich schwer übersehbar geworden, und es muß hier genügen, an die amaurotische Idiotie (Idiotie mit Blindheit) und den lange Zeit im Mittelpunkt des Interesses stehenden Phenylbrenztraubensäure-Schwachsinn zu erinnern (s. nächste Seite).

Bei der amaurotischen Idiotie ist es bemerkenswert, daß es spätinfantile und juvenile Varianten gibt, die sich erst in oder nach der Pubertät mit zunehmender Verblödung, Kleinhirn-, Pyramiden- und extrapyramidalen Symptomen sowie den Zeichen einer Retinitis pigmentosa bemerkbar machen. Die Opticusdegeneration und der kirschrote Fleck auf der Macula lutea gehören den frühinfantilen Formen an.

Handelt es sich hier um eine Fettspeicherkrankheit wie bei der Schüller-Christianschen und Nieman-Pickschen Krankheit auch, so ist die Phenylketonurie eine Eiweißstoffwechselkrankheit. Bei dem mit hochgradigem Schwachsinn einhergehenden Leiden kommt es infolge eines Enzymmangels (Phenylalanin-Oxydase) zu einem ungenügenden Abbau dieser Aminosäure. Im Harn erscheint Phenylbrenztraubensäure, deren Nachweis die Diagnose sichert und bei frühzeitiger Erkennung eine, wie man hofft, aussichtsreiche Therapie mit phenylalaninarmer Kost ermöglicht, welche das Schwachsinnigwerden des Kindes verhindert. Man schätzt, daß unter den schwersten Graden der internierten Oligophrenen (Idioten) sich etwa 3% Phenylbrenztrauben-Schwachsinn befinden.

Auch die Wilsonsche Krankheit, die hepato-lentikuläre Degeneration (Linsenkerndegeneration und Lebercirrhose mit extrapyramidalen Störungen und Demenz), äußerlich mitunter leicht zu diagnostizieren an dem durch Kupferstoffwechselstörung zustande kommenden grünlichen Kayser-Fleischerschen Cornealring, gehört in das Gebiet der Eiweißstoffwechselstörungen.

Als Beispiel für endokrinopathischen Schwachsinn sei ein nach den Autoren Laurence, Moon, Bandel und Biedl genanntes Syndrom angeführt, welches recessiv vererblich Dystrophia adiposo-genitalis, Retinitis pigmentosa und Schwachsinn umfaßt.

Der angeborene Hypothyreoidismus (Kretinismus) ist vor allem in bestimmten Gebirgsgegenden endemisch. Die Kranken zeigen Kropfbildung und Hypoplasie der Schilddrüse. Die Haut ist trocken, faltig und rissig. Die zwergwüchsigen Patienten haben einen großen Kopf mit platter Nasenwurzel, watschelnden Gang und eine Genitalhypoplasie. Der Grundumsatz ist herabgesetzt. Es besteht ein zumeist hoch-, seltener mittelgradiger Schwachsinn. Myxödembildung und geistiger Abbau kommen auch sekundär nach versehentlicher Totalexstirpation der gesamten Schilddrüse vor.

Therapeutisch hilft bei jugendlichen Kretinen Schilddrüsenhormonverabreichung, die schon in den ersten Lebensmonaten einsetzen muß, immerhin bis zu einem gewissen Grad.

Zu erwähnen ist ferner noch der Mongolismus. Die Frage, ob eine generative Erschöpfung „alter" Mütter eine Rolle spielt, ist umstritten, ebenso die nach der Erblichkeit. Gesichert ist eine chromosomale Aberration, wobei die Realisation der Anlage möglicherweise mit dem Alter der Mütter korrespondiert. Manche Autoren denken an eine primäre Störung der Oogenese. Vielfach findet man angeborene Herzmißbildungen und Duodenalstenosen. Äußerlich charakteristisch ist neben der „Mongolenfalte" die eingesunkene Nasenwurzel, die große rissige Zunge, die schuppige gefurchte

Haut und die Stummelform der Finger und Zehen. Psychisch fällt oft die Munterkeit und Possierlichkeit der Kinder auf, die nicht selten von ihren Müttern besonders geliebt werden.

Von all den bis jetzt erwähnten Formen sind diejenigen Schwachsinnszustände abzuheben, welche durch Infektionskrankheiten verursacht sind. Bei der Lues kann es bereits im Mutterleib zu einer Erkrankung des Fetus kommen. Selten ereignet sich eine Infektion mit einer örtlich noch ansteckenden Lues beim Durchtritt des Kindes durch die Geburtswege. Weiter gehört hierher die Embryopathie durch Rubeolen der Mutter mit der häufigen Erkrankung des extrapyramidalen Systems, ebenso die Toxoplasmose, die intrauterin zur Gehirnschädigung führt, und die ganze Skala der übrigen Encephalo-Meningitiden, die hier nur summarisch genannt werden sollen.

Das äußere Aussehen eines Schwachsinnigen kann sehr trügerisch sein. Dysplastische Zeichen finden sich nicht ausschließlich bei anlagemäßig Verbauten mit nachweisbaren Dysplasien des Zentralnervensystems, sondern mitunter auch bei endogenem erblichem Schwachsinn, bei dem wir am Gehirn nichts feststellen können. Bei post partum erworbenem Schwachsinn findet man mitunter hübsche, aber ausdrucksmäßig leere Gesichter, wie bei manchen endogen Schwachsinnigen auch. Bei den sich erst Jahre nach der Geburt manifestierenden Fällen von Erbschwachsinn kann der Ausdruck lange unauffällig bleiben.

4. Erkennung des Schwachsinns. Typologie

Wie erkennen wir das Vorliegen eines Schwachsinns, und gibt es eine nach psychopathologischen Kriterien gegliederte Einteilung der Schwachsinnsfälle?

In vielen Fällen weisen schon unmittelbar nach der Geburt oder in den ersten Monaten des Lebens neurologische Störungen, Paresen, Krämpfe oder Mißbildungen, wie ein Hydrocephalus oder eine Meningo-Encephalocele o.dgl., auf einen Hirnschaden des Kindes hin. Auch Trinkschwäche kann ein erster Hinweis sein. Gemeinhin fallen die schwachsinnigen Kinder den Eltern – namentlich wenn diese schon normale Kinder haben – dadurch auf, daß sie geistig weniger regsam sind, daß sie weniger lebhaft und modifiziert auf die Umwelt reagieren, weniger mit den Augen folgen, fixieren oder nach Gegenständen greifen, stumpf und indolent oder aber auch durchgehend motorisch unruhig und unzufrieden sind. Auch wenn den Eltern oder Pflegepersonen in den ersten Monaten noch nichts auffällt, so pflegt sich dann häufig um das erste Lebensjahr herum ein gewisses Zurückbleiben bemerkbar zu machen. Freies Gehen wird etwa mit $1^1/_4$ Jahren gelernt, ebenso das Sprechen etwa mit $1^1/_4 - 1^1/_2$ Jahren (bei Jungen etwas später als bei Mädchen), und mit Abschluß des zweiten Lebensjahres sollte ein Kind trocken sein. Längeres Einnässen ist ebenso wie verzögertes Sprechen- und Gehenlernen, wenn nicht Milieuschäden in der Umgebung vorhanden sind, stets verdächtig auf eine Oligophrenie.

Es gibt indessen auch verspätetes Sprechen ohne Schwachsinn und ohne Milieuschaden.

Legasthenie, eine angeborene Schwäche der Decodierung von Buchstabenfolgen beim Lesen und im Zusammenhang damit der schreibenden Codierung täuscht mitunter Schwachsinn bei normaler, ja sogar überdurchschnittlicher Intelligenz vor.

Mit dem weiteren Wachstum des Kindes fällt dann auf, daß es beim Spielen gegenüber Gleichaltrigen bezüglich Phantasie und Konsequenz zurückbleibt. Im Fragealter bleiben die Kinder uninteressiert und stumpf, dagegen werden Leistungen wie mechanisches Auswendiglernen von Verschen und Melodien oft sehr gut bewältigt. Mongoloide täuschen durch ihre vergnügte Aufgeräumtheit oft ein besseres Niveau vor, als es der Wirklichkeit entspricht. Das gilt überhaupt für viele Schwachsinnige: die eher etwas überlebhaften, sofern sie nicht zu lästig erregt sind, scheinen oft fälschlicherweise weniger tief schwachsinnig als die stumpfen, indolenten Kinder.

Die Binet-Simonschen Tests sind an einer großen Zahl von Kindern ausgearbeitet worden und geben einen guten Anhalt dafür, was man durchschnittlich von einem vollsinnigen Kind an Leistungen verlangen kann (s. Testuntersuchungen). Dieser Test ermöglicht längsschnittmäßige Kontrollen der Reifung, wenn er in Abständen wiederholt wird. Man kann die Leistung, wenn man will, dann durch den sog. Intelligenzquotienten festlegen (s. dort).

Je mehr es der Pubertät zugeht, um so weniger brauchbar wird dieser Intelligenztest, weil nun immer mehr damit nicht faßbare charakterologische, temperaments- und antriebsmäßige Faktoren in die Leistungen mit hineinwirken.

Es wäre verhängnisvoll, die Intelligenzleistung im psychologischen Laboratorium so prüfen und bewerten zu wollen, als ob man es mit einer isolierbaren Funktion zu tun hätte. Schon beim kleinen Kind spielt außerordentlich vieles a) an charakterologischen, vor allem affektiven, normalen oder neurotischen und b) situativen Umweltfaktoren mit hinein. Es gibt frühkindliche Milieuschäden, in welchen Konzentrations- und Ordnungsstörungen ein Behalten von Wissensstoff so erschweren, daß Schwachsinn vorgetäuscht oder eine tatsächliche Intelligenzschwäche doch massiv vergrößert wird. Auch vom Biologischen und von Einflüssen soziologischer Art her ist mit Störungen der allgemeinen Persönlichkeitsreifung zu rechnen, die wiederum auf die Entwicklung und vor allem auch den sinnvollen Gebrauch der Intelligenz zurückwirken. Es gibt heute viele sog. „Spätentwickler", und man muß mit dem Urteil eines genuinen Schwachsinns zurückhaltend sein. Erfahrene Beurteiler sprechen sich dafür aus, diese Diagnose möglichst nicht vor der Pubertät zu stellen. Schwachbegabte werden oft von ehrgeizigen Eltern überfordert; mitunter wirkt es deshalb Wunder, ein Kind eine Schulklasse freiwillig wiederholen zu lassen. Dies alles gilt natürlich in erster Linie von den Kindern mit genuinem Schwachsinn, während sich die hirnorganisch bedingten schwereren und schwersten Fälle früher endgültig in ihrem Ausmaß herausstellen. Aber auch da sind gewisse Nachreifungen des „Übriggebliebenen" bei geduldigem Bemühen nicht ganz selten zu erzielen, auch wenn dem enge Grenzen gezogen sind.

Was eine psychopathologische Typologie des Schwachsinns betrifft, so ist es bisher nie gelungen, einzelne Schwachsinnsarten wirklich überzeugend voneinander abzuheben und dadurch etwa zu ermöglichen, auf Grund eines bestimmten intellektuellen Versagens Schlüsse auf die zugrunde liegende Ursache des einzelnen Schwachsinnsfalls zu ziehen. Insbesondere gilt dies für die Fälle von genuinem und früh erworbenem Schwachsinn sowie von angeborenem exogenem Tiefstand. Bei der im späteren Leben erworbenen Demenz hat vor allem Gruhle versucht, einzelne Typen des Intelligenzabbaus herauszuheben und auch in Beziehung zu den verursachenden direkten oder indirekten Hirnkrankheiten zu setzen (s. dort).

Das psychopathologische Bild der einzelnen Schwachsinnigen läßt sich typologisch nur dann einigermaßen aufgliedern, wenn wir von der gradmäßig verschiedenen Oligophrenie weg auf besondere Ausbildungsformen des begleitenden Persönlichkeitstiefstandes blicken. Schon immer hat man sehr grob je nach der zumeist vorhandenen Temperamentslage die reizbar aufgeregten, stets unruhigen sog. erethischen Schwachsinnigen von den stumpfen, antriebsarmen, torpiden getrennt. Das eigentlich Charakterologische ist damit freilich noch kaum berührt. Wir finden es jedoch in der typologischen Aufteilung, die K. Schneider vorgenommen hat und die wir hier wiedergeben, zur Grundlage gemacht. Dabei darf jedoch nie aus dem Auge verloren werden, daß es sich um Schwachsinnige handelt, deren fehlendes Urteilsvermögen, deren mangelhafte Begriffsbildung, deren Unfähigkeit zu kritischer Selbstbeurteilung und Unvermögen, gegebene noch so bescheidene Lebenssituationen in ihrer Struktur und Bezogenheit auf die eigene Person zu übersehen, bei dem geschilderten charakterologischen Verhalten stets mit zu berücksichtigen ist. K. Schneider führt an: indolente Passive, faule Genießer, sture Eigensinnige, kopflos Wiederstrebende, ständig Erstaunte, verstockte Duckmäuser, heimtückisch Schlaue, treuherzig Aufdringliche, selbstsichere Besserwisser, prahlerische Großsprecher, chronisch Beleidigte, aggressive Losschimpfer.

5. Psychosen und abnorme Reaktionen bei Schwachsinnigen

Abgesehen von dem Befund des Schwachsinns als solchem gibt es bei Oligophrenen seelisch abnorme Zustände entweder von episodischem oder aber auch einmal von dauerndem Charakter. Bei diesen müssen wir uns ganz genau dieselbe grundsätzliche Frage vorlegen wie bei Nicht-Schwachsinnigen auch. Diese Frage lautet: Sind die seelisch abnormen Erscheinungen, beispielsweise die angstvolle Erregung, die mißtrauischen Eigenbeziehungen, die stuporöse Verstimmung, die der schwachsinnige Patient bietet, Ausdruck einer abnormen Reaktion, also psychogener Natur, oder sind sie das Symptom einer Psychose? Und wenn wir so weit gelangt sind, müssen wir noch einen Schrittweitergehen. Haben wir eine psychogene seelische Störung ausgeschlossen, so müssen wir uns darüber klarwerden, ob die alsdann zu diagnostizierende Psychose eine körperlich begründbare oder eine endogene, also eine schizophrene oder manisch-depressive ist. Handelt es sich um eine körperlich begründbare Psychose bei unserem Schwachsinnigen, dann ergibt sich eine Komplikation, auf die wir beim Nicht-Schwachsinnigen nicht gestoßen sind. Es wird zwar allermeist so sein, daß der schwachsinnige Patient eine solche körperlich begründbare Psychose bekommt wie jeder von Hause aus Normale auch, z.B. eine progressive Paralyse oder ein Alkoholdelir. Der Schwachsinn wird sich in diesem Fall nur im Sinne einer psychopathologischen Färbung der Symptome bemerkbar machen, d.h. man wird gegebenenfalls feststellen können, daß dieselben dürftig und primitiv in ihrer thematischen Ausgestaltung und personbedingten Reichhaltigkeit sind. Es könnte theoretisch aber auch Zustände geben, bei welchen die Frage auftaucht, ob nicht etwa das die somatische Grundlage des Schwachsinns darstellende funktionell oder morphologisch geschädigte Gehirn des Oligophrenen infolge dadurch bedingter seelischer Funktionsstörungen eine Psychose ursächlich entstehen lassen könne. Hier ist noch alles offen und spekulativ. Man hat lange Zeit bei der sog. „Pfropfhebephrenie“ solche vagen Vorstellungen gehabt und hat ohne jeglichen klinischen Beweis „übereinkunftgemäß“ die Meinung vertreten, daß die hebephrene Psychose, die ein Schwachsinniger genauso gut bekommen kann wie ein Vollsinniger, nicht nur von der Oligophrenie her in ihrer Symptomatologie gefärbt sei – das ist selbstverständlich – sondern daß der Schwachsinn ursächlich irgend etwas mit ihr zu tun habe, daß die Hebephrenie gewissermaßen aus dem Schwachsinn herausgewachsen sei, sich auf ihn „aufpfropfe“ usw. Für diese Spekulationen besteht unseres Erachtens nicht der geringste Anhalt, und wir haben den Begriff der „Pfropfhebephrenie“ aus unserem klinischen Wortschatz völlig verbannt. Es gibt, ganz einfach gesagt, endogene Psychosen von schizophrenem Typ auch bei Schwachsinnigen. An anderer Stelle haben wir schon darauf hingewiesen, daß dagegen offenbar seltener endogene Psychosen von manisch-depressivem Typ bei Schwachsinnigen vorkommen.

K. Schneider hat besonders auf die schweren und eigenartigen episodisch auftretenden abnormen Erlebnisreaktionen der Schwachsinnigen aufmerksam gemacht. Diese zeigen, ihre primitive Struktur als Komplikation für das psychopathologische Erfassen mit berücksichtigt, in ihren paranoiden Erregungsstürmen, ihren panischen Angstzuständen und Sinnestäuschungen oft recht viel Schizophrenieähnliches. Es bleiben aber Episoden, und es läßt sich später nichts von dauernder schizophrener Persönlichkeitsveränderung fassen. Vor allem bei schweren Oligophrenien kann es schwierig bis unmöglich sein, sich ein richtiges Bild von den Gründen und Motiven der Panik und abnormen Angst- und Aufregungsreaktionen zu machen. Die sprachliche Ausdrucksfähigkeit der Kranken ist oft überaus mangelhaft und ein Einblick in die Welt ihrer Umweltbeziehungen mit ihren Konfliktmöglichkeiten unzulänglich. Als besonders charakteristisch stellt K. Schneider heraus, daß auch bei abgeklungenem Anlaß der Schwachsinnige aus dem Angst- und Erregungssturm und seiner kopflos mißtrauischen Einstellung lange Zeit nicht mehr herausfinde – ähnlich, wie man das bei Kindern sehen könne – wodurch dann der fälschliche Verdacht auf eine Psychose genährt werde.

Dritter Hauptabschnitt

Die körperlich begründbaren Psychosen

Allgemeines

1. Begriffsbestimmung

Mit diesem zwar etwas umständlichen, dafür aber unmißverständlichen Ausdruck bezeichnet man (K. Schneider) diejenigen Psychosen, denen eine nachweisbare körperliche Krankheit zugrunde liegt, welche direkt oder indirekt das Gehirn in Mitleidenschaft zieht. Auch Mißbildungen des Gehirns, welche zu Persönlichkeitstiefstand und Unterentwicklung der Intelligenz führen, sind dabei zu berücksichtigen. Wie auf manchen Gebieten der noch jungen Psychiatrie besteht auch hier für den Anfänger vielfach eine gewisse Unklarheit infolge der Fülle geläufiger Begriffe, die teilweise verschiedenartige Krankheitsgruppen zu bezeichnen scheinen. Es bedeutet jedoch grundsätzlich ein und dasselbe, ob man von „körperlich begründbaren", „exogenen", „symptomatischen" oder von „organischen" Psychosen spricht. Diese Bezeichnungen sagen allesamt, daß die vorliegende seelische Störung durch einen faßbaren Körperschaden morphologisch nachweisbarer oder funktioneller Art verursacht ist. Als beliebige Beispiele nennen wir die durch den Spirochätenbefall des Gehirns verursachte progressive Paralyse, das Fieberdelir, die Halluzinose infolge von Alkoholvergiftung oder die Persönlichkeitsveränderung und Verblödung nach einer schweren Gehirnverletzung oder infolge eines Substanzschwundes bei einem senilen Alterungsvorgang am Gehirn.

Bezüglich der verschiedenen gebräuchlichen Benennungen sei hervorgehoben: Einzelne Forscher meinten, man solle als „organisch" nur solche Psychosen bezeichnen, denen eine unmittelbare Gehirnkrankheit, z.B. eine Gehirn- oder Gehirnhautentzündung, zugrunde liege. Seelische Störungen, die auf eine indirekte, beispielsweise toxische Schädigung des Gehirns ohne morphologische Folgen (wie bei Typhus oder bei Urämie, um eine körperfremde und eine körpereigene Schädigungsquelle zu nennen) zurückzuführen sind, wollte man dagegen symptomatische Psychosen nennen. Auch die Frage der Rückbildungsfähigkeit oder Irreparabilität der psychotischen Veränderungen wollte man zu einer trennenden Klassifizierung heranziehen und reversibel = symptomatisch, irreversibel dagegen = organisch setzen. Das alles sind künstliche Trennungen. Wenn die untereinander äußerst verschiedenartigen Noxen (z.B. ein Schlag auf den Schädel und das Toxin eines Bacteriums) jeweils Psychosen hervorriefen, denen man an ihrem Erscheinungsbild mit Sicherheit ansehen könnte, wie grundverschiedener Natur ihre Verursachung ist, dann wäre es sinnvoll, eine solche Trennung auch nomenklatorisch in der Krankheitsordnung der speziellen Psychiatrie durchzuführen. Die Verhältnisse liegen aber in Wirklichkeit anders.

2. Die akuten exogenen Reaktionstypen (Bohnhoeffer)

Wenn man von exogenen Psychosen spricht, so muß vor allen anderen der Berliner Psychiater Karl Bohnhoeffer genannt werden. Er hat hinsichtlich der Psychiatrie der akuten körperlich begründbaren Psychosen gezeigt, daß die allerverschiedenartigsten Schädigungen zu einem eng beschreibbaren Kreis von psychopathologisch faßbaren Reaktionen führen können („exogene Prädilektionstypen"), einerlei, welche Noxe im besonderen Fall nun am Werk ist. (Er stellte deshalb die Hypothese von den „Zwischengliedern" auf, welche erst die Psychose verursachen und so deren einförmiges Aussehen erklären sollten.)

Bohnhoeffer schilderte die Psychopathologie der sog. exogenen Prädilektionstypen, die für immer mit seinem Namen verbunden bleiben werden (1910). Sie bedeuten einen Markierungspunkt von besonderer Wichtigkeit im System der speziellen Psychiatrie. Diese exogenen Reaktionstypen können beispielsweise folgende Symptome zeigen: Benommenheit, Delir, Dämmerzustand, Amentia und Halluzinose, aber auch maniforme, katatone und paranoide Erscheinungen. Das klinisch wichtigste Leitsymptom aus der Gruppe dieser exogenen Reaktionstypen ist bei akuten körperlich begründbaren Psychosen die Bewußtseinsstörung. Daran kann man sich in der Praxis insofern halten, als eine akute Psychose mit Bewußtseinsstörung in der überwiegenden Mehrzahl der Fälle eine körperlich begründbare sein wird. Freilich gibt es gewichtige Ausnahmen, nämlich akute, deutlich benommene Schizophrenien, und umgekehrt eindeutig körperlich begründbare akute Psychosen, die keine Bewußtseinsstörung zeigen müssen: so Alkoholhalluzinosen, Pervitin-, Preludin- und Phanodormpsychosen oder psychotische Zustände bei Basedowscher Krankheit, Pellagra oder perniziöser Anämie u.a.m.

Diese schwerwiegenden klinischen Tatsachen wurden erst in den letzten Jahren wieder in ihrer Bedeutung für die Grundlagen der speziellen psychiatrischen Krankheitslehre von Autoren wie Büssow, Conrad, Fleck, Llopis, W. Scheid, Tatetsu, Weitbrecht, Wieck u.a. besonders hervorgehoben. Schon früh hatte Specht auf solche Fälle hingewiesen. Auch die von M. Bleuler besonders studierten Psychosen bei endokrinen Störungen sind hier zu erwähnen.

Der Ausdruck „symptomatische" Psychose, den wir bevorzugen, ist handlich und dann brauchbar, wenn man ihn richtig versteht und ihn im Gedanken daran anwendet, daß hier die Psychose das Symptom (das Epiphänomen) eines uns im einzelnen Falle bekannten körperlichen Krankheitsvorganges ist.

Welchen Ausdruck wir auch bevorzugen, wir sehen uns, wenn wir die psychiatrische Krankheitslehre überdenken, einem unbehaglichen Fragezeichen gegenüber und erkennen, daß den Bezeichnungen „exogen", „organisch", „symptomatisch" oder auch „körperlich begründbar" grundsätzlich etwas Zufälliges, wenn man so will: Vorläufiges anhaftet, was sich vielleicht rasch einmal ändern kann. Bevor man die expansive oder stumpf-depressive, mit Demenz einhergehende psychische Störung der progressiven Paralyse als durch die Lues verursacht erkannt hatte, waren diese psychotischen Bilder nicht als körperlich begründbar aufgefaßt worden. Ebenso haben sich z.B. in der Jugendpsychiatrie manche seelischen Veränderungen, die als Ausdruck einer Charakteranomalie u. dgl. angesehen worden waren, als hirnorganisch verursacht herausgestellt, so daß die früher sehr umfangreiche Gruppe jugendlicher Psychopathen erheblich zusammengeschmolzen ist.

Aus der Bonhoefferschen Grundregel von der Noxenunspezifität mag man schließen, der psychopathologischen Differenzierung komme bei den körperlich begründbaren Psychosen nur eine untergeordnete Bedeutung zu. Bis zu einem gewissen Grade trifft das zweifellos zu. Auf der anderen Seite ist jedoch zu beachten, daß manche hirnbeteiligenden Körperkrankheiten, vor allem in Abhängigkeit vom jeweiligen Verlaufsstadium, bevorzugt zu bestimmten psychopathologischen Störbildern führen. Darüber hinaus erlaubt es eine saubere psychopathologische Deskription nicht selten, exogene Psychosen, die in ihrer Symptomatik endogene Geisteskrankheiten imitieren, als körperlich begründbar zu identifizieren. Ein Beispiel dafür bietet die Verbalhalluzinose bei langdauerndem Alkoholmißbrauch. Die Tatsache, daß bei körperlich begründbaren Psychosen zwischen psychopathologischer Symptomatik und Natur der Schädigung keine erkennbare Beziehung besteht, bedingt ihre Gliederung allein unter symptomatologischem Aspekt.

Eine erste Gruppe umfaßt diejenigen Symptome, bei denen eine Beeinträchtigung des Bewußtseins im Sinne der Bewußtseinstrübung bildbestimmend ist. Hierher gehören zum Beispiel körperlich begründbare Psychosen nach Intoxikationen oder schweren Schädelhirntraumen, wobei die Bewußtseinstrübung von der leichten Benommenheit bis zum Koma reichen kann. Sie umfaßt den akuten exogenen Reaktionstyp im engeren Sinne. Zu der zweiten Gruppe zählen Zustände einer Bewußtseinsänderung. Statt einer Minderung der Wachheit herrscht hier eine Unordnung bzw. Desintegration der psychischen Abläufe. Wahrnehmung, Denken und Emotionalität sind beeinträchtigt, und es resultieren daraus als typische Syndrome der einfache Verwirrtheitszustand, der Dämmerzustand, das Delir und die isolierte Halluzinose. Die dritte Gruppe umfaßt die Bilder einer organischen Persönlichkeitsveränderung und einer Demenz, wie sie etwa als Folgezustand nach schweren traumatischen Hirnsubstanzschäden, cerebraler Mangeldurchblutung oder infektiösen Hirnprozessen gesehen werden. Endoforme Syndrome, das heißt Zustandsbilder körperlich begründbarer Psychosen, die denjenigen der endogenen Geisteskrankheiten gleichen, bilden eine vierte Gruppe. Man spricht auch von symptomatischen Cyclothymien und symptomatischen Schizophrenien. Letztere werden in jüngerer Zeit beispielsweise auch im Zusammenhang mit einem Drogenmißbrauch gesehen, speziell bei einem Mißbrauch halluzinogener Substanzen. Endoforme Syndrome im Verlauf körperlich begründbarer Psychosen können bisweilen schwerwiegende diagnostische Probleme aufwerfen, wenn es um die Abgrenzung von endogenen Geisteskrankheiten geht. Die fünfte Gruppe schließlich umfaßt jene exogenen Psychosen, die erscheinungsbildlich psychopathische Verfassungen oder neurotische Symptombildungen imitieren. Sie werden ebenfalls nach traumatischen Hirnsubstanzschädigungen gesehen, aber auch als blande Persönlichkeitsveränderungen im Verlauf einer Sucht, nach entzündlichen Hirnerkrankungen oder akuter toxischer Schädigung.

Gerade diese recht allgemein gehaltenen Feststellungen zu den körperlich begründbaren Psychosen verweisen auf einen wichtigen Sachverhalt, dessen eine psychiatrische Krankheitslehre, die sich mit Recht beim derzeitigen Wissensstand vor allem auf die deskriptive Psychopathologie stützt, stets eingedenk bleiben muß. Alle Einzeltatbestände abnormen Seelenlebens, soweit sie mit den Mitteln einer phänomenologischen Deskription bislang auf den Begriff gebracht werden konnten, sind für sich genommen unspezifisch. Das bedeutet, daß der Nachweis des einen oder anderen allenfalls den Ausschluß einzelner nosologischer Entitäten zuläßt, keine von diesen aber positiv zu beweisen vermag.

3. Ordnungsgesichtspunkte zur Unterscheidung symptomatischer und endogener Psychosen. Differentialdiagnose

Man hat zwei verschiedene Ordnungsgesichtspunkte im Auge, wenn man symptomatische und endogene Psychosen als zwei große Gruppen voneinander unterscheidet.

Der erste Gesichtspunkt ist derjenige einer ätiologischen Ordnung. Hier haben wir bei den exogenen Psychosen feste Anhaltspunkte, wie oben dargelegt worden ist. Im einzelnen sind auch hier noch sehr viele Fragen offen, welche teilweise in die Richtung einer gewissen Annäherung dieser Gruppe an diejenige der heute endogen genannten Psychosen zielen. So wird beispielsweise gefragt, wie es kommt, daß bei manchen gleichen zugrunde liegenden körperlichen Krankheiten dennoch nur eine kleine Anzahl von Menschen eine symptomatische Psychose bekommt (z.B. nach Contusio cerebri), während andere Krankheiten – ist erst das Gehirn einmal in Mitleidenschaft gezogen – ausnahmslos eine Psychose zur Folge haben (z.B. progressive Paralyse). Man hat gefragt, ob es so etwas wie eine konstitutionelle, familiäre, vielleicht sogar vererbliche Bereitschaft dazu geben könne, auf bestimmte körperliche Schädigungen mit psychotischen Symptomen zu reagieren. Man hat weiter gefragt, ob persönlichkeitseigene, anlagemäßig gegebene Faktoren eine Rolle dabei spielen, wenn im einzelnen Fall eine symptomatische Psychose in ihrem Aussehen depressiv oder manisch oder schizophren gefärbt ist, oder ob vielleicht eine unterschiedliche Lokalisation der Schädigung im Gehirn von Bedeutung sein könnte. Viel Gesichertes ist hier nicht bekannt, und der weiteren Forschung steht ein weites Feld offen. Man kennt Schädigungen, deren Symptome die persönlichkeitseigenen „pathoplastischen" Faktoren so überspielen, daß das anonyme „Exogene" im Symptombild bedingungslos die Szene beherrscht. Andere wieder lassen der persönlichkeitseigenen Ausgestaltung einen verhältnismäßig breiten Raum. Vor allem ist dies auch ein Problem der Zeit, der längsschnittmäßigen Krankheitsentwicklung: Mit zunehmender Dauer und zunehmendem Schweregrad verstärkt sich die Uniformierung, und dasselbe dürfte für das rasche Hereinbrechen der Krankheit im Gegensatz zu einer langsamen Entwicklung gelten.

Man sieht, manche dieser Fragen stellen eine Umkehr von solchen dar, die uns bei den endogenen Psychosen beschäftigen, so daß im Parallelogramm der Faktoren die Akzente gegensätzlich verteilt sind: Man muß bei endogenen Psychosen fragen, inwieweit zur determinierenden Anlage fördernde oder bremsende Umweltfaktoren hinzutreten, um entweder überhaupt oder aber gerade jetzt die Psychose manifest werden zu lassen.

Wir können festhalten: Bei vielen exogenen Psychosen sind die äußeren direkten oder indirekten Einwirkungen auf das Gehirn gegenüber einer hypothetischen konstitutionellen Erkrankungsbereitschaft von überwiegender Bedeutung. Bei den endogenen Psychosen ist es gerade umgekehrt: Hier ist das in der Anlage gegebene drohende Schicksal von großem Gewicht. Man würde jedoch der Kompliziertheit der Verhältnisse in keiner Weise gerecht, wenn man nicht in der skizzierten Weise das mannigfaltige Zusammenspiel der Faktoren und ihre verschiedene Wertigkeit ständig im Auge behielte. Jeder einzelne Kranke stellt den Arzt vor die Notwendigkeit, sein Krankheitsbild „strukturanalytisch" zu betrachten.

Nun zum zweiten Gesichtspunkt der Ordnung von Gruppen exogener und endogener Psychosen, der primär etwas anderes im Blick hat als die Ätiologie.

Hier geht es darum, aus dem Erscheinungsbild einer Psychose den Schluß zu ziehen, ob man es mit einer exogenen oder endogenen zu tun habe.

Viele Psychiater versuchen auch heute noch, das Dogma von der gegenüber allen symptomatischen Psychosen grundverschiedenen Wesensart der endogenen Psychosen dadurch zu stützen, daß sie auf die angeblich vollkommen verschiedenartigen psychopathologischen Symptombilder hinweisen und betonen, schon allein daraus rechtfertige es sich, zwischen beiden eine unüberschreitbare Grenzlinie zu ziehen. Das läßt sich in dieser schroffen Form nicht aufrechterhalten.

Gewiß kann man in der Praxis für die Mehrzahl aller Fälle an der einleitend erwähnten Faustregel festhalten: Wird der Arzt zu einem Kranken gerufen, der desorientiert und verwirrt ist oder dessen Bewußtseinsveränderung sich in einer verhangenen Benommenheit oder Schläfrigkeit zeigt, aus welcher er vielleicht durch Außenreize kurze Zeit herausgehoben werden kann, um, sich selbst überlassen, weiter zu dösen, dann ist dieses Syndrom der somnolenten oder benommenen oder aber auch delirant-unruhigen Bewußtseinsstörung für die zumeist richtig gestellte Differentialdiagnose entscheidend. Es handelt sich um eine akute körperlich begründbare Psychose, und es gilt nun, deren

Ursache ausfindig zu machen. Man muß an schlechterdings alles denken, was auch immer direkt oder indirekt, von außen auf den Organismus einwirkend oder der Pathologie des eigenen Stoffwechsels entstammend, das Gehirn schädigen kann.

Anhang: Zur Problematik des Begriffes „symptomatische Psychose“

Am Beispiel der sogenannten symptomatischen Schizophrenien sollen einige der Schwierigkeiten, die mit der Rede von einer körperlich begründbaren Psychose verbunden sind, angedeutet werden.

Spricht man von einer symptomatischen Schizophrenie, so denkt man dabei an ein charakteristisches Ensemble psychopathologischer Zustandsbilder, das sich in engem zeitlichem Zusammenhang mit einem relevanten krankhaften Körperbefund manifestiert. Die Zahl dieser Fälle ist nicht groß, vermutlich wesentlich kleiner, als es in einer Zeit der Geringschätzung deskriptiver Psychopathologie den Anschein hat. Ihre Beobachtung hat naturgemäß Bedeutung für das Problem der Ätiopathogenese schizophrener Zustandsbilder überhaupt. Dabei gilt das Augenmerk der Natur der somatischen Noxen, in deren Gefolge derartige Syndrome gesehen werden. Es gibt vermutlich keine hirnbeteiliegende Körperkrankheit, die nicht auch einmal mit einem schizophrenen Syndrom vergesellschaftet sein könnte. Vielfältige Versuche einer Klassifizierung der möglichen Noxen wurden unternommen, sowohl solche, die sich auf deren Intensität beziehen, als auch solche, die sich an deren Qualität orientierten. Auf der einen Seite stehen Untersuchungen, die sich im Sinne der sogenannten Quantitätshypothese um eine Beziehung zwischen Noxenintensität und psychopathologischem Syndrom bemühen. Dabei wird angenommen, daß es mit Zunahme der Intensität des somatischen Krankheitsprozesses zu einer Verschiebung vom endogenen in Richtung zum exogenen Pol komme. Auf der anderen Seite stehen Arbeiten, die zwischen der Qualität der Noxe, ihrem Angriffspunkt und bestimmten klinischen Syndromen Beziehungen aufzuzeigen suchen.

Eine Synopsis dieser Bemühungen führt jedoch zu der zunächst überraschenden Erkenntnis, daß praktisch keines der Denkmodelle zur Ätiopathogenese genuiner Schizophrenien primär an den so gewonnenen oder vermuteten Einsichten in das Wesen symptomatischer Schizophrenien entwikkelt wurde. Entsprechende Untersuchungen setzen in der Regel vielmehr an genuinen Schizophrenien an und ziehen die symptomatischen allenfalls sekundär mit in die Betrachtung ein. Eine Ausnahme bilden allenfalls die Psychosen im Gefolge der sogenannten Phantastika sowie manche symptomatischen Psychosen, die unter der Therapie mit psychotropen Substanzen gesehen werden. Aufgrund des vergleichsweise umfangreichen Wissens vom Wirkmodus dieser Stoffklassen schien hier am ehesten ein Ansatz gegeben, über die Pathochemie der pharmakogenen symptomatischen Schizophrenien indirekt einen Zugang zur Pathogenese der genuinen Formen zu gewinnen. Sieht man einmal von diesen Arbeiten ab, so hat die Klinik der symptomatischen Schizophrenien bislang offenbar keinen Beitrag zur Ätiopathogenese genuiner Schizophrenien zu leisten vermocht. Damit wird aber keineswegs die Bedeutung der körperlich begründbaren Schizophrenien für die Grundlagenforschung auch im Bereich der genuinen in Frage gestellt. Sie liegt jedoch gleichsam im Vorfeld der Ursachenforschung insofern, als wir durch die Analyse entsprechender klinischer Beobachtungen in die Lage versetzt werden, angemessen und mit mehr Aussicht auf Erfolg nach einzelnen Aspekten der Ätiopathogenese zu fragen.

Orientiert man sich diesseits aller theoretischen Substruktionen lediglich an der klinischen Empirie, so gilt, daß sich die Beobachtungen symptomatischer Seelenstörungen keineswegs auf Symptomverbände beschränken, denen wir in vergleichbarer Gestalt im Verlaufe endogener Psychosen begegnen. Es werden vielmehr alle Formen seelischen Gestörtseins, soweit sie in unserer tradierten Begrifflichkeit darzustellen sind, sowohl genuin als auch körperlich begründet gesehen. Diese Tatsache erlaubt zwei Interpretationsmöglichkeiten. Einmal ließe sich folgern, daß alle seelischen Normabweichungen den strengen biologischen Krankheitsbegriff erfüllen, wobei wir das eine Mal den fundierenden pathophysiologischen Prozeß kennen und das andere Mal nicht. Eine prinzipielle Grenze zwischen Normvarianten und krankhaften Seelenstörungen wäre damit hinfällig und die klassische psychiatrische Systematik einer ihrer wichtigsten Voraussetzungen beraubt. Es ließe sich kein vernüftiger Grund nennen, warum einem basalen krankhaften Körpergeschehen nur bei bestimmten Symptomverbänden Bedeutung zuzumessen ist. Die andere Konsequenz wäre die, daß man auf die pathogenetische Irrelevanz der somatischen Befunde auch bei den sogenannten symptomatischen Seelenstörungen schließt und an ein zufälliges Zusammentreffen beider Symptomreihen denkt. Auch eine solche Sicht der Dinge muß die endogenen Psychosen ihrer Sonderstellung berauben.

Die Lehre von den symptomatischen Schizophrenien in ihrer gemeinhin vertretenen Form legt demnach eine Revision der gültigen Systematik nahe. Daß diese Konsequenz kaum einmal gezogen wurde, hat seinen Grund sicherlich nicht einfach in einer blinden Überzeugungstreue oder einem unkritischen Festhalten an ehrwürdigen Traditionen, sondern in einer offensichtlichen Diskrepanz zwischen der Annahme einer grundsätzlichen Kompatibilität genuiner und symptomatischer Schizophrenien auf der einen, der täglichen klinischen Erfahrung auf der anderen Seite. Letztere lehrt uns im Umgang mit den Kranken immer wieder eindringlich, daß wir es zumindest bei einer Kerngruppe endogener Psychosen doch mit etwas Besonderem und weitgehend Eigenständigen zu tun haben. Und darin liegt der Beitrag der symptomatischen Schizophrenien zur Grundlagenforschung, daß sie uns zwingen, immer wieder über die Sonderstellung jener Kerngruppe genuiner Schizophrenien nachzudenken. Vergegenwärtigt man sich die Darstellung symptomatischer Schizophrenien im Schrifttum und die eigenen Erfahrungen – wirklich brauchbare Kasuistiken sind auffallend selten – so findet man nahezu ausschließlich paranoid-halluzinatorische und katatone Bilder. Die Literatur berichtet keinen überzeugenden Fall einer symptomatischen Schizophrenia simplex oder einer hebephren gestalteten symptomatischen Schizophrenie. Die Interpretation dieser Tatsache muß allerdings die unterschiedliche Häufigkeit einzelner schizophrener Symptomverbände auch unter den genuinen Psychosen berücksichtigen. Was die paranoid-halluzinatorischen Zustandsbilder angeht, so wissen wir vor allem aus langfristigen Verlaufsuntersuchungen, daß nahezu jede schizophrene Psychose irgendwann einmal ein paranoid-halluzinatorisches Stadium durchläuft. Katatone Phänomene sehen wir dagegen heute im Verlauf genuiner Schizophrenien nur noch selten – die perniziösen Katatonien sind nahezu völlig verschwunden. Die Rede von einer symptomatischen Schizophrenie stützt sich demgegenüber in einem nicht geringen Teil der Fälle auf eben solche katatonen Symptome. Umgekehrt liegen die Dinge bei den Simplexformen. Sie machen heute einen wachsenden Anteil der genuinen Schizophrenien aus, werden aber als körperlich begründbar überzeugend praktisch niemals diagnostiziert. Es hat also den Anschein, als unterschieden sich symptomatische und genuine Schizophrenien bezüglich ihrer bevorzugten phänomenalen Ausformung.

Gegen diese Feststellung ließe sich einwenden, daß das schizophrene paranoid-halluzinatorische Syndrom gerade diejenigen psychopathologischen Tatbestände umfaßt, auf die wir vereinbarungsgemäß die Diagnose einer Schizophrenie stützten, und daß somit sein Nachweis für die Annahme einer symptomatischen Schizophrenie von vorneherein zu fordern sei. Tatsächlich aber diagnostizieren wir ja heute – etwa angesichts einer pharmakogenen Syndromverschiebung – auch schizophrene Psychosen nur noch selten anhand von Symptomen, die etwa den erstrangigen K. Schneiders entsprechen. Eben diese Zunahme verwaschener und unprofilierter Syndrome auf Seiten der genuinen hat auf Seiten der symptomatischen Schizophrenien kein Analogon. Begriffsbildungen wie pseudoneurasthenische, larvierte oder blande symptomatische Schizophrenien sind nicht geläufig, obwohl wir körperlich begründbare neurasthenische Zustandsbilder ebenso wie blande adyname Defizienzverfassungen im Rahmen organischer Hirnaffektionen durchaus diagnostizieren.

Aber nicht nur die Zustandsbilder jener Schizophrenien, die als körperlich begründbar klassifiziert werden, weisen Besonderheiten auf, auch bei der Verlaufsbetrachtung ergeben sich bemerkenswerte Unterschiede.

Schizophrenie meint im Sinne K. Schneiders eine Zustand-Verlaufs-Einheit. Symptomatische schizophrene Symptome begegnen uns in der überwiegenden Zahl der Fälle als kurzdauernde Episoden mit relativ rascher Remission; langdauernde, blande Initialstadien sind ebenso selten wie chronisch produktive Verläufe. Bleibende Defektzustände symptomatischer Schizophrenien tragen die Merkmale des irreversiblen organischen Psychosyndroms.

K. Schneider beschreibt das schizophrene Zustandsbild als einen Verband in sich bezüglich ihres typologischen Gewichtes gestaffelter Syndrome. Dabei darf aber nicht übersehen werden, daß die Diagnose der Krankheit Schizophrenie nicht einfach einen Symptomverband meint. Eben diese Einsicht vermittelt gerade die Beobachtung symptomatischer schizophrener Zustandsbilder. Ein hirntraumatisch geschädigter Schizophrener etwa mit einem organischen Psychosyndrom bleibt ein Schizophrener, und der Alkoholhalluzinand, der kommentierende Stimmen berichtet, wird dadurch nicht zum Schizophrenen. Es trifft nicht zu, daß wir die Diagnose Schizophrenie auf dem Wege einer Addition psychischer Störphänomene stellen, die diagnostische Gewißheit bildet sich vielmehr weitgehend unabhängig und vor einer solchen bilanzierenden Summation. Die nosologische Indifferenz paranoid-kataton-halluzinatorischer Syndrome und mancher uncharakteristischer Defizienzverfassungen, wie sie uns die symptomatischen Schizophrenien lehren, macht deutlich, daß sich die diagnostische Gewißheit bei genuinen und exogenen schizophrenen Zustandsbildern auf gänzlich heterogene Weise bildet und daß den klassischen psychopathologischen Symptomen in ihren traditionellen terminologischen Fixierungen innerhalb beider Formenkreise eine durchaus unterschiedliche Bedeutung zukommt. Bei den symptomatischen Psychosen liegen die Dinge relativ einfach, indem hier Diagnostik in der gleichen Weise betrieben wird wie im Bereiche der übrigen medizinischen Disziplinen. Die nosologische Einheit ist gegeben als die Summe von Symptomen und Symptomverbänden, sie entwickelt sich nach Art einer kumulativen Sukzession dergestalt, daß einzelne Symptome additiv zusammentreten. Die Semiologie im Gebiet der symptomatischen Psychosen bedient sich per definitionem als Bezugsgröße einer somatischen Grundstörung. Verglichen mit der Situation bei den genuinen Psychosen ist die Diagnostik bei den symptomatischen streng genommen eine reine Zustandsdiagnostik. Es kann daher nicht überraschen, daß in die Diskussion der Frage, ob die Diagnose aus dem Zustand, aus dem Verlauf oder aus der Beziehung zu stellen sei, die symptomatischen Psychosen niemals einbezogen wurden. Bei ihnen erfolgt die Klassifizierung aufgrund des Querschnittsbildes, ja man kann weitergehend hinzufügen, symptomatische Psychosen seien generell Zustandspsychosen. Die klinische Psychiatrie hat niemals Verlaufsfiguren symptomatischer Psychosen beschrieben, und zwar deswegen, weil sie es hier lediglich mit Zustandsbildern, nicht mit Krankheiten zu tun hat. Die Rede von einer Schizophrenie hat demgegenüber stets, wenn auch mit wechselndem Gewicht, auf eine Zustand-Verlauf-Einheit abgehoben. Wenn angesichts dieses Umstandes von einer symptomatischen Schizophrenie gesprochen wird, so bedeutet das eine Verkürzung des Schizophreniebegriffes. Schizophrenie wird hier nämlich auf die Bezeichnung eines psychopathologischen Symptomverbandes eingeengt, indem eine körperlich begründbare Seelenstörung schizophren genannt wird, wenn einzelne psychopathologische Tatbestände, die bei genuinen Schizophrenien angetroffen werden, zu beschreiben sind. Indem in diesen Fällen von Schizophrenie gesprochen wird, wird unterstellt, es könne im Bereich der genuinen Schizophrenien Diagnostik in der selben Weise betrieben werden wie im Bereich der symptomatischen Psychosen. Wie wir sahen, finden sich in der Tat einzelne psychopathologische Zustandsbilder sowohl bei genuinen als auch bei symptomatischen Psychosen. Von symptomatischen Schizophrenien im eigentlichen Sinne kann aber nur dann gesprochen werden, wenn man in beiden Formenkreisen eine Gleichheit des diagnostischen Vorgehens, das heißt auch bei den genuinen Schizophrenien eine Syndromgenese nach Art der kumulativen Sukzession unterstellt. Täte man das, so wäre das Vorkommen blander, unproduktiver und larvierter, dabei eindeutig schizophrener Psychosen ebenso wenig möglich wie die Rede von einem Präcox-Erlebnis oder einer schizophrenen Atmosphäre notwendig und sinnvoll erschiene. Hier gründet sich die Schizophreniediagnostik eben nicht wie bei den symptomatischen Psychosen auf eine Syndromgenese nach Art der kumulativen Sukzession, weswegen Schizophrenien dieser Gestalt niemals als körperlich begründbar gesehen werden. Die Diagnostik im Gebiet der genuinen Schizophrenien unterscheidet sich also grundsätzlich von derjenigen im Bereich der körperlich begründbaren Psychosen. Bei den genuinen Schizophrenien bildet sich die diagnostische Gewißheit auf eine Weise, die sich von derjenigen bei den körperlich begründbaren Psychosen unterscheidet. Die Beobachtung sogenannter symptomatischer Schizophrenien, das heißt das Vorkommen gleichgestalteter psychopathologischer Symptome sowohl bei genuinen Schizophrenien als auch im Rahmen hirnbeteiligender Erkrankungen und die klinischen Besonderheiten sogenannter symptomatischer Schizophrenien lassen sich nur dann verstehen, wenn man erkennt, daß man es bei den Symptomen in beiden Fällen mit gänzlich verschiedenen Wirklichkeiten zu tun hat.

In der Semiotik körperlich begründbarer Psychosen hat das Symptom eine Bedeutung, d.h., man intendiert mit seiner Beschreibung die Beziehung zu etwas Gemeintem. Das Symptom ist in der Semiotik chronisch körperlich begründbarer Psychosen durch eine semantische Beziehung ausgezeichnet. Aus diesem Grunde wird hier mit gutem Recht von Symptomen gesprochen, und zwar in derselben Bedeutung, die diesen auch in den übrigen medizinischen Disziplinen zukommt. Insofern ist die Lehre von den körperlich begründbaren Psychosen in der gleichen Weise aufgebaut wie die Krankheitslehre der primär biologisch fundierten Medizin.

Angesichts dieses Umstandes bedeutet die Beobachtung eines psychopathologischen Bereiches, d.h. einer Gruppe psychopathologischer Tatbestände, die bei genuinen und exogenen Schizophrenien gleichermaßen gesehen werden, und die Rede von einer symptomatischen Schizophrenie einen Widerspruch. Insofern, als es sich dabei um eine symptomatische Psychose handelt, wird den einzelnen isolierbaren psychopathologischen Tatbeständen Symptomcharakter zugesprochen. Da aber darüber hinaus die klinischen Erscheinungsbilder als Schizophrenie angesprochen werden, wird der Symptomcharakter der einzelnen psychopathologischen Tatbestände gleichzeitig verneint. Der Widerspruch, der in der Rede von einer symptomatischen Schizophrenie liegt, ergibt sich also daraus, daß symptomatische Psychose einen Symptomverband meint, der sich über eine kumulative Sukzession entwickelt, während sich die diagnostische Gewißheit bei der Krankheit Schizophrenie auf dem Wege einer medialen Sukzession bildet. Aus diesem Grunde existiert eine symptomatische Psychose bestimmten Typs als Summe von Einzelsymptomen eidetischen Sinnes auch außerhalb der Psyche eines einzelnen Menschen, während eine „Schizophrenie an sich“ ein Unding ist. Daß aber ein psychopathologischer Zwischenbereich zu beschreiben ist, an dem exogene und genuine Psychosen gleichermaßen Anteil haben, kann nur bedeuten, daß hier eine terminologische Doppeldeutigkeit herrscht, indem diejenigen psychopathologischen Gegebenheiten, die dort mit gleichen Termini belegt werden, einmal als Symptom verstanden werden, das andere Mal nicht. In dieser Feststellung sehen wir eine wichtige Einsicht, die die Klinik der symptomatischen Schizophrenien vermittelt, indem sie uns zwingt, Legitimität und Inhalt unserer geläufigen terminologischen Fixierungen erneut zu überprüfen.

Will man Schizophrenie nicht mit einem mehr oder weniger weit gespannten Symptomverband gleichsetzen, so kann es genau genommen keine Lehre von den symptomatischen Schizophrenien geben, sondern lediglich eine solche von den symptomatischen, paranoiden, katatonen, halluzinatorischen usw. Zustandsbildern. Eben deshalb kennen wir auch keine symptomatisch-schizophrenen Verläufe, keine larvierten, blanden oder symptomarmen symptomatischen Schizophrenien und keine symptomatische schizophrene Persönlichkeitsänderung.

Ein wichtiger Gewinn des Studiums der sogenannten symptomatischen Schizophrenien liegt somit darin, daß es den grundsätzlichen Unterschied zwischen schizophrenem Symptomverband und schizophrener Krankheit deutlich macht. Die Tatsache, daß wir auf der einen Seite nur einige schizophrene Zustandsbilder exogen realisiert sehen, zum anderen aber auch bei Fehlen aller differenzialtypologisch bedeutsamen psychopathologischen Gegebenheiten eine genuine Schizophrenie erkennen, weist auf wesentliche Unterschiede des diagnostischen Vorgehens bei sogenannten symptomatischen und genuinen Schizophrenien hin. Hier begegnen wir einer weiteren Einsicht, die die sogenannten symptomatischen Schizophrenien vermitteln. Die Diagnose einer sogenannten symptomatischen Schizophrenie entwickelt sich auf dem Weg einer additiven Sukzession, d.h. nach jenem Modus der Syndromgenese, den wir bei allen körperlich begründbaren Psychosen verwirklicht sehen. Die Einzelsymptome stehen hier lediglich in einer Und-Verbindung nebeneinander. Löscht man sie nacheinander aus, so verliert der verbleibende Verband schrittweise seine typologische Validität; treten demgegenüber neue hinzu, das heißt erweitert der Verband sein Spektrum so wandeln sich die typologische Validität und auch der Typus, ohne daß die Typen untereinander, d.h. im Sinne einer horizontalen Verweisungsstruktur miteinander verbunden wären. Genuine Schizophrenien sind demgegenüber Gestalten, d.h. eine gegliederte Ganzheitlichkeit, die auf eine bestimmte Struktur als ein einheitliches Gefüge konstanter Bedingungen aller Lebensäußerungen verweist. Beraubt man eine Schizophrenie aller ihrer sogenannten differenzialtypologisch relevanten Äußerungsweisen, so kann doch die schizophrene Gestalt erhalten bleiben. Umgekehrt kann unter einem unspezifischen, beispielsweise situativ bestimmten Aktualisierungsdruck bei einem vordem Schizophrenkranken das gesamte Spektrum schizophrener Äußerungsweisen realisiert werden, ohne daß die schizophrene Krankheit rezidiviert wäre.

Die sogenannten symptomatischen Schizophrenien regen weiterhin zur Untersuchung derjenigen psychopathologischen Gegebenheiten an, die uns gemäß unserer geläufigen Terminologie sowohl bei symptomatischen als auch bei genuinen Zustandsbildern begegnen können. In diesem endogen-exogenen Zwischenbereich finden wir neben den sogenannten produktiven abnormen Erlebnisweisen auch die vieldeutigen Defizienzverfassungen. Die Tatsache, daß etwa das Erlebnis kommentierender Stimmen bei genuinen und bei symptomatischen Seelenstörungen berichtet werden kann, spricht nicht dafür, daß die Trennung zwischen endogenen und körperlich begründbaren Schizophrenien lediglich Ausdruck einer theoretischen Voreingenommenheit ist, sie zeigt, wenn wir verallgemeinernd von akustischen Halluzinationen sprechen, lediglich die Fragwürdigkeit unserer herrschenden Terminologie, die vielfach als ein erstarrtes begriffliches Rüstzeug die psychopathologische Deskription hindert. Wenn das Stimmenhören bei genuinen und sogenannten symptomatischen Schizophrenien unter dem Oberbegriff Halluzination zusammengefaßt wird, so werden damit wichtige Unterschiede verdeckt. Im einen Fall handelt es sich um ein Phänomen in strengen Sinne phänomenologischer Methodik, im anderen um ein Symptom, d.h. im Sinne der semiotischen Methode um ein eidetisches Zeichen, bei dem wir die Kenntnis des semantischen Gegenstücks unterstellen.

4. Ursachen körperlich begründbarer Psychosen. Die Rangordnung der Symptome. Gestaltpsychologische Gesichtspunkte

Wir unterscheiden folgende große Gruppen:

Psychosen bei infektiösen Erkrankungen. W. Scheid führt über 30 Krankheitsbilder an. Darunter finden sich neben seltenen tropischen Formen Pneumonien bakterieller Herkunft, Influenza, Ornithose, Q-Fieber, Tetanus, Mumps, die exanthematischen Erkrankungen, Choriomeningitis, Herpesinfektionen, Lyssa, Poliomyelitis, Virusencephalitiden, Encephalitis epidemica (v. Economo), Lungentuberkulose, tuberkulöse und andere bakterielle Meningitiden, Leptospirosen, Brucellosen, Typhus und Parathyphus, Cholera, die Erkrankungen der Fleckfiebergruppe, das wolhynische Fieber, Malaria und andere Protozoenerkrankungen, Pilzerkrankungen und Wurminfektionen. Selbstverständlich gehört auch die progressive Paralyse hierher. Grundsätzlich finden sich dieselben psychopathologischen Syndrome wie bei allen anderen körperlich begründbaren Psychosen auch, also solche mit dem Achsensyndrom der Bewußtseinsstörungen, solche mit Durchgangssyndromen (vgl. die Erläuterung in dem Abschnitt über Hirntraumafolgen) im Sinne von Wieck, wobei nach W. Scheid die affektiven eine besonders wichtige Rolle spielen, und schließlich die irreversiblen Persönlichkeitsveränderungen und Demenzen. Die letzteren sind übrigens, abgesehen von den Psychosen bei der Paralyse oder auf dem Boden von Encephalitiden oder als Folge cerebraler Durchblutungsstörungen (W. Scheid), bei Infektionskrankheiten verhältnismäßig selten.

Wie überall, wo wir es mit dem kranken Menschen und nicht mit einer abstrakten Krankheit zu tun haben, wirken in mannigfacher Ausprägung auch die Reaktionen auf die Krankheit und ihre seelische Verarbeitung in die Symptombilder mit hinein.

Psychosen bei inneren Erkrankungen, die klinisch wichtig sind, finden wir bei Anämien, vor allem der Biermerschen, bei Stoffwechsel- und endokrinen Störungen, bei Avitaminosen und Pellagra, bei Herz- und Kreislauferkrankungen, Dystrophie und Erschöpfung. Auch die Generationspsychosen der Frauen können hier mit genannt werden, auch wenn man sie in ihrer Ätiologie nicht als eindeutig geklärt bezeichnen kann (s. dort), zumal ja Generationsvorgänge und Involution keine Krankheiten sind.

Ferner gehören hierher die Psychosen bei Gefäßerkrankungen des Gehirns und bei den verschiedenen Hirnschwundkrankheiten. Schließlich sind Psychosen bei Tumoren des Gehirns und die traumatischen Psychosen (s. dort) sowie Psychosen nach Anoxie beispielsweise durch Strangulation oder CO-Vergiftung zu erwähnen. Unter den Intoxikationspsychosen ist besonders an die Alkoholpsychosen und die mannigfaltigen Psychosen durch Medikamentabusus jeder Art, jedoch auch an Cortison- und Atebrinpsychosen sowie an die experimentellen Psychosen durch Mescalin, LSD, Haschisch usw. zu denken, welch letztere als seuchenartig anschwellende psychedelische oder Phantastica-Psychosen an praktischer sozialpsychiatrischer Bedeutung die Wichtigkeit pharmakopsychiatrischer experimenteller Psychosen mit gezielten Fragestellungen zur Grundlagenforschung zur Zeit erheblich in den Hintergrund gedrängt haben.

Es würde den hier gegebenen Rahmen weit überschreiten, wollten wir bei den einzelnen Krankheiten nun bevorzugte Symptomfärbungen aufzählen. Es kommt ja doch trotz manchen nicht unwichtigen Akzentunterschieden in der psychopathologischen Symptomatologie letzten Endes alles bei allen vor.

Besonders betonen möchten wir noch, wie ungemein rasch beim gleichen Patienten die verschiedenen Symptome des exogenen Reaktionstyps und die Durchgangssyndrome einander ablösen können. Jetzt Somnolenz, dann delirante Unruhe, jetzt Klarheit mit paranoiden Eigenbeziehungen, dann Halluzinose und amentielle Verwirrtheit usw.

Hat man das Leitsymptom der Bewußtseinsstörung vor sich, dann können die sonstigen beim einzelnen Kranken vorhandenen psychopathologischen Symptome aussehen, wie sie wollen, depressiv oder manisch oder schizophren oder auch, was nicht zu vergessen ist, einmal ganz grob psychopathisch, ja sogar plump simuliert und vorgetäuscht: entscheidend ist die Einbettung in die Leitsymptomatik der Bewußtseinsveränderung.

Wenn ein solcher Kranker also in heiterer Erregung ideenflüchtig daherschwadroniert, dann bedeutet das „manische“ Verhalten hier gar nichts als eines der verhältnismäßig wenigen psychopathologischen Symptombilder, mit denen das menschliche Gehirn auf Noxen der verschiedensten Art und innerhalb der verschiedensten Symptomverbände antworten kann. Maßgebend bleibt das

Leitsymptom der gleichzeitig nachweisbaren Bewußtseinsstörung. Sie bestimmt die Diagnose.

Diese oft von Studierenden erfahrungsgemäß für so schwierig gehaltenen Verhältnisse muß man sich nur einmal in aller Klarheit durchdenken, dann erweisen sie sich als ganz einfach. Dasselbe, was wir eben von manischen Symptombildern gesagt haben, gilt ganz genau so von depressiven. Auch hier können alle Symptome der Traurigkeit, der Hemmung, der Unruhe und Angst sowie die depressiven wahnhaften Inhalte auftreten, wie wir sie von den endogenen Depressionen kennen. Aber auch sie sind von einer veränderten Bewußtseinslage begleitet und sie ist es, die in der Strukturanalyse des vorliegenden Krankheitsbildes den Ausschlag gibt.

Ihr Nachweis „nivelliert" gewissermaßen die noch so typischen depressiven Symptome in ihrer Bedeutung, nimmt ihnen ihr diagnostisches Schwergewicht und degradiert sie zu einem fakultativen Syndrom innerhalb des Erscheinungsbildes einer akuten körperlich begründbaren Psychose.

Die gleiche hierarchische Rangordnung der Symptome (s. dort) in ihrer Bedeutung für die Diagnose finden wir natürlich auch bei all denjenigen Symptomen, die wir „schizophren" nennen. Wenn wir also einen desorientierten, deliranten oder somnolenten Kranken vor uns haben, aus dessen Äußerungen und Gebaren wir entnehmen können, daß er Sinnestäuschungen hat, daß er unter Beeinflussungs- und Verfolgungsideen leidet oder ekstatisch-expansive Wahninhalte produziert, genau wie wir sie von schizophrenen Psychosen her kennen, dann ist wiederum nicht diese schizophren aussehende Symptomatologie für die Diagnose maßgebend, sondern das Leitsymptom der Bewußtseinveränderung. Daran muß sich der junge Arzt erst etwas gewöhnen, der gleichsam in der ersten „Entdeckerfreude" dazu neigt, auf Grund eines massiven „Stimmenhörens", das er bei seinem Patienten herausexploriert, nun die Diagnose Schizophrenie zu stellen, weil er gelernt hat, daß Stimmenhören ein für die Schizophrenie außerordentlich charakteristisches und bei ihr sehr häufig vorkommendes Symptom ist.

Als letztes sei noch einmal daran erinnert, daß auch ein scheinbar überaus geltungssüchtiges, übertriebenes, gekünsteltes, „hysterisches" Gehabe auf dem Boden einer akuten körperlich begründbaren Psychose wachsen kann. Hier muß der Arzt sogar ganz besonders auf der Hut sein, um keine Fehldiagnose zu stellen, einfach aus dem Grund, weil ihn das unecht-psychopathische, grob demonstrative Getue unter Umständen so ärgert, daß er seinem ersten Eindruck: „eine üble hysterische Mache" nachgibt und sich nicht die Mühe nimmt, nach einer wenig aufdringlichen Bewußtseinsveränderung zu fahnden.

Wir merken uns also: Bevor wir bei einem bestimmten Krankheitsfall darangehen können, eine differential-typologische Zuordnung zum depressiv-manischen oder schizophrenen Pol der endogenen Psychosen zu treffen, müssen wir das Vorliegen einer körperlich begründbaren Psychose ausgeschlossen haben. Wir müssen sorgfältig darauf achten, ob gewisse kleine Anzeichen einer Bewußtseinsstörung vorhanden sind, wie wir sie als besonders charakteristisch, wenn auch nicht „spezifisch", für die akuten körperlich begründbaren Psychosen gefunden haben. Was uns dann noch irreführen kann, sind, wir erwähnten es oben schon, Psychosen wie die Alkoholhalluzinose oder eine halluzinatorisch-paranoide Psychose bei Pervitin- oder Preludin-Mißbrauch, bei Pellagra, Biermerscher Anämie oder während einer Cortisonbehandlung u.a.m.

Hier gibt es akute körperlich begründbare Psychosen, bei welchen vielfach auch die sorgfältigste Untersuchung keinen Anhalt für eine Bewußtseinsstörung aufdecken und deren Symptomatologie alle erdenklichen endogenen Symptome aufweisen kann. Wir müssen sie auf Grund der Vorgeschichte und des klinischen Gesamtbildes ausschließen. Ist dies geschehen und ist das Bewußtsein unseres Patienten völlig klar, ist der Kranke besonnen und orientiert, dann gewinnen die vorhin aufgeführten cyclothymen oder schizophrenen Symptome, die durch die vorhandene Bewußtseinsstörung gleichsam entmachtet worden waren, auf einmal wieder eine entscheidende, selbständige Bedeutung. Wenn solch ein völlig bewußtseinsklarer Patient bestimmte Halluzinationen, Denkstörungen und Wahnerlebnisse hat, dann nennen wir auf Grund dieser Symptome ersten Ranges (K. Schneider) die bei ihm vorhandene Psychose eine Schizophrenie. Leidet er unter vitaler Traurigkeit, Hemmungen und Schuldgefühlen oder entwickelt er die sonstigen bei den endogenen depressiven und manischen Psychosen dargelegten psychopathologischen Symptome und ist dabei vollkommen frei von Bewußtseinsveränderungen, dann steigen auch hier diese Symptome gewissermaßen im Kurswert für die Diagnose. Die nunmehr als endogen gesicherte Psychose muß nun noch klassifiziert und entweder zu den Cyclothymien oder den Schizophrenien geschlagen werden. Natürlich hilft sehr wesentlich der Gewinn einer exakten Anamnese. Es geht dabei einerseits um die jenseits der psychopathologischen Erwägungen stehende Erforschung einer möglichen zugrunde liegenden körperlichen Krankheit und andererseits um den Nachweis eventueller früherer Phasen oder Schübe einer endogenen Psychose.

Einzelheiten über das psychopathologische Aussehen von Bewußtseinsstörungen, Delirien u.a. sind in den Kapiteln über die allgemeine und klinische Psychopathologie, den Alkoholismus und die psychischen Störungen nach Hirntraumen nachzulesen. Sie werden hier nur summarisch genannt. Am besten stellen wir sie durch eine Prüfung der situativen, zeitlichen und örtlichen Orientierung fest und beachten außerdem die Kohärenz der Denkabläufe, die Aufmerksamkeitszuwendung und ihre Nachhaltigkeit, die mnestischen Leistungen und nicht zuletzt das psychomotorische Verhalten, also etwa die Geschäftigkeit eines Delirierenden oder das Versinken in traumhafte Verwirrtheit oder somnolentes Vorsichhindösen oder Einschlafen mit oder ohne Erweckbarkeit zu verschiedenen Helligkeitsgraden von wechselnder Dauer.

Conrad, der von gestaltpsychologischen Ansätzen her kommt, sieht in der Bewußtseinstrübung einen protopathischen Gestaltwandel des aktuellen Gesamterlebnisfeldes mit einer Störung des „Zu-sich-Kommens“. Dieser Teil des Komplexes der symptomatischen Psychosen betrifft also Bewußtseinshelligkeit und Schlaf-Wach-Mechanismus, während der andere, bei ungetrübtem Bewußtsein, Veränderungen in Richtung des Wahnes zeigt (vgl. „Durchgangssyndrome“ im Sinne von Wieck). Daß auch, wenngleich nicht sehr häufig, akute endogene Psychosen auf der Höhe einer Erregungsphase kurzfristig bewußtseinsgetrübt sein können oder daß wahnhaft-halluzinatorische Schizophrene so von ihren psychotischen Widerfahrnissen in Beschlag genommen sind, daß sie sich in einer eigenartigen Benommenheit nicht „klar“ in die Alltagssituation einordnen, darf nicht vergessen werden. Es braucht also dann nicht immer ein hirnorganischer altersbedingter Einschlag pathoplastisch mit hereinzuspielen, wie es bei manchen Anfällen von „raptus melancholicus“ im fortgeschritteneren Lebensalter (s. Involutionspsychosen) der Fall sein kann. Auch eine sehr erregte Manie oder Katatonie kann einmal flüchtig bewußtseinsgestört sein.

Als letztes ist noch darauf hinzuweisen, daß gelegentlich bei psychopathischen Persönlichkeiten unter übermächtigem Affektdruck von Angst, Wut, Eifersucht oder überwältigendem Schulderleben, aber auch hervorgerufen durch ganz „unpersönliche“ äußere lebensbedrohende Katastrophenreaktionen (Verschüttung, Bombardierung, Brandkatastrophen, Erdbeben u.dgl.) psychogene Bewußtseinstrübungen mit Situations- und Personenverkennungen, persönlicher Desorientiertheit, hypobulischen Totstell- oder Erregungsreaktionen und nachfolgender mindestens partieller Amnesie vorkommen können. Hier wird vor allem die Vorgeschichte der aktuellen Situation und die Schilderung der Persönlichkeit des Erkrankten durch seine Umgebung Klarheit schaffen. Auch auf dem Boden einer nicht gleich ins Auge fallenden leichten Intoxikation mit Schlafmitteln kommt es zu Dämmerzuständen mit massivem psychogenem Ausbau. Oft bleibt die Frage nach einem ernsthaft beabsichtigten Suicid ungeklärt, und der Betreffende hatte Schlafmittel angeblich deshalb geschluckt, weil er „endlich einmal ganz abschalten“ oder „wirklich einmal durchschlafen“ wollte.

Noch einmal sei betont: ein grob psychogenes Verhalten eines akut psychisch erkrankten Patienten, zu dem der Arzt gerufen wird, ein pseudodementes Vorbeireden in der Unterhaltung mit der Tendenz, eine „Geistesstörung“ recht massiv zu demonstrieren, ein durch unsinniges Schwätzen und Grimassieren Sich-verrückt-Stellen oder auch einmal Den-wilden-Mann-Spielen bedeutet noch lange nicht, daß sich dahinter nicht doch eine echte körperlich begründbare Psychose verbergen könnte. Manche Fehldiagnosen kommen zustande, wenn man sich durch das psychogene Gehabe von dem weiteren Fahnden nach der Grundkrankheit ablenken läßt. Auch hinter einem scheinbar „neurasthenischen“ Erschöpfungssyndrom mit Müdigkeit, Unkonzentriertheit, Unruhe, Reizbarkeit und Verstimmung kann kann sich ein organischer Befund verbergen. Der Wichtigkeit für die Praxis halber möchte ich in diesem Zusammenhang betonen, daß wir auch bei chronischen körperlich begründbaren Psychosen Ähnliches antreffen: mancher objektiv schwer Hirngeschädigte z.B., der es ganz gewiß „nicht nötig“ hatte, verstimmt den unerfahrenen Gutachter durch ein Repertoir psychogener Motzereien, durch die man sich nicht irritieren lassen darf und deren Genese von Fall zu Fall aufzuklären ist. Manches ist als eine primitive „Hilflosigkeitsreaktion“ aufzufassen, mancher andere Patient macht ganz einfach ein übles Theater.

5. Die chronischen körperlich begründbaren Psychosen

Sie haben als Leitsymptome den Persönlichkeitsabbau und die Demenz. Viele entwickeln sich nach stürmischem Beginn aus dem Symptombild einer akuten körperlich begründbaren Psychose heraus (z.B. manche progressive Paralysen oder hirntraumatisch bedingte Defektzustände nach einer akuten hirntraumatsichen Psychose), manche treten nach einem Intervall auf (etwa manche spätencephalitische Krankheitsbilder), manche erfahren einen Erscheinungswandel, so etwa, wenn auf ein Alkoholdelir ein chronisches Korsakowsyndrom (s. dort) folgt. Wieder andere verlaufen von Anfang an schleichend und führen anfänglich kaum merklich, dann unter schubweiser Verschlimmerung oder weiterhin kontinuierlich zu dem chronischen Bild der Persönlichkeitsveränderung und Demenz. Das gibt es beispielsweise bei der progressiven Paralyse, bei chronisch Süchtigen, bei Gefäß- und Alterskrankheiten des Gehirns u.a.m. Auch wenn man hier den ersten Beginn gelegentlich zu fassen bekommt, so vermißt man doch die Anzeichen der akuten körperlich begründbaren Psychose mit der Bewußtseinsstörung. Es kommt zweifellos entscheidend mit auf den Zeitfaktor, auf das Tempo an, mit welchem sich eine körperlich begründbare Psychose entwickelt.

6. Akute und chronische somatische Grundlagen, Reversibilität und Irreversibilität der psychopathologischen Symptome (W. Scheid)

Ausführungen über Wesen und Aussehen der Persönlichkeitsveränderungen bei chronischen körperlich begründbaren Psychosen finden sich vor allem in dem Abschnitt über Suchtleiden und progressive Paralyse (s. dort). Das Problem der irreversiblen und der reversiblen Demenz wird in dem Kapitel über psychische Störungen nach Hirntraumen behandelt. Wie verschieden der Persönlichkeitsabbau verlaufen und aussehen kann und wie sog. organische Demenzen strukturiert sind, ist jeweils an einigen konkreten Krankheitsbildern, bei welchen sie als Beispiel für die übrigen dienen können, dargelegt.

Das organische oder amnestische Psychosyndrom ist gekennzeichnet durch wechselnd betonte Störungen des Gedächtnisses, der Kritik- und Urteilsfähigkeit sowie der Affektivität. Alle Ursachen, die zu einer diffusen Hirnschädigung führen können, können dieses „psychoorganische Syndrom im engeren Sinne“, wie M. Bleuler es nennt, verursachen. Er führt Hirnschwundkrankheiten, Hirngefäßkrankheiten, Hirnentzündungen (insbesondere syphilitische), toxische und Stoffwechselschädigungen sowie multiple Sklerose, Chorea Huntington u.a. an.

Weiter hat M. Bleuler, von den Folgezuständen der Encephalitis lethargica ausgehend, gezeigt, daß lokale Schädigungen im Hirnstamm und im Stirnhirn (Verletzungen, Tumoren, Systemkrankheiten wie die Picksche Atrophie in den Anfangsstadien) zu chronischen Psychosyndromen führen, die untereinander überaus ähnlich sind, unabhängig davon, wie sie lokalisiert sind und welcher Krankheitsprozeß ihnen zugrunde liegt. Auch wenn es psychopathologische Färbungen der einzelnen Symptombilder je nach der Lokalisation chronischer Hirnherde dabei geben könne, so lehrt M. Bleuler, überwiegen dennoch die Ähnlichkeiten bei weitem die Verschiedenheiten. So kann man also „von einem gemeinsamen symptomatologischen Rahmen aller hirnlokalen Psychosyndrome“ sprechen. Dieses hirnlokale Psychosyndrom zeichnet sich bei völligem oder weitgehendem Erhaltenbleiben der Intelligenz durch Störungen des Antriebs, der Stimmung und der Einzeltriebe aus. Im Vergleich zu dem organischen Psychosyndrom im engeren Sinne fehlen hier die amnestischen Symptome, und im Vergleich zum Bonhoefferschen akuten exogenen Reaktionstyp, abgesehen vom chronischen Verlauf, die um die Bewußtseinsstörungen zentrierten Symptome der Verwirrtheit, Desorientiertheit oder des Halluzinatorischen, Deliranten und Amentiellen. Hunger, Durst, Sexualität, Schlaf, Bewegungs- und Aggressionstriebe können vermindert oder gesteigert sein und die Störungen können episodisch sehr akut einschießen. Eingehend studiert wurden diese Verhältnisse insbesondere an den Kindern mit „moral insanity“ nach Encephalitis lethargica. In leichteren Ausprägungen ist das hirnlokale Psychosyndrom ohne Kenntnis der Vorgeschichte und bei nichtnachweisbaren neurologischen Herdzeichen u.U. nicht von psychopathisch-neurotischen Verhaltensstörungen zu unterscheiden.

Als drittes hat M. Bleuler das endokrine Psychosyndrom herausgearbeitet. Endokrine Störungen können mitunter akut zu Psychosen vom akuten exogenen Reaktionstyp führen (z.B. maligner Basedow) oder bei schwerem chronischem Verlauf auch einmal das oben genannte psychoorganische Syndrom im engeren Sinne hervorrufen (z.B. bei Addisonscher Krankheit oder Simmondsscher Kachexie). Für gewöhnlich weisen sie jedoch, wenn sie psychopathologische Symptome machen, ein Bild auf, welches durchaus dem beim hirnlokalen Psychosyndrom gleicht.

Wir verzichten aus den oben dargelegten Gründen darauf, nun für alle in Abschnitt 4 aufgezählten Grundkrankheiten die dort jeweils vorkommenden akuten und chronischen körperlich begründbaren Psychosen aufzuzählen.

Was dabei herauskäme, wäre allenfalls ein umständlicher Katalog von mehr oder weniger gesicherten bzw. umstrittenen Färbungen und Akzentuierungen der allgemeinen Symptomatologie, so beispielsweise die ängstliche Färbung akuter Verwirrtheiten bei dekompensierten Herzkrankheiten oder die expansive bei Fleckfieberencephalitis, oder beim hirnlokalen Syndrom die größere Häufigkeit bei Stirnhirntumoren gegenüber solchen anderer Lokalisation sowie eine gewisse Häufigkeitszunahme nach dem 50. Lebensjahr u.a.m. Über verschiedene Nuancierungen zwischen Stirnhirn- und Hirnstammsyndromen wurde schon gesprochen. Auch die Unterschiede zwischen der Paralysis agitans und dem postencephalitischen Parkinsonismus wären zu erwähnen: bei letzterem sind die Stimmungs- und Antriebsstörungen im allgemeinen erheblich schwerer usw.

Um uns nicht unnötig zu wiederholen, sei hier nur noch etwas Grundsätzliches zur Frage der Reversibilität oder Irreversibilität der Symptome gesagt. W. Scheid hat klar herausgestellt, daß es zweckmäßig ist, unterschiedliche Begriffspaare zu wählen, um den Verlaufscharakter des körperlichen Prozesses und den der zugeordneten Psychose zu kennzeichnen. „Die Ausdrücke ‚akut‘ und ‚chronisch‘ werden am besten ausschließlich auf die somatischen Erscheinungen bezogen, nicht aber zugleich auf das psychopathologische Syndrom ... Die psychopathologischen Syndrome sollen nach ihrer Rückbildungsfähigkeit geschieden werden. Die Bezeichnungen ‚reversibel‘ und ‚irreversibel‘ sind hier angemessen.“

W. Scheid weist am Beispiel der Psychiatrie der Infektionskrankheiten darauf hin, wie zweckmäßig es ist, diese beiden Begriffspaare jeweils auf ihren Bereich zu beschränken. So kann z.B. eine akut verlaufende Pneumonie zu einem flüchtigen Delir, also einer reversiblen körperlich begründbaren Psychose führen. Bestimmte Encephalitiden, akute Infektionskrankheiten, können nun trotzdem ein irreversibles Defektsyndrom hinterlassen, das nach W. Scheid nicht gut als eine chronische körperlich begründbare Psychose angesprochen werden kann. Gerade umgekehrt kann es im Verlauf chronischer Infektionskrankheiten wie der tuberkulösen Hirnhautentzündung zu flüchtigen psychotischen Episoden mit dem Achsensyndrom der Bewußtseinstrübung kommen. Hier führt also ein chronischer cerebraler Krankheitsprozeß zu einer reversiblen körperlich begründbaren Psychose. Als Beispiel für die letzte noch übrig bleibende Kombinationsmöglichkeit nennt W. Scheid die unbehandelte progressive Paralyse: Hier haben wir auf dem Boden einer chronisch verlaufenden Infektionskrankheit eine irreversible körperlich begründbare Psychose.

Bei intern bedingten zentral-nervösen Störungen und hier insbesondere bei Koma-Zuständen hat Penin vor allem eine bestimmte Reaktion im EEG wahrscheinlich machen können. Es handelt sich dabei unter dem Einfluß von Stoffwechselmetaboliten um eine Verlangsamung der Hirnwellen, die in Form einer abnormen Rhythmisierung (Parenrhythmie und Aidiorhythmie) das Kurvenbild lange Verlaufsstrecken hindurch beherrschen. Penin konnte zeigen, daß diese abnormen Rhythmisierungen sich von normalen oder pathologisch veränderten Grund- bzw. Hintergrund-EEGs deutlich abheben. Es ergibt sich dadurch die Möglichkeit, das jeweilige Verlaufsstadium einer intern bedingten Encephalopathie nach „akut“ oder „chronisch“ zu differenzieren. Es lassen sich aus dem EEG-Befund verbindliche Rückschlüsse auf die momentane Akuität des internistischen Grundleidens ziehen. Über die Art einer cerebralen Störung kann jedoch beispielsweise die Parenrhythmie nichts aussagen.

7. Therapie

Hier ist eine (notwendigerweise begrenzte) gegen die jeweilige Grundkrankheit gerichtete, gezielte Therapie (man denke etwa an Stoffwechselentgleisungen beim Diabetes oder an hormonale Störungen wie die Hyperthyreose, an Intoxikationen wie die Urämie oder an cerebrale Durchblutungsstörungen wie bei Herz- und Kreislaufinsuffizienzen) von einer syndromorientierten Therapie zu unterscheiden, mit welcher man sich häufig, wie bei vielen Intoxikationen, zu bescheiden hat.

Bezüglich mancher spezieller Maßnahmen bei bestimmten Vergiftungen s. oben.

Spezielles

A. Seelische Störungen bei cerebralen Gefäßleiden

1. Skleratheromatöse Gefäßkrankheiten. Die sog. Cerebralsklerose. Psychische und körperliche Beschwerden

Die skleratheromatösen Gefäßprozesse sind ein Beispiel dafür, wie kompliziert die Beziehungen zwischen hirnpathologischem Befund und klinischen Erscheinungen sein können. Gewiß laufen beide meistens parallel. Es kommt jedoch auch vor, daß der körperlich faßbare oder nach dem Tod durch die Sektion aufweisbare Gefäßbefund in einem auffallenden Gegensatz zur Ausprägungsstärke der klinisch-psychopathologischen Abweichungen steht. Dabei ist beides möglich: der psychiatrische Befund kann erheblich sein, ohne daß beispielsweise ein erhöhter Blutdruck oder eine in tabula sichtbare nennenswerte Atheromatose der Gehirngefäße vorläge, oder es finden sich umgekehrt somatische Zeichen einer eindeutigen Gefäßsklerose, auch am anatomischen Präparat, und das klinische Bild des Verstorbenen hatte keine psychopathologisch ins Gewicht fallenden Veränderungen aufgewiesen. Schließlich gibt es auf morphologischem Gebiet Unterschiede selbst noch in der Ausprägungsstärke der Sklerose zwischen dem allgemeinen Gefäßbefund in der Peripherie und im Gehirn, ja sogar zwischen den großen Hirnbasisgefäßen und den intracerebralen Gefäßen sowie zwischen den Verhältnissen an diesen und am Augenhintergrund. Im übrigen sind die Gefäßkrankheiten die häufigste Ursache der körperlich begründbaren Psychosen.

Die überwiegende Anzahl cerebraler gefäßsklerotischer Störungen tritt jenseits des 50. Lebensjahres in Erscheinung. Solche Zeitangaben sind nur als ganz grobe Orientierung zu nehmen. Es gibt derartige Gefäßkranke auch schon in sehr viel jüngeren Jahren. Wenn ein Patient mit den Erscheinungen eines solchen cerebralen Gefäßprozesses ausnahmsweise erst 40 oder gar 30 Jahre alt ist, so berechtigt dies auf Grund der autoptischen Befunde nicht zu dem Schluß, es könne hier des jugendlichen Alters wegen keine Gefäßsklerose, sondern es müsse eine Endangiitis obliterans (Winiwarter-Bürger) vorliegen. Auf die Pathogenese der Skleratheromatose des Gefäßsystems sowie der Hochdruckkrankheiten im allgemeinen können wir hier nicht eingehen und verweisen auf die Lehrbücher der Inneren Medizin und der Pathologischen Anatomie.

Gleichzeitig lehren die Cerebralsklerosen (wie man unkorrekterweise überall anstatt Sklerosen der cerebralen Gefäße zu sagen pflegt), daß man den Begriff der Psychose nicht zu eng fassen darf. Es gibt, namentlich in den Anfangsstadien des Leidens, lange Zeiträume erheblichen krankheitsverursachten seelischen Beeinträchtigtseins, wofür der Begriff „Psychose“ gleichsam zu „stark“ zu sein scheint. Dasselbe gilt für die nicht seltene, allmähliche „Charakterzuspitzung“, welche den Sparsamen zum Geizkragen, den Einspänner zum Menschenfeind, den Redseligen zum kritiklosen Schwätzer, den Erregbaren zum Jähzornigen werden läßt u. dgl. m. Dennoch ist es zweckmäßig und logisch, entsprechend dem hier angewandten psychiatrischen Krankheitsbegriff, nicht nur eindrucksvolle Episoden deliranter arteriosklerotischer Verwirrtheit, schwere depressive Angst- und Unruhezustände mit oder ohne Sinnestäuschungen und paranoiden Wahnbildungen oder die schleichend oder schubweise eintretende Demenz als psychotisch zu bezeichnen, sondern ebenso die Erscheinungen der undramatischen hirnorganisch bedingten Persönlichkeitsveränderung. In ihr und in der Demenz sehen wir die psychopathologischen Achsensyndrome der chronischen körperlich begründbaren Psychosen. Man wird beispielsweise deshalb eine einwandfrei durch gefäßbedingten Gehirnschaden verursachte sexuelle Triebenthemmung, die zu einem Delikt führte und die keineswegs als so „psychotisch“ imponiert wie eine tobsüchtige Erregung bei einem epileptischen Dämmerzustand, forensisch genau so zu exkulpieren haben. Sie steht nosologisch als Folge einer echten Krankheit innerhalb der Systematik der speziellen Psychiatrie durchaus in derselben Kategorie seelischer Abnormitäten.

Oft klagen die Patienten über mangelnde Frische, ferner über schleichend beginnende, mitunter von anfänglich kürzeren oder längeren Zeiten unterbrochene zunehmende Ermüdbarkeit, allgemeine Unlust, Konzentrationserschwerung, „reizbare Schwäche“ und Merkstörung bei lange erhaltenem Altgedächtnis. Als erstes treten dabei Verlust des Namen- und Zahlengedächtnisses und des Ordnungsgefüges der Zeit in Erscheinung. Ferner werden von den Kranken selbst mitunter Affektinkontinenz und gewisse Charakterzuspitzungen wahrgenommen. Die Symptome können in ihrer Ausprägungsstärke erheblich wechseln, und ebenso verhält es sich mit der Einsicht in die Veränderung. Oft bestehen außerdem erhebliche Schwierigkeiten in der Verarbeitung des eigenen

„Altwerdens". Die Patienten haben selbst das Gefühl, dem „Neuen", auf welchen Gebieten auch immer, nicht mehr so gewachsen zu sein und antworten darauf mit Resignation, teils auch mit Ressentiment und Überkompensation, wobei mannigfache Verdrängungen und sonstige neurotische Verhaltensweisen entwickelt werden können.

Was die körperlichen Beschwerden angeht, so werden von den Kranken vor allem Kopfschmerzen wechselnder Stärke, dumpfer Kopfdruck, klopfendes Pulsieren im Kopf beim Bücken und Sichwiederaufrichten sowie Schwindelzustände, Schlafstörungen (vor allem frühes Erwachen) und Potenzminderung angegeben.

Auf das Grundleiden der Atherosklerose beziehen sich auch andere Symptome wie Crampi (anfallsartig auftretende krampfartige Schmerzen in der Wadenmuskulatur) und das „intermittierende Hinken". Ferner hören wir Klagen über gelegentliche oder dauernde Parästhesien der Acren, über rasches „Einschlafen" der Glieder bei ungeschickter Lagerung im Schlaf und über Symptome wie Angina pectoris oder, in milder Form, pektangiöse Beklemmungen. Diese Erscheinungen machen sich häufig beim Verlassen der durchwärmten Wohnung und Hinaustreten ins Freie bei kühler Temperatur oder bei seelischer Erregung oder geringfügiger körperlicher Anstrengung bemerkbar. Auch Gefäßschädigungen des Innenohres vervollständigen nicht selten das Beschwerdebild in Form von Klagen über Gehörminderung oder Menière-artige Symptome mit Schwindel, überaus lästigen subjektiven Ohrgeräuschen und zunehmender Unfähigkeit, hohe Töne wahrzunehmen. Auch epileptische Anfälle infolge von cerebralen Durchblutungsstörungen können vorkommen. Die allgemeine körperliche Leistungsfähigkeit wird oft als vermindert angegeben.

2. Die objektiven Befunde: allgemeine körperliche Befunde, neurologische Symptome, psychopathologische Symptome

Mitunter lassen die bis heute möglichen Untersuchungen der Gefäßfunktionen auch bei lebhaftem Beschwerdebild keine Störungen erkennen. Die oft fälschlich als unerläßlich geforderte Hypertonie kann fehlen. Nicht ganz selten liegt der Blutdruck sogar auch einmal unterhalb der altersentsprechenden, allerdings recht unverbindlichen Norm. Wiederholte Prüfungen des Blutdruckverhaltens, auch unter physiologischer Belastung, können einen sog. labilen Hochdruck aufdecken, der einer einmaligen Ruheuntersuchung entgangen ist. Tastbefund und Inspektion der peripheren Arterien lassen keinen zwingenden Schluß auf das Verhalten der Gehirngefäße zu. Handarbeiter haben mitunter eine hart pulsierende A. brachialis, die in der Ellenbeuge sichtbar wird. Wenn wir die Ausnahmen ausdrücklich erwähnen, so deshalb, um vor irrtümlichen Folgerungen zu warnen. In sehr vielen Fällen von Cerebralsklerose finden wir indessen eine Hypertonie und eine Entsprechung rigider, drahtartig veränderter Extremitätenarterien oder der geschlängelt hervortretenden A. temporalis an der Schläfe mit dem intrakraniellen Gefäßbefund.

Besonders aufschlußreich kann das Augenhintergrundsbild eines sog. Fundus hypertonicus mit enggestellten Arterien, Kreuzungsphänomenen und gelegentlichen kleinen Blutungsherdchen sein. Die funktionelle Leistungsprüfung dieser Gefäße ist von besonderer Bedeutung vor allem auch für die Seitendiagnose einer Minderdurchblutung (Ophthalmodynamometrik), so daß es sich immer empfiehlt, bei der Verdachtsdiagnose eines cerebralen Gefäßleidens den Augenarzt beizuziehen. Auch das Angiogramm – das nur unter sehr sorgfältiger Indikation zum differentialdiagnostischen Ausschluß eines Tumors herangezogen werden und nach vorbereitender durchblutungsfördernder Behandlung durchgeführt werden sollte – kann verengte Arterien mit verlängerter Durchlaufzeit des Blutes oder Verschlüsse einzelner Arterien, ja der ganzen Carotis interna zeigen und Aufschluß über die Ausbildung eines mehr oder weniger funktionsrettenden Kollateralkreislaufs geben (Carotis- und Brachialis-Angiogramm). Übrigens bedeutet auch hier eine erhebliche Kalkeinlagerung im sog. Carotis-Syphon noch keinen sicheren Hinweis auf das Zustandsbild der übrigen Arterien (Abb. 1).

Das Elektroencephalogramm (EEG) kann unter Einbeziehung der übrigen klinischen Befunde gleichfalls in nicht wenigen Fällen Hinweise auf diffuse Durchblutungsstörungen geben, eignet sich also nicht nur zur Erfassung umschriebener Herde.

Schließlich ist es nicht unwesentlich, unter Berücksichtigung der oben erwähnten Vorbehalte, an den übrigen Körperorganen die Zeichen der Atherosklerose nachzuweisen. Dazu gehört in erster Linie das Elektrokardiogramm zur Erhärtung coronarer Durchblutungsschäden, ferner das Oscillogramm zur Objektivierung von Durchblutungsmängeln in den Extremitäten, die Röntgenexploration der Aorta und peripherer Arterien wie vor allem der Poplitea oder Tibialis auf Verkalkungen und eventuell der ohrenärztliche Nachweis einer gefäßbedingten Schädigung des Gehör-Gleichgewichtsorgans. Schließlich ist internistisch die Natur des vorliegenden Hochdrucks – ob renal oder

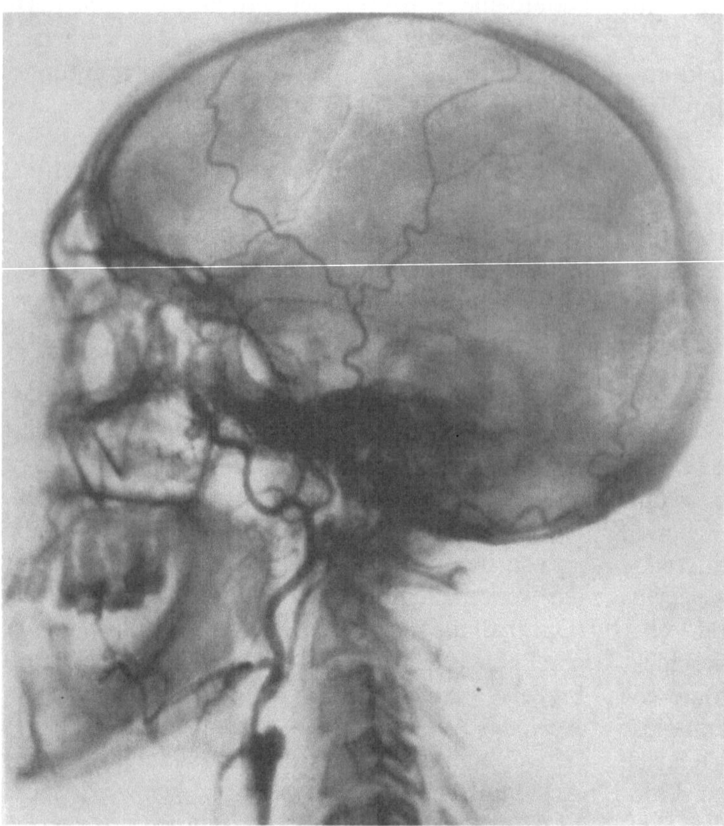

Abb. 1. Gefäßverschluß. 58jähriger Mann. Vor $^1/_4$ Jahr plötzlich armbetonte Parästhesien und Hemiparese rechts mit Rückbildungstendenz. Art.: Verschluß der A. carotis interna nach Abgang von der A. carotis communis. Reine Externadarstellung

nicht – abzuklären. An einen Altersdiabetes, der wiederum neuritische Erscheinungen mit sich bringen kann, muß bei der Durchuntersuchung gleichfalls gedacht werden.

Das Aussehen des Hirngefäßkranken ist auch ohne das Vorliegen von Lähmungen einzelner Glieder oder von Hirnnervenausfällen als Folge herdmäßiger neurologischer Komplikationen auf dem Boden von Mangeldurchblutung, intracerebraler Gefäßblutung, Thrombose oder Embolie oft das eines erheblich kranken Menschen. Dazu steht sehr in Gegensatz die oft geradezu rosig blühende Greisenhaftigkeit vieler Patienten mit senilem Gehirnschwund. Nicht selten bemerkt man um die Iris den weißlich-gelben Arcus senilis („Greisenbogen"), ein leichtes Zittern der Glieder oder des Kopfes, der Zunge und des Unterkiefers, einen kleinschrittigen, etwas staksigen Gang – dies alles manchmal mit einer deutlich angedeuteten extrapyramidalen Komponente im Sinne des hyperton-hypokinetischen Parkinsonbildes. Oft ist ein Schwund des Interosseus I an der mageren Greisenhand besonders auffallend. Die Pupillen stehen meist sehr eng. Vermehrte Alterspigmentflecken der Haut, vorgealtertes Aussehen, schlaffer Gewebeturgor, graue Haare usw. vervollständigen das Erscheinungsbild.

Neurologische Symptome sind bei der Gehirngefäßsklerose dann zu erwarten, wenn Durchblutungsstörungen mit nachfolgenden Erweichungen oder Blutungsfolgen vorliegen. Auf flüchtige Durchblutungsstörungen – wir müssen auch hier Allgemeinsymtome von Herdsymptomen trennen – weisen kurze Schwindelattacken und Ohnmachten, passagere Bewußtseinstrübungen oder episodische delirante Erregungszustände, aber auch die seltenen großen epileptischen Anfälle und Dämmerattacken. Man fand symptomatisch-epileptische Anfälle vor allem bei frühzeitiger Sklerose (Fischer). Eine familiäre Belastung besteht dabei mit Herz- und Gefäßkrankheiten, nicht aber mit Anfallsleiden. Darüber hinaus findet man flüchtige oder länger dauernde Paresen etwa im Facialisbereich, Störungen der langen Bahnen mit wiederum flüchtigen oder dauernden manifesten oder latenten Paresen, Tonusdifferenzen, Reflexsteigerungen und Pyramidenzeichen, Symptome der Pseudobulbärparalyse mit Schluck- und Sprachstörungen ohne Hinweis auf eine Beteiligung der bulbären Kerngebiete, aber auch motorische oder sensible attackenartige Reizerscheinungen im Sinne einer Jacksonschen Rindenepilepsie, die notabene wiederum keine Krankheitseinheit, sondern ein lokales Hirnsyndrom darstellt.

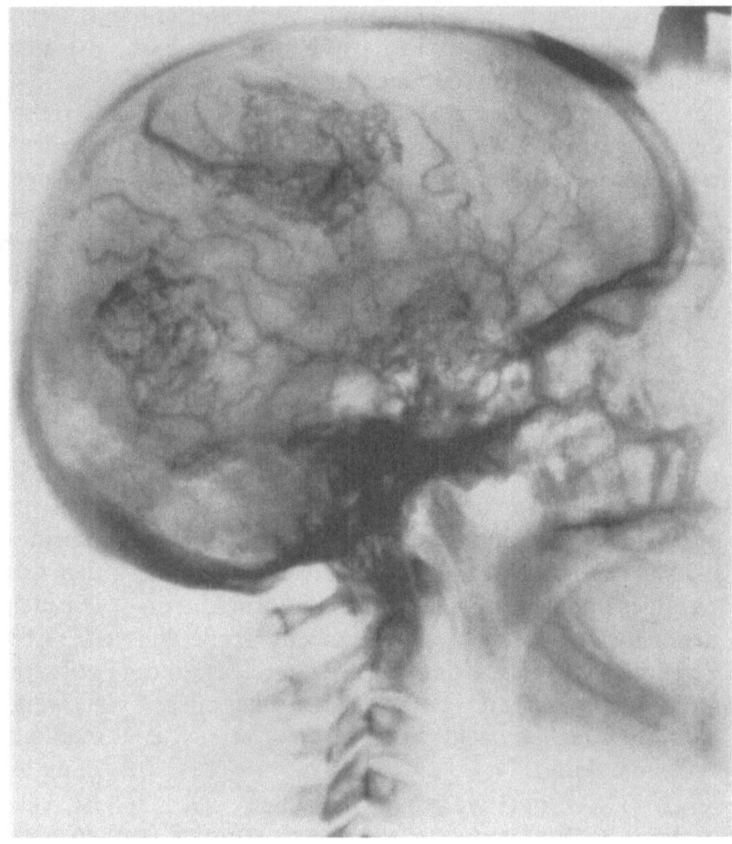

Abb. 2. Multiple Hirnmetastasen. Seit 1/2 Jahr progrediente Halbseitenparese rechts mit Bewußtseinstrübung. Car. Art. links: drei aprikosengroße Tumoranfärbungen fronto-temporal, parietal und parieto-occipital mit arteriovenösen Seenbildungen und großen Abflußvenen. (Malignes Wachstum.) Primärer Lungentumor. Bestrahlung.

Je nach Lokalisation von Erweichungen oder Blutungsherden finden sich verschiedenartig kombinierte Symptomverbände (Haube-, Pons-, Hirnschenkelsyndrom usw.), deren Beschreibung ebenso wie die zusammenfassende Diagnostik der Hirntumoren im einzelnen Sache der neurologischen Lehrbücher bleiben soll.

Bei den Verschlüssen der einzelnen Hirnarterien finden wir als Allgemeinsymptome psychopathologischer Art, nicht zuletzt auch in Abhängigkeit vom Tempo der Entwicklung, Benommenheit, Verwirrtheit und Bewußtlosigkeit. Auch generalisierte und fokale Anfälle sind zu beachten. Letztere leiten schon über zu den Herdsymptomen, die je nach dem betroffenen Versorgungsgebiet zu erwarten sind. Die Abgangsstelle der A. carotis interna ist oft schon frühzeitig von Gefäßwandveränderungen betroffen. Neben Allgemeinsymptomen sind bei linksseitigem Sitz und Rechtshändigkeit außer der Hemiparese auch Sprachstörungen zu beobachten.

Verschluß der A. cerebri anterior scheint besonders schwere psychopathologische Erscheinungen im Sinne eines Syndroms von Antriebsmangel und Apathie sowie bei Beteiligung des Balkens apraktische Störungen neben einer isolierten kontralateralen Beinparese hervorzurufen. Mediaverschlüsse (häufig durch Hirnembolie) führen neben Hemiparesen (vor allem armbetonte Hemiplegien) zu schweren Aphasien, Apraxien und Agnosien, wenn die linke Seite betroffen ist.

Bei A. posterior-Verschluß wurden neben optisch-agnostischen Störungen und homonymer Hemianopsie optische Halluzinationen beschrieben. Verwirrtheitszustände werden auch bei Verschluß der A. basilaris gefunden, der oft durch ein Menière-Syndrom eingeleitet wird und zu Hirnnervenausfällen, Läsionen der langen Bahnen und cerebellaren Ataxien führen kann.

Differentialdiagnostisch ist vor allem an Neoplasmen zu denken, insbesondere an solche mit langsamem Wachstum, ebenso an Hirnmetastasen, die einen fortschreitenden Gefäßprozeß vortäuschen können (Abb. 2).

Haben wir uns bisher hauptsächlich mit den neurologischen Störungen bei der Sklerose der Hirngefäße beschäftigt, so wenden wir uns jetzt noch einmal im Zusammenhang den psychischen Symptomen zu.

Wir sprachen schon von den diesbezüglichen subjektiven Klagen der Patienten. Manche derselben wie etwa raschere Ermüdbarkeit und Konzentrationsstörung sowie nachlassende Merkfähigkeit lassen sich im Rahmen einer psychiatrischen Exploration, mit oder ohne Einschalten entsprechender Tests, objektivieren. Auch Symptome wie subdepressive, oft etwas mürrisch-gereizte Stimmungslage oder die seltenere unstete, flache, vielgeschäftige Euphorie liegen oft zutage. Man muß aber daran denken, daß solche Stimmungsanomalien und vor allem auch gewisse Nachlässigkeiten in der persönlichen Haltung, auch ein in ausgeprägteren Graden durchaus an die Verhältnisse bei der progressiven Paralyse oder der Pickschen Krankheit erinnernder Verfall von feinerer Gesittung und Takt sich mitunter bei kürzeren Unterredungen mit Fremden gar nicht bemerkbar machen, während sie „im gewohnten Geleise" schon ein schwer erträgliches Ausmaß zeigen können. Auch pflegt die Stärke solcher Auffälligkeiten aus unbekannten Gründen endogener und situativer Art oft außerordentlich stark zu wechseln, ehe tiefere Grade von Persönlichkeitsabbau und Demenz erreicht sind. Desorientiertheit und getriebene Unruhe pflegen häufig anfänglich nachts aufzutreten oder sich zu verschlimmern.

3. Testier-, Geschäfts- und Zurechnungsfähigkeit

Für die Beurteilung von Testier- und Zurechnungsfähigkeit sind allermeist die Zeugenaussagen völlig wertlos, die gefühlvoll bestätigen, daß der liebe alte Herr bis zuletzt seine bekannten Witze am Stammtisch gemacht und jedermann freundlich gegrüßt habe, als vielmehr detaillierte Angaben über konkretes Vergessen, Verwechseln, Desorientiertsein und möglichst exakte Beispiele für die Schädigung der eigentlichen Urteilsbildung, am besten bei nicht geläufigen Sachverhalten, die nicht dem eingefahrenen Alltagsmilieu des Kranken entstammen. Oft sind recht massive Wortfindungsstörungen schon beim Benennenlassen von Gegenständen nachweisbar. Führt man, wie dies gelegentlich bei Testamentserrichtungen zu geschehen pflegt, die Unterhaltung allerdings so, daß man dem Probanden nur ein „ja" oder „nein" übrigläßt, dann darf man sich nicht wundern, daß mancher Notar gekränkt feststellt, der Erblasser sei im Vollbesitz seiner geistigen Kräfte gewesen, während der Sachverständige dies verneinen muß. (Man darf also nicht sagen: Sie sind also Herr X, Vorname Y, geboren in Z am soundsovielten, Sie sind demnach jetzt soundsoviele Jahre alt und wohnen seit dem soundsovielten in der und der Straße. Sie wollen also ein Testament zugunsten Ihres Neffen errichten usw., usw.)

4. Die cerebralsklerotischen Psychosen und die altersabhängigen depressiven Reaktionen

Cerebralsklerotische Psychosen im engeren Sinne werden gemeinhin solche Psychosen genannt, die bei einem Menschen auftreten, dessen Leiden an einer Sklerose der Gehirngefäße auf Grund der besprochenen Merkmale erwiesen ist. Verschiedene Unklarheiten sind dabei jedoch auszuräumen. Es gibt ein zufälliges Zusammentreffen einer endogenen Psychose mit den psychopathologischen Symptomen einer Arteriosklerose. Waren schon früher depressive oder manische Phasen oder war schon früher ein schizophrener Schub vorhanden und trifft nun ein erneuter Krankheitszustand einen hirngefäßkranken Menschen, so wird erscheinungsbildlich ein Zustand herauskommen, den man nur im Sinne einer strukturanalytischen (Birnbaum) oder mehrdimensionalen Diagnostik (E. Kretschmer) in seiner Vielschichtigkeit richtig erfassen kann. Hier wie vor allem aber auch bei einwandfrei endogenen psychotischen Phasen, die zum allerersten Mal im Leben eines Menschen dann auftreten, wenn er bereits cerebral erkrankt ist, hat man sich Gedanken darüber gemacht, ob dem Hirngefäßleiden etwas wie die Bedeutung eines „auslösenden Momentes" für eine bereitliegende Anlage zu manisch-depressiver oder schizophrener Psychose zuzuerkennen sei. Man hat jedoch nichts wirklich Beweisendes für diese Annahme beibringen können. In den Kapiteln über das Wesen der endogenen Psychosen sowie über die Psychosen der Rückbildungsjahre wird auf diese Fragen näher eingegangen.

Ein anderes Problem ist, ob es ursächlich auf die Hirngefäßsklerose zu beziehende, körperlich begründbare Psychosen gibt, wie diese aussehen und ob man an ihnen irgend etwas nun gerade für die gefäßbedingte Verursachung Typisches, womöglich (wohin alle Nosologie der Idee nach zielt) Spezifisches aufweisen kann. Mit anderen Worten: man fragt, ob aus dem psychopathologischen Erscheinungsbild einer Psychose auf die zugrunde liegende Cerebralsklerose bündig geschlossen werden kann. Wir nehmen vorweg, daß man das nicht kann, hier so wenig wie irgendwo sonst in der speziellen Psychiatrie.

Wie sehen die seelisch abnormen Zustände aus, die uns im Verlaufe eines cerebralen Gefäßprozesses begegnen können (aber keineswegs müssen)? Es gibt depressive Reaktionen mit Traurigkeit und pessimistischer Verstimmtheit auf dem Hintergrund des mehr oder weniger deutlich vom Patienten selbst registrierten hirnorganischen Versagens. Je nach der Struktur der Persönlichkeit wechselt das Niveau dieser gleichsam verschärften Auseinandersetzung des Menschen mit seinem Altwerden und seinen sich einstellenden Defekten zwischen dem Kummer über die Einbuße der primitivsten vitalen Genüsse und tiefsten existentiellen Auseinandersetzungen mit der Vergänglichkeit und dem Nichterfüllten. Die Angst vor der Unausweichlichkeit des Todes kann sich der mannigfachsten Verkleidungen bedienen. Es gibt ferner Depressionszustände ohne erkennbare „organische Färbung", die bei fehlender Belastung mit manisch-depressiven Psychosen in der eigenen und in der Familiengeschichte durchaus keinen reaktiven Eindruck machen, sondern sich allmählich aus der noch nicht psychotisch zu nennenden Dysphorie und dem vitalen Tonusverlust des Cerebralsklerotikers heraus immer mehr vertiefen, so daß man sie erscheinungsbildlich von einer echten cyclothymen Depression nicht unterscheiden kann. Man hat versucht, Einzelheiten als typisch hervorzuheben, muß aber eingestehen, daß man dieselben eben auch bei cyclothymen Depressionen der jüngeren Lebensjahre finden kann: treffen mehrere derartige typische Merkmale zusammen, besteht auf Grund von Vorgeschichte und Familienanamnese kein Anlaß, an eine zufällig jetzt zum erstenmal ausgebrochene cyclothym-depressive Phase zu denken, und finden wir vom körperlichen Befund her weitere Indizien für eine Gefäßerkrankung, dann kann man das Vorliegen einer arteriosklerotischen Psychose, meist einer Depression, annehmen.

Man hat auf die besonders lange Dauer solcher arteriosklerotischen Depressionen hingewiesen und auf den gegenüber den früheren Jahren angeblich weniger tiefen traurigen Affekt. Das sind keine sehr verbindlichen Eindrücke. Wichtiger ist, daß verhältnismäßig oft, wie bei den Rückbildungspsychosen, auch paranoide Elemente entweder schon von vorneherein im Krankheitsbild enthalten sind oder episodisch oder für dauernd hinzutreten. Sinnestäuschungen können mit oder ohne Einbettung in delirante Verwirrtheiszustände auftreten, die durch Angst und Unruhe gekennzeichnet sind. Inhaltlich trägt das Paranoid oft den Charakter des Beeinträchtigungswahns von gleichsam „kleinbürgerlichem" Gepräge. Die großen katastrophalen Weltuntergänge oder Ekstasen des schizophrenen Wahnes und das elementar Expansive fehlen. Bei der Besprechung der Rückbildungspsychosen stoßen wir auf dieselben Verhältnisse. Nachbarn schnüffeln herum und verleumden oder beschimpfen, Schlüssel werden versteckt, böse Anspielungen so laut gemacht, daß man's durch die Decke hört, Mopedrudel fahren besonders laut oder blenden mit den Scheinwerfern absichtlich ins Fenster. Und dann immer wieder: seltsame giftige Gerüche werden in die Wohnung eingeblasen, Giftkörnchen liegen in Fußbodenritzen oder Ungeziefer wird eingeschmuggelt. Nahrungsmittel werden von besorgten Patienten den Behörden vorgelegt. Oft ist man aber auch „zu anständig" und will die bösen Nachbarn nicht unglücklich machen, denn die kämen ja ins Zuchthaus, wenn alles publik würde. Auch der kuriose Dermatozoenwahn, eine besondere Spielart von „taktiler Halluzinose", ist hier zu erwähnen, den man selten bei Schizophrenen, aber oft bei Organikern findet. Gelegentlich kommt es hier sogar zu einer zum mindesten zeitweiligen „Induzierung" eines anderen Menschen, mit dem der Patient zusammen lebt. Wir sahen das bei einsamen alten arteriosklerotisch abgebauten Ehepaaren oder bei einer alternden Tochter, die ihrer senilen Mutter half, „Giftkörnchen" in den Bodenritzen und „kleine, fast unsichtbare Insekten" auf der Haut zu suchen.

Maniforme arteriosklerotische Psychosen sind seltener, während es Zustände kritiklos gehobener oder unfroh gehetzter Dauergeschäftigkeit neben den „Charakterzuspitzungen" als der häufigsten Persönlichkeitsveränderung nicht ganz selten gibt. Im allgemeinen aber findet man Dauerveränderungen zum euphorisch Gehobenen und leer Umtriebigen hin eher bei der senilen Demenz. Man hat die Presbyophrenie, die man besser ganz fallen läßt, in älteren Lehrbüchern als eine Alterspsychose beschrieben, deren Symptome als lebhaft heitere Hypomanie syntoner Persönlichkeiten mit Rededrang bei hochgradiger Merkschwäche geschildert wurden.

Hier läßt der Verfall der Persönlichkeit verhältnismäßig lange auf sich warten, aber es sind wohl in erster Linie konstitutionelle Faktoren, die dafür maßgebend sind, und nicht Eigenheiten einer besonderen Krankheitsgattung.

In der überwiegenden Mehrzahl aller Fälle werden die depressiv oder manisch oder paranoisch aussehenden Krankheitsbilder schon von Anfang an oder über kurz oder lang von den charakteristischen Symptomen chronischer körperlich begründbarer Psychosen, also Persönlichkeitsabbau und Demenz, begleitet oder sie zeigen flüchtige Episoden vom akuten exogenen Reaktionstyp, was dann diagnostisch auf die richtige Spur weist. In späteren Stadien nehmen dann im allgemeinen der Abbau und die intellektuelle Verblödung so zu, daß höchstens noch vage Stimmungsanomalien trauriger, gehemmter oder ängstlich-unruhiger oder mißtrauischer Verstimmtheit mehr aus dem Gesamtverhalten erschlossen als aus den immer spärlicher werdenden sprachlichen Entäußerungsmöglichkeiten der dementen Kranken erfahren werden können.

Das unspezifische Korsakowsche Syndrom (Merkschwäche und konfabulatorisches Ausfüllen amnestischer Lücken mit großer Außenanregbarkeit und einer dominierenden Störung des Zeiterlebens und der situativen Eigenorientierung bei häufig erhaltener affektiver Zuwendung zur Umgebung) kann im Rahmen cerebralsklerotischer Krankheiten als eine Episode von verschiedener Zeitdauer vorkommen. Es wird auch im Rahmen von Alkoholpsychosen und nach traumatischen Hirnschädigungen beobachtet. (Eine genauere Schilderung findet sich in dem Abschnitt über die Alkoholpsychosen.)

Ein rasch progredienter Verlauf muß nicht eintreten. Gefördert wird er offenbar durch eine Häufung von zusätzlichen ischämischen Schädigungen. Manche Fälle verlaufen jedoch, ähnlich wie die „galoppierende progressive Paralyse" von Anfang an sehr rasch in der Richtung einer zerstörerischen Defektbildung, während andere Cerebralsklerotiker mit deutlichen Symptomen der Persönlichkeitseinengung und Charakterzuspitzung sowie des amnestischen Symptomkomplexes über viele Jahre hindurch sich nur unmerklich verschlimmern oder stationär bleiben. Plötzliches Herausgerissenwerden aus dem gewohnten Milieu und Lebenskreis wirkt wohl nicht nur „psychologisch" (so zwar, daß der Patient sich reflektierend über die Zusammenhänge klar werden könnte) verschlechternd und läßt bisher noch geleistete Kompensationsmöglichkeiten zusammenbrechen, sondern greift in tiefere Zusammenhänge ein, wie sie etwa Daseinsanalytiker (so vor allem Zutt und Kulenkampff) mit der Rang- und Wohnordnung des Menschen zu untersuchen begonnen haben. Wiederum, im einzelnen ungeklärt, aber immer wieder zu beachten: vom Biologischen her können an sich unbedeutende körperliche Zwischenfälle wie eine Bein- oder Armfraktur gefäßprozeßbedingte Veränderungen verschlimmern oder erstmals sichtbar werden lassen. Alkoholschädigungen und Cerebralsklerose zusammen scheinen besonders ungünstige Auswirkungen auf die Hirngefäße zu haben. Ob Cerebralsklerotiker, die sich eine Commotio oder Contusio cerebri zuziehen, längere Zeit als Gefäßgesunde vasovegetative Regulationsstörungen aufweisen, ist umstritten. Manche Autoren meinen, daß die Frühsymptomatik sogar durch eine Verringerung der Störschwere (Walter) charakterisiert sei. Da auch die Rolle konstitutioneller vegetativer Tonusbesonderheiten bzw. Labilitäten nicht vernachlässigt werden darf, sind Begutachtungen von Cerebralgefäßkranken auf Schädelunfallfolgen oft sehr schwierig.

Bei der Cyclothymie (s. dort) kennen wir Fälle, wo eine endogen depressive vitale Tonussenkung eine bisher kompensierte Cerebralsklerose bezüglich ihrer psychopathologischen Epiphänomene zur Dekompensierung bringt. Es erscheint ein Krankheitsbild mit erheblicher hirnorganischer Färbung, so daß man geneigt ist, den Abbau schon für recht beträchtlich und prognostisch denkbar ungünstig zu halten. Nun klingt die depressive Phase ab und mit ihr verschwinden die hirnorganisch-cerebralsklerotischen Erscheinungen gleichfalls wieder, sie können wieder „kompensiert" werden. Es gibt natürlich auch Fälle, in denen sie bestehen bleiben.

Auch umgekehrte Einflüsse sind möglich: eine Depression scheint infolge ihres organischen Einschlags recht bedenklich. Man faßt sie als körperlich durch die Gehirngefäßkrankheit verursacht auf und stellt ihr eine schlechte Prognose. Nun erlebt man eines Tages, daß die Depression doch nicht hirnorganisch bedingt war, denn sie heilt, eventuell über ein hypomanisches Nachstadium, wider Erwarten wieder völlig ab.

Das Senium der Schizophrenen hat Ch. Müller untersucht. Irgendein Anhalt dafür, daß der Prozentsatz der psycho-organischen Störungen bei chronisch Schizophrenen anders sei als bei Gesunden, ließ sich nicht gewinnen. Bezüglich des Ineinanderspielens der psychopathologischen Syndrome fand Müller, daß unter den sozial wie psychopathologisch durch das Senium verschlimmerten Fällen dieses sich vor allem in einer Verstärkung der Regressionstendenzen, der Abkapselung, sowie in einer Ausweitung des Wahns äußerte. Bei den gebesserten dagegen fand er eine allgemeine Dämpfung und Syntonisierung, eine Milderung der Abwehrhaltungen, ferner Sublimierungstendenzen, eine friedliche Resignation und Angewöhnung an das Milieu.

B. Seelische Störungen bei Hirnparenchymschwund

I. Diffuse Hirnschwundkrankheiten

1. Senile Demenz

a) Senile Demenz und normale Vergreisung. Psychologie des hohen Lebensalters

Mit dem Auftreten einer senilen Demenz kann man etwa vom Beginn des 8. Lebensjahrzehnts an rechnen. Das ist ein Alter, in welchem bei vielen Menschen auch die „normale" Vergreisung allmählich zu beginnen pflegt. Dabei kann bei einzelnen – und nicht selten ist das familiär mitbedingt – dieser Beginn früher, vor allem aber auch wesentlich später liegen. Während eine Sklerose der Gehirngefäße ein echtes Krankheitsgeschehen und nicht einen normalen Altersverschleiß darstellt, ist es sehr schwierig, etwa in der zweiten Hälfte der Siebzigerjahre eine normale Vergreisung anders als durch intensitative Gradunterschiede und ihren langsameren Verlauf von einer beginnenden senilen Demenz abzuheben. Die Grenzen sind fließend.

Einengung der Lebensinteressen, Sichbewahren in einem mehr oder weniger erstarrenden Gehäuse und schablonenhafte Haltungen sehr verschiedenartigen Ursprungs kennzeichnen das beginnende Vergreisen. Wahres Über-den Dingen-Stehen, echte Weisheit und Abgeklärtheit, die es als Gewinn des Alters selbstverständlich häufig gibt, können auch einmal dadurch vorgetäuscht sein, daß der Greis sich selbst genügt und sich nicht mehr tief von fremdem Schicksal anrühren läßt. Der laudator temporis acti (Lobredner der vergangenen Zeiten) lebt und wirkt nicht mehr mit Leidenschaft in der Gegenwart. Das geistige Leistungsspektrum ist vielgestaltig und manchmal überraschend: Im gewohnten Bereich kann der Blick auf das Wesentliche scharf und konzentriert sein, so daß fruchtbare Diskussionen auf dem eigenen Wissens-, Erfahrungs- und Fachgebiet noch zu einem Zeitpunkt geführt werden können, wo das Aufnahme- und Verarbeitungsvermögen für fremdere Bereiche schon merklich beeinträchtigt ist und die mangelnde Wendigkeit auffällt. Daß noch im Greisenalter schöpferisch neue Wege beschritten werden, gehört zu den großen Ausnahmen (der Komponist Verdi und der Maler Tizian wären hier besonders zu nennen), und ebenso selten ist es, daß beispielsweise hochbetagte Gelehrte ihre Werke dauernd selbst in Frage stellen, am Wandel und Fortschreiten ihrer Wissenschaft messen und weiterforschend und lernend die eigene Lehre kritisch modifizieren. Vielfach wird das früher Errungene und Gefundene vielmehr mit einem gewissen Eigensinn verteidigt und allenfalls mit der inzwischen erworbenen souveränen Technik noch weiter ausgebaut und verfestigt. Auf allen Gebieten des Menschseins kann dem Greis beides beschieden sein: das Tolerantwerden oder die rechthaberische Erstarrung. Über die Aufgabe, sich mit dem eigenen Altwerden auseinandersetzen zu müssen, und die mannigfachen Entgleisungsmöglichkeiten wurde wiederholt gesprochen.

b) Gleichartigkeit und Unterschiede gegenüber der Symptomatologie der Gefäßprozesse. Neuropathologische Befunde

Während wir bei der senilen Demenz viele der bei der Sklerose der Hirngefäße auftretenden körperlichen Symptome vermissen, können wir lediglich auf Grund der psychopathologischen Bilder nicht immer völlig befriedigende differentialdiagnostische Unterscheidungen treffen. Eine ausgeprägte cerebralsklerotische Verblödung läßt sich von einer senilen nicht sicher trennen. Das ist genauso wie beim Schwachsinn. Auch an ihm können wir verschiedene Seiten unterscheiden, aber keine Typologie von Schwachsinnszuständen aufstellen, die einen sicheren Hinweis auf die Art des zugrunde liegenden Hirnleidens geben könnte. In früheren Stadien hingegen kann der Erfahrene gewisse Akzentverschiebungen feststellen, welche die Zugehörigkeit zur einen oder anderen Form zwar nicht beweisen, sie jedoch unter Berücksichtigung des gesamten klinischen Befundes unter Einschluß der körperlichen Symptome mehr oder weniger wahrscheinlich machen.

Wir kennen z.B. bei der senilen Demenz weniger das oft so lange und episodenhaft kommende und gehende pseudoneurasthenische Vorstadium der nervösen Gereiztheit und Erschöpfbarkeit mit der Akzentuierung des verstimmt Morosen, Ungeduldigen, und den raschen Stimmungsumschlägen. Während auch bei der senilen Demenz die zunehmende Merkschwäche und Vergeßlichkeit die Intelligenzleistungen behindert, kann die gemütsmäßige Ansprechbarkeit längere Zeit nicht oder wenig irritiert sein. Wenn die Stimmungslage eine abnorme Dauerveränderung aufweist, so nicht selten nach der Seite einer gewissen Euphorie. Was Stertz von der abnorm frühen Vergreisung, der Alzheimerschen Krankheit, gesagt hat, daß sie nämlich die „liebenswürdigste" Form der Verblödung sei, das gilt mit einer gewissen Abschwächung auch von der senilen gegenüber der arteriosklerotischen Demenz. Es gibt freilich auch die unzufrieden hypochondrischen, von Mißtrauen und Verarmungsängsten geplagten jammernden und auch die ständig beleidigten, neidischen, mißtrauischen, Bosheit geifernden Senilen. Des Typs der affektiv besonders syntonen, heiter-umtriebigen, wenn auch infolge des gesamten Niveauverlustes nicht sehr tief reagierenden Presbyophrenen wurde schon gedacht. Ebenso finden wir auch hier bei den Senilen das Korsakow-Syndrom mit Merkschwäche, Desorientiertheit und Konfabulationen.

Senil Demente haben wie normale Greise mitunter erhebliche Triebstörungen. Das hohe Alter als solches, erhaltene oder gesteigerte Libido bei verringerter Potenz, allgemeinem Persönlichkeitsabbau und Beeinträchtigung der höheren Urteilsfähigkeit können dazu führen, daß keine normalen Wege zu einer sexuellen Partnerschaft mehr gefunden werden. So stoßen wir bei Greisen nicht ganz selten auf dasselbe Delikt wie bei zwar hormonal triebstarken, aber noch zielunsicheren und teilretardierten Spätpubertierenden, insbesondere, wenn sie noch obendrein schwachsinnig sind: eine Regression zum kindlichen Zeige- und Schautrieb, sich äußerend in Exhibitionismus mit oder ohne begleitende Onanie. Bei Greisen kommt es dann mitunter zu einer verhängnisvollen Hinwendung zu Kindern, deren Sexualneugier ausgenutzt wird, die aber auch ihrerseits nicht so ganz selten sexuelle Annäherungen geradezu provozieren. Parallele Delikte bei Greisinnen kennen wir nicht, während exhibitionistisches Verhalten (etwa sich nackt am Fenster zeigen) bei erhöhter unbefriedigter Sexualspannung in den Jahren um die Klimax dann und wann vorkommt. Hier scheint der Sexualklatsch und -neid sowie eine nicht seltene Lust an der Kuppelei ein befriedigendes Äquivalent zu sein.

Der sexuell gefärbte senile (gelegentlich auch präsenile) Eifersuchtswahn ist auch bei Männern häufiger zu beobachten als bei Frauen. Schwierigere Situationen können entstehen, wenn ein Hochbetagter sich in einem späten „Johannistrieb" in eine junge Frau verliebt oder, was nicht selten ist, sich von einer jungen Geliebten und ihrer Sippe zu einer Eheschließung oder einer Testamentsänderung zuungunsten der bisher Erbberechtigten bestimmen läßt. Hier soll dann nicht selten der Arzt eingreifen und sich zur Testierfähigkeit äußern.

Delirante Episoden und Verwirrtheitszustände mit vor allem nächstlichen Exacerbationen, die eine beträchtliche Gefährdung der Umgebung darstellen (Licht, Wasser, Gas), treten bei der arteriosklerotischen wie bei der senilen Demenz auf. Auch cerebrale Krampfanfälle kommen vor. Halluzinosen, Wahnbildungen und affektive Störungen im Sinne des Depressiven wie des Manischen können bei senil Dementen genauso wie bei Cerebralsklerotikern auftreten. Sind früher nie Phasen oder Schübe nachweisbar gewesen, dann fassen wir die psychotischen Syndrome als körperlich begründbar auf, insbesondere, wenn sie etwa in einem engen Zusammenhang mit einer Verschlimmerung der psychoorganischen Symptomatologie einhergehen. Ganz sicher ist man natürlich nie, ob nicht auch einmal im Senium eine endogen-psychotische Phase zum erstenmal im Leben auftritt, die alsdann ihre „Altersfärbung" von der schon bestehenden Demenz her erhält. Bei diesen seltenen Fällen wird man sich mitunter hinsichtlich einer unanfechtbaren Diagnostik mit einem „non liquet" („es reicht nicht aus") abfinden müssen. Bei verwirrter Erregtheit Seniler sind Neuroleptica wegen der hypotensiven Eigenschaften nicht immer indiziert. Hier sieht man Gutes von Distraneurin und Diazepam (Valium).

Bei nachgewiesener seniler Demenz besteht Zurechnungsunfähigkeit und Geschäftsunfähigkeit. Man darf sich als Gutachter nicht von der manchmal noch leidlichen gesellschaftlichen Fassade täuschen lassen. Anfangsstadien einer senilen Demenz mit den oft an Ausprägungsstärke erheblich wechselnden Symptomen können forensisch-psychiatrisch auch dem Erfahrenen oft überaus große Schwierigkeiten bereiten.

Ein 70jähriger Pensionär pflegt abends um 20 Uhr zu Bett zu gehen, geistert jedoch eine Stunde später wieder im Haus herum und dreht seiner Frau und seiner berufstätigen Tochter das Licht ab, wenn diese wagen, noch nach 21 Uhr aufbleiben zu wollen. Er gerät in schwerste Erregung, wenn „die Weiber" nicht gehorchen, zittert vor Wut, droht beide totzuschlagen und wirkt schließlich deutlich bewußtseinsgetrübt. Eine Stunde später hat er alles vergessen, hilft seiner Frau besorgt in den Mantel, als diese noch ausgehen will, um den Arzt zu holen. Trotz schwerer Bedenken der nächsten Angehörigen wird er auf Wunsch der weiteren Verwandtschaft auf eine Kirmes mitgenommen. Dort erzählt er höchst aufgeräumt ununterbrochen Witze aus seinem alten Repertoire. Die Bekannten begreifen nicht, was Frau und Tochter an dem lustigen altern Herrn eigentlich auszusetzen haben. Sie bemerken nicht, daß er seine neben ihm sitzende Tochter zeitweise nicht kennt und mit „Sie" als eine fremde Dame anspricht usw.

Das anatomische Charakteristikum der senilen Demenz ist die diffuse Atrophie mit Schrumpfung der Windungen, verbreiterten Furchen und erweiterten äußeren und inneren Liquorräumen. Neben der Zellreduktion findet man Nervenzellveränderungen im Sinne der Schrumpfung, der „chronischen Zellerkrankung" und der Pigmentatrophie. Gliafasern sind vermehrt.

Mikroskopisch sind an senilen Gehirnen am auffallendsten die sog. „Drusen" oder „senilen Plaques" und die Alzheimerschen Fibrillen. Die Drusen gehen von der intercellulären Grundsubstanz aus. Die Fibrillen in den veränderten Ganglienzellen sind verdickt und verbacken. Prädilektionsort für beides ist die Hirnrinde. Nach G. Peters geht zwar die Quantität der Veränderungen, vor allem der Drusen und der Alzheimerschen Fibrillenveränderungen, mit der Schwere der klinischen Erscheinungen konform, jedoch sind diese Veränderungen nicht spezifisch. Skleratheromatöse Gehirnveränderungen haben damit grundsätzlich nichts zu tun, auch wenn sie sekundäre Schwundvorgänge der funktionstragenden Substanz nach sich ziehen können.

2. Die Alzheimersche Krankheit

a) Alzheimersche Krankheit und senile Demenz

Die Alzheimersche Krankheit, eine diffuse Hirnschwundkrankheit mit noch nicht erschöpfend geklärten hereditären Verhältnissen, die nichts mit einem cerebralen Gefäßleiden zu tun hat, kann man sich am besten verdeutlichen, wenn man sie als eine ungewöhnlich früh einsetzende Form von seniler Demenz betrachtet, mit der sie klinisch viel Ähnlichkeit hat. Es fehlen wie dort in der Vorgeschichte vielfach Angaben, wie wir sie bei den cerebralen Gefäßkrankheiten so häufig zu hören bekommen, nämlich über Kopfschmerzen, Schwindel und Benommenheit. Mitteilungen über eine zunehmende Gereiztheit und Ungeduld, eine Veränderung der sonst gewohnten Affekte und Gestimmtheiten, sind seltener als dort.

b) Die Symptome. Der neuropathologische Befund

Bei der Alzheimerschen Krankheit steht eine früh, schon gegen die Fünfzigerjahre hin, in Einzelfällen auch noch früher, einsetzende Merkschwäche im Vordergrund, die zusammen mit der Verarmung der sprachlichen Ausdrucksfähigkeit und des Begriffs- und Wortschatzes ein recht charakteritisches Krankheitsbild hervorruft. Anfangs gelingen im Beruf die eingeschliffenen Routineleistungen noch einigermaßen, aber auch hier entsteht schon manche Unordnung dadurch, daß der Betreffende vergessen hat, daß er vor Stunden schon erledigte, was er jetzt in Angriff nehmen will. Namen, Zahlen, Daten. Tageszeiten, alles wird allmählich verwechselt und vergessen. Schließlich wird auch die Orientierung im vertrauten, alteingewohnten Lebenskreis lückenhaft. Daß dies von Außenstehenden manchmal erst sehr spät bemerkt wird, liegt daran, daß die Kranken in ihrer Gemütssphäre lange Zeit wenig oder gar nicht gestört sind, daß sie affektiv rasch und adäquat auf die Freundlichkeit ansprechen, die man ihnen etwa im Gespräch entgegenbringt, daß sie auch noch über die Mimik und Gestik verfügen, mit der man Interesse und Anteilnahme an den Vorgängen in der Umgebung bekundet, daß sie gewissermaßen „punktförmig" auch noch neugierig sind und im gegebenen Augenblick vom Gemütsmäßigen her deshalb auch „adäquat" reagieren. Dabei ist die Fähigkeit, das jeweils Erlebte in einen Sinnzusammenhang einzubauen, völlig verlorengegangen, es fällt ohne die Fähigkeit, gemerkt, d.h. markiert und behalten zu werden, sofort wieder dem Vergessen anheim (vgl. Struktur des Korsakow-Syndroms).

In der objektiven Anamnese von Frauen erfährt man immer wieder als charakteristisch, wie allmählich die Fähigkeit, die eingeschliffensten Haushaltsgeschäfte zu erledigen, abhanden gekommen ist. Es kann nicht mehr überschaut werden, was zum Kochen benötigt wird, was noch an Vorrat im Haus ist, was bezahlt ist usw. Was anfänglich noch eine Störung der höheren Urteilsfähigkeit war, wird immer mehr zu einer allgemeinen tiefen Verblödung.

Sprachen wir oben davon, daß das Gemütsleben geraume Zeit über weitgehend unbeeinflußt von der schweren Hirnkrankheit scheine, so ist auch das mit Vorbehalt zu verstehen, weil wir von traumatischen Hirnfolgezuständen (z.B. Stirnhirnläsionen, aber auch Allgemeinschäden) das Syndrom der „mangelnden Ernstnahme" des eigenen Versagens kennen. Mancher sonst recht vergnügte Alzheimerkranke weint z.B. im Hörsaal, wenn er im Gespräch auf sein Versagen an Hand der objektiven Vorgeschichte fixiert wird, um sich allerdings meist rasch zu trösten.

Wie bei der senilen Demenz sind auch hier mitunter nächtliche Verwirrtheits- und Unruhezustände gefährdende Momente, welche zur Einweisung Anlaß geben müssen. Offen gebliebene Gas- und Wasserhähne, durchgebrannte elektrische Heizöfen u.dgl. können sonst verhängnisvoll werden.

Natürlich zeigen nicht alle Kranken die häufige „liebenswürdige" Spielart der Demenz. Vor allem mit zunehmendem Leiden werden manche auch reizbar, schlagen kindisch zu oder sind in leichteren Stadien, wie zahlreiche senile Demente auch, wesensverändert im Sinne des Egozentrischen. Sie werden unduldsam, zänkisch oder auch ausgesprochen schikanös und bösartig ihrer Umgebung gegenüber. Mitunter ist das Krankheitsbild auch durch eine einförmige Hypochondrie gekennzeichnet. Andere Kranke entwickeln einen Beeinträchtigungswahn. Die der Merkstörung stärkeren Grades zugehörige Desorientiertheit macht zusammen mit der zunehmenden Begriffsstutzigkeit, der fortschreitenden Sprachverarmung sowie Herdsymptomen aphasischer und apraktischer Art die Kranken immer hilfloser. Iterativerscheinungen in der Motorik sowie in den sprachlichen Äußerungen sind ein weiteres Abbauzeichen. In späteren Stadien kann es auch zu Pyramidenbahnstörungen und zum Auftreten extrapyramidaler Symptome kommen.

Anatomisch findet man eine diffuse Hirnatrophie, histologisch vermehrte Drusen und Alzheimersche Fibrillen. Das Bild unterscheidet sich nicht von demjenigen bei senilen Demenzen des Greisenalters und auch von dem Befund beim „normalen" hochbetagten, nicht „dementen" Greis nur quantitativ.

Im Luftencephalogramm läßt sich regelmäßig die Erweiterung der inneren und äußeren Liquorräume nachweisen.

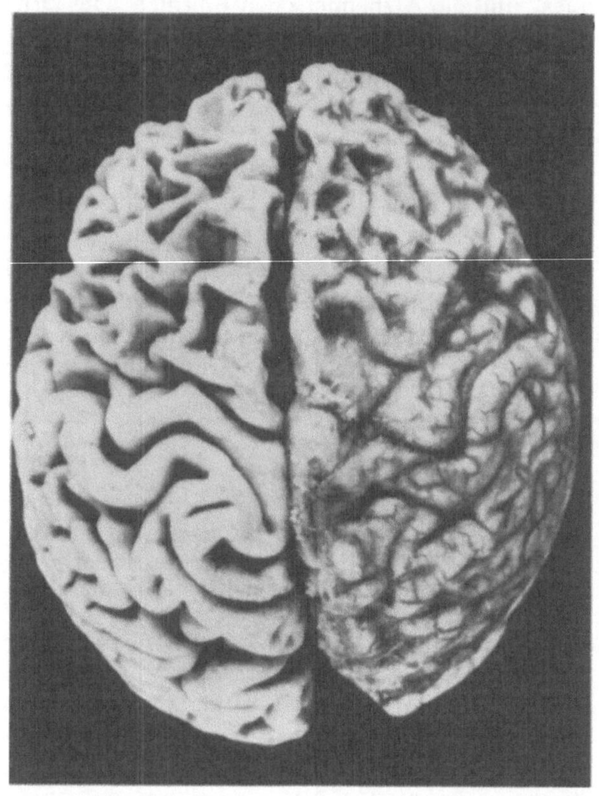

Abb. 3. Picksche Atrophie. Makroaufnahme. Hirnkonvexität. Ausgeprägte Atrophie der Frontal- und Occipitallappen. Die Zentralwindung bleibt vom atrophisierenden Prozeß verschont

II. Systematisierte Hirnschwundkrankheiten

1. Picksche Krankheit

a) Unterschied der systematischen umschriebenen fortschreitenden Großhirnatrophie gegenüber den diffusen Gehirnatrophien

Im Gegensatz zur Alzheimerschen Krankheit, welche eine diffuse Gehirnatrophie darstellt, wenn auch beispielsweise Schläfen- und Scheitellappen dabei besonders bevorzugt sein können, handelt es sich bei der Pickschen Atrophie um eine systematische umschriebene fortschreitende Großhirnatrophie. Sie gehört in die große Gruppe der progressiven cerebro-spinalen Systematrophien, worunter wir auch die Huntingtonsche Chorea einzuordnen haben.

Die bevorzugte Topik (topos = der Ort) bei der Pickschen Krankheit bietet das Endhirn (Stirn-, Schläfen- und Scheitellappen). Das Stirnhirn ist am häufigsten mitbefallen, selten dagegen der Occipitallappen. Die Atrophien können ein- oder doppelseitig sein. Die Pathologen sind sich nicht einig, ob der schwere atrophisierende Prozeß primär in der Rinde oder im Marklager beginnt. Senile Drusen und Alzheimersche Fibrillen kommen beim Pick nur ganz selten vor. Die Picksche Krankheit ist so wenig wie die Alzheimersche Folge eines cerebralen Gefäßleidens. Je nach der Hauptlokalisation kann man verschiedene meist schon um das 40. Lebensjahr, manchmal sogar noch wesentlich früher einsetzende psychopathologische Leistungsveränderungen unterscheiden. Es gibt Kranke, bei denen man vom psychischen Befund her ohne weiteres die Diagnose einer progressiven Paralyse stellen würde. Hier sind dann der neurologische und der serologische Befund in Blut und Liquor entscheidend wichtig (Abb. 3).

b) Die Symptomatologie

Bezüglich der Stirnhirnsymptomatik stößt man auf die gleichen Probleme wie bei posttraumatischen Störungen oder Tumoren. Bei bevorzugter Lokalisation der Atrophie im basalen Orbitalbereich denkt man vor allem an die höchsten Integrationsleistungen, deren Störung zu Erscheinungen wie Persönlichkeitsveränderung, Vergröberung der individuellen Nuancierungen, Verfall des feineren sittlichen Empfindens, Taktverlust, Enthemmung, Triebsteigerungen u.dgl. führt. Allgemeine Verarmung an Initiative und Spontaneität wird dagegen auf eine Schädigung der Stirnhirnkonvexität bezogen. Schläfenlappenatrophien stehen in Zusammenhang mit aphasischen, solche des Scheitellapens mit apraktisch-agnostischen Symptombildern.

Sind auch Atrophien im Striatumbereich und an den Pyramidenbahnen vorhanden, so treten die Symptome hinzu, die wir sonst bei einer Huntingtonschen Chorea bzw. einer spastischen Spinalparalyse finden. Beim Pick ist familiäres Auftreten nicht ganz selten. Die erblichen Beziehungen zur Chorea Huntington und den atrophisierenden Prozessen des pyramidal-motorischen Systems sind noch nicht hinreichend bekannt.

2. Chorea Huntington

a) Neurologischer Befund. Abortivformen. Erbverhältnisse

Die Chorea Huntington (1872 erstmals von dem Engländer Huntington beschrieben) gehört zu den heredo-degenerativen Krankheiten des extrapyramidalen Systems. Sie wird deshalb hier genannt, weil bei ihr reichhaltige psychopathologische Symptome vorhanden zu sein pflegen. Es handelt sich um ein wahrscheinlich dominantes Erbleiden.

Der neurologische Befund ist durch ein hypotonhyperkinetisches extrapyramidales Syndrom gekennzeichnet. Die neurologische Anfangsdiagnose des schleichend beginnenden Leidens, das in den mittleren Lebensjahren am häufigsten manifest wird, wird zunächst oft verfehlt. Die charakteristischen choreatischen Spontanbewegungen, anfänglich beispielsweise nur an den Fingern oder Zehen, zeigen sich oft erst bei geduldigem Betrachten des Patienten. (Nackt ausziehen lassen, wenn in der Sprechstunde auch nur der geringste Verdacht auf ein extrapyramidales Krankheitsbild geschöpft worden ist!) Im voll ausgebildeten Krankheitsbild sind die schweren, grotesken, ausfahrenden, unentwegt ablaufenden Hyperkinesen der verelendeten Patienten, die sich nicht mehr selbst besorgen und kaum mehr essen können, nicht zu verkennen. In den Familien finden sich zahlreiche abortive Formen. Dabei sind auch Fälle von Diabetes mellitus ohne neurologische Symptome zu erwähnen, sowie seelisch abnorme, nicht selten asoziale Persönlichkeiten, ohne oder mit erst später hinzutretenden Choreasymptomen.

b) Psychopathologische Bilder

Aber auch die „klassischen" Huntingtonfälle selbst zeigen mitunter ein ausgesprochen „psychopathisches" Verhalten, oft im Sinne abnormer Reizbarkeit, Verstimmbarkeit und Haltlosigkeit, das man als Ausdruck einer in Wirklichkeit organisch bedingten Pseudo-Psychopathie ansehen muß, und das der Erstmanifestation neurologischer Symptome zeitlich oft erheblich vorausläuft. Als solches müßte man auch die seelischen Anormitäten der nicht oder noch nicht neurologisch kranken Sippenangehörigen auffassen, wenn man eben ganz sicher wüßte, daß tatsächlich hirnorganische Veränderungen zugrunde liegen. Genau so kann es natürlich sein, daß die zu dem heredodegenerativen Erbleiden prädestinierten Menschen daneben auch psychisch abnorm sind, ohne daß dies mit der spezifischen Art der Erkrankung und ihrer Lokalisation im Gehirn etwas zu tun haben müßte.

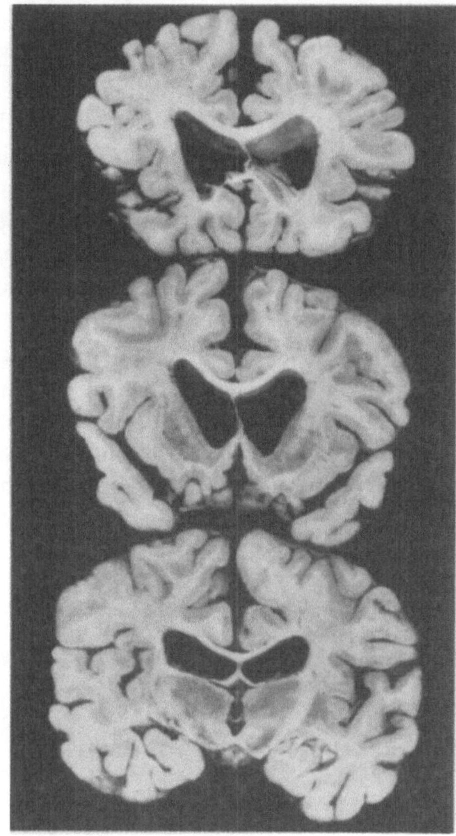

Abb. 4. Huntingtonsche Chorea. Makroaufnahme. Frontalschnitte durch verschiedene Höhen des Gehirns. Beiderseitige starke Atrophie der Nuclei caudati. Erweiterung beider Seitenventrikel

Anders steht es mit der bei entsprechender Dauer der Krankheit nie ausbleibenden Persönlichkeitsveränderung und Demenz, die ein hohes Ausmaß erreichen können.

Bemerkenswert sind die Kranken, bei welchen sich eine ausgesprochene paranoide, wahnbildende Psychose mit Beeinträchtigungs- und Verfolgungsideen sowie Sinnestäuschungen entwickelt, die, bevor oder wenn nicht psychoorganische Symptome das Krankheitsbild färben, vorübergehend durchaus den Eindruck einer Schizophrenie erwecken kann. Dies gilt vor allem für die in den Frühstadien der Krankheit auftretenden psychotischen Syndrome schizophrenen Aussehens. Hat man diesen falschen diagnostischen Verdacht einmal geschöpft, dann ist man auch geneigt, Bummler und Streuner in der Sippe als Fälle von einfacher, versandender Schizophrenia simplex zu verkennen. Der Tod an dem qualvollen Leiden erfolgt durch hinzutretende Krankheiten oft erst nach vielen Jahren. Von Fortpflanzung ist dringend abzuraten. Leider haben viele Huntingtonkranke schon Nachkommen, wenn die Krankheit erkennbar wird.

c) Neuropathologie

Pathologisch-anatomisch (G. Peters) findet man neben einer so gut wie immer vorhandenen Atrophie des gesamten Gehirns mit besonderer Beteiligung des Stirnpols Zellschwund vor allem im Corpus striatum, jedoch auch im Pallidum und im Nucleus dentatus des Kleinhirns sowie in der Hirnrinde. Bei Fällen, in welchen ein hypokinetisch-hypertones Syndrom (also ein „Parkinson"-Syndrom) überwog, fanden C. und O. Vogt neben den auch hier vorhandenen Veränderungen im Striatum einen schweren, dafür verantwortlich zu machenden Parenchymschwund im Pallidum, der dort sonst erst in späteren Stadien der Krankheit nachweisbar zu sein pflegt (Abb. 4).

C. Seelische Störungen nach Hirntraumen

1. Hirntraumen am geschlossenen und eröffneten Schädel

Das Hirntrauma am geschlossenen oder eröffneten Schädel kann zu akuten Störungen verschiedener Art führen und außerdem bleibende Folgen hinterlassen.

Bei offenen Hirnverletzungen kommuniziert die Hirnwunde durch Defekt der Schädelknochen und Zerreißung der Dura mit der Außenwelt. Dabei darf man nicht nur an Konvexitätsbrüche denken. Es gibt Schädelbasisbrüche, die eine sekundäre Infektion des Schädelbinnenraums durch Eröffnung der Nasennebenhöhlen oder der Räume des Gehörapparats ermöglichen. Entzündliche nachfolgende Meningo-Encophalitiden und Hirnabscesse können dann ihrerseits psychopathologische Störungen verursachen. Auch das subdurale oder epidurale Hämatom, welches Hirndruck macht, wäre in diesem Zusammenhang zu nennen, sofern es eben neben den neurologischen auch psychopathologische Symptome verursacht. Ebenso ist an die häufig verkannten Fettembolien nach gleichzeitiger Knochenverletzung an den Extremitäten zu denken.

2. Die Begriffe der „commotio“ und „contusio“ cerebri und ihre Schwierigkeiten

Es ergibt sich die Frage, wieweit man aus dem akuten psychopathologischen Syndrom bei oder nach einem Schädelhirntrauma Schlüsse auf die Art der erlittenen Hirnschädigung (bisher eingeengt auf die heute vielfach umstrittene Unterscheidung von Commotio und Contusio = Gehirnerschütterung und Gehirnprellung oder -quetschung) ziehen kann und, was natürlich in der Praxis besonders wichtig ist, inwieweit aus dem Querschnittsbefund Hinweise auf die wahrscheinliche Prognose gewonnen werden können.

Die Kenntnis der Dauerschäden nach Schädel-Hirntrauma ist für den Arzt nicht allein der Behandlung, sondern auch der zahlreichen Begutachtungsfragen wegen wichtig, welche diese häufigen Unfallfolgen aufwerfen.

Hier ist alles komplizierter geworden, je reicher in den letzten Jahrzehnten durch die Beobachtung an zahllosen Verletzten des Krieges und die enorme Zunahme von Verkehrsunfällen die Erfahrungen wurden. Früher nahm man eine „gewöhnliche Gehirnerschütterung“, eine Commotio cerebri, an, wenn ein Kopfunfall ohne Gehirnverletzung zu einer sofortigen Bewußtlosigkeit von minutenlanger bis mehrstündiger Dauer mit nachfolgenden Kopfschmerzen, häufig damit verbundenem Erbrechen oder Brechreiz und einer Amnesie für den Unfallhergang selbst – mitunter über das Unfallereignis auch zurückgreifend (retrograde Amnesie) – geführt hatte. Von einer solchen Commotio glaubte man, daß ihr nur funktionelle, jedoch keine anatomischen Schädigungen zugrunde lagen und daß nach einem Nachstadium einer erhöhten vasovegetativen Labilität ein völliges und restloses Schwinden aller Symptome nach etwa $^1/_2$ –1 Jahr auch in schwereren Fällen zu erwarten sei.

Für eine Contusio cerebri, eine Hirnprellung mit Substanzschädigung, entschied man sich, vom akuten Unfallbild her gesehen, dann, wenn z.B. dieses selbst gegenüber der „stillen“ Commotio Abweichungen zeigte, also etwa tonische Streckkrämpfe, klonische Zuckungen, Wälzunruhe, Pupillendifferenzen, Blickabweichungen sowie Reflexdifferenzen oder Pyramidenzeichen, Paresen und andere Herderscheinungen. Auch eine über 3–4 Std hinausgehende völlige Bewußtlosigkeit vor allem mit motorischer Unruhe mußte den Verdacht erregen, daß es sich nicht mehr um eine einfache Commotio cerebri handele. Eben dasselbe galt für eine zwar nicht verlängerte, aber insofern atypische Bewußtseinsstörung, als sich an die völlige Bewußtlosigkeit ein Stunden bis viele Tage anhaltendes Stadium von Somnolenz oder unruhiger Verwirrtheit anschließen konnte. Dasselbe konnte auch unmittelbar auf den Unfall folgen, ohne daß überhaupt eine völlige Bewußtlosigkeit am Beginn bestanden hatte. Von einer solchen Contusio cerebri nahm man dann auch hinsichtlich der weiteren Prognose an, daß mit erheblicher Wahrscheinlichkeit entsprechend der obligatorischen Substanzschädigung des Gehirns Dauerschäden anstatt einer restitutio ad integrum wie bei der einfachen Gehirnerschütterung zu erwarten seien. Die späteren subjektiven Angaben des Kranken über Leistungseinbuße und Wesensänderung erhielten hinsichtlich ihrer Glaubwürdigkeit gleichsam Hilfestellung durch vorhandene neurologische Herdzeichen, die natürlich lokalisatorisch nichts mit den psychopathologischen Störungen zu tun zu haben brauchten, aber einen Hinweis auf die Schwere des erlittenen Traumas gaben. Dazu gehörten etwa Reflexdifferenzen, Geruchsausfall oder andere Hirnnervenzeichen oder schließlich der Nachweis einer latenten zentralen Parese beispielsweise beim Hacken- oder Zehengang usw. Seit man über die Stoß- und Gegenstoßwirkungen sowie Druck und Zug bzw. Sog genauer orientiert ist, ist die diagnostische Forderung nach streng herdgekreuzter Lokalisation in bezug auf die Stoßrichtung der einwirkenden Gewalt hinfällig geworden.

Erhebliche Unklarheit besteht in der Frage Commotio oder Contusio cerebri deshalb, weil man das eine Mal, nämlich bei der Contusio, von einem anatomischen Befund spricht, den man jedoch weder durch das klinische Bild nach dem Schädeltrauma noch durch den neurologischen Befund in allen Fällen nachweisen kann und der an den zu Tode gekommenen obduzierten Fällen gewonnen ist. Bei der Commotio dagegen geht man einfach vom klinischen Erscheinungsbild der Bewußtlosigkeit aus und bringt außerdem insofern noch das Verlaufsmoment mit ins Spiel, als man bei der Commotio eine restitutio ad integrum innerhalb einer übereinkunftsgemäß festgesetzten Frist verlangt. Das heißt, daß die Diagnose geändert werden muß, wenn sich im Laufe der Zeit doch noch bleibende Schädigungen herausstellen. Es kompliziert das Bild noch mehr, daß man immer wieder unbezweifelbare Rindenprellungsherde, also eine einwandfreie Contusio, bei Sektionen feststellen kann, ohne daß psychopathologische oder neurologische Symptome zurückgeblieben waren.

Da also ein wirklich verbindlicher Rückschluß vom klinischen Zustandsbild auf die Pathomorphologie des Gehirns und umgekehrt nicht möglich ist – auch wenn bei der Mehrzahl der Fälle Übereinstimmung besteht – erweist es sich als zweckmäßig, beide Gesichtspunkte nicht willkürlich zu vermengen, da nun einmal eine bioptische Gehirnkontrolle nicht möglich ist und das Elektroencephalogramm auch bei sehr erheblichen Contusionen sehr rasch (etwa 6 Monate nach dem Unfall) uncharakteristisch zu werden pflegt, wenn nicht Krampfherde bei Entwicklung einer posttraumatischen Epilepsie auftreten.

Am meisten Klarheit kann man bewahren, wenn man vom klinischen Befund ausgeht und die voll rückbildungsfähige (reversible) Symptomatologie von einer nicht rückbildungsfähigen (irreversiblen) unterscheidet.

Engt man z.B. den Begriff der irreversiblen Schädigung auf die Folge einer Contusio als das unmittelbar durch das traumatische Geschehen hervorgerufene Faktum einer Rindenverletzung oder auf anderweitige unmittelbar gesetzte Gewebeschäden ein, so haben die sekundär zu schweren morphologischen Veränderungen (Ventrikelausweitung) führenden posttraumatischen Ödembildungen keinen richtigen Platz. Umgekehrt gibt es neuropathologische Befunde, die sich nicht mit der Gewohnheit vereinigen lassen, beim klinischen Bild einer bloßen Commotio cerebri überhaupt nicht an morphologische Veränderungen zu denken und nur eine reversible Funktionsbeeinträchtigung im Hirnstammbereich anzuerkennen.

Noch einmal: Man muß das Schwergewicht darauf legen, die klinischen Schädelhirntraumafolgen in reversible und irreversible aufzugliedern. Dabei bleibt bestehen, daß die ersteren sicherlich in der überwiegenden Mehrzahl der Fälle auch mit nur funktionellen oder besser unsichtbaren oder flüchtigen reversiblen Veränderungen einhergehen. Überdauernde neurologische Symptome und bleibende psychopathologische Symptome lassen eindeutig auf substantielle Gehirnschädigungen schließen, und hier stünde nichts im Wege, nach wie vor von postcontusionellen Schädigungen zu sprechen, wenn man eben sicher wäre, daß es sich um persistierende unmittelbare, primäre Traumafolgen handele. (Peters unterscheidet primäre Rhexisblutungen von sekundären vasomotorischen Störungen.)

Was dem strengen Begriff nach nicht hierher gehörte, wären jedoch die schon erwähnten anatomischen (Hydrocephalus internus) und psychopathologisch-neurologischen Sekundärerscheinungen nach einem Hirnödem, das offensichtlich auch ohne morphologisch nachweisbare Substanzschädigungen – nach der alten Begriffsbildung also auch bei einer bloßen Commotio cerebri – entstehen und zu Dauerfolgen führen kann (Faust u.a.).

Halten wir fest: In den meisten Fällen liegt eine Commotio cerebri der alten klassischen Begriffsbestimmung nach vor, wenn nach einem Schädelhirntrauma eine kürzere Bewußtlosigkeit ohne neurologische Symptome überdauernder Art und ohne psychopathologische Dauerfolgen aufgetreten ist. Es gibt jedoch Fälle, bei welchen, symptomlos für die Klinik, dabei dennoch Rindenprellungsherde am Gehirn gefunden werden.

In den meisten Fällen liegt eine Contusio der alten Begriffsbestimmung nach vor, wenn die Bewußtlosigkeit länger als 3–4 Std anhält, von längerer Bewußtseinstrübung mit Erregung oder langer Somnolenz gefolgt ist und wenn neurologische Symptome vorhanden sind, die sich nicht oder nur sehr langsam oder unvollständig zurückbilden. Auch Fälle ohne Bewußtlosigkeit, jedoch mit sofort einsetzender Unruhe, Desorientiertheit oder Schockzeichen von meist tagelanger Dauer mit oder ohne neurologische Symptomatik lassen zu Recht mit großer Wahrscheinlichkeit an eine Substanzschädigung unmittelbar durch das Trauma denken.

Bei der Contusio ist außerdem auch deshalb an Spätschäden zu denken, weil Prellungsherde nicht einfach stumm und reaktionslos liegenbleiben und vernarben, sondern zu einer Reihe von sekundären, weiter wirkenden Schädigungen Anlaß geben können (s. unten).

3. Hirnödem und traumatische Psychose

Das schon genannte Hirnödem, in frischen Stadien encephalographisch durch eine Einengung der Ventrikel nachweisbar, kann sekundär durch Schwunderscheinungen im Marklager zu mehr oder weniger ausgedehntem Hydrocephalus internus führen. Es kann sowohl anläßlich einer Contusio wie auch in sehr viel selteneren Fällen nach einer Commotio entstehen und ist für gewöhnlich am 2.–3. Tag voll ausgebildet. Da es in beiden Fällen von einer akuten Psychose („Ödempsychose") begleitet sein kann, ist es hier müßig, eine „Commotionspsychose" und eine „Contusionspsychose" unterscheiden zu wollen (Faust).

Was sich wirklich abspielte, kann man nicht einmal dann ganz zweifelsfrei feststellen, wenn nach Abklingen der Psychose keinerlei neurologische oder psychopathologische Regelwidrigkeiten mehr nachweisbar sind. Man redet dann meist von einer Commotionspsychose, übersieht aber die Möglichkeit, daß in stummen Regionen doch Rindenprellungsherde vorhanden sein können. Bleiben jedoch Symptome der genannten Art nach Abklingen nachweisbar, so können diese entweder auf eine primär vorhanden gewesene Contusio cerebri zurückzuführen sein, deren Symptome nur von der Ödempsychose verdeckt waren, oder das Ödem als sekundärer Hirnschaden hat seinerseits erst morphologisch begründete neurologische und psychopathologische Dauerschäden gesetzt.

Man sieht, es ist keine übertriebene Griffelspitzerei, wenn man mit den alten scheinbar so klaren Bezeichnungen der Commotio und Contusio nicht mehr zurecht kommt, ohne ausführlichere Erklärungen dazu abgeben zu müssen, unter Beachtung welcher Gesichtspunkte man diese handlichen und für rasche Verständigung brauchbaren Begriffe allenfalls noch anwenden kann. Wir wiederholen: Man sollte am besten nur von reversiblen und irreversiblen Schädel-Hirn-Traumafolgen sprechen und im einzelnen hinzufügen, was zur Ätiologie zu vermuten ist. Eine restlos gesicherte Erfassung ist schon allein darum nicht möglich, weil uns in nicht ganz wenigen klinisch vollkommen symptomlos abgeheilten Fällen erst die Obduktion Rindenprellungsherde zeigt. Praktisch können wir diese mit gutem Gewissen vernachlässigen, es sei denn, es handle sich um anfangs stumme Contusionsbefunde, bei welchen erst sekundäre Auswirkungen (s. unten) zu Spätsymptomen führen.

Was im Vordergrund aller Behandlung und auch aller entschädigungsrechtlichen Beurteilung stehen muß, sind nicht so sehr die mehrdeutigen Begriffe der Commotio und Contusio als vielmehr die vorhandenen oder nicht vorhandenen, Befinden und Leistungsfähigkeit beeinträchtigenden Symptome der Patienten, seien sie nun reversibel oder irreversibel. Dabei wird man wieder den Nachdruck auf die Beeinträchtigung legen müssen, denn man findet mitunter bei vollkommen beschwerdefreien Patienten, die voll leistungsfähig in Arbeit stehen, leichte, aber eindeutige neurologische Restzeichen, die unzweifelhaft dartun, daß hier eine Rindenprellung, eine Contusio cerebri, vorgelegen hat.

4. Symptome beim akuten Schädelhirntrauma. Das Bild der klassischen Commotio und Contusio

Wir betrachten zunächst noch einmal die Symptome beim akuten Schädelhirntrauma, dann die akuten posttraumatischen und die „Durchgangssyndrome" und schließlich die sehr verschiedenartigen neurologischen und psychopathologischen Residuen, welche in der Unfall- und Kriegsschädenbegutachtung eine so große Rolle spielen.

Das Bild der akuten Commotio cerebri im oben dargelegten Sinne als psychoorganisches Syndrom und nicht als Krankheitseinheit betrachtet, ist durch die mit dem Augenblick des Schädelhirntraumas einsetzende völlige Bewußtlosigkeit gekennzeichnet, die auf eine Alteration des Hirnstamms bezogen wird. Zu der Bewußtlosigkeit treten vegetative Regulationsstörungen: Tachykardie bei absinkendem Blutdruck, Blässe, verfallenes Aussehen, beschleunigte Atmung, schweißbedeckte kalte Haut an Gliedmaßen, Kopf und Rumpf, niedrige Körpertemperatur, Erbrechen. Die physiologischen Reflexe sind abgeschwächt, der Tonus der Muskulatur ist schlaff. Im weiteren Verlauf gleicht sich der vasomotorische Schockzustand allmählich aus, die Reflexe erscheinen wieder und die Pulsfrequenz kehrt wie die beschleunigte Atmung zur Norm zurück. Die Bewußtlosigkeit lichtet sich, Spontanbewegungen beginnen, es kommt zu einer oft mit motorischer Unruhe verbundenen vorübergehenden Bewußtseintrübung, in welcher die Kranken an Berauschte erinnern.

Ist die Klarheit des Bewußtseins wieder erreicht, läßt sich zumeist eine Amnesie feststellen, die retrograd sein kann. Bemerkenswert ist, daß die Kranken sich später oft nicht mehr an das entsinnen können, was sie in den ersten Stunden und manchmal auch Tagen nach dem Erwachen aus der Bewußtlosigkeit erlebt und z.B. ganz klar mit dem Arzt und anderen gesprochen haben. Diese Zeit wird demgemäß später von ihnen bei Anamneseerhebungen nicht selten noch als „Bewußtlosigkeit“ bezeichnet, wodurch u.U. Fehlbeurteilungen vorkommen können. Die Kranken geben als Zeitpunkt, an dem sie wieder „bei sich“ gewesen seien und sich „erinnern“ können, so gut wie immer erst das Datum an, von dem ab sie wieder zusammenhängende Erinnnerungen aufbauen können, obgleich sie schon vorher wieder „klar“ waren. Man spricht dann von „anterograder Amnesie“.

In manchen Fällen kommt es erst nach einem Intervall von 2 – 3 Tagen zu einer Bewußtseinsstörung, und nun erhebt sich die Frage, ob sich dahinter eine intrakranielle Blutung oder ein Hirnödem verbirgt. Die Differentialdiagnose im einzelnen ist Sache der Klinik. Auf alle Fälle aber muß dieses Ereignis für den Arzt höchsten Alarm bedeuten.

Langdauernde, womöglich tagelange Bewußtlosigkeit im Anschluß an das Schädeltrauma spricht für eine Substanzschädigung des Gehirns. Hoher Anstieg der Körpertemperatur ist ein prognostisch schlechtes Zeichen, genauso wie wenn eine solche bereits in den ersten Stunden nach einem Schädeltrauma eintritt, weil sich dann dahinter mit großer Wahrscheinlichkeit eine tödliche Hirnstammblutung verbirgt.

Bei Hirncontusionen kann eine begleitende Hirnstammbeteiligung jedoch auch (s. oben) fehlen, und es braucht zu keiner Bewußtlosigkeit zu kommen. Dies wird besonders bei bestimmten Hirnverletzungen, wie Tangentialschüssen oder Durchschüssen durch das Stirnhirn, beobachtet. Meist ist ein Trauma am uneröffneten Schädel, das zu einer Contusio cerebri führt, so intensiv, daß der Hirnstamm alteriert wird. Es kommt nun darauf an, ob sich neurologische Herdzeichen finden lassen, um ein genaueres Bild der eventuellen Prellungsherde zu gewinnen.

Leider werden viel zu wenige frische Schädelhirntraumen von Anfang an laufend neurologisch kontrolliert. Man hat deswegen als Gutachter später oft unzulängliche Unterlagen zur Verfügung. Meist ist überhaupt kein neurologischer Befund und oft nur eine zufällige einmalige Querschnittserhebung in den Akten, die viel weniger aussagt als ein Protokoll über wiederholte Längsschnittuntersuchungen.

So ist es, um ein ganz einfaches Beispiel zu nennen, entscheidend wichtig, ob eine Halbseitenlähmung schon unmittelbar nach dem Unfall festgestellt werden konnte oder ob sie sich erst nach anfänglicher Symptomlosigkeit eingestellt hat. Genauso wichtig ist es, laufend die psychopathologischen Befunde aufzuzeichnen. Hier geschieht leider in der Regel so gut wie nichts.

5. Epidurales, subdurales und subarachnoidales Hämatom. Hirndruckerscheinungen

Sowohl ein epidurales als auch ein subdurales Hämatom, eine intracerebrale Blutung und ein sich entwickelndes Hirnödem machen Hirndruckerscheinungen, wobei vor allem bei den ersten beiden Geschehnissen auf lokale Herdzeichen zu achten ist, bevor diese von zunehmenden allgemeinen Hirndrucksymptomen überdeckt werden. Auf die Differentialdiagnose kann hier im einzelnen nicht eingegangen werden. Psychopathologisch besteht im Stadium des beginnenden Hirndrucks allmählich zunehmende Benommenheit oder Schläfrigkeit, oft mit motorischer Unruhe und Klagen über tiefsitzenden dumpfen Kopfschmerz. Unter Entwicklung eines relativ verlangsamten, harten Pulses (Druckpuls) kommt es zu Cheyne-Stokesscher Atmung und Bewußtlosigkeit. Die erweiterte, einseitig reaktionslose Pupille ist zwar kein so sicheres Lokalzeichen, wie lange Zeit angenommen worden war, weist aber immerhin mit beträchtlicher Wahrscheinlichkeit auf einen gleichseitigen raumbeengenden Prozeß hin, wobei an erster Stelle an einen intrakraniellen Blutungsherd zu denken ist. An zweiter Stelle kommt ein Contusionsherd mit Begleitödem in Betracht.

Das epidurale arterielle Hämatom macht in der Regel schon innerhalb der ersten 24 Std, spätestens innerhalb der doppelten Zeit Hirndruckerscheinungen. Einzig lebensrettend ist die Frühoperation. Beim räumlich beschränkten traumatischen subarachnoidalen Hämatom kommt es verhältnismäßig selten zu klinischen Erscheinungen; ein eventueller Druckanstieg, der auch zu psychopathologischen Symptomen führt, kann 2 – 3 oder mehr Tage auf sich warten lassen. Bei Blutungen aus größeren Gefäßen (z.B. geplatztes Basis-Aneurysma) kommt es dagegen zu dem alarmierenden Bild der „meningealen Apoplexie“ mit rasch einsetzendem Bewußtseinsverlust.

Demgegenüber hat das subdurale (venöse) Hämatom eine Entwicklungszeit von Wochen bis Monaten bis zum Auftreten von verdächtigen Symptomen. Hier sind es oft leichte Kopftraumen, nach

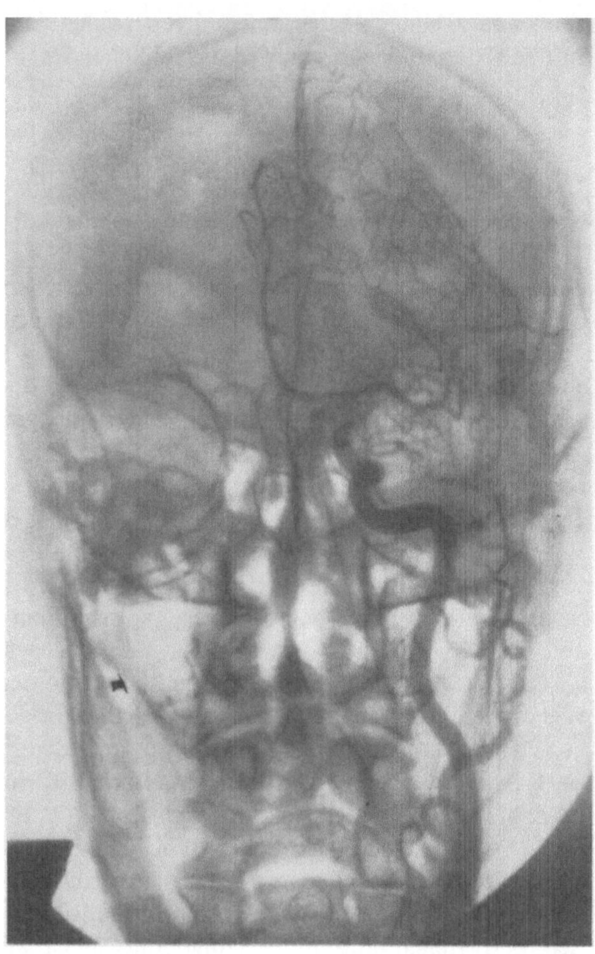

Abb. 5. Subdurales Hämatom. 62jähriger Mann. Seit 4 Wochen progrediente Halbseitenparese rechts mit Bewußtseinstrübung. Erst auf gezielte Frage wird Schädeltrauma mit Bewußtlosigkeit vor 2 Monaten berichtet. Car. Art. links: Starke Verdrängung der A. cer. ant. über die Mittellinie und Abdrängung der Hirngefäße von der Schädelkalotte parietal

Tönnis mit Vorliebe in sagittaler Richtung (Boxer!) einwirkend, welche durch eine Zerreißung einer Brückenvene fronto-parieto-temporal zu einem Hämatom führen, welches bald von einem Membransack abgekapselt wird. Dieser nimmt allmählich infolge des erhöhten osmotischen Drucks im Inneren durch Flüssigkeitsaufnahme an Umfang zu und beginnt dann auf das Gehirn zu drükken. Anisokorie und Facialisparese sowie leichte kontralaterale Gliedmaßenparesen sind, wenn vorhanden, willkommene neurologische Hinweise auf die Seitenlokalisation.

Ein Bagatelltrauma ist mitunter schon vergessen, wenn der Patient von seinen Hirndruckzeichen gewissermaßen überfallen wird. Man denkt dann häufig an ein rasch wachsendes Malignom. Die Angiographie schafft Klarheit. Die Prognose der Operation ist sehr günstig (Abb. 5).

6. Der akute exogene Reaktionstyp und die Durchgangssyndrome bei den akuten posttraumatischen Psychosen

Nun zu der posttraumatischen akuten Psychose, um deren Klärung sich in jüngster Zeit besonders Faust bemüht hat. Er schildert die „Ödempsychose", die aber nur teilweise identisch ist mit der Herausarbeitung der sog. „Durchgangssyndrome" durch H. Wieck. Dieser Ausdruck bedeutet, daß diese Syndrome beim Durchschreiten des Zeitraums zwischen akutem Schädelhirntrauma und völliger Wiederherstellung erscheinen können. Was für die psychiatrische Grundlagenforschung dabei besonders wichtig ist, ist die Erfahrung, daß es eben durchaus nicht einzig und allein die klassischen Symptomverbände des Bonhoefferschen exogenen Reaktionstyps mit der obligaten Bewußtseinsstörung zu sein brauchen, die hier vorübergehend die Szene beherrschen. Diese posttraumatischen Psychosen können sehr bunt aussehen, und es ist wichtig, sie zu kennen. Keinesfalls bedeutet nämlich das vorübergehende Auftreten von depressiven oder manischen oder schizophrenen Symptomen, daß hier die entsprechende endogene Psychose „ausgelöst" worden sei. Es ist viel näherliegend, hier an ein entweder lokalisatorisch- oder individuell-fakultatives Geschehen zu denken. Bildlich – und nur bildlich – gesprochen: Die Apparate, die Geleise, die Schichten, in deren Bereich die hypothetischen somatischen Grundlagen für die cyclothyme oder die schizophrene Symptomatologie abzulaufen pflegen, sind von der Noxe gleichsam „angeschlagen" oder aktiviert worden. Es ist bis heute noch völlig unbeweisbar, ob man dafür einen bestimmten „Hirnort", eine bestimmte Zuordnung von Schädigungsstellen oder ob man eine besondere individuelle Verletzlichkeit dieser oder jener Apparaturen bei einem Menschen annehmen will.

Zu den Durchgangssyndromen gehören also nicht die Störungen des Bewußtseins im Rahmen der Schlaf-Wachfunktionen, dagegen solche auf mnestischem und affektivem Gebiet sowie paranoide und paranoid-halluzinatorische Bilder. Wieck zählt folgendes auf, was ich seiner großen Wichtigkeit wegen wörtlich hierher setzen möchte:

Syndrome der körperlich begründbaren Psychosen. Reversible Syndrome

I. Bewußtseinsstörungen:
  a) Syndromformen der Bewußtseinstrübung

Aufmerksamkeits-schwankung	„Halluzinatorische" Formen
Formen der Somnolenz	Formen der motorischen Unruhe
„Aspontane" Formen	Formen der Verwirrtheit

„Affektive" Formen	Formen des Delirs
„Amnestische" Formen	„Paranoide" Formen
„Affektiv-amnestische" Formen	Geordnete Dämmerzustände
„Traumhafte" Formen	„Pseudopsychopathische" Formen

b) Bewußtlosigkeit
c) Krankhafte schlafähnliche Zustände

II. Durchgangs-Syndrome:

„Affektive"	„Halluzinatorische"
„Amnestische"	„Paranoide"
„Affektiv-amnestische"	„Paranoid-halluzinatorische"

Irreversible Syndrome (Abbau-Syndrome)
Demenz, Persönlichkeitsabbau

Was hier einzig noch fehlt, was mir aber überaus wichtig zu sein scheint, ist, daß es bei hirnorganisch bedingten akuten Psychosen ebenso wie vor allem auch im Verlauf gewisser chronischer Zustände, wie beispielsweise bei progressiven Paralysen, zweifellos eine reversible Demenz gibt. Hier pflegt sich von mancher Seite Widerspruch zu erheben, denn der Ausdruck „Demenz" wird gleichlautend gebraucht mit dem Begriff „irreversibler Defekt". Die Verhältnisse sind hier beispielhaft dafür, daß sogar von den sprachlichen Gewohnheiten her ein hemmender Zwang auf die klinische Einsicht bzw. die Unbefangenheit, sie auch auszusprechen, ausgeübt wird.

Wieck hat unter seinen Durchgangssyndromen jene besserungs-, ja sogar rückbildungsfähigen Zustände von ausgesprochener Demenz noch nicht ausdrücklich aufgeführt, wie wir sie bei Paralysen vor der Durchführung einer erfolgreichen Penicillinbehandlung mitunter feststellen können und wie sie uns auch bei Folgezuständen des Schädel-Hirn-Traumas begegnen. Es widerspräche der klinischen Erfahrung, zu behaupten, diese Demenzzustände seien nur „Pseudodemenzen", etwa vorgetäuscht durch eine nicht nachweisbare Bewußtseinstrübung, durch Antriebsstörungen, affektives Abgelenktsein u.dgl. Das gibt es natürlich sehr häufig. Indessen lassen sich bei den hier gemeinten Demenzen durch Intelligenz- und Leistungsprüfungen keinerlei Unterschiede herausfinden zwischen ihnen und bleibenden Abbauzuständen.

Man muß also von einer reversiblen und einer irreversiblen Demenz sprechen. In dem Begriff „dement" (=„vom Verstand sein") ist ja auch nicht im mindesten enthalten, daß dies ein Dauerzustand sein müsse. Viel eher trägt der Begriff „defekt" den Charakter des endgültig Zerstörten, obgleich auch das nicht ganz stimmt und mancher Defekt immerhin repariert werden kann. Es wird sich also künftig empfehlen, von reversibler oder rückbildungsfähiger Demenz und irreversibler, bleibender Demenz oder einem irreparablen Defekt zu reden und sich von der unsachlichen Beengung durch unhaltbare Begriffe frei zu machen.

7. Die Behandlung der frischen Gehirnerschütterung

Über die zweckmäßigste Behandlung der frischen Commotio cerebri (s. unten) gehen die Meinungen weit auseinander. Wir zweifeln nicht daran, daß ein großer Teil der sog. postcommotionellen Beschwerden auf eine unsachgemäße Therapie zurückzuführen ist. Da diese sich in sog. vegetativen, vorzugsweise vasomotorischen Beschwerden äußern, liegt außerdem wie bei allen Störungen des Vegetativums mit seiner engen Koppelung mit den seelischen Phänomenen der Gestimmtheit und der Vitalgefühle im Sinne der Frische und Ermüdbarkeit die Möglichkeit psychosomatischer Wechselwirkungen besonders nahe. Die seelische Seite der vegetativen Dystonie kann sich (muß es aber entgegen einer weitverbreiteten Meinung keineswegs tun!) in depressiver Verstimmung, Reizbarkeit, Ermüdbarkeit, Interesselosigkeit, Apathie u.a.m. äußern. Ohne daß man an neurotische Wunschtendenzen dabei zu denken braucht, ist überdies immer wieder festzustellen, daß „Kopfunfälle" von den Betroffenen und ihrer Umgebung meist als ein sehr ernstes Ereignis angesehen werden, auch wenn durchaus nichts Bedenkliches passiert ist. So wird stets zur Vorsicht geraten und eine gewisse Ängstlichkeit gezüchtet, welche zweifellos ihrerseits imstande ist, vegetative Beschwerden zu unterhalten und zu verstärken, schon allein durch die übertriebene Beachtung, die ihnen zugewandt wird. Wenn nun noch, wie es leider häufig der Fall ist, der Patient vom Arzt schematisch 4 Wochen im Bett stillgelegt wird, darf man sich nicht wundern, daß das Vegetativum bei den ersten Belastungsversuchen durch Aufstehen oder körperliche Arbeit zunächst mit Dysregulationen im Sinne von Kopfweh, Schwindelanwandlungen, Schweißausbrüchen, Tachy- oder Bradykardie usw. antwortet. Anstatt nun, was schon wenige Tage nach der Commotio hätte in Angriff genommen werden sollen, das Vegetativum zu trainieren, pflegen viele Ärzte kurzschlüssig auf die Klagen des Patienten hin erneut 14 Tage strenge Bettruhe anzuordnen, womöglich mit dem Kommentar, es habe sich doch um eine sehr schwere Gehirnerschütterung gehandelt, wenn nicht gar um eine Gehirnquetschung, sonst müßten die Beschwerden bereits geringer geworden sein. Wir kennen viele Fälle, in denen sich dieses Spiel, für welches am Ende der neurotisierte

Patient bezahlen muß, mehrfach wiederholte. Außerdem werden viel zu viele Kopfweh- und Schlaftabletten gegeben, womöglich sogar im Wechsel mit morgendlichen Analeptica, um den verdösten Patienten wieder munter zu bekommen.

Es ist immer mißlich, Fristen anzugeben, innerhalb derer Beschwerden verschwunden zu sein pflegen, weil Durchschnittswerte leicht schematisch mißbraucht werden. Der größte Teil von Patienten mit leichter bis mittlerer Commotio dürfte in einer Zeit zwischen einem halben und einem ganzen Jahr praktisch beschwerdefrei geworden sein. Es gibt aber auch Fälle, vorzugsweise bei schweren Commotionen, bei welchen glaubhaft noch nach 2 Jahren Restbeschwerden geklagt werden. Es ist weiter daran zu denken, daß „Vorschädigungen" des Gehirns mit der Commotio zusammenwirken können, um ein mitunter recht schwer entwirrbares Beschwerdebild zu schaffen. Es trifft beispielsweise zu, daß Menschen mit von Hause aus erheblicher vegetativer Dystonie längere Zeit brauchen können, bis postcommotionelle Beschwerden abgeklungen sind, als vegetativ Syntone. Auch Patienten, die schon einmal Commotionen oder Contusionen erlitten haben, können verstärkt reagieren. Weiterhin findet man Cerebralsklerotiker oder Alkoholgeschädigte unter den Patienten mit verlängerten Beschwerden. Eine klinisch nicht faßbare Anzahl von Kranken hat Prellungsherde in stummen Regionen davongetragen. Bei ihnen deutet nun in der Tat auch beim Fehlen neurologischer Herdsymptome die Dauer und Hartnäckigkeit der Nachbeschwerden als einziges darauf hin – wenn das akute Bild sich in nichts von einer gewöhnlichen Commotio cerebri unterschieden hatte – daß tatsächlich eine Contusio aufgetreten war.

Wir empfehlen bei leichteren bis mittleren Commotionen ohne sonstige Komplikationen 14 Tage bis höchtens 3 Wochen Bettruhe, geben Bellergal o.ä., dazu bei Schlafstörungen anfänglich ein leichtes Schlafmittel und schätzen, wenn die Kopfschmerzen heftig sind, neben einer sehr sparsamen Verordnung von coffeinhaltigen Präparaten, wie z.B. Thomapyrin, auch sehr eine leichte Hydrotherapie in Form von Wadenpackungen. Schon nach wenigen Tagen wird mit einer das Vasomotorium leicht beanspruchenden Bettgymnastik – zunächst einfache Widerstandsübungen mit den Beinen, dann auch mit den Armen – begonnen. Flüchtige anfängliche Verstärkung der Beschwerden, die natürlich vorkommen kann, muß dem Patienten als möglich vorausgesagt werden. Dann folgt ein langsam sich steigerndes Training des „Kopfvasomotoriums". Kopfhalteübungen, Drehübungen, schließlich das anfangs besonders beschwerdevolle Bücken (der positive Ausfall des „Bückversuchs" mit überdauerndem Nachröten des Gesichts und Angaben über Schwindel wird mit Recht als Symptom eines noch nicht wieder funtkionstüchtigen Kopfvasomotoriums besonders von E. Kretschmer hervorgehoben) und das Tolerieren von kleinen Erschütterungen des Kopfes durch Hüpfen und Springen. Dabei muß u.U. eine gezielte heilgymnastische Behandlung der Nackenregion eingebaut werden, weil die Kranken sich aus Angst vor Kopfbewegungen eine versteifende Schonhaltung angewöhnen, die sehr rasch zu Myogelosenbildung in der Nackenmuskulatur führen kann, welche das ursprüngliche Beschwerdebild überlagert und als direkte Commotionsfolge („Hinterkopfschmerz") verkannt wird.

Als Gutachter wird man etwa so vorgehen, daß man nach einer leichten bis mittelschweren Commotio die unfallbedingte MdE (Minderung der Erwerbsfähigkeit) für die ersten 4–6 Wochen auf 100% festsetzt und dann rasch reduziert, so daß normalerweise nach Ablauf von 6–8 Monaten keine in Prozenten angebbare Beeinträchtigung mehr anzunehmen ist.

Sehr schwer hat es der Arzt mit „neurotisierten" Commotionen, wobei immer wieder darauf zu verweisen ist, daß keineswegs alle diese Patienten ein geheimes Renten- oder Entschädigungsstreben aufweisen, sondern schlechtweg ängstlich sind und schwer geschädigt zu sein glauben. Sind solche Patienten dann vollends von Anfang an falsch beurteilt und vor allem zu lange und zu hoch berentet, ist ihnen gar ein bleibender Hirnschaden angedichtet worden, den sie gar nicht haben, so ist es ungemein schwierig und bei jahrelanger Fehlberentung für den Rentenempfänger psychologisch schwer zumutbar, von ihm die Einsicht zu verlangen, daß ihm tatsächlich organisch nichts fehlt und daß er zu Unrecht berentet worden ist.

8. Psychische Störungen nach traumatischen substantiellen Hirnschädigungen

Was finden wir nun als bleibende oder zumindest länger dauernde Folgezustände nach substantiellen Hirnschädigungen?

Man kann hier neurologische und psychopathologische Symptome unterscheiden. Dazu treten gegebenenfalls die höheren Werkzeug- oder Herdstörungen der Aphasien, Agnosien und Apraxien. Nahe zu der erstgenannten Gruppe der neurologischen Störungen gehört das Allgemeinsyndrom der hirnorganisch bedingten vegetativen Störungen, deren anatomisches Substrat im Vergleich zu den

Rindenprellungsherden noch problematisch ist. G. Peters hat besonders auf die reaktiven oder sekundären Alterationen hingewiesen, die das Gehirn mehr oder weniger als Ganzes betreffen. So können auch umschriebene Rindenprellungsherde ebenso wie tiefere Dislazerationen ein chronisches klinisches Syndrom nach sich ziehen. Umschriebene primäre Verletzungen sind nach G. Peters nicht nur „stationäre Defekte", sondern können als Reizfocus wirken und u.U. Kreislaufregulationsgebiete in Mitleidenschaft ziehen.

Bleibende neurologische Defektsymptome wurden oben schon an Beispielen aufgeführt. Neurologische Mikrosymptome, also etwa eine Reflexdifferenz, sind als Hinweis darauf wichtig, daß ein Trauma im Sinne einer Contusio stattgefunden hat, und sind damit geeignet, das Schwergewicht von objektiv nicht nachprüfbaren Aussagen eines Patienten beispielsweise über seine Kopfschmerzen zu stützen. Für sich allein genommen, haben sie kaum je einen erwerbsmindernden Wert. Schwerer wiegen Hirnnervenläsionen und vor allem zentral bedingte Paresen. Hirnnervenschädigungen sind zumeist Folgen eines Schädelbasisbruchs. Krampfherde im EEG mahnen zur Vorsicht, auch wenn (noch) keine Anfälle vorliegen.

Große Beachtung fordern die im Psychischen manifesten Werkzeugstörungen, unter welchen man Syndrome der Aphasie, Agnosie und Apraxie bei Läsionen im Stirn-, Schläfen-, Scheitel- und Hinterhauptslappenbereich versteht (s. dort).

Bei Läsionen des Stirnhirns im Orbitalbereich oder an der Konvexität ist man weniger bereit, von Werkzeugstörungen zu sprechen, weil hiervon ausgehende Störungen der Antriebe wie Hemmung und Enthemmung intimer und untrennbarer in die Sphäre hineingreifen, die wir die Persönlichkeit eines Menschen nennen. Was sie repräsentieren, ist von der Persönlichkeit eines Menschen überhaupt nur künstlich abtrennbar, mag diese Tatsache noch so viel Ärgernis erregen.

Es ist im Einzelfall oft nicht zu entscheiden, ob eine organische Wesensänderung etwas mit einer lokalen Stirnhirnschädigung zu tun hat oder nicht, vor allem wenn keine gleichsinnigen neurologischen Symptome und keine diagnostisch aufzeigbaren anatomischen oder neurophysiologischen Veränderungen vorhanden sind. Man hat viel Mühe darauf verwendet, ein allgemeines hirnorganisches Psychosyndrom von einem hirnlokalen Psychosyndrom zu unterscheiden (M. Bleuler, Walther-Büel, E. Kretschmer, Faust u.a.). Zweifellos können auch Contusionsfolgen ohne Stirnhirnlokalisation recht typische organische Wesensveränderungen hervorrufen.

Hemmung und Enthemmung sowie Kritiklosigkeit gegenüber der eigenen Wesensveränderung und Steuerungslosigkeit werden als Stirnhirnsyndrom immer wieder gefunden. Auf die Unfähigkeit zur dynamischen Steuerung des Antriebs und die Beeinträchtigung der Stetigkeit jeglicher Zielsetzung legt E. Kretschmer gegenüber einer Störung des Antriebs selbst den entscheidenderen Wert. Eine wichtige Differenzierung versuchte Beringer, der bei frontaler spontaner Antriebsschwäche die Fremdanregbarkeit lange Zeit erhalten, wenn nicht sogar zeitweise gesteigert fand und darin einen Gegensatz zum Stammhirnsyndrom fand, das beides beeinträchtigt zeigt. Man hat weiter versucht, eine Unterscheidung zwischen dem willentlichen Durchhaltevermögen („Tenazitätsverlust" mit Störung des Plan- und Entwurfsvermögens, was im Experiment geprüft werden kann) und der vorzeitigen Erschöpfbarkeit und Tonusminderung herauszuarbeiten. Die erstgenannte Störung wird bei Stirnhirnläsionen sowohl beim Orbitalhirn- wie beim Konvexitätssyndrom angetroffen, während die zweite (Walther-Bouel) für das Stammhirnsyndrom in Anspruch genommen wird.

Wenn auch im einzelnen die Meinungen der Autoren erheblich auseinandergehen, so dürften die Akzente doch so verteilt sein, daß Schädigungen der Stirnhirnkonvexität vorwiegend Antriebsverarmung, solche der orbitalen basisnahen Hirnregionen dagegen Enthemmung und affektive Verflachung mit sich bringen.

Das Zwischenhirnsyndrom wird durch sehr bunte Symptome gekennzeichnet (Hemmung oder Enthemmung elementarer Antriebe, affektive Entdifferenzierung, Verstimmung, Apathie usw.), die durch Erscheinungen wie periodische Hunger- und Durstattacken, Schlafrhythmusstörungen, sexuelle Drangzustände, Poriomanie und mitunter deutliche Umkehrungen der Appetitrichtung (Hirschmann), ergänzt werden.

Die Bedeutung einer eigentlichen Demenz im Sinne eines Abbaus reiner Intelligenzleistungen ist sicher zeitweise erheblich überschätzt worden. Das intellektuelle Leistungsdefizit ist zum Teil sekundär verursacht durch mangelndes Konzentrationsvermögen, Antriebsverarmung, raschen Abfall des Durchhaltevermögens, Merkschwäche, Interesselosigkeit, Verstimmtheit, affektive Verflachung u.a.m. (vgl. oben). Man hat festgestellt, daß bei Tests der Intelligenzquotient normal sein, nicht selten sogar über der Norm liegen kann.

Was uns in den Selbstschilderungen persönlichkeitsveränderter Traumatiker immer wieder entgegentritt und was vor allem auch die Angehörigen berichten, sind Syndrome wie die folgenden: Die

Patienten sind ganz allgemein, „unwissenschaftlich" gesprochen, seelisch und geistig weniger leistungsfähig geworden. Ihre Initiative, auf welchen Gebieten auch immer, hat nachgelassen. Sie halten vor allem längeren und intensiveren Anspannungen schlechter stand, ermüden rascher als früher oder verlieren die Geduld, werden je nachdem reizbar oder verstimmt und entwickeln Minderwertigkeitsgefühle. Oft ist es der unverschuldete soziale und wirtschaftliche Abstieg, nicht selten auch eine Verarmung an zwischenmenschlichen Beziehungen, die größte seelische zusätzliche Belastung mit sich bringen. Auch eine flache, etwas euphorische Gleichmütigkeit, ein mangelndes Ernstnehmen der eigenen Veränderungen und Situation kommt vor. Ferner sieht man mitunter gesteigerte Betriebsamkeit ohne echten Aktivitätsüberschuß als Ausdruck einer Enthemmung. Auch schwere Wutanfälle mit Gewalttätigkeit und explosible Kurzschlußreaktionen sind nicht selten. Bei geistiger Arbeit beobachten die Kranken oft, daß sie, gut ausgeruht, anfänglich keine Konzentrationsstörungen, Flüchtigkeitsfehler oder Verlangsamung des Tempos mit der Notwendigkeit zu Nachkontrollen bemerken, daß die Spannkraft dann aber nach kürzerer oder längerer Zeit rasch abfällt. Dabei treten oft auch vegetative Störungen in Erscheinung, die sich in einem benommenen oder unfreien Kopf, in Kopfschmerzen, leichtem Schwindel, flauem Gefühl im Magen, Gähnen, schweren Augenlidern und neben abgespannter Müdigkeit nicht selten auch in einer kribbeligen, motorischen Unruhe Hand in Hand mit einer traurig-morosen oder gereizten Verstimmtheit verschiedensten Grades äußern können. Manche Patienten legen sich dann für 1 Std ruhig hin und können dann wieder weitermachen, andere machen einen kleinen Gang, schöpfen Luft u.dgl.

Besonders häufig wird über eine mit der Konzentrationsstörung verbundene Merkschwäche geklagt, die nicht unabhängig ist von affektiv mitbestimmten Einstellungen. So geben manche Kranke an, daß sie sich „in Ruhe" ganz gut Namen, Telefonnummern oder vor allem irgendwelche Aufträge merken können, daß sie aber sofort versagen, wenn gleichzeitig mehreres von ihnen gewünscht wird und sie gewissermaßen mit einem halben Ohr hier und mit dem anderen dort sein sollen. Die aufkommende nervöse Gespanntheit, die sich dann rasch einstellt, führt dazu, daß die Merkleistungen schlecht werden, und es können geradezu kurzschlußartig panikartige Angstzustände entstehen, in denen der Kranke wegläuft, sich den Kopf hält und erklärt, nun wisse er überhaupt nichts mehr.

Umstellung auf neue Eindrücke und vor allem auch neue Aufgaben wird meist zunächst mit verstärkten Insuffizienzgefühlen beantwortet und gelingt objektiv schwer. Instinktiv neigt der Traumatiker, sofern er nicht kritiklos expansiv ist, was vor allem bei manchen Stirnhirngeschädigten vorkommt, dazu, im Gewohnten zu verharren, und dieses Gewohnte wird überdies meist noch zusätzlich eingeengt. Der Kranke hält sich mehr und mehr vom Leib, was ihn stören oder aufregen oder überfordern könnte. Manche gehen vor allem Besuchen aus dem Weg, weil sie das Durcheinanderreden mehrerer Personen als besonders quälend empfinden und dann nicht mehr folgen können, sondern abgekapselt dabeisitzen, oft von einer zunehmenden inneren dysphorischen Spannung gequält. Im Einzelgespräch dagegen können sie durchaus reaktionsfähige Partner sein. Auch vom Optischen her wird das Vielfache der Eindrücke, das rasch sich ändernde, schlecht überschaubare Bild oft als beunruhigend und anstrengend erlebt. Manche Patienten, früher gern und interessiert unterwegs, begeben sich freiwillig überhaupt nicht mehr ins Straßengewühl, in ein Kaufhaus oder dgl. und berichten von dem Schwindel, der raschen zwingenden Ermüdung und dem Unbehagen, das sie ankomme (Vestibularisstörung). Typisch ist der Hirntraumatiker, der am liebsten Spaziergänge in den Wald mit seinem Hund unternimmt, wo er stundenlang kaum jemandem begegnet. Auch leichte Arbeit im Garten wird meist gerne getan.

Der häusliche Frieden kann dadurch erheblich gestört werden, daß der Patient den Lärm, das Lachen und Streiten der Kinder „nicht mehr hören" kann. Manche Kranken machen sich deshalb bittere Vorwürfe, können sich aber zu keiner größeren Tragfähigkeit zwingen. So kümmern sie sich oft gar nicht mehr um die Kindererziehung, die sie der Frau überlassen, und fahren höchstens schimpfend dazwischen, wenn ihnen die Unruhe einmal zu groß wird. Manchmal werden die Kinder unbeherrscht geschlagen. Auch der Ehefrau und anderen Menschen gegenüber entwickelt sich oft eine peinliche Reizbarkeit, die den Kranken selbst bekümmert und reut, die er aber, wenn es soweit ist, nicht beherrschen kann. Die vita sexualis ist häufig sehr verarmt, viele Patienten haben kaum mehr erotische Wünsche. Es gibt aber auch persönlichkeitsfremde Triebenthemmungen und ein Auftreten perverser Triebrichtungen vor allem bei Stirnhirn- und Zwischenhirngeschädigten. Manche berichten, sie hätten den Geschlechtsverkehr ganz eingestellt, weil sie viel zu starke Kopfschmerzen oder Schwindel dabei oder hinterher bekämen. Die häufigste Form sexueller Störungen bei Hirnverletzten jeder Art ist die Herabsetzung des Sexualtriebs. J.E. Meyer fand eine solche in 71% aller Fälle, dagegen nur in 9% eine Triebsteigerung. Bei Frauen gibt es posttraumatische Triebstörungen sexueller Art sehr viel seltener. Viele geben auch ohne ausdrücklichen ärztlichen Rat den Alkohol auf, weil sie nur noch negative Wirkungen empfinden. Dasselbe gilt mitunter vom Rauchen.

Viele Kranke klagen selbst über einen Verlust an Interessen und geistiger Regsamkeit. Mancher, der früher gern gelesen hat, rührt kaum mehr ein Buch an. Er wird „zu müde", er hat keinen „Spaß", er muß, wenn er ein paar Tage nicht zum Lesen gekommen ist, wieder vorn nachschlagen, was eigentlich gewesen ist usw. Manche Kranke gehen mit aus diesem Grund auch nicht mehr gerne ins Kino, meiden das Fernsehen und geben an, daß sie mitunter die Pointen nicht erfassen und den Zusammenhang nicht überschauen. Andere scheuen sich, durch ihre Affektinkontinenz aufzufallen, wenn sie bei „rührenden" Eindrücken die Tränen nicht zurückhalten können.

Treten posttraumatisch ein Korsakow-Syndrom (vgl. Abschnitt über Alkoholismus), hirnorganische große Anfälle, Absencen und Dämmerzustände auf, dann kompliziert sich das Bild natürlich noch mehr (vgl. dort).

K. Schneider hat folgende Typen von Hirntraumatikern aufgestellt: „Die eine Gruppe ist euphorisch, geschwätzig, umständlich, aufdringlich, treuherzig, hypersozial beflissen. Eine zweite ist apathisch, antriebsarm, langsam, schwerfällig. Eine dritte Gruppe ist launisch, reizbar, mürrisch, explosibel, unbeherrscht, gewalttätig – Züge, die aber zweifellos nicht immer als Hirnsymptome, sondern oft als seelische Reaktion auf die erlebte Veränderung oder leibliches Mißempfinden aufzufassen sind. Weinerliche und rührselige Stimmungslabilität kommt bei allen drei Gruppen vor, ebenso das asthenische Versagen."

Über Hirntraumafolgen bei Kindern wird in den Lehrbüchern der Kinderpsychiatrie berichtet. Die Folgeerscheinungen der Gewalteinwirkung auf das Gehirn im höheren Lebensalter nehmen mitunter einen etwas anderen Verlauf als in niedrigeren Altersstufen (Walter). Das Commotionssyndrom zeichnet sich durch eine Verringerung der Störungsschwere aus, und auch die nachfolgenden „Frühsymptome" zeigen häufig nur wenig ausgeprägte vegetative, bald abklingende Begleiterscheinungen. Bei der Spätsymptomatologie stehen neben auffallend beschwerdearmen Verläufen vor allem solche mit einem sehr verlängerten, aber trotzdem am Ende vorwiegend reversiblen Beschwerdebild.

Es ist sehr unterschiedlich, was bei ähnlichem organischem Befund der einzelne Kranke „daraus macht" oder, besser gesagt, was er daraus machen kann. Man muß überaus vorsichtig sein mit Standardforderungen, die man auf Grund „allgemeiner Erfahrung" an den einzelnen stellen zu dürfen glaubt. Die Rolle der Ausgangspersönlichkeit ist ebenso bedeutsam wie im einzelnen schwer aufweisbar. Dazu gehört auch das Lebensalter mit seiner Biologie und Soziologie. Das soziale Milieu spielt überhaupt entscheidend mit. Außerdem ist freilich auch bei „gleicher" Verletzung nie zu sagen, was wirklich in dem hoch integrierten Organismus des Gehirns im Einzelfall geschehen ist.

Ein sehr viel verbreiteter, scheinbar völlig klarer, in Wirklichkeit äußerst fragwürdiger, grobschlächtiger Begriff, den wir aus dem psychopathologischen Sprachschatz am liebsten ganz verbannen würden, ist die „psychogene Überlagerung".

Insbesondere mancher ärztliche Anfänger, in einer Art von Sherlock-Holmes-Mentalität den Kranken gegenüber befangen und aus einem primitiven Überlegenheitsgefühl darauf aus, sie zu „entlarven", stellt beispielsweise triumphierend fest, daß ein Patient auch einmal mit den Zimmergenossen lacht, während er auf der Visite sehr lebhafte Klagen über seine depressive Verstimmung vorgebracht hatte. Oder er konstatiert, daß der Patient unbeobachtet auf dem Gang in der Tat etwas flotter geht als vor ein paar Stunden im Untersuchungszimmer. Nun entsteht folgendes Zerrbild: Der Kranke „hat" seine nach Schema genormte Krankheit, und seine Symptome haben so und so zu sein, wie der junge Arzt sie gelernt hat und sie sich vorstellt. Auch von dem Grad des Leidens unter diesen Symptomen macht er sich häufig eine klischeehafte Vorstellung. Es wird eine Art von Sollensnorm an das Verhalten des Patienten angelegt. „Der objektive Befund" und damit die dem jungen Arzt „glaubhaften berechtigten Beschwerden" werden nach dieser Auffassung gewissermaßen als für alle Menschen gleiche Schablone von der Krankheit gesetzt. Benimmt sich ein Kranker bezüglich seiner Klagen anders, bringt er sie lebhafter und wortreicher vor, ist er wehleidiger als ein anderer, läßt er sich mehr gehen, wechselt sein Befinden stark je nach seiner seelischen Gestimmtheit und seinem Reagieren („Hintergrund", vgl. dort), vergißt er sich in Gesellschaft, trägt aber bei der Untersuchung, aus welchen Gründen auch immer, stark auf: gleich fällt das Stichwort von der „psychogenen Überlagerung". Das erweckt den Anschein, als sei diese gewissermaßen eine von der Grundkrankheit zu trennende „Zutat", ganz wesensfremd, aus einer anderen Sphäre stammend, aber auch gewissermaßen eine fixe Größe, die aus tendenziöser Absicht den wirklichen Beschwerden überlagert werde und die der Kranke selbstverständlich, hätte er mehr Disziplin im Leib, sofort weglassen könnte. Gewiß übertreibt mancher Kranke tendenziös, mehr oder weniger bewußt, aus Angst oder aus Gewinnsucht, und mancher lügt auch positiv und macht bewußtes Theater, aber das muß man in jedem Einzelfall sorgfältig analysieren.

Mit der „psychogenen Überlagerung" verstellt man sich den Blick dafür, daß man es nicht mit genormten Krankheiten zu tun hat, die Herr X, Herr Y oder Herr Z gefälligst zu absolvieren haben, wie es vorgeschrieben ist, sondern mit Menschen, die eine Krankheit nicht nur haben, sondern die, jeder auf seine Weise, krank sind.

Meist kann man also, anstatt von einer psychogenen Überlagerung zu reden, einfach feststellen: Patient X ist wehleidig und klagsam, Patient Y ängstlich und ohne Selbstvertrauen, und Patient Z übertreibt oder lügt.

Die traumatischen Folgeerscheinungen können hinsichtlich ihres Verlaufs sehr verschiedene Verhältnisse zeigen. Sie können nach einer gewissen Zeit stationär werden und bleiben oder sich nach mehr oder weniger langen Pausen weiter verschlechtern. Sie können sich in günstigen Fällen auch bessern oder durch einsetzende Kompensationsmöglichkeiten verringern, und schließlich kann auch durch Gewöhnung das Leiden unter dem Zustand geringer werden.

Anatomisch ist bei den Fällen nach Ödembildungen und sekundärer Ausbildung eines Hydrocephalus internus verhältnismäßig bald ein Ruhezustand erreicht, der keine fortschreitenden Tendenzen mehr zu zeigen scheint. Dagegen haben vor allem die Untersuchungen von G. Peters bewiesen, daß das Gehirn nach schweren Contusionen eben nie ganz zur Ruhe zu kommen braucht, so daß immer noch mit Verstärkungen der Beschwerden bzw. mit dem Auftreten neuer Symptome gerechnet werden muß. Dies beschränkt sich keineswegs auf eine sich herausbildende traumatische Epilepsie, die stets ein besonders schwerwiegendes Ereignis darstellt (s. Kapitel über Epilepsie).

D. Epilepsie

I. Einleitung

1. Definitionen. Zur Pathophysiologie

Die hier darzustellenden Krankheitsformen gehören zu den cerebralen Anfallserkrankungen. Die praktische Bedeutung der Epilepsien ist neben anderen Anfallsleiden cerebraler Herkunft so groß, daß nicht selten die Bezeichnungen „Epilepsie" und „cerebrales Anfallsleiden" synonym gebraucht werden.

Unter einem „Anfall" versteht man bekanntlich allgemein ein plötzlich auftretendes, mit heftigen Erscheinungen einhergehendes Krankheitsereignis („Herzanfall"), das prinzipiell reversibel und von begrenzter Dauer ist. Spricht man von einem Anfalls„leiden", ist ferner eine von äußeren Bedingungen weitgehend unabhängige, autonome Wiederholungsneigung der Anfälle zu fordern. Auch das Wort „Krise" wird gelegentlich, insbesondere in Zusammensetzungen (postkritisch, Okkasionskrise) zur Bezeichnung von Anfällen verwendet. Die Vielfalt epileptischer Anfallsformen verbietet vorerst eine umfassendere Beschreibung klinischer Bilder, auf die anläßlich der Einteilung epileptischer Anfälle einzugehen ist. Allen epileptischen Anfallsformen gemeinsam sind jedoch bestimmte neurophysiologisch faßbare Merkmale, die sie grundlegend von anderen Anfällen cerebraler oder extracerebraler Ursache unterscheiden. Bei der einen epileptischen Anfall begleitenden Störung der Hirnfunktion kommt es zu überschießenden und unkontrollierten neuronalen Massenentladungen, die sich auf einzelne Hirnregionen beschränken oder aber den gesamten Cortex und die subcorticale graue Substanz erfassen können. Man wird sich daran erinnern, daß die normale Hirnfunktion ein ständiges Wechselspiel zwischen Entladung und Hemmung vielfältig miteinander verflochtener neuronaler Funktionskreise voraussetzt, deren Erregbarkeitseigenschaften und Verbindungen unter dem Einfluß äußerer und innerer Bedingungen sich unablässig, aber geordnet verändern. Im epileptischen Anfall bricht dieses funktionelle Ordnungsgefüge teilweise oder total zusammen, und es kommt zu synchronen Entladungen großer Neuronenpopulationen, die das Ausmaß der normalerweise oder bei anderen Hirnfunktionsstörungen vorhandenen neuronalen Synchronisation bei weitem übertreffen. Diese exzessive neuronale Massenentladung bildet das gemeinsame Merkmal der klinisch sehr verschiedenartigen epileptischen Anfallsformen.

Es ist naturgemäß unter klinischen Bedingungen nicht möglich, den Synchronisationsgrad von Neuronenpopulationen messend zu erfassen. Die Ableitung elektrischer Potentialschwankungen von der Kopfoberfläche (Elektroencephalogramm, EEG) zeigt jedoch während des Anfalls in den meisten Fällen sehr charakteristische Wellenformen, und auch im Anfallsintervall finden sich oft typische Veränderungen, die zusammen mit den klinischen Symptomen – insbesondere einer genauen Anfallsbeschreibung – die Diagnose sichern können.

Ist der epileptische „Anfall" durch eine neuronale Massenentladung zu definieren, ist damit noch nicht die Krankheit „Epilepsie" hinreichend abgegrenzt: Zur Diagnose einer Epilepsie gehört der Nachweis einer chronischen Erkrankung mit einer Wiederholungsneigung derartiger Anfälle. Erleidet ein Patient einen einzelnen epileptischen Anfall, braucht keine Epilepsie vorzuliegen. Prinzipiell ist bei jedem Menschen unter bestimmten Bedingungen eine „epileptische" cerebrale Reaktion auslösbar, die in der Psychiatrie ja auch als Elektrokrampfbehandlung therapeutisch genutzt wird. Auch pharmakologisch können durch intravenöse Injektion krampferzeugender Substanzen authentische epileptische Anfälle ausgelöst werden, was gelegentlich zu diagnostischen Zwecken Anwendung findet. Daneben gibt es eine Reihe von auslösenden Bedingungen, die bei dazu vorübergehend oder dauernd disponierten Personen das Auftreten einzelner Gelegenheitsanfälle (Okkasionskrisen) begünstigen können; hierzu gehören: Toxische und metabolische Einflüsse, Entzugssituationen, Fieber, Schlafdefizit u.a.

2. Genetische Aspekte

Während die Fähigkeit zu epileptischen Entladungen eine universelle Eigenschaft des Nervensystems darstellt, ist die Disposition zu epileptischen Anfällen individuell unterschiedlich ausgeprägt. Die Auslösbarkeit epileptischer Anfallserscheinungen („Krampfschwelle") als konstitutionell vorgegebene Größe wird ständig durch metabolische Vorgänge, Erkrankungen, das Lebensalter, cirkadiane Rhythmen und eine Reihe weniger bekannter Faktoren modifiziert.

Genetische Einflüsse sollten nicht überschätzt werden, wenn Anfallskranke, etwa im Rahmen einer Familienberatung, den Arzt aufsuchen. Wie bei anderen Erkrankungen auch, findet sich bei Epilepsien ein Zusammenwirken peristatischer Faktoren und genetischer Dispositionen, wobei beiden Einflußgrößen ein im Einzelfall unterschiedliches Gewicht zukommt. In Fragen der Partnerwahl ist jedoch die dringende Empfehlung angezeigt, daß ein Anfallskranker keinen Ehepartner wählen sollte, der ebenfalls an Epilepsie – gleich welchen Typs – leidet oder früher gelitten hat, da ansonsten mit einem starken Anstieg des Manifestationsrisikos eines cerebralen Anfallsleidens (bis 30%) gerechnet werden muß. Elektroencephalographische Untersuchungen anfallsfreier Familienangehöriger von Epilepsiekranken haben gezeigt, daß dort abnorme EEG-Befunde deutlich häufiger vorkommen als in der Durchschnittsbevölkerung. Das Elektroencephalogramm allein erlaubt allerdings keine praktisch verwertbare Aussage über die Manifestationswahrscheinlichkeit epileptischer Anfälle bei einer Einzelperson oder ihrer Nachkommenschaft.

Echte Erbkrankheiten, die meist einem einfachen Mendelschen Erbgang unterliegen, können mit epileptischen Anfällen einhergehen neurometabolische und degenerative Hirnerkrankungen, spezifische sekundäre Epilepsien). Hier ist die Epilepsie nur Einzelsymptom einer erblichen Grundkrankheit. Es wäre irreführend, hier von einer „hereditären Epilepsie" zu sprechen. Bei den primären, generalisierten Epilepsieformen – für die bisher kein hirnanatomisches oder stoffwechselchemisch faßbares Substrat bekannt ist – spielt die genetische Disposition offenbar die größte Rolle, bei Epilepsien, die auf eine erworbene lokale oder diffuse Hirnschädigung zurückgehen, die geringste. Doch auch bei rein symptomatischen Anfallsleiden – etwa nach Hirnverletzungen – ist die konstitutionell-genetische Komponente nicht ganz zu vernachlässigen, da vergleichbare Läsionen nur bei einem Teil der Betroffenen zu Anfällen führen. Bei den selten im Laufe des Lebens eines Patienten auftretenden Gelegenheitsanfällen ist mit einer konstitutionell determinierten Neigung zu abnormen cerebralen Erregungsausbreitungen zu rechnen; die entsprechende Disposition kann sich jedoch nur manifestieren, wenn weitere (oft vermeidbare oder passagere) Noxen hinzukommen, die dann einen sporadischen epileptischen Anfall bedingen. Die mehr oder weniger ausgeprägte Disposition, unter besonderen Bedingungen mit einem epileptischen Anfall zu reagieren, ist genetisch multifaktoriell bedingt und nicht an ein einzelnes oder wenige Gene gebunden. Derartige Varianten der „cerebralen Krampfschwelle" sind weit verbreitet und können auch familiär gehäuft auftreten; dies führt dazu, daß in entsprechenden Familien Okkasionskrisen häufiger auftreten als in der übrigen Bevölkerung oder daß exogene Hirnschäden eher zu einer „symptomatischen" Epilepsie mit unterschiedlichen Anfallsformen führen.

3. Biochemische Gesichtspunkte

Die bei Epilepsien zu beobachtende neuronale Übererregbarkeit stellt zwar ein wichtiges Glied in der Kausalkette des Auftretens epileptischer Anfälle dar, sie „erklärt" jedoch letztlich nicht die Epilepsie, sondern ist ihrerseits erklärungsbedürftig. Neben tierexperimentellen Untersuchungen deuten auch die Bedingungen, unter denen es bei nicht epileptischen Personen zu gelegentlichen Anfällen kommen kann, darauf hin, daß biochemische Veränderungen die Grundlage für die neuronalen Entgleisungen und ihre Folgen, die Anfallserscheinungen, bilden. Hier sind genaue und klinisch relevante Kenntnisse bisher nur sporadisch vorhanden, und wir sind noch weit davon entfernt, eine den elektrophysiologischen Befunden vergleichbare umfassende biochemische Theorie der Epilepsien vorlegen zu können.

Die Fülle stoffwechselchemischer experimenteller und klinischer Befunde ist schwer auf einen gemeinsamen Nenner zu bringen und soll auch hier nicht referiert werden. Folgende Angriffspunkte biochemischer Epilepsieforschung sind bedeutsam: Vorgänge an der Zellmembran, die die Membranstabilität verändern, bedingen eine erhöhte neuronale Entladungsneigung. Zur Aufrechterhaltung der Membranstabilität ist Energie notwendig, die aus dem oxydativen Stoffwechsel unter Mitwirkung energiereicher Phosphate kommt. Sauerstoff- und Glucosemangel führen zur Störung des Natrium-Kalium-Gleichgewichts und zur Zelldepolarisation. Infolge des bei einem Krampfanfall massiv ansteigenden cerebralen Energiebedarfs kommt es hier zu einer Mangelsituation; allerdings ist ein O_2-Mangel nicht in der Lage, den Anfallsbeginn zu erklären. Das Auftreten repetitiver Neuronenentladungen und ihre unkontrollierte Ausbreitungstendenz lassen vermuten, daß auch ein Ungleichgewicht zwischen Stoffwechselprodukten und Transmittersubstanzen vorliegt, die an den Erregungs- und neuronalen Hemmungsprozessen beteiligt sind (Acetylcholin, Gamma-Amino-Buttersäure, GABA). Neben der Natrium-Kalium-Verteilung dürfte auch anderen Elektrolyten beim Zustandekommen der epileptischen Entladungen eine Bedeutung zukommen, auch spielen offenbar für die erregungsfördernde Stoffwechselsituation nicht nur die Neurone selbst, sondern auch die perineurale Astroglia eine Rolle.

4. Nosologische Stellung. Psychiatrie und Epilepsie

Aus dem bisher Dargestellten geht hervor, daß die nosologische Stellung der Epilepsien eindeutig festliegt. Sie gehören zu den Gehirnkrankheiten. Zwar ist ihre pathologisch-anatomische oder biochemische Grundlage nicht immer faßbar, doch zeigen die im Anfall ablaufenden hirnelektrischen Erscheinungen, daß es sich um eine organisch begründbare Hirnfunktionsstörung handelt. Die in manchen älteren Darstellungen noch zu findende gemeinsame Abhandlung der Epilepsie zusammen mit den endogenen Psychosen ist nicht begründet. Angesichts der hirnorganischen, oft neuroanatomisch und neurophysiologisch faßbaren Natur epileptischer Phänomene mag gelegentlich die Frage auftauchen, ob die Darstellung der Epilepsie in einem psychiatrischen Lehrbuch überhaupt ihren Platz hat. Die Klinik der Epilepsie zeigt jedoch, daß eine rigorose Trennung von Neurologie und Psychiatrie – trotz gewisser positiver Auswirkungen in anderen Bereichen – nicht ohne Nachteil durchführbar ist. Die in der Epilepsiediagnostik fundamentale Anfallsbeobachtung und -beschreibung hat neben rein somatischen auch zahlreiche psychische Symptome zu erfassen und richtig einzuordnen. Dazu kommt, daß nahezu alle psychopathologischen Symptome, die der Psychiater aus anderem Zusammenhang kennt, bei Epilepsien auftreten können und entsprechend gedeutet werden müssen, so daß wir es hier mit einer „Psychiatrie im Kleinen" zu tun haben. Wer regelmäßig Epilepsiekranke über lange Zeit betreut, wird ferner feststellen, daß vom Patienten und seiner Umgebung oft nicht die Anfälle – die heute in aller Regel recht gut medikamentös beherrschbar sind – als besonders belastend empfunden werden; es sind Verstimmungszustände, Persönlichkeitsveränderungen, psychische Leistungsschwächen, mangelnde Anpassungsfähigkeit an die Umwelt und Fehlreaktionen auf äußere Belastungen, die zu Schwierigkeiten führen. So kann die Langzeittherapie Epilepsiekranker nicht nur in einer optimalen medikamentösen Einstellung zur Verhinderung von Anfällen bestehen. Die differenzierte therapeutische Beratung muß vielmehr unter Berücksichtigung des psychischen Befundes gruppendynamische Prozesse in der Familie und am Arbeitsplatz, Fehlverhalten bei Angehörigen und in der Öffentlichkeit berücksichtigen, wenn es gelingen soll, einen Anfallskranken beruflich zu rehabilitieren, einen sozialen Abstieg zu verhindern oder ihn entsprechend den verbliebenen Möglichkeiten optimal zu integrieren. Dies setzt jedoch ein Gespür für psychodynamische Zusammenhänge, Erfahrungen mit den sozialen Aspekten der Psychiatrie und fundierte Kenntnisse der klinischen Psychiatrie voraus.

II. Einteilung der Epilepsien

1. Allgemeines

Die Vielfalt epileptischer Anfallsformen, Verläufe und pathogenetischer Faktoren macht eine Klassifikation notwendig, die einerseits die Verständigung erleichtert und andererseits Anfallsformen ähnlicher Pathophysiologie und Ätiologie zusammenfaßt, woraus sich auch Gemeinsamkeiten im therapeutischen Vorgehen ergeben können. Im folgenden wird die von der Internationalen Liga gegen Epilepsie vorgeschlagene Einteilung der Epilepsien zugrunde gelegt (Gastaut, 1969), die sich als gut brauchbar erweist, wenngleich sie im deutschen Sprachraum ältere oder nach anderen Kriterien aufgebaute Terminologien bisher nicht völlig ersetzt hat. Danach unterscheidet man Epilepsien mit „generalisierten" Anfällen von solchen mit „partiellen" Anfallserscheinungen. Bei generalisierten Epilepsien kommt es von Anfallsbeginn an zu einer generalisierten (allgemeinen) neuronalen Massenentladung, die im EEG über allen untersuchbaren Hirnregionen simultan sichtbar wird. Die klinischen Anfallssymptome sind von Anfang an bilateral-symmetrisch, sofern die Motorik betroffen ist (neurologische Herdsymptome fehlen), die psychischen Funktionen sind infolge einer plötzlich einsetzenden Bewußtseinsstörung beeinträchtigt.

Bei partiellen Epilepsien nehmen die hirnelektrischen und klinischen Anfallserscheinungen in einem umschriebenen Areal des Cortex (oder des zugehörigen subcortikalen Sektors) ihren Anfang; sie können im weiteren Anfallsverlauf auf das Ursprungsgebiet beschränkt bleiben oder aber eine weitere Ausbreitung zeigen (konsekutive Generalisation), die dann in einen Anfall mit komplexeren Symptomen oder in einen generalisierten Krampfanfall einmündet. Da die auf den epileptogenen Herd hinweisenden initialen Signalsymptome im Falle einer rasch einsetzenden konsekutiven Generalisation nur flüchtig vorhanden und schwer zu beobachten sind, kann es in manchen Fällen aufgrund der Anfallsschilderung allein schwierig sein, zu entscheiden, ob eine generalisierte oder eine partielle Epilepsie vorliegt. Des weiteren ist zu unterscheiden, ob die epileptischen Anfälle als sekundäres Symptom einer faßbaren Hirnerkrankung aufzufassen sind („sekundäre" Epilepsien) oder ob das Anfallsleiden eine Primärstörung darstellt, deren pathologisch-anatomisches Substrat nach dem heutigen Stand des medizinischen Wissens nicht erkennbar ist. Man spricht dann von „primärer" Epilepsie. Alle primären Epilepsien sind von Anfallsbeginn an generalisiert, während sekundäre Epilepsien sowohl mit initial generalisierten als auch mit partiellen Krisen einhergehen können.

Terminologisches: Die sekundären, generalisierten Epilepsien sind „symptomatische" Epilepsien als Begleiterscheinung einer diffusen (angeborenen oder erworbenen) Hirnschädigung. Wegen des diffusen (oder multifokalen) Charakters der Läsionen kommt es hier zu initial generalisierten Anfällen – im Gegensatz zu mehr lokalisierten Hirnschädigungen, die initial partielle Anfallserscheinungen bedingen. Für die primären Epilepsien werden die Bezeichnungen „idiopathisch", „genuin", „generalisierte Epilepsie unklarer Genese" benutzt. Es ist darauf hinzuweisen, daß die generalisierten Epilepsien nicht nur den großen generalisierten Krampfanfall (Grand mal, s.u.), sondern auch andere Anfallsformen mit und ohne ausgeprägte motorische Symptome umfassen. Partielle Epilepsien können, wie erwähnt, konsekutiv generalisieren. Entscheidend für die Einteilung sind die Symptome zu Anfallsbeginn, wobei elektroencephalographische, klinisch-neurologische und radiologische Befunde für den Nachweis der partiellen Natur der Anfälle von Bedeutung sind.

2. Spezieller Teil

a) Primäre, generalisierte Epilepsien

α) Primäre, generalisierte Epilepsien, deren Anfälle ausschließlich oder vorzugsweise in „Absencen" bestehen. Die Erkrankung beginnt im allgemeinen im Kindesalter; die Anfälle können selten (zwei- bis dreimal täglich), aber auch sehr häufig (über 100 täglich) auftreten. Im letzteren Falle spricht man von Pyknolepsie.

Unter einer Absence ist eine in der Regel plötzlich einsetzende und endende Bewußtseinsstörung zu verstehen, die Sekunden dauert. Im Gegensatz zu klinisch ähnlich imponierenden epileptischen Bewußtseinsstörungen, die den partiellen Epilepsien zuzurechnen sind, geht die Absence immer mit generalisierten Anfallsmustern im EEG einher. Im Falle einer typischen Absence besteht dieses Muster aus regelmäßigen Spike- and Wave-Komplexen, die mit einer Frequenz von 3/sec auftreten. Atypische Absencen werden von unregelmäßigen Anfallsmustern begleitet (pseudorhythmische, langsamere SW-Komplexe, gelegentlich Recruiting-Rhythmus).

Ist die Bewußtseinstrübung das einzige erkennbare Symptom, spricht man von einer einfachen Absence. An motorischen Symptomen sind bei Absencen häufig rhythmische Retropulsivbewegungen der Augen, Augenlider und des Kopfes, seltener Bewegungsautomatismen oder ausgedehntere Myoklonien zu beobachten.

Das Absenceleiden pflegt sich in der Pubertät hinsichtlich der Anfallsfrequenz wesentlich zu bessern, nicht selten kommt es zu völligem Sistieren der Anfälle. Andererseits kann es in der Pubertät oder bereits früher zu einer Kombination mit großen primären generalisierten Krampfanfällen kommen, die dann meist noch längerfristig behandlungsbedürftig sind.

Diagnose: Das relativ häufige Auftreten von Absencen im Laufe des Tages erleichtert oft die unmittelbare Beobachtung eines solchen Anfalls bei gleichzeitiger Registrierung des Hirnstrombildes. Aber auch im symptomfreien Intervall findet man oft typische elektroencephalographische Anfallsmuster geringerer Dauer und Ausprägung, die durch Hyperventilation und rhythmische Photostimulation gut provozierbar sind. Erweisen sich wiederholte EEG-Untersuchungen unter Anwendung dieser Provokationsmethoden als unauffällig, wird man bei flüchtigen Bewußtseinsstörungen Zweifel äußern dürfen, ob es sich um Absencen (Differentialdiagnose: Partielle Epilepsien!) oder überhaupt um ein epileptisches Phänomen handelt.

Therapie: Ethosuximid, Valproat, bei myoklonischen Formen auch Benzodiazepine (Clonazepam, Nitrazepam).

β) Primäre, generalisierte Epilepsien mit überwiegend tonisch-klonischen Krampfanfällen. Der tonisch-klonische („große") epileptische Anfall ist klinisch charakterisiert durch einen plötzlich einsetzenden Bewußtseinsverlust und durch Krampferscheinungen, die die gesamte Körpermuskulatur erfassen; die Krämpfe gehen nach einem initialen tonischen Stadium in eine klonische Phase mit rhythmischen Massenkontraktionen über. Daneben bestehen ausgeprägte Störungen der autonomen Regulationen. Die häufig zu beobachtenden Begleiterscheinungen (Zungenbiß, Salivation, Änderungen der Pupillenweite und -reflexe, Inkontinenz) gehen teils auf die autonome Dysregulation, teils auf die ungesteuerten motorischen Entladungen zurück. Nach etwa einer Minute klingen die Krampferscheinungen ab, der Patient ist noch für einige Minuten komatös; danach hellt sich die Bewußtseinslage zunehmend auf, doch können auch Bewußtseinsstörungen für Stunden und darüber hinaus bestehen bleiben („prolongierter postkritischer Dämmerzustand").

Elektroencephalographisch findet sich in der tonischen Phase ein generalisierter Recruiting-Rhythmus (initial rasche Wellen niedriger Amplitude, die progredient langsamer werden und an Amplitude zunehmen); in der klonischen Phase wird dieser Rhythmus durch periodisch eingelagerte, hohe langsame Wellen unterbrochen.

Im anfallsfreien Intervall zeigt das EEG bei in der Regel unauffälliger Grundaktivität häufig generalisierte, bilateral-synchrone oder über den vorderen Schädelregionen betonte Anfallsmuster, deren Auftreten durch Hyperventilation, Photostimulation, Schlaf oder Schlafentzug begünstigt wird.

Diese Epilepsieform tritt sehr häufig erstmals zwischen dem 14. und 16. Lebensjahr auf; für das Auftreten der Anfälle sind eine Reihe begünstigender Faktoren bekannt. In absteigender Häufigkeit werden angegeben: zeitliche Bindung an den Schlaf-Wachzyklus, Menstruation, exzessiver Alkoholgenuß oder Alkoholentzug, plötzliches Absetzen von Antiepileptika, Lichtreize (rascher Wechsel zwischen Licht und Schatten, Fernsehen!).

Die Prognose der primären generalisierten Epilepsie mit tonisch-klonischen Anfällen ist im Hinblick auf die medikamentöse Beeinflußbarkeit der Anfälle in der Regel günstig.

Therapie: Phenytoin, Barbiturate (Phenobarbital, Primidon). Erfolgen die Anfälle regelhaft aus dem Schlaf heraus (sog. Schlafepilepsie), ist Phenytoin, bei Koppelung an die Aufwachphase (sog. Aufwachepilepsie) Primidon zu bevorzugen.

N.B.: Der hier geschilderte Anfallstyp wird nicht selten kurz als „Grand mal-Epilepsie" bezeichnet. Dies ist alles andere als zweckmäßig, da die generalisierten tonisch-klonischen Krampfanfälle hinsichtlich ihrer Ursache keine einheitliche Gruppe bilden. Sie können insbesondere auch bei partiellen Epilepsien auftreten, die eine andersartige Behandlung erfordern (z.B. eine neurochirurgische Intervention bei Hirntumor). Die Bezeichnung „Grand mal-Epilepsie" stellt darum keine brauchbare Diagnose dar, sondern könnte lediglich zur vorläufigen Kennzeichnung eines Anfallstyps dienen, bis eine exaktere Einordnung möglich ist.

γ) Primäre, generalisierte Epilepsien mit massiven, bilateralen Myoklonien. Massive Myokloni (=unwillkürliche Muskelzuckungen größerer Muskelgruppen mit Bewegungserfolg) findet man nicht selten als Begleiterscheinung bei den bisher dargestellten Formen primärer, generalisierter Epilepsien. Wesentlich seltener sind Anfälle, bei denen massive, bilaterale Myoklonien ganz im Vordergrund stehen; sie sind elektroencephalographisch gekennzeichnet durch Polyspike-Wave-Entladungen, deren Spikekomponenten mit den Myoklonien synchron ablaufen. Bei der Kürze der Entladungen ist eine Bewußtseinsstörung oft nicht erkennbar.

Synonyma: Myoklonisches petit-mal, Impulsivpetit mal.

Therapie: Valproat, Benzodiazepine, Primidon.

b) Sekundäre, generalisierte Epilepsien

Die hier zu nennenden Epilepsieformen sind ursächlich auf diffuse, meist schwere und prognostisch ungünstige Hirnerkrankungen zurückzuführen. Neben den Anfällen finden sich neurologische und psychische Ausfallserscheinungen. Bei letzteren dominieren die Zeichen zerebralen Leistungsabbaus im Sinne von Demenzzuständen und Oligophrenien aller Schweregrade. Ganz überwiegend handelt es sich um Hirnerkrankungen, die das Kindesalter betreffen, seltener sind Erstmanifestationen im Adoleszenten- oder Erwachsenenalter. Die Anfälle sind von Beginn an generalisiert; auch dann, wenn aufgrund anatomischer oder radiologischer Gegebenheiten ein fokaler oder multifokaler Anfallsbeginn vermutet werden kann, ist dieser weder klinisch noch elektroencephalographisch erkennbar (ansonsten wäre die Erkrankung den partiellen Epilepsien zuzurechnen).

Man findet hier folgende Anfallsformen: Tonische und atonische Anfälle, atypische Absencen mit unregelmäßigen SW-Komplexen langsamer Frequenz, gelegentlich auch tonisch-klonische Anfälle vom Grand mal-Typ und massive bilaterale Myoklonien. Die genannten Anfallsformen können beim gleichen Patienten kombiniert auftreten. Die weitere Unterteilung der sekundären, generalisierten Epilepsien erfolgt nach ätiologischen Gesichtspunkten, wobei wir unspezifische Syndrome von spezifischen (mit definierter Grundkrankheit) unterscheiden. Eingehendere Darstellungen dieser Erkrankungen müssen neuropädiatrischen und neurologischen Lehrbüchern vorbehalten bleiben. doch sollen die wichtigsten Syndrome genannt werden, da sie wegen der diese Encephalopathien begleitenden Intelligenzdefekte psychiatrisch bedeutsam sind.

α) Unspezifische, sekundäre, generalisierte Epilepsien

1. West-Syndrom (Synonyma: Infantile myoklonische Encephalopathie mit Hypsarhythmie, Blitz-Nick-Salaam-Krämpfe, Propulsiv-Petit mal).

Manifestationsalter: 3 bis 9 Monate; typischer EEG-Befund: Hypsarhythmie.

2. Lennox-Gastaut-Syndrom (Synonyma: Kindliche epileptische Encephalopathie mit diffusen Slow-spike-and-wave-Mustern; myoklonisch-astatisches Petit mal).

Manifestationsalter: zwei bis acht Jahre. EEG: SW-Komplexe geringer Frequenz (unter 2,5/sec).

β) Spezifische sekundäre, generalisierte Epilepsien

1. Neurolipidosen (z.B. familiäre amaurotische Idiotie Tay-Sachs, Batten disease u.a.).

2. Myoklonus-Epilepsien. Die bekannteste Erkrankung dieser Gruppe ist die „progressive Myoklonus-Epilepsie“ (Unverricht-Lundborg).

Ferner sind hier die folgenden mit Intentionsmyoklonien und epileptischen Entladungen einhergehenden Syndrome zu nennen:

Ramsay-Hunt-Syndrom (Dyssynergia cerebellaris myoclonica mit Epilepsie).

Lance-Adams-Syndrom (Intentionsmyoklonien nach postanoxischer Encephalopathie).

Die Prognose der sekundären generalisierten Epilepsien hängt vom Ausprägungsgrad und der Verlaufsform des Grundleidens ab. Intelligenzdefekte sind häufig auch dann nicht vermeidbar, wenn es gelingt, die Anfallshäufigkeit zu reduzieren.

Die Therapie
mit barbiturathaltigen Antikonvulsiva oder Hydantoinen ist wenig erfolgversprechend, bessere Wirkungen können von Benzodiazepinen (Clonazepam, Nitrazepam, Diazepam) erwartet werden. Bei den frühkindlichen Formen kann eine Steroidbehandlung (Cortison, ACTH) gute Besserung bringen. Succinimide und Dione sind unwirksam.

c) Partielle Epilepsien

Gemeinsames Merkmal der partiellen Epilepsien ist ein hirnlokal eingrenzbarer Anfallsbeginn, der häufig auf eine bekannte, umschriebene Läsion zurückgeht (Hirnverletzung, Tumor u.a.); in anderen Fällen lassen lediglich Anfallstyp und EEG-Befund eine lokale Funktionsstörung erkennen, deren anatomisches Substrat noch unbekannt ist; hier ist eine möglichst genaue Abklärung der Grundstörung anzustreben. Partielle Epilepsien sind wegen der zugrundeliegenden, lokal umschriebenen Hirnfunktionsstörung grundsätzlich als „symptomatisch“ (sekundär) anzusehen. Ihre Erstmanifestation kann jedes Lebensalter betreffen, im Gegensatz zu den generalisierten Epilepsien ist das Kindes- und Jugendalter jedoch weniger betroffen als ältere Altersgruppen. Die nähere Bezeichnung der jeweiligen Epilepsieform kann ätiologische Gesichtspunkte enthalten (z.B. Tumorepilepsie, posttraumatische Epilepsie, Spätepilepsie vaskulärer Genese im höheren Lebensalter) oder auf den Ort der Läsion hinweisen (Temporallappenepilepsie, Epilepsie des frontalen Adversivfeldes usw). Derartige Bezeichnungen können ergänzend zu den die Anfälle beschreibenden Klassifikationskriterien verwendet werden. Man unterscheidet partielle Krisen mit „elementarer“ Symptomatik von solchen mit „komplexen“ Symptomen. Elementarsymptome beschränken sich auf einzelne cerebrale Funktionssysteme (Motorik, Sinnesorgane, autonome Regulation); Anfälle mit komplexeren Symptomen beeinträchtigen die höheren Integrationsebenen des Nervensystems und beinhalten insbesondere psychische Symptome komplizierterer Art, die sich in pathologischem Erleben oder Verhalten äußern und nicht mehr auf die Störungen eines einzelnen Funktionssystems zurückgeführt werden können.

Partielle epileptische Krisen werden im EEG in der Regel von fokalen oder lokal betonten Anfallsentladungen begleitet, die Hinweise auf die betroffene Hemisphäre und die genauere Lokalisation der Störung geben können. Allerdings kann die Projektion typischer EEG-Muster auf die Ableitorte auf der Kopfoberfläche auch während eines partiellen Anfalls fehlen. Dies wird bei sehr kleinflächigen epileptogenen Herden oder bei kalottenfernen Läsionen mit geringer Ausbreitungstendenz der Fall sein. Andererseits findet man auch im klinisch symptomfreien Intervall zwischen den Anfällen häufig im EEG Herdstörungen im Sinne langsamer oder steiler Wellen oder lokaler Anfallsmuster, die den Ort der Läsion anzeigen. Unterschiedliche Anfallsformen partieller Epilepsien kombinieren sich selten beim gleichen Patienten, doch wird die initial partielle Krise häufig durch eine weitere Ausbreitung der pathologischen Neuronensynchronisation kompliziert (konsekutive Generalisation), so daß es zu einem Anfall vom tonisch-klonischen, generalisierten oder (seltener) vom hemigeneralisierten Typ kommt. Ferner können Anfälle mit Elementarsymptomen in solche mit komplexer Symptomatik übergehen.

α) Partielle Krisen mit Elementarsymptomen
1. Anfälle mit motorischen Elementarsymptomen. Ihr Ausgangspunkt ist das kortikale Projektionsfeld der beteiligten Muskelgruppen. Der Anfall besteht in vom Willen unabhängigen, meist rhythmischen Muskelzuckungen (motorischer Jacksonanfall, Epilepsia partialis continua Kojewnikoff) oder konjugierten Wendebewegungen der Augen, des Kopfes, gelegentlich des Rumpfes. Derartige Anfälle mit Adversivbewegungen werden Kontraversivkrisen genannt, wenn die Bewegung von der Herdseite weg erfolgt, Ipsiversivkrisen (selten) wenn die Kopf- und Augendeviation in Richtung des epileptogenen Herdes abläuft.

2. Anfälle mit sensiblen und sensorischen Elementarsymptomen. Es handelt sich hier um anfallsweise Sensibilitätsstörungen (Taubheitsgefühl, Paraesthesien, seltener Schmerzempfindungen), die in einer konstanten Körperregion beginnen, aber

bei weiterer Ausbreitung der epileptischen Synchronisation im postzentralen Kortex sich ausdehnen oder mit somatomotorischen Symptomen einhergehen können (Jackson-Marche eines fokalen, mit sensiblen Symptomen beginnenden Anfalls). Auch andere Sinnesgebiete können betroffen sein; dabei kommt es zu undifferenzierten Elementarwahrnehmungen in Form zentralnervöser Reiz- oder Ausfallserscheinungen.

Visuelle Symptome: Anfallsweiser Gesichtsfeldausfall, Licht-, Blitz-, Funken- und Farberscheinungen.

Akustische Symptome: Geräusche, einfache Tonwahrnehmungen.

Ferner können abnorme Geruchs- und Geschmacksempfindungen, denen ein äußeres Korrelat fehlt (Parosmien, Parageusien) als Elementarsymptome sensorischer partieller Anfälle auftreten.

β) Partielle Krisen mit komplexen Symptomen

1. Anfälle mit rein psychischen Symptomen. Hierunter sind partielle Krisen zu verstehen, die ausschließlich oder ganz überwiegend Denk- und Gedächtnisfunktionen betreffen. Der Anfall äußert sich in Form eines sich unabweisbar aufdrängenden, in der Regel bei späteren Anfällen stereotyp wiederkehrenden Gedankens (epileptisches Zwangsdenken). Die Denkinhalte können alltäglicher Art sein, früher Gelesenes, Gehörtes, Gesprochenes betreffend, nicht selten findet man Gedankengänge religiös-metaphysischer Thematik (Tod, Unsterblichkeit, göttliche Berufung, Offenbarungen, Weltuntergang); in anderen Fällen sind die Inhalte nach dem Anfall nicht reproduzierbar, der Patient weiß lediglich zu berichten, daß er zu Anfallsbeginn intensiv an „etwas“ denken muß.

Die Gedächtnisfunktion kann im Rahmen einer partiellen Krise insofern betroffen sein, als die wahrgenommene Umwelt einen der Realität nicht entsprechenden Bekanntheits- oder Fremdheitscharakter aufweist (déjà vu: Der Patient meint, die aktuelle Situation in in allen Einzelheiten identischer Weise bereits gesehen zu haben; das Entfremdungserlebnis des „jamais vu“ besteht in einem Gefühl der Fremdheit in bekannter Umgebung. Entsprechend beschreiben die Termini déjà entendu, déjà vécu, jamais vécu etc. die Erlebnisqualität derartiger Anfälle). Sehr selten wurde über Anfälle von Zwangsdenken berichtet, bei denen frühere Lebensabschnitte wie in einem Zeitrafferfilm rasch hintereinander vor dem geistigen Auge des Patienten ablaufen.

2. Anfälle mit psychosensorischen Symptomen (epileptische Illusionen und Halluzinationen). Von Illusionen spricht man bekanntlich, wenn ein real vorhandenes Objekt in spezifisch veränderter Weise wahrgenommen wird. Je nach dem betroffenen Sinnesgebiet können visuelle, akustische und andere epileptische Illusionen unterschieden werden. Manche Autoren rechnen auch die obengenannten dysmnestischen Störungen (déjà vu) und die Gefühle des traumhaft Irrealen, Inkohärenten, die als epileptische Anfallserscheinungen auftreten können („Dreamy state“) zu dieser Gruppe. Bei epileptischen Halluzinationen als Ausdruck eines partiellen Anfallsgeschehens werden komplexe, organisierte Sachverhalte wahrgenommen, ohne daß entsprechende Objekte in der realen Außenwelt vorhanden sind. Epileptische Halluzinationen sind bis ins Detail präzise, haben nichts Unbestimmtes und entsprechen in aller Regel Erlebnisbruchstükken aus der Biographie des Patienten (ekmnestische Halluzinationen). Hierdurch unterscheiden sie sich von anderen psychiatrischen Syndromen mit halluzinatorischen Störungen. Je nach dem dominierenden Sinnesgebiet können visuelle, akustische, olfaktorische und andere partielle epileptische Krisen mit komplexer Symptomatik unterschieden werden. Halluzinatorische Krisen nehmen ihren Ausgang von Temporallappenanteilen, die an spezifische sensorische Areale grenzen oder mit ihnen unmittelbar verbunden sind.

3. Anfälle mit psychomotorischen Symptomen (motorische Automatismen). Der Anfall besteht in einem Zustand von Bewußtseinstrübung, währenddessen mehr oder weniger koordinierte Bewegungsabläufe zu beobachten sind. Die Bewegungsautomatisemen sind situationsunangepaßt, häufig repetitiv. Oft ist der Mundbereich mitbetroffen (Schmatzbewegungen, „Oral-Petit mal“).

Obwohl psychomotorische Anfälle bei epileptogenen Läsionen des Temporallappens häufig vorkommen, ist es falsch, die Termini „Temporallappenepilepsie“ und „Epilepsie mit psychomotorischen Anfällen“ synonym zu gebrauchen. Psychomotorische Symptome können auch durch Läsionen anderer Hirnregionen ausgelöst werden oder im Rahmen generalisierter Epilepsien auftreten — andererseits führt nicht jeder Temporallappenanfall zu psychomotorischen Symptomen, sondern kann, wie wir gesehen haben, auch anderen Formen partieller Krisen entsprechen.

Therapie: Partielle Epilepsien sprechen relativ gut auf die geläufigen Antiepileptika an (Carbamazepin, Barbiturate, Hydantoine); in einer Reihe von Fällen ist vornehmlich die Grundstörung zu behandeln. Es ist darum insbesondere bei partiellen Epilepsien neben der medikamentösen Behandlung der Anfälle grundsätzlich auf eine möglichst weitgehende ätiologische Abklärung zu dringen, da – z.B. bei Tumorepilepsien – die Indikation zu einem etwaigen operativen Eingriff so früh wie möglich gestellt werden sollte.

γ) Signalsymptome und Prodromalerscheinungen. Jeder partielle epileptische Anfall kann mehr oder weniger rasch generalisieren und in einen tonisch-klonischen Anfall vom Grand mal-Typ übergehen, der keine genauere lokalisatorische Differenzierung mehr erlaubt. Will man nicht entscheidende pathophysiologisch-ätiologische Mechanismen übersehen, ist eine möglichst genaue Anfallsanalyse, insbesondere der Initialstadien anzustreben. In diesem Zusammenhang sind einige Bemerkungen zum Begriff der „Aura" angebracht. Der Sprachgebrauch versteht hierunter „Vorboten" des „eigentlichen" (Grand mal-) Anfalls, denen häufig keine besondere Bedeutung beigemessen wird. De facto stellt die „Aura" meist eine partielle Krise dar und ist integrierender Bestandteil des Anfallsgeschehens – vom Standpunkt der Diagnostik weit wichtiger als der konsekutive Generalisationsvorgang, da sie hirnlokalisatorische Aufschlüsse gibt. Es wurde darum vorgeschlagen, die oft unverbindliche Bezeichnung „Aura" durch „Signalsymptom" zu ersetzen; unabhängig von der Bezeichnung gehören eruierbare Auren naturgemäß in jede Anfallsbeschreibung.

Von den Signalsymptomen zu unterscheiden sind unspezifische Prodromalerscheinungen, die von manchen Patienten berichtet werden und die dem Anfall um Stunden bis Tage vorausgehen können. Häufig sind es depressiv gefärbte oder reizbare Verstimmungen, gelegentlich Kopfdruck oder Kopfschmerzempfindungen, die in individuell unterschiedlicher Weise einem Anfall vorausgehen können; sie mögen als Ausdruck der präkritisch ansteigenden zerebralen Erregbarkeit interpretierbar sein, die zu unspezifischen Veränderungen im subjektiven, psychischen und somatischen Befindlichkeitsbereich führt. Im Gegensatz zu den Signalsymptomen der Aura kommt den Prodromen keine sichere diagnostische Bedeutung zu. Sie sind auch im allgemeinen nicht zuverlässig genug, um therapeutische Maßnahmen – etwa eine höhere Dosis antikonvulsiver Medikamente – zu rechtfertigen.

d) Anfallsserien, Status epilepticus

Die zeitliche Verteilung der Anfälle im Leben eines Anfallskranken kann mehr oder weniger zufällig erscheinen; häufig besteht jedoch eine erkennbare Beziehung zu begünstigenden und anfallsauslösenden Faktoren: Abgesehen von der Altersbindung bestimmter Anfallsformen, die offenbar mit dem jeweils erreichten cerebralen Reifungsgrad zusammenhängt, kann der Schlaf-Wachrhythmus und Menstruationszyklus für den Zeitpunkt der Anfälle von Bedeutung sein. Umfangreiche Untersuchungen derartiger Zeitfaktoren wurden von Janz vorgelegt. Andere Kranke wiederum bleiben über lange Perioden anfallsfrei, dann kommt es aus nicht immer erkennbaren Gründen zu einer Häufung von Anfällen, die in verhältnismäßig kurzen Abständen aufeinanderfolgen („Cluster"). Folgen die Anfälle einander ihn so kurzen Abständen, daß sie klinisch nur schwer oder überhaupt nicht mehr voneinander abgrenzbar sind – das Bewußtsein kehrt zwischenzeitlich nicht wieder – wird ein epileptischer „Zustand" (Status) erreicht, der wesentlich länger andauert als der einzelne Anfall; ein Status epilepticus ist immer als Notfallsituation anzusehen, die sofortigen Eingreifens bedarf. Der Grand mal-Status kann lebensbedrohlich sein.

Prinzipiell kann jede der oben geschilderten Anfallsformen in statusartiger Häufung auftreten. Von praktischer Bedeutung sind folgende Typen:

α) Status generalisierter, tonisch klonischer Anfälle (Grand mal-Status). Klinisch besteht ein Koma, das immer wieder von tonisch-klonischen Anfällen begleitet wird. Im EEG findet man im wesentlichen die gleichen charakteristischen Veränderungen wie beim isolierten tonisch-klonischen generalisierten Anfall. Bei prolongierten Staten können sich die Relationen zwischen tonischer und klonischer Phase insofern verschieben, als die tonische Anfallsphase länger, die klonische relativ kürzer andauert.

Therapie: Zur Initialbehandlung werden heute Benzodiazepine verwendet (Diazepam, Clonazepam i.v.). Da die Wirkung rasch nachläßt, muß nach etwa einer halben Stunde nachinjiziert werden. In jedem Falle ist eine Klinikeinweisung zu veranlassen, wo nach Bedarf weitere Maßnahmen (Phenytoin-Infusionen, zusätzlich Barbiturate, Chloralhydratklysma, notfalls Intubationsnarkose) ergriffen werden können.

β) Petit mal-Status. Es handelt sich hier um stark gehäufte oder prolongierte Absencen im Sinne einer nicht konvulsiven Form der generalisierten Epilepsie. Klinisch steht ganz im Vordergrund eine mehr oder weniger stark ausgeprägte Bewußtseinstrübung, die jedoch eine gewisse Kommunikation mit der Umwelt und motorische Aktivitäten nicht immer ausschließt. Die Patienten wirken antriebsarm, schwerbesinnlich, von erschwertem Auffassungsvermögen, neigen zu Perseverationen. Dennoch kann es gelegentlich auch zu ziellosem Fortlaufen oder Herumirren (epileptische Fugue, Poriomanie) kommen. Die Verwechslung mit Stuporen und Verwirrtheitszuständen anderer Genese oder epileptischen Dämmerzuständen (s.u.) ist nicht selten.

Elektroencephalographisch findet man meist nicht das bilateral-synchrone Absencemuster generalisierter SW-Komplexe, sondern unregelmäßigere, mehr oder weniger rhythmische SW- und Poly-SW-Komplexe, die mit langsamen Wellen aus dem Deltabereich untermischt sind.

Terminologisches: Wir verwenden hier die Bezeichnung „Petit mal-Status", die von den Vorschlägen der WHO-Terminologiekommission abweicht. Im Deutschen ist jedoch bisher weder der vorgeschlagene Terminus „Absencestatus" geläufig, noch haben sich andere Synonyma (Lennoxscher Dämmerzustand, Epilepsia minor continua) durchgesetzt. Der Begriff des „Petit mal" wird in der deutschen epileptologischen Tradition für eine ganze Reihe ätiologisch, klinisch und elektroencephalographisch sehr unterschiedlicher Anfallsformen verwendet und ist für eine Verständigung nur geeignet, wenn er mit Zusätzen versehen wird (z.B. „myoklonisch-astatisches Petit mal", „Impulsiv-Petit mal"). Beschränkt man die Bezeichnung „Petit mal" entsprechend den internationalen Empfehlungen auf typische Absencen (mit regelmäßigen 3/sec SW-Entladungen), so erweist sich der Ausdruck „Petit mal-Status" ebenfalls als irreführend, da der Absencestatus nicht nur bei Patienten mit typischen Absencen vorkommt, sondern eher häufiger bei Erkrankungen mit atypischen Absencen (z.B. beim Lennox-Gastaut-Syndrom); auch das EEG-Muster entspricht ja meist nicht dem einer typischen Absence. Der Vorschlag, auf den bisher üblichen Terminus „Petit mal-Status" zu verzichten und ihn durch „Status atypischer (oder typischer) Absencen" zu ersetzen, ist darum durchaus bedenkenswert.

Therapie: Diazepam, Clonazepam i.v.

γ) Statusähnliche Häufung partieller Krisen. Grundsätzlich können alle Formen partieller epileptischer Anfälle in Serien auftreten. Häufig führen prolongierte lokale Entladungen allerdings zu einer weiteren Generalisation und münden schließlich in einen generalisierten, tonisch-klonischen Anfall ein. Geschieht dies nicht, kann von einem Status partieller Anfälle gesprochen werden, wenn zwischen den Anfällen der Ausgangszustand nicht erkennbar erreicht wird oder eben ein extrem prolongierter Einzelanfall abläuft. Zu nennen sind folgende Formen:

Status somatomotorischer Anfälle (repetitive, prolongierte Jackson-Anfälle); lassen sich im Intervall gehäufter Jackson-Anfälle lokalisierte persistierende Myoklonien nachweisen, entspricht das Bild der von Kojewnikoff beschriebenen Epilepsia partialis continua.

Status psychomotorischer Anfälle. Klinisch bestehen Bewußtseinseinschränkung, motorische Automatismen, aber auch sinnvoll erscheinende Bewegungen kommen vor; ähnlich wie beim Absence-Status kann zielloses Herumgehen, gelegentlich poriomanes Verhalten (epileptische Fugue) beobachtet werden. Das EEG zeigt typischerweise lokalisierte Entladungen über den temporalen bis frontalen Hemisphärenanteilen.

III. Psychische Störungen bei Epilepsie

Im Zusammenhang mit der Klassifikation und Beschreibung epileptischer Anfallsformen wurden bereits psychische Ausfallserscheinungen und Störbilder genannt, die während des Anfalls auftreten und als psychisches Korrelat der pathologischen, paroxysmalen cerebralen Erregungsausbreitung gelten können.

Bei generalisierten Anfallsformen steht ganz im Vordergrund die Bewußtseinsstörung, die bei Absencen von wechselnder Intensität und Dauer sein kann und die im tonisch-klonischen Anfall den Grad eines Komas erreicht.

Die Psychopathologie partieller epileptischer Anfälle ist reichhaltiger: Auch hier kann das Bewußtsein eingeengt bis aufgehoben oder qualitativ verändert (dreamy state, epileptisches Oneiroid) sein. Daneben kommen pathologische Wahrnehmungen auf allen Sinnesgebieten vor, die als elementare Reizerscheinungen einen Anfall einleiten und bei klarem Bewußtsein vom Patienten als solche erkannt werden können. Bei partiellen Krisen mit komplexen Symptomen können illusionäre und halluzinatorische Erlebnissituationen auftreten, die zuweilen mehrere Sinnesfunktionen gleichzeitig erfassen und die in ihrem Wahrnehmungscharakter während des Anfalls nicht mehr von der Realität abgrenzbar erscheinen. Ebenfalls bei partiellen Epilepsien findet man die Entfremdungs- und pathologischen Bekanntheitserlebnisse vom Typ des déjà vu, die weniger mit dem Gedächtnis zu tun haben als vielmehr der Umwelt einen kaum weiter reduzierbaren, veränderten Anmutungscharakter verleihen.

Das Gedächtnis ist naturgemäß dann betroffen, wenn epileptische Bewußtseinsstörungen eine Amnesie hinterlassen. Doch auch krankhafte Reproduktionen von Gedächtnisinhalten kommen vor, etwa beim epileptischen Zwangsdenken und bei „ekmnestischen“ Halluzinationen. Die Reichhaltigkeit psychopathologischer Phänomene bei bestimmten Epilepsien und ihre Ähnlichkeit mit psychotischen Erlebnissen anderer Genese gab Veranlassung, die psychischen Signalsymptome im Rahmen partieller Krisen mit komplexerer Symptomatologie als „Mikropsychosen“ (Weber und Jung) zu bezeichnen.

Im Anschluß an einen Krampfanfall persistiert noch für Minuten eine allmählich nachlassende Bewußtseinstrübung, die von Umweltverkennungen, psychomotorischer Erregung, gelegentlicher Aggressivität begleitet sein kann. Verzögert sich das Aufklaren des Bewußtseins über die übliche Zeitspanne hinaus, liegt ein (prolongierter) postkritischer Dämmerzustand vor, der sich phänomenologisch nicht von spontan einsetzenden Dämmerzuständen unterscheidet. Unkontrollierte Gewaltakte mit autodestruktiven Tendenzen (Suicid, Mutilation) oder Fremdaggressionen kommen am ehesten in postkritischen Dämmerzuständen, seltener im Rahmen partieller Krisen mit Automatismen vor. Insgesamt ist der „furor epilepticus“ jedoch eine Ausnahmeerscheinung, der weniger klinische als forensische Bedeutung zukommt (Aufhebung der strafrechtlichen Schuldfähigkeit!).

Die im Rahmen von Anfällen auftretenden psychischen Störungen stellen nur einen Teilaspekt der Psychiatrie der Epilepsie dar. Man stellt diesen anfallsgebundenen (paroxysmalen, iktalen, kritischen) Phänomenen jene psychiatrisch relevanten Krankheitserscheinungen gegenüber, die von den Anfällen zeitlich unabhängig bzw. im Anfallsintervall zu beobachten sind (interkritische Störungen).

Hier kann weiter unterschieden werden zwischen dauerhaft vorhandenen Normabweichungen (Wesensänderung, Demenz) und episodischen Störungen (epileptische Psychosen, Dämmerzustände).

1. Dauerhafte psychische Veränderungen bei Epilepsie

a) Wesensänderung

Zur Frage des „epileptischen Wesens“ ist viel geschrieben worden; unabhängig von den bis heute im einzelnen unterschiedlichen Auffassungen und Interpretationen wird man feststellen können: Bei Anfallskranken finden sich nicht selten Wesenszüge, die unter dem Begriff des „Enechetischen“ zusammengefaßt werden. Man versteht darunter einen zähflüssigen, viskös anmutenden Gedankenablauf, die Tendenz, an bestimmten Themen zu haften (erschwerte Umstellungsfähigkeit auf neue Inhalte); dabei Weitschweifigkeit, Umständlichkeit, Pedanterie, Betonung des Nebensächlichen bei fehlendem Überblick über das Ganze. Auch eine Vorliebe für das Gleichförmige, Formelhafte, eine Abneigung gegen alles Neue gehört zu den enechetischen Wesenszügen. An weiteren Negativeigenschaften sind immer wieder genannt worden: Süßliches Wesen, kriecherische Höflichkeit und Hinterhältigkeit, Frömmelei und Verlogenheit, Neigung zu explosiven Gewaltausbrüchen.

Während die Grundzüge der enechetischen Wesensänderung auch bei anderen hirnorganischen Syndromen ohne begleitende Epilepsie beobachtet werden können, stellen die an zweiter Stelle genannten Eigenschaften wohl das Ergebnis der besonderen zwischenmenschlichen und sozialen Bedingungen dar, unter denen viele Anfallskranke leben müssen: Die weitverbreiteten Vorurteile der Umwelt gegen „den Epileptiker“, die protektive, aber auch stark beschränkende Rolle der Familie, der meist drohende soziale Abstieg mögen im Rahmen eines fehlerhaften Anpassungsprozesses Charaktereigenschaften fördern, die im Grunde mit dem Anfallsleiden nichts zu tun haben. Dazu kommt, daß viele Anfallskranke mit der besonderen Situation des Ausgeliefertseins an das unvorhersehbare, dramatische Ereignis eines Grad-mal-Anfalls leben müssen und mit ihrer Vorliebe für klare Verhältnisse, die gewohnte, überschaubare Ordnung im physischen und metaphysischen Bereich einem Sicherheitsbedürfnis entgegenkommen.

Neben dem im Deutschen gebräuchlichen Begriff des Enechetischen findet man vorwiegend in der ausländische Literatur zur Bezeichnung derartiger Wesenszüge die Ausdrücke: ictaffin, ixoid, glischroid, Epileptoidie. Nicht immer ist eindeutig erkennbar, ob es sich dabei um eine erworbene Eigenschaft oder mehr um ein konstitutionelles Merkmal handeln soll.

Nicht wesentlich seltener als die enechetische Wesensänderung kann man bei Epilepsien auch eine zweite Form der Wesensänderung beobachten: Haften, Klebrigkeit, Umständlichkeit fehlen hier, Psychomotorik und Gedankengänge sind lebhaft, bisweilen sogar beschleunigt. Die Störung liegt überwiegend im Affektiven (pseudo-psychopathisches Affektsyndrom, Peters, 1969): „Die Kranken fallen einerseits durch häufigen und raschen Wechsel der affektiven Gesamthaltung auf und können im einen Augenblick freundlich-kindlich zugewandt sein, um bereits im nächsten gereizt-aggressiv zu reagieren. Sie wirken dadurch unberechenbar und uneinfühlbar. Daneben kommt es auch zu einer eventuell tagelang anhaltenden affektgespannten Verstimmung. Die Gesamtpersönlichkeit weist eine Reifungsstörung auf: Die Kranken sind infantil-egozentrisch, neigen zur Hypochondrie."

Obwohl zunächst bei Temporallappenepilepsien beschrieben, kommt die pseudopsychopathische Wesensänderung offenbar in gleicher Weise auch bei primären, generalisierten Epilepsien vor; desgleichen ist die enechetische Wesensänderung nicht, wie man früher meinte, auf die „genuine" (= primäre, generalisierte) Epilepsie beschränkt.

Die Frage, ob die beschriebenen Formen der Wesensänderung als „typisch epileptisch" gelten sollten, wird unterschiedlich beantwortet. Jedes der genannten Einzelsymptome kann zweifellos auch bei anderen hirnorganischen Erkrankungen vorkommen, manche der genannten Auffälligkeiten findet man auch im Grenzbereich des Gesunden bei besonders gearteten Persönlichkeiten. Die Spezifität einer „epileptischen" Wesensänderung könnte lediglich in einer besonderen Kombination und Häufung derartiger Wesenszüge bei Anfallskranken liegen.

Eine Klärung dieser Frage würde voraussetzen, daß repräsentative Populationen von Anfallskranken mit epidemiologischen Methoden untersucht und mit geeigneten Kontrollgruppen verglichen würden. Die Kritik an den klassischen Beschreibungen des epileptischen Wesens führt an:

– Daß diese sich weitgehend auf in Anstalten untergebrachte chronisch Kranke stützen.

– Daß die Rolle zugrundeliegender hirnorganischer Befunde nicht hinreichend berücksichtigt wird und Patientengruppen mit gleichartigen Läsionen ohne Epilepsie nicht systematisch zum Vergleich herangezogen wurden.

– Daß für das Zustandekommen „wesensverändert" wirkenden Verhaltens neben Hospitalisationseffekten auch eine Langzeittherapie mit zentralwirksamen Substanzen, psychoreaktive und Milieufaktoren eine wichtige Rolle spielen könnten.

Für das Auftreten einer Wesensänderung ist offenbar weder die Art noch die Häufigkeit von Anfällen von ausschlaggebender Bedeutung. Insbesondere kann jegliche Wesensänderung trotz über Jahre bestehender, häufiger Grand-mal-Anfälle fehlen.

Sehr fraglich ist es, ob es so etwas wie eine „epileptoide Konstitution" oder einen (konstitutionell definierten) „epileptischen Charakter" gibt. Zwar sind genetisch fixierte Dispositionen für das Auftreten epileptischer Anfälle durchaus bedeutsam, doch spielen peristatische, nicht ererbte Faktoren in der weitaus überwiegenden Zahl der Anfallsleiden die entscheidende Rolle. Auch innerhalb der zahlenmäßig kleinen Gruppe der Epilepsien, die als vorwiegend genetisch determiniert angesehen werden dürfen, findet man die übliche Heterogenität von Konstitutions- und Charaktervarianten. Abwegig wäre es, aufgrund von Persönlichkeitszügen, wie sie vielleicht häufiger bei Anfallskranken vorkommen, einen „epileptoiden Charakter" bei Menschen definieren zu wollen, die nie einen Anfall erlitten haben und aller Wahrscheinlichkeit nach auch nie einen erleiden werden. Die auf isolierten psychopathologischen (oder auch elektroencephalographischen!) Symptomen basierende Diagnose einer „latenten Epilepsie" ist unbedingt zu vermeiden, da sie nur Verwirrung stiftet und für den Betroffenen unheilvolle Folgen haben kann, ohne daß ihr ein diagnostischer oder therapeutischer Informationswert zukäme.

b) Intelligenzdefekte

Die als Wesensänderung beschriebenen psychischen Eigenheiten müssen begrifflich unterschieden werden von hirnorganischen Leistungsdefekten und Abbauerscheinungen, die angeboren oder früh erworben (Oligophrenie) sein können oder erst später eingetreten sind (Demenz). Der einen Intelligenzdefekt bedingende Hirnschaden ist oft auch Ursache epileptischer Anfälle. Eine epileptische Wesensänderung braucht hingegen keineswegs mit einem Intelligenzabbau einherzugehen, wenngleich Kombinationen vorkommen.

Die diagnostische Bezeichnung „epileptische" Demenz ist sicherlich nicht korrekt: Anatomische, klinische und neurophysiologische Untersuchungen haben gezeigt, daß die zu Anfällen führenden Neuronenentladungen per se – auch bei häufig sich wiederholenden oder über längere Zeitperioden auftretenden Anfällen – keine cerebralen Läsionen setzen, die einen Intelligenzabbau bedingen könnten. Dagegen findet man bei sekundären, generalisierten Epilepsien, denen ja eine diffuse, zuweilen degenerativ-progrediente Hirnschädigung zugrunde liegt, häufig ausgeprägte Intelligenzdefekte; auch bei partiellen Epilepsien kann, je nach Lokalisation und Ausmaß der epileptogenen Läsionen, ein Intelligenzabbau feststellbar sein. In keinem Falle sind Intelligenzdefekte jedoch unmittelbar durch die Anfälle erklärbar, sondern sind als Folgen einer epileptogenen Encephalopathie oder epileptogener Hirnläsionen aufzufassen. Wegen dieser Kausalzusammenhänge sollte man nicht von „epileptischer" Demenz sprechen, da dieser ungenaue Terminus der leider immer noch populären Meinung entgegenkommt, Epilepsie führe zur „Verblödung".

2. Episodische psychische Störungen bei Epilepsie

Unter episodischen Störungen sollen hier Veränderungen verstanden werden, die grundsätzlich reversibel sind, in ihrer Dauer allerdings variieren können. Zwischen den akuten, kurzdauernden Dämmerzuständen, Verstimmungszuständen und psychotischen Episoden einerseits und den selteneren, zu mehr chronischen Verläufen neigenden psychotischen Verfassungen andererseits gibt es Übergänge, die eine exakte zeitliche Abgrenzung erschweren.

Die hier zu besprechenden psychischen Störungen können nach dem Vorliegen einer Bewußtseinsstörung (Dämmerzustände, delirante Episoden) oder deren Fehlen (psychotische Episoden, Verstimmungszustände) eingeteilt werden. Wie bereits oben dargestellt, finden sich bei manchen Anfallsformen während des Anfallsablaufs oder unmittelbar danach psychische Störungen, die klinisch einem Dämmerzustand oder einer organisch begründbaren Psychose mit „produktiven" Symptomen entsprechen können. Diese unmittelbar an das Anfallsgeschehen gebundenen Erscheinungen sollen hier nicht nochmals referiert werden. Wir beschränken uns auf Zustandsbilder, die spontan im anfallsfreien Intervall (interkritisch) auftreten können.

a) Zustände mit Bewußtseinstrübung

α) Dämmerzustände. Sie sind charakterisiert durch eine Einschränkung der Bewußtseinsfunktionen, der Möglichkeiten der Wahrnehmung und des Denkens, die Patienten wirken benommen, abwesend, meist verlangsamt. Die Dauer derartiger Dämmerzustände, die in aller Regel eine Amnesie hinterlassen, variiert von Minuten bis zu Tagen. Die Ausführung auch komplexerer, gewohnter Tätigkeiten ist häufig durchaus möglich. Z.B. berichtet Jackson über einen Arzt, der in einem Dämmerzustand einen Patienten korrekt untersucht und die richtige Diagnose gestellt hatte; hinterher konnte er sich an nichts mehr erinnern. Sofern ein epileptischer Dämmerzustand mit einem (meist ungerichteten) Wandertrieb einhergeht, kommen Fuguezustände zur Beobachtung.

Die ohne zeitlichen Zusammenhang mit Anfällen auftretenden Dämmerzustände haben wahrscheinlich keine einheitliche Pathogenese. Häufig können sie als „hirnorganischer Dämmerzustand" im Rahmen der der Epilepsie zugrundeliegenden Hirnschädigung interpretiert werden. Landolt berichtet, daß derartige Dämmerzustände auch bei Überdosen antikonvulsiver Medikamente auftreten können.

Das EEG zeigt, ähnlich wie beim postkritischen Dämmerzustand eine mehr oder weniger stark ausgeprägte allgemeine Verlangsamung mit Theta- und Deltaaktivität, die einzelne paroxysmale Elemente enthalten kann.

Klinisch ähnliche Bilder finden sich in prolongierten postkritischen Dämmerzuständen, im Petit-mal-Status und im selteneren Status psychomotoricus. Bei der Abgrenzung dieser Zustände, die entweder Ausdruck eines Anfallsgeschehens sind oder in unmittelbarem zeitlichen Zusammenhang damit ablaufen, ist das Elektroencephalogramm eine große Hilfe.

β) Delirante Formen. Finden sich in einem Dämmerzustand halluzinatorische Wahrnehmungen, illusionäre Umweltverkennungen und wahnhaft-ängstlich gefärbte Fehlinterpretationen, können die auch sonst von Delirien bekannten Krankheitsbilder zur Beobachtung kommen, die meist durch motorische Überaktivität gekennzeichnet sind. Nicht selten finden sich Wahnideen von expansiv-ekstatischer Art. Janz berichtet über Delirien als eine der möglichen Manifestationsformen des Status psychomotoricus. Delirante Episoden rein epileptischer Genese sind jedoch recht selten; meist liegt eine exogen-toxische Mitursache vor.

b) Episodische psychische Störungen ohne wesentliche Beeinträchtigung der Bewußtseinslage

α) Verstimmungszustände. Diese sich im affektiven Bereich abspielenden, gelegentlich periodisch mit oder ohne zeitlichen Zusammenhang mit Anfallserscheinungen auftretenden Störungen können depressiv gefärbt, maniform oder dysphorisch-reizbar sein.

Bei den dysphorischen Verstimmungszuständen steht eine mißlaunige, aggressiv-irritierbare Grundhaltung im Vordergrund, Übergänge zu rein depressiven Verstimmungen sind möglich. Bei depressiven Bildern handelt es sich allerdings nicht selten um einfühlbare Reaktionen, die im Zusammenhang mit dem Anfallsleiden und seinen sozialen Folgen zu sehen sind. Unabhängig davon können jedoch depressive Verstimmungen ohne äußeren Anlaß einsetzen und wieder verschwinden, wobei die Plötzlichkeit des Beginns als charakteristisch gilt. Im Gegensatz zu endogen-depressiven

Stimmungsschwankungen fehlen Störungen der Vitalsphäre sowie Tagesschwankungen. Die Möglichkeit einer Suicidgefährdung ist bei depressiven Anfallskranken immer zu beachten. Maniform anmutende Verstimmungszustände sind vergleichsweise sehr selten, jedoch findet man immer wieder einmal Berichte über Einzelbeobachtungen.

β) Psychotische Episoden. Es handelt sich hier um Psychosen mit „produktiven" Symptomen, deren Psychopathologie ein buntes Bild bieten kann. Man findet Halluzinationen, wahnhaft-ängstliche oder ekstatisch-religiös gefärbte Zustände mit mehr oder weniger ausgeprägter affektiver Beteiligung. Auf den ersten Blick können derartige Psychosen schizophrenieähnlich anmuten, man wird sie in aller Regel aber bei genauerer Untersuchung als exogenes paranoid-halluzinatorisches Syndrom identifizieren können.

Bei den produktiv-psychotischen Episoden Anfallskranker wurde, ebenso wie bei Verstimmungszuständen, insbesondere von Landolt ein Zusammenhang mit dem jeweiligen EEG-Verlauf beschrieben. Dieses als „forcierte Normalisierung" bezeichnete Phänomen besteht darin, daß während der psychotischen Episode eine Normalisierung des vorher pathologischen EEG oder wenigstens eine Normalisierungstendenz eintreten soll. Wegen des Alternierens zwischen somatischen Erscheinungen (Anfälle, elektroencephalographische Anomalien) und psychischen Störungen spricht hier Janz von „alternierenden Psychosen". Man findet hier die in der älteren Psychiatrie geläufige Vorstellung epileptischer „Äquivalente" wieder, die darin bestand, daß man meinte, psychische Symptome könnten gewissermaßen stellvertretend für epileptische Anfälle auftreten. Diese an sich interessante Hypothese mag in besonders charakteristischen Einzelfällen zutreffend erscheinen, doch findet man auch bei epileptischen Verstimmungszuständen und produktiv-psychotischen Episoden Verschlechterungen der hirnelektrischen Befunde oder Verlaufscharakteristika, die sich von den üblichen Spontanschwankungen des EEG-Befundes bei Anfallskranken nicht unterscheiden lassen.

3. Chronische Psychosen, Neurosen

a) Chronische Psychosen

Man findet schließlich bei Anfallskranken gelegentlich psychotische Zustände, die eine große Ähnlichkeit mit schizophrenen Verläufen oder auch einer manisch-depressiven Periodik aufweisen. Nicht immer wird eine Abgrenzung dieser Gruppe gegenüber wiederholten psychotischen „Episoden" leicht möglich sein. Je mehr die Verlaufscharakteristika dieser Psychosen den Schizophrenien oder dem manisch-depressiven Formenkreis ähneln, umso eher wird man sich fragen müssen, ob hier nicht eine von der Epilepsie unabhängige Zweiterkrankung vorliegt. Die Auffassung, das gleichzeitige Vorkommen einer Epilepsie und einer endogenen Psychose bei einem Patienten sei ausgeschlossen, ist in voller Strenge nicht haltbar. Untersuchungen über die Zufallskombination chronischer schizophrenieähnlicher Psychosen mit Epilepsien schienen zunächst zu ergeben, daß diese Doppelerkrankung wesentlich häufiger vorkommt, als statistisch zu erwarten war. Nachuntersuchungen und kritische Überprüfungen zeigten dann allerdings, daß die ursprüngliche Schizophreniediagnose nicht bestätigt werden konnte (Slater et al. 1963, Bruens 1971), so daß für das Zusammentreffen einer endogenen Psychose mit einer Epilepsie die Nullhypothese einer Zufallskombination wohl weder in der einen noch in der anderen Richtung widerlegt werden kann.

b) Neurotische Störungen

Schließlich ist noch zu erwähnen, daß bei Anfallskranken neurotische Einzelsymptome, Aktualneurosen und neurotische Entwicklungen vorkommen können, wobei sich lebensgeschichtlich auslösende Momente mit Mechanismen verbinden, die auf die spezifische Situation des eingeschränkten und bedrohten Lebens eines Anfallskranken zurückgehen. Soweit die beiden Formen epileptischer Wesensänderung nicht unmittelbar organisch begründbar erscheinen, werden sie nicht selten durch psychoreaktiv entstandene Fehleinstellungen mitgeprägt. Die nicht selten zu beobachtende Kombination hysterischer und epileptischer Anfälle beim gleichen Patienten wird „Hysteroepilepsie" genannt.

IV. Therapie

Die Behandlung von Anfallsleiden besteht ganz überwiegend in einer medikamentösen Dauertherapie, die sich je nach der Entwicklung der Anfallsfrequenz über mehr oder weniger lange Zeiträume erstreckt. In einzelnen, besonders gelagerten Fällen, die eine Reihe klinischer und elektroencephalographischer Kriterien erfüllen müssen, kann auch eine chirurgische Intervention indiziert sein. Erstes Ziel jeder Epilepsietherapie ist die Minderung der Anfallsfrequenz bis zum Sistieren der Anfälle. Darüber darf allerdings nicht vergessen werden, daß mit einer medikamentösen Anfallsbehandlung meist nur ein Teil der anstehenden Probleme lösbar ist. Sowohl die psychischen Eigenheiten vieler Anfallskranker als auch die gestörte soziale Interaktion im familiären und beruflichen Umfeld erfordern nicht selten eine differenzierte psychiatrische Beratung, wenn die jeweils optimale soziale Integration des Patienten gelingen soll. Hierauf wurde bereits oben eingegangen.

Anläßlich der Darstellung einzelner Anfalls- und Epilepsieformen wurden jeweils die in erster Linie in Frage kommenden, erfahrungsgemäß am besten therapeutisch wirksamen Substanzen genannt. Hier sollen nun einige allgemeine Regeln gegeben werden, die bei der medikamentösen Epilepsietherapie zu beachten sind. Die Auswahl der geeigneten Medikamente hängt vom Anfallstyp ab, wobei einzelne Substanzen ein spezielles, andere ein relativ breites Indikationsgebiet haben. In jedem Falle versuche man, mit einem, höchstens zwei Medikamenten auszukommen und Zusatzmedikationen soweit wie möglich zu vermeiden. Ein Medikament soll erst gewechselt werden, wenn seine unzureichende Wirkung feststeht (ausreichende Dosierung bis zur Grenze der Verträglichkeit!). Wenn ein Patient erst nach Zufügen eines zweiten Medikaments anfallsfrei wird, ist zu versuchen, das erste allmählich abzusetzen. Bis zum Erreichen der Anfallsfreiheit soll der Patient einen Anfallskalender führen (zu beziehen von der Deutschen Sektion der Internationalen Liga gegen Epilepsie, die auch in regelmäßigen Abständen Übersichten über die verfügbaren Antiepileptika, ihre Indikationen und Nebenwirkungen und ihre pharmakologischen Eigenheiten, die bei der Dosierung zu beachten sind, herausgibt). Zur Vermeidung von Überempfindlichkeits- und anfänglichen Unverträglichkeitsreaktionen wird man bei der medikamentösen Neueinstellung und Umstellung langsam ansteigend dosieren (Dosissteigerung alle drei bis sechs Tage), bis erwartet werden kann, daß eine ausreichende Gleichgewichtskonzentration erreicht ist. Serumspiegelbestimmungen von Antiepileptika sind nützlich, jedoch nicht routinemäßig erforderlich. Sie sollten hingegen zur Therapiekontrolle durchgeführt werden, wenn

– toxische Nebenwirkungen auftreten, die eine Überdosierung oder Kumulation nahelegen (Nystagmus, Ataxie, stärkere Schlafsucht, Verschwommensehen).

– Bei ausreichender Dosierung keine Besserung der Anfallsfrequenz erreicht wird (Unwirksamkeit des Medikaments trotz Erreichen eines ausreichenden Serumspiegels, oder aber Verdacht auf Nichteinnahme).

Die Plasmakonzentrationen von Antiepileptika können durch die gleichzeitige Gabe anderer Medikamente erhöht oder erniedrigt werden; derartige Interaktionen, die auch bei Kombinationen von Antiepileptika untereinander auftreten, sind oft schwer zu kontrollieren und können einerseits zu toxischen Erscheinungen führen, andererseits eine faktische Unterdosierung bedingen. Hieraus resultiert die Forderung nach der medikamentösen Monotherapie, wann immer sie vertretbar ist.

Nebenwirkungen: Als dosisabhängige Nebenwirkungen wurden bereits cerebelläre Symptome und stärkere Müdigkeit genannt. Dosisunabhängig können gelegentlich Überempfindlichkeitsreaktionen sowie bei einigen Substanzen Veränderungen des weißen (Leukopenie) und des roten Blutbildes (Megaloblastenanämie) zur Beobachtung kommen. Man sollte sich deshalb zur Regel machen, anfangs alle vier Wochen, später alle drei bis vier Monate Blutbildkontrollen durchzuführen; im Falle wiederholt auffälliger Befunde muß die laufende Medikation unter Barbituratschutz abgesetzt werden. Trotz des umfangreichen Angebotes antiepileptisch wirksamer Medikamente ist die Entwicklung und Prüfung neuer Substanzen keineswegs abgeschlossen. Die wichtigsten, heute gebräuchlichen Substanzgruppen haben folgende Indikationsbereiche:

Phenytoin: Partielle Epilepsien, primäre und sekundäre Epilepsien mit Grand mal-Anfällen.

Barbiturate (Phenobarbital, Primidon): Wie Phenytoin. Bei sog. Schlafepilepsien ist Phenytoin, bei Aufwachepilepsien Primidon vorzuziehen. Primidon kann auch bei generalisierten Epilepsien mit massiven bilateralen Myoklonien (Impulsiv-Petit mal) mit Vorteil angewandt werden.

Ethosuximid: Typische Absencen.

Carbamazepin: Wie Phenytoin, speziell jedoch partielle Epilepsieformen.

Benzodiazepine (Clonazepam, Nitraazepam): West-Syndrom, Lennox-Gastaut-Syndrom, primäre und sekundäre generalisierte Epilepsien mit typischen und atypischen Absencen, myoklinische Anfallsformen:

Valproat: wie Benzodiazepine, auch bei generalisierten tonisch-klonischen Anfällen anwendbar.

V. Differentialdiagnose

Bei der diagnostischen Einordnung epileptischer Anfälle sollte man sich bemühen, die vorgegebenen Klassifikationsmöglichkeiten voll auszuschöpfen.

Dies hat nicht nur Vorteile für die gegenseitige Verständigung auf klinischer und wissenschaftlicher Ebene, sondern bietet auch die Möglichkeit gezielteren therapeutischen Vorgehens. Eine genaue Anfallsanalyse, die Anamnese, hirnelektrische und radiologische Befunde werden im allgemeinen eine eindeutige Zuordnung epileptischer Phänomene zu einer der bekannten Epilepsieformen erlauben. Eine der wichtigsten, aber auf den ersten Blick nicht immer leichten Unterscheidungen ist die Differentialdiagnose zwischen primären generalisierten Epilepsien und partiellen Epilepsien mit konsekutiver („sekundärer") Generalisation; bei ersterer ist keine pathologisch-anatomisch faßbare Hirnschädigung zu erwarten, während bei partiellen Epilepsien immer eine lokalisierte Hirnfunktionsstörung anzunehmen ist, deren Natur geklärt werden muß. Diese Differentialdiagnose *innerhalb* der Epilepsien ist nicht immer einfach, und der Epileptologe sollte viel Mühe darauf verwenden, unter Beiziehung aller verfügbaren Informationen hier eine Klärung herbeizuführen und die Gruppe der „unklassifizierbaren Grand mal-Epilepsien" möglichst klein zu halten.

Einmalige oder im Laufe des Lebens ganz sporadisch vorkommende epileptische Reaktionen unter besonderen Bedingungen (Okkasionskrisen, „Oligoepilepsie") sind von der ohne Behandlung chronisch verlaufenden *Krankheit* Epilepsie zu unterscheiden. Hierauf wurde in der Einleitung bereits eingegangen.

1. Es gibt Anfälle mit Krampferscheinungen, die keine primär cerebrale Ursache haben, sondern durch extraterritoriale, allgemeine Veränderungen der Stoffwechselsituation wie Sauerstoffmangel, Elektrolytverschiebungen Hypoglykämie ausgelöst werden.

Bei *ischämischen* Krisen in Form einer einfachen Ohnmacht ist die Unterscheidung leicht, sofern eine Anfallsschilderung verfügbar ist. Bei längerdauerndem cerebralen O_2-Mangel kann es auch zu lokalisierten oder generalisierten Krampferscheinungen kommen („Krampfsynkope"), die klinisch einem epileptischen Anfall ähneln. Hirnelektrisch sind hier jedoch keine epileptischen Anfallsmuster zu registrieren, der Nachweis der meist gravierenden Herz-Kreislaufstörung klärt die Diagnose. Das klinische Bild *tetanischer* Anfälle ist im typischen Falle leicht von einer Epilepsie unterscheidbar.

Hypoglykämische Zustände mit ihren vegetativen, affektiven Begleiterscheinungen und einer hinzukommenden Orientierungsstörung können gelegentlich mit psychomotorischen epileptischen Anfällen oder Dämmerzuständen verwechselt werden, zumal bei schwereren Hypoglykämien auch Krampferscheinungen auftreten können. Das EEG zeigt bei diesen Zuständen nie Anfallsmuster, sondern lediglich eine hypoglykämiebedingte Verlangsamung. Obwohl die Blutzuckerbestimmung eine sofortige Klärung bringt, sind uns schon Patienten mit morgendlichen hypoglykämischen Krisen (Inselzelladenom!) begegnet, die als „Aufwach-Epilepsie" behandelt wurden.

2. *Psychogene* Anfälle können vom Erscheinungsbild her epileptischen Krisen gelegentlich täuschend ähneln und sowohl partielle Krisen vom psychomotorischen Typ als auch generalisierte tonisch-klonische Anfälle imitieren. Auch müssen hysterische Ausnahmezustände gegenüber epileptischen Dämmerzuständen abgegrenzt werden. Hirnelektrisch findet man hier keine epilepsiespezifischen Befunde im Sinne typischer Anfallsentladungen, doch braucht bei Hysterien das EEG durchaus nicht ideal „normal" zu sein, da unspezifische cerebrale Funktionsstörungen und Hirnschäden das Auftreten hysterischer Verhaltensweisen nicht ausschließen, sondern wohl eher fördern. Besonders schwierig wird die Unterscheidung, wenn bei nachgewiesener Epilepsie zusätzlich hysterische Anfälle auftreten. Die Kombination hysterischer und epileptischer Anfälle beim gleichen Patienten („Hysteroepilepsie") hat naturgemäß psychiatrisch-therapeutische Konsequenzen. Da hysterische Anfälle im Zusammenhang mit verschiedenen Epilepsieformen auftreten können, ist die „Hysteroepilepsie" nicht als eigene diagnostische Kategorie anzusehen, sondern als eine durch komplizierende psychogene Mechanismen charakterisierte Epilepsie, wobei Auswirkungen und Verlauf des epileptischen Anfallsleidens in engem psychodynamischem Zusammenhang mit den hysterischen Manifestationen stehen können.

3. Traditionsgemäß wird im Zusammenhang mit der Epilepsie auch die *Narkolepsie* dargestellt. Sie hat hier eigentlich nicht ihren Platz, da sie in die Krankheitsgruppe der *paroxysmalen Hypersomnien* gehört, die mit der Epilepsie kaum etwas gemeinsam haben – sieht man davon ab, daß es sich auch hier um hirnorganisch begründbare Funktionsstörungen handelt. Wie der Name besagt, findet man bei der Narkolepsie, dem Pickwick-Syndrom und anderen seltenen paroxysmalen Hypersomnien anfallsweise, mehr oder weniger imperativ einsetzende Schlafzustände, die hirnelektrisch dem physiologischen Schlaf zum mindesten sehr ähnliche Muster zeigen; auf die neurologischen und

internistischen Darstellungen vorbehaltenen Einzelheiten braucht hier nicht eingegangen zu werden. Lediglich bestimmte, bei Narkolepsien vorkommende Symptome sind psychiatrisch bedeutsam und können auch zu differentialdiagnostischen Erwägungen gegenüber epileptischen Phänomenen Anlaß geben: Neben den Schlafanfällen findet man bei Narkolepsie nicht selten kataplektische Erscheinungen, d.h. einen plötzlichen Verlust des muskulären Haltetonus, der zum Vornübersinken des Kopfes, auch zum Zusammenknicken der Beine führt. Wegen der unterschiedlichen Altersverteilung dieser Kranken (Erwachsene) und der meist durch plötzliche affektive Erregung ausgelösten Kataplexie (=affektiver Tonusverlust) ist eine Verwechselung mit atonischen Absencen und dem myoklinisch-astatischen Petit mal (Lennox-Gastaut-Syndrom, bei Kindern) weitgehend ausgeschlossen. Neben den Schlafanfällen kommen bei Narkolepsien auch sog. Wachanfälle vor, die in einem plötzlichen Erwachen aus dem Schlaf heraus bestehen. Der dann bewußtseinsklare Patient ist jedoch nicht in der Lage, sich zu bewegen oder zu sprechen („Schlaflähmung"). Der Zustand kann mit Angst und halluzinatorischen Erlebnissen verknüpft sein (kataplektisch-halluzinatorisches Angstsyndrom). Differentialdiagnostisch ergeben sich hier weniger Abgrenzungsprobleme gegen eine Epilepsie als vielmehr gegen psychogene Störungen.

E. Depressive und paranoide Psychosen jenseits der Lebensmitte

1. Die depressiven Psychosen

Die gesonderte Erörterung der depressiven Psychosen des höheren und mittleren Lebensalters erfolgt aus praktischen Gründen. Die psychiatrische Wissenschaft hat den Psychosen dieses Lebensabschnittes stets besondere Aufmerksamkeit geschenkt. Aus diesem Grund und auch wegen der wachsenden Bedeutung einer gerontopsychiatrischen Forschung wollen wir zwischen die Ausführungen über die körperlich begründbaren auf der einen und die endogen-depressiven Psychosen auf der anderen Seite einige zusammenfassende Feststellungen über depressive Psychosen jenseits der Lebensmitte einfügen. Dabei wird deutlich, daß sich manche Syndrome in diesem Lebensabschnitt durchaus anders darstellen als in früheren, wobei es weniger zum Auftreten grundsätzlich neuartiger psychopathologischer Tatbestände kommt als vielmehr zu einem Prävalieren einzelner psychopathologischer Phänomene gegenüber anderen. Daraus ergibt sich vor allem die Gefahr einer diagnostischen Verkennung. Daneben beobachtet man aber auch eine Neuverteilung der Gewichte im ätiopathogenetischen Bündel insofern, als nun Faktoren in den Vordergrund treten, deren Bedeutung für den Kranken des früheren und mittleren Lebensalters vergleichsweise gering einzuschätzen war.

Die Klinik der Psychosen des höheren Lebensalters ist seit jeher ein besonders problematisches Kapitel psychiatrischer Systematik. Der Versuch einer Revision der auf Kraepelin zurückgehenden und heute in ihren Grundzügen nach wie vor gültigen Systematik setzt bevorzugt bei diesen Bildern an, und die Mehrzahl der seitdem neukonzipierten und meist wieder aufgegebenen nosologischen Einheiten wurde anhand der Beobachtung von Patienten dieser Altersgruppe entwickelt. Ganz allgemein gilt, daß sich die herrschende Systematik im Umgang mit den Psychosen jenseits der Lebensmitte als ganz besonders fragwürdig erweist und daß die Kraepelinsche Dichotomie hier den Verhältnissen wohl am wenigsten gerecht zu werden vermag. Bereits die pauschale Rede von Psychosen des höheren Lebensalters verlangt eine Präzisierung, um eine Reihe möglicher Mißverständnisse zu vermeiden. Zunächst einmal muß unterschieden werden zwischen Erkrankungen, die sich erstmals im höheren Lebensalter manifestieren und solchen, deren Erstmanifestation in frühere Lebensabschnitte zurückreicht. Diese Differenzierung erscheint, soweit heute zu übersehen ist, vor allem bei der Gruppe der Schizophrenien bedeutsam. Bei den Cyclothymien ist dieser Gesichtspunkt vergleichsweise weniger wichtig, ein Eindruck, der jedoch durchaus auch auf einer Täuschung beruhen kann. Mit einer solchen muß man deswegen rechnen, weil es bei den Cyclothymien in aller Regel schwerer als bei den Schizophrenien zu entscheiden ist, wann es erstmals im Laufe eines Lebens zu einer Krankheitsphase gekommen ist. Zum einen liegt das an der durchweg günstigen Streckenprognose der jeweiligen Attacke, das heißt an deren Neigung, ohne Residualsyndrom ad integrum zu remittieren. Zum anderen muß aber auch bedacht werden, daß manche Erkrankungen des endogen-depressiven Typs übersehen werden. Schließlich gilt es zu bedenken, daß eine cyclothyme Phase auf die Dauer von wenigen Tagen beschränkt sein kann und allein deswegen bisweilen nicht beachtet wird. Man muß daher der Angabe gegenüber, die Erkrankung habe sich erstmals im 5. oder 6. Lebensjahrzehnt manifestiert, skeptisch bleiben, wenn auch grundsätzlich mit einer solchen Möglichkeit gerechnet werden muß.

Cyclothymien jenseits der Lebensmitte zeigen vielfach eine recht charakteristische psychopathologische Symptomatik, ein Umstand, der es gerechtfertigt erscheinen läßt, einen Teil von ihnen unter dem Begriff der Spätcyclothymie zusammenzufassen. Daneben gibt es cyclothyme Krankheitsbilder, die sich in nichts von denen früherer Lebensabschnitte unterscheiden. Möglicherweise liegen die Dinge so, daß bei der Gruppe der Spätcyclothymien bereits in frühen Jahren cyclothyme Phasen abgelaufen sind und daß es sich bei ihnen gleichsam um alt gewordene cyclothym Kranke handelt, während die anderen Patienten bis zur späten Erstmanifestation gesund waren. Hier ist das letzte Wort jedoch noch nicht gesprochen, und man wird das Ergebnis katamnestischer Untersuchungen unter einer entsprechenden Fragestellung abwarten müssen. Die Rede von einer Spätcyclothymie kann deswegen lediglich auf eine bestimmte Gestaltung des cyclothymen Syndroms abheben. Von diesen beiden Erscheinungsweisen cyclothymen Krankseins im höheren Lebensalter – der Spätcyclothymie einerseits und der cyclothymen Depression des alten Menschen andererseits – sind all diejenigen depressiven Zustandsbilder scharf abzugrenzen, die zusammenfassend als Altersdepression zu bezeichnen sind. Dabei taucht ein zweites Problem auf, das bei der Erörterung der Psychosen des höheren Lebensalters bedacht werden muß. Es ergibt sich aus dem Altersbegriff. Wann eigentlich will man von Alter sprechen? Nicht nur, daß mit zunehmender Lebenserwartung die Grenze zum Alter stets neu definiert werden muß, die festgelegte Grenze zu Alter und Senium zeigt zudem eine deutliche Abhängigkeit vom Lebensalter des jeweiligen Autors. Ein subjektives Alterserlebnis im strengen Sinne gibt es nicht, manche Menschen fühlen sich mit 18 schon, andere mit 80 noch nicht alt. Eine gewisse Hilfe, gerade auch für die Probleme der Psychiatrie, gewinnt man, wenn man zwischen einem biologischen und einem sozialpsychologischen Altersbegriff unterscheidet.

Morphologische oder funktionelle Veränderungen, deren Nachweis den Zeitpunkt des Einsetzens des Alters bestimmen könnte, lassen sich nicht angeben. Es gibt zwar eine Anzahl somatologischer Parameter, die sich im höheren Lebensalter in einer bestimmten Weise wandeln, sie zusammengenommen machen aber noch nicht den biologischen Altersbegriff aus. So verliert etwa die Haut an Elastizität und wird trocken und faltig, die Blutgefäße werden verletzbarer, die Haare ergrauen, und das Skelettsystem wird kalkärmer. Im ZNS kommt es zu einem Untergang von Ganglienzellen; die Sinnesorgane weisen eine Leistungsminderung auf. Auch am Herzen, an den Atmungsorganen und dem Verdauungstrakt kommt es zu Veränderungen. Die Summe all dieser Vorgänge, die zu keinem bestimmten Zeitpunkt einsetzen, sondern die lediglich früher oder später zu klinisch relevanten Störungen führen können, ist aber nicht das, was man als Alter zu bezeichnen gewohnt ist und um dessen Begriffsbestimmung sich die immer mehr an Bedeutung gewinnende gerontologische Forschung bemüht.

Die klinische Psychiatrie sieht sich gezwungen, auf einen hypostasierten biologischen Altersbegriff zu rekurieren, indem sie manche seelischen Störungen als dessen psychisches Korrelat begreift. Dabei handelt es sich um solche psychopathologischen Tatbestände, von denen die Empirie gelehrt hat, daß sie im Gefolge einer primären oder sekundären organischen Hirnaffektion in Erscheinung treten, sei es etwa nach einer Encephalitis, nach einem Hirntrauma oder bei einer intracraniellen Raumforderung. Man spricht hier mit K. Schneider von körperlich begründbaren seelischen Störungen und meint damit psychische Symptome, die man im Unterschied zu den sogenannten endogenen mit bekannten körperlichen Krankheiten korrelieren kann. Sie betreffen Sinnesleistungen und Wahrnehmungen ebenso wie die einzelnen psychomotorischen Fähigkeiten, Lernvermögen ebenso wie Intelligenz. Trotzdem sind die seelischen Altersveränderungen als psychisches Korrelat biologischen Alterns durchweg einheitlich beschrieben worden. Neben Gedächtnisschwäche, Merkfähigkeits- und Konzentrationsstörungen sowie einer verminderten affektiven Steuerungsfähigkeit gehört zu ihnen sicherlich ein Intelligenzabbau. Bei dieser Feststellung muß allerdings einschränkend berücksichtigt werden, daß die aufs Ganze gesehen relativ ungünstigen Testresultate in erster Linie durch schlechte Ergebnisse in denjenigen Untertests zustande kommen, die das unmittelbare Lernen und das Erfassen der Testsituation betreffen. Demgegenüber gewinnt im Alter der vorhandene Wissensbestand besondere Bedeutung für die Situationsbewältigung und das angemessene Verhalten, was jedoch auf der anderen Seite auch Starrheit und Rigidität dieses Lebensabschnittes bedingt. Eng mit der Rigidität zusammen hängt die abnehmende Aktivität, das langsame Reagieren, das verkümmerte Reservoir an Assoziationen, das Haften am einmal gefaßten Denkinhalt und die geringe Zahl gegebener Denkinhalte. Von Seiten der klinischen Psychiatrie wurde stets vor allem auf die Leistungsminderung abgehoben. Man sprach etwa von einer Senkung des vitalen Reservoirs und Antriebs und einer Minderung der emotionalen Schwingungsfähigkeit. Die Persönlichkeit büße ihre Plastizität ein und falle einem zunehmenden Entblößungs- und Verkargungsprozeß anheim. Aber auch andere, bislang nicht realisierte Leistungen und Fähigkeiten können im Zuge der psychischen Alterungsvorgänge ermöglicht werden, weswegen man etwa von einer Umstrukturierung spricht, in der man auch ein Reifen der Persönlichkeit erkennen mag. So wurden von manchen Autoren die seelischen Manifestationen des physiologischen Alterns in drei Gruppen eingeteilt, indem von Leistungsminderung, Leistungswandel und innerer Umbildung gesprochen wurde.

Neben diesem, auf ein biologisches Substrat zielenden Altersbegriff muß sich die Psychiatrie auch eines sozialpsychologischen bedienen. Die Psychiatrie kann auch hier keine eigene Definition beisteuern, aus der Vielzahl der formulierten Denkansätze ist jedoch für ihre Belange die Theorie vom Disengagement von besonderer Bedeutung. Gerade dieser Aspekt des Alters, der Rückzug des Individuums aus Rollen und Aktivitäten der mittleren Jahre wird für die klinische Psychiatrie allein schon aus der alltäglichen Empirie heraus wichtig. Die Aufgabe zentraler Lebensrollen kennzeichnet das höhere Lebensalter. Zu denken ist etwa an die Aufgabe des Berufes beim Mann, an den Verlust des Ehepartners, an die Aufgabe der Elternrolle und an die mit der Verkleinerung der Familie verbundene Aufgabe der Wohnung. Dadurch kommt es zu einem vielfach radikalen Wandel oder doch zu einer Reduzierung des Lebensraumes. Es handelt sich aber nicht nur um einen Verlust an Rollen, sondern, diesem zum Teil vorausgehend und ihn bedingend, um einen Verlust an Fähigkeiten im Rahmen des Wandels der Persönlichkeit und um eine Reduktion des Wissensbestandes. Sicherlich muß aber auch die andere Seite des Disengagement bedacht werden, die in der Bereitschaft zur Übernahme neuer Rollen und zur Erlernung und Einübung neuer Daseinstechniken besteht. Sie werden nicht nur durch Umstrukturierungen im familiären und beruflichen Bereich bedingt, sondern etwa auch durch das Wissen um die Universalität des Todes, dessen Antizipation nun zu einem die Zukunftserwartung tatsächlich limitierenden Faktor wird. Aufgabe alter und Übernahme neuer Rollen bedeuten das Einüben neuer Daseinstechniken und damit den Aufbau und die Entwicklung neuer Interaktionen und Interaktionsstile bei einer insgesamt reduzierten Anzahl an wesentlichen Interaktionen. Verminderung der Interaktionen bedeutet wiederum eine Verminderung der sozial vermittelten Normenkontrollen und eine daraus gegebenenfalls erwachsende Unsicherheit in Hinsicht auf die Gestaltung des eigenen Verhaltens.

Psychiatrisch bedeutsam ist etwa die Frage nach der grundsätzlichen Bereitschaft zum Disengagement, der Druck, mit dem dieses von der Gesellschaft erzwungen wird und die Art und Weise seines Gelingens bzw. seines Scheiterns.

Der Psychiatrie der seelischen Störungen des höheren Lebensalters müssen beide voneinander nicht unabhängige Altersbegriffe gegenwärtig sein. So kann etwa die Rede von einer „klimakterischen Depression", die sich wegen ihrer Handlichkeit einer großen Beliebtheit erfreut, einmal einen Zusammenhang zwischen gegebenem psychopathologischem Tatbestand und biologischem Aspekt des Erlöschens degenerativer Funktionen intendieren, zum anderen aber auch auf bestimmte, das Ende der Generationsphase gerade in unserer Gesellschaft kennzeichnende soziale Besonderheiten abheben. Das gleiche gilt für den Begriff der „Involutionspsychose".

Im folgenden wird also von Spätcyclothymien zu sprechen sein, wenn bereits in der ersten Lebenshälfte cyclothyme Phasen abgelaufen sind. Cyclothyme Depressionen des höheren Lebensalters treten demgegenüber erstmals in diesem Lebensabschnitt auf. Beide gehören zur Gruppe der Cyclothymien und sind insofern am sozialpsychologischen Altersbegriff orientiert. Das bedingt bestimmte klinische Eigentümlichkeiten. Ihnen gegenüber stehen die am biologischen Altersbegriff orientierten Depressionen, die mit der Cyclothymiegruppe nichts zu tun haben. Sie zählen letzten Endes zu den exogenen, das heißt körperlich begründbaren Psychosen. Die Kombination einer Spätcyclothymie mit einer Altersdepression ist grundsätzlich möglich, man wird jedoch in diesen Fällen beide Syndrome differenzieren und auch diagnostisch eine Doppelrubrizierung vornehmen müssen.

Cyclothymien des höheren Lebensalters mit einer leeren Anamnese, die sich in ihrer Symptomatik von denen früherer Lebensabschnitte nicht unterscheiden, bedürfen keiner besonderen Besprechung. Sie sind, das sei ausdrücklich betont, zweifellos häufiger als gemeinhin angenommen wird. Vielfach werden sie diagnostisch verkannt und beispielsweise als postklimakterische Beschwerden oder beginnende hirnorganische Leistungsminderung bei arterieller Durchblutungsstörung des Gehirns mißdeutet. Der Psychiater entdeckt nicht selten unter Kranken, die ihm unter dieser Diagnose zugewiesen werden, echte cyclothyme Depressionen. Zu einer solchen Fehlbeurteilung kommt es deswegen nicht selten, weil die Cyclothymien des höheren Lebensalters, soweit sie nicht zur Gruppe der Spätcyclothymien gehören, vielfach unter dem Bilde der vitalen Cyclothymie verlaufen, sei es des anergen, sei es des vegetativen Prägnanztyps. Handelt es sich dann noch um wenig differenzierte Persönlichkeiten, denen das sprachliche Vermögen zur Verbalisierung ihrer Befindlichkeitsstörungen abgeht, so ist die Gefahr, das der Beeinträchtigung zugrunde liegende Leiden zu übersehen, besonders groß.

Mit besonderer Sorgfalt muß der Hinweis der Kranken auf einen Zusammenhang ihres Leidens mit Klimakterium, Menopause oder Involution beachtet werden. Die Wichtigkeit gerade dieser Beziehungen ergibt sich aus dem, was über den Altersbegriff bereits ausgeführt wurde, und aus der besonderen Umweltkohärenz der Cyclothymien des höheren Lebensalters. Klimakterium und Menopause bezeichnen nicht nur eine spezielle somatologische bzw. endokrinologische Situation, sie markieren darüber hinaus einen Wandel der Stellung des Kranken in einem vielfältigen Geflecht sozialer Bezüge, bedeuten die Aufgabe vertrauter und die Übernahme neuer Rollen, erzwingen bisweilen das Erlernen und Einüben neuer Daseinstechniken. Dieser Aspekt des Begriffes Menopause muß immer mitgesehen werden, will man sich nicht wichtige Wege zum Verständnis und zur Therapie endogener Depressionen dieses Lebensalters verstellen.

Endogene Depressionen des höheren Lebensalters ohne vorangehende Phasen begegnen uns in der Regel unter dem Bilde der vitalen Cyclothymie. Dabei spielt der anerge Prägnanztyp mit seinen relativ engen phänomenalen Beziehungen zum hirnorganischen Psychosyndrom eine besondere Rolle. Selbstverständlich werden auch die anderen Typen cyclothymen Krankseins gesehen, vergleichsweise selten eine melancholische, häufiger eine vitale Cyclothymie vegetativen Prägnanztyps. Die Patienten klagen über vielfältige körperliche Beschwerden, für die trotz intensiven Suchens eine zureichende organische Ursache nicht gefunden werden kann. Auch hier hindert die verfrühte Annahme „klimakterischer Beschwerden" nicht selten die weitere Diagnostik und läßt die zugrunde liegende endogene Depression übersehen. Keineswegs immer, aber in einer großen Zahl von Fällen, werden die Leibsensationen zum Thema hypochondrischer Befürchtungen. Die hypochondrische Fehlhaltung kann dann ganz in den Vordergrund treten, und es kommt schließlich zum Bilde einer wahnhaften endogenen Depression. Charakteristisch für diese Syndrome sind die psychomotorische Unruhe und die Angst. Auf die Häufigkeit der Angst bei cyclothymen Depressionen des höheren Lebensalters ist von den Autoren immer wieder mit Recht hingewiesen worden. Die Kranken können in ihrer ängstlichen Getriebenheit ausgesprochen quälend wirken, so, wenn sie sich vom Arzt immer wieder die Harmlosigkeit ihres Leidens versichern lassen, immer wieder beruhigende Erklärungen verlangen. Manche Patienten klagen unentwegt monoton über ihre Beschwerden, über die Unheilbarkeit ihrer Gebrechen, laufen rastlos umher, als seien sie ständig auf der Suche nach einer Linderung. Man spricht wohl auch von einer Jammerdepression, ein Ausdruck, der die Schwere des Leidens ein wenig verharmlost. Hierher gehören auch diejenigen Kranken, die voll ängstlicher Sorge gänzlich auf die Vorgänge der Verdauung eingeengt sind, deren Denken unentwegt um den Stuhlgang kreist und die auch durch eine regelmäßige Entleerung nicht in der Gewißheit zu erschüttern sind, an einer durch eine unheimliche Erkrankung bedingten Verstopfung zu leiden. Es ist bisweilen erschütternd zu erleben, wie manchen differenzierten und in gesunden Tagen ungewöhnlich interessierten und lebendig aufgeschlossenen Menschen die Darmentleerung und deren ständige Überwachung zum einzigen verbliebenen Inhalt ihres Lebens wird. Hier sind die Übergänge zu den wahnhaften Formen besonders deutlich.

Von großer theoretischer, wegen der Gefahr der diagnostischen Fehldeutung aber auch praktischer Bedeutung sind die Spätcyclothymien, d.h. diejenigen endogenen Depressionen, bei denen der Phase im höheren Alter solche in früheren Lebensabschnitten vorangehen.

Die 66jährige Emma G. wuchs als Tochter eines kleinen Landwirts auf, die 2 Geschwister waren jeweils um 2 Jahre älter. Sie besuchte über 8 Jahre die Schule des Dorfes, hatte dann verschiedene Stellungen als Hausgehilfin inne und heiratete mit 30 Jahren einen Bauern aus einer benachbarten Gemeinde. Der Mann war wenig gesellig, lehnte größere Gesellschaften ab und wird von der Familie als „stur" bezeichnet. Emma G. verwaltete das Haushaltsgeld außerordentlich sparsam. Das einzige Kind wurde 1943 geboren. Heute führt der Schwiegersohn den Hof. Beide Eltern leben auf dem Altenteil. Auch jetzt unterhalten sie nur wenig Kontakt zu den Nachbarn, allenfalls beim sonntäglichen Kirchgang. Die Kranke ist jedoch religiös kaum gebunden. Die jährliche Teilnahme an einer Wallfahrt hat für beide Eheleute den Charakter einer Urlaubsreise und wird auch – unter ausdrücklichem Hinweis auf die günstigen finanziellen Bedingungen eines solchen Unternehmens – nur mit dieser Absicht unternommen. Emma G. beschreibt sich selbst als zurückhaltend und schüchtern, als schwermütig veranlagt. Zärtlichkeit habe sie kaum erfahren und sei ihr selber auch schwergefallen. Von den Eltern sei sie gegenüber den Geschwistern immer etwas zurückgesetzt worden. „Erst später hat die Mutter erkannt, ich hab doch einen besseren Charakter als meine Schwester".

Zum erstenmal erkrankte Emma G. mit 36 Jahren an einer endogenen Depression. Diese und die folgenden müssen in diesem Zusammenhang nicht näher beschrieben werden.

Die letzte Erkrankung trat während der Reise zu einer Wallfahrtstätte auf. Die Patientin hatte sich auf das Unternehmen gefreut, obwohl sie das Ziel von einer früheren Fahrt her kannte. Sie nahm an den Gottesdiensten teil und nutzte im übrigen die Zeit zu Ausflügen in die Umgebung. Während der Rückfahrt wurde sie von unerklärlicher Müdigkeit und Lustlosigkeit überfallen, sie fühlte sich abgespannt und leistungsunfähig, sie nahm an gemeinsamen Veranstaltungen nicht mehr teil, bezeichnete sich dem Mann gegenüber als wertlos und unnütz. Er hätte sie nicht mitnehmen sollen, sie habe all das gar nicht verdient. Sie hielt sich abseits und beteiligte sich an keinem Gespräch. Am letzten Abend vor der Rückkehr nach Hause aß die Gesellschaft im Gasthaus. Emma G. beteiligte sich, obwohl sie schon seit Tagen unter Appetitlosigkeit und Verstopfung litt. Während der Mahlzeit suchte sie die Toilette auf. Auf dem Weg dorthin traf sie eine Bekannte, die sich, wie die Kranke meinte, beziehungsvoll über den Leib strich. Emma G. verstand diese Geste zunächst nicht, obwohl sie sie durchaus bemerkte. Später registrierte sie, daß man hinter ihrem Rücken über sie sprach, daß man tuschelte und – zunächst unverständliche – Andeutungen machte. Während der Busfahrt am folgenden Tag schienen die Mitreisenden von ihr fortzurücken. Bei einer gemeinsamen Kirchenbesichtigung traten die anderen von ihr zurück, waren erkennbar bestrebt, „Abstand zu wahren". Schließlich fand sie eine Erklärung dieses Verhaltens, als in ihrer Gegenwart von einem schlechten Geruch gesprochen wurde. Schlagartig wurde ihr deutlich, daß von ihr ein schlechter, fauliger Geruch ausgehe, der den anderen unerträglich war. Wieder nach Hause zurückgekehrt, weitete sich der Wahn aus, bezog auch andere Dorfbewohner ein; Emma G. beobachtete, wie man sie zunehmend mied, ihr aus dem Wege ging, wegen des schlechten Geruchs, den sie ausströmte.

Man begegnet hier der für Cyclothymien des höheren Lebensalters charakteristischen Externalisierung der cyclothym depressiven Schuldgewißheit in einer besonders eindrucksvollen Weise. Der Schuldwahn in Gestalt der wahnhaften Gewißheit, schlecht zu riechen, bleibt weitgehend unabhängig vom individuell geprägten, personbezogenen Erlebnisvollzug, er bleibt gleichsam im Atmosphärischen insofern, als die Kranke ganz allgemein in einem schlechten Geruch bei den Leuten steht. Diese im Wahn erfolgende Konkretion einer umgangssprachlichen Metapher entspricht der erwähnten Neigung der Kranken, im Wahn ubiquitär bereitliegende Rollenfiguren als latente Seinsmöglichkeiten aufzugreifen, ohne daß diese erkennbar durch den individuellen Bestand an Wissen und Erleben geprägt wären.

Der vielfach geübte Brauch, beim Vorliegen von Trugwahrnehmungen des Gehörsinns und dem Ausschluß einer körperlich begründbaren Psychose aufgrund einer organischen Hirnaffektion sogleich eine schizophrene Psychose zu diagnostizieren, ist nicht gerechtfertigt. Auch im Rahmen spätcyclothymer Erkrankungen werden akustische Sinnestäuschungen gesehen. Eine nicht geringe Zahl von Cyclothymiekranken macht im Verlauf ihres Leidens Phasen durch, in denen akustische Sinnestäuschungen auftreten. Dabei ist das Auftreten des „Stimmenhörens“ durchweg an die späten Verlaufsabschnitte gebunden. Natürlich könnte man in diesen Fällen einen sogenannten Symptomwandel zum Schizophrenen vermuten. Auf der einen Seite ist jedoch die Annahme eines solchen Stilwandels aus grundsätzlichen Erwägungen problematisch, zum anderen wird bei diesen Kranken die Zuordnung zur Cyclothymiegruppe auch durch den weiteren Verlauf nicht in Frage gestellt. Da sich im Stimmenhören generell die Ausgliederung eines personalen Teilbestandes dokumentiert, überrascht es nicht, daß diese psychopathologischen Phänomene gewöhnlich in dem durch die Neigung zur Externalisierung gekennzeichneten spätcyclothymen Syndrom mit wahnhaftem Erleben und vielfältigen Leibgefühlsstörungen vergesellschaftet sind.

Was bei den akustischen Sinnestäuschungen dieser Kranken zunächst auffällt, ist deren banaler und alltäglicher Inhalt, der in einem eigentümlichen Kontrast steht zu den vielfältigen und zum Teil abstrusen Wahnthemen und Leibgefühlsstörungen. Das in mancher Hinsicht grotesk ausgestaltete Erlebnis der Beeinträchtigung der leiblichen Integrität und die im Wahn entworfenen Schreckensvisionen zukünftiger Höllenqualen unterscheiden sich auffällig von den vielfach farblosen und dürren halluzinierten Inhalten. Häufig sind die halluzinierten Stimmen durch einen unverkennbaren Mitteilungscharakter ausgezeichnet. Der Kranke ist nicht zufällig Zeuge einer unfreundlichen Äußerung, diese wird vielmehr ausdrücklich an ihn gerichtet, das heißt, er wird direkt angesprochen. Die Bedeutung dieser Besonderheit der Sinnestäuschungen wird erst verständlich auf dem Hintergrund des syndromalen Kontextes. Bei den meist gleichzeitig bestehenden Eigenbeziehungen würde man in Analogie zu ähnlichen Beobachtungen bei schizophrenen Psychosen jenes für diese so ungemein charakteristische Heraushören von Anspielungen aus einer scheinbar belanglosen Äußerung oder einem im übrigen unverständlichen Murmeln erwarten. Das gibt es bei Cyclothymiekranken auch, ohne daß diese Erlebnisse allerdings die Qualität des akustischen Sinnentrugs aufwiesen. Im Stimmenhören des Schizophrenen bilden der Kranke und seine Stimmen eine, durch innere Wechselbeziehungen bestimmte Erlebenseinheit, an der der Außenstehende im Grunde keinen Anteil haben kann.

Spätcyclothyme Syndrome erweisen sich ungewöhnlich häufig in ihrer Manifestation an erlebte Anlässe gebunden, das heißt, sie sind häufig provoziert. Diese Tatsache allein – das sei lediglich am Rande betont – ist natürlich keineswegs geeignet, den Krankheitscharakter der cyclothymen Depression in Frage zu stellen, selbst dann nicht, wenn man sich eines ungewöhnlich strenggefaßten naturwissenschaftlichen Krankheitsbegriffes bedienen wollte. Auch primär somatologisch zu definierende Erkrankungen mit einem faßbaren pathologisch anatomischen Befund sind nicht selten hinsichtlich ihrer klinischen Symptomatik psychisch provozierbar, so etwa die einzelnen Schübe einer Encephalomyelitis disseminata. Auf die typischen Situationen, aus denen heraus sich eine Spätcyclothymie entwickeln kann, war früher schon hingewiesen worden. Es handelt sich etwa um den Wohnungswechsel, den Verlust eines langjährigen Partners, die Aufgabe des Berufes oder den radikalen Wandel der bisherigen beruflichen Ordnung. Auf den diese Situationen gemeinsam kennzeichnenden Zwang zum Rollenwechsel wurde ebenfalls oben bereits eingegangen. Der sozialpsychologische Altersbegriff erweist sich bei diesen Bildern insofern als erfüllt, als es sich bei den provozierenden Anlässen in aller Regel um altersspezifische Grundsituationen handelt, um Situationen also, die diese Lebensphase als einen Entwicklungsabschnitt kennzeichnen, der ungewöhnlich radikal die Aufgabe bisheriger und das Erlernen neuer Rollen und Daseinstechniken erzwingt.

Der Umstand, daß in jüngeren Jahren die Provokation cyclothymer Phasen nicht annähernd in gleicher Häufigkeit beobachtet wird, legt es nahe, nach Zusammenhängen zwischen dieser Tatsache und der besonderen psychopathologischen Gestaltung cyclothymer Phasen jenseits der Lebensmitte zu fragen. Die cyclothyme Erkrankung läßt generell während ihres Verlaufes eine Tendenz zur Ausgliederung, Externalisierung und Verselbständigung der im Zentrum endogen depressiven Erlebenswandels stehenden Schuldgewißheit erkennen. Durchfärbte die cyclothyme Schuldgewißheit anfangs die Gesamtheit des aktuellen Erlebens, strahlte sie in jede Interaktion ein und prägte sie jedwede Beziehung zu Umwelt und Mitwelt, so erwirbt der Kranke im Laufe der Jahre allmählich durch den Vorgang der Externalisierung einen schuldfreien Raum zurück. Die cyclothyme Schuldgewißheit verselbständigt sich und gerinnt zum Wahn und zur Sinnestäuschung. Den Untersucher muten diese Bilder trotz ihrer zuweilen grotesken Ausgestaltung monoton und einförmig an. Daß sich manchmal gar der Eindruck des Unechten, Aufgesetzten und Schablonenhaften einstellt, verdeutlicht, wie weitgehend die Ausgliederung und die Ichentlastung gelungen sind. Der cyclothyme Erlebniswandel hat sich im Wahn und in den Sinnestäuschungen zu einem Verhaltensstil verfestigt, der Haltung, Einstellung und Handlung in einem bestimmten Bereich des psychologischen Feldes bestimmt. Das bedeutet gleichsam das Einüben neuer Rollen, deren Verwirklichung unter bestimmten Bedingungen nun mit Notwendigkeit geschieht. Diese Bedingungen sind durch Situationen gegeben, denen auch für den Gesunden die Aufforderung erwächst, die eigene Stellung in einem bisher vorgegebenen und durch äußere Einflüsse gewandelten Ordnungsgefüge neu zu definieren mit der Möglichkeit eines Mißlingens dieser verlangten Neuorientierung. Als Verstärker für die Entwicklung und Prägung dieses zu Verhaltensstilen verfestigten externalisierten cyclothymen Erlebenswandels wirkt die Sozietät insofern, als die Summe dieser Verhaltensstile jene besondere Krankenrolle ausmacht, die von alltäglichen Rollenverpflichtungen entbindet und damit auch von der Bewältigung einer aufgezwungenen situativen Neukonstellation.

Den Cyclothymien des höheren Lebensalters und den Spätcyclothymien stehen gegenüber die Altersdepressionen. Sie haben mit der Gruppe der Cyclothymien nichts zu tun.

Altersdepressionen gehören zu den körperlich begründbaren Psychosen, d.h. zu denjenigen seelischen Krankheitszuständen, bei denen primäre oder sekundäre organische Hirnaffektionen den unerläßlichen Boden für die psychopathologische Symptomatik abgeben. Der Begriff der Altersdepression orientiert sich an dem biologischen Altersbegriff im oben umschriebenen Sinne. Die zentrale Symptomatik ist diejenige der chronischen körperlich begründbaren Psychose. Wenn sie sich zum akuten exogenen Reaktionstypus, etwa in Gestalt eines deliranten Syndroms zuspitzt, tritt die depressive Färbung in den Hintergrund, und der Begriff Altersdepression ist nicht mehr erfüllt. Bei der Altersdepression handelt es sich, im Unterschied zu den späten Cyclothymien, nicht um eine psychiatrische Krankheitseinheit, sondern um eine grundsätzlich bei jedem Menschen mögliche phänomenale Ausgestaltung normaler Alterungsvorgänge, weswegen man eine delirante Episode auch dann nicht einer Altersdepression zurechnen kann, wenn sie sich durch eine zusätzliche oder durch die Intensivierung einer vorhandenen Noxe vor dem Hintergrund eines altersdepressiven Bildes manifestiert. Altersdepressionen sind Depressionen, das heißt traurige Gefühlsregungen, die sich von denen des gesunden Seelenleben in nichts unterscheiden und die lediglich mitbestimmt sind durch die hirnorganische Symptomatik. Das Traurigsein, die Depression also stellt eine Gefühlsregung dar, die eine hirnorganische Alterssymptomatik besonders häufig färbt. Über die Ursache dafür kann man nur spekulieren, eine gewisse Beziehung besteht zwischen Alter und Trauer insofern, als beide durch einen veränderten Zukunftsbezug charakterisiert sind. Die Zukunftsbezogenheit geht mehr oder weniger verloren, die Orientierung geschieht nach rückwärts, und das Kommende wird an Vergangenem gemessen.

Altersdepressionen weisen einen engen Bezug zur aktuellen Situation auf, hierin den späten Cyclothymien ähnlich. Im Unterschied zu diesen ist jedoch die Zahl der provozierenden Anlässe ungleich größer und vor allem vielfältiger und darüber hinaus eng mit Persönlichkeitsstruktur und Biographie verbunden. Diese Verbindung bleibt ebenfalls im Unterschied zu den späten Cyclothymien stets erhalten; das heißt jenes eigengesetzliche, vom provozierenden Ansatz losgelöste Weiterbestehen und Weiterschreiten, das bei den Spätcyclothymien gesehen wird, gibt es bei der Altersdepression nicht. In der Altersdepression drückt sich die unmittelbare Antwort des Alterns auf eine äußere Konstellation aus, d.h. es handelt sich hier um eine depressive Reaktion im eigentlichen Sinne. Die Hartnäckigkeit, mit der die Trauer sich bisweilen positiver Erfahrung widersetzt, liegt nicht in der Eigengesetzlichkeit eines in Gang gekommenen Krankheitsprozesses begründet, sondern sie hat ihre Ursache in der Rigidität und Umstellungserschwernis des alten Menschen, seiner Neigung, eine angenommene Haltung und Einstellung zu fixieren.

Es muß nach dem Gesagten nicht eigens ausgeführt werden, daß Altersdepressionen die gesamte Symptomatik endogener Depressionen vermissen lassen. Unbeschadet dieser Tatsache können sie miteinander kombiniert sein dergestalt, daß sich einer späten Cyclothymie eine Altersdepression hinzugesellt. In diesen Fällen wird man in der Regel aus praktisch therapeutischen Gründen die cyclothyme Depression diagnostisch in den Vordergrund stellen. Die Dinge können sich jedoch dadurch komplizieren, daß eine hirnorganische Affektion – also auch etwa die auf dem Boden einer Hirnarteriosklerose – eine anamnestisch ausgewiesene Bereitschaft zur endogenen Depression dekompensieren kann. Auf der anderen Seite sieht man gelegentlich ein organisches Psychosyndrom im Verlaufe einer späten Cyclothymie in Erscheinung treten und mit deren Abklingen wieder verschwinden. Welcher Art diese Zusammenhänge sind, ist eine offene Frage. Immerhin wäre denkbar, daß es analog zu den Verhältnissen in der primär somatologischen Medizin zum Dekompensieren innerhalb eines Funktionskreises parallel zum und in Abhängigkeit vom Entgleisen innerhalb eines anderen kommt.

2. Der paranoide Typ der Rückbildungspsychosen. Abgrenzung gegenüber schizophrenen Psychosen

Daß auch schon in den depressiven Erscheinungsformen häufig paranoide diffuse Einschläge des Mißtrauischseins und Sichbeeinträchtigtfühlens auftreten, wurde schon hervorgehoben. Es führen von hier alle Übergänge zu Fällen, die eine zunehmend schizophrene Symptomatologie zeigen. Wir stehen hier bezüglich der Frage einer Subsumierung solcher Psychosen unter den umfassenden Begriff der Schizophrenien oder der Anerkennung selbständiger Krankheiten einschließlich von „mobilisierten Teilanlagen" durch die biologische Umbruchszeit der Rückbildungsjahre vor genau den gleichen Problemen wie bei den depressiven Formen und können auf das dort grundsätzlich Ausgeführte verweisen.

Für die paranoiden Rückbildungspsychosen liegen bis heute leider keine so ergiebigen klinischen und erbbiologischen Untersuchungen vor wie für die depressiven Formen. Auf die Beobachtungen der amerikanischen Forscher haben wir schon verwiesen, die bei paranoid gefärbten Rückbildungspsychosen eine etwas vermehrte Belastung sowohl mit manisch-depressiven wie mit schizophrenen Psychosen und mit schizoiden Persönlichkeiten fanden. Beringer und Schulz konnten bei den paranoid gefärbten Alterspsychosen dagegen keine wesentlich über der Durchschnittsbelastungsziffer liegende Korrelation zur Schizophrenie nachweisen.

Genau wie bei den depressiven Formen gilt auch hier, daß wir eine paranoide Psychose in den Involutionsjahren, der irgendwann früher im Leben einmal eine wie immer aussehende psychotische Episode von schizophrenem Typ vorangegangen ist, nicht zu den Rückbildungspsychosen rechnen können.

Es würde zu weit führen, die Geschichte der paranoiden Psychosen des Rückbildungsalters und die zahlreichen Begriffe einzelner maßgebender Forscher hier im einzelnen zu entwickeln. Nur soviel: Wir teilen die Auffassung von Kleist, daß man bei den von ihm als „Involutionsparanoia" bezeichneten Formen einen organisch-destruktiven pathomorphologisch faßbaren Gehirnprozeß als Grundlage ablehnen muß, genauso wie bei den depressiven Involutionspsychosen auch. Es ist notwendig, beide Typen, die depressiven und die paranoiden, von den Psychosen bei hirnorganischen Abbaukrankheiten, welcher Herkunft auch immer, zu unterscheiden. Dies wird nur dann möglich, wenn wir bei den letzteren entweder einwandfreie neurologische Befunde erheben können, die auf eine Hirnschädigung hinweisen, eventuell unterstützt durch einen entsprechenden Röntgenbefund, oder wenn wir im psychopathologischen Krankheitsbild Zeichen eines psychoorganischen Syndroms begegnen, also etwa Merkfähigkeitsstörungen, Bewußtseinstrübungen, höhere Werkzeugstörungen (s. dort), Persönlichkeitsabbau und Demenz. Symptombilder, die wir querschnittsmäßig als depressive oder als paranoide Rückbildungspsychosen bezeichnen – das müssen wir uns besonders einprägen – können jedoch dem Auftreten hirnorganischer Symptome unter Umständen erhebliche Zeit vorauslaufen. Nur diejenigen „reinen" Rückbildungspsychosen tragen ihre Bezeichnung zu Recht, die nicht das Vorspiel eines nachweisbaren Hirnschadens auf dem psychopathologischen Sektor darstellen.

3. Paranoide Psychosen in der Involution als Vorläufer hirnorganischer Abbaukrankheiten

Die später sich als eindeutig hirnorganisch verursacht herausstellenden paranoiden Psychosen des höheren Lebensalters sind für jeden, der tiefer in die Probleme der klinischen Psychiatrie eindringen möchte, ganz besonders lehrreich. Wir haben Fälle gesammelt, an welchen die „Hierarchie der psychopathologischen Symptome" (s. dort) in ihrer Aufeinanderfolge eindrucksvoll aufzuzeigen ist: hier kommt nacheinander alles vor, das „Neurotische", das „Manisch-Depressive", das „Schizophrene" und schließlich das „Hirnorganische". Das Sichherausbilden und Abwandeln der einzelnen Syndrome ist das entscheidend Wichtige an diesen Beobachtungen (vgl. „Wesen der endogenen Psychosen") und lehrt uns mindestens zweierlei nachdrücklich festzuhalten: Das Auftreten eines Syndroms beispielsweise typisch endogen-depressiver oder aber schizophrener Art bedeutet noch keineswegs, daß die dahinterstehende Krankheit eine endogene Depression oder eine Schizophrenie als selbständiger endogener Krankheitstypus sein müßte. Die hier besprochenen Patienten mit Rückbildungspsychosen machen natürlich nicht nacheinander erst eine Neurose, dann eine manisch-depressive Psychose, anschließend eine Schizophrenie und schließlich eine zu Demenz führende hirnorganisch verursachte, chronische, körperlich begründbare Psychose durch.

Zweitens mahnt das aufeinanderfolgende Durchlaufen dieser verschiedenen psychotischen Zustände zu kritischer Zurückhaltung manchen tiefenpsychologischen und daseinsanalytischen Deutungen vom „Wesen" „des" Depressiven und „des" Schizophrenen gegenüber. Es geht ja wohl kaum an, anzunehmen, diese Kranken entwickelten im Verlauf ihres letztlich hirnorganisch bedingten Leidens nunmehr nacheinander die Weltentwürfe „des" „Neurotikers", „des" Melancholikers und „des" Schizophrenen, die in tiefenpsychologischer Sicht jeweils Folgen sehr bestimmter frühkindlicher Frustrationen und Umweltschäden sein sollen.

Aus den Symptomen selbst ist es bei einer paranoiden Rückbildungspsychose kaum abzulesen, was aus ihr werden wird, solange organische Symptomfärbungen fehlen. Nach oft jahrelanger Dauer ist bei etwa einem Drittel der von Kleist beschriebenen Fälle von Involutionsparanoia (s. oben) am Ende doch noch ein hirnorganischer Defekt eingetreten.

Bei Übereinstimmung wesentlicher psychopathologischer Züge im Rahmen des eigentlichen Paranoiden hob Kleist hervor, daß die Wahnbildungen paranoisch beginnender seniler bzw. arteriosklerotischer Demenzen dürftiger seien als bei der Mehrzahl der involutionsparanoischen Fälle. Die Wahnvorstellungen seien überwiegend an krankhafte Veränderungen des Affektlebens geknüpft. F. Kehrer verwies auf die „affektiv unbefriedigende Dauersituation" der so häufig unter diesen Fällen vertretenen alternden Mädchen und Frauen mit den vielfach unbefriedigten sexuellen Wünschen. Runge betonte zur Abgrenzung gegenüber der Schizophrenie bei den paranoiden Rückbildungspsychosen besonders die Verwurzelung der Wahnidee in der Persönlichkeit und das affektive Beteiligtsein der nicht zerfallenden Persönlichkeit.

Wir fanden bei unseren Untersuchungen Wahn jeglicher Art, Sinnestäuschungen und illusionäre Verkennungen auf allen Sinnesgebieten sowie leichtere Denkstörungen. Sexuelle Inhalte spielten eine überragende Rolle auch im Bereich der Leibhalluzinationen. Klagen über Belästigung mit giftigen Dünsten, Giftpulvern, und oft groteske Angaben über eine von anderen „gemachte" Gestaltveränderung des eigenen Leibes trafen wir vor allem bei Fällen, die später eindeutig hirnorganisch wurden. Auf der Höhe angstvoll paranoider Erregung sahen wir auch kurzdauernde Halluzinosen mit Bewußtseinstrübungen, für welche die Erinnerung hinterher Lücken aufwies. Schwere Denkstörungen und Inkohärenz fanden wir so gut wie nie, katatone Stuporen und Erregungen waren so selten wie hebephrenes Verhalten. Bei den nicht organisch auslaufenden Formen fällt das gute Erhaltenbleiben des Persönlichkeitsniveaus und der gut modulierte Affekt auf. Da die Entwicklung oft schleichend einsetzt und vieles aus der aktuellen Lebensproblematik den Psychoseninhalt bestimmt, kann hier die Entscheidung: pathologische Entwicklung mit überwertiger Verarbeitung tatsächlicher Konflikte und Komplexe oder krankheitsbestimmtes psychotisches Geschehen, oft lange unsicher bleiben (vgl. neurotische Störungen der Alternden).

Über die Prognose der nicht in einen hirnorganischen Defekt einmündenden paranoiden Rückbildungspsychosen, vor allem auch im Hinblick auf die psychopathologische Gestaltung des vorliegenden Syndroms, ist nicht allzuviel Gesichertes bekannt. Die wirkliche Heilung nach strengen Maßstäben dürfte verhältnismäßig selten sein. auch wenn es infolge der oft gut erhaltenen Gesamtpersönlichkeit nicht selten zu erfreulichen sozialen Remissionen kommt. Dabei tritt an Stelle einer krankheitseinsichtigen Korrektur der Symptome dann häufig eine Art von Abkapselung der paranoiden Wahnideen. Der Kranke kümmert sich nicht mehr viel um seine psychotischen Erlebnisse, oder er bringt es fertig, sie für sich zu behalten. Andere Fälle unterscheiden sich so gut wie nicht von gewissen Endzuständen paranoider Psychosen des schizophrenen Formkreises, den sog. paraphrenen Typen.

4. Beispiele zur Klinik

Nachfolgend zwei Krankengeschichten, welche das über die organisch endenden paranoiden Rückbildungspsychosen Ausgeführte verdeutlichen sollen und sich durch die besondere Reichhaltigkeit der psychopathologischen Symptomatologie auszeichnen:

Frau A.K., bei der Aufnahme 49 Jahre alt. 3 Monate zuvor Aufnahme in einer städtischen Nervenklinik. Die Diagnose lautete: paranoische Psychose im Rückbildungsalter. Schizophrenie? Die Tochter der Patientin hatte angegeben, es sei in der Familie nichts von Gemüts- oder Nervenkrankheiten bekannt, die Patientin selbst sei früher nie krank oder seelisch auffällig gewesen. Mit 36 Jahren habe sie Periodestörungen bekommen und sei bestrahlt worden, seither seien die Menses ausgeblieben. Patientin sei immer ein zielbewußter, energischer, arbeitsamer, dabei aussprachefähiger und mitteilsamer Mensch gewesen. Man habe den Eindruck, daß die Arbeitslust seit 5–6 Jahren etwas nachgelassen habe, und dachte an einen Zusammenhang mit den frühzeitigen, künstlich hervorgerufenen Wechseljahren. Seit neuestem nun sei die Patientin oft ängstlich und mißtrauisch. Erstmals richtig aufgefallen sei sie vor 2 Jahren, wo man sie für 2 Monate in einer Universitäts-Nervenklinik untergebracht habe (s. unten). Sie habe geglaubt, man tue ihr Gift in das Essen, die Leute auf der Straße werfen ihr „etwas" ins Gesicht, wodurch sie betäubt werden solle, man spotte sie aus und mache ihre Nase lang. Jetzt sei wieder eine Verschlimmerung eingetreten: Sie habe nicht mehr geschlafen, wollte nicht mehr essen, traute sich nicht mehr auf die Straße, weil man ihr „etwas ins Gesicht schmeiße, etwas nachschmeiße". Immer wieder habe sie sich ratlos im Spiegel betrachtet und geglaubt, sie sei verändert. Wiederholt habe sie dabei vor sich hin gesprochen: „So gehe ich nicht, so gehe ich nicht." Übrigens sei sie tatsächlich öfter in die Kirche gegangen als früher.

Patientin selbst äußerte sich sehr zurückhaltend und erklärte, in der Universitätsklinik sei sie vor 2 Jahren nur ihres Sohnes wegen gewesen, weil sie gemeint habe, dieser unterhalte ein Verhältnis mit der Untermieterin. Sehr verlegen gab sie zu, sie habe Vergiftungsideen gehabt, sie meine auch jetzt noch, alles lache sie aus. Auch hier im Tagraum seien an der Lampe „so verschiedene schwarze Pünktchen", welche sie für Gift gehalten habe. Die Leute auf der Straße hätten so merkwürdige Gesten gemacht, als ob sie ihr damit „irgend etwas" zum Ausdruck bringen wollten. Auf die Frage nach der Bedeutung dieser Bewegungen meinte Patientin hilflos: „Vielleicht bin ich auch nicht bei Sinnen." Der Zustand, dessentwegen sie vor 2 Jahren in die Klinik gebracht worden sei, sei dadurch hervorgerufen gewesen, daß die Leute auf der Straße immer so komische Handbewegungen machten, mit welchen sie der Patientin etwas ins Gesicht gestreut hätten. Sie habe gespürt, daß etwas an ihr Gesicht komme; einmal habe sie davon an der Wange einen brennenden Fleck gehabt. Außerdem habe sie sich immer die Augen ausreiben müssen. Es sei ihr auch aufgefallen, daß die Leute auf der Straße sie so besonders angeschaut hätten und daß sie davon eine lange Nase bekommen habe. Wie das zugehen könne, wisse sie selbst nicht, sie sei sprachlos darüber und sinniere dauernd nach. Im Spiegel sei sie einmal rot und einmal blaß gewesen. (Die Angaben erfolgen sehr zögernd, oft unter verlegenem Lächeln oder von mißtrauischen Seitenblicken begleitet.)

Es wurde zusammengefaßt, daß es bei den wenig genauen anamnestischen Angaben schwierig sei, auseinanderzuhalten, ob es sich bei der Patientin um eine schon länger bestehende Schizophrenie oder um eine erst im Klimakterium einsetzende paranoische Rückbildungspsychose handele. Für eine organische Psychose habe die körperlich-neurologische Untersuchung keinen Anhaltspunkt gegeben. Die ganze Färbung der Psychose, die eigenartigen und primitiven Inhalte seien wohl auf die primitive Persönlichkeitsstruktur der Patientin zurückzuführen, bei der eine Debilität angenommen wurde. Im weiteren Verlauf zeigte die Patientin teils ein läppisch-umtriebiges, teils ein leicht depressives Verhalten. Die wahnartigen Inhalte wurden ganz unbeeinflußbar beibehalten, die paranoischen Beeinflussungsideen auch auf Personen ihrer jetzigen Umgebung ausgedehnt, wobei Patientin vor allem auch darüber Klage führte, daß im Haus soviel über sie geredet werde.

In der Universitätsklinik, in welcher Patientin vor 2 Jahren aufgenommen war, hatte die Diagnose „paranoische Involutionspsychose" gelautet. Der Sohn der Patientin hatte damals angegeben, etwas schwerlebig sei seine Mutter schon immer gewesen. Seit 8 Wochen sie sei ängstlich, mißtrauisch, esse nichts, was die Angehörigen nicht vorher versucht hätten, habe viel sinniert und Lebensüberdruß geäußert. Sie sei von zu Hause fortgelaufen: sie wolle Schluß machen, es sei ihr doch nimmer zu helfen.

Patientin selbst hatte damals angegeben, sie habe vor einigen Monaten bemerkt, daß ihr Sohn und die Untermieterin, die wesentlich älter als er sei, etwas miteinander hätten. Beide hätten ihr so viel Wein zu trinken gegeben, daß sie auf dem Sofa eingeschlafen sei; dann hätten sie das Zimmer verlassen. Wie sie wieder hereingekommen seien, habe Patientin „es" ihnen deutlich angemerkt. Seither hätten die beiden sicher regelmäßig Verkehr: die Sofakissen seien oft zerdrückt, oder sie ordneten sich die Haare, wenn Patientin zufällig hereinkomme. Auf der Hand des Fräuleins habe sie Flecken, Schuppen und Pickel wahrgenommen, das rühre davon her, daß sie die Geschlechtsteile des Sohnes berührt habe. Aus dem Schüttstein habe es herausgerochen, da hätten sie „es" hineingeleert. Das Fräulein habe immer spröde Lippen, plötzlich habe sie solche auch an ihrem Sohn bemerkt. Das Fräulein habe es auf die Gesundheit der Patientin abgesehen, wolle sie zugrunde richten und vergiften. Sie habe die Hand bewegt, wie wenn sie etwas in den Salat streuen würde. Durch ihre Schuld habe auch Patientin Pickel an der Hand bekommen. Ihr Zahnpulver werde mit Gift vertauscht. Auf Möbeln, Kissen, Haushaltsgegenständen habe sie immer „schwarze Strichelchen" gesehen, das sei auch etwas, womit man sie betäuben wolle. Sie sei ganz lebensüberdrüssig geworden. Patientin bestand unverrückbar auf ihren Verfolgungsideen, die wahr sein müßten, weil sie ja sonst verrückt sei! Auf der Abteilung sehr paranoid: Es werde über sie getuschelt, man sage von ihr, sie habe schlechte Gerüche an sich. Patientin wurde damals gegen schweren Revers aus der Klinik entnommen.

Bei der jetzigen Aufnahme bei uns erklärte Patientin zunächst dissimulierend, was in der alten Krankengeschichte stehe, seien „nur so Ulksachen" von ihr. Später sprach sie ausführlich über die eigenartigen Beeinflussungen und Veränderungen an ihrem Körper, denen sie ausgesetzt sei. Es sei doch unnötig, daß man ihr eine Männernase machen wolle, seit 2 Jahren machen die Leute auf der Straße „es" ihr vor. Vor 9 Wochen habe sie etwas Schreckliches erlebt: Wie sie aus ihrem Haus herausgekommen sei, sei plötzlich ein feuerroter Mann vor ihr gestanden. Der habe sie angesehen, und sie selbst habe gedacht: Was will der rote Mann da? So rot will ich nicht werden! Von einem Blumenstrauß, den ihr Sohn ihr geschickt habe, sei ihre Hand ganz weiß geworden, es sei ihr dabei gewesen, wie wenn sie keinen Atem mehr bekäme.

Im Laufe der weiteren Beobachtungen traten nun allmählich organische Züge in der Psychose immer deutlicher hervor, die in den beiden vorbehandelnden Kliniken noch nicht nachzuweisen waren. Vor allem bildete sich eine in ihrer Intensität wechselnde, aber deutliche Merkschwäche heraus, die zeitweise zu völliger zeitlicher und örtlicher Desorientiertheit führte und vorübergehend so stark war, daß Patientin ihr eigenes Zimmer nicht mehr fand. Die Affektlage war dabei meist flach-euphorisch, das Gesamtverhalten wirkte kindisch. Es erhob sich der Verdacht, ob das, was früher als debil bezeichnet worden war, nicht in Wirklichkeit von einer beginnenden organischen Demenz herrührte. Die einbestellten Schulzeugnisse zeigten, daß Patientin eine mäßige Schülerin, aber keineswegs hilfsschulbedürftig war. Man stellte nunmehr die Diagnose auf eine paranoische Psychose der Rückbildungsjahre mit organischer Färbung und dachte bei dem Mangel an faßbaren neurologischen Lokalsymptomen an einen diffusen sklerotischen oder atrophischen Prozeß.

Nach einer Reversentlassung erfolgte bereits nach 3 Wochen Wiederaufnahme. Patientin war mit dem Sohn bei Verwandten gewesen, hatte aber durch ihre Art, sich betulich-distanzlos in anderer Leute Angelegenheiten einzumischen, erhebliche Schwierigkeiten bereitet und schließlich selbst zurückverlangt. Sie gab an, nicht mehr zu meinen, man wolle sie vergiften, aber sie fühle sich durch die Macht, die manche Menschen im Blick hätten, so beeinflußt. Sie gehe deshalb an den Leuten auf der Straße, die sie ansehen, rasch vorbei. Wenn die gegenüberwohnenden Nachbarn aus dem Fenster geschaut hätten, habe sie rasch von ihrem Fenster zurücktreten müssen, weil sie rot im Gesicht wurde und manchmal ein Stechen in der Herzgegend verspürte. Wenn andere Menschen sie ansehen, sei es, wie wenn „ihre Augen eintreten würden". Während der Unterredung erklärte Patientin auf einmal mit allen Zeichen des Schreckens, indem sie dabei mit der Hand über Augen und Gesicht wischte: „Ach Gott, Herr Doktor, Sie werden ganz rot im Gesicht, jetzt kriegen sie dicke Backen. Sie machen jetzt dicke Backen oder haben sie von mir abgenommen. Ich habe manchmal auch dicke Backen." Patientin jammerte über „momentane Ideen", durch welche sie beeinflußt werde, wich aber dissimulierend jeder näheren Auskunft aus. Sie erweckte nicht den Eindruck, durch die unheimlichen Erlebnisse wirklich tief alteriert zu sein.

Motorisch war Patientin sehr umtriebig, die Bewegungen wirkten täppisch, ohne daß bei wiederholten Untersuchungen eine Ataxie gefunden werden konnte. Nach wie vor waren die Merkfähigkeitsdefekte in Stärke und Umfang äußerst wechselnd. Dauernd wurden Verlegungen der Patientin nötig, weil sie darüber klagte, daß Mitpatienten „etwas" an ihr machten. Man hole ihr die Kraft. Daheim sei „es" nicht so genommen worden. „Das Gehör holen sie auch, dabei habe ich im letzten Urlaub von meiner Tochter so ein großes Gehör bekommen." Um die nähere Beschreibung dieser Klagen wand sich Patientin verlegen herum, bestritt aber nachdrücklich Stimmenhören und Schlechterwerden des Gehörs, welches eben einfach „geholt" werde.

Intelligenzprüfungen ergaben einen recht kümmerlichen Wissensschatz. Fragen aus dem kleinen Einmaleins wurden prompt und richtig beantwortet, bei komplizierten Rechnungen waren die Resultate sehr uneinheitlich. Längere zusammenhängende Sätze wurden schlecht erfaßt und nachgesprochen, in lächelnder Unkonzentriertheit schien Patientin manchmal gar nicht zugehört zu haben, antwortete faselnd, etwas belästigt und mit schlechtem Gewissen, irgend etwas Sinnloses daher und lenkte auf ihre Beschwerden und Entlassungswünsche ab. Gelegentlich war eine Wortfindungserschwerung zu beobachten, ganz selten leichte paraphasische Störungen. Auch das Schreiben verschlechterte sich allmählich: „Meine Lieben! Da ich noch hier bin, ich bin gerne zu Hause sein was brauche ich zu sein Ich habe noch Hause ich schon längst zu Hause sein wenn die manche wo daß ich bald nicht weihr schreibem Es Grüßt u Küßt euch euer Mutter."

Dies ist zweifellos eine progrediente Störung, verglichen etwa mit dem Lebenslauf, den Patientin zwei Jahre zuvor in der Klinik schrieb, obgleich auch schon hier ein grobes Versagen vorlag. Frühere Briefe waren nicht zu bekommen, so daß nicht zu entscheiden war, wie gut oder schlecht die Patientin in gesunden Zeiten schreiben konnte. „Mein Lebenslauf ich bin geb. 17.X.1887 zu Ottweiler bez. Trier mein (Vater) heißt J.St. meine Mutter ist die geb. H. Bin 7 Jahre die eva Schule besucht; mit 14 Jahr kam ich in die Nähschule wurde nicht ganz ausgebildet dan kam in Stellung mit 22 J. verh. ich mit Karl K. da entspose 3 Kinder. mein Mann ist gefalle im Kriege 1914."

Bei einer Lumbalpunktion war der Druck unwesentlich erhöht, der Liquor völlig klar. Pandy schwach +, Zellzahl normal. Gesamteiweiß 60 mg-%. Albumine 50 mg-%, Globuline 10 mg-%. E.-Quot. 0,2. Normomastix- und Goldsolkurve zeigten völlig normale Verhältnisse. Wassermann, Meinicke, Citochol- und Pallidareaktion negativ.

Die a.-p.-Aufnahme beim Luftencephalogramm zeigt die Vorderhörner sehr stark erweitert, an Stelle der Schmetterlingsfigur sind zwei aufgeblähte, sackartige Gebilde zu sehen. Peripher finden sich grobfleckige Luftansammlungen im Subarachnoidalraum auf der Scheitelhöhe, zwischen die Hemisphären vordringend. Das linke Vorderhorn ist etwas weiter als das rechte. Der dritte Ventrikel, kugelig erweitert, ist angedeutet. Auf der p.-a.-Aufnahme stellen sich die Hinterhörner als mächtige, plumpe Säcke dar, besonders deutlich tritt hier der maximal erweiterte dritte Ventrikel hervor. Diesmal erscheint der rechte Ventrikel weiter als der linke, sicher (vgl. a.-p.-Befund) eine Folge der für den ungeheuren Hydrocephalus sehr geringen Luftmenge. Die Verhältnisse im Subarachnoidalraum verhalten sich wie auf der a.-p.-Aufnahme. Die Seitenaufnahmen zeigten gleichfalls die enorme Ventrikelerweiterung. Von Subarachnoidalluft war kaum etwas zu sehen.

Es handelt sich also um eine 51jährige Frau, die nach einem fünf- bis sechsjährigen uncharakteristischen Leistungsabfall im Alter von 48 Jahren erstmals psychisch erkrankte, wobei sie zunächst ihrem Sohn gegenüber eifersüchtig gefärbte paranoide Ideen sexuellen Inhalts äußerte, wozu sich rasch Vergiftungsideen und das Erlebnis „gemachter" Körperveränderungen gesellten. In der Klinik knüpfte sie paranoide Beziehungsideen an, glaubte, man tuschle über sie, sprach von schwarzen „Strichelchen", die sie sehe: Git, womit man sie betäuben wolle.

$1^1/_2$ Jahre später Aufnahme in eine städtische psychiatrisch-neurologische Klinik. Inzwischen Zunahme der Vergiftungsfurcht und der Veränderungsgefühle: Augen, Nase, Gesichtsfarbe werden ihr durch Beeinflussung verändert, die Menschen ihrer Umgebung verändern, um sie zur Nachahmung zu ermuntern, ihre eigenen Gesichter. Mißtrauisch-paranoische Stimmung in der Art einer Wahnstimmung: die Leute auf der Straße machen merkwürdige Gesten, als ob sie ihr damit etwas zum Ausdruck bringen wollten. Was das sein könnte, kann sie sich nicht denken und gerät in zunehmende Ratlosigkeit. Eine organische Psychose wurde dort nachdrücklich ausgeschlossen und differentialdiagnostisch eine schon länger bestehende Schizophrenie oder eine im Klimakterium einsetzende paranoische Rückbildungspsychose in Erwägung gezogen.

Erst etwa 7 Monate nach der Übernahme durch uns begannen sich die in der Krankheitsgeschichte geschilderten Symptome herauszubilden, welche an einen organisch-cerebralen Prozeß als Grundlage denken ließen und, wenn sie anfangs schon bestanden hätten, in den beiden Kliniken bestimmt nicht übersehen worden wären, zumal sie gezielt danach gesucht hatten.

Bei der Schwere der sich im Encephalogramm zeigenden Veränderungen ist nun wohl kaum anzunehmen, daß sich dieselben erst im Verlauf der letzten etwa 20 Monate seit Beginn der „organischen" Beimischungen im Krankheitsbild entwickelt haben könnten, nachdem Patientin vor nahezu 4 Jahren zum erstenmal psychisch grob auffällig geworden war. Man kennt mit Ausnahme der neuesten Untersuchungen von Huber keine längsschnittmäßigen röntgenologischen Serienuntersuchungen über das allmähliche Entstehen hirnatrophischer Prozesse, und so bleibt uns nur zu vermuten, daß wohl schon zu einer Zeit ein atypisches Encephalogramm bei unserer Patientin bestanden haben bzw. in Entwicklung begriffen gewesen sein wird, als die psychopathologische Diagnose: paranoide Rückbildungspsychose bzw. Schizophrenie lauten mußte.

Fall 2. Fräulein L.G., 58 Jahre alt, wurde aus einer städtischen psychiatrisch-neurologischen Klinik, in welcher sie einige Wochen aufgenommen war, zu uns verlegt. Die Diagnose lautete: paranoide Psychose im Rückbildungsalter. Bei der dortigen Aufnahme hatte die begleitende Krankenschwester eines Frauenheimes angegeben, daß Patientin seit 5 Monaten in dem betreffenden Haus gewohnt habe. Vorher habe sie als Untermieterin bei einem jungen, ihr seit langem bekannten Ehepaar gewohnt. Sie fühle sich ganz im Bann des „jungen, kräftigen Mannes“. Er sei für sie „viel zu stark“, seine Liebkosungen schaden ihr, sie habe von ihm zu seiner großen Verwunderung schon einmal „das Ehrenwort verlangt“, daß er sie nicht mehr belästige. Sie sei in letzter Zeit über diesen Dingen ganz schwermütig geworden, habe von Selbstmord gesprochen und in den Neckar gehen wollen, weil sie all dies nicht aushalte. Die Sehkraft der Patientin scheine äußerst gering zu sein, allerdings wisse man nicht, ob sie tatsächlich so schlecht sehe, wie sie behaupte. Auch das Gehen sei infolge ihrer vermeintlichen Schwäche durch den allnächtlichen Geschlechtsverkehr sehr schlecht, sie sei zeitweise überhaupt nicht aufgestanden und habe sich das Essen eingeben lassen, bis der Hausarzt dies energisch untersagt habe. Da habe sie auf einmal allein aufstehen und essen können. Sie sei eben völlig im Bann ihrer Ideen.

Bei der Aufnahme in der Klinik war die Patientin ruhig und freundlich und begann gleich sehr eindringlich von ihren hypnotischen Erlebnissen zu reden, welche von einem gewissen Herrn W. ausgingen, der schon als kleiner Junge in ihrer Familie verkehrt habe. Dieser jetzt etwa 30 Jahre alte Mann habe schon vor längerer Zeit geäußert, er habe einen ungewöhnlich starken Geschlechtstrieb und brauche neben seiner Frau noch mehrere andere. Er habe in dieser Hinsicht auch schon Wünsche an Patientin gerichtet, jedenfalls habe sie dies vor Jahren schon aus einer Andeutung entnommen, als er sie gefragt habe, ob sie ihn gern möge. Damals habe er sie starr angesehen und hypnotisiert, sie habe gefühlt, wie ein elektrischer Strom durch sie hindurchgerieselt sei. Diese Hypnosen habe er bis in die letzte Zeit fortgesetzt, um sie gefügig zu halten. Nachts komme er dann zu ihr. Wann sie es zuerst bemerkt habe, wisse sie nicht, denn auch ihr Gedächtnis habe durch Hypnose gelitten. Es sei auch Hypnose des Herrn W., daß sie oft tagsüber so schläfrig werde und ab und zu, z.B. beim Vorlesen, einschlafe. Auch Flimmern vor den Augen sei ihr anhypnotisiert, es komme hauptsächlich nachts. Sie könne gar nichts mehr denken. Wenn jemand etwas von ihr wolle, schlafe sie ein. „Ich habe überhaupt keine Ruhe mehr gehabt, immer ist er nachts zu mir gekommen, zuerst mit lauter Flimmern ist er auf mich herunter gekommen, da wußte ich dann, jetzt will er wieder seine Befriedigung haben.“ Sie selbst sei geschlechtlich auch befriedigt gewesen dabei, habe aber auch geweint und nachts immer mit ihm gesprochen und ihm gesagt, sie gehe zugrunde. Sie habe sich Schlafpillen gekauft, aber auch die hätten nichts genützt, da es sich ja eben um Hypnose handele. Einmal habe sie einen Verwandten kommen lassen, um ihn um Rat zu fragen. Sie sei aber wie eine Bildsäule vor ihm gestanden, habe sich nicht regen und kein Wort herausbringen können: da sei sie wieder hypnotisiert worden. Danach sei sie von Stuttgart weggereist und habe gehofft, „einmal wieder allein schlafen“ zu können, voller Hoffnung, daß auf die Entfernung „die Hypnotisierung“ nicht wirke. Aber die gehe „scheints überall durch“. Auch dort sei Herr W., der „ein arg guter und lieber Mensch, nur halt sehr stark erotisch sei“, nachts zu ihr gekommen. Vom Hausarzt habe sie eine Gegenhypnotisierung verlangt, aber dieser habe die Sache hängen lassen. Schließlich habe sie bemerkt, daß Herr W. auch den Arzt hypnotisiert habe. Ihre Augen schmerzten und stächen, wie wenn Staub darin wäre. Sie habe durch Hypnose überhaupt nichts mehr sehen können. Die besten Stuttgarter Augenärzte hätten aber nie etwas finden können und hätten ihr nur gegen Kurzsichtigkeit eine Brille verschrieben, die nichts genützt habe. „Ich habe auch nur ganz schlecht laufen können, ich bin nur so hin und her gewackelt. Die Hypnose kann der als Spielerei betreiben. Ich muß mich immer erst besinnen, ich bin immerfort wie betäubt, es fällt mir gar nichts mehr ein. Zuletzt dachte ich immer, das geht noch auf den Wahnsinn hinaus, wenn ich immer weiter so elend werde.“ Auch in der Klinik fühlte sich Patientin von Herrn W. hypnotisiert, jede Nacht sei er gekommen. Er könne auch hellsehen und wisse alles von Patientin. Zusammenfassend wurde vermerkt, daß vor allem die Desorientiertheit und Vergeßlichkeit der 58jährigen Patientin auffalle. Teilweise wurde ein nahezu pseudodementes Verhalten geschildert. Körperlich machte sie einen sehr gut erhaltenen Eindruck, hatte eine auffallend jugendliche glatte Haut, ein kindliches, rundes Gesicht. RR 170/110 mm Hg. Neurologisch fanden sich vollkommen normale Verhältnisse, Romberg negativ. Gang langsam und ängstlich, aber ohne Gangstörung. Wassermann im Blut negativ. Lebhafter Dermographismus, mittelschlägiger Tremor der ausgestreckten Hände. Befund der Augenklinik: links und rechts Myopie von 3–4 Diopt. Sonst o.B. „Bei der derzeitigen Psychose ist es nicht möglich, eine genaue Sehprüfung durchzuführen.“

Auf der Abteilung war die Patientin in ihrem Affekt ausgesprochen liebenswürdig, in ihrem psychomotorischen Verhalten natürlich. Alles, was sie an frühzeitigen Alterserscheinungen zu leiden hatte, empfand sie als „hypnotisiert“, Augenflimmern, Gedächtnisschwund, unsicherer Gang, nächtliche Schlaflosigkeit oder Einschlafen bei Tag. Der absolut feste Wahn war unkorrigierbar. Patientin erzählte häufig dasselbe, ohne zu wissen, daß sie es kurz zuvor schon einmal gesagt hatte, verlor oft den Faden und litt an einem besonderen Ausfall des Gedächtnisses für Namen und Zahlen, wobei alles aus der jüngstvergangenen Zeit bevorzugt betroffen war. „Es handelt sich also bei Patientin um recht erhebliche Altersdefekte (Cerebralsklerose) und um eine wahrscheinlich damit verbundene wahnhafte Psychose.“

Während der Aufnahme bei uns bot Patientin genau dasselbe Zustandsbild wie in der vorbehandelnden Klinik. Dem sexuellen Beeinflussungswahn hatte sie nichts Neues zugefügt, aber auch nichts daran korrigiert. Sie schilderte ihre Erlebnisse und Empfindungen häufig mit genau denselben, geradezu eingeschliffenen Formulierungen wie bei früheren Explorationen. Auch jetzt gab sie an, durch nächtlichen künstlichen Geschlechtsverkehr blind geworden zu sein. Sie benahm sich auf der Abteilung völlig wie eine Blinde, dabei reagierten beide Pupillen prompt und ausgiebig auf Lichteinfall, und die wiederholte fachärztliche Untersuchung konnte auch hier außer einer beidseitigen Myopie von 3–4 Diopt. keinen pathologischen Befund erheben. Auf energisches Zufassen war die Patientin dann zwischendurch imstande, die Finger der ausgestreckten Hand auf 1 m Abstand zu zählen. Die Stimmung war bei lächelnder Mimik meist etwas depressiv, jedoch sicher ohne wesentliche Gefühlstiefe. Am meisten klagte Patientin über die „anhypnotisierte Gedächtnisschwäche“. Gelegentlich äußerte sie wahnartige Ängste, von denen nicht zu entscheiden ist, ob sie auf illusionäre Verkennungen zurückgingen oder primären Ursprungs waren. So etwa: Heute werde ihr Bruder aufgehängt, und sie müsse dabei sein, das wisse sie einfach ganz gewiß.

Encephalographie durch Lumbalpunktion, Luft-Liquoraustausch 30/40 cm^3. Liquor serologisch völlig normal. Gesamteiweiß 18 mg-%, Albumine 15 mg-%, Globuline 3 mg-%. Eiweißquotient 0,2. Im ganzen hochgradiger Hydrocephalus internus mit besonderer Bevorzugung der Hinterhörner.

Es handelt sich um ein 58 Jahre altes Fräulein, das bisher nie psychisch auffällig gewesen sein soll. Patientin hatte als Verkäuferin in einem ersten Geschäft lange Jahre gearbeitet und war 1923 im Alter von 43 Jahren invalidisiert worden, offenbar „wegen allgemeiner Schwäche". Ein Bruder der Patientin soll vom 12.–37. Lebensjahr Anfälle gehabt haben, die nicht epileptisch gewesen seien. Der Schilderung nach besteht bei ihm eine Halbseitenparese, möglicherweise liegt eine cerebrale Kinderlähmung vor. – Patientin war etwa 5 Monate vor der Aufnahme in die Klinik durch geäußerte Selbstmordideen und eine erhebliche depressive Verstimmung aufgefallen. Sie gab an, durch anhypnotisierten sexuellen Mißbrauch erblindet und gelähmt zu sein, und bezog auf dieselbe durchaus ambivalent und keineswegs mit Empörung erlebte sexuelle Beanspruchung durch den „lieben, guten, aber arg sinnlichen Herrn W." ihre frühzeitigen organischen Ausfallserscheinungen. Wie stark diese objektiv waren, war schwer festzustellen, da eine starke psychogene Fehlhaltung bestand, wie besonders die Berichte über die behauptete Blindheit und Lahmheit zeigen. Wie bei manchen Schädeltraumatikern war auch bei Fräulein G. die Grenze zwischen echter und Pseudodemenz schwer zu bestimmen.

Die paranoide Rückbildungspsychose trug hier, wenigstens vom Beginn der ärztlichen Beobachtung an, viel mehr organische Züge als unser erster Fall, Frau K., bei welcher solche jahrelang fehlten. Immerhin gab auch Fräulein G. an, der Beginn der Hypnose, welchen sie genau schildert, liege schon einige Jahre zurück. Das paranoide Wahnsystem wird unverrückbar festgehalten, es baut sich offenbar vorwiegend auf den Mißempfindungen der Genitalsphäre auf. Von diesen wiederum steht es weitgehend im Belieben des Beobachters, wieweit er ihnen den Charakter echter Körperhalluzinationen zuerkennen oder wieweit er sich mit dem Begriff illusionärer Umdeutung wirklicher somatischer Mißempfindungen abgeben will. Immerhin läßt sich psychopathologisch keine Grenze zwischen den sexuellen Beeinflussungserlebnissen unserer Patientin und denjenigen jüngerer schizophrener Kranken ziehen, bei welchen diese Halluzinationen wohl mit Recht als etwas Neues und qualitativ Besonderes gelten. Daß der Hypnotiseur dauernd die Gedanken der Patientin wisse, daß sie dies einfach fühle, ist die einzige faßbare Denkstörung von schizophrenem Typus.

Im Gegensatz zu dem ersten Fall könnte man hier auf Grund der organischen Zeichen, wie Schlafstörung, Kopfschmerzen, Hochdruck, Augenflimmern usw. mit größerer Wahrscheinlichkeit einen arteriosklerotischen Prozeß vermuten, obwohl wir wissen, daß eine starke Substanzverminderung des Gehirns nicht als typisch für Arteriosklerose angesehen werden kann.

In diesen Zusammenhang gehört auch das von Janzarik beschriebene Kontaktmangelparanoid als ein Typus schizophrenen Krankseins, der sich jenseits des 60. Lebensjahres manifestiert. Im Unterschied zu den Altersschizophrenien dominieren hier paranoid-halluzinatorische Syndrome, während cerebrale Abbauerscheinungen deutlich in den Hintergrund treten.

Vierter Hauptabschnitt

Die endogenen Psychosen

Allgemeines

Vom Wesen endogener Psychosen

1. Vom Krankheitscharakter der endogenen Psychosen

In diesem Abschnitt vom Wesen der endogenen Psychosen werden überall Vergleiche zum Aufbau der körperlich begründbaren (symptomatischen) Psychosen sowie zur Struktur der Neurosen gezogen. Eines kann ohne die anderen nicht verstanden werden.

Dabei kann es nicht ausbleiben, daß klinische Befunde gebracht und theoretische Erörterungen gepflogen werden, die „eigentlich" in die Abschnitte über körperlich begründbare Psychosen oder über abnorme Erlebnisreaktionen (Neurosen) gehören.

Das Verständnis des Wesens der sog. endogenen Psychosen, also vor allem der endogenen Depressionen, Manien und Schizophrenien, aber auch mancher anderer Formen (Kleist, Leonhard), bereitet nicht nur dem Anfänger Schwierigkeiten. Sie stehen im Mittelpunkt des Meinungsstreites der verschiedensten Schulrichtungen innerhalb der klinischen Psychiatrie. Nicht umsonst wurden sie von Kolle als „das delphische Orakel" der Psychiatrie bezeichnet. In besonderem Maße sind sie seit jeher der Zankapfel und Probierstein für einander widerstreitende Hypothesen der „Somatiker" und „Psychiker" gewesen. Es geht dabei, vereinfacht gesagt, um zwei hinsichtlich ihrer Auffassung des Leib-Seele-Problems entgegengesetzte Denkweisen, die im gesamten Verlauf der Wissenschaftsgeschichte seit den frühesten Überlieferungen miteinander im Streit lagen. Die extremen „Somatiker" sehen im Seelischen die automatische Spiegelung von primären Vorgängen in der Materie. Die extremen „Psychiker" wollen den Leib als materialisierten Geist begreifen und erblicken in den Krankheiten des Leibes „materialisierte seelische Konflikte". Für die Praxis ungemein bedeutsam, sind die endogenen Psychosen trotz genauester psychopathologischer Kenntnis ihrer Zustandsbilder und Verlaufsweisen hinsichtlich ihrer Verursachung noch weithin unerforscht.

Von den körperlich begründbaren Psychosen (als die wir alles zusammenfassen, was man unter den Bezeichnungen der exogenen, symptomatischen oder organischen Psychosen beschrieben findet) unterscheiden sich die endogenen zunächst einmal dadurch, daß wir bei ihnen keine zugrunde liegenden bekannten Krankheiten des Leibes nachweisen können. Endogenen Psychosen zugeordnete anatomische oder physiologische Störungen sind erst in Ansätzen bekannt und lassen noch keine umfassenderen Theorien über das Wesen der gesuchten Somatosen zu (vgl. Abschnitt über die schizophrenen Psychosen).

Von den abnormen Erlebnisreaktionen und Persönlichkeitsentwicklungen unterscheiden sich die endogenen Psychosen dadurch ganz grundlegend, daß man sie nicht wie jene Neurosen aus unbewältigten inneren oder äußeren Konfliktspannungen verstehend ableiten kann. Auch wenn wir an Komplexe denken, die nicht an der Oberfläche des Bewußtseins liegen, sondern sich nur durch eine vertiefte Exploration ergründen lassen, weil sie infolge ihrer „Anstößigkeit" oder einer für das Selbstwertgefühl sonstwie bestehenden Unverträglichkeit aus dem Bewußtsein „verdrängt" wurden, kommen wir bei den endogenen Psychosen nicht zum Ziel. Hier sind wir also anderer Meinung als die Psychoanalyse in den meisten ihrer Schulrichtungen. Es ist etwas vollkommen anderes, ob man in Einzelfällen einmal den Nachweis erbringen kann, daß bestimmte schwere seelische Konflikte oder sonstige Belastungen eine endogene Psychose bei bestehender Bereitschaft in Gang gebracht haben, oder ob man die Meinung vertritt, eine endogene Psychose sei grundsätzlich mit einer abnormen Erlebnisreaktion von bestimmtem Typus identisch und daher in ihrem Dasein genauso psychologisch oder soziologisch erhellbar und kausal psychotherapierbar. Die Tatsache, daß man bei Patienten mit endogenen Psychosen genau wie bei nichtpsychotischen Menschen auch Triebkonflikte und Fehlhaltungen im Symptombild und in der Vorgeschichte finden kann, darf nicht zu dem Trugschluß verleiten, diese Konflikte und ihre mangelhafte Bewältigung seien nun auch die Ursache für das Vorhandensein der psychotischen Erkrankung.

Was läßt sich für die Hypothese anführen, daß die typologisch zu ordnenden psychopathologischen Zustand-Verlaufsbildungen, die wir heute endogene Psychosen nennen, Ausdruck bzw. Folge somatischer Störungen bzw. ohne solche zugrunde liegenden somatischen Vorgegebenheiten mit ihrer beträchtlichen erblichen Bedingtheit nicht denkbar seien, auch wenn dieses körperliche Substrat des Endogenen als conditio sine qua non bis heute nicht geklärt ist? Was kann man für das Postulat ins Feld führen, daß bei „endogenen" Psychosen Faktoren pathophysiologischer bzw. neuropathologischer Natur eine bedeutsame mitursächliche Rolle spielen?

Die Hypothese läßt sich in der Tat von verschiedenen Seiten her mit beachtlichen Gründen stützen. Zunächst einmal mit biologischen.

Bei allen Völkern aller Zeiten findet man gleich verlaufende seelische Störungen, von welchen manche zu bestimmt aussehenden bleibenden Persönlichkeitsveränderungen führen. Andere Typen nehmen dagegen einen gutartigen, jedoch oft phasenhaft wiederkehrenden Verlauf, wobei die überwiegende Mehrzahl der Krankheitsphasen von grundloser Schwermut oder heiterer Erregtheit wieder in die normale stimmungs- und temperamentsmäßige Ausgangslage des betreffenden Menschen zurückschwingt. Dabei ist es nicht wichtig, ob ein solcher Mensch früher ein schwer- oder leichtblütiges Temperament besaß, und es ist auch gleichgültig, ob sich im einzelnen Fall die Schwermut mehr in einer freudlosen Gehemmtheit, das andere Mal in verzweifelten Selbstanklagen und bis zum Selbstmord treibenden Minderwertigkeitsgefühlen und Angst äußert. Die Schwere des Krankheitsbildes, die Tiefe der Verzweiflung sagen nichts Ungünstiges über den grundsätzlich gutartigen Heilungsverlauf aus. War der Erkrankte von Hause aus ein fröhlicher, ausgeglichener, warmherziger Mensch, so wird er das wieder, mochte er in der depressiven Phase auch noch so sehr unter Angst- und Schuldgefühlen gelitten haben. Darin unterscheiden sich überall auf der Welt die Krankheitsphasen einer echten endogenen Depression grundlegend von einer ganz anderen Art von Schwermut, nämlich der reaktiven. Diese nämlich kann den Menschen dann befallen, wenn er sich in schweren Konflikten, unter lastendem Gewissensdruck oder aber in seiner Wertwelt durch schwere Verluste verletzt und erschüttert fühlt, und wenn er keine Möglichkeit besitzt, in einer solchen Lebenskrise eine tragbare Entscheidung zu treffen oder seine Verluste und Entbehrungen durch das Anstreben oder Freisetzen anderer Wertbereiche mehr oder weniger auszugleichen und seinem Leben wieder einen Sinn zu geben. Was wir eben geschildert haben, gehört bis zu einem gewissen Grad zum Schicksal des Menschen schlechthin und bleibt in verschieden ausgeprägtem Ausmaß keinem erspart. Nimmt dieses Leiden einen abnorm starken Grad an, entzündet es sich schon an Spannungen und Konflikten, die der durchschnittlich fein Empfindende und auf sein Gewissen Hörende gleichsam als alltägliche Aufgabe unseres In-der-Welt-Seins zu bewältigen vermag, kommt es zu Reaktionen, welche die Einpassungsfähigkeit in mitmenschliche Beziehungen (in Familie, Ehe, Freundschaft, Liebe, Beruf, Gesellschaft) sowie die persönliche innere Selbstbewahrung und als ständige Forderung gegebene Selbstwerdung und Selbstverwirklichung stören und zu Fehlhaltungen und Fehlleistungen führen, dann haben wir das vor uns, was wir abnorme Erlebnisreaktionen oder Neurosen nennen. Wir sehen, daß in ihrer Struktur „Vorgegebenes" (Konstitutionelles, Psychopathisches) und Erworbenes von jeweils sehr verschieden verteiltem Schwergewicht sein kann. Der eine Mensch wird beinahe notwendigerweise durch seine abnorme seelische Struktur mit jeweils wiederum sehr verschiedenartigen „schwachen Stellen" auf Grund disharmonischer innerseelischer Konflikte und Triebspannungen eine leidende oder störende Persönlichkeit sein. Er wird dann wiederum entweder aus einer fehlgehenden innerseelischen Dynamik heraus in bestimmten Lebensphasen dekompensieren oder aber im Wechselspiel mit besonderen Umwelteinflüssen seelisch abnorm reagieren oder eine Verbiegung seiner Persönlichkeitsentwicklung erfahren. Er wird, um nur wenige Beispiele zu nennen, etwa selbstunsicher und skrupulantenhaft, oder er wird verantwortungsscheu und hingabeunfähig oder voll Ressentiment (angreiferische, neiderfüllte oder rachsüchtige Gehässigkeit) gegen jede Autorität sein, oder er wird in seiner Triebhaftigkeit in Regressionen (Rückkehr zur früheren Stufe der Triebentwicklung bzw. Libidofixierung) steckenbleiben oder süchtig werden. Dabei sieht man oft, daß die pathogenen Umweltkonstellationen beinahe gezielt die morschen Stellen treffen bzw. daß die schädigenden Außensituationen eben auch immer wieder gerade durch diese oder jene ganz besondere Anfälligkeit des betreffenden Menschen erst geschaffen, zum mindesten aufgesucht und förmlich provoziert werden. In anderen Fällen wiederum erreichen die von außen kommenden Versagungen, Enttäuschungen und persönlichkeitsvernichtenden Bedrohungen ein solches Ausmaß, daß auch bei von Hause aus seelisch nicht abnorm strukturierten Persönlichkeiten „neurotische" Symptome auftreten.

Wenn auch die Tragkraft gar nicht hoch genug eingeschätzt werden kann, so gibt es doch Situationen, in welchen den Menschen Demütigungen und Grausamkeiten zugemutet werden – wir kennen sie vor allem aus den Konzentrationslagern und der Gefangenschaft – für welche, ganz einfach gesagt, der Mensch nicht geschaffen ist. Wird hier „abnorm" oder „neurotisch" reagiert, dann liegt das Schwergewicht absolut auf der entmenschten abnormen Situation und unmenschlichen Zumutung und nicht auf seiten des Reagierenden (vgl. abnorme Erlebnisreaktionen).

Warum diese Abschweifung auf das Gebiet der abnormen Erlebnisreaktionen und Persönlichkeitsentwicklungen sowie der seelisch abnormen Persönlichkeiten, also der Neurosen und Psychopathien?

Es ging darum, die motivierte Schwermut bei einer abnormen erlebnisreaktiven Entwicklung der endogenen Schwermut gegenüberzustellen.

Eine solche endogene Schwermut (sie gehört zu den Krankheitssymptomen der sog. manisch-depressiven oder auch cyclothym genannten Psychosen) hat an ihrer Wurzel eben gerade nicht die soeben aufgezählten psychologisch verstehbaren Ursachen. Sie wird vielmehr passiv „erlitten", wie eine körperliche Krankheit unbeschadet aller individuellen Verarbeitung auch erlitten werden muß. Natürlich wird der an einer endogenen Depression erkrankte Mensch sich obendrein mit dem Erlebnis seiner psychotischen Veränderung, seiner unmotivierten, psychologisch grundlosen Freudlosigkeit, affektiven Resonanzlosigkeit, Traurigkeit, Angst und Hemmung auseinandersetzen, und es wird jeweils, wenn der „morbus", die in ihren Grundsymptomen recht wenig variable endogene „Krankheit", zum individuellen „Kranksein" wird, vieles Persönlichkeitseigene in den Gesamtkomplex eingehen. Dennoch bleibt das endogene Krankheitsgeschehen als solches in seinem Dasein, in der Tatsache, daß es jetzt und hier psychologisch sinnlos über den Menschen hereingebrochen ist wie ein Infekt mit Poliomyelitis oder wie eine akute Appendicitis auch, psychologisch unverständlich. Daß es seltene, wenn auch sehr gewichtige Ausnahmen gibt, welche zeigen, daß wir es beim lebendigen Einzelfall bei der Frage „endogen" oder „reaktiv" mit einer den schwer durchschaubaren leiblich-seelischen Zusammenhängen nicht stets ideal gerecht werdenden, vereinfachenden Formulierung zu tun haben, wird uns später noch beschäftigen müssen. Diese Einsichten, so schwerwiegend sie für Grundsatzfragen der speziellen psychiatrischen Krankheitslehre vom Wesen der endogenen Psychosen auch sein mögen, ändern nichts an der klinischen Erfahrung, daß die weitaus überwiegende Mehrzahl aller endogenen Psychosen nicht sinnvoll aus der Biographie des Menschen heraus verstanden oder psychologisch interpretiert werden kann, sondern daß die endogenen Psychosen vielmehr die Sinnkontinuität des Lebens des einzelnen Kranken, soweit sie uns psychologisch erhellbar ist, genauso unterbrechen oder zerreißen, wie es sonstige körperliche Krankheiten oder Unfälle auch zu tun pflegen. Daran können alle analytischen Deutungsversuche nichts ändern, und daran ändern auch die völlig spekulativen Hypothesen nichts, welche die Suche nach angeblich spezifischen psychischen Umweltschäden, die für eine Psychose in späteren Lebensjahren verantwortlich sein sollen, bis zur Säuglingszeit, ja bis in das intrauterine Leben hinein erstrecken.

Aber nicht nur die Tatsache, daß überall, wo wissenschaftlich Psychiatrie getrieben wird, festgestellt werden kann, daß das Auftreten endogener Phasen aus psychologisch nicht erhellbaren und somatologisch noch nicht faßbaren biologischen Tiefen heraus schicksalsmäßig erfolgt, spricht für die weitgehend umweltstabile Endogenität dieser Psychosen, sondern auch die weitere, daß z.B. endogene psychotische Phasen der Cyclothymie nicht durch Psychotherapie geheilt werden können. Es ist auch noch niemals gelungen, auf psychotherapeutischem Wege bei cyclisch Kranken das periodische Wiederkehren neuer Phasen zu verhindern oder das Umschlagen einer depressiven in eine manische Phase oder dasjenige einer manischen in eine depressive Verstimmung zu verhüten. Hier erweist sich im Zusammenspiel der leiblichen und der seelischen Faktoren, die wir trotz allen berechtigten Intuitionen von der „Ganzheit" des lebenden Menschen nicht verkennen dürfen, wenn wir nicht in hoffnungsloses Fabulieren geraten wollen, die somatische Seite als genauso dominierend wie etwa beim Auftreten eines Hirntumors auch.

Selbst wenn man annehmen wollte, daß die Seele „sich aus sich selbst heraus verirren" (K. Schneider) könnte (psychischer Prozeß), hätte das nichts mit einer psychogen-reaktiven Entstehung zu tun, sondern wäre ein autochthones Geschehen und darum keinerlei Gewinn für eine „Neurosenpsychologie" der endogenen Psychosen.

Es entspricht vielfacher klinischer Beobachtung, daß ein endogen depressiver Kranker, der sich auf dem Wege der Besserung befindet, beispielsweise durch den Verlust eines nahestehenden Angehörigen, den ihm die Familie verschweigen möchte, nicht in die Depression zurückzufallen pflegt. Immer wieder betonen solche Kranke, wenn sie sich selbst gut beobachten, daß dieses Traurigsein über den Tod eines Nächsten etwas vollkommen anderes sei als die Qual des freudlosen depressiven Darniederliegens und Verzweifeltseins. Die „vitale Traurigkeit" mit der Alteration der Leibgefühle, oft in der Brust als unerträglicher Druck lokalisiert, wird von vielen Patienten als etwas mit der reaktiven Traurigkeit Unvergleichbares geschildert.

Erst mit dem Abklingen ihrer diesmaligen depressiven Phase mit der für sie charakteristischen traurigen Resonanzlosigkeit, die etwas Krankhaftes sei — so erklärte eine cyclothyme Patientin — könne sie jetzt die echte, tiefe und verzweifelte Traurigkeit über den Tod ihres Mannes erleben, der während ihres Krankseins gestorben war.

Bei der Mehrzahl der typischen Fälle ist also, vom Erleben des Patienten aus gesehen („phänomenologisch"), die Depression in der endogenen Psychose recht gut charakterisiert. (Wir werden später auf Fälle eingehen, in welchen diese typologischen Unterschiede sich verwischen und schließlich nicht mehr sicher aufweisbar sind.)

In engem Zusammenhang mit dem Geschilderten steht die subjektiv erlebte „Grundlosigkeit" des Überfallenwerdens von Symptomen der endogenen Psychose. Sehr viele Patienten betonen das als etwas recht Befremdendes selbst. Es gibt nicht wenige, die darüber hinaus, sei es bei einer einmaligen, sei es bei wiederholten Phasen, auf Tag und Stunde genau angeben können, wann die Depression eingesetzt hat, ohne daß sie selbst meinen, es habe irgendeine beschwerende Situation bestanden oder eine reaktive Belastung habe gewissermaßen als letzter Tropfen ein schon vorher randvolles Gefäß zum Überlaufen gebracht. Vollends beim Auftreten manischer Phasen mit ihrer heiteren, erregten Enthemmung und vitalen Gehobenheit ist das endogen Schicksalhafte des Einbruchs der Krankheit eindrucksvoll. Hier wird auch kaum einmal wie bei Depressionen von Patienten und Angehörigen der Versuch unternommen, die Tatsache der eben jetzt gerade aufgetretenen Manie durch allerlei angeblich bedeutungsvolle Anekdoten aus der aktuellen biographischen Situation herzuleiten und die Manie als Reaktion verstehen zu wollen.

Warum urteilt der Laie bei manischen Phasen mit ihrer grundlosen fröhlichen Exaltiertheit, die sich bis zur schweren gereizten Erregung steigern kann, „sachlicher" als bei der Depression? Wir wissen, daß die Freude viel flüchtiger ist und vor allem viel weniger tief in die somato-psychischen Regulationen des Vegetativums einzugreifen pflegt als die Traurigkeit. Für endogene Enthemmung und euphorische heitere, ideenflüchtige Verstimmung eines Menschen wird man deshalb viel weniger nach psychologischen Motiven suchen als bei der Traurigkeit.

In so gut wie jedem Leben liegt zu jeder Zeit genug Material bereit, das man mit einiger Phantasie zur Erklärung von Schwermut beiziehen kann. Das tun denn auch vielfach Patienten und Angehörige in sehr hartnäckiger Weise aus mannigfachen Gründen. Im letzten laufen diese darauf hinaus, daß das menschliche Kausalitätsbedürfnis einen psychologisch einleuchtenden Grund benötigt, um die Unheimlichkeit des endogenen Überfallenwerdens von einer unberechenbaren und vielfach heute noch als irgendwie anrüchig geltenden Krankheit zu bannen. Von der beliebten „Überarbeitung" und „Erschöpfung", von einer beliebigen, um diese Zeit oder vorher durchgemachten körperlichen Krankheit bis zum Ärger im Büro, in der Ehe oder mit dem Freund oder der Freundin muß schlechterdings alles herhalten, was den Menschen nur irgendwie belasten kann, um das Dasein einer aufgetretenen endogenen Psychose zu erklären. In der überwiegenden Mehrzahl aller endogenen Psychosen handelt es sich bei diesen Erklärungsversuchen um reine Phantasien und Trugschlüsse. Oft ergibt es sich auch, daß tatsächliche Konflikte persönlicher oder beruflicher Art vor dem deutlichen Manifestwerden der Psychose dadurch zustande kamen, daß der schon seelisch labilere und schlechter anpassungsfähig gewordene Patient deshalb in gewisse Schwierigkeiten geriet.

Für die Endogenität sprechen ferner auch das psychologisch nicht analysierbare spontane Herausgeraten, der Psychosenabbruch und die überragende Bedeutung, die der somatischen Therapie (vor allem der Psychopharmaka- aber auch Heilkrampfbehandlung) auf dem Gebiet der endogenen Psychosen mit Recht von den meisten Psychiatern in aller Welt zugemessen wird. Auch das sinnlose Alternieren depressiver und manischer Phasen bei ein und demselben Menschen ist hier anzuführen. Dasselbe gilt für die sog. „Tagesschwankungen" bei endogenen Depressionen, welche gleichsam eine Art von Phasenwechsel im Zeitraffertempo darstellen. Über die Psychotherapierbarkeit endogener Psychosen, die ein sehr wichtiges Problem aufwirft, wird später noch zu reden sein, wenn die einzelnen Typen endogener Psychosen behandelt werden.

2. Endogene Verlaufstypen: Phase und Schub. Erblichkeit und Konstitution

Weiter ist der Verlaufscharakter der endogenen Psychosen als Hinweis auf einen somatisch fundierten Krankheitsvorgang hervorzuheben. Überall auf der Welt und ganz unabhängig von der individuellen inhaltlichen Ausgestaltung einer endogenen Psychose haben sich für die manich-depressiven sowie für die schizophrenen Gruppen bestimmte typische Verlaufsformen herausheben lassen. Damit gewann man auch differenzierte Kenntnisse über Einzelheiten der Richtungs- und Streckenprognose (Mauz, M. Müller). Phasen mit einer restitutio ad integrum und Schübe mit ihrer der Erkrankungshäufigkeit parallelgehenden Tendenz zu einer zunehmenden Persönlichkeitsveränderung typischen Aussehens weisen wiederum auf den der psychopathologisch faßbaren Symptomatologie zugrunde liegenden körperlichen Krankheitsvorgang hin.

Weiter sind Ergebnisse der Erb- und Konstitutionsforschung zu erwähnen.

Wenn auch die Erblichkeitsforschung im einzelnen noch viele Fragen unbeantwortet läßt, so läßt sich doch an der Tatsache des Mithereinwirkens einer erbmäßig gegebenen Anlage nicht zweifeln. Sicher ist die Bedeutung der Umweltfaktoren oft unterschätzt worden, und es ist verständlich, daß nach der barbarischen Erbgesundheitspolitik des Nationalsozialismus, die auf ganz ungenügenden wissenschaftlichen Fundamenten stand, die ganze Erbbiologie anrüchig geworden war. Trotzdem ist es – das zeigen vor allem erbbiologische Psychosenforschungen in der Schweiz, in Skandinavien und in den USA – kurzschlüssig, die Humangenetik als Biologismus verächtlich zu machen, der vom wahren geistigen Wesen des Menschen nichts wissen wolle. Wichtige nosologische Fragen der speziellen Psychiatrie werden sich frei von Spekulationen ohne Mithilfe der erbbiologischen Forschung nicht befriedigend klären lassen. Einzelheiten werden in den besonderen Kapiteln mitgeteilt.

Über Zusammenhänge von Konstitutionstypen und Psychosen s. oben.

3. Zur Psychopathologie biologischer Krisenzeiten

Eine weitere Stütze der Hypothese vom Krankheitscharakter der endogenen Psychosen mag eine gewisse zeitliche Beziehung des Auftretens zu bestimmten biologischen Krisenzeiten sein. So beginnt eine besonders verhängnisvolle, persönlichkeitsverändernde und relativ selten zu Heilungen neigende Form der Schizophrenie häufig schon in den Jahren der späteren Pubertät. In diesen Jahren gibt es aber auch sehr schizophrenieähnlich aussehende Pubertätskrisen, die hernach wieder abheilen und nicht den schlimmen Verlauf der Hebephrenie nehmen. Sie imponieren durchaus als Psychosen und gründen vermutlich tiefer im Somatischen als die neurotischen Fehlentwicklungen, welche die Pubertätszeit mit sich bringt. Diese sind nicht durch psychopathologische Psychosensymptome gekennzeichnet, sondern äußern sich neben anderen Schwierigkeiten eines unbewältigten puberalen Instinktwandels mit dem Ziel der allmählichen Ablösung aus dem Kind-Eltern-Verhältnis und dem Aufbau eines eigenständigen „Selbst" in mangelhafter Verarbeitung der mächtig andrängenden Sexualtriebe mit ihrem Drang nach Befriedigung.

Dieser entlädt sich meist in einer häufig mit mehr oder weniger schlechtem Gewissen vollzogenen, oft exzessiven Selbstbefriedigung und steht in schärfstem Widerstreit mit der sonstigen in diesen Jahren immer mehr Kontur und Inhalt gewinnenden Wertwelt. Es ist bekannt, daß erotisches Wünschen und Sexus noch nicht eins geworden sind und oft in seltsamem Widerstreit liegen. Während ein weibliches Wesen scheu und „altmodisch" angeschwärmt wird, erfolgt die Triebentspannung häufig in der niederziehenden Sphäre der Toilette. Es kommt mitunter auch zu abnormen Triebfixierungen und sexuellen Paraphilien durch die erheblich umweltbestimmten Onaniephantasien, die mit dem Orgasmuserleben eine sehr prägende Bindung einzugehen vermögen, wodurch in einzelnen Fällen der Boden für hartnäckige abnorme Triebentwicklungen, sog. Perversionen, gelegt werden kann. Dies gilt für Jungen vielleicht noch mehr als für Mädchen. Im großen ganzen freilich bleiben solche Störungen nur Episoden, die von den mächtigen Tendenzen der Natur zum Normalen, Naturgemäßen über kurz oder lang ausgeglichen werden.

Weitere biologische Krisenzeiten sind bei der Frau Schwangerschaft, Wochenbett, und Stillzeit, mitunter auch die Zeit der monatlichen Periode. Aus nicht psychologisch analysierbaren Gründen, sondern infolge der biologischen Umstimmung zeigt sich bei manchen Frauen zur Zeit der Periode oder kurz davor eine Art von Modell einer endogenen depressiven Verstimmung mit grundloser Traurigkeit, Hemmung oder auch Gereiztheit und innerer Unruhe. Man weiß, daß verhältnismäßig viele Frauen, die Selbstmord begehen, es in dieser Phase tun. Leichter verstimmbar oder zum Weinen geneigt sind in diesen Tagen außerordentlich viele Frauen, ohne daß dem irgendeine pathologische Bedeutung beizumessen wäre. Wieder andere gibt es, die derartige menstruelle Verstimmungen nie gekannt haben, bei welchen sich solche jedoch aus unbekannten Gründen eines Tages einstellen. Diese kurzen, nur wenige Tage anhaltenden Depressionen, unter Umständen von erheblichen Angstgefühlen, mitunter auch einmal von früher fehlenden Zwangssymptomen begleitet, können sich so steigern, daß man mit Sicherheit eine endogene Depression annehmen würde, wenn man diese Frauen nur gerade in diesen Tagen zu untersuchen hätte. Die Patientinnen selbst empfinden ihren Zustand als durchaus abnorm und wohl zu unterscheiden von einer gewissen normalen menstruellen Verstimmtheit. Mitunter kommt es dann nach einer Reihe von Monaten oder sogar Jahren zum Auftreten einer echten endogen-depressiven Phase. Man gewinnt den Eindruck, daß die biologische

Situation der Menstruation die ausbruchsbereite depressive Psychose gewissermaßen episodisch „aktiviert" hat, während der Organismus in der Zwischenzeit vorübergehend noch einmal durch Kompensationsvorgänge den Phasenausbruch hintanhalten konnte. Hier spielt sich zweifellos im Hintergrund ein physiologisches Geschehen jenseits aller Psychologie ab, und deshalb erblicken wir auch in diesen Tatsachen eine Stütze für die Hypothese vom Krankheitscharakter der endogenen Psychosen. Wir kennen cyclothyme Depressionen, bei welchen wir über viele Monate hinweg regelmäßig im Intermenstruum mit der Pünktlichkeit eines Uhrwerkes schwere Rückfälle auftreten sahen. In diesen Zusammenhang gehört auch, daß bei remittierten endogenen Psychosen nach Schockbehandlungen die Periode nicht selten ein erneutes Umkippen mit sich bringt. Führen die Menses dagegen zu keinem Wiederaufflackern psychotischer Symptome, so betrachten wir dies erfahrungsgemäß als ein prognostisch günstiges Zeichen für die Stabilität der angebahnten Remission.

Etwas völlig anderes und neurosenpsychologisch analysierbar und psychotherapeutisch heilbar ist es, wenn ein pubertierendes junges Mädchen aus komplizierten Triebveränderungen heraus nicht Frau zu werden wagt, wenn sie ihren sich entfaltenden Leib ebenso verneint wie ihre Triebregungen oder wenn sie nicht zu realisieren vermag, daß sie nicht ewig Kind bleiben kann und deshalb in eine depressiv gefärbte Neurose mit lebensbedrohender Abmagerung und Nahrungsverweigerung verfällt, also die Symptome einer Pubertätsmagersucht (Anorexia mentalis) darbietet.

Ähnliches finden wir in den „Wechseljahren" der Frau. Auch hier begegnen uns mannigfache Störungen, deren klares Erkennen für psychiatrisch systematisches Denken wichtig ist. Beginnen wir hier umgekehrt wie bei den Pubertätsstörungen: Es ist noch nicht lange her, und vieles davon gilt leider auch heute noch genau so, da bedeuteten diese „Wechseljahre" für ganze Generationen von Frauen ein wahres Schreckgespenst. In Wirklichkeit nur das Ende der Empfängnis- und Gebärfähigkeit, keineswegs aber der erotisch-sexuellen Liebesfähigkeit anzeigend, schienen sie für viele Frauen das Ende des Weibseins schlechthin mit sich zu bringen.

Angst vor dem Erkalten einer bisher erfüllten Ehe oder vor dem Ausscheiden aus dem lockenden Spiel der Geschlechter überhaupt, Eifersucht auf jüngere Konkurrentinnen, Furcht bei Ledigen, nun den Sinn ihres Frauenlebens endgültig verfehlt zu haben, Sorge bei Berufstätigen, auf Grund angeblicher körperlicher Leistungseinbußen in diesen Jahren auch im Berufsleben nicht mehr wettbewerbsfähig zu bleiben – all das, angekurbelt von einer inhumanen und unsachlichen Tendenz vor allem im Wirtschaftsleben, um jeden Preis „jung" sein zu müssen, trägt zu der ominösen „Torschlußpanik" dieser Jahre bei. So kommen hier nicht wenige Neurosen vor, für die es in der Psychologie des alternden Mannes nur ungefähr analoge, etwas anders strukturierte, insbesondere aber zeitlich nicht so exakt festlegbare neurotische Krisen gibt. Im allgemeinen finden wir sie wesentlich später. Man denke etwa an den „Johannistrieb" des sich noch einmal Jugend vorspiegelnden Greises, der sich in der Liebe zu ganz jungen Frauen verjüngen zu können glaubt. Manche Tragödien und Komödien spielen sich so „vor Sonnenuntergang" ab, jedoch darf man daneben nicht vergessen, daß immer wieder menschlich beglückende Bindungen bei überaus großem Altersunterschied gelingen. Für beide Geschlechter gilt der Satz, daß derjenige die Last seiner Jahre zu spüren bekommt, der nicht den diesen Jahren gemäßen Stil zu finden weiß. Daß er ihn verfehlt, ist ein wichtiges Kapitel der Neurosenpsychologie.

Ganz anders die klimakterischen Psychosen, hier angeführt, um wiederum auf die Zäsur zwischen Erlebnisreaktivem, Neurotischem, nicht durch einen leiblichen (Krankheits-)Prozeß Bedingtem und dem Psychotischen als Ausdruck eines echten Krankheitsgeschehens hinzuweisen. Diesen Psychosen gebührt insofern eine gewisse Ausnahmestellung, weil hier vermutlich normale krisenhafte Umstellungen in der Leibschicht ausreichen, um Psychosen in Erscheinung treten zu lassen. Von körperlich begründbaren Psychosen spricht man hier deshalb nur mit Vorbehalt, weil Pubertät, Klimax, Schwangerschaft und Lactation physiologische Episoden und keine Krankheiten sind, wie sie allen anderen symptomatischen Psychosen zugrunde liegen (vgl. oben).

Weniger in der Schwangerschaft, als vielmehr im Wochenbett und in der Lactationszeit, aber auch nach spontanen oder künstlichen Aborten kommen verschiedenartige und sehr verschieden zu bewertende Psychosen zur Beobachtung. Auch hier soll vorausgeschickt werden, was es an erlebnisbedingten Störungen abzugrenzen gibt, damit sich die nicht neurosenpsychologisch verstehbaren Psychosen desto deutlicher abheben. Wieder sei betont, daß dies geschieht, um die Hypothese vom Krankheitscharakter der endogenen Psychosen durch klinische Tatsachen zu untermauern.

Es gibt nach Fehlgeburten recht schwere reaktive depressive Zustände, insbesondere wenn eine Schwangerschaft sehr ersehnt worden war, wenn eine erneute Gravidität aus Alters- oder anderen Gründen fraglich ist oder wenn schon frühere enttäuschende Aborte vorangegangen waren. Das Erlebnis einer Fehlgeburt für eine weiblich empfindende Frau, die frühzeitige Zerstörung einer im Seelischen und Biologischen gleichermaßen tief verankerten mütterlichen Zweisamkeit mit dem zu erwartenden Kind, wird in seinem Schwergewicht oft unterschätzt. Neben durchaus normaler Traurigkeit und Enttäuschung können auch ausgesprochen neurotische abnorme Erlebnisreaktionen auftreten. Sie sind oft gekennzeichnet durch übermächtige Tendenzen zur Selbstentwertung. Es wird als Schuld erlebt, daß die Schwangerschaft nicht ausgetragen werden konnte, als ob es ein persönliches beschämendes Versagen wäre. Oder das Ereignis wird im Sinne einer verdienten Bestrafung durch das Schicksal verarbeitet, wobei die verschiedenartigsten Motivationen eine Rolle spielen können. So beispielsweise, daß das Kind ursprünglich nicht gewünscht war, daß ein anderer Partner insgeheim geliebt wurde, daß früher artifiziell abortiert oder daß Schwangerschaften verhütet worden waren u.a.m. Oder es wird die Fehlgeburt in Selbstentwertung als Folge früherer sexueller Eskapaden interpretiert.

Unerwünschte Schwangerschaften können zu schweren abnormen Erlebnisreaktionen Anlaß geben, vor allem, wenn unüberwindliche Hindernisse für eine Eheschließung bestehen. Die Stellung der unehelichen Mutter ist in unserem Zeitalter trotz allen Bemühungen noch immer recht unbefriedigend und belastend. Oft kommt es auch vor, daß Frauen, die schon mehrere Kinder haben und sich bis zur Grenze ihrer Leistungsfähigkeit mit ihrem aufreibenden Alltag als Hausfrau und Mutter abplagen und womöglich körperlich kränklich sind, in ihrer Verzweiflung über die erneute Schwangerschaft keinen Ausweg mehr sehen. Immerhin ist es recht selten, daß in einer solchen depressiven Reaktion der häufig angedrohte Suicid wirklich ausgeführt wird. Oft beginnt sich nach Überstehen der ersten kritischen Monate mit dem Wachsen der Frucht und dem Spüren der ersten Regungen des Kindes ein elementares Muttergefühl durchzusetzen.

In der Präklimax sind lesbische Liebesbeziehungen nicht selten besonders leidenschaftlich oder werden von ledigen oder verwitweten Frauen in diesen Jahren erstmals oder wieder gesucht und gefunden.

Nun zu den echten Psychosen, bei welchen keine psychologischen Motivationen für das Auftreten in diesen Generationsphasen aufzeigbar sind. Um mit dem Einfachsten zu beginnen: Treten im Verlauf einer Schwangerschft Nierenstörungen auf, so kann es im Rahmen urämischer bzw. eklamptischer Zustände zu einer körperlich begründbaren Psychose mit Bewußtseinsstörungen, Verwirrtheit, epileptischen Anfällen, Sinnestäuschungen und Wahn kommen. Dasselbe kommt nach der Entbindung beim Wochenbettfieber vor. Auch ohne solche pathologischen Grundlagen können vor allem in der Lactationsperiode vorübergehend schizophren aussehende sog. amentielle Psychosen vorkommen, die ohne Folgen abheilen und sich auch fürderhin nicht mehr wiederholen. „Amentiell“ nennt man diesen Typ, weil in der Symptomatologie mehr als bei den üblichen Schizophrenien traumhafte Verwirrtheit („Oneiroid“), also eine Bewußtseinsveränderung mit bunten Erlebnisinhalten von Sinnestäuschungen und flüchtig-traumhaften, nicht systematisch fixierten Wahngebilden, das Krankheitsbild kennzeichnet. Davon zu unterscheiden sind endogene Psychosen, von denen frühere Phasen (manisch-depressives Irresein) oder Schübe (Schizophrenien) bekannt sind, die sich während Schwangerschaft und Wochenbett wiederholen oder die hierbei zum erstenmal auftreten und von da ab einen eigenständigen Verlauf mit weiteren Phasen oder Schüben nehmen. Wieder denkt man daran, daß die hormonalen Umstellungen auf unbekannte Weise wegbereitend für das Manifestwerden einer endogenen Psychose gewirkt haben könnten. Dies wird unter anderem dadurch gestützt, daß wir nicht ganz wenige Frauen kennen, die wiederholt im Wochenbett an schizophrenen Rezidiven erkrankt sind und in der Zwischenzeit gute Remissionen aufzuweisen hatten. Es kommt nicht selten vor, daß – mag in der Familie eine gleichsinnige Belastung vorhanden sein oder nicht – eine endogene Psychose des manisch-depressiven Formkreises erstmalig im Zusammenhang mit den Gestationsvorgängen bei der Frau manifest wird. Daß die Schwangerschaft im Gegensatz zum Wochenbett und der Lactationszeit Psychosen eher inhibiert, konnte Pauleikhoff nachweisen.

Sehr viele sog. „Wochenbettpsychosen“ (nach der Statistik von Hoff mehr als 50%), die man beruhigenderweise zunächst als solche diagnostiziert, entpuppen sich in Wirklichkeit als einwandfreie Schizophrenien. So ist das Auftreten einer wahnbildenen Psychose in Wochenbett- und Lactationszeit prognostisch immer mit großer Vorsicht zu beurteilen. Nach Mayer-Gross treten Puerperalpsychosen nur bei 0,14% aller Frauen auf, die sich im Wochenbett befinden. Da in den Lebensjahren zwischen 20 und 40 die Erwartung einer schizophrenen Attacke bei wenigstens 0,5% liegt, hält er den Einfluß des Puerperiums auf den Ausbruch einer Schizophrenie im ganzen für sehr fraglich. Manche emotionalen Auffälligkeiten in der Gestationszeit sind endothym im Sinne von Untergrundverstimmungen. Auf biologische, nicht psychologisierbare Zusammenhänge weisen auch die Beobachtungen von endogenen Depressionszuständen hin, die mit Eintritt einer Schwangerschaft und Sistieren der Menses schlagartig abheilen.

Schließlich sind noch die Rückbildungsjahre zu erwähnen, jene etwa eineinhalb Jahrzehnte zwischen 50 und Mitte 60, die in ihrem Beginn und Ende nur sehr verwaschen markiert werden können.

Grundsätzlich gilt hier dasselbe, was wir bei den klimakterischen Psychosen ausgeführt haben: Nur diejenigen Psychosen depressiven oder paranoiden oder gemischt-atypischen Aussehens verdienen die Bezeichnung depressive oder paranoide Rückbildungspsychose, bei denen aus früheren Jahren keine Phasen oder Schübe nachweisbar sind und die auch fürderhin nicht nach Art einer manisch-depressiven Psychose mit Remissionen und erneuten Phasen oder nach Art einer Schizophrenie mit Schüben verlaufen. Das letztgenannte Kriterium bei den schizophren aussehenden Rückbildungspsychosen ist allerdings unsicher, weil wir eben auch Schizophrenien genug kennen, die ohne Remissionen und erneute Schübe in einem einfachen Verlauf vom ersten Beginn ab bis zum Defekt- oder Endzustand hin verlaufen. Alles Nähere findet sich in dem Abschnitt über die Psychosen der Rückbildungsjahre.

Es gibt zahlreiche Arten normaler und abnormer (neurotischer) Reaktionen des Menschen auf das hereinbrechende Alter. An entsprechender Stelle ist darüber Näheres ausgeführt. In den Involutionsjahren begegnen wir schweren und ernsten existentiellen Krisen.

Der reife Mensch zieht die Bilanz seiner Lebensleistung und nicht zuletzt dessen, was er aus seinem Leben, aus seinen Anlagen, aus seinem Charakter gemacht und was er versäumt hat. Die Unausweichlichkeit der Begrenzung des Seins und Wirkens durch den Tod gewinnt an Schwergewicht. Anlässe, wie das Hinscheiden eines nahestehenden Menschen oder das Konfrontiertwerden mit einer körperlichen Krankheit, die möglicherweise schlecht enden könnte, ein Unfall, der noch eben glimpflich abgelaufen ist u.a.m., können den Menschen zum erstenmal der Grenzsituation (Jaspers) ansichtig werden lassen, die das Wissen um das Sterbenmüssen für den Menschen bedeutet. Die Anlässe können ganz undramatisch, gleichsam nur symbolsetzend sein. Hier gibt es nun wiederum alle möglichen Weisen des Reagierens und darunter auch manche abnorme, neurotische. Man kann sie in Flucht- und in Angstreaktionen einteilen, und sie führen zu einer existentiell unheilvollen Fehleinstellung voller Verdrängungen und Überkompensationen, zum Aufbau neuer Lebenslügen oder in einen leeren untätigen oder betriebsamen Nihilismus. Je nach Persönlichkeitsartung und Umweltbedingungen gibt es viele Entgleisungsmöglichkeiten, und viele solcher Phobien sind depressiv gefärbt.

Man darf sie, die sich psychologisch analysieren und nur psychotherapeutisch behandeln lassen, nun wiederum ja nicht verwechseln mit den aufgeführten echten Psychosen dieser Jahre, echten Krankheiten, deren Dasein nicht psychologisch verstehbar gemacht werden kann. Was diese Psychosen gegenüber den endogenen Psychosen der Jugend- und Reifezeit auszeichnet, das ist unter anderem ihre wesentlich größere pathoplastische Formbarkeit durch lebenssituative Faktoren. Auch eine seelisch hervorgerufene Auslösung einer depressiven Rückbildungspsychose sieht man zweifellos häufiger, als dies bei der überwiegenden Mehrzahl aller endogenen Psychosen der Jugend- und Reifezeit der Fall ist. Entwurzelung und Vereinsamung scheinen beim alternden Menschen über den „rein seelischen" Kummer hinaus leichter in biologische Schichten der Persönlichkeit hineinzuwirken und solche Psychosen provozieren zu können. Gleichfalls „ins Biologische hinein" führt die Tatsache, daß z.B. ein sehr gut kompensierter und in seinem vertrauten Gehäuse sicherer und keineswegs abgebaut wirkender Cerebralsklerotiker nach einer Verpflanzung in eine fremde Umgebung plötzlich psychisch so verändert wirken kann, daß man dies unmöglich mit einem rapiden Fortschreiten des anatomischen Geschehens, sondern nur mit dem Wegfall von Kompensationen erklären kann. Über das rein Psychologische hinausgreifend sind die Daseinsordnungen (Zutt) des geborgenen Wohnens, des vertrauten Seins mit anderen usw. gefährdet.

Zwei für die klinische Psychopathologie besonders wichtige Erkenntnisse sind hervorzuheben: 1. Es gibt keine für eine bestimmte seelische Krankheit (Psychose) spezifischen psychopathologischen Symptome, aus deren Vorhandensein auf das Vorliegen einer bestimmten Psychose mit letzter Sicherheit geschlossen werden könnte. Es gibt vielmehr nur sozusagen „Lieblingssymptome", besonders häufige typische Symptome und Symptomkoppelungen, die sich zu Gesamtverbänden (Syndromen) von immer größerem typologischem Schwergewicht zusammenschließen und somit immer maßgebender für die Diagnosenstellung werden. Sie weisen untereinander eine beachtenswerte hierarchische Gliederung hinsichtlich ihrer Bedeutsamkeit auf. Diese Gliederung ist von ausschlaggebender Wichtigkeit für die Prognose der einzelnen vorliegenden Psychose. Dies ist a.a.O. im einzelnen ausgeführt und ein Kernstück der klinischen Psychopathologie überhaupt. Jaspers sprach vom diagnostischen Vorrang der Symptome in der Gruppenfolge und wählte das Bild der wie Ebenen übereinanderliegenden Krankheitssymptome: oben die neurotischen, dann die manisch-depressiven, dann die Prozeßsymptome des Schizophrenen und schließlich die „organischen" psychischen und körperlichen Symptome.

Bezüglich der diagnostischen Bedeutung dieser Symptomkomplexe ist zu beachten, daß ein jeder in der beschriebenen Reihenfolge jeweils das vorangehende Syndrom relativiert, und zwar sowohl hinsichtlich seiner Wertigkeit für die Diagnose wie für den zu vermutenden Verlauf und die Prognose. Neurotische Symptome z.B. sind schlechterdings überall möglich, denn es handelt sich dabei nicht um Krankheitseinheiten, sondern um eine nur typologisch zu ordnende Fülle menschlicher Möglichkeiten abnormen Reagierens und sich Entwikkelns. Man findet Neurotisches ebenso völlig selbständig vor wie auch vergesellschaftet mit allen denkbaren endogenen und symptomatischen psychotischen Störungen, sei es begleitend, überbauend, sei es als Vorstadium oder als Restsymptom. Zeigen sich also endogene Symptome, dann müssen wir die vorherige Annahme einer originären Neurose kritisch kontrollieren, denn sehr oft schafft die endogene Bewegtheit oder das endogene Hineingleiten in eine Umstrukturierung der konstitutionellen Grundlagen die Voraussetzung für neurotisches Entgleisen. Treten Prozeßsymptome schizophrener Art in Erscheinung, dann haben diese den Vorrang in der Diagnose und Prognose gegenüber gleichzeitigen oder vorangegangenen affektiven Syndromen. Schließlich relativieren psychoorganische Syndrome die schizophrenen, denn wir haben gelernt, daß diese auch bei allen körperlich begründbaren Psychosen erscheinen können.

2. Neben der Erscheinungsweise der Symptome und Symptomverbände (Syndrome = das, was miteinander einhergeht), ist ihre Herkunft und ihre zu vermutende weitere Entwicklung, also der Längsschnitt einer psychotischen Entwicklung oder eines psychotischen Prozesses, besonders zu beachten. Man spricht heute gerne etwas hochtrabend von einer „dynamischen" Betrachtungsweise. Dabei schälen sich die beiden Wege des psychologischen Verstehens und des kausalen Erklärens (Jaspers) heraus. (Auf die für unsere klinische Betrachtung unwichtige Polemik darüber, ob schlüssiges psychologisches Verstehen von Motiven nicht gleichzeitig auch kausales Erklären ist, kann hier nicht eingegangen werden.)

4. „Dasein" und „Sosein" bei den endogenen Psychosen

Erklären anstatt des nacherlebbaren einfühlenden Verstehens, wie Seelisches aus Seelischem einleuchtend hervorgeht, vollziehen wir dann, wenn es gilt, Phänomene der leiblichen Erscheinungsreihe mit solchen der psychischen in Verbindung zu bringen. Wir verstehen also durchaus nicht psychologisch, wieso ein Schnapssäufer, der mit gebrochenem Bein in die chirurgische Klinik eingeliefert werden mußte, nach 2 Tagen erzwungener Alkoholabstinenz ein schweres Delirium tremens bekommt, und wir verstehen ebensowenig, wieso ein Paralytiker die einfachsten Rechnungen nicht mehr zustande bekommt: beide Male können wir nur kausal erklären und können die toxische bzw. entzündlich-degenerative Gehirnschädigung zur Erklärung der psychopathologischen Erscheinungen und Ausfälle auf Grund bewährter klinischer Erfahrungen heranziehen. Das Dasein dieser körperlich begründbaren Psychosen ist also nur kausal zu erklären, niemals aber psychologisch aus anderem Seelischen verständlich ableitbar.

Und nun kommt ein weiterer wichtiger Schritt, auf dessen Schwergewicht wir bis zum Überdruß bei jeder Gelegenheit aufmerksam machen müssen. Betrachten wir nämlich nun nicht das lediglich kausal erklärbare Dasein der als Beispiel gewählten Psychosen „Delirium tremens" und „progressive Paralyse", sondern einmal die psychopathologischen Symptome, die wir am Patienten bemerken. Da haben wir etwa im ersten Fall eine ängstlich-verworrene Erregung mit getrübtem Bewußtsein, und wir entnehmen aus den Äußerungen des Deliranten, daß er sich vor Stimmen fürchtet, die sich draußen auf dem Krankenhausflur über ihn unterhalten.

Da haben wir im zweiten Fall des Paralytikers, der keineswegs betroffen wegen seiner miserablen Leistungen im Intelligenztest ist, eine Demenz zusammen mit einer kritiklosen Gehobenheit, so daß der Patient uns lallend vorprahlt, daß er einen eigenen Flugzeugpark und 10000 Revuetänzerinnen sein eigen nenne.

Wir waren uns darüber klar geworden, daß das Dasein, das Vorhandensein der betreffenden Psychose nicht psychologisch verständlich, sondern nur erklärbar ist. Nun blicken wir einmal nur auf das psychopathologische Bild, das sich uns darbietet, und da werden wir zweierlei entdecken. In diesem Erscheinungsbild, diesen Symptomen, diesem Sosein der Psychose, welches wir mit K. Schneider dem eben besprochenen Dasein gegenüberstellen können, fällt uns a) der Inhalt, die Thematik des psychotischen Erlebens beim Kranken und b) die Form auf, in welcher diese Inhalte erscheinen.

Der Alkoholdelirant hört, daß bedrohliche Stimmen vor der Tür sagen: Gleich werden wir ihn abholen und aufhängen, er hat gestern seine Frau halbtot geprügelt, das Schwein. Alles Geld hat er versoffen. Sobald er herauskommt, packen wir ihn, diesmal entwischt er uns nicht.

Der Inhalt, die Thematik dieses halluzinatorischen Verfolgungswahns aus dem Delirium ist zweifellos psychologisch determiniert. Die Vorwürfe gehören durchaus der Lebenssituation des Patienten an, und insofern ist innerhalb der nun einmal gegebenen, in ihrem Dasein nur durch die Alkoholvergiftung erklärbaren Psychose ein Teil ihres Soseins, nämlich ihr Inhalt, ihre Thematik, im Gegensatz dazu psychologisch ableitbar und verständlich. Der Patient weiß, daß er seine Frau mißhandelt, seine Familie ins Elend gebracht hat. Er hat genug Vorwürfe darüber gehört, er hat zweifellos mitunter auch selbst einmal Gewissensbisse deshalb gehabt, ohne freilich die Konsequenzen daraus zu ziehen. Viele Psychoseninhalte und -themen sind aus der aktuellen (oder auch verdrängten) Erlebniswelt beim einzelnen Kranken in höchst persönlicher Weise herleitbar und verständlich. Wir werden später bei endogenen Psychosen vor allem vom schizophrenen Typus sehen, daß in der Psychose auch Themen auftauchen können, die nicht aus einer aktuellen Konfliktsituation des Individuums stammen, sondern die gewissermaßen Motive aufgreifen und aktualisieren, welche in jedem Menschen latent bereitliegen. Das hat unter anderem den Schweizer Psychoanalytiker C.G. Jung zu der Konzeption eines kollektiven Unbewußten angeregt, in welchem alle diese Urbilder und -phantasien, seit es Menschenwesen gibt, angesiedelt sein sollen. Schon lange vor ihm sprach der Romantiker Novalis von dem in jedem Menschen schlummernden Seelenvermögen, solche Themen in Traum und Dichtung und – wie wir hinzufügen müssen, auch im Wahn – lebendig werden zu lassen und auszuformen.

Wie steht es nun aber mit der Form, in welcher das Sosein, die Thematik, erscheint, mit der psychologischen Seinsweise, in welcher sich diese verstehbaren und rückführbaren Inhalte darstellen? Unser Beispiel zeigt ganz klar, daß diese Form nicht die psychologisch normale ist, welche beim gesunden Menschen reuevolle und selbstanklagende Vorwürfe annehmen. Die Form, in der dieselben erscheinen, ist vielmehr ganz fremdartig, sie ist diejenige des leibhaftigen Hörens feindseliger, bedrohender Stimmen. Die Verfolger und Rächer flüstern miteinander, sie drohen, sie reden über den Patienten und seine Schlechtigkeit, sie zimmern den Galgen, an dem sie ihn aufhängen werden.

Daß Selbstvorwürfe sich in dieser Form konkretisieren, daß sie als Halluzinationen gehört, daß die angstvolle „Stimme des Gewissens", wenn man so will, nach außen projiziert und dann, als von der Umgebung kommend, ihres Ichcharakters entkleidet, wahrgenommen wird, diese krankhafte psychopathologische Funktionsstörung als solche ist wiederum nicht mehr psychologisch verstehbar. Man kann sie nur auf Grund der klinischen Erfahrung als eine toxisch verursachte Halluzinose erklären. Ganz analog liegt der Fall des Paralytikers.

Wir sehen auch hier: Am Sosein der Psychose ist die Thematik grundsätzlich der psychologischen Herleitbarkeit aus Strebungen und Wünschen usw. nicht entzogen, aber unableitbar sind gewisse psychologische Formen, sind gewisse psychopathologische Funktionsstörungen, die unmittelbar von dem Krankheitsprozeß als solchem hervorgerufen sind. Diese pathologischen Formen, diese psychotischen Formal- oder Funktionsstörungen, diese psychopathologische Symptomatik aber – und nicht die Thematik – sind es, in deren Erscheinen wir das Dasein der Psychose am zuverlässigsten fassen.

Oben wurde erwähnt, daß es neben höchst individuellen, gerade dieser bestimmten Persönlichkeit und ihrer je eigenen Biographie entstammenden Bezügen inhaltlich auch übergreifende, wenig durchindividualisierte menschliche „Standardthemen" gibt, die einfach im allgemeinen potentiellen Seelenvermögen der Gattung „homo sapiens" ruhen. Manchmal führen bestimmte Psychosen wie die endogene Depression des manisch-depressiven Irreseins im Sinne K. Schneiders gleichsam zu einer „Aufdeckung der Urängste" des Menschen, die sich dann jeweils individuell getönter persönlicher Inhalte bemächtigen, um sich zu realisieren. Diese gehören aber zum Sosein und nicht zum Dasein der Psychose. Man darf also nicht dem Trugschluß verfallen, ein Mensch habe deshalb eine endogendepressive Phase bekommen, weil er vor Jahren einmal aus Feigheit das Vertrauen seines Freundes enttäuschte (was dieser ihm längst verziehen hat) und was jetzt in seiner Depression ein Hauptargument für seine Selbstverurteilung darstellt. Es ist umgekehrt: In der Depression, in der endogenen Psychose, deren Dasein mit dieser alten, längst überwundenen Beschämung nichts zu tun hat, gibt die alte Schuld, frisch aktualisiert, einen der Inhalte ab, gehört also zum Sosein.

Nun können manche Psychosen, insbesondere Schizophrenien, aber auch so eigentümliche, im normalen seelischen Leben gar nicht vorkommende Erlebnisweisen und Funktionsstörungen mit sich bringen, daß zahlreiche Kranke für diese Psychosen typische, neuartige Verhaltens- und Reaktionsweisen entwickeln und daß auf diese Weise das Sosein der Psychose eine besondere Färbung erfährt. So gibt es z.B. sehr seltsame Denkstörungen der Art, daß die Kranken mit absoluter Überzeugtheit erleben, daß alles, was sie eben gerade denken, im selben Augenblick auch schon von anderen Menschen gedacht bzw. gewußt wird, so daß sie, hilflos preisgegeben, infolge dieser „Gedankenausbreitung" nicht einmal in sich selbst Geborgenheit bewahren können. Andere Denkstörungen äußern sich in dem Erlebnis, daß die eigenen Gedanken von anderen, meist natürlich feindlich gesinnten Menschen durch geheimnisvolle Machenschaften förmlich „entzogen" oder daß fremde Gedanken in quälender oder beschämender Weise dem Kranken „gemacht" werden. Die Grenzen zwischen dem eigenen Ich und der (meist als feindlich und bedrohlich empfundenen) Umwelt sind gleichsam „durchlässig" geworden. Dadurch, daß Gedanken, Gefühle, Vorstellungen, Triebregungen und alles Tun und Wollen als „gemacht" erlebt werden, führt diese Icherlebensstörung zu einer grauenhaften Hilflosigkeit und Verlassenheit. Die Furcht des Menschen vor dem Neid, Haß und Angriff des Mitmenschen, die Angst vor den unberechenbaren Bedrohungen des Lebens, die in allen Menschen angelegt ist, macht natürlich nicht die Funktionsstörungen in einer paranoiden Schizophrenie verständlich, ebensowenig wie das allen Menschen gemeinsame Melancholischseinkönnen die „Tagesschwankungen" bei einer endogenen Depression verständlich macht. Mitunter erlebt der Kranke in der Schizophrenie auch eine ebenso magische Omnipotenz (Allmacht), so daß er es ist, der auf übernatürliche Weise andere Menschen, ja sogar den ganzen Kosmos zu beeinflussen vermag. Für diese und manche anderen Erlebnisweisen, die man wiederfindet, wo auf der Welt auch immer man schizophrene Kranke sieht, gibt es keine entsprechenden normalen oder abnormen neurotischen Symptome, die man mit ihnen verwechseln könnte. Auch das ist eine beachtliche Stütze der Hypothese vom Krankheitscharakter der endogenen Psychosen. Dabei fällt noch besonders ins Gewicht, daß wir ganz im Gegensatz zu der eben noch einmal herausgehobenen Zäsur zu allem erlebnis- oder konfliktreaktiv Neurotischen diese nur bei Psychosen vorkommenden Symptome auch bei den symptomatischen (exogenen, körperlich begründbaren) und nicht nur bei den endogenen Psychosen finden können.

Das Dasein der endogenen Psychosen zerreißt oder unterbricht in der ganz überwiegenden Mehrzahl aller Fälle die psychologisch nacherlebbare Sinnkontinuität des Lebens. Dabei verhalten sich die endogenen Psychosen genauso wie die meisten Krankheiten des Leibes auch. Der Einbruch einer in sehr vielen Fällen grausamen und zerstörerischen Krankheit erfolgt meistens sinnlos und als Katastrophe, und es ist eine der Autonomie des personalen geistigen Seins des Menschen zuviel Macht über die Materie einräumende Täuschung, wenn führende Psychosomatiker behauptet haben, daß der Mensch, wenn auch zumeist unbewußt und nur mit Hilfe der Psychoanalyse durchschaubar, jede Krankheit wolle und selbst mache.

Wenn sich eine seelische Störung an dem Ort der Biographie eines Menschen einstellt, wo er sie notwendig „braucht" oder wo ein Dichter seinen Helden „in Umnachtung versinken läßt", handelt es sich so gut wie immer um abnorme neurotische Erlebnisreaktionen und Persönlichkeitsentwicklungen. Sehr selten einmal wird man hier nach peinlich sorgfältiger Prüfung aller Faktoren eine „Auslösung" einer endogenen Psychose bei bestehender Anlage oder, was zweifellos häufiger vorkommt, ein provoziertes Rezidiv annehmen können. Ähnliches gilt für manche körperlichen funktionellen Störungen, bei welchen Momente wie seelisch mitbedingte Resistenzminderung, Kreislaufirritation und „stress" diskutiert werden können. Gerade die gefährlichsten Leiden jedoch, Seuchen, maligne Tumoren, Hirngeschwülste usw., pflegen den Menschen so blind und sinnlos zu überfallen wie die erdrückende Mehrzahl der exogenen und endogenen Psychosen oder die zu Demenz führenden Altersvorgänge des Gehirns auch. Es ist eine Mythologie, hier durch Verlagerung der Problematik ins Unbewußte in spiritualistischer, glaubensmäßiger Vorentscheidung zu behaupten, jede Krankheit sei die Materialisierung eines seelischen Konflikts und nehme ihren Ausgang in der Psyche.

Die wenn auch im einzelnen noch revisionsbedürftige, so doch im wesentlichen auf der ganzen Welt übereinstimmende empirische Erbprognose, gleichbleibende Verlaufstypen von Phasen und Schüben mit gleichartiger Persönlichkeitsveränderung im Falle eines überall ziemlich gleichen Prozentsatzes von Psychosen schizophrenen Typs, ferner die hohe Umweltstabilität (keine Zunahme endogener Psychosen durch die schweren Belastungen durch Kriege, Konzentrations- und Gefangenenlager-Einwirkungen, Hunger und Verelendung u.dgl.) der endogenen Psychosen – alles das läßt sich viel zwangloser durch die Annahme von echten Krankheitstypen erklären als durch die unwahrscheinliche Vermutung, auf der ganzen Welt reagiere jahraus jahrein ein bestimmter Prozentsatz von Menschen seelisch abnorm und obendrein so gleichförmig mit so bestimmten Symptomen, Phasen, Schüben und prozentual so konstanten Defektverläufen, wie man das bei Neurosen sonst eben gerade nicht kennt.

Bei den Verfechtern des geschilderten Spiritualismus erwecken die endogenen Psychosen Unbehagen, sie stören den Panpsychismus und die angeblich unter tiefenpsychologischem Blickwinkel mögliche, alles umfassende psychologische Einsehbarkeit und Sinnerhellung, Daß es Endogenes gibt, wird als entwürdigend für den Menschen als Geistwesen angesehen und deshalb, wo es nur immer geht, verleugnet. Materialistisches Kausalitätsdenken veralteter Schulmedizin – ein Popanz, keine Wirklichkeit – soll durch existenzerhellende Sinngläubigkeit bestimmter psychosomatischer Richtungen überwunden werden. Ein ähnliches Unbehagen bereitet die Endogenität dem Soziologismus (s. dort).

Wir können in dem uns gezogenen Rahmen keine Ausführungen zur Geschichte der Psychiatrie machen. (Der interessierte Leser sei auf W. Leibbrands einschlägiges Werk: „Der Wahnsinn" verwiesen). Die moderne klinische Psychiatrie wurde geboren, als Kraepelin, sich stützend auf Vorarbeiten von Kahlbaum und bedeutenden französischen Autoren, die endogenen Psychosen herausarbeitete, während später Bonhoeffer mit der Aufstellung der sog. exogenen Reaktionstypen die körperlich begründbaren Psychosen positiv zu erfassen lehrte. Damit waren zunächst einmal, wie K. Schneider sagte, die Pfähle eingeschlagen und die Fahrtrinnen so gut abgegrenzt, wie das bisher unbekannt gewesen war. Man hatte nun seelisch Abnormes in drei großen Kategorien vor sich: einmal als abnorme Spielart und Variante seelischer Strukturen und Reaktionsweisen. Das waren die seelisch abnormen (psychopathischen) Persönlichkeiten und die abnormen seelischen Reaktionen und Persönlichkeitsentwicklungen, die Neurosen. Zum nächsten begegnete man seelisch abnormen Phänomenen als symptomatischem Ausdruck oder besser als psychopathologischer Entsprechung zu Krankheiten des Leibes bekannter Art, also den körperlich begründbaren Psychosen. Zum letzten fanden sich die beiden endogenen Psychosegruppen des manisch-depressiven Irreseins und der Schizophrenie, jene bis heute nur psychopathologisch diagnostizierbaren Zustand-Verlaufsbildungen, bei denen die vermuteten Somatosen (Krankheit des Körpers) noch nicht gefunden sind.

Diese Leistung der „klassischen" Psychiatrie ermöglichte ebenso wie die tiefere Durchdringung der Dynamik der Neurosen durch die Psychoanalyse Freuds und seiner von ihm abgefallenen und eigene Wege erschließenden Schüler C.G. Jung, Adler u.v.a. eine ungeheure Intensivierung psychopathologischer und klinischer Feinarbeit auf allen Gebieten.

Freilich bleibt die Wissenschaft nicht stehen. Weder das Werk Kraepelins noch dasjenige Freuds bedeutet einen Kanon, nach dem sich die Psychiatrie zu richten hätte. Es gibt in der Tat eine große Anzahl grundlegender psychiatrischer Fragen, für deren Bewältigung die oben skizzierte Trias der Einteilung seelisch abnormer Phänomene nicht mehr ausreicht, ohne daß wir der Ordnung halber den Gegebenheiten Gewalt antun müßten. Aber auch da, wo wir auf die Suche nach vertieften Einsichten in das Wesen des Zusammenspiels von leiblichen und seelischen Faktoren, von endogenen und psychoreaktiven Komponenten gehen, tun wir das gewissermaßen von dem Stützpunkt der Kraepelinschen Psychiatrie aus. Wie lange er von Bedeutung bleiben wird, kann man heute nicht übersehen. Weniger dogmatisch als Freud, war Kraepelin selbst ungemein wandlungsfähig und hat seine spezielle Psychiatrie bis zuletzt, und zwar stets auf Grund seiner Erfahrungen am Krankenbett, umgedacht und umgebaut. Die unfruchtbare Erstarrung etwa des Begriffs der Endogenität und die dogmatische Festlegung auf die zwei angeblich scharf unterscheidbaren endogenen Krankheitseinheiten des manisch-depressiven Irreseins und der Schizophrenie vollzogen sich zwar zweifellos in seinem Namen, nicht aber in seinem Geist. Daran wiederum entzündete sich der Widerspruch der mächtig aufblühenden, in fundamentalen Ansätzen innerhalb der einzelnen Schulrichtungen im übrigen auch völlig uneinheitlichen Psychoanalyse. Seit neuestem meldet sich als ernst zu nehmender Gegner der analytischen Psychotherapie die auf der Verhaltensforschung aufbauende Verhaltenstherapie zu Wort. So leben wir heute in einer Zeit ungemein fruchtbarer Auseinandersetzungen. Kaum in einer medizinischen Disziplin geht es in Polemiken so heiß her wie in der Psychiatrie – zweifellos zum Nutzen unseres Faches.

5. Zum Begriff des „Endogenen“

Wir sahen: man hat sich vielerlei Gedanken darüber gemacht, was denn nun der Mutterboden, das Substrat sei, aus welchem die endogenen Psychosen „von innen heraus“ entstehen. Nichts scheint ganz zu treffen. Hinter jeder noch so zurückhaltenden Aussage stehen Hypothesen und Überzeugungen. Setzt man endogen = kryptogen oder genuin, so kommt man, gerade weil man so unbestimmt bleibt, unserer Situation des Nichtwissens zweifellos am nächsten. Einem so gemeinten „endogen“ läßt sich ein „exogen“ gegenüberstellen, wenn wir darunter etwas körperlich Begründbares verstehen. Zugleich bleibt für das so bestimmte „Endogene“ völlig offen, ob es nicht, ganz oder teilweise, eines Tages zum „Exogenen“ werden wird, wenn die Forschung weitere Fortschritte gemacht haben wird. (So sind manche cerebrale Krampfleiden und Oligophrenien, die noch vor kurzem endogener Natur zu sein schienen, in der Tat inzwischen in die Rubrik der exogenen Krankheiten hinübergewechselt.)

Manche zusätzliche Verwirrung wird an das Problem dadurch herangetragen, daß man hinsichtlich der psychoseerzeugenden Wirkung mit endogen oder exogen „im Körper selbst entstandene“ oder „von außen an den Körper herangebrachte“ Noxen meint. Andere ziehen einen Strich zwischen Noxen, die das Gehirn primär morphologisch oder funktionell schädigen, und solchen, die extracerebraler Genese, das Zentralorgan sekundär in Mitleidenschaft ziehen. Darauf gründet auch die von uns abgelehnte Einteilung der körperlich begründbaren Psychosen in „organische“ (mit primärer, direkter Hirnbetroffenheit) und „symptomatische“ (mit indirekter Hirnbeeinträchtigung). Gebräuchlicherweise bringt man das Substrat des Endogenen, so unbestimmt es auch seiner Natur nach bleibt, in enge Beziehung zur Vererblichkeit und damit natürlich zum Leib. Daß die Vererbung bei endogenen Psychosen eine wichtige, wenn auch im einzelnen noch keineswegs befriedigend geklärte Rolle spielt, kann vernünftigerweise heute nicht mehr bezweifelt werden.

Freilich ist auch damit noch nichts über das Wesen des Endogenen ausgemacht, denn auch besondere Begabungsrichtungen und Talente, Temperamentsanlagen, Reaktionsbereitschaften und charakterliche Wesenszüge können ebenso wie körperliche Ähnlichkeiten vererbt werden.

Das alles aber ist (chromosomal) leibgebunden, auch wenn wir später am Gehirn nichts finden können, was die somatische Entsprechung für dieses Seelische wäre. Daß in der unbezweifelbaren „Getragenheit“ der seelischen „Schichten“ von der organischen die schwer durchschaubaren Beziehungen zwischen Abhängigkeit und Freiheit innerhalb des zur Ganzheit integrierten lebenden Menschenwesens nicht aufgehen, muß immer wieder betont werden.

Daß hier von der Sache her viel Unsicherheit besteht, zeigt etwa das Beispiel der erst in jüngster Zeit prägnanter erfaßbaren somatopathischen, inkretorischen Grundlagen einzelner psychopathischer Erscheinungsbilder, die damit gewissermaßen „Pseudopsychopathien“ werden und der strengen Definition der seelisch abnormen Persönlichkeiten entwachsen. Bei diesen spielen bekanntlich somatisch irgendwie feststellbare Besonderheiten keine Rolle, und der Leib ist nicht anders fraglos und selbstverständlich eben „mit dabei“ wie bei jedem seelisch nicht abnorm strukturierten und reagierenden „normalen“ Menschen auch.

Auch was die E. Kretschmersche Typenlehre angeht, so ist über das korrelationsstatisch aufweisbare häufige Zusammenvorkommen bestimmter Körperbautypen und ihrer temperaments- und charaktermäßigen Veranlagung hinaus eine faßbare für den Einzelfall verwertbare ursächliche Beziehung zwischen somatischer Variante und psychopathischer Abnormität noch am ehesten bei ausgesprochenen Endokrinopathen nachzuweisen. Sie machen ebenfalls nur einen kleinen Teil im Rahmen der E. Kretschmerschen Charakterologie aus.

Aus Gründen, die im einzelnen entwickelt wurden, zweifeln wir nicht daran, daß ein beträchtlicher Teil der heute endogen genannten Psychosetypen sich über kurz oder lang als somatisch fundiert erweisen wird. Vor allem die so überaus umweltunabhängigen Verlaufstypen der phasenhaften mono- und bipolaren cyclothymen Psychosen sowie die wellenförmig oder geradlinig einem bestimmt aussehenden Defekt- oder Endzustand zustrebenden (schizophrenen) Formen und die verlaufsmäßig dem cyclothymen Typ ähnlichen periodischen Katatonien dürften sich hier als gut abgrenzbare Kerngruppen herausschälen. Dabei ist es unseres Erachtens von völlig untergeordneter Bedeutung, ob man für die Defekte und den Endzustand von schizophrenem Typ Reversibilität (wie wir) oder Irreversibilität annimmt.

Über die heute diskutierten somatischen Aspekte bei den endogenen Psychosen von depressivem, manischem und schizophrenem Typ wird jeweils in den diesen Psychosen gewidmeten Kapiteln besonders berichtet. (Vgl. auch oben die Ausführungen über das Elektroencephalogramm bei endogen-psychotischen Störungen.)

Die Frage nach dem „Endogenen" überhaupt entzündet sich nicht allein an der Problematik der oben herausgehobenen „Kerngruppen" innerhalb der endogenen Psychosen, sondern genauso an klinischen Beobachtungen von Zuständen, die sich weder als erlebnisreaktive Fehlhaltungen noch auch als kryptogen-somatisch verursachte übliche endogene Psychosen befriedigend erfassen lassen.

Es kann nicht entscheidend weiterhelfen, hier mit daseinsanalytischen Interpretationen in die Bresche zu springen. Eine Ganzheitsbetrachtung des schizophrenen Menschen in seinem psychisch gewandelten Dasein vermag uns das Rätsel der endogenen Psychosen nicht als ein Scheinproblem einer dualistisch-wesensblinden Schulpsychiatrie aufzulösen. Wesenserhellung und Daseinsinterpretation eines durch eine Psychose seelisch veränderten Menschen in seiner für ihn gleicherweise veränderten Umwelt bringen zweifellos reiche Anregung. Für die psychiatrische Krankheitslehre von den endogenen Psychosen selbst ist damit jedoch bis jetzt nichts Grundlegendes gewonnen worden.

Was gehört nun zu den klinischen Fakten, die neben den klassischen endogenen Psychosen gleichfalls das Fragen nach dem Wesen des Endogenen in Atem halten?

Wir nennen hier die (endo-reaktiven) Dysthymien und die vitalisierten depressiven Reaktionen sowie die chronischen erlebnisreaktiven depressiven Dauerverstimmungen und Persönlichkeitswandlungen (s. dort). Dann diejenigen unter den von E. Kretschmer geschilderten Zuständen von vitalem Tonusverlust auf freier Strecke, die sich weder in den klassischen endogenen noch in den körperlich begründbaren Psychosen erschöpfen. Auf dem paranoiden Pol denken wir an jene seltenen, aufregenden Fälle vor allem von Liebes- und Eifersuchtswahn, bei deren Herauswachsen aus einer schweren Krisensituation die Evidenz des Zusammenhangs so überzeugend ist, daß die Annahme eines „zufälligen Zusammentreffens" mit einer „gerade ausbruchsbereiten" endogenen wahnbildenden Psychose gekünstelt und unbefriedigend bleibt.

Worüber empirisch etwas ausgesagt werden kann, ist beispielsweise die Tatsache, daß Traurig- und Melancholischseinkönnen einerseits zu den seelisch-geistigen Wesenseigentümlichkeiten des Menschen schlechthin gehört, und daß andererseits Depressionen und Melancholie genausogut wie zahlreiche andere psychopathologische Phänomene auch im Psychischen erscheinende Auswirkungen von unzweideutig biologisch-somatisch fundierten Antwortmöglichkeiten des menschlichen Organismus auf Einflüsse verschiedener Art einschließlich bestimmter Psychopharmaka darstellen können.

Spezielles

A. Endogene Psychosen von depressivem und manischem Typ

1. Begriffsbestimmung

Mit dieser Bezeichnung sind diejenigen endogenen Psychosen gemeint, die man in den Lehrbüchern als manisch-depressives Irresein, manchmal auch als Cyclothymie beschrieben findet. Der erstgenannte Ausdruck ist durch das erschreckend klingende Wort „Irresein" in Mißkredit geraten. Man hat auf die Belastung hingewiesen, welche für die Kranken und ihre Angehörigen eine Abstempelung als „Irrer" bedeutet.

Mit Recht denkt man dabei an uralte Ressentiments, die selbst im Krankenversicherungswesen die „Irren" noch immer zu Kranken zweiter Klasse degradieren wollen. Der Strom dieser Vorurteile überflutet bei jeder Gelegenheit den schmalen Damm, der mühsam von Vernunft, Wissenschaft und Humanität aufgerichtet worden ist. Säkularisierter Aberglaube und gemeines kaufmännisches Zweckmäßigkeitsdenken bilden ein widerliches Gemisch, dessen folgerichtige Konsequenz im Dritten Reich die Vernichtung „lebensunwerten Lebens" war. (Der Psychotische ist unheimlich, moralisch anrüchig und minderwertig und seine Familie „degeneriert". Er ist nicht zu den Aktivposten in der Wirtschaftsbilanz zu rechnen, sondern ist ein unnützer Fresser.)

K. Schneider hat, um das Wort Irresein zu vermeiden, die manisch-depressiven Psychosen als Cyclothymie bezeichnet. Diese Bezeichnung hat sich nicht allgemein durchzusetzen vermocht. Was gegen sie ins Feld geführt werden konnte, war einmal, daß man den Ausdruck Cyclothymie für leichte, flache Gemütsschwankungen außerhalb der strenggefaßten eigentlichen Gemütskrankheit schon früher gebraucht hatte. Zweitens wird der Ausdruck „cyclothym" seit E. Kretschmers Werk „Körperbau und Charakter" für eine normale Persönlichkeits- bzw. Stimmungs- und Temperamentsvariante angewendet, so daß Mißverständnisse entstehen können. Was man weiter dagegen erinnern konnte, war, daß im Begriff „Cyclothymie" genau wie beim „manisch-depressiven Irresein" zu sehr das „Cyclische" dieser affektiven Psychosen (wie man sie früher mit einem recht glücklichen Ausdruck nannte) betont wurde.

Zu dem Einwand gegen den Begriff des Irreseins ist zu bemerken, daß natürlich nicht wenige Kranke mit affektiven Psychosen tatsächlich genauso „irr" sein können wie Schizophrene auch, wenn wir unter irr das Befangensein in einer Wahnidee verstehen und nicht etwa eine Demenz, eine intellektuelle Verblödung, wie man sie bei chronischen körperlich begründbaren Psychosen findet.

Wahn besteht z.B. bei solchen Depressiven, die sich mit Schuld- und Versündigungsgewißheit sowie mit primärer Hypochondrie (s. diese) und Verarmungswahn quälen. Bei vielen endogenen Depressionen erreicht die Beeinträchtigung der Selbstwertgefühle freilich nicht ein Ausmaß, welches als „wahnhaft" bezeichnet werden könnte, und dasselbe gilt für die allgemeine Lebensängstlichkeit und das vitale Darniederliegen. Vor allem aber geht die Krankheit mit keiner „Demenz" einher und führt insofern nie zu solcher Art von „Irrsinn", ebensowenig zu den bleibenden Persönlichkeitsdefekten vieler Schizophrenien. Es scheint uns, alles in allem genommen, besser, den Ausdruck Irresein im Zusammenhang mit den affektiven Psychosen beiseite zu lassen. Er ist hier überflüssig.

Die Bezeichnung „manisch-depressive" Psychose leitet sich wie diejenige der „Cyclothymie" von jenen Krankheitsfällen ab, welche in unregelmäßigem Wechsel sowohl depressive wie manische Phasen aufweisen, also den phasisch-bipolaren Formen. Weiter könnte für sie ins Feld geführt werden, daß depressive und manische Phasen in ein und derselben Sippe vorkommen. Manche Forscher, die Kleist folgen, wollen freilich Manien und Depressionen erbbiologisch getrennt wissen. Zum ersten Punkt ist zu sagen, daß nur ein Teil der affektiven Psychosen von diesem Begriff gedeckt würde, denn sehr viele sind eben nicht bipolar einige Male manisch und zu anderen Malen depressiv oder umgekehrt, sondern sie sind unipolar-phasisch. Es überwiegen, aufs Ganze gesehen, zweifellos die Formen, bei welchen in willkürlichen Intervallen einige Male im Leben nur depressive Phasen zur Ausbildung kommen. Der eingeschliffene Begriff „manisch-depressiv" setzt einen ungerechtfertigten Akzent auf die manische Phase, der ihr schon allein ihrer größeren Seltenheit wegen nicht zukommt. Wir finden zwar nicht ganz selten im Ausklingen einer endogenen depressiven Phase eine kurze hypomanische Nachschwankung (ohne den Stärkegrad einer wirklichen Manie) und sehen dies auch mitunter im Anschluß an einen Heilkrampf mit Elektrokonvulsion (wobei man sich vor der Verwechslung mit einem flüchtigen organischen Psychosyndrom mit Enthemmungserscheinungen wie bei mancher Stirnhirnschädigung hüten muß), aber echte, schwere Manien sind doch verhältnismäßig selten. Man hat oft Mühe, in jedem Semester eine für die Vorlesung zu finden. Nicht wenige scheinbar echte manische Krankheitsbilder erweisen sich als rein syndromatisch und treten im Anlaufstadium einer schizophrenen Psychose auf.

Weitere Synonyma für die endogene Depression sind vitale Depressionen und Melancholie. Der letztgenannte Ausdruck wird von manchen Autoren den depressiven Psychosen der Involutionsjahre vorbehalten, eine Begrenzung des Begriffs Melancholie, für die keinerlei Notwendigkeit vorliegt. Die Bezeichnung Melancholie ist für uns gleichbedeutend mit endogener Schwermut.

2. Endogene Depressionen. Symptomatologie: die „vitale" Traurigkeit. Die psychomotorische Hemmung. Agitierte Depressionen. Die Angst

Wenden wir uns zunächst zu den Depressionen. Welche Klagen seitens der Patienten und welche Angaben seitens der Umwelt bekommt der Arzt am Krankenbett oder in der Sprechstunde zu hören, worauf hat er besonders zu achten und worauf kann er seine Diagnose aufbauen?

Die grundlose „endogene" Traurigkeit oder, vielleicht besser gesagt, die freud- und hoffnungslose Verstimmtheit, welche das Krankheitsbild von der Seite der Stimmung her kennzeichnet, liegt nicht immer so zutage, daß sie dem Beobachter sofort auffällt. Häufiger als die Aussage: „Ich bin furchtbar traurig" hört man die Formulierung: „Ich kann mich über nichts mehr freuen" oder, wieder mehr positiv gewendet: „Alles ist so unerträglich ‚schwer' da drinnen, es ist eine solche Qual, ich kann mich für nichts mehr interessieren, nichts mehr bringt mich zum Mitschwingen, alles ist tot und versteinert in mir, ich kann nicht einmal mehr traurig sein." Viele Kranke weinen oft viele Stunden am Tag, andere empfinden es als besonders quälend, daß ihnen sogar die Tränen versiegt seien, von denen sie sich eine gewisse Entspannung erhoffen. Bei vielen Patienten findet man die von K. Schneider so genannte „vitale Traurigkeit". Das bedeutet nicht eine Intensitätssteigerung gewöhnlicher Traurigkeit. Es soll auch nicht ausdrücken, daß die Patienten durch den Grad der Traurigkeit, die vielleicht bis zu Selbstmordgedanken führt, in ihrem vitalen Dasein dadurch bedroht seien. Es ist vielmehr eine besondere, allerdings nicht für die endogene Depression „spezifische" Traurigkeit gemeint. „Vital" wird sie dann genannt, wenn mit der Verstimmung zugleich eine schwere Beeinträchtigung der „Vitalgefühle" (s. dort) einhergeht. Darunter versteht man die leiblichen Gemeinempfindungen, die nicht bestimmten Körperorganen zugeordnet sind. Von manchen Kranken wird das quälende Gefühl in die Herzgegend, von anderen mehr in die Mitte der Brust oder die Magengrube und von einigen wenigen in den Kopf lokalisiert. Angst und Unruhe, oft der traurigen Verstimmtheit zugesellt, werden manchmal auch in den Oberschenkeln verspürt. Hier „sitze" die Qual und Angst, sagen solche Patienten mitunter, und zeigen auf die betreffenden Körperstellen. Oder sie fragen den Arzt, ob er ihnen denn nicht „die Not", den Druck und Schmerz „hier auf der Brust" wegnehmen könne. Würden sie davon befreit, dann könnten sie vielleicht auch einmal wieder aufatmen und froh sein, sonst aber nicht. Kürzlich erklärte uns ein Patient, er hätte unweigerlich seinem Leben ein Ende gemacht, wenn dieses grauenhafte, unerträgliche Schmerzgefühl noch weiter angedauert hätte, das kein Mensch aushalten könne. Die Traurigkeit und Hoffnungslosigkeit seien ein Kinderspiel dagegen. Viele Kranke vermögen sich in recht schweren Depressionen anderen gegenüber so sehr zu beherrschen, daß es einiger Zeit bedarf, bis sie sich dem Arzt anvertrauen. Um keinen Preis wollen sie als „schlapp" oder „wehleidig" erscheinen. Andere wiederum lassen sich in eine depressive Trauer förmlich hineinfallen und sind unerschöpflich in ihren Klagen. Persönlichkeitsstruktur, Variante im Krankheitsgeschehen selbst und die Dauer der Krankheit, welche an die Widerstandskraft ungeheure Anforderungen stellt, aber mitunter in nicht allzu schweren Fällen auch eine gewisse „Gewöhnung", ein Umgehenlernen mit den Krankheitssymptomen, schaffen hier sehr verschiedenartige Verhältnisse.

Man hüte sich vor allem streng vor jedem Moralisieren. Ein scharfer Appell an das „Sichzusammennehmen", bei manchen depressiven Reaktionen im richtigen Augenblick sehr von Nutzen, kann die Minderwertigkeitsgefühle des endogen Depressiven verhängnisvoll steigern und sogar den Entschluß zum Suicid vollends bestärken. „Wenn der Arzt, der mich kennt und dem ich vertraue", so etwa argumentieren solche Kranke, „mir zutraut, daß ich dies und jenes leisten kann und ich habe es vergebens versucht, dann ist dies doch der letzte Beweis für mich, daß ich ein völliger Versager bin und keine Daseinsberechtigung habe."

Die Kranken selbst pflegen meist sehr genau den Unterschied zwischen der endogenen Traurigkeit und einem während der Depression erlebten noch so tiefen reaktiven Kummer wahrzunehmen. Das sei etwas ganz anderes, hört man immer wieder, das laufe auf einem anderen Gleis. Ein schweres, trauriges Ereignis pflegt auch zu keinem Rückschlag bei einer sich zu diesem Zeitpunkt gerade bessernden Depression zu führen. Darauf haben wir schon in dem Abschnitt über das Wesen der endogenen Psychosen hingewiesen. Einen etwas anderen Stellenwert besitzen mitunter belastende Dauersituationen, in welche der Patient zurückkehren müßte. Durch sie kann, wie wir meinen, mitunter der letzte noch notwendige Schwung zur Bewältigung depressiver Reste beeinträchtigt oder eine Dekompensierung bewirkt werden. Wir kennen auf der anderen Seite aber auch genug Beispiele, wo Patienten mit einem erstaunlichen Elan objektiv überaus belastende Lebenssituationen vorbildlich meistern, wenn erst das vitale Reservoir wieder einigermaßen aufgefüllt ist. Das menschliche Kausalitätsbedürfnis bringt es mit sich, daß bei der Erhebung der Vorgeschichte der vorliegenden Krankheitsphase sehr oft ein angeblich verantwortlicher psychologischer Grund für die Traurigkeit angegeben wird. Auch das wurde a.a.O. schon kritisch behandelt.

Wenn man den Kranken und Familienangehörige gleichzeitig zu einer Besprechung bei sich hat, kann man nicht selten feststellen, daß der Patient selbst sehr geneigt wäre, das letztlich Unverständliche, Grundlose seiner jetzigen Gemütsverstimmung zu bekunden, daß aber die Angehörigen förmlich über ihn herfallen mit Einreden wie: „Das weißt du nur nicht mehr richtig, das war doch alles nur deshalb, weil damals ...“. Hier spielt die oben kurz angedeutete Diffamierung alles dessen, was nach endogener Psychose aussieht, noch eine große Rolle. Dies geschieht überdies nicht selten auch in einer den Laien aus denselben Gründen sehr beeindruckenden Weise seitens mancher Psychotherapeuten. Sie erklären, nur noch ganz verstaubte „Schulpsychiater“ glaubten an das Märchen von den endogenen Psychosen. Aber die Sache hat auch noch eine tiefere Seite: Es gehört zum Unheimlichsten, was der Mensch überhaupt erfahren kann, daß er selbst oder daß ein ihm Nahestehender endogen psychotisch wird. Dieser psychologisch ganz und gar unverständliche Vorgang – noch beängstigender beim Verfallen in Wahn als bei den, wenigstens vom Erlebnismäßigen her gesehen, in ihrem Sosein beinahe für jeden nacherlebbaren Gemütsstörungen – stellt eine ständig hinter den Kulissen unserer mühsam aufgebauten Daseinssicherungen lauernde Gefahr dar, welche mit oder ohne warnende Vorboten über jeden von uns eines Tages hereinbrechen kann. So ist es in der Tat erträglicher, sich zu sagen: ich habe mich überarbeitet, oder: unsere Tochter hat es eben nicht überwunden, daß vor einem halben Jahr diese Freundschaft ausgegangen ist usw., als der Tatsache ins Auge sehen zu müssen, daß man die Veranlagung zu einer endogenen Psychose in sich trägt und nie völlig sicher sein kann, daß die Faust aus dem Dunkel heraus nicht wieder zugreift. Oft sind die Patienten und Angehörigen schon beruhigt und hören aus dem, was man ihnen sagt, in bekannter Weise eben das heraus, was sie brauchen, wenn man bei der Erhebung der Vorgeschichte konzediert, es sei nicht ganz unmöglich, daß diese oder jene der berichteten oder angeschuldigten Faktoren eine gewisse Rolle beim Zustandekommen der Krankheit gespielt haben mögen, die man jedoch nicht genau bestimmen könne, weil ohne eine letztlich ausschlaggebende Veranlagung dazu die Krankheit eben nicht gekommen wäre.

Patienten, die früher schon einmal eine oder gar mehrere Phasen durchgemacht haben, sind oft durchaus fähig, das von der jeweiligen Lebenssituation psychologisch vollkommen Unabhängige, das „endogene“ Auftreten cyclothymer Phasen bei sich selbst festzustellen, und können eindrucksvolle Eigenschilderungen geben.

Das Konfrontiertsein mit der Tatsache, daß der Mensch für Zeit oder Dauer geisteskrank werden kann, bedeutet, wenn es wirklich erlebt und nicht nur theoretisch als unglückliche Möglichkeit „für die Anderen“ gewußt wird, das Ansichtigwerden einer echten Grenzsituation im Sinne der Existenzphilosophie von Jaspers. Der Widerhall, den die in dieser Hinsicht offenbar beruhigend wirkenden und das Grauen verschleiernden Theorien mancher tiefenpsychologischer Schulen gefunden haben: es gebe nämlich gar keine endogenen Psychosen, und das, was man konventionellerweise heute noch so nenne, lasse sich eindeutig als psycho- und seit neustem vor allem soziotherapeutisch heilbare Neurose auffassen, hat hier eine mächtige Wurzel. Die Annahme dieser Hypothesen scheint in vielen Fällen ein Stückchen eigener neurotischer Abwehrangst zu sein. (Was kann uns schon die Schizophrenie noch tun, wenn wir genügend Therapeuten im Institut ausgebildet haben? Schultz-Hencke hat ja gesagt, es gebe keine endogenen Psychosen, diese seien vielmehr analytisch heilbare Neurosen, und wenn erst einige tausend ausgebildete Analytiker und Sozialhelfer zur Verfügung stünden, würden unsere Irrenhäuser in soundso vielen Jahren leer.)

Daß wir die Traurigkeit an die Spitze der Symptome der endogenen Depressionen stellen – wobei wir uns erinnern, daß die erlebte Freudlosigkeit vielleicht noch häufiger ist – hat seinen Grund darin, daß wir in den Veränderungen der Affektivität und der Gestimmtheit bei Depressionen und

Manien das typischste Kennzeichen sehen. Manche Forscher wie vor allen López-Ibor stellen den Affekt der vitalen grundlosen Angst noch vor denjenigen der Traurigkeit oder der Freudlosigkeit. López-Ibor sieht in ihr ähnlich wie K. Schneider in der „vitalen Traurigkeit" (s. oben) ein Phänomen, das sich eben durch den Vitalcharakter von anderen Angsterscheinungen abhebt. In der Tat ist sehr häufig die Angst der Traurigkeit zugesellt, aber beide sind nicht identisch und auch trotz aller engen Beziehungen nicht grundsätzlich auseinander ableitbar.

Wir werden sehen, daß man auf dem anderen Pol der affektiven Psychosen, bei den Manien, auch weitaus am besten fährt, wenn man die grundlose, fröhlich-überschäumende Hochstimmung ins Zentrum des Syndroms stellt und nicht die Erregung, welche ja auch die Angst, Verzweiflung und Hoffnungslosigkeit, aber auch Zorn und Wut begleiten kann.

Als nächstes hat uns die Hemmung zu beschäftigen. Wir verstehen darunter rein beschreibend das psychomotorische Verhalten des Kranken, wie wir es unmittelbar wahrnehmen und wie es uns der Kranke, von innen gesehen, schildert. Nicht gemeint sind hinzugedachte triebdynamische Hypothesen, welche eine Grundstörung des depressiven Menschen erfassen wollen. Traurigkeit und Hemmung gehen auch im nichtpsychotischen Leben oft Hand in Hand. Äußerlich sieht man an dem gehemmten Kranken die Langsamkeit seiner Bewegungen im Gehen und Hantieren. Es wird ihm sichtlich schwer, sich in seinem Zimmer nur von einem Stuhl zum anderen zu bewegen. Zögernd und die geklagte Entschlußlosigkeit und Erschwerung selbst der banalsten, gewohnten Alltagsverrichtungen deutlich illustrierend, geschehen alle spontanen Bewegungsabläufe, vollzieht sich aber auch das psychomotorische Reagieren. Der Gang ist unelastisch, müde und schleppend. Die Mimik drückt die Freudlosigkeit und pessimistische Hoffnungslosigkeit aus. Sie wirkt oft wie erstorben in Traurigkeit. Die Mundwinkel sind herabgezogen, die Oberlider der Augen zeigen oft die Veraguthsche Kummerfalte, die Stirn ist grüblerisch gerunzelt, die Nasolabialfalten sind vertieft. Andere Ausdrucksbewegungen sind spärlich, die Änderungen in der mimischen Innervation erfolgen zögernd, langsam, unausgiebig. Das Gesicht ist nicht leer und im Ausdruck verflacht und ausgelöscht, wie es beim „Organiker", insbesondere auch beim Paralytiker der Fall ist, sondern das Gesicht ist zu einer tragischen Maske erstarrt. Allenfalls wirkt es „leer", weil der Ausdruck so statisch ist. Oft ist zu beobachten, daß im Laufe eines Gespräches der Mund sich zwar in die Falten eines Lächelns legt, der Ausdruck der Augengegend dabei jedoch todestraurig bleiben kann. Die Stimme ist wenig moduliert und monoton. Die Worte und Sätze kommen langsam und zögernd. Im Schriftbild führen die Zeilen abwärts.

Direkt auf die Körpersphäre weist das um Jahre vorgealtere Aussehen der Patienten, die sich mitunter nach einer abgeklungenen Depression oder vollends in einer manischen Nachschwankung binnen kürzester Frist wieder so verjüngen können, daß man sie kaum wiedererkennt. Während der Depression sind die Augen matt, die Haut blaß und welk, das Haar glanzlos und stumpf. Der Stuhlgang ist meist angehalten. Bei Frauen ist die Periode unregelmäßig oder zeitweilig ganz unterbrochen. Bei beiden Geschlechtern ist zumeist die Libido auf ein Minimum eingeschränkt oder ganz erloschen und mit ihr die Orgasmusfähigkeit. Als verhältnismäßig seltene Ausnahme kennen wir jedoch auch mit der Phase kommende, namentlich zu Anfang bestehende Steigerungen der sexuellen Triebhaftigkeit.

Diese Tatsache wird von einzelnen Patienten verschieden erlebt und kann zweifellos auch ganz verschiedenartig aufgebaut sein. Das Primitivste ist eine rein somatisch wirkende gesteigerte Erregbarkeit, die zu gehäufter Entspannung drängt, welche dann oft auf dem Wege der Selbsthilfe erreicht wird. Manchmal ist eine gesteigerte Onanie gewissermaßen noch der letzte sich anbietende Trost in dem elenden allgemeinen Darniederliegen, solange die hormonalen Voraussetzungen von Potenz bzw. Orgasmusfähigkeit noch vorhanden sind. Andere Patienten suchen gewissermaßen verzweifelt durch einen forcierten Sexualverkehr Trost in der kreatürlichen und seelischen Geborgenheit bei dem Partner und versuchen so der inneren Einsamkeit noch eine Weile zu entfliehen. Oder sie benötigen den Rettungsanker einer übersteigerten Bestätigung ihres doch noch vorhandenen Wertes für einen geliebten Partner, während im Innersten schon die schweren Selbstentwertungen der endogenen Depression sie verzweifelt machen. Nicht selten hören wir von selbstmordgefährdeten Patienten beiderlei Geschlechts: wenn ich nicht einmal mehr dazu fähig bin, dann ist es höchste Zeit, Schluß zu machen. Andere wieder – es kommt natürlich entscheidend auf die Rolle des Sexus in der Wertwelt des einzelnen Lebens und auf den Partner an – nehmen diese Störungen völlig gelassen hin. Ein vom Arzt erlassenes Verbot sexueller Betätigung wirkt oft erleichternd, ebenso der ganz einfache Hinweis, daß bei nahezu allen Depressionen die Libido sexualis mehr oder weniger erloschen sei und daß sie sich mit zunehmender Genesung von selbst wieder einstellen werde. Die Aufklärung des betreffenden Partners oder der Partnerin kann hier von großer Wichtigkeit sein. Auch wenn vom Patienten spontan nicht geklagt und vom Ehemann oder der Ehefrau nichts dazu angegeben wird, sollte der Arzt nicht darauf verzichten, nach diesen Dingen zu fragen. Wir haben es schon häufig erlebt, daß Klarheit über diese Sorgen bei einer ambulant therapierbaren Depression von wesentlicher Bedeutung für die psychische Hygiene dieser schweren Zeit gewesen ist.

Störungen der neurovegetativen Regulationen in der endogenen Phase äußern sich neben der so gut wie nie fehlenden, meist sehr quälenden Schlaflosigkeit in Appetitlosigkeit mit oft erheblichem Gewichtsverlust, Obstipation, Trockenheitsgefühl im Mund, Vasolabilität und hormonalen Störungen.

Lassen wir uns die Hemmung der Kranken schildern, wie sie erlebt wird, so sehen wir bald, daß sich hinter dieser Bezeichnung recht verschiedenartige Geschehnisse verbergen können.

Die einfachste Form ist etwa die, daß der Kranke erklärt, er könne zwar noch in seinem häuslichen oder beruflichen Alltag planen, aber alles, was er in die Tat umsetzen wolle, gehe ungewohnt mühsam und langsam vor sich. Am liebsten würde er immer wieder Pausen einlegen, so angestrengt und kraftlos fühle er sich. Oft werden damit gleichzeitig sehr verschwommene körperliche Beschwerden angegeben: Benommenheit, Herzstechen, Herzklopfen und Kopfschmerzen, Abgeschlagenheit der Glieder, einschnürendes Druckgefühl am Herzen oder ein stark affektiv getöntes, schwer zu beschreibendes Gefühl von Spannung und Unruhe in den Eingeweiden. Auch Unruhe in den Gliedern, vor allem, wenn die Patienten sich niedergelegt haben, um etwas zu ruhen, Fingertremor, Pulsieren in der Schilddrüse u.a.m. werden genannt. Stehen diese Symptome im Vordergrund und ist die Freudlosigkeit und Traurigkeit nicht sehr ausgeprägt, fehlt das den Patienten oft selbst befremdende grundlose Weinen, dann wird von ihm das affektive Verstimmtsein sehr häufig als scheinbar verständliche Reaktion auf die geschilderten körperlichen Molesten aufgefaßt, und oft nicht nur von ihm selbst, sondern auch von dem zu Rate gezogenen Arzt. Man muß solche Symptomengestaltungen im Grunde immer in ihrer längsschnittmäßigen Entwicklung betrachten, um sie richtig zu bewerten. Aber wer kann sich außerhalb einer Fachklinik dazu schon die Zeit nehmen? Gewiß der praktische Arzt in seiner drangvollen Sprechstunde am wenigsten, und außerdem wollen solche Patienten rasch eine Diagnose und wollen rasch geholfen bekommen und nicht wochenlang darauf warten, bis zu diesen geschilderten Symptomen allmählich andere hinzutreten, welche das Vorliegen einer endogenen Depression endgültig sichern.

Weitere Klagen gehemmter Patienten beziehen sich weniger auf den erschwerten Vollzug von Handlungen, sondern auf deren Entwurf, ja schon auf den Entschluß, überhaupt Handlungsentwürfe zu wollen. Solche Kranke sind sehr gequält.

Zumeist findet sich beides vergesellschaftet: völlig darniederliegende Spontaneität und Initiative und fehlende Nachhaltigkeit in der Einstellung auf eine wenn auch noch so bescheidene Aufgabe, zu deren Durchführung der Patient sich gerade eben mühsam durchgerungen hat. Schon die Aufgabe, morgens aus dem Bett zu finden, sich die Kleider zurechtzulegen, sich anzuziehen, sich zu waschen, ist ein von unendlichen hemmenden Hindernissen erschwertes Unternehmen. Am liebsten würden die Kranken in einem Winkel verkrochen bleiben. Dabei besteht natürlich volle Einsicht in das „beschämende“ und beängstigende Versagen. Hausfrauen stehen dann vormittagelang am Kochherd und bringen die einfachsten Speisen vor lauter Entschlußlosigkeit nicht mehr zusammen. Es fällt ihnen auch nicht mehr ein, was nun weiter zu tun ist. Sie versuchen, sich auf den nächsten Schritt zu konzentrieren, aber nichts läßt sich scharf einstellen, die Hemmung ist zu groß, das nächste Erfordernis gedanklich festzuhalten und einzuordnen. „Ich weiß überhaupt nichts mehr“, pflegen solche Kranke verzweifelt zu sagen, und sie stehen im Bann der für sie sehr naheliegenden Furcht, es handle sich bei dieser Störung um eine Verblödung wie etwa bei einem Altersblödsinn. Wenn man einmal darauf achtet, ist man erstaunt, wie viele noch jugendliche Depressive mit der Klage kommen, sie litten an Störungen des Gedächtnisses, könnten nichts mehr behalten und kombinieren, der einfachsten Handlung am Bildschirm nicht mehr folgen u.a.m. Dies geschieht, bevor etwa als Nebenwirkung einer Elektroschockbehandlung vorübergehend amnestische Störungen in Erscheinung getreten sind. Ja, viele Patienten stellen erstaunt nach der Schockbehandlung fest, sie könnten jetzt wieder merken und behalten und sich konzentrieren und die „Gedächtnisstörung“ sei behoben.

Die Hemmung kann aber auch noch auf andere Weise mit andersartigen depressiven seelischen Störungen zusammenhängen. So geben z.B. viele Patienten an, daß sie durch oft geradezu zwangsartige Grübeleien so völlig in Anspruch genommen gewesen seien, daß sich ihr ganzes Denken karussellartig nur noch um ein ganz bestimmtes Thema selbstquälerisch-schuldhafter oder angstvoll-hypochondrischer Art gedreht habe. Dadurch hätten sie gar keine Möglichkeit mehr besessen, ihre Gedanken auch auf ein anderes Thema zu richten und sich dazu aufzuraffen, irgend etwas anderes zu planen und zu wollen. Für alles andere habe eine völlige Hemmung bestanden. Meistens handelt es sich bei diesen hemmungssetzenden Blockierungen um Schuldgefühle und Selbstvorwürfe oder um angstvolle Zukunftserwartungen und Befürchtungen. Diese sind so quälend, und zugleich liegt die ganze vitale Antriebskraft dermaßen darnieder, daß neben dem ständigen Sich-im-Kreise-Drehen keine Reserven mehr übrigbleiben und äußerlich gesehen das Bild einer hochgradigen Hemmung entsteht. Hier ist auch eine enge Verwandtschaft zu Zuständen zu bemerken, bei welchen keine Hemmung, sondern eine unruhige ängstliche Betriebsamkeit vorliegt. Die Kranken können keinen Augenblick ruhig sitzen, gehen ruhelos auf und ab, vom Stuhl zur Tür, vom Bett zum Fenster, und wenn sie vor Erschöpfung einmal eine Weile niedersitzen, wiegen sie sich unruhig hin und her und sind vor allem mit den Händen in fortwährender Bewegung. Sie zerzupfen sich die Kleider, raufen sich das Haar buchstäblich aus, scheuern sich auf der Haut wund, pflücken sich die Fingernägel und Zehennägel ab und jammern unentwegt monoton vor sich hin. Man spricht von einer agitierten Depression. Dieser Typ findet sich mit besonderer Vorliebe bei Patienten des höheren Lebensalters, vor allem in den sog. Rückbildungsjahren. Der Affekt der Angst steht hier gegenüber demjenigen der Traurigkeit nicht selten im Vordergrund. Auch sog. „paranoide" Züge sind oft dabei. Die Kranken befürchten etwa, von der Polizei „abgeholt" und eingesperrt oder umgebracht zu werden, und nicht ganz selten beginnt alsdann „der Zeiger der Schuld" (W. Scheid) insofern auf die Umwelt zu weisen, als solche Kranke verzweifelt versichern, sie wüßten zwar, daß sie schuldig und verworfen seien, aber man müsse doch Gnade vor Recht ergehen lassen und sie nicht so grauenhaften Bestrafungen und Martern aussetzen, sie wollten doch alles wieder gutmachen, für ihre armen Kinder und Enkel arbeiten usw.

Diese agitierten Depressionen haben mit den gehemmten das eine gemeinsam, daß auch bei ihnen im Gegensatz zu dem erregten psychomotorischen Verhalten einer Manie die Produktion an depressiven Inhalten keineswegs reichhaltiger, sondern im allgemeinen genauso monoton ist. Es ist ein Auf-der-Stelle-Treten, ein rasend getriebenes, einförmiges Sichabzappeln, ohne daß etwa in besonderer Fülle oder einem nennenswerten Einfallsreichtum Inhalte über Inhalte in stets neuen Selbstanklagen und Selbstverdammungsphantasien produziert würden.

Es ist eine ganz unhaltbare Auffassung, anzunehmen, daß wegen der Agitiertheit hier ein „manisches" Element in die Depression mit hineingeraten sei, daß es sich also um einen manisch-depressiven „Mischzustand" handle. Das Mißverständnis kann nur aufkommen, wenn man bei der Manie nicht die heitere, fröhliche, grundlose Freudigkeit, sondern die ganz und gar uncharakteristische, überall vorkommende Erregung in die vordere Linie rückt. Man muß sich vielmehr daran erinnern, daß Angst und Erregung außerordentlich enge Beziehungen aufweisen. Ein Ängstlicher ist meist in motorischer Unruhe, er hält es keinen Augenblick auf seinem Platz aus, das motorische Sichentladenkönnen wirkt oft geradezu angstlindernd. Daß man auch erstarrt vor Angst, gelähmt vor Entsetzen sein kann, bleibt davon unberührt. Erregtheit kann als durchgehende Antriebsstörung auch einmal den bipolaren Phasenwechsel der Stimmungslage überdauern.

Bei agitiert depressiven Kranken mit Angst sehen wir weitaus die meisten Selbstverstümmelungen, während diese im Gegensatz zum Suicid bei nicht agitierten, nicht angstgejagten, traurigen gehemmten Depressionen keine wesentliche Rolle spielen.

So hat sich eine unserer Patientinnen mit einer agitierten Depression voller Angst, die ominöse „Sünde wider den heiligen Geist" begangen zu haben (ein Begriff, der mit dem Schuldkomplex der armen Bauersfrau nichts zu tun hatte, aber für manche Depressive gerade wegen seiner Unverständlichkeit eine gigantische Bedrohung darstellt), im Keller ihres Hauses die linke Hand auf dem Holzklotz mit dem Beil abgehackt. Sie konnte es sich nicht verzeihen, als junge Frau, während ihr Mann im Krieg war und sie sich in einen anderen verliebte, in Gedanken an diesen eine Zeitlang mit den Fingern dieser Hand onaniert zu haben.

Auch genitale Selbstverstümmelungen bei Männern in den Rückbildungsjahren haben wir mitunter gesehen. Die Selbstmordversuche der Kranken in diesem Alter mit agitierten Depressionen zeichnen sich gleichfalls häufig durch eine besonders grausame Brutalität in der Durchführung aus. Das Mittel der Wahl ist hier nicht die „sanfte" Schlaftablette, sondern das Messer, der Strick, der Viehschußapparat, das Sichzerstückelnlassen von der Lokomotive usw.

Schließlich sieht man als Ursache für eine Hemmung mitunter auch bei endogenen Depressionen eigentümliche zwangsartige Abläufe von Vorstellungen, durch welche die Kranken sehr in Anspruch genommen werden, so daß sie wiederum in ihren sonstigen psychischen Vollzügen stark blockiert sind. Mitunter erfahren wir durchaus nichts davon, daß der betreffende Patient etwa von Hause aus Züge eines sensitiv-selbstunsicheren Psychopathen gezeigt hätte, die wir so oft als Grundlage späterer zwangsneurotischer Fehlentwicklungen sehen. Es sind auch keine analysierbaren aktuellen neurotischen Konfliktmomente nachweisbar, die mitunter auch beim nicht anankastisch veranlagten Psychopathen in einer akuten Konfliktsituation (meist einem Widerstreit des Gewissens mit sexuellen Wünschen) zu einer im allgemeinen psychotherapeutisch gut beeinflußbaren Zwangsneurose führen können. Wir müssen wissen, daß der Zwangsmechanismus als Kontroll- und Wiederholungszwang ohne alle neurosetypischen Konfliktkonstellationen, gewissen hirnorganisch bedingten Syndromen hierin sehr nahestehend, auch einmal im Verlauf einer endogenen Psychose vor allem in den Anfangsstadien auftreten und sich im weiteren Verlauf wieder völlig verlieren kann. Eine solche Patientin schildert etwa, daß sie mit ihren Gedanken, Überlegungen und Entschlüssen deshalb gar nicht mehr vom Fleck komme und trotz größter Qualen untätig herumsitze und nicht zum Bestellen ihres kleinen Haushalts komme, weil sie zu den meisten Wörtern, die sie innerlich denke, sich gleich passende Reimwörter ausdenken müsse. Bevor sie nicht alle ihr erreichbaren gefunden habe, werde sie ein überaus unangenehmes inneres Dranggefühl nicht los. Oder eine andere berichtet, daß sie einem ihr bis dahin vollkommen unbekannten Grübelzwang preisgegeben sei, der ihre Aktivität lahmlege. Sie müsse sich bei einzelnen Wörtern bis zur völligen inneren Erschöpfung fragen, warum man sie mit einem harten t und nicht mit einem weichen d schreibe u. dgl. m., obwohl sie die Unsinnigkeit dieser widerwärtigen Grübelei vollkommen einsehe.

Wir haben schon einleitend betont, wie außerordentlich of Traurigkeit und Hemmung bei der endogenen Depression zusammen vorkommen. Daß das auch anders sein kann, sahen wir am Beispiel der agitierten Depression. Sie können ihre häufige enge Koppelung im Einzelfall auch einmal spontan oder im Verlauf einer Behandlung lösen. Man hat versucht, die Traurigkeit aus der Hemmung (ich bin so traurig, weil ich nichts mehr fertig bekomme) oder umgekehrt die Hemmung aus der Traurigkeit (in bin gelähmt von der Freudlosigkeit) abzuleiten und damit eines der beiden Phänomene gewissermaßen zur „Grundstörung" zu erklären. Das ist unseres Erachtens nutzlos und unnötig und tut der Fülle der lebendigen Möglichkeiten Gewalt an.

3. Die larvierten Depressionen

Die vitalen oder larvierten Cyclothymien gehören zweifellos zu denjenigen Erscheinungsformen cyclothymen Krankseins, die am häufigsten diagnostisch verkannt werden. Das liegt vor allem daran, daß es sich nicht um depressive Zustandsbilder im landhäufigen, d.h. in dem Sinne handelt, daß die Traurigkeit das bestimmende Merkmal des Syndroms ist. Es dominieren vielmehr in der Regel Beeinträchtigungen der Grundbefindlichkeit nach Art der oben dargestellten vitalen Verstimmung oder aber primär somatisch anmutende Leibgefühlsstörungen, bei denen es sich streng genommen um Leiberlebensstörungen handelt.

Die gesonderte Darstellung der vitalen Cyclothymien findet eine Rechtfertigung einmal in dem Umstand, daß die phänomenale Gestaltung dieser Krankheitsbilder diagnostische und vor allem differentialdiagnostische Probleme eigener Art bedingt, zum anderen in der Tatsache, daß gerade das Fehlen einer beherrschenden traurigen Gefühlsregung für das Verständnis und insbesondere für die Systematik cyclothymen Krankseins generell von großer Bedeutung ist.

Vitale Cyclothymien begegnen uns in Gestalt zweierlei Prägnanztypen, und zwar als vegetativer und als anerger. Zwischen ihnen gibt es fließende Übergänge. Beide Prägnanztypen findet man heute in der Literatur vielfach unter dem Begriff der larvierten Depression zusammengefaßt, ohne daß diese Bezeichnung allerdings besonders glücklich wäre.

Die Rede von einer larvierten Depression ist alt, das deutsche Schrifttum hat sie offenbar aus dem französischen übernommen. Wegen der großen Beliebtheit, der sich dieser Terminus gegenwärtig erfreut, muß einiges zu ihm ausgeführt werden. Vom Wort her meint larvierte Depression eine verborgene, hinter einer Maske versteckte Depression. Das angelsächsische Schrifttum kennt daher auch die „masked depression", eine Bezeichnung, die uns in der deutschsprachigen Literatur bisweilen als maskierte Depression begegnet. Auch von einer inapparenten Depression wird gelegentlich im gleichen Sinne gesprochen. Alle diese Begriffe gehen von einem gemeinsamen Verständnis des Wortes Depression aus, besser noch, sie unterstellen ein solches unausgesprochen. Depression meint in dieser Wortverbindung offenbar eine nosographische Kategorie, d.h., mit dieser Bezeichnung wird die Krankheitsgruppe der cyclothymen Depressionen in ihrer Gesamtheit angesprochen. Larvierte Depression heißt dann ein cyclothymes Kranksein, das hinter einer psychopathologischen Symptomatik verborgen ist, die als Maske das „eigentlich" Cyclothyme gar nicht oder nur mit Schwierigkeiten erkennen läßt. Ein solches Denkmodell ist den primär somatologisch orientierten medizinischen Disziplinen durchaus geläufig, in der Psychiatrie muß es allerdings auf einige Schwierigkeiten stoßen. Diese Schwierigkeiten liegen letzten Endes im Krankheitsbegriff.

Die Psychiatrie kann sich, zumindest bei ihrem derzeitigen Kenntnisstand, nicht eines biologischen Krankheitsbegriffes bedienen. Die fehlende pathophysiologische Fundierung seelischer Störbilder erlaubt es nicht, Symptome als unmittelbaren Ausdruck krankhafter biologischer Prozesse zu beschreiben, deren Summe eine Krankheitseinheit konstituieren. So gibt es zwar eine Reihe psychopathologischer Tatbestände, die zum Krankheitsbild der Cyclothymie gehören, es gelingt aber nicht ohne Zwang und ohne der klinischen Wirklichkeit Gewalt anzutun, diese bezüglich ihrer nosologischen Valenz zu werten und obligate von fakultativen Symptomen abzutrennen. Gemeinsam ist der ganzen Gruppe lediglich die vitale Verstimmung, die sich aber als ein besonderer und globaler Wandel von Befinden und Erleben von Fall zu Fall in unterschiedlichen Symptomen manifestiert und die darüber hinaus auch im Rahmen einer Neurose oder einer schizophrenen Psychose einmal gesehen werden kann. Die vitale Verstimmung ist ein notwendiges, aber weder spezifisches noch das Wesen der Erkrankung ausmachendes psychopathologisches Phänomen der Psychosen der Cyclothymiegruppe. Alle anderen sogenannten Symptome sind unterschiedlich häufig, aber durchaus nicht obligatorisch. Sie charakterisieren lediglich Prägnanztypen cyclothymen Krankseins, die dann in ihrer Gesamtheit die Erkrankungen der Cyclothymiegruppe bilden. Bleibt man dieser besonderen Verhältnisse eingedenk, so wird deutlich, wie problematisch die Rede von einer larvierten Depression sein muß. Sie hätte ja nur einen Sinn, wenn es möglich wäre, „eigentliche" cyclothyme Symptome von „uneigentlichen" zu unterscheiden, wobei Letztere dann die Maske darstellten, hinter der sich Erstere verbergen. Da es aber ein cyclothymes Kernsyndrom als spezifisches bzw. obligatorisches Symptomensemble nicht gibt, können die so verstandenen larvierten Depressionen lediglich Prägnanztypen, d.h. besondere Gestaltungen cyclothymen Krankseins darstellen. Man verzichtet auf den Begriff der larvierten Depression am besten gänzlich und beschreibt lediglich vitale Cyclothymien, die uns einmal in Gestalt eines anergen, das andere Mal in Gestalt eines vegetativen Prägnanztyps begegnen.

Die Seltenheit, mit der vitale Cyclothymien vegetativen Prägnanztyps gesehen werden, resultiert nicht nur aus der Tatsache, daß zu selten an diese Diagnose gedacht wird, sondern auch daraus, daß sich die Exploration vielfach auf die Darstellung der Leibgefühlsstörungen beschränkt und bei Fehlen zureichender und befriedigender krankhafter körperlicher Befunde eine „Somatisierung" unbewältigter Konfliktspannungen annimmt. Eine solche Interpretation kann durchaus zutreffen, wenn es auch gelegentlich erforderlich ist, vor einer allzu schöpferischen Phantasie des Untersuchers zu warnen. Man wird sich aber stets bewußt bleiben, und gerade diese Bilder belegen diese selbstverständliche Tatasche immer wieder sehr eindrucksvoll, daß cyclothymes Kranksein und neurotische Symptombildung einander nicht alternativ gegenüber stehen und daß beide auch in Gleichzeitigkeit nebeneinander gegeben sein können. Es gilt also, nach weiteren Hinweisen auf eine vitale Cyclothymie zu fahnden. Man wird dann stets in unterschiedlicher Dichte und Intensität jene Symptome finden, die das cyclothyme Achsensyndrom ausmachen und die dem cyclothymen Erlebenswandel sein charakteristisches klinisches Gepräge geben.

Cyclothyme Depressionen vegetativen Prägnanztyps begegnen uns selten als reine Verläufe in dem Sinne, daß die früheren ebenso wie die folgenden Krankheitsmanifestationen die gleiche klinische Gestalt zeigen. Auch eine Bindung an ein bestimmtes Lebensalter läßt sich bislang nicht mit einer ausreichenden Sicherheit erkennen. Dieser Umstand ist deswegen wichtig, weil aus ihm der Diagnostik eine nicht selten entscheidende Hilfe erwächst, indem der Nachweis zurückliegender erscheinungsbildlich zweifelsfreier Phasen die richtige Bewertung der rezenten Erkrankung ermöglichen kann. Allerdings muß man sich davor hüten, bei einer entsprechenden Vorgeschichte jedes psychische Störbild mit einer früher in Erscheinung getretenen cyclothymen Depression in Verbindung zu bringen. Die Anamnese kann nur einen – allerdings gewichtigen – Hinweis geben, die diagnostische Entscheidung muß ihre Rechtfertigung auch in dem aktuell gegebenen klinischen Bild finden.

Das Wesen der vitalen Cyclothymie vegetativen Prägnanztyps liegt also darin, daß bei ihr das cyclothym depressive Achsensyndrom im Erscheinungsbild gegenüber vielfältigen Leibgefühlstörungen zurücktritt, bei genauer Exploration aber stets nachweisbar bleibt. Die besonderen Schwierigkeiten der Differentialdiagnose ergeben sich aus eben diesem Umstand.

Achtet man auf die Phänomene des Achsensyndroms und erforscht gleichzeitig sorgfältig die Vorgeschichte, so wird eine Fehlbeurteilung in der Mehrzahl der Fälle zu vermeiden sein. Sie geschieht wohl am häufigsten dann, wenn sich die Leibgefühlsstörungen vorwiegend als Herzsensationen äußern. Zum einen liegt hier die Fehldiagnose einer internistischen Erkrankung naturgemäß nahe. Sie kann durch entsprechende körperliche Untersuchungsverfahren ausgeschlossen werden. Zum anderen wird bei diesen Kranken bisweilen ohne weitere Untersuchung eine Neurose angenommen. Das hat seinen Grund nicht zuletzt in der vielfach geübten irreführenden Gleichsetzung von herzphobischem Syndrom mit Herzangstneurose.

Herzangstsyndrome treten in der Regel anfallsartig, aus völligem oder weitgehendem Wohlbefinden heraus auf und lassen in ihrer Symptomatik bei der Dramatik des Ereignisses auch den Patienten vielfach zunächst an einen Herzinfarkt denken. Bei einem solchen Krankheitsbild wird man zunächst an eine akute Koronarinsuffizienz denken müssen. Das gilt auch dann, wenn bei dem Patienten cyclothyme Depressionen in der Vorgeschichte zuverlässig ausgewiesen sind. Erst nach Ausschluß eines primär körperlichen Leidens setzen die Überlegungen zur psychiatrischen Differentialdiagnose ein. Die Entscheidung fällt leicht, wenn bei einer entsprechenden Anamnese im aktuellen Zustandsbild Phänomene des cyclothymen Achsensyndroms spontan angegeben oder explorativ dargestellt werden können. Ebenso leicht fällt die Entscheidung dann, wenn diese Indizien fehlen und stattdessen eine relevante innere Konfliktspannung vor dem Hintergrund weit zurückreichender neurotischer Brückensymptome aufzuzeigen ist. Einem allgemeinen Trend folgend, wird an die zweite Möglichkeit – herzphobisches Syndrom als neurotische Symptombildung im Rahmen einer neurotischen Entwicklung – meist als erstes gedacht und die Vermutung als bestätigt angesehen, wenn die Exploration jenen für die Symptombildung recht kennzeichnenden Ambivalenzkonflikt zwischen Anklammungs- und Ablösungstendenzen aufdeckt. Es muß aber erneut auf jenen wichtigen Sachverhalt hingewiesen werden, der für Wertung und Beurteilung psychiatrischer Krankheitsbilder generell von Bedeutung ist: Die Genese des einzelnen Syndroms als besondere Weise des Erlebens und Verhaltens ist eine Sache, der Hintergrund, vor dem es in Erscheinung tritt und der seine Entwicklung gegebenenfalls erst ermöglicht, eine andere. Diese Unterscheidung ist naturgemäß von einer eminent praktischen Bedeutung, wenn es um die Aufstellung eines erfolgversprechenden Heilplanes geht. Konkret heißt das etwa, daß sowohl beim herzphobischen Syndrom im Rahmen einer vitalen Cyclothymie vegetativen Prägnanztyps als auch bei der Herzangstneurose der psychodynamische Hintergrund in seinen wesentlichen Konstituenten durchaus der gleiche sein kann, daß der unterschiedlich nosologische Kontext in beiden Fällen jedoch zu gänzlich unterschiedlichen therapeutischen Konsequenzen zwingt. Sowohl die Neurose als auch die Cyclothymie müssen positiv bewiesen werden, weder das eine noch das andere kann einfach per exklusionen angenommen werden, ein Vorgehen, das je nach Schulzugehörigkeit mal für die Neurose, mal für die Cyclothymie praktiziert wird.

Problematisch ist es gelegentlich, eine vitale Cyclothymie vegetativen Prägnanztyps von einer schizophrenen Psychose abzugrenzen. Hier sind vor allem inzipiente Schizophrenien und die sogenannten schizophrenen Residualsyndrome in Betracht zu ziehen. Die besonderen Beziehungen zwischen schizophrenen und cyclothymen Residualsyndromen, bei denen das cyclothyme Achsensyndrom nicht mehr erkennbar ist, sind in einem späteren Kapitel dargestellt. Hinsichtlich der vorwiegend durch Leibgefühlsstörungen bestimmten sogenannten schizophrenen Endzustände liegen die Dinge verhältnismäßig einfach. Zum einen fehlt bei ihnen das cyclothyme Achsensyndrom, zum anderen aber weist die gründliche Erhebung der Vorgeschichte den richtigen Weg. Schwieriger ist die Differentialdiagnose gegenüber den inzipienten Schizophrenien, die über lange Zeit ganz oder doch vorwiegend durch Leibsgefühlsstörungen geprägt sein können. Das gilt vor allem für die jugendlichen schizophrenen Psychosen. Es ist wichtig, an die Möglichkeit einer solchen Erkrankung zu denken und – um sie auszuschließen – gründlich nach weiteren Symptomen zu fahnden. Meist wird man schizophrene Erlebnisweisen im eigentlichen Sinne finden, ohne daß das jedoch immer gelänge. In denjenigen Fällen, bei denen sich zu den Leibsgefühlsstörungen auch noch phasische Verstimmungen hinzugesellen – wie etwa bei der Hebephrenie im klassischen Sinne – kann erst die Verlaufsbeobachtung die endgültige Diagnose sichern. Man tut gut daran, bei jugendlichen Kranken mit der Diagnose einer vitalen Cyclothymie vegetativen Prägnanztyps zurückhaltend zu sein und sich immer für eine Revision der Diagnose bereitzuhalten. Der Umstand, daß vitale Cyclothymien im jugendlichen Alter zwar vorkommen, aber relativ selten sind, muß zu besonderer Zurückhaltung in der Prognostik veranlassen, auch dann noch, wenn das Zustandsbild zur Diagnose einer vitalen Cyclothymie zwingt. Die Zahl derjenigen Fälle, die später doch in eine schizophrene Psychose münden, ist nicht gering, wobei es dann eine akademische Frage ist, ob man von Übergang oder von Gestaltwandel sprechen will. Die besonderen Probleme und Fragestellungen, die mit den cyclothymen Verstimmungen des frühen Lebensalters verbunden sind, können in der vorliegenden Darstellung nicht erörtert werden. Sie sind Gegenstand der Pädopsychiatrie.

Die vitalen Cyclothymien anergen Prägnanztyps sind vor allem außerhalb der Kliniken in der ambulanten Praxis häufiger, als es nach den Krankheitsstatistiken den Anschein hat. Ihre Diagnostik ist in der Regel nicht besonders schwierig, wenn man überhaupt nur an diese Möglichkeit denkt. Die Exploration wird hinter den vordergründigen Klagen über ein allgemeines Versagen, ein psychophysisches Erschöpftsein und eine Senkung des Energie- und Antriebsniveaus rasch das Achsensyndrom erkennen lassen. Die Tatsache, daß eine vitale Cyclothymie anergen Prägnanztyps gewöhnlich nur in einen Verlauf eingestreut ist, dessen frühere und spätere Phasen symptomatologisch farbiger gestaltet sind, gibt der sorgfältigen Erhebung der Vorgeschichte bei diesen Syndromen eine besondere Bedeutung. Auch bei der vitalen Cyclothymie anergen Prägnanztyps ist eine Häufung während eines bestimmten Lebensalters oder eine Abhängigkeit von Symptomatik und Zahl durchgemachter Phasen nicht sicher zu erkennen. Tritt sie im mittleren Lebensalter auf, so stellt sie die Differentialdiagnose in der Regel vor keine besonderen Probleme. Auf der einen Seite gibt in diesen Fällen die Vorgeschichte meist schon den richtigen Hinweis, auf der anderen Seite sind diejenigen Erkrankungen, mit denen die vital-anerge Cyclothymie verwechselt werden kann, an das frühe Lebensalter, vor allem aber an die Zeit jenseits der Lebensmitte gebunden.

Anhang: Neuere Aspekte der klinischen Depressionsforschung

In den letzten Jahren ist in der Depressionsforschung recht intensiv gearbeitet worden, wobei die Autoren zum Teil an lang zurückliegende Ansätze anknüpfen konnten, um diese auf dem Hintergrund neuerer Befunde weiterzuentwickeln. Die Bemühungen zielten zum einen auf ein Verständnis des Melancholischen, das sich von der Systematik der Kerngruppe „stilreiner" cyclothymer Depressionen löst, um in einer ganzheitlich-anthropologischen Schau sich dem Wesen „melancholischer Daseinsabwandlung" zu nähern. Zum anderen ging es darum, die von Erstarrung bedrohte Alternative endogene versus reaktive Depression durch ein sorgfältiges Studium des depressiven Vorfeldes in Verbindung mit gezielten charakterologischen Untersuchungen aufzulockern und einer erneuten Diskussion zugänglich zu machen. Es ist kein Zweifel, daß die Mehrzahl der Forscher beide Aspekte gleichzeitig in den Blick nahm, ist doch ihr enger thematischer Zusammenhang nicht zu übersehen.

Von daseinsanalytisch-anthropologischer Seite wurde den anthropologischen Kategorien des Raumes und der Zeit in der Verfassung des Melancholischen nachgegangen. Von Gebsattel knüpfte an frühe Arbeiten an, in denen die Beziehungen zwischen Zwang und melancholischer Verstimmung aufgewiesen und erörtert worden waren. Unter Berufung auf Straus machte er darauf aufmerksam, daß erst der Rückgriff auf das Zeitmoment eine der gemeinsamen Wurzeln beider psychopathologischer Tatbestände offenzulegen vermag. Seitdem hat das Problem das Zeiterlebens in der Depression die Forschung immer wieder beschäftigt. Von Gebsattel sah, auch hier in einer langen wissenschaftlichen Tradition stehend, in der endogenen Hemmung das „biologische Fundament" aller Melancholiesymptome.

Zeit bedarf zu ihrer Vergegenwärtigung der räumlichen Schemata, das Zeiterlebnis ist zum einen stets auf die Zukunft gerichtet und wird zum anderen gewöhnlich als ein Wachstum der Persönlichkeit, als Selbstentfaltung und als Selbstverwirklichung erlebt. In der vitalen Hemmung der Melancholie geht die Zukunftbezogenheit verloren, Zeit meint nun nicht mehr gestaltendes Vorwärtsschreiten, sondern Stillstand, Rückschritt und Verfall. Die endogene Hemmung, in der der Fluß des Werdens zum Stillstand kommt, betrifft die erlebte, die erlebnisimmanente Zeit, die Werdenszeit. Demgegenüber verläuft die transeunte Zeit, die „Weltzeit" im Sinne von Straus weiter, und diese erlebte Diskrepanz macht das Leiden des Melancholikers aus. „Dieser Zeitsinn in der Veränderung ringsum erklärt die Zeitbedeutung der endogenen Gehemmtheit. Deren Bedeutung ist Stillstand der Werdenszeit, Ausschaltung der Zukunft, Lähmung der Selbstveränderung".

Jene Werdenshemmung, jener Stillstand der erlebnisimmanenten Zeit begegnet auch in den bedeutenden Melancholiestudien Tellenbachs, die in dem Entwurf eines Typus Melancholicus auch die engen Beziehungen zwischen Zwang und Melancholie erneut thematisieren. Anders als von Gebsattel interessiert Tellenbach allerdings vor allem jene schmale, wenn auch nicht selten zeitlich ausgedehnte Zone der Abwandlung des gesunden in das melancholische Erleben. Und deswegen greift er im Ansatz auf jenen psychiatrischen Situationsbegriff zurück, der schon bei Jaspers, exemplarisch aber erst bei Kretschmer die Interdependenz von Individuum und spezifischer Umwelt beschreibt. Im Typus Melancholicus charakterisiert Tellenbach jenen zur endogenen Depression inklinierenden Typus, dessen eigentümliche Defizienzen, unter denen Zwanghaftigkeit und Hemmung prävalieren, ihn nicht nur in ein besonderes Verhältnis zum situativen Umfeld stellen, sondern ihn darüber hinaus zwingen, diese Umwelt in einer ihn selber gefährdenden Weise zu strukturieren bzw. zu situieren. Der melancholische Typus schafft sich so aufgrund seiner eigentümlichen charakteristischen Artung unter bestimmten Umständen jene Situation, an der er scheitern muß. Eingeschlossen in Grenzen, die er schließlich nicht mehr auf den regelmäßigen Vollzug seiner Ordnungen hin übersteigen kann (Konstellation der Inkludenz) und konfrontiert mit dem steten Zurückbleiben hinter dem selbstgestellten überhöhten Anspruch (Prinzip der Remanenz) gewinnen für den Kranken jene situativen Gegebenheiten pathogenetische Bedeutung, die er aufgrund seiner typologischen Struktur in der Weise zu profilieren genötigt ist, daß sich, in die Verfassungen der Inkludenz und Remanenz gezwungen, das Erleben ins Melancholische wandelt.

Die Konzeption des Typus Melancholicus, der, wie Nachuntersuchungen zeigen, zumindest unter den Kranken mit monopolar depressiven Verläufen überzufällig häufig angetroffen wird, ist sowohl von praktischer als auch von theoretischer Bedeutung geworden. Es hat die Diskussion um das Thema Provokation oder Auslösung depressiver Phasen außerordentlich befruchtet, indem es die Psychiatrie lehrte, die Struktur jener lebensgeschichtlichen Situationen – Umzug, Partnerverlust, einschneidende berufliche Veränderungen usw. – besser zu verstehen, die erfahrungsgemäß nicht selten am Beginn einer depressiven Phase angetroffen werden. Möglichkeiten für eine Therapie während des Intervalls wurden dadurch eröffnet. Auf der anderen Seite haben Studien dieser Art den Blick dafür geschärft, daß Umwelt und Individuum auch – und gerade – unter psychiatrisch psychopathologischem Aspekt nicht als zwei selbständige von einander unabhängige Variable verstanden werden dürfen, daß sie vielmehr in einem Wechselverhältnis zueinander stehen dergestalt, daß die Umwelt das Individuum ebenso prägt wie dieses sich seine ganz spezifische Umwelt profiliert bzw. situiert.

Janzarik hat diesen Sachverhalt mit der Rede von der strukturell-situativen Interaktion angesprochen, mit dem Prinzip der strukturell-dynamischen Kohärenz dann jedoch ein Konzept entworfen, das über die Melancholieforschung hinaus generelle Bedeutung gewonnen hat für die Interpretation der Beziehung zwischen psychotischer Entgleisung und personaler Struktur. Ausgehend von der Antrieb und Emotionalität umfassenden seelischen Dynamik fragt Janzarik nach dem Wesen der dynamischen Entgleisung in der Melancholie. Eine ihrer wesentlichen Voraussetzungen sieht er in der Verselbständigung und dem Eigengesetzlichwerden stammesgeschichtlich vorgegebener Kräfte, die im gesunden Seelenleben den geordneten Zusammenhang der Strebungen und Gerichtetheiten tragen. Die strukturell gebundene Dynamik kann aber auch durch eine Erschütterung der Struktur unter dem Eindruck einer überfordernden Situation freiwerden und in kritischer Entgleisung in die cyclothyme Psychose führen. So antwortet die Struktur gemäß ihrer Eigenart auf belastende Situationen und diese wiederum entfalten ihre pathogenetische Potenz nicht in unmittelbarer Einwirkung auf die Dynamik sondern auf dem Umweg über die Struktur. Das Konzept der strukturell-dynamischen Kohärenz, in dem Gedanken der komplementären Situagenie von Baeyers ebenso enthalten sind wie Tellenbachs endogenetische Abwandlung, zielt nicht nur auf die Umschaltstelle von dem gesunden in das melancholische Erleben. Janzarik studiert darüber hinaus die besonderen thematischen Gehalte depressiver Psychosen, wenn er die Beziehungen des depressiven Wahns zum individuellen Wertgefüge untersucht.

Die hier nur skizzenhaft wiedergegebenen Beiträge moderner Depressionsforschung müssen sich naturgemäß auch auf die herkömmliche Alternative endogen versus reaktiv auswirken. Individuum und mitmenschliche Umwelt stehen sich nicht mehr als zwei selbständige Entitäten gegenüber, sie sind miteinander verschränkt und hinsichtlich der Profilierung bzw. Akzentuierung der Situation auf der einen und Entwicklung und Ausfaltung des Erlebens auf der anderen Seite wechselseitig aufeinander bezogen.

Der Begriff der Situationsanalyse beschreibt diese neue Sicht eines alten Themas, so daß es erforderlich erscheint, auf seinen Inhalt zusammenfassend einzugehen.

Trotz der apodiktischen Feststellung K. Schneiders, die cyclothyme Depression lasse allen situativen Einflüssen gegenüber eine außerordentliche Starrheit erkennen und sei eben deswegen unter den endogenen Psychosen zur weitaus abgrenzbarsten und prognostisch zuverlässigsten Bildung geworden, hat es vor ihm und nach ihm nicht an Versuchen gefehlt, für zumindest einen Teil dieser Fälle eine Beziehung zwischen Erkrankung und situativen Konstellationen nachzuweisen. Die Reihe der Mitteilungen reicht von Schott und Ziehen über Bumke, Kinkelin und Kornhuber bis hin zu Huber. Diesen Untersuchungen ist gemeinsam die Annahme einer „psychischen Provokation" cyclothymer Phasen im Sinne von J. Lange. Sie blieben dabei der distanziert objektivierenden Betrachtungsweise klassischer Psychopathologie verpflichtet und zählten jene Anlässe aus, für die, wie Huber schrieb „ die Hypothese von der somatischen Umsetzung, der Stress- und Anstoßwirkung auf einen bis dahin latenten Basisprozeß durchaus diskussionsfähig ist". Außer einer Fülle höchst unterschiedlicher Zahlenangaben, die zwischen 3 und 54% schwanken, bedeuteten diese Arbeiten keine wesentliche Bereicherung der Cyclothymieforschung, weder was deren Erklärung noch was deren Verständnis angeht. Sie behielten deswegen im Rahmen der klassischen Cyclothymiekonzeption auch stets nur den Charakter eines rätselhaften Fremdkörpers. Wirklich fruchtbar und weiterführend konnten diese Beiträge erst vor dem Hintergrund einer kritischen Reflexion des Situationsbegriffes werden, die durch Jaspers und vor allem E. Kretschmer angeregt wurde. Im Gefolge von Buytendijk entwickelte sich in der Psychopathologie eine Situationspsychologie, die etwa mit den Namen v. Gebsattel, v. Baeyer, Matussek, Kisker, Kulenkampff, Pauleikhoff und vor allem Tellenbach verbunden ist. Dessen Melancholiebuch ist hinsichtlich seiner grundlegenden Bedeutung für das Depressionsproblem durchaus dem epochalen Werk Kretschmers über den sensitiven Beziehungswahn an die Seite zu stellen. Was Tellenbach in seiner Darstellung des Typus Melancholikus verdeutlichte und was Janzarik meinte, als er den Strukturbegriff als unentbehrliches Komplement des Situationsbegriffes bezeichnete, was sich schließlich auch hinter Pauleikhoffs Rede von der veränderten Erlebnisdisposition verbirgt, zielt auf einen Sachverhalt, den die an Langes Gedanken von der psychischen Provokation orientierten Statistiken zwar durchweg ignorieren, der in ihnen aber nichtsdestoweniger stets mitgegeben ist. Der Umstand, daß dem formal gleichen Anlaß nur in einem bestimmten Prozentsatz der Fälle eine cyclothyme Depression folgt, zwingt ja naturgemäß zu der Annahme einer strukturellen Bereitschaft, die dem Anlaß seinen besonderen, im konkreten Fall seinen pathogenen Wirkwert gibt. Gedanken wie diejenigen Tellenbachs, die alle späteren Versuche der Entwicklung einer rein statistischen Anlaßtypologie obsolet erscheinen lassen, stehen durchaus in der klassischen Tradition und ergeben sich mit Notwendigkeit aus den vorliegenden empirischen Daten.

Bei aller respektvollen Anerkennung der vorgelegten situationspsychologischen Studien kommt man jedoch um die Feststellung nicht herum, daß sich Endogenese und Situationsabhängigkeit unverändert als Alternative gegenüberstehen. Selbst Tellenbach, der mit der Konzeption des Endon das starre Entweder/Oder ähnlich wie Janzarik zu relativieren suchte und der davon sprach, die prädepressive Situation provoziere jene endogenetische Abwandelbarkeit des Lebensgeschehens, „welche die Melancholie aus sich entläßt", stellte in seiner Gliederung der endogenen Melancholie die situationsspezifischen und autochthonen Melancholien einander gegenüber.

Ein situationspsychologischer Ansatz kann aber mehr leisten, als bislang deutlich geworden ist, allerdings nur dann, wenn er sich nicht als natürlicher Widerpart des Endogenitätsprinzips mißversteht. Hier muß auf Darstellungen der allgemeinen Psychopathologie verwiesen werden.

4. Die Themenkreise der Wahninhalte bei endogenen Depressionen

Nun fragen wir weiter nach den Inhalten, welche bei depressiven Kranken in ihrer Schwermut vorzugsweise die Gedanken und Befürchtungen beherrschen.

Dabei schälen sich zwanglos drei Themenkreise heraus, welche die angstvollen Sorgen der Patienten immer wieder beschäftigen. Natürlich schließt einer den anderen nicht aus, aber oft steht eines dieser Themen doch ganz beherrschend im Vordergrund. K. Schneider hat gelehrt, daß die Psychose endogene Depression hier nichts Neues schaffe, daß sie vielmehr nur „freisetze" und den Menschen mit seinen Urängsten konfrontiere. Es sind dies die Angst um das Heil der Seele, die Gesundheit des Leibes und das materielle Auskommen in dieser Welt. Ängstlich hypochondrisch, unsicher bezüglich ihres Wertes und ihrer Geltung vor wie immer gearteten maßgebenden zwischenmenschlichen oder weltanschaulich-religiösen Instanzen und vor sich selbst, und pessimistisch im Hinblick auf die wirtschaftliche Sicherung in diesem gefährdeten Leben sind mehr oder weniger die meisten Depressiven. Nur braucht dieser durchgehende Pessimismus keineswegs das Ausmaß des Wahnhaften zu erreichen und sich nicht von der Weltsicht eines von Haus aus schwernehmenden, übermäßig selbstkritischen und schwarzseherischen Menschen sonst zu unterscheiden. Man wird also bei der Erhebung der Vorgeschichte sehr sorgfältig darauf zu achten und nicht nur den Patienten selbst, sondern Menschen, die ihn gut kennen, danach zu befragen haben, ob er immer so gewesen oder ob diese Lebenseinstellung bei ihm neu sei. Dabei zeigt es sich, daß ein recht beträchtlicher Teil der endogen depressiven Patienten bis zum Zeitpunkt der beginnenden Krankheit gerade das Gegenteil von dem war, als was er sich jetzt darstellt. Oft hören wir, daß es ganz besonders lebensbejahende, ausgeglichene, harmonische Menschen waren, wobei eine mehr ernste Grundstimmung und eine ausgesprochene heitere Lebenszugewandtheit gleichermaßen bezeugt werden.

Wir haben cyclothym Depressive daraufhin untersucht und fanden etwa gleich viel frohmütig-heitere wie weich-schwerblütige Persönlichkeiten (je 18% unter 139 Patienten) und dazu 8%, die in deutlichen Kurven zwischen den Polen heiter und traurig schwankten. Im Hinblick auf Beziehungen zwischen der Ausgangspersönlichkeit und dem Syndrom der primären Schuldgefühle konnten wir sogar feststellen, daß 34% der daran erkrankten Frauen von Hause aus als frohmütig-heiter, 21% als synton-schwernehmend, 8% als cycloid und ebenso viele als psychasthenisch („schizoid") bezeichnet werden konnten. Unter den entsprechenden männlichen Kranken überwogen die heiter-syntonen noch mehr die weichmütigen. Die lebensfrohen Persönlichkeitsvarianten waren also durchaus in der Überzahl gegenüber den von Hause aus Schwerblütigen, betont Gewissenhaften, welche man leichter im Falle der Depression als zu Schuldgefühlen vorausbestimmt ansehen würde.

Was also in der Psychose zutage tritt, muß man als eine Wesensveränderung bezeichnen. Hier ist die Diagnose des endogen verursachten Umbruchs leicht zu stellen. Schwieriger ist dies bei Menschen, von denen berichtet wird, daß sie schon immer dazu geneigt hätten, sich Sorgen zu machen, die Kehrseite aller erfreulichen Dinge zu sehen und sich aus Übergewissenhaftigkeit wenig zuzutrauen. Aber auch bei solchen wird eine genaue Erhebung der Vorgeschichte meist leicht erkennen lassen, daß mit dem Hereinbrechen der endogenen depressiven Phase unzweifelhaft an Ausmaß und Art noch etwas Neuartiges hinzugekommen ist, auch wenn es im Unterschied zu den häufigeren erstgenannten Fällen nicht im Gegensatz zu der persönlichkeitseigenen Lebensgrundstimmung steht. Haben die Kranken schon mehrere Phasen hinter sich, dann ist es bei den letztgenannten zumeist sehr viel leichter, vom Patienten selbst und seiner Umwelt Angaben über den tiefgreifenden Unterschied zwischen der psychischen Dauerverfassung und dem Verhalten in der depressiven Phase zu erhalten. Sind einmal auch nur bescheidene hypomanische Schwankungen eingestreut gewesen, ist die Diagnose leicht. Schwierig wird sie, wenn die depressiv-psychopathische Grundgestimmtheit verhältnismäßig intensiv, die hinzugetretene endogen-depressive Phase hingegen verhältnismäßig flach ist. Dann sind solche Zustände oft außerordentlich schwer von sog. „Untergrunddepressionen", also „endothymen" Schwankungen des normalen und psychopathischen Lebens, zu unterscheiden (s. dort).

Besitzen die aufgeführten Ängste ein wahnhaftes Ausmaß, dann ist mit den Kranken eine Diskussion über die Wirklichkeit ihrer Gewißheiten so wenig mehr möglich wie mit einem schizophrenen Kranken über die Realität seiner Wahnidee. In der Praxis sieht das so aus: Ein Patient mit einem depressiven Versündigungswahn (von dem wir sprechen, wenn er sich vor einer metaphysischen Instanz seines religiösen Glaubenslebens schuldig fühlt) oder mit den unableitbaren Schuldgefühlen Menschen, Institutionen und nicht zuletzt der eigenen Sinnbestimmung gegenüber, die psychologisch etwas Letztes, nicht weiter Rückführbares darstellen, hält sich nicht für seelisch krank. Er ist ganz durchdrungen von der Gewißheit seiner Schuld. Versuche, ihm dieselbe auszureden und als ein verbreitetes Krankheitssymptom zu erklären, sind zum Scheitern verurteilt. Mit immer neuen Beweisen versucht der Kranke vielmehr, den Arzt zu überzeugen, daß seine Ansicht der Sachlage die richtige sei. Er ist schlecht und minderwertig, er hat alles verkehrt gemacht, er hat das Vertrauen seiner Angehörigen, seiner Vorgesetzten und Untergebenen mißbraucht, er hat sich gegen geschriebene und ungeschriebene Gesetze vergangen. Wie ein Staatsanwalt bringt er Indiz über Indiz gegen sich vor, mit einer Härte und Mitleidlosigkeit sondergleichen. Alle Einwände des Arztes oder der Angehörigen werden pariert. Wenn er „scheinbar" bis jetzt „seine Pflicht" getan hat, dann war das nur Taschenspielerei, und sein jämmerliches Versagen wurde durch irgendeinen Zufall eben noch nicht entdeckt. Wenn man ihn gut und hilfsbereit nannte, so ist das nur seiner verlogenen Verstellungskunst zuzuschreiben. Was aussah wie eine anständige Handlung, war ja nur auf Wirkung berechnet und somit nichts als verlogener Egoismus. War er religiös, so war das erbärmliche Heuchelei usw. Alles Zureden des Arztes mag ja ganz gut gemeint sein, dient aber nur zur Verschleierung der grausamen Wirklichkeit oder ist ein laxes Doktorsgerede, womöglich wider besseres Wissen. Hier von Krankheit sprechen zu wollen so empören sich solche Kranke, verschiebt alle Proportionen und geht an dem tödlichen Ernst der inneren Ausweglosigkeit, an der kompromißlosen Selbstverurteilung vorbei. Der Kranke gehört nicht zum Arzt oder in ein Krankenhaus, er ist hier völlig fehl am Platze. Er gehört vor Gericht gestellt und ins Zuchthaus, seine Schande muß überall bekanntgemacht werden. Der Tod ist die einzige Sühne.

Bei den Schuldgefühlen kann man verschiedene Formen auseinanderhalten: Schuldgefühle über reale Versäumnisse oder Verfehlungen, die es in jedem Leben gibt, und die nun entweder mit alter Frische wieder aktuell oder zum erstenmal richtig erlebt werden. Hier kann man von einer moralischen Schuld sprechen, wenn gegen gültige Gebote verstoßen, wenn Verbote nicht respektiert wurden. Mitunter knüpft dabei das Bedürfnis der Schuldrealisierung an einem vollkommen nichtigen, inadäquaten Anlaß an. Man hat durchaus den Eindruck, wenn man mit dem Patienten sein Leben durchgeht, daß es andere, gewichtigere Anläße hätte bieten können. Manchmal ergibt sich auch, daß das Thema der Depression gewissermaßen stellvertretend, gleichsam als Symbol, gewählt worden ist und für anderes, verdrängtes, nicht ins Bewußtsein gehobenes Material steht. Mitunter freilich müssen wir auch annehmen, daß ein gleichsam frei flottierendes themenloses Schuldgefühl sich etwas Beliebiges aufgegriffen oder sogar geschaffen hat, an dem es sich konkretisiert. Ähnlich ist es mitunter bei Depressionen mit der Angst.

Die Unterlassungsschuld kann auch ein sehr egozentrisches Gepräge tragen und kommt besonders dann zur Beobachtung, wenn nebenbei hypochondrische Ängste bestehen. Solche Kranke machen sich dann z.B. die bittersten Vorwürfe darüber, daß sie nicht rechtzeitig einen Arzt aufgesucht hätten. So hätten sie schuldhaft selbst die richtige Frist versäumt, in der man ihnen, wie sie meinen, beispielsweise noch gegen ihren Krebs oder ihre Lues hätte helfen können. Darüber jammern sie ununterbrochen. Nicht selten taucht auch die Selbstbeschuldigung auf, das Elend durch lange zurückliegende Onanie, durch Verhütung der Schwangerschaft, „Perversitäten" oder eine Abtreibung verursacht zu haben.

Mitunter beginnt sich, namentlich bei Kranken in fortgeschritteneren Lebensjahren, bei welchen sowieso die Neigung zu paranoidem Verhalten wächst, auch hier der Zeiger der Schuld (s. oben) auf die Umgebung zu drehen, womit die depressive Phase dann vom Symptombild her einen rückbildungsmäßigen Anstrich gewinnt. Solche Kranke fangen etwa an, ihre Angehörigen mit Vorwürfen zu überschütten, daß diese nicht längst für ärztliche Behandlung gesorgt hätten und demgemäß schuld an der jetzigen hoffnungslosen Lage der Patienten seien. Dabei wird unter der jetzigen Krankheit wieder nicht die Depression als solche, sondern ihr hypochondrisches Thema, also das hoffnungslose Herzleiden, die Arterienverkalkung usw., verstanden.

Diese ganze Gruppe von Schuldgefühlen bei depressiven Patienten nennen wir „primär" und unterscheiden sie von den sekundären.

Dies sind vergleichsweise verständliche depressive Reaktionen des allerdings depressiv veränderten Kranken auf seine schweren Hemmungen, die er sich ja oft als mangelnde Energie noch obendrein zur Quelle zusätzlicher Selbstvorwürfe dienen läßt, und auf die Tatsache, daß er infolge seines vitalen Darniederliegens in der Zeit der Krankheit beruflich nicht vorwärts kommen konnte oder Rückschläge erlitt, daß er für das Wohl seiner Familie beabsichtigte Pläne nicht ausführen konnte usw. Sekundäre Schuldgefühle werden auch häufig von solchen Kranken entwickelt, die ratlos vor dem Symptom der mangelnden gemütsmäßigen Ansprechbarkeit stehen. Sie wissen: Jetzt sollte ich mich doch mit meinen Nächsten freuen oder über die Geburt meines Kindes glücklich sein können, oder ich müßte doch über den Tod meines Vaters richtige tiefe Trauer empfinden. Die Resonanzlosigkeit und scheinbare Gefühlsverarmung nehmen sie dann wiederum als Quelle schwerster Selbstvorwürfe. „So weit bin ich gesunken", kann man dann hören, „daß ich mich mit meinen liebsten Menschen nicht mehr freuen und nicht mehr mit ihnen trauern kann. Das ist der Beweis, daß ich nur noch ein seelisches Wrack bin, daß ich nichts mehr wert bin, daß ich nur noch durch den Tod meine Mitmenschen von mir befreien kann, ehe ich noch Schlimmeres anrichte."

Während sich die oben geschilderten moralischen Schuldgefühle auf eine wirkliche oder maßlos verzerrte und überbewertete oder aber auf nicht aufweisbare, einem wahnhaften Einfall entsprungene Tat- oder Unterlassungsschuld beziehen, wobei es sich nicht nur um Handlungen, sondern auch um Gesinnungen, Einstellungen und Wünsche handeln kann, begegnet man in schweren Depressionen nicht selten Kranken, deren Schuldgefühle nicht mehr auf Verstößen gegenüber einem wie immer gearteten und kodifizierten moralischen oder religiösen Sittengesetz beruhen. Solche Kranke leiden vielmehr qualvoll unter der mit jedem Sein untrennbar verquickten Schuld überhaupt. Nicht das Handeln und Unterlassen wird ihnen zur Schuldquelle, sondern das Dasein, das Existieren als Mensch schlechthin. So kann man bei ihnen von einer Seinsschuld sprechen. Diese Kranken quälen sich auch oft mit Vorwürfen darüber, daß sie, verantwortlich einer verpflichtenden, sinnfordernden Instanz gegenüber, die für sie eine metaphysisch-religiöse sein kann, es aber nicht sein muß, versagt und nichts aus ihren inneren Möglichkeiten gemacht hätten. Das schuldhaft versäumte Selbstwerden kann hier das Zentrum der Depressionen sein, das „Sichselbstausbleiben" im Sinne von Jaspers.

Mit diesen letzten Themen befinden wir uns in naher Nachbarschaft zu gewissen abnormen inneren Erlebnisreaktionen und Persönlichkeitsentwicklungen (Neurosen), wie sie vor allem v. Gebsattel und Frankl beschrieben haben und die als existentielle oder noogene Neurosen bezeichnet werden.

Dennoch darf uns die Verwandtschaft der Thematik nicht täuschen: Im Falle einer Neurose haben wir eine menschliche Problematik vor uns, welche durch äußerst verschiedenartig zustande gekommene Fehlhaltungen und Fehlentscheidungen gekennzeichnet ist. Bei ihr ist unter korrigierenden Einflüssen des weiterführenden Lebens, durch Hilfe menschlicher Begegnungen oder kundige Psychotherapie in günstigen Fällen Umorientierung und Umkehr möglich. Es sind dies Zustände, bei welchen z.B. die Logotherapie Frankls an Freiheit, Übernahme der Verantwortung und an Entscheidung appelliert.

Diese ganze Spähre ist durch eine Zäsur getrennt von den Verhältnissen der Schuldverstrickung, des Schuld- und Sündenwahns in der endogenen Depression. Hier ist Krankheit und nicht Verirrung, hier ist vom Krankheitsprozeß aus der Tiefe menschlicher Erlebensmöglichkeiten emporgeworfenes Symptom, aufgedeckte und gleichzeitig durch die Krankheit verzerrte Urangst, hier ist von Freiheit, Entscheidung und Verantwortung, hier ist von Schuld überhaupt keine Rede. Hier ist vielmehr Psychose, und hier sind psychotische Symptome, mag auch mancher Kranke darin seine höchst individuelle Problematik (vgl. oben) ausleben und erleiden und sich seiner selbst darin ansichtig werden.

Wenn eine solche schwere Depression spontan abheilt oder wenn ihre Symptome vorübergehend oder dauernd nach einer der modernen psychopharmakologischen Therapien oder einer Schockbehandlung sich zurückbilden, dann beobachtet man immer wieder etwas Merkwürdiges, was den Beobachter stets von neuem bewegt. Man sollte meinen, ein Mensch, dessen unerträgliches Gequältsein in der Depression man miterlebt hat, in einer beinahe absoluten Unbedingtheit in Schuld und Angst verloren, sich unbarmherzig selbst verurteilend, allen Abgründen sonst verhüllter menschlicher Erbärmlichkeit und Gefährdung preisgegeben, müsse nun als ein gänzlich Verwandelter, als ein um und um Neugeformter nach dieser Reise in die Unterwelt zurückkommen. Zumeist ist davon nicht im geringsten die Rede. Ich habe jedenfalls bleibende Persönlichkeitswandlungen im Sinne einer Umprägung oder Vertiefung des Werterlebens bei der Cyclothymie noch seltener gesehen als bei schizophrenen Psychosen. Ohne daß man, um einer Theorie willen unverantwortlich ins Blaue hinein philosophierend, davon sprechen könnte, dieser Mensch „verdränge" nun eben seine schauervollen Erinnerungen, weil er sie nicht ertragen könne und nicht wahrhaben wolle, ist vielmehr festzustellen, daß mit dem Abklingen der Depression, mit dem Schwinden der psychotischen Symptome in kürzester Zeit nichts mehr übrigbleibt von all der Aufgewühltheit. Vor allem die zahlreichen syntonen, warmherzigen, tatkräftigen Persönlichkeiten unter den Cyclothymen, sei ihre Gemütslage mehr nach der ernsten, schwernehmenden, sei sie mehr nach der sonnigen, heiteren Seite hin bestimmt, greifen das Leben wieder so praktisch und kontaktfähig an, wie vor der Krankheit. Sie können gar nicht mehr begreifen, was mit ihnen war. Eine gewisse Sorge, es könne wiederkommen, begleitet mitunter im geheimen die ersten Jahre, bis es dem Wiedergenesenen schließlich immer unvorstellbarer erscheint, daß ihm je noch einmal so etwas Schlimmes passieren könne. Nichts ist übriggeblieben von jenem Blick in die Abgründe, von jener verzweifelten Erschütterung über sich selbst, die so oft nur noch den Freitod als Ausweg, Selbstgericht und Flucht offen ließ.

Ganz ähnlich uneinsichtig dem Krankheitscharakter ihrer aktuellen wahnhaften Ängste gegenüber verhalten sich die Patienten, deren Ideen um die beiden anderen der aufgeführten Themen kreisen.

Da ist die Gewißheit, leiblich verloren und unrettbar dem baldigen Tod verfallen zu sein oder zumindest einem gräßlichen, unheilbaren Siechtum, das schon um sich und an sich gespürt wird. Wie oben von primären Schuldgefühlen kann man hier von einer primären Hypochondrie als einem Typus innerhalb der Symptombilder der endogenen Depression sprechen. Wenn diese Kranken nicht eine Spur von Krankheitseinsicht besitzen, so haben sie im Gegensatz zu den Kranken mit Schulddepressionen doch ein sehr intensives Krankheitsgefühl. Das Bezeichnende ist nur, daß sich dieses Krankheitsgefühl gerade nicht auf die vorhandene Krankheit, nämlich die endogene hypochondrische Depression als solche, sondern vielmehr auf deren wahnhafte Inhalte bezieht.

Diese primäre Hypochondrie mit der Wahngewißheit, an einer unheilbaren Krankheit zu leiden, ist sehr wohl zu unterscheiden von jeder sonstigen im Rahmen aller möglichen anderen Psychosen und vor allem auch bei manchen psychopathischen Persönlichkeiten vorkommenden hypochondrischen Überwertung von tatsächlichen körperlichen Beschwerden. Sie hat auch nichts zu tun mit dem psychogenen Sichhineinsteigern in die Angst und Überzeugung, körperlich leidend zu sein. Dies ist stets eine zweck- und tendenzgebundene Fehlhaltung oder entspringt auch einmal verdrängten Selbstbestrafungstendenzen. Sie läßt sich psychologisch auflösen und günstigenfalls auch psychotherapieren. Jener primäre hypochondrische Wahn jedoch ist eine von der endogenen Psychose verursachte unauflösbare wahnhafte Überzeugung des leiblichen Verderbens oder bereits Verdorbenseins, über die nicht zu diskutieren ist. Als spezielles Thema kann dabei die Gewißheit erscheinen, luisch verseucht, tuberkulös, herzkrank oder von einem Tumor zerfressen zu sein. Oft handelt es sich für die Angst des Depressiven auch um eine unbekannte Krankheit, welche die Ärzte „bis jetzt noch nicht entdeckt" haben, und mitunter auch um die Überzeugung, geisteskrank zu sein oder es demnächst zu werden. Die massiven Formen dieser Depressionen sind sehr charakteristisch und kaum zu verkennen. Andere wieder sind manchmal nicht leicht gegenüber gewissen schizophrenen Psychosen abzugrenzen, bei welchen abnorme Leibmißempfindungen ohne den Charakter des von Außen, von anderen „Gemachten" (welches das eigentliche Charakteristikum der schizophrenen Leibhalluzination als Symptom ersten Ranges im Sinne von K. Schneider wäre) im Vordergrund stehen und wobei andere, für Schizophrenie typische Symptome meist vermißt werden. Huber hat sie als coenästhetische Schizophrenie beschrieben (vgl. Kapitel über schizophrene Psychosen).

Sehr schwer einzuordnen sind gewisse, in der Praxis gar nicht ganz seltene Fälle von eigenartig monosymptomatischer Hypochondrie, die sich jahrelang in ganz circumscripten Beschwerden äußern kann und für welche die jeweils zuständigen Fachärzte keine Ursache finden. Das ist besonders vertrackt, weil auch die Anzeichen einer umgreifenderen depressiven Verstimmung lange Zeit oder sogar völlig fehlen können. Solche Patienten sieht man nicht selten im beginnenden Greisenalter und in der Involution. Immer wieder schwankt man in der Diagnose und überlegt, ob man das Syndrom, ähnlich wie den zuletzt von Conrad wieder diskutierten „Dermatozoenwahn", wirklich als hirnorganisch bedingt auffassen dürfe, weil man es, wenn auch selten, auch in früheren Lebensjahren bei depressiven endogenen und vor allem schizophrenen Psychosetypen finden kann. Wenn sich noch andere für die betreffende Psychose jeweils typische Symptome dazugesellen, sind wir wenigstens in unserem Bedürfnis nach Einordnung unserer Fälle in das geltende Diagnosenschema einigermaßen befriedigt. Abgesehen davon aber bleiben manche Fälle, die nur monosymptomatisch scharf umrissene hypochondrische Klagen vorbringen, nicht klassifizierbar. Oft wird über ein isoliertes Brennen der Lippen oder der Zunge, mitunter nur einseitig, geklagt. Manche Beschwerden scheinen eine Verwandtschaft zum Pruritus senilis aufzuweisen. Dann wieder hört man Klagen über heftige Schmerzen in Genitale und Hoden, ebenfalls mitunter halbseitig, ohne daß die entsprechenden fachärztlichen Untersuchungen das Geringste ergeben. Mitunter treten dann schließlich doch Zeichen einer endogenen depressiven Verstimmung auf, wenn es gelingt, hinter dem aufdringlich im Vordergrund stehenden Symptom des isolierten Organschmerzes tiefer in die Erlebniswelt des Patienten einzudringen. Er pflegt sich meist dagegen zu wehren, weil er nicht für „nervös" oder einen „eingebildeten" Kranken gehalten werden will. Im Zweifelsfall und wenn keine körperliche Gegenindikation besteht, sollte man solche sehr schwer therapierbaren Patienten versuchsweise wie endogene Depressionen behandeln. Beim Wahn, kleine Insekten und Parasiten auf oder unter der Haut zu haben (s. oben), was sie an dem ständigen Jukken und Kribbeln spüren, sind die Kranken völlig uneinsichtig damit beschäftigt, Beweise in Form von Hautschüppche u. dgl. zu sammeln und vorzulegen.

Solange sich die exzentrischsten Schilderungen der Beschwerden von seiten des Patienten noch in der Form des „als ob" darbieten („es ist, als ob mein Dickdarm völlig zugewachsen, als ob mein Gehirn beim Bücken ganz nach vorne gerutscht und hinten im Kopf lauter Luft sei, die in den Ohren zischt, wenn das Gehirn wieder nach rückwärts fällt, wenn ich mich aufrichte, es ist, wie wenn eine scharf gespannte Saite von der Schläfe durch das Sonnengeflecht zu meinem Genitale zöge" usw.), braucht der Typ der endogenen hypochondrischen Depression noch nicht in Zweifel gezogen werden. Man muß auch stets daran denken, welch ungereimte Vorstellungen über medizinische Dinge heute in den Köpfen der Leute spuken und mit welcher Unbekümmertheit die verdrehtesten Theorien auch von den sog. „Gebildeten" erdacht und vertreten werden – eine Nebenwirkung der unerfreulichen Publicity medizinischer Themen in der Unterhaltungsindustrie – etwas, was die Betreffenden sich niemals auf dem Gebiet der Kunst- oder Literaturgeschichte anmaßen würden. So erweist sich manche zunächst geradezu auf schizophrenes Gefasel verdächtige hypochondrische Beschwerdeschilderung nebst wichtig vorgetragenen einschlägigen Theorien der vermuteten anatomischen und physiologischen Grundlagen bei näherem Zusehen als das Ergebnis solch angelesener, halbverdauter Pseudobildung. Sie pflegt übrigens der Kritik des Arztes gegenüber zumeist mit ganz besonders heftigem Affekt verteidigt zu werden, denn man weiß ja schließlich aus den „Illustrierten", was von der „Schulmedizin" zu halten ist!

Ein anderes Schwergewicht im Zusammenspiel der Syndrome gewinnen derartige Hypochondrismen, wenn sie nicht mehr mit dem Charakter des „als ob" geschildert werden, sondern wenn der Kranke etwa ängstlich sagt: „Meine Hand ist aus Glas, sie wird abbrechen, wenn Sie sie anfassen" oder: „Aus meinen Ohren spritzen blaue Strahlen wie kleine Flämmchen, das ist eine Höllenqual. Man hat mein Gehirn mit giftigen Gedanken so zerstört, daß ein furchtbarer Gestank aus meiner Nase kommt und alle im Saal blaß und krank davon werden. Man hat mir heute Nacht die Eingeweide umgespült. Ich spüre mit einem entsetzlichen Schmerz, wie man mir seit Tagen die Gebärmutter abdreht."

Hier werden nicht mehr groteske Mißempfindungen beschrieben, die das Anzeichen für eine vermutete bestimmte Krankheit seien, die als wissenschaftliche Indizien überzeugen sollen, wenn sie auch noch so wortreich und ungewohnt geschildert werden, um sie ja auch dem zweifelnden Arzt in ihrer Unerträglichkeit recht glaubhaft zu machen, sondern hier werden die grotesken Schmerzen und Leibgeschehnisse als so und nicht anders erlebt geschildert. Man spricht hier von Halluzinationen der Leibsphäre, und in den Schilderungen fällt auf, daß diese pathologischen Erlebnisse zumeist nicht im Sinnentrug aufgehen, sondern untrennbar mit Störungen des Icherlebens verbunden sind. Das will heißen: Auch der schlimmste depressive Hypochonder zweifelt nicht daran, daß es seine eigene Krankheit ist, deren Symptome ihn quälen und ängstigen. Hier dagegen kommt der Charakter des von außen, von anderen Gemachten und Bewirkten mit ins Spiel. Das deutet aber darauf hin, daß die Krankheit, bildlich gesprochen, tiefere, „ichnähere" Schichten der Persönlichkeit ergriffen hat, daß insbesondere in dieser magischen Auflösung, diesem Undichtwerden der Ich-Umweltgrenzen Strukturen von der Krankheit getroffen sind, welche beim reinen Krankheitstyp der endogenen Depression keine Auflösung zu erfahren pflegen. Krankheiten endogen-psychotischer Art, die so etwas bewirken, passen nicht mehr zum Typus der affektiven Psychosen und haben die Grenzen zu denjenigen Formen überschritten, die wir dem schizophrenen Typus zuzuordnen pflegen.

Daß auch der hypochondrisch Depressive die Angst äußern kann, er stecke mit seinem (vermeintlichen) Leiden seine Umgebung an, gehört zu den die Dämme vernünftiger Selbstkritik überflutenden, „expansiven" Selbstentwertungsphantasien. Das ist jedoch etwas anderes als das magische krankmachende Einwirken auf die Umgebung durch eine als äußerst bedrohlich erlebte Durchbrechung der Ichgrenzen. Kommt es dazu, ist außerdem der Kranke oft nur unschuldiges Werkzeug einer dritten Macht, was wiederum eine völlig andere Situation kennzeichnet. Es heißt etwa:

> „Der Herr X. hat immer solche Bewegungen auf meinen Schoß hin gemacht und davon läuft mir jetzt der ganze Eierstock aus, Tag und Nacht werde ich davon luskaziert. Und wenn die jungen Mädchen im Saal immer über der Bettdecke auf meinen Schoß gucken, dann werden die doch durch mich auch luskaziert. Die laufen auch alle aus, ich merke es. Es ist entsetzlich, keine kann mehr ein Kind bekommen und ich muß daran schuld sein. Herr Professor, können Sie denn nicht Herrn X. Das Handwerk legen, bevor noch mehr Unglück passiert?"

Dieses Beispiel zeigt noch etwas, was beim Typus einer hypochondrischen Depression nicht vorkommt: Die Patientin bedient sich eines selbst geschaffenen Wortes, sie prägt einen sog. „Neologismus" mit dem Wort „luskazieren", um ein ganz ungewöhnliches Erlebnis ihrer Leibsphäre damit auszudrücken, wie wir annehmen, ein Geschehen, für welches ihr die gewohnte Alltagssprache offenbar keinen Ausdruck anbieten kann, der ihr dafür angemessen erscheint. Solchen Neologismen begegnen wir unter den endogenen Psychosen ausschließlich beim schizophrenen Typus, und zwar vorwiegend, um das Erlebnis von Sinnestäuschungen und Icherlebensstörungen zu umschreiben.

Schließlich gibt es in den Pubertätsjahren und kurz nachher merkwürdige lahme, farblos hypochondrische Zustände, bei welchen oft lange nicht zu unterscheiden ist, ob die Psychose noch einmal haltmacht und im Sinne einer depressiven Phase abheilt oder ob sie destruierend weitergreift und den verhängnisvollen, persönlichkeitsändernden Weg einer Hebephrenie oder Schizophrenia simplex einschlägt. Der hypochondrischen Symptomatologie als solcher ist diese entscheidende Prognose oft nicht zu entnehmen, wenn nicht andere typische Symptome hinzutreten. Auch gegenüber einer coenästhetischen Schizophrenie kann oft nur der Verlauf entscheiden.

Die letzte in der Praxis zu treffende Differentialdiagnose ist diejenige gegenüber gewissen kompliziert aufgebauten hypochondrischen Entwicklungen, welche nicht mehr den endogenen Psychosen, sondern den Psychopathien und Neurosen zuzurechnen sind. Unter ihnen finden wir besonders häufig Zustände mit dem Syndrom der Herzphobie, das Kulenkampff geschildert hat. Dieses Zustandsbild ist nicht zuletzt deshalb interessant, weil wir ihm im Rahmen existentieller reaktiver depressiver Entwicklungen ebenso begegenen wie bei manchen endogenen Depressionen mit zwangsmäßig-hypochondrischer Symptomatik. Besonders charakteristisch ist der recht häufige schwere vegetative initiale Anfall, der ganz akut und hochdramatisch mit einem Todesangsterlebnis das Krankheitsbild einleitet, das dann sehr zu chronisch verschleppten Verläufen neigt. Aber auch phobische Entwicklungen mit anderen Inhalten gehören hierher, die überaus therapieresistent sein können, wie die Lues- und Carcinophobie.

Nun zum dritten Thema der von der Depression aufgedeckten und verzerrten Urängste. Sie sind ein hervorragendes Beispiel dafür, daß nichts in der Psychose erscheint, was nicht in der menschlichen Seele grundsätzlich als Möglichkeit bereitliegt. Das gilt für die Thematik, den Inhalt, die Wahnfabel. Es handelt sich um den Verarmungswahn. Sorgen um die materielle Existenz, das Ernähren der Familie, die Bewahrung des Arbeitsplatzes sind in vielen Depressionen anklingende Themen. Vielfach besitzen sie außerdem leider einen realen Hintergrund. Bei manchen Depressionen können sie jedoch völlig grundlos das ganze Krankheitsbild beherrschen. Wie wir hörten, handelt es sich dabei vorwiegend um Menschen im fortgeschritteneren Lebensalter. Hinsichtlich der Psychomotorik steht die Agitiertheit, hinsichtlich des Affektes die Angst beherrschend im Vordergrund. Genau wie bei den primären Schuldgefühlen und der primären Hypochondrie hat die Verarmungsfurcht den Charakter einer wahnhaft fixierten Gewißheit. Nichts ist mehr da, keine Kleider, kein Geld, keine Nahrung, keine Aussicht, dem Hungertod und der völligen Verelendung zu entgehen. Bei manchen Kranken steht die Verlassenheit von allen (H. Kranz) im Vordergrund der Wahnängste. Andere, die nicht nur monoton stets das gleiche vor sich hinjammern, entwickeln eine reiche, plastische destruierende Phantasie: Sie schildern, wie das Haus verkommt und zerfällt, der Garten verdorrt, die Kleider vermodern, die Kinder verhungern. Vor ihren Koffer mit bester Garderobe geführt, zeigen die Kranken dem Arzt Stück für Stück vor mit der Klage: alles Lumpen, alles schmutzig, alles zerfressen... Diese Patienten sind es auch, die einen oft phantastischen allgemeinen Nihilismus entwickeln, der als Anschauungsform des Daseins in dieser absoluten Form von keinem Philosophen und keinem Dichter auch nur annähernd so kompromißlos erlebt wird. Neben diesem depressiven Nihilismus verblaßt jeglicher Auch-Nihilismus zu unverbindlicher Literatur. Das Erlebnis der absoluten Leere, von den französischen Psychiatern „sentiment de vide“ genannt, kann sogar zu einer wahnhaften Negierung der eigenen Person führen. Der Patient lehnt seinen Namen ab, er demonstriert, daß er ja gar nicht mehr da ist, er ist verwest und vermodert, er scheint ja nur noch hier in seinem Bett zu liegen. Oder, wieder in einer anderen Nuance: sein Nichtkönnen ist so allgewaltig und unerhört, daß für ihn die Naturgesetze aufgehoben sind. Seine entsetzliche Angst ist, daß er nicht einmal sterben kann, daß er wie Ahasver sein grauenhaftes Schicksal durch die Ewigkeiten schleppen muß. Bis ins Kosmische reicht der expansive Nihilismus in anderen Fällen: Mit dem eigenen Zugrundegehen und Nichtmehrsein wird auch die Menschheit und die Welt in den Untergang gerissen.

5. Die Bedeutung der sogenannten Krankheitseinsicht

Daß bei allen drei Typen für den Kranken der Suicid oft der letzte Ausweg vor noch Gräßlicherem zu sein scheint, ist einleuchtend. Nun ist es überaus bemerkenswert, daß diesen Typen andere Depressionen entgegengestellt werden können, die in den entscheidenden Punkten eine völlig andere Seinsweise zeigen: Auf was es dabei ankommt, ist die sogenannte Krankheitseinsicht. Darunter versteht man beim seelisch kranken Menschen, daß er seine psychotischen Störungen selbst einigermaßen so beurteilt, wie dies der Zuschauende von außen her tut.

„Ich bin seit einigen Tagen völlig freudlos und schwermütig, so daß ich kaum atmen kann und am liebsten gar nicht mehr auf der Welt wäre. So sehr ich nach einem Grund suche, ich finde keinen. Ich bin beruflich befriedigt, lebe mit meiner Frau in einer denkbar glücklichen Ehe, habe keine wirtschaftlichen Sorgen, und doch preßt es mich hier auf der Brust und drückt mich förmlich in den Boden. Es ist genau wie damals vor 4 Jahren, als ich 8 Monate lang in diesem schrecklichen Zustand war. Ich hatte schon gar nicht mehr daran gedacht, daß diese scheußlichen Depressionen je wieder kommen könnten. Hoffentlich können Sie mir dieses Mal wieder so gut mit einigen

Elektrobehandlungen helfen. Ich war in den Jahren zwischendurch völlig gesund und konnte mir nicht vorstellen, daß es noch einmal und so ohne allen Grund über mich kommen würde. Ich meine, die letzte Depression sei nicht so schwer gewesen wie diese. Ich beginne auch selbstunsicher zu werden und Minderwertigkeitsgefühle zu bekommen und mich zu fragen, ob ich dies und jenes auch recht gemacht habe. Ich mag mich selbst überhaupt nicht mehr leiden. Es macht mir auch Sorgen und ich grüble, wenn ich früh aufwache und nicht mehr einschlafen kann, unentwegt darüber nach, ob ich es wirklich werde leisten können, meine beiden Kinder studieren zu lassen. Dabei weiß ich, daß keine Notlage besteht. Eine solche Depression ist schon eine niederträchtige Krankheit."

Hier kann der Patient noch in der Depression selbst eine gültige Krankheitseinsicht aufbringen, wenn auch da und dort schon die Gefahr erkennbar wird, daß von dem Affekt der Schwermut die Selbstbeurteilung überflutet wird. Sehr viele Depressive, insbesondere solche, die schon früher das Hineingeraten und Wiedergesundwerden erlebt haben, können diese Insel der kritischen Beurteilung des eigenen psychotischen Seelenzustandes bewahren, wobei die Fluten steigen und fallen. Die Seinsweise eines solchen Menschen ist ungemein verschieden von derjenigen von Patienten, denen diese Einsicht in das eigene Kranksein vollkommen fehlt und die völlig in ihren wahnhaften Ängsten aufgehen, mit denen sie sich identifizieren.

„Ich bin doch nicht krank, nicht die Spur, wie können Sie nur so etwas behaupten: ich bin schlecht von Grund auf und bin ein Verbrecher. Ich will doch nicht ‚behandelt' werden, ich will meine Sünden bekennen und abbüßen und sterben. Ein Mensch wie ich hat doch keine Daseinsberechtigung. Es ist auch für meine Frau und die Kinder besser, wenn ich von der Welt bin. Die ahnen ja nicht, was sie für einen Mann und Vater haben. Hätten Sie mich doch sterben lassen" usw.

Nach eingetretener Genesung pflegt auch bei Kranken mit wahnhaften Ängsten Einsicht in die krankhafte Natur des Durchlebten vorhanden zu sein. Besonders bei rasch einsetzenden Besserungen ist das sehr eindrucksvoll: der Mensch wird binnen kürzester Frist in seiner innersten Wertbezogenheit, dem eigentlichen Persönlichkeitskern, ein anderer. Auch beim Umschwingen in eine fröhlich gehobene Manie kann das beinahe schlagartig vor sich gehen, und am eindrucksvollsten sehen wir es immer wieder im Anschluß an Heilkrampfbehandlungen. „Wie konnte ich nur so verzweifelt sein wegen nichts und wieder nichts, wie konnte ich nur so etwas ernsthaft von mir glauben, wie konnte ich nur..." Das hört man von Kranken, die monatelang in den unerträglichsten Qualen ihrer Schuldgefühle gefangen waren. Es ist vollkommen abwegig, hier an eine psychologische Wirkung des Elektroschocks zu denken, etwa über das seelische Erlebnis einer schockbedingten kindlichen Hilflosigkeit und das „Angenommenwerden" seitens der betreuenden Pflegeperson. Die Schockbehandlung stellt nichts anderes dar als eine sehr grobe, ungezielte somatische Umstimmungstherapie. Sie kann Stuporöse beweglich, angstvoll Agitierte ruhig, Gehemmte frei, Traurige ausgeglichen, heiter Überregte ausgeglichen machen. Bedenkt man das Ausgeliefertsein des Menschenwesens an das Auf und Ab depressiver und manischer Phasen mit den in die Tiefe der Persönlichkeit eingreifenden Veränderungen, die sich keineswegs in den Stimmungsschwankungen erschöpfen, dann wird es einem, wenn man kein Routinier der Therapie ist, oft sehr beklommen zumute. Hier erleben wir einen Menschen, verzweifelt in seiner Selbstverurteilung, exemplarisch für die Möglichkeit eines ganz elementaren existentiellen Schwermütigseins des Menschenwesens, und nun genügt in glücklichen Fällen ein Druck auf den Auslöser des Schockapparates, und dieser ganze Jammer ist verschwunden, der Mensch ist wieder gesund geworden, zum mindesten für diesmal. Für eine geglückte Pharmakotherapie gilt grundsätzlich dasselbe, auch wenn die Wandlung weit langsamer vor sich zu gehen pflegt.

Übrigens war das spontane Auf und Ab bei cyclischen depressiv-manischen Psychosen längst vor der Schock- und ausgebauten Pharmakotherapie-Ära für nachdenkliche Kranke und Ärzte schon das gleiche bewegende Problem gewesen. Wir sehen es nur bei den Schockbehandlungen schärfer und vielleicht noch unheimlicher durch das Hereinspielen des in der Therapie mitwirkenden technischen Faktors und durch das mitunter so rasche Tempo der Umstellung. Es bleibt eine erregende Frage, die noch kaum in Angriff genommen wurde, was denn nur bei einem zirkulär Kranken der eigentliche Mensch sei, und was im Auf- und Abwogen der Stimmungen, Affekte und Triebe, in den polar entgegengesetzten Selbstinterpretationen hinter der hin- und herschwankenden Wertwelt das „Selbst", die zentrale Existenz bilde?

6. Die endogene Manie

Der Ausdruck Manie stammt von „mania", die Raserei. Das Syndrom der heiteren Erregung und Enthemmung kommt genau wie dasjenige der traurigen Gehemmtheit bei zahlreichen Krankheitszuständen vor. Es ist zweckmäßig, beim manischen Symptomenkomplex die grundlose, heitere, unbeschwerte, fröhliche Verstimmtheit in den Vordergrund zu stellen und nicht die psychomotorische Erregung. Diese ist bei der manischen Heiterkeit in der überwiegenden Mehrzahl aller Fälle mit dabei. Der „manische Stupor“, den man hin und wieder noch in Lehrbüchern beschrieben findet, ein Zustand, in welchem ein Patient selig vor sich hinlächelnd und offensichtlich gehobener Stimmung, jedoch in seinen Bewegungen bis zum Stupor gehemmt und schweigsam daliegt, ist unseres Erachtens selten einmal ein Symptom der Manie. Solche Zustände finden wir vielmehr bei manchen durch hirnorganische Krankheiten bedingten Psychosen gelegentlich einmal episodisch und ebenso mitunter bei stillverklärten katatonen Schizophrenen. Auch hier kommen sie zweifellos nur vorübergehend rein vor und werden dann von anderen schizophrenen Symptomen begleitet oder abgelöst. Gelegentlich wird angegeben, man könne so etwas auch beobachten, wenn eine zuvor gequälte, gehemmte Depression beginne, in eine Manie umzuschlagen. Es sei dann zwar die Stimmung bereits manisch, die psychomotorische depressive Hemmung jedoch noch erhalten. Das mag einmal kurzfristig der Fall sein, ist aber ohne größere Bedeutung für die Klinik und das ärztliche Handeln. Zeh hat eine Typologie der manischen Syndrome herausgearbeitet, welche ohne Kommentar für sich spricht und einen guten Überblick ermöglicht. Wir haben sie für unsere Zwecke etwas umgruppiert und unterscheiden: 1. die heitere, fröhlich, gehobene Manie mit Exaltation der Lebensgefühle, 2. die gereizte, zornmütige, streitsüchtige Manie, 3. die erregte, sich schließlich bis zur Tobsucht steigernde Manie, 4. die expansiv-euphorische, enthemmte Manie mit Größenideen und Urteilsstörung und 5. die verworren-tobsüchtige und denkinkohärente Manie. Manche Maniker können auch ohne heitere Erregung psychomotorisch unauffällig und ohne Ideenflucht ihre expansiven Größenwahnideen vorbringen.

Auf die relative Seltenheit der Manie innerhalb des Formenkreises der manisch-depressiven Psychosen wurde schon hingewiesen. Bei sorgfältiger Erhebung der Vorgeschichte endogen depressiver Patienten stößt man indessen doch gar nicht so selten auf Angaben über kurze Zeiten (Wochen bis Monate zumeist), in denen der Patient selbst und seine Angehörigen erstaunt darüber waren, wie flink ihm alles von der Hand ging, wie tatkräftig er plante und zupackte, wie leicht er über belastende Lebenssituationen hinwegkam, wie gut er gestimmt war, wie wenig Schlaf er brauchte usw. Fragt man genau, so erfährt man, daß diese Zeiten von dem Patienten doch als eine besondere Glücksgunst angesehen werden und daß sie sich durch ein Plus an Leistungs- und Eindrucksfähigkeit, ein Mehr an Tempo und Aktivität aus seinem durchschnittlichen Lebensstil herausgehoben haben. Solche flache Wellen oder kurze Zacken der Stimmungs- und Antriebskurve verdienen noch nicht den Ausdruck einer Psychose im engeren Sinne, obwohl sie begrifflich natürlich nichts anderes sind als leichte Manien. Wir reden dabei von hypomanischen Zuständen, die dem „Grad“ nach „unter“ (hypo) einer richtigen Manie liegen. Nicht selten gehen sie als kurzer Auftakt einer endogenen Depression voraus oder schließen sich an eine solche an. Im letztgenannten Fall ist es nicht immer leicht zu unterscheiden, was echte Hypomanie und was die verständliche Reaktion auf das endliche Befreitsein von der Qual der Schwermut ist. Die Tatsache, daß solche hypomanische Schwankungen einer Depression oft auch vorausgehen, muß freilich hier vor einem zu weitgehenden, an sich naheliegenden und insbesondere vom Patienten selbst bevorzugten psychologischen Interpretieren der positiven Vitalschwankung warnen. Auch im Verlauf einer Elektrokrampfbehandlung sieht man, daß unmittelbar nach einem Schock ein völliges Umschlagen der Psychose in die Richtung ihres Gegenpols vorkommen kann.

Oft enthüllt sich ein ursprünglich als Ausdruck der Krankheit „endogene Manie“ aufgefaßtes manisches Symptombild durch anfänglich übersehene oder im Lauf der Beobachtung hinzutretende psychoorganische Symptome (Bewußtseinseintrübungen und andere Zeichen des akuten exogenen Reaktionstyps oder Persönlichkeitsveränderungen und Demenz als Symptome irreversibler körperlich begründbarer Psychosen) als ganz unspezifisches Syndrom in einem anderen Symptomverband (vgl. das bei der progressiven Paralyse darüber Gesagte). Immer wieder muß man sich einprägen: Die einzelnen psychopathologischen Symptome gewinnen diagnostische Bedeutung durch ihre Einordnung in größere Symptomverbände. „Manisch“, als Syndrom psychopathologisch sehr wohl zu umschreiben, braucht keineswegs zu bedeuten, daß hier die Krankheit „Manie“ vorliegt, auch wenn das Syndrom von ihr seinen Namen erhalten hat. Genausowenig brauchen „schizophrene“ Symptome, die wir feststellen, zu bedeuten, daß hier die Krankheit „Schizophrenie“ vorliege, denn schizophrene Symptome können zeitweise auch bei anderen Psychosen, etwa einer Encephalitis oder einer Vergiftung oder einem hirnatrophischen Leiden in den Rückbildungsjahren vorkommen (vgl. die Krankengeschichten in dem Abschnitt über die Rückbildungspsychosen).

Das manische Syndrom kann auch bei endogenen Psychosen auftreten, welche sog. paranoide Symptome, Wahn, Sinnestäuschungen und Icherlebensstörungen aufweisen. Mitunter dauert es einige Zeit, bis diese letztgenannten sichtbar werden, und wir haben zunächst ein manisches Zustandsbild vor uns, dem niemand ansehen kann, ob es Ausdruck einer endogenen Manie oder ob es symptomatisch innerhalb eines schizophrenen Symptomverbandes steht und gewissermaßen die Rolle eines Vorreiters gespielt hat.

Die voll ausgebildete Manie ist also gekennzeichnet durch eine grundlose Gehobenheit der Stimmung, durch einen Überschwang der Gefühle, eine gewaltige Steigerung der Selbstwertgefühle und in den nicht allzu ausgeprägten Stadien durch ein Übermaß an Initiative, Wagemut, Einfallsreichtum und bedenkenloser Draufgängerei.

Fragt man danach ob es als Gegenstück zum Vitalcharakter, der so oft die depressive Traurigkeit auszeichnet, auch eine Störung der Vitalgefühle nach der positiven Seite hin gebe, so findet man nur sehr wenige brauchbare Selbstschilderungen von Patienten. J. Custance schildert als Eigenbeobachtung „manchmal im Anfang der Phasen der manischen Erregung“, lange bevor irgendeine Erregung in der geistigen Sphäre eintrat, als typische Symptome „den angenehmen Kitzel der Wirbelsäule und das Gefühl von Wärme und Wohlbehagen im Solarplexus“.

Manche reden von einem ungeheuren „Kraft- und Heldengefühl“, das sie beseele. Sie sind kaum ermüdbar, brauchen ein Minimum an Schlaf und sehen meist jünger aus, als es ihren Jahren entspricht. Anfänglich ist die Eindrucksfähigkeit für alle Außenreize gehoben. Bemerkenswert sind Selbstschilderungen, welche beispielsweise Veränderungen der Wahrnehmungsvorgänge betreffen.

Sehr gesteigert ist zumeist die sexuelle Aktivität. Leichtsinnige Abenteuer mit einem oft völlig wahllosen und niveaulosen Partnerwechsel sind an der Tagesordnung, Infektionen mit Geschlechtskrankheiten oder Schwängerungen die häufige Folge.

Der psychomotorischen Hemmung entspricht auf dem manischen Pol die Enthemmung. Die Bewegungen sind rasch, Mimik und Gestik lebhaft, es wird viel und laut geredet und gelacht. Von Menschen in einer leichteren Manie geht häufig etwas Mitreißendes aus. In ausgeprägteren Stadien erfolgt dann sehr rasch eine Vergröberung, der Charme wird von einem oft rüden Aufgedrehtsein abgelöst. Die heitere Erregung nimmt mehr und mehr einen gereizten Charakter an. Statt zu lachen wird geschimpft und gekeift oder endlos queruliert, wobei sehr vieles, aber nicht alles, als reaktiv auf die unumgänglich beschränkenden Maßnahmen einer unfreiwilligen Anstaltsinternierung zurückzuführen ist.

Verschiedene Stufen durchlaufen auch Denkstörungen in der Manie. Anstelle der Hemmung finden wir hier Ideenflucht. Sie drückt sich in Sprache und Schrift der Patienten aus. Charakterisiert ist sie durch einen oft sehr amüsanten Zickzackkurs, der allen sich anbietenden Assoziationen und zufälligen sensorischen Eindrücken folgt. Mitunter kommen die witzigsten Pointen dabei heraus, ähnlich wie bei manchen Conferenciers, die ohne einen Gedankengang jemals ganz abzuschließen, vom Hundertsten ins Tausendste kommen.

Ein manischer Patient begrüßt auf der Visite, die der Stationsarzt mit der Stationsschwester macht, ostentativ nur diese, weil er mit dem Arzt gerade „böse“ ist: „Guten Morgen, Schwester Clara, Schwesterchen Clärchen! Wir wären ein hübsches Pärchen! Schwesterlein, Schwesterlein, wann gehen wir nach Haus? Kennt in diesem lächerlichen Haus, diesem Banausen-Haus, überhaupt jemand die Volkslieder von Brahms? Aimez-vous Brahms? Den Johannes, den heiligen Johannes? Ich bin der reinste heilige Sebastian, so viele Spritzen habt ihr mir reingejagt. Du Doktor! Sag' an, Doktor, hast du überhaupt schon was von der Sagan gelesen?“ usw. usw.

In hochgradigen Stadien manischer Erregung kann sich die Ideenflucht bis zur Verworrenheit steigern, wobei dann der Affekt auch meist mehr zornig als heiter zu sein pflegt. Der Antriebsüberschuß führt dazu, daß Patienten in der Manie sich unentwegt etwas zu schaffen machen müssen. Sie verstehen es im Handumdrehen, ein nüchternes leeres Klinikzimmer in ein Raritätenkabinett zu verwandeln, und pflegen eine unbeschreibliche Unordnung um sich her zu verbreiten. Sich selbst putzen sonst dezente Kranke geschmacklos und herausfordernd auf.

Bemerkenswert ist die in den milden Anfangsstadien oft gesteigerte Empfänglichkeit für ästhetische Eindrücke, das agile Mitschwingen mit Stimmungen anderer, das phantasiereiche „Seid umschlungen Millionen“, alles das, was als ein großer Wertezuwachs an Erlebnisbreite und -tiefe von vielen Patienten registriert wird. Während dem Depressiven alles wie fader Kleister und zähe Pappe schmeckt, können manche manische Patienten geradezu in Entzücken geraten über den Wohlgeschmack eines zarten Beefsteaks und die Wollust, das elastische Fleisch zu zerkauen.

„In manischen Zuständen habe ich mir oft gewöhnliche Kohlblätter oder auch jungen Rosenkohl einfach im Garten abgepflückt und gegessen – sie kamen mir wie wirkliche Delikatessen vor, so gut hat es geschmeckt – eine Art Manna vom Himmel. Sogar gewöhnliches Gras schmeckt ausgezeichnet, während wirkliche Delikatessen, wie Erdbeeren oder Himbeeren, ekstatische Gefühle verursachen, wahrer Göttermahlzeiten würdig“. Auch die folgende Selbstschilderung von in der

Manie veränderten optischen Eindrücken stammt von J. Custance: „Auf der Station sind ziemlich viele Leute, ihre Gesichter machen einen eigenartigen intensiven Eindruck auf mich... es ist so, daß die Gesichter von einer Art inneren Lichtes scheinen, das die charakteristischen Linien ganz besonders markant zeichnet. So kann ich, in der Regel der hoffnungsloseste aller Zeichner, in diesem Zustande mit ganz erkennbarer Porträtähnlichkeit zeichnen... Farbige Gegenstände machen einen besonders lebhaften Eindruck, möglicherweise wegen der Assoziationen, die sie erregen... Verbunden mit diesen lebhaften Eindrücken ist ein ziemlich merkwürdiges Gefühl hinter den Augäpfeln, etwa wie das rhythmische Stampfen eines großen Elektromotors."

Eine junge Ärztin berichtete nach ihrer Genesung von einer manischen Phase, sie wisse erst jetzt, was Farben, Gerüche, Tastempfindungen, aber auch, was Musik wirklich an berauschenden Gefühlseindrücken bedeuten könnten. Der Farbzusammenklang auf einem Bild von Renoir, das im Krankenzimmer hing, der Duft eines Nelkenstraußes, der Saft eines frischen Apfels oder die Wonne eines edlen Gewebes für die Fingerspitzen könne kaum in Worte befaßt werden. Die Erlebnisfähigkeit des Alltages sei dagegen von einer jämmerlichen Stumpfheit und Langeweile. Über allem liege eine zähe graue Decke. Wer nicht manisch gewesen sei, sei arm und könne sich höchstens damit trösten, daß er ja gar nicht wisse, welche Erlebnisfülle das Dasein bereithalte, wenn die „Krankheit" den Blick dafür öffne. Eine kleine Eisenbahnfahrt durch an und für sich langweiliges Gelände werde zu einem überströmend reichen Abenteuer für die Augen und die Phantasie. Die Fahrt an einem schmalen Ackerstreifen vorbei, in Wirklichkeit vielleicht in zwei Sekunden geschehen, schien ihr eine Viertelstunde zu dauern, so viele Novellen, Lustspiele oder ländliche Tragödien sausten ihr durch das Gehirn, während ihr Blick im Vorüberfliegen die dort arbeitende kleine Gruppe von Bauernmädchen und jungen Knechten erfaßte, die mit einer ungeheuren Intensität in Mimik und Gestik und beladen mit den verschiedensten buntesten Lebensschicksalen vor ihr gestanden seien. Ein im Gegenlicht schimmernder Pflug lockte Tränen des Entzückens hervor.

Nachfolgend noch die Schilderungen eines bipolarcyclothymen Krankheitsgeschehens:

Eine 54jährige Patientin berichtet, daß sie seit 12 Jahren regelmäßig 6 Monate im Jahr krank und 6 Monate gesund sei. Die jetzige Depression dauere nun aber schon 10 Monate. Wenn sie nicht religösen Halt besäße, hätte sie schon Selbstmord begangen, weil die Qualen der Schwermut nicht mehr auszuhalten seien. Morgens sei es am schwersten, gegen Abend lasse der Druck etwas nach. Der Beginn einer depressiven Phase sei immer derselbe. Sie merke plötzlich, daß sie in ihrer Arbeit nicht mehr nachkomme. Sie könne in keiner Weise mehr disponieren und vernachlässige ihren Haushalt und sich selbst. Es bemächtige sich ihrer eine wahre Todesangst, und ihr einziger Wunsch sei, am Morgen nicht mehr erwachen zu müssen. Dann stelle sich ein immer mehr anwachsender Druck in der Herzgegend ein, und alles in ihr sei tot und wie versteinert. Es sei ganz eigentümlich, daß alle diese Erscheinungen plötzlich, gewissermaßen von einem Tag auf den anderen, in voller Stärke da seien. Wenn sie ganz genau überlege, so werde ihr jeweils hinterher klar, daß wohl schon Wochen vorher eine gewisse leichte Hemmung bei ihr bestand, die sie aber in diesem Zustand nicht als solche bemerke. Genauso rasch, wie die Depression einsetze, verschwinde sie auch wieder. Sie fühle sich oft innerhalb weniger Stunden wieder völlig gesund. Bemerkenswert sei noch, daß sie seit Jahren mit einem Magengeschwür zu tun habe, daß aber eigentümlicherweise in den depressiven Phasen von seiten des Magens niemals die geringsten Beschwerden mehr bestünden. Ihr eigenes Wesen schilderte Patientin als „etwas exaltiert" mit einer fast überschwänglichen Naturliebe, aufgeschlossen für alles Gute und Schöne des Lebens, weich und empfindsam. Die depressiven Phasen empfinde sie von Mal zu Mal „tiefer und weher". Nach Abklingen der ersten Erkrankung habe sich ein über Wochen anhaltendes Stadium besonderer Lebhaftigkeit, Gesprächigkeit und empfindsamer Aufnahmefähigkeit eingestellt, wobei ihr selbst eine gewisse Sprunghaftigkeit des Denkens aufgefallen sei. In den ersten Jahren habe sie die Zeit zwischen den Depressionen als besonders glücklich, eindrucksreich und sich selbst als ungewöhnlich weltoffen empfunden. Sie berichtet, sie habe ursprünglich um ihretwillen die Depression sogar gern in Kauf genommen. Vor die Alternative gestellt, ob sie lieber in einer ausgeglichenen Mittellage leben wolle, hätte sie sich wohl eher für die Depression und die gehobene Zwischenphase entschieden. Die zunehmende Qual der Schwermut freilich habe sie nun doch so abgeschreckt, daß sie lieber auf das dazwischenliegende Glück verzichten möchte, das zu teuer erkauft sei.

Mit der stärker werdenden Manie geht die gesteigerte, beglückende Schwingungsfähigkeit wieder verloren. Nun wird der Kranke immer ichbezogener und das Fremdwertempfinden verarmt mehr und mehr. So kommt ein ganz ähnliches egozentrisches Auf-sich-beschränkt-Sein zustande, wie in der endogenen Depression. Der Kranke ist sich im Grunde selbst vollauf genug, wenn er auch nach allen Seiten hin fordernd und sich in alles einmischend agiert. Das Flüchtige, Spielerische der manischen Daseinsweise läßt ihn indessen nichts nachhaltig festhalten und verfolgen und durchführen. Gelingt das eine Unternehmen nicht, so treten schon ein Dutzend anderer Planungen an seine Stelle, und schließlich resultiert ein wirbelndes Sich-auf-dem-Platze-Drehen ohne jeden „Nutzeffekt".

Man darf sich nicht in einer falschen Vereinfachung darauf beschränken, in der Manie, die in manchen Einzelheiten durchaus das Umkehrbild zur endogenen Depression darstellt, nur dies zu sehen. So muß man z.B. im Hinblick auf die wichtige Krankheitseinsicht wesentliche Unterschiede feststellen. Wir haben gesehen, daß es bei endogenen Depressionen zwei große, in ihrer Seinsweise voneinander stark abweichende, ja geradezu gegensätzliche Typen gibt: die einen, ohne jegliche Krankheitseinsicht der Gewißheit ihrer Schuld, ihres leiblichen Verderbens oder ihrer Verelendung preisgegeben, die anderen, die einsichtig von ihren Depressionen sprechen, selbst mit Behandlungswünschen kommen usw. Je mehr die Depression sich auf vitale Traurigkeit und Hemmung beschränkt, desto besser gelingt eine innere Abstandnahme. Je mehr die ichnahen Ängste der geschilderten Thematik in den Vordergrund treten, desto schwieriger wird die Krankheitseinsicht vollziehbar. Dabei gibt es keinen psychopathologischen Maßstab dafür, ob nun die einen Depressionen „leichter" oder „schwerer" seien als die anderen. Schwerer sind sie nur von einem bestimmten Orientierungspunkt aus, und das ist in diesem Fall der sehr wichtige, für die Situation der erkrankten Persönlichkeit innerhalb ihres Krankseins entscheidende der freien Selbstbeurteilung und kritischen Stellungnahme demgegenüber, was sich hier in der eigenen Seele krankheitsbedingt abspielt. Hierzu, zu diesen beiden in ihrer Seinsweise so sehr verschiedenen Möglichkeiten bei der endogenen Depression, gibt es keine überzeugende Parallele bei den Manien.

Für die Manie gilt, daß ihrer, wenn nicht allzuviel peinliches Unheil dabei angerichtet worden ist, mitunter mit einer gewissen Sehnsucht gedacht wird. Wer nicht einmal manisch gewesen ist, ahnt nichts von der Erlebnisfülle, deren ein Mensch darin fähig ist, das hörten wir nicht wenige Kranke mit ähnlichen Worten umschreiben. Ja, mildere hypomanische Zustände werden in der Selbstinterpretation nicht selten als das eigentliche, ideale Dasein bezeichnet. „So sollte ich immer sein. So bin ich wohl eigentlich." Eine Krankheitseinsicht wird mehr vom Verstand halb unwillig geleistet als vom Gefühl her unmittelbar für den Genesenen evident. Dagegen stehen nun die beiden Typen endogener Depressionen, die sich im akuten Zustand so gründlich in bezug auf vorhandene oder fehlende Krankheitseinsicht unterscheiden, nach der Genesung völlig gleich: für die Krankheitsphase besteht volle Krankheitseinsicht.

Wenn man die abgrundtiefe Verzweiflung und unbarmherzige Selbstverurteilung depressiver Kranker miterlebt, die Urangst der Kreatur, dann hat man das Gefühl, als ob demgegenüber der manischen überschäumenden Lebensfreude und dem gehobenen kritiklosen Selbstvertrauen doch – um ein Modewort zu gebrauchen – das existentielle Schwergewicht nicht in diesem Maße zukomme. So mitreißend eine Hypomanie sein kann – man bleibt doch mehr Zuschauer einer Vorstellung. Man mag es durchaus als beneidenswert betrachten, auch einmal so sein zu können, diese geglückte Rebellion des Ich gegen das Über-Ich (Freud) zu erfahren, dennoch hat man das zwingende Erlebnis, im depressiven Kranken mit seiner Angst und Not dem innersten Wesen des Menschen überhaupt näher zu stehen. Gewiß: grundlose endogene Traurigkeit, Freudlosigkeit, Gehemmtheit auf der einen, grundlose Heiterkeit und Enthemmtheit auf der anderen Seite sind Gegensatzpaare. Aber wenn wir die schonungslose Selbstverurteilung vieler Depressiver in ihren zahlreichen Nuancen betrachten, ist ihr gegenüber das gehobene, kritiklose Selbstvertrauen in der Manie verhältnismaßig undifferenziert.

7. Häufigkeit. Prognose. Phasendauer. Konstitution. Erblichkeit

Nach den neuen Zahlen von Sjögren erkrankt etwa 1% der Bevölkerung an manisch-depressivem Irresein. Am häufigsten von allen Verlaufsformen sind die periodischen (monopolaren) Depressionen. Nicht ganz zwei Drittel aller Cyclothymen weisen nur depressive Phasen auf, das übrige Drittel außerdem auch manische Episoden. Kranke mit ausschließlich manischen Attacken sind ausgesprochen selten. Kinkelin fand unter dem großen Baseler Material nur insgesamt 4%.

Der Arzt wird begreiflicherweise von Kranken und Angehörigen bestürmt, sich über die weiteren Aussichten des Gesundbleibens oder Wiedererkrankens zu äußern. Hier muß man nun das ganze Schwergewicht dem Patienten gegenüber auf die günstige Streckenprognose der einzelnen Krankheitsphase legen. Es gehört im ganzen doch zu den Seltenheiten, daß nach einer Depression eine Art von subakuter Verstimmtheit und Schwunglosigkeit zurückbleibt, während Manien etwas häufiger eine gewisse Charakterzuspitzung im Sinne des hypoman Umtriebigen, etwas Gehetztes, Egozentrisches behalten können. Aber auch das ist, aufs Ganze gesehen, selten. Man muß dem Kranken gegenüber besonders betonen, daß diese so furchtbar quälende Krankheit unter allen Umständen abheilen werde und daß er es ja selbst erlebe, wie eindrucksvoll man mit den heutigen Mitteln helfen könne, so daß er auch vor einer möglicherweise irgendwann im Leben sich wieder einmal zeigenden Verstimmung keine Angst zu haben brauche.

In der Tat müssen etwa 85% aller Kranken mehr als eine Phase aushalten, etwa 22% mehr als acht; nimmt man die Depressionen ohne die Manien allein, dann sieht das Bild günstiger aus, und unter einem großen Material fand Lundquist sogar zwei Drittel mit nur einer Phase. Die Zahlen der einzelnen Autoren sind oft nicht leicht miteinander zu vergleichen, weil die Diagnosenstellung nicht einheitlich ist.

Wichtig sind noch folgende Feststellungen: Etwa $^3/_4$ aller Ersterkrankungen zeigen sich zwischen dem 20. und 50. Lebensjahr, je etwa $^1/_8$

vorher und später. Sehr früh beginnende affektive Psychosen lassen mit Wahrscheinlichkeit einen späterhin bipolaren zirkulären Verlauf erwarten. Tritt eine endogene Depression nur ein einziges Mal im Leben auf, so geschieht dies offenbar kaum vor dem 30. Lebensjahr.

Die Phasendauer kann ungemein wechseln. Wir nennen als Extreme etwa eine Woche und 20 Jahre. Der weitaus größte Teil aller cyclothymen Phasen heilt in durchschnittlich 8–12 Monaten ab. Hat ein Patient mehrere Phasen im Laufe des Lebens, so kann man beobachten, daß durchschnittlich die Dauer der einzelnen psychotischen Episode mit den Jahren zunimmt.

Wie die Phasendauer, so zeigt auch die Dauer der freien Intervalle die unberechenbarsten Unterschiede. Sie kann wenige Tage oder ein volles Menschenleben betragen. Wir kennen einen Fall, bei welchem auf eine depressive Phase mit 20 nach einem völlig störungsfreien Leben eine zweite, klassische in den Siebzigerjahren einsetzte. Die Dauer der einzelnen Phasen und der gesunden Intervalle stehen in keinem Zusammenhang miteinander. Man kann sich also den Phasenkalender der einzelnen Kranken gar nicht verschiedenartig genug vorstellen. Es gibt seltene Fälle, bei welchen sich u.U. über Jahre hinweg in ständigem Wechsel depressive und manische Phasen ablösen.

Auch die Tatsache, daß das eine oder andere Mal eine Manie oder Hypomanie einer Depression vorausging oder sich nach deren Abklingen einstellte, sagt nicht das Geringste darüber aus, ob dies bei einer nochmaligen Erkrankung wieder so sein wird.

Nicht unbestritten ist die Häufigkeitsbeziehung zwischen dem von E. Kretschmer beschriebenen pyknischen Körperbautyp und den cyclothymen Psychosen. Die Angaben der Autoren aus neuerer Zeit schwanken zwischen 41% und 68%, wobei die positive Beziehung vor allem bei den bipolar verlaufenden Formen gegeben zu sein scheint im Unterschied zu den einfachen und periodischen Depressionen.

Die Erblichkeit ist, was ihren Typus angeht, umstritten. Neue Untersuchungen von E. Zerbin-Rüdin ergaben, daß die genetischen Verhältnisse zwischen den monopolaren und den bipolaren affektiven Psychosen einige Unterschiede aufweisen. In Übereinstimmung mit den Ergebnissen von Angst, der auf die erhöhte Gefährdung der bipolaren Formen hinweist, bestätigte sich die geringere familiäre Belastung der monopolaren Gruppen. Zu dem gleichen Ergebnis kam auch Perris.

Der Erbgang selbst ist nach wie vor unklar. Bei zweieiigen Zwillingen ist eine Konkordanz von 20%, bei eineiigen eine solche von 50% bei einer Erkrankungswahrscheinlichkeit der Durchschnittsbevölkerung zwischen 0,4–2,5% anzunehmen. Für die Bedeutung von Umwelteinflüssen auf die Manifestierung spricht u.a. die 50%ige Diskordanz bei den eineiigen Zwillingspaaren. Kallmann hatte früher bei 85 Paaren unter den zweieiigen in 25,5%, unter den eineiigen Zwillingen in 100% Konkordanz gefunden, wofür methodische Unterschiede im Forschungsansatz verantwortlich sein dürften. Kendell und Kringlen halten es – aber sie stehen damit in Widerspruch zu der Mehrzahl der einschlägigen Autoren – nicht für gerechtfertigt, reaktive und endogene Depressionen als verschiedene Krankheiten zu betrachten. Sie sind vielmehr der Meinung, daß diese Formen, einschließlich der involutiven Melancholie, sich in einem Kontinuum zwischen den traditionellen neurotischen und psychotischen Stereotypen erstrecken. Zerbin-Rüdin denkt vorsichtiger nur an „Beziehungen“ zwischen den endogen monopolaren Depressionen und den depressiven Reaktionen und endoreaktiven Dysthymien.

Die Untersuchungen von Slater ergeben, daß Kinder von psychotisch Depressiven eine Erkrankungswahrscheinlichkeit von 30% haben und daß von diesen $^2/_3$ an manisch-depressiven und $^1/_3$ an schizophrenen Psychosen erkranken.

Sehr umstritten ist nach wie vor die erbbiologische Stellung der Rückbildungspsychosen (s. dort), und vor allem in den USA plädieren Erbbiologen in Übereinstimmung mit der Auffassung von Kielholz für die selbständige Stellung der depressiven Rückbildungspsychosen als einer wirklichen Krankheitseinheit. Kielholz in Basel fand unter 157 Kranken bei 39% keine hereditäre Belastung. 17% waren mit Schizophrenie, 44% mit Introvertierten und 21% zusätzlich mit Alkohol belastet.

80% der Kranken waren von Hause aus unelastisch, übergewissenhaft und skrupulös und im Ausdruck ihrer affektiven Gefühle ausgesprochen gehemmt.

Untersuchungen von Kinkelin in Basel ergaben, daß fast $^2/_3$ aller Manisch-Depressiven hereditär mit einer manisch-depressiven Psychose, einem Suicid, einer Schizophrenie oder „Cyclopathie“ belastet sind. Bei den zirkulären bipolaren Formen ist die Belastung am höchsten (etwa 70–80%), und die stärkste Belastung (85–90%) zeigen solche manisch-depressive Kranke, die zeitweise eine schizophrene Symptomatik aufweisen.

Ebenfalls am Baseler Krankengut konnte festgestellt werden, daß bei etwa 15% aller manisch-depressiven Patienten im späteren Verlauf der Krankheit schizophrene Symptome auftraten und daß sich bei 5% schließlich eine chronische Schizophrenie entwickelte.

J. Lange hatte schon darauf aufmerksam gemacht, daß es nur wenige Cyclothymien mit zahlreichen Phasen gebe, die, sofern man den ganzen Lebenslauf zu überschauen vermöge, stets rein manisch-depressiv geblieben seien und nicht im einen oder anderen Psychosenabschnitt psychotische Elemente wie Denkstörungen im Sinne der Zerfahrenheit, Halluzinationen oder katatone Symptome geboten hatten, die nicht zum klassichen manisch-depressiven Krankheitsbild gehören. Stenstedt beschreibt diese als „disturbing elements".

8. Auslösung manisch-depressiver Psychosen

Was die Frage der „Auslösung" einer endogenen depressiven Phase angeht, so fand in jüngster Zeit Kielholz unter 232 Patienten in 19%, Weitbrecht unter 139 Patienten in 13% der Fälle psychoreaktive Faktoren, die so eindeutig waren, daß man ihr Schwergewicht nicht übersehen konnte. Kornhuber von der damaligen K. Schneiderschen Klinik in Heidelberg stellte unter 300 cyclothym depressiven Fällen eine psychische Provokation bei etwa 6,5% und etwa die gleiche Anzahl körperlich ausgelöster Erkrankungen fest, wobei wie bei den psychoreaktiven die Frauen etwas überwogen (Beispiele vgl. unten).

Im übrigen sind den komplizierten Fragen der Auslösung auch in den Abschnitten über die endoreaktiven Dysthymien sowie über die vitalisierten depressiven Reaktionen und die Unterscheidung von psychoreaktiv ausgelösten endogenen Depressionen im Anhang ausführliche Überlegungen gewidmet.

Die nachfolgenden Beobachtungen sollen zeigen, wie aus einer depressiven Erlebnisreaktion allmählich eine endogen-depressive Phase im Sinne der „Auslösung" herauswachsen kann, die nun auch andere thematische Inhalte zeigt als diejenigen, die in der vorangegangenen abnormen Erlebnisreaktion bestimmend gewesen waren.

Ein 54 Jahre alter Industrieller verlor bei einem Verkehrsunfall durch Auffahren auf einen parkenden Wagen das rechte Auge, ohne eine Commotio oder Contusio cerebri davonzutragen. Er erholte sich nicht, wurde zunehmend ängstlich verstimmt und blieb so in den 3 auf den Unfall folgenden Wochen. Typisches Bild einer reaktiven Depression, Sorgen wegen des Augenverlustes und um seine völlig gesicherte Zukunft, ängstlich-hypochondrisch. Zunächst gut psychotherapeutisch angehbar. In den darauffolgenden Wochen zunehmend „endogener Einschlag" im Symptombild. Unruhe, Gedrücktheit, Hypochondrismen, die sich nicht mehr um den Augenverlust drehten. Ließ sich die Zähne ziehen, weil er diese für die Ursache seiner langsamen Erholung hielt. Verlor immer mehr an Selbstvertrauen, zog sich ganz zurück, schlief nicht mehr, saß völlig gehemmt vor seinem Schreibtisch, brachte nichts mehr zustande. Zunehmende Schuldgefühle, nicht nur darüber, daß seine Frau bei dem Unfall gleichfalls verletzt worden war, sondern völlig abwegig über angebliches früheres berufliches Versagen u. dgl. – Keinerlei familiäre Belastungen. Neurologisch normaler Befund. Durchschnitt sich in einer psychiatrischen Klinik die Halsschlagader und starb.

Ein 39 Jahre alter Kaufmann, im Krieg besonders qualifizierter Offizier wegen seiner ausgeglichenen Besonnenheit, fuhr infolge Versagens der Steuerung seines Wagens über eine Böschung hinunter. Keine Commotio oder Contusio. Zeigte im unmittelbaren Anschluß an den Vorfall ein nervös-hypochondrisches Bild im Sinne einer abnormen Erlebnisreaktion. Aus dieser bildete sich im Verlauf von Monaten eine schwere endogene Depression heraus. Die ursprünglich rein unfallbezogenen Hypochondrismen wurden völlig beiseite gelegt und abgelöst von Onanieskrupeln u.dgl. Ursprünglich hatte er monatelang geradezu anankastisch daran herumgrübeln müssen, ob ihm beim Fahren eine Schuld oder unbegreifliche Fahrlässigkeit unterlaufen sei, weil anfänglich nach dem Unfall durchgeführte Werkkontrollen zu seiner Verzweifelung den Materialfehler nicht hatten aufdecken können. Als der Defekt dann endlich gefunden wurde, habe er sich nicht mehr beruhigen können, die Lawine sei im Rollen gewesen. Dauernd habe er sich sagen müssen, daß er, wäre etwas passiert, mit der Schuld am Tode seines Mitfahrers nicht mehr hätte leben können. Nachdem die endogene Psychose da war, spielten diese Dinge keine Rolle mehr. Er fürchtete nunmehr, bald einem Coronartod zu erliegen. [Siehe auch „Neuere Aspekte der klinischen Depressionsforschung".]

Ein weiterer Fall unserer Beobachtung sei kurz angeführt. Eine syntone, pyknische, warmherzige Witwe, 55 Jahre alt, hatte mehrere Male in ihrem Leben typische endogen depressive Phasen von monatelanger Dauer gehabt, die sich jeweils scharf von den Jahren völliger Gesundheit absetzten und von der Patientin selbst als grundlos und unverständlich erlebt wurden. Patientin lebte mit ihrer einzigen Tochter zusammen, die bei einer Behörde beschäftigt und mit einem an der Front stehenden Jugendfreund verlobt war, den die Patientin als Schwiegersohn sehr begrüßte. Trotz aller Sorgen der letzten Kriegsmonate befand sich Patientin seit einer Reihe von Jahren in einer völlig ausgeglichenen Verfassung. Bei einem Fliegerangriff auf den Wohnort kam die Tochter in den brennenden Trümmern ihrer Dienststelle um. Patientin stand mit anderen verzweifelten Angehörigen viele Stunden lang während der vergeblichen Bergungsarbeiten auf der Straße, weinte und war hernach dem Suicid nahe. Die schwere depressive Reaktion war außer durch die grenzenlose Traurigkeit durch zwanghafte Grübeleien gekennzeichnet, die durchaus im Zusammenhang mit dem Unglück standen. Einmal mußte sich Patientin fortwährend das Sterben ihrer in den Flammen eingeschlossenen Tochter ausmalen, und weiter begann sie völlig okkupiert zu werden von zwangsmäßig sich aufdrängenden, nicht abzuschüttelnden Selbstvorwürfen etwa der Art: sie hätte ihrer Tochter strikt verbieten müssen, die Dienststelle aufzusuchen, nachdem im Radio schon einfliegende Verbände gemeldet worden waren, sie hätte sich energischer durchsetzen müssen, sie hätte, als die Vorwarnung gegeben wurde, unter allen Umständen hinlaufen und ihre Tochter aus dem gefährdeten Gebäude noch wegholen müssen. Was heiße denn schon „peinliches Aufsehen erregen" oder „Dienstvorschrift", wenn es um das Leben des geliebten Kindes gehe. Sie sei zu feige und ängstlich gewesen, sonst wäre die Tochter bestimmt gerettet worden.

Es kam zu zunehmender Schlaflosigkeit und Gewichtsverlust, und innerhalb einiger Wochen bildete sich nunmehr eine klassische endogen depressive Phase heraus, die durchaus den früheren glich. Patientin war selbst halb erstaunt, halb verzweifelt, daß der Verlust ihrer Tochter von ihr nicht mehr mit der erwarteten Schmerzhaftigkeit wie anfangs erlebt wurde. Sie machte sich in typischer Weise dieses „Abgestumpftsein" zum Vorwurf. Hypochondrien schoben sich in den Vordergrund, die zwanghaften Selbstvorwürfe verschwanden. Statt dessen war die Patientin wie früher durch Anankasmen geplagt, die keinen katathymen Hintergrund aufwiesen. Sie grübelte über Wörter und Zahlen, konnte Reime und Melodiefetzen nicht loswerden usw. Die Symptome der „vitalen Traurigkeit" Hemmung, beides mit deutlichen Tagesschwankungen, beherrschten in den nächsten Monaten das Krankheitsbild.

Hier hat also ein schweres psychisches Trauma akuter Art bei einer schon wiederholt an cyclothymen Phasen erkrankt gewesenen Patientin über eine zwischengeschaltete depressive Reaktion eine erneute endogene Phase ausgelöst. Interessant ist, daß die Neigung zu Zwangserlebnissen zunächst in der depressiven Reaktion um das traumatisierende Erlebnis zentriert war und sich hernach in der ausgelösten Phase mit dem Hinschwinden der ursprünglichen Thematik „im Leerlauf" weiter abspulte.

9. Somatologische Aspekte

Daß es heute noch kein Syndrom von Laboratoriumsbefunden gibt, welches für die Diagnose einer endogenen Psychose beweisend wäre, kennzeichnet die Situation, daß nämlich einer beträchtlichen Anzahl von Einzelbeobachtungen pathophysiologischer Art noch nichts synoptisch Aussagbares entspricht. Die essentiellen Aminosäuren Tryptophan, Phenylalanin und Tyrosin scheinen eine interessante Rolle zu spielen, und Birkmayer hat eindeutig niedrige Werte in sicherer Relation zu endogenen depressiven Verhaltensstörungen aufgewiesen und parallel mit den sog. „Tagesschwankungen" eine abendliche Tendenz zum Anstieg gefunden. Die niedrigen Werte erholten sich auch nach Elektroschockbehandlung parallel zur klinischen Besserung.

N. Matussek hält die Katecholaminhypothese der Depressionen für wahrscheinlicher und denkt an einen Katecholaminmangel an den spezifischen Receptoren des Zentralnervensystems. Er hält es für möglich, daß Antriebsschwäche mit Noradrenalinmangel in Zwischenhirnstrukturen in Zusammenhang gebracht werden darf. Studien über den Wirkungsmechanismus des Lithiums (M. Schou) bei der Behandlung und Prophylaxe endogener affektiver Psychosen zeigten ebenfalls die Bedeutung des Noradrenalin- und Serotonin-Metabolismus für die biochemische Depressionsforschung auf. Smythies und Coppen vermuten, daß bei der Depression eher eine quantitative Anomalie der cerebralen Monamine vorliege, als daß sich ein abnormer Stoffwechselweg, wie bei der Schizophrenie, angebahnt habe. Anzeichen sprechen dafür, daß ein niedriger Amingehalt des Gehirns beim Menschen mit dem klinischen Bild eines Depression verbunden ist. Hierin wird ein wichtiger Ansatzpunkt für die Psychopharmakologie und die Wirkungsweise der Elektroschockbehandlung gesehen.

Im Elektro-Encephalogramm fand Bente eine gegensätzliche Verteilung der α-Frequenzen bei endogenen Depressionen und schubweise verlaufenden Schizophrenien. Bei letzteren dominierte der Frequenzbereich von 10,5 – 12,5 sec, bei den Depressiven betrug er 8 – 9,5 sec. Als Ursache dachte Bente an eine Verminderung des Vigilanzniveaus.

Nach R. Jung sind die EEG-Befunde bei manisch-depressiven Psychosen uncharakteristisch. Die Schlafstörungen dagegen konnten im EEG erfaßt werden, und es erhebt sich die Frage, ob Veränderungen in monoaminhaltigen Neuronensystemen des Hirnstamms gemeinsame Ursachen der Schlaf-, Stimmungs- und EEG-Störungen Manisch-Depressiver sind.

10. Endogene Psychosen bei Kindern

Die Diagnostik der endogenen Psychosen des Kindesalters ist durch die Tatsache gekennzeichnet, daß alle psychopathologischen Zustandsbilder durch die in diesem Lebensabschnitt besonders prägenden Einflüsse der Umwelt einerseits und die für die augenblickliche Reifungsstufe charakteristischen besonderen Reaktionsweisen und Störmöglichkeiten andererseits kompliziert sind. So mobilisiert die Psychose variable pathoplastische Faktoren. Auf der anderen Seite fehlt bei Kindern weitgehend die hochdifferenzierte Selbstinterpretation und die Mannigfaltigkeit der Stellungnahme und Verarbeitung der Psychose durch die Persönlichkeit vor allem bei wahnbildenden Schizophrenien, welche diese Krankheitsbilder beim Erwachsenen individuell so reich ausgestalten. Kraepelin hatte die Erkrankungsziffer von Kindern im Vergleich zur Schizophreniehäufigkeit bei Erwachsenen mit 3,5%, E. Bleuler mit 5% angegeben. Als schwierig galt stets die Abgrenzung von allerdings meist sehr rasch zu Demenz führenden körperlich begründbaren Psychosen (vor allem Encephalitiden mit schizophrener Symptomgestaltung). Vorwiegend auf den Autismus bei kindlichen Schizophrenien abzielend, wurde von analytischer Seite versucht, aus gestörten emotionalen Beziehungen zwischen Mutter und Kind bereits in den ersten Lebensmonaten die spätere Schizophrenie als eine Störung zwischenmenschlicher Beziehungen zu verstehen, während andere Schulen die mangelnde Ich-Ausreifung mit ihren Konsequenzen für die spätere Beziehung zwischen Traum-, Phantasie- und Realitätswelt in den Vordergrund stellten. Manche Forscher halten hier die Phase der Pubertät mit ihrem mächtigen Anstoß zur Selbstwerdung im Hinblick auf Ich-Reifestörungen für entscheidend (Erikson, E. Kretschmer) und geben nicht viel auf die angeblich aus der frühen Kindheit stammenden Konstellationen für die spätere Schizophrenie.

Auch bei den manisch-depressiven Psychosen im Kindesalter besteht die Aufgabe der Abgrenzung gegenüber organischen, körperlich begründbaren Psychosen, und auch hier wird von psychoanalytischer Seite der Versuch unternommen, eine Deutung dieser endogenen Psychosen als eine Entbehrungsneurose, aus früher Kindheit stammend, anzubieten. Dabei wird, wie wir überzeugt sind, ohne genügende Begründung immer wieder auf die schwer depressive, tief in die Leibsphäre hineinwirkende Verstimmung von hospitalisierten, von ihren Müttern getrennten Säuglingen verwiesen. Daß dies irgend etwas mit dem manisch-depressiven Irresein zu tun habe, ist völlig unbewiesen. Wir kennen keine klassischen Anamnesen von MDI-Patienten in reifen Lebensjahren, die als Säuglinge solche Hospitalismusschäden gehabt hätten.

Eine instruktive Darstellung der endogenen Psychosen von Kindern und Jugendlichen stammt aus der Psychiatrischen Klinik in Wien. In 15 Jahren wurden unter etwa 3000 aufgenommenen Kindern 74 schizophrene und 19 manisch-depressive Fälle gezählt. Zu gleicher Zeit fanden sich jährlich unter 3500 Männeraufnahmen 350–400, unter 3000 Frauenaufnahmen etwa 600 schizophrene Patienten. Spiel unterscheidet bei der seltenen kindlichen Schizophrenie einen akuten, einen schleichenden und einen pseudopsychopathischen Verlauf und meint, daß es häufiger als bisher angenommen unerkannte, unauffällige Schübe in der frühen Kindheit gebe, die Persönlichkeitsveränderungen hinterlassen. Der pseudopsychopathische Verlaufstyp könne sich als Zwangskrankheit oder Entwicklung zum Sonderling manifestieren. Sonderlinghafte Auffälligkeiten können Folge jahrelang zurückliegender Psychosen sein. Sie können bestehen bleiben oder noch nach Jahren in einen weiteren Prozeßverlauf übergehen. Eine besondere prämorbide Persönlichkeitsstruktur oder ein Zusammenhang mit einem bestimmten Konstitutionstyp läßt sich nicht aufweisen, jedoch ist die erbliche Belastung mit Psychosen und Psychopathien hoch. Unter den schleichend verlaufenen Fällen scheinen mehr schon vorher auffällige Persönlichkeiten zu sein. Den relativ günstigsten Verlauf haben die akuten präpuberalen Formen. Auch wenn die Symptomgestaltung phasenabhängig ist, so sind doch die Kernsymptome, wie Beziehungs-, Affekt- und Antriebsstörung, Verstimmung und motorische Auffälligkeiten, in allen Entwicklungsstufen zu erkennen, während z.B. Halluzinationen und Wahnstimmungen als „unspezifisch" bezeichnet werden. Was die Verläufe angeht, so entwickelt sich in der Hälfte der Fälle ein tiefstgehender Defekt. Zwei Drittel der anderen Hälfte bleiben intellektuell und gemütsmäßig stark verändert oder Sonderlinge, sind jedoch „sozial remittiert", während das letzte Drittel voll remittiert. Die Intelligenz bleibt bei den ungünstigen Verläufen nie lange Zeit erhalten. Herausgearbeitete psychodynamische Faktoren klären nicht das Prozeßgeschehen, geben aber Einblick in den eigenartigen Ich-Zustand und die auf ihn wirkenden Umweltkonstellationen.

Die manisch-depressiven Psychosen sind noch seltener. In der Pubertät überwiegen die depressiven Verstimmungen der Mädchen. Hier sind auch langdauernde Verstimmungen zu beobachten, während sonst einzelne cyclische Phasen von Psychosewert, vor allem vor der Pubertät, kurz zu sein pflegen und oft verkannt werden. Wechsel von depressiven und manischen Phasen scheint häufiger zu sein als bei Erwachsenen. In der Pubertät werden die Bilder oft sehr atypisch mit Drangzuständen, Zwängen, Angst, Aggression und allerlei schizophrenen Zutaten.

B. Endogene Psychosen von schizophrenem Typ

1. Die besondere Situation des Arztes

Ein Patient mit einer schizophrenen Psychose fällt seinen Angehörigen oder seiner sonstigen Umgebung oftmals durch Wesensänderungen oder absonderliches Verhalten oder Reagieren auf, ohne daß er selbst ein Gefühl dafür besäße oder erkennen ließe. Häufig läßt sich ein solcher Kranker deshalb auch nur widerstrebend oder gar nicht dazu bewegen, einer ärztlichen Untersuchung zuzustimmen, was den Nicht-Facharzt in eine ungewohnte Lage bringt. Dies gilt besonders für Psychosen, die sich schleichend entwickeln und die bis zum gröberen Auffälligwerden schon längere Zeit bestanden haben. Hier hat sich der Kranke schon so sehr mit seinen psychotischen Veränderungen identifiziert, daß ihn alles andere eher interessiert, als zu einem Arzt zu gehen, vor allem wenn er sich nicht krank fühlt. Auch fürchtet er nicht selten im Arzt einen Komplizen seiner Gegner, der ihn womöglich für geisteskrank erklären soll. Im Beginn einer akuten schizophrenen Psychose oder eines neuerlichen Schubes ist dies mitunter anders. Wenn die Realitätsgewißheit des Patienten bezüglich seiner abnormen seelischen Erlebnisse nicht verfestigt ist, sondern das Realitätsurteil „schwebt" oder „fluktuiert", kann ihm ärztliche Hilfe erwünscht sein. Dies um so mehr, wenn der Patient sich in der beginnenden Psychose ratlos unfaßbaren Ängsten ausgesetzt, bedroht oder ganz unbestimmt „krank" fühlt. Bei Patienten mit schubweisem Verlauf ihrer Psychose und guten Remissionen sieht man außerdem nicht selten, daß sie in einem sich ankündigenden Rezidiv selbst ihren Arzt aufsuchen und um Behandlung „wie beim letzten Mal" bitten. Dabei kann eine typisch schizophrene „doppelte Buchführung" bezüglich der Selbstbeurteilung des eigenen Gesundheitszustandes vorhanden sein.

Solche Patienten wünschen z.B. eine Elektroschockbehandlung, halten aber trotzdem an der Realität der nunmehr akut wieder einsetzenden „Verfolgungen" fest. Begierig greifen manche in dieser Verfassung ärztlichen Zuspruch auf, wenn man etwa erklärt: „Es ist kein Wunder, daß Sie durch alles, was Sie in den letzten Tagen und Wochen mitgemacht haben, völlig in den Nerven herunter sind. Wir müssen versuchen, Sie widerstandsfähiger zu machen und Ihnen vor allem auch wieder zum Schlafen zu verhelfen." Dabei ist es eindrucksvoll, wie vorher mißtrauische Patienten, die durchaus geneigt waren, auch den Arzt in ihr Wahnsystem einzubeziehen, von ihm nun gar keine ausdrückliche Stellungnahme zu ihrem Wahn oder ihren Sinnestäuschungen mehr verlangen. Zu Beginn der Untersuchung dagegen hatten sie ihn nicht selten bedrängt, ihnen klipp und klar zu sagen, ob sie geisteskrank seien oder ob der Arzt ihren Berichten über Verfolgung und Bedrohung Glauben schenke. Wenn die Kranken nunmehr um des Kontaktes willen diese psychiatrische „Gretchenfrage" in der Schwebe lassen, so ist dies Ausdruck eines oft hinter der Maske überlegener paranoider „wissender" Überzeugtheit, schnippischer Selbstgenügsamkeit oder dumpfer autistischer Versunkenheit sehr lebhaften Kontaktbedürfnisses, das zu spüren und anzusprechen eine der schwierigsten und lohnendsten psychiatrischen Aufgaben schon bei den ersten Begegnungen mit den Kranken sein muß. Das mangelnde Kontaktbedürfnis des Schizophrenen ist eine Sage; er tut sich nur ungewöhnlich schwer mit der Verwirklichung. Hinter dem gestörten, durch Angst und Mißtrauen unmöglich gemachten Kontaktvollzug besteht oft eine lebhafte Sehnsucht danach, wieder vertrauen zu dürfen.

2. Das Wesen der Schizophrenien und das Schicksal von Schizophrenietheorien. Geschichtliche Hinweise zum Schizophrenieproblem

Es ist unmöglich, das Wesen der Schizophrenie auf einen kurzen, prägnanten psychologischen Begriff zu bringen. Auch ist zu vieles an untereinander überaus verschiedenartigen Krankheitssymptomen vorhanden, als daß man sie alle auf eine psychopathologisch überzeugend faßbare Grundstörung (s. dort) zurückführen könnte. Möglicherweise gibt es keine einheitliche somatische Grundkrankheit, keine einheitliche „Somatose" Schizophrenie. Wahrscheinlich ist eine Störung somatischer Korrelate zu bestimmten hochdifferenzierten psychischen Leistungsgefügen, die sowohl exogen, symptomatisch, als auch endogen in Unordnung geraten können. Das Schicksal von Schizophrenietheorien ist, bisher wenigstens, immer dasselbe gewesen. Entweder werden einige wenige Krankheitssymptome in einen einleuchtenden genetischen oder verstehenspsychologischen Zusammenhang gebracht, während andere, nicht weniger wichtige, die nicht dazu passen, beiseite bleiben, oder aber es wird eine hypothetische Grundstörung in dem

Bestreben, alle wichtigen Einzelsymptome erfassen und unter einen Hut bringen zu können, immer allgemeiner, verschwommener und unbestimmter ausgeweitet, so daß der schließlich gewonnene Begriff einer Grundstörung kaum mehr etwas für die Schizophrenien wirklich Bezeichnendes aussagen kann (Einzelheiten vgl. bes. Abschnitt).

Verabsolutierungen einer einzelnen, für einen bestimmten Ausschnitt eines Problems tragfähigen und ihm entsprechenden Idee zu einer umfassenden Theorie, die das ganze dann eben nicht mehr zureichend bewältigt, begegnen uns auf Schritt und Tritt. Der eine Forscher versucht das gesamte Wesen der Schizophrenie aus einer Lockerung der assoziativen Denkvollzüge, ein weiterer aus dem Autismus, wieder ein anderer triebdynamisch aus einem nicht bewältigten „Ödipuskomplex" und verdrängter Homosexualität, ein weiterer aus einer Störung im Aufbau des Leiberlebnisses und wieder ein anderer aus einem Zerfall anthropologisch grundlegender Daseinsordnungen heraus zu interpretieren. Bei den Somatikern, die eben im Pendelschwung der Ideengeschichte unseres Faches im Verhältnis zu ihren Antipoden, den Psychikern, eine hoffentlich schöpferische Pause haben, sieht es ganz ähnlich aus: Hier reichen die Theorien von der Fremd- und Autointoxikation bis zu cerebralen Systemdegenerationen u. dgl. (vgl. unten). Jaspers sagt zur Erfassung aus dem psychologischen Erscheinungsbild: „Man konstatiert, daß eigentlich keine psychische Funktion definitiv ausgefallen ist, also eine einzelne Funktionsstörung dieses Zentrale nicht sein kann. Man sieht, daß nichtschizophrene Symptomenkomplexe bei Schizophrenen vorkommen und daß diese dann die eigentümliche „Färbung" bekommen; so gibt es manische und depressive Symptomenkomplexe, in eine schizophrene Sphäre getaucht. Wir haben die Intuition von einem Ganzen, das schizophren heißt, aber wir fassen es nicht, sondern zählen eine Unmenge von Einzelheiten auf oder sagen ‚unverständlich', und jeder begreift dies Ganze nur in eigener neuer Erfahrung in Berührung mit solchen Kranken."

Die in sich ungemein vielfältige Symptomatologie der Schizophrenien hat es mit sich gebracht, daß Theorien für die Nosologie der gesamten Psychose häufig von der Beschäftigung mit einzelnen, besonders fesselnden Teilgebieten her versucht wurden, so daß man z.B. in Gefahr geriet, zu vergessen, daß zum Wesen der schizophrenen Psychosen auch noch ganz anderes gehört als die Entwicklung eines Wahns, sei dieser im Einzelfall thematisch (also in seinem Inhalt) aus der Biographie des Kranken verstehbar oder nicht.

Die Beschäftigung mit dem Wahn hat die Forscher weit mehr fasziniert als diejenige mit formalen Denkstörungen oder der katatonen Psychomotorik. Es bestand aller Anlaß dazu, daß Leonhard davor warnte, den Wahn mit der Schizophrenie überhaupt gleichzusetzen. Es ist deshalb auch nicht möglich, aus Wahninterpretationen einzelner inhaltsreicher Fälle heraus „das" Wesen „des" Schizophrenen gewinnen zu wollen. Vielmehr zeigt es sich in der Praxis bald, daß diese an manchen Wahnbildungen gewonnenen partiellen Einsichten in den Aufbau der Wahnsymptomatik für ein „Verstehen" einer still verödenden Hebephrenie oder einer schizophasischen Defektkatatonie keinen Schlüssel bieten können. Viel daseinsanalytisch Interpretierbares (Standverlust, Entbergung, Entgrenzung u. dgl. [Kulenkampff, Zutt]) gehört dem Menschen als Menschen, also auch und vielleicht in besonders eindrucksvoller Intensität dem schizophren werdenden und gewordenen Menschen zu, kaum aber dem Krankheitsprozeß als solchem. Das haben Zutt und Minkowski auch betont, indem sie das Paranoide, das allgemein menschlich Mögliche als Reaktions- und Daseinsweise, dem viel enger zu umschreibenden Schizophrenen gegenübergestellt haben.

Am Wahn also entzündete sich stets die Phantasie einfallsreicher Beobachter in besonderem Maße, und unverkennbare Ähnlichkeiten mit dem Traum verführten hier wie dort zu Deutungen, welche auch dem Wahn grundsätzlich finalen Charakter hinsichtlich seines Daseins zusprechen wollten. (Etwa: Wahn als unbewußte, anders nicht realisierbare Wunscherfüllung in Parallele zur analytischen Auffassung des Traumes als Hüter des Schlafes.) Hierzu hat Conrad festgestellt: „Daß der Wahn eine Form der Wunscherfüllung sein kann, ähnlich wie der Traum, halten wir für möglich, aber daß er ausbricht, nur um den Wunsch zu erfüllen, glauben wir nicht, ähnlich wie auch der Schlaf nicht nur aus Gründen der Wunscherfüllung im Träumen einsetzt. Da Wahn und Traum ähnliche psychologische Mechanismen darstellen, haben sie auch das Moment der Wunscherfüllung gemeinsam... Ein Mensch ist nicht wahnkrank, weil er einen unerfüllten Wunsch mit sich herumträgt, doch er wird, falls er wahnkrank wird, sich in seinem Wahn den unerfüllten Wunsch erfüllen. Ein Mensch verfällt ja auch nicht deshalb in den Traum, weil er unerfüllte Wünsche hat, wird aber, wenn der Schlaf (d.h. der physiologische Funktionswandel des Gehirns) einsetzt, sich im Traum seinen Wunsch erfüllen."

H.W. Gruhle hat gezeigt, daß es keineswegs erst der große Aufschwung der exakten Naturwissenschaften im 19. Jahrhundert gewesen ist, der in seiner Zuneigung zur materialistischen Gesamttheorie die These prägte: Geisteskrankheiten sind Gehirnkrankheiten. Schon Nasse (1778–1851) suchte nach den körperlichen Entsprechungen des Schlafwandelns, des Hellsehens und sogar der Charakterfehler.

Ursprung und Urbild für die Lehre von der Verständlichkeit der Psychose aus Motiven war „die romantische Gruppe, die das Irresein lediglich psychologisch in dem Sinne verstand, daß sowohl seine Entstehung als seine Behandlung von seelischen Gesichtspunkten betrachtet werden müsse... Die romantische Psychologie war ... völlig durchsetzt mit ethischen und ästhetischen Wertungen und Forderungen und war erfüllt von religiösen Ideen".

Der Hauptvertreter der romantischen Psychiatrie war J. Heinroth (1773–1843), für den „alle psychisch unfreien Zustände" aus der Sünde entstanden. Für K. Ideler (1795–1860) sind die Leidenschaften der wichtigste Grund des Wahnsinns. „Der Wahnsinn ist ... der gewaltsame Durchbruch der Idee durch die wirklichen Lebensverhältnisse, ... die märchenhafte Poesie eines maßlosen Herzensbedürfnisses."

Es ist bemerkenswert, daß schon zu dieser Zeit, 20 Jahre vor Griesingers These, daß das Wesen der psychischen Krankheiten in den anatomischen Veränderungen des Gehirns zu suchen sei, Diez 1828 mit aller Bestimmtheit darauf hinwies, daß allein das Gehirn primär oder sekundär der Sitz der Seelenstörungen sei.

Ganz besonders modern und das Problem vom „Dasein" und „Sosein" der Psychosen (s. dort) vorwegnehmend mutet es an, wenn Knight 1827 lapidar feststellt: ‚Inhalte der Wahnideen sind nicht ihre Ursachen."

Kraepelin faßte 1913 als „Gruppe der endogenen Verblödungen" die Psychosen zusammen, die wir heute Schizophrenien heißen. Es war die Katatonie (Kahlbaum 1874), die Hebephrenie (Hecker 1871) und die Démence précoce (Morel 1860), welch letzteren Ausdruck Kraepelin als Dementia praecox für die ganze Gruppe wählte, bis Bleulers 1911 geprägte Bezeichnung der Schizophrenie sich durchsetzte.

3. Schizophrenien als psychopathologisch umschreibbare Zustand-Verlaufsbildungen

Wenn wir ohne unzulässige Verallgemeinerungen das, was man übereinkunftsgemäß eine schizophrene Psychose heißt, näher umgrenzen wollen, müssen wir uns dieser bis heute nur psychopathologisch zu fassenden Zustand-Verlaufsbildung von verschiedenen Seiten her nähern.

Zweierlei Möglichkeiten haben wir schon erwähnt. Beide sind von K. Schneider präzis herausgearbeitet worden. Einmal kann man von den endogenen Psychosen die typischen Cyclothymien abziehen und den Rest Schizophrenie heißen. Das ist nicht recht befriedigend. Außerdem steckt darin eine schwerwiegende, für uns nicht annehmbare Voraussetzung: daß man nämlich innerhalb der endogenen Psychosen nur den Typ Cyclothymie und Schizophrenie unterscheidet und andere Psychosen nicht anerkennt, wie sie vor allem Kleist und Leonhard beschrieben haben. Nur dann wäre es ja möglich, per exclusionem das, was nach Abzug des typisch Cyclothymen übrigbleibt, „schizophren" zu nennen.

Praktisch führt uns ein solches Vorgehen indessen indirekt zu einer zweiten, befriedigenderen Weise des Diagnostizierens. Wir fragen nämlich: Was nennen wir denn nun „atypisch" im Rahmen der Symptombildung einer Cyclothymie? Weshalb, auf Grund welcher psychopathologischen Symptome scheiden wir eine Psychose aus dem cyclothymen Formkreis aus und nennen sie schizophren? Was paßt nicht mehr in eine noch einigermaßen typische cyclothyme Symptomatologie?

Gehen wir so vor, dann stoßen wir auf eine Gruppe von psychopathologischen Symptomen, die man seit K. Schneider als die schizophrenen Symptome ersten Ranges bezeichnet. Sie sind im positiven Sinne dafür entscheidend, ob man auf Grund einer Querschnittsanalyse eine endogene Psychose dem Typ der Schizophrenie zuordnen kann. Insofern sind sie von großer empirischer klinischer Bedeutung. Dagegen wollen und sollen sie mit einer „Spezifität" für die Schizophrenie nichts zu tun haben. Das würde ja bedeuten, daß sie der Krankheit Schizophrenie als arteigen zugehören, sonst nirgends vorkommen und, wenn sie da sind, die Diagnose unzweideutig sichern. Das ist aber deshalb nicht so, weil selbst diese schizophrenen Symptome ersten Ranges außer bei den endogenen Psychosen, wo sie den Krankheitstyp Schizophrenie bedeuten, auch im Rahmen körperlich begründbarer Psychosen auftreten. Wenn man das verstanden hat, hat man einen Kernpunkt der heutigen psychiatrischen Nosologie verstanden. Wenn wir also im konkreten Fall eine körperlich begründbare Psychose – beispielsweise eine Alkoholintoxikation oder eine bestimmte chronische Schlafmittelvergiftung – auf Grund des gesamtklinischen Bildes ausschließen können, dann bedeutet bei der nunmehr als endogen aufzufassenden Psychose das Vorhandensein von gemachten Gedanken, von Begleitstimmen und Wahnwahrnehmungen, daß diese Psychose nicht mehr bei der Cyclothymie unterzubringen, sondern dem Typus Schizophrenie zuzuschlagen ist.

Wie wir weiter betont haben, haben diese schizophrenen Symptome ersten Ranges nichts mit sog. „Grundstörungen" oder „primären" Symptomen der Schizophrenie zu tun (s. dort), insbesondere insoweit unter letzteren etwas Psychologisches gemeint ist, woraus die anderen schizophrenen Symptome sich verstehbar ableiten lassen. Auch damit werden sie trotz der klaren Definitionen gelegentlich immer noch verwechselt.

Wie man leicht sieht, zielen diese Versuche auf eine Diagnosestellung aus dem Querschnittsbild. Eine solche bedeutet in der Medizin stets eine besonders erstrebenswerte Möglichkeit. Warum dies jedoch häufig nicht gelingen kann und warum in der Psychiatrie die Längsschnittbetrachtung der psychotischen Entwicklungen als mindestens gleichberechtigt neben die Querschnittsbeurteilung treten muß, ist im allgemeinen Kapitel über die endogenen Psychosen dargelegt worden.

Kurz zusammengefaßt: Die Erfahrung lehrt, daß eine von vornherein schon mit bestimmten schizophrenen Symptomen, namentlich solchen ersten Ranges, in Erscheinung tretende endogene Psychose in einem hohen Prozentsatz aller Fälle auch weiterhin einen mit erheblicher Wahrscheinlichkeit voraussagbaren Weg gehen wird. Sie wird so gut wie sicher den schizophrenen Typus beibehalten. Wieweit aus dem akuten Symptombild und einer Reihe von peristatischen Faktoren (Lebensalter, Konstitution, prämorbide Persönlichkeit, Belastung, Umwelt usw.) Schlüsse auf den vermutlichen einfachen oder wellenförmigen Verlauf (M. Bleuler), auf zu erhoffende Remissionen, medikamentöse Ansprechbarkeit und psychotherapeutische Beeinflußbarkeit, auf die Tiefe des Defektes usw. gezogen werden können, ist ein sehr schwieriges, aber sehr bedeutsames Problem. Dazu gehört auch, ob das jetzige Aussehen der akuten Psychose irgend etwas Verbindliches über das künftige Aussehen eines sog. „Endzustandes" vermuten läßt, falls der Verlauf nach einem solchen hin tendieren sollte.

Anders ist es bei endogenen Psychosen von manisch-depressivem Typ. Wir haben a.a.O. ausgeführt, daß in einem nicht ganz kleinen Prozentsatz nach ursprünglich stilreinen cyclothymen Phasen allmählich „atypische" Symptombeimengungen aus der schizophrenen Typologie erscheinen können. Viele Autoren haben Zahlen angegeben, wie viele ihrer ursprünglich manisch-depressiv gewesenen Patienten später in eine schizophrene Psychose einmündeten. Es ist für den Psychiater eine interessante Aufgabe, möglichst genau festzustellen, wann und in welcher Weise erstmals solche „disturbing elements" (Stenstedt) in einer zuvor rein cyclothym gewesenen Symptomgestaltung auftreten und welchen von ihnen für die weitere Prognose maßgebende Bedeutung zuzusprechen sein dürfte.

Spricht man von den endogenen Psychosen als den Gemüts- und Geisteskrankheiten, dann denkt man bei den ersteren an die affektiven, die manisch-depressiven Seelenstörungen und bei letzteren an die den „Geist zerstörenden" oder „Wahnsinn" hervorrufenden Schizophrenien. Daß der Mensch im Wahn versinkt, im Irrsinn untergeht, geistig umnachtet und seines Verstandes beraubt wird, trennt diese Psychosen auch für den naiven Beobachter von den Gemütskrankheiten. Sie gehören für ihn vielmehr näher zu solchen Erscheinungen, wie dem Kindisch- und Blödewerden des Greises oder Hirnkranken, des „zum Tier herabgesunkenen" Syphilitikers mit Hirnerweichung und zu den Idioten, in deren verkümmertem Gehirn kein kleinstes Fünkchen Geist aufglimmen kann. Die Zerrüttung des Geistes gilt als endgültig, während bei den Gemütskrankheiten sich Seele und Geist als unversehrt erweisen, wenn die schwarze Düsternis der Melancholie oder die Raserei der Manie verschwunden sind.

Es sind weit weniger die Zustandsbilder von katatoner tobsüchtiger Erregung oder schlaffem oder gespanntem Stupor mit ihren doch nicht selten günstigen Verläufen, welche zu dieser populären Unterscheidung zwischen Gemüts- und Geisteskrankheiten führten, als vielmehr die unerklärlich bleibende, für den Gesunden nicht einfühlbare und nachvollziehbare Wesensänderung, die den vorher vertrauten Mitmenschen „verrückt" erscheinen läßt. Was ihn an Ideen beherrscht, entbehrt vielfach der Alltagslogik. Seine Beweisführung bezüglich der Realität seiner Wahnerlebnisse z.B. können die Gesunden nicht nachvollziehen; was ihm evident ist, kommt ihnen absurd vor. Man kann seine Gefühlsreaktionen nicht mehr voraussehen. Völlig unerwartete Handlungen, eventuell eine bei diesem Menschen bisher unvorstellbare Gewalttat oder ein Suicid, erschrecken die ratlosen Mitmenschen. Schließlich scheinen viele besonnene Kranke auch ohne jedes bizarre oder auffällige Gehabe dennoch entrückt in eine seltsame Welt, zu der und aus der zurück zum gewohnten gemeinsamen Auf-der Welt-Sein kein Weg mehr zu führen scheint. Man kann sich sehen und auch einmal grüßen, aber man kann einander oft nur noch bruchstückhaft oder undeutlich verstehen und sich nicht mehr anrühren. Das Bild einer „Glasscheibe" wird von manchen Kranken spontan gebraucht.

4. Die Bedeutung der schizophrenen Symptome ersten Ranges (K. Schneider). Differentialdiagnose und Differentialtypologie

Wir haben auf die Symptome ersten Ranges hingewiesen, die K. Schneider als klinisch entscheidend für die Zuordnung einer endogenen Psychose zum Typus der Schizophrenie bezeichnet hat. Beispiele dafür finden sich in den nachstehend wiedergegebenen Krankengeschichten, in der mitgeteilten Kasuistik in dem Kapitel über die Rückbildungspsychosen sowie in demjenigen zur klinischen Psychopathologie. Aus Raumgründen wird hier nicht noch einmal jedes einzelne der Symptome ersten Ranges durch ein Beispiel illustriert.

Symptome ersten Ranges sind in der Darstellung K. Schneiders „Gedankenlautwerden, Hören von Stimmen in der Form von Rede und Gegenrede, Hören von Stimmen, die das eigene Tun mit Bemerkungen begleiten, leibliche Beeinflussungserlebnisse, Gedankenentzug und andere Gedankenbeeinflussungen, Gedankenausbreitung, Wahnwahrnehmung sowie alles von anderen Gemachte und Beeinflußte auf dem Gebiet des Fühlens, Strebens (der Triebe) und des Willens". Diese Symptome ersten Ranges müssen nicht da sein, und dennoch kann man nicht umhin, eine Schizophrenie zu diagnostizieren. Man stützt sich dann auf die Symptome zweiten Ranges sowie auf die Ausdruckssymptome im gesamten klinischen Erscheinungsbild. Solche Symptome zweiten Ranges sind „die übrigen Sinnestäuschungen, der Wahneinfall, Ratlosigkeit, depressive und frohe Verstimmungen, erlebte Gefühlsverarmung und noch manches andere."

Treffen wir bei der Analyse eines noch ungeklärten seelisch abnormen Zustandsbildes derartige Symptome ersten Ranges an, dann können wir eine abnorme Erlebnisreaktion von vornherein ausschließen. Es geht dann nur noch um die Differentialdiagnose: Schizophrenie oder körperlich begründbare symptomatische Psychose. Hierbei ist es für die Praxis entscheidend wichtig, ob sich die Symptome auf dem Hintergrund eines klaren (Schizophrenie) oder eines gestörten (symptomatische Psychosen) Bewußtseins abspielen, sofern wir akute Fälle im Auge haben. Daß es seltene aber gewichtige Ausnahmen von akuten körperlich begründbaren Psychosen mit schizophrener Symptomatologie ohne gleichzeitige Bewußtseinstrübung gibt, wurde erwähnt. Da aber solche Psychosen, gemessen an der großen Zahl der „typischen" Fälle, nur eine geringe Zahl ausmachen, darf man sich mit beträchtlicher diagnostischer Sicherheit an die schon wiederholt genannte Faustregel halten: Vorkommen von schizophrenen Symptomen ersten Ranges bei klarem Bewußtsein bedeutet mit überwiegender Wahrscheinlichkeit Schizophrenie.

Bezeichnen wir jedes akute psychotische Kranksein zunächst einmal als eine „Episode", so kann man folgende Unterscheidung zwischen den klassischen Typen der endogenen Psychosen treffen: Die Episoden von manisch-depressivem Charakter heilen in der überwiegenden Mehrzahl ohne Rest aus. Ausnahmen, wenn auch für die psychiatrische Grundlagenforschung von größter Bedeutung, können wir in diesem Zusammenhang praktisch vernachlässigen. Eine völlig abheilende Krankheitsepisode, mag sie sich noch so oft im Leben wiederholen, nennt man seit langem eine Phase. Von einer solchen zu sprechen, ist also sinnvoll, wenn ein Patient mehr als eine einzige abheilende psychotische Episode in seinem Leben durchmacht.

5. Vollremissionen und Teilremissionen. Wichtigkeit der lebenslangen Katamnesen

Hinterläßt eine psychotische endogene Episode Persönlichkeitsveränderungen, so spricht man von einem Schub. Diese Verlaufsweise ist für einen beträchtlichen Prozentsatz aller endogenen Psychosen mit schizophrener Symptomatologie charakteristisch. Schub bedeutet, daß die Schädigungen durch die jeweiligen psychotischen Episoden den Kranken immer mehr in Richtung auf eine meist irreversible Persönlichkeitsveränderung, einen chronischen, besonders strukturierten Endzustand hin, weiterschieben. Man hat beobachtet, daß ungefähr vom dritten Schub ab bei den ungünstig verlaufenden Fällen eine zunehmende Veränderung einzutreten pflegt. Zwischen den einzelnen Schüben kann es anfänglich wieder zu einer völligen Erholung kommen, so daß gar keine oder nur ganz unscheinbare Wesensänderungen zurückbleiben. Man spricht dann von vollständigen oder unvollständigen Remissionen. Dabei muß man wohl unterscheiden zwischen einer Vollremission im psychiatrischen Sinne, welche genau wie bei einer cyclothymen Phase restitutio ad integrum bedeutet, und einer „sozialen Remission" verschiedenster Qualität. Sie ist, psychopathologisch gesehen, eine Teilremission, wenn keine volle Heilung eingetreten ist. Sehr viele Schizophrene haben durch eine psychotische Episode oder mehrere erlittene Schübe einen psychopathologisch einwandfrei faßbaren Schaden davongetragen und sind trotzdem, wenn auch persönlichkeitsverändert, sozial remittiert. Dabei können sie je nach dem Grad der Veränderung nach wie vor sogar ein sozial anspruchsvolles Leistungsniveau halten. Häufiger ist die soziale Wiedereingliederung nur noch auf bescheidener Stufe möglich. Dann redet man von einem „Knick" in der sozialen Leistungskurve. Das ist recht eindrucksvoll bei manchen jugendlichen Schizophrenen, die in der psychotischen Zeit vielleicht nie von einem Arzt gesehen worden waren. Ein Schub kann zur Folge haben, daß hochbegabte Musterschüler, denen man eine glänzende Studienlaufbahn vorausgesagt hatte, in der Spätpubertät allmählich den Schwung und die Beharrlichkeit verlieren, bindungsscheu und egozentrisch werden, ihre Realitätsbeziehungen mehr und mehr zugunsten autistisch-schrulliger, lahm und eigensinnig zugleich gepflegter absonderlicher Interessengebiete einbüßen, „um der inneren Wahrheit willen" „den vergammelten Universitätsbetrieb" meiden und schließlich, wenn sie Glück haben, auf einem ganz bescheidenen Angestelltenposten oder als ungelernter Arbeiter landen.

Man kennt schizophrene Psychosen, die auch nach mehrmaligen Rezidiven jedesmal wieder voll remittieren. Hier spricht man dann besser von schizophrenen Episoden und nicht von Schüben. Meist tragen diese Krankheitsbilder ein kataton-paranoides Gepräge (s. dort). Kleist und Leonhard haben sich um ihre Herausarbeitung besonders verdient gemacht. Über die nosologische Einordnung (s. dort) herrscht bei verschiedenen psychiatrischen Schulen keine Einigkeit.

Weiter sind Verläufe zu erwähnen, bei welchen es zwischen den einzelnen Schüben zu mehr oder weniger lange andauernden „Remissionen mit Defekt" kommt, der alle möglichen Tiefengrade aufweisen kann und demgemäß zu einem sehr verschiedenartigen menschlichen und sozialen Schicksal des Patienten führt. Weitere Schübe pflegen in der Mehrzahl der Fälle den Defekt zu vertiefen, so daß der Kranke auf einer von Schub zu Schub ständig weiter abgesunkenen Ebene wieder zu einer mehr oder weniger stationären „Konsolidierung" kommt. Alles ist möglich: Es kann mehrere Schübe lang so weitergehen, es kann aber auch ein erneuter Schub nunmehr einen raschen Verlauf bis zum sog. „Endzustand" hin einleiten. Andererseits kennen wir Fälle, bei welchen trotz mehrerer Schübe und deutlicher Defekte im weiteren Verlauf noch gute Remissionen eingetreten sind und auch „Endzustände" entgegen dem zumeist zutreffenden Wortsinn sich nach langen Jahren in nicht zu erwartendem Ausmaß erholen konnten.

Schließlich gibt es viele, vor allem jugendliche Schizophrenien, die vom ersten Beginn der Erkrankung ab in einem Zug zum Endzustand durchlaufen, ohne mehr denn ganz schwache episodische Auflockerungen und rascher fortschreitende aufgesetzte Episoden innerhalb ihrer kontinuierlich absinkenden Verlaufskurve aufzuweisen. Dies findet man insbesondere bei den sog. Hebephrenien und den still versandenden, symptomarmen Typen der Schizophrenia simplex, der „einfachen Demenz".

Aus dem allem geht hervor, daß Verlaufsstudien möglichst mit der Auswertung ganzer abgeschlossener Lebensläufe schizophrener Patienten unerläßlich für die Erkenntnis der Zusammenhänge zwischen Zustandsbildern und Verlaufstypen sind. Wir wollen zuverlässig wissen, ob es innerhalb der psychopathologischen Symptomgruppierungen bestimmte Syndrome gibt, die mit einiger Sicherheit für die Prognose herangezogen werden können. Kraepelin hatte sein Lebenswerk auf solchen Studien aufgebaut und war auf Grund seiner gewissenhaften Selbstkritik gezwungen, immer wieder an Hand neuer klinischer Erfahrungen seine nosologischen Aufgliederungen zu korrigieren. Wertvolle Ergebnisse brachten die mühsamen, sich über Jahrzehnte erstreckenden katamnestischen Studien von Kleist und seinen Mitarbeitern sowie neuerdings Huber, und doch ist hier noch kein Ende abzusehen. Unserer kurzlebigen Zeit liegt es wenig, sich mit solchen schlechterdings unentbehrlichen Untersuchungen abzugeben, mit denen nach außen hin nicht viel Staat zu machen ist und mit denen man nicht jedes Jahr auf Kongressen und Symposien auftreten kann. Es ist viel leichter, mit glänzenden und überraschenden Einfällen über das Wesen des schizophrenen Menschen aufzuwarten, wenn man nur gebildet ist und Phantasie besitzt.

Verlaufsstudien schizophrener Psychosen wurden in der jüngeren Vergangenheit unter anderem von Janzarik, M. Bleuler, Huber sowie Ciompi und Müller vorgelegt. Die Ergebnisse dieser Untersuchungen stimmen bezüglich ihrer wesentlichen Feststellungen überein. Sie legen insbesondere eine Revision überkommener Annahme über das langfristige Schicksal Schizophreniekranker nahe. Bedeutsam scheint vor allem die Erkenntnis, daß die Schizophrenien durchaus nicht mit jener „endogenen" Eigengesetzlichkeit einem in der Regel ungünstigen Endzustand entgegenstreben, wie es noch Kraepelin gelehrt hatte. Es kann heute keinem Zweifel mehr unterliegen, daß auch noch nach Jahren und Jahrzehnten gravierende Wandlungen des Zustandsbildes möglich sind, sei es in Richtung auf eine Remission, sei es in Richtung auf ein defizitäres Residuum, sei es in Gestalt eines Übergangs von einem Erkrankungstypus in einen anderen. Gerade auf die Instabilität der schizophrenen Erscheinungsformen hat Janzarik aufmerksam gemacht mit der Bemerkung, daß es sich bei den herkömmlichen Unterformen lediglich um Momentaufnahmen handele, nicht aber um persistierende Ausgestaltungen schizophrener Psychosen. Revisionsbedürftig ist auch die Annahme, eine generelle Ungunst der Prognose des Leidens betreffend. Mehr als die Hälfte der Kranken, so wissen wir heute, gelangt nach etwa 2 Jahrzehnten zu einer „sozialen Heilung", d.h., es besteht keine Behandlungsbedürftigkeit mehr bei ausreichender sozialer Integration. Neben diesen, allen Studien der jüngeren Vergangenheit gemeinsamen Feststellungen differieren die Ansichten der genannten und anderer Autoren hinsichtlich zum Teil bedeutsamer Einzelfragen. So ist es eine gegenwärtig noch offene Frage, ob die sogenannte Primärpersönlichkeit für Verlauf und Ausgang der Erkrankung eine Rolle spielt. Die Mehrzahl der Autoren sieht zwar einen Zusammenhang zwischen „präpsychotischer Persönlichkeit" und Krankheitsgestaltung in dem Sinne, daß etwa schizoide Persönlichkeitszüge häufiger bei Patienten mit einem ungünstigen Verlauf gesehen werden. Man muß sich aber stets der Problematik des Begriffs „Primärpersönlichkeit" bewußt bleiben, da die Bestimmung des Zeitpunktes, an dem die Psychose beginnt, in aller Regel weitgehend willkürlich geschieht und es im Einzelfall kaum sicher zu entscheiden ist, ob die wahrgenommenen Besonderheiten der Persönlichkeitsstruktur tatsächlich der Psychose vorangehen oder ob sie bereits deren erste Manifestation darstellen. Ähnliches gilt für den Zusammenhang zwischen Verlaufsgestaltung und verschiedenen sozialen Indizes wie vor allem frühen traumatisierenden Kindheitserfahrungen. Auch bei letzteren ist immer kritisch zu prüfen, ob dem angeschuldigten Trauma oder der vorbestehenden erkrankungsbereiten individuellen Vulnerabilität der Primat zukommt. Sicher zu sein scheint, daß ein sehr früher Krankheitsbeginn ebenso wie eine Erstmanifestation jenseits des Involutionsalters prognostisch ungünstig zu bewerten sind. Auf der anderen Seite gelten eine gute präpsychotische soziale Integration, akuter Beginn, zyklischer Verlauf und eine ausgeprägte affektive Komponente als Hinweis auf eine relativ benigne Prognose.

Allgemein zeigen die Studien der jüngeren Vergangenheit, daß der Verlauf und vermutlich auch der Ausgang schizophrener Psychosen weit mehr durch psychosoziale Faktoren determiniert ist als durch autochthon-endogene.

6. Anthropologische, daseinsanalytische und psychogenetische Aspekte

Abschließend wenden wir uns zur Darstellung heute viel diskutierter soziologischer, anthropologisch-daseinsanalytischer und psychogenetischer Aspekte der Schizophrenieforschung (vgl. Abschnitt über das Wesen der endogenen Psychosen). Interessante Fragestellungen tun sich bei der Beschäftigung mit der soziologisch-psychologischen Familienforschung auf, wie sie vor allem in den angelsächsischen Ländern und weitgehend unter dem Aspekt einer psychoanalytisch timbrierten Anthropologie in Angriff genommen wurde. Jedoch hatte auch schon vorher M. Bleuler darauf hingewiesen, daß man nicht kurzschlüssig alles, was sich an psychischen Anfälligkeiten in einer schizophrenen Familie bemerkbar mache, der erblichen Belastung einzelner Familienmitglieder zuschreiben dürfe, sondern bedenken müsse, wieviel an neurotisierender Wirkung im engen Familienverband von Psychotischen auf Nichtpsychotische ausgehen könne. Zahlreiche der bis jetzt vorliegenden Untersuchungen zeigen den Mangel, daß mit den Begriffen normal und abnorm, gesund und krank willkürlich umgesprungen wird und daß Milieuschäden und endogene Psychosen bunt untereinander gewürfelt werden. So wird etwa völlig diffus schlechtweg von „psychischen Störungen" als Symptom sozialer Desorganisation gesprochen. Natürlich kann man Krankheit als einen integralen Teil der „Motivationsökonomie des sozialen Systems" (Parsons) ansehen, aber das kommt für die echten Krankheiten erst in zweiter Linie, da wir sie nach wie vor in medizinischen Kategorien erfassen müssen.

Die hier vielfach entwickelten Tendenzen gehen über die Erforschung der Häufigkeit und Art von Psychosen und Neurosen in verschiedenen Kulturkreisen und Gesellschaften und den Einfluß der Kultur auf das Aussehen und die Thematik der psychiatrischen Krankheitsbilder weit hinaus, indem sie eine problematische Art von „Sozio-Psychogenese" ins Auge fassen, wobei wiederum bei manchen amerikanischen Autoren das Durcheinander von allgemeinen psychodynamischen Momenten und ätiologischen Faktoren für endogene Psychosen unserem Denken schwer zugänglich ist. Im ganzen kann man sagen, daß bei diesen Untersuchungen viel Interessantes für das Verhalten des neurotischen und psychotischen Menschen in der Sozietät, jedoch kaum etwas für die

Ätiologie der endogenen Psychosen herausgekommen ist.

Was im besonderen die Korrelation soziokultureller Faktoren mit psychischen Störungen hinsichtlich der Familienatmosphäre angeht, so leiden viele Untersuchungen wieder daran, daß äußerst vieldeutig von „psychisch Kranken“ geredet wird.

Kisker hat gefordert, daß das schwierige Thema „Familie“ nur unter Berücksichtigung seiner Verflechtungen mit dem jeweiligen Kulturhintergrund, den herrschenden Gesellschaftsformen, den tragenden sozietären Leitbildern und den teils sozialen wie persönlichen intrafamiliären Beziehungsformen untersucht werden solle. Grobe Familienklassifizierungen („harmonisch-disharmonisch“ z.B.) dürften kaum weiterführen. Derselbe Autor hat einen Versuch vorgelegt, die Situationsanalyse beginnender Schizophrenien mit derjenigen erlebnisreaktiver Fehlentwicklungen bei Jugendlichen zu vergleichen.

Er findet „früh einwirkende parataktische innerfamiliäre Umgangsstile“. „Im abwegigen Familienzusammenhang wird dem später Erkrankenden nicht selten eine starre, abgeriegelte Rolle zuteil, welche die in der Pubertät und Adoleszenz geforderte Entfaltung, Ablösung, den Wandel der Beziehungen überhaupt, vereitelt. Spezielle Typen von Vätern oder Müttern haben im Rahmen dieser Familienpathologie keine eigenständige Bedeutung. Im Vergleich zu den Fehlentwicklern ist deutlicher geworden, daß die situative Genesis präschizophrener Lebensläufe durch ein Vorwiegen verborgener Auseinandersetzungen und stillen Ausgeliefertseins, durch ein geheimes Laborieren mit Fragen der Moralität und Schuld ausgezeichnet ist ... Bei den Kontrollfällen fehlt die für den Präschizophrenen charakteristische unerbittliche Moralität der Auseinandersetzung. Bei ihnen bleiben auch in verfahrenen Lagen (moralpsychologisch genommen) billigere Lösungen möglich, sei es nun abruptes Aus-dem-Felde-Gehen (Suicidversuch, Flucht aus der Familie, phantastische Realitätsflucht), regressive Dissozialität (Alkoholismus) oder ein anderer Weg.“

Die hier begonnene Analyse der Verschränkung von Situation und initialer Psychose scheint uns wichtig für den Versuch, durch die genauere Erfassung der „dem organischen Pol der Schizophrenien relativ fern“ liegenden Fälle der „situativen Mitbedingtheit“ (vgl. einige unserer Falldarstellungen) näher zu kommen. Welches Schwergewicht diesen Situationen zukommt, muß freilich bis jetzt noch weitgehend offengelassen werden.

Innerhalb der daseinsanalytischen Versuche, die gewandelten endogen psychotischen Menschen in ihrem psychotisch abgewandelten Dasein zu verstehen, ist sehr genau folgendes zu unterscheiden: Der Begründer dieser Richtung, der Schweizer Psychiater L. Binswanger, setzt die endogene Psychose als solche zunächst einmal voraus. Ihre Ätiologie, ihre nosologische Stellung im System der speziellen Psychiatrie beschäftigt ihn dabei nicht, denn es kommt auf die verfeinerte Erfassung des psychotisch umgewandelten Menschen an. (Nebenbei hat L. Binswanger wiederholt erklärt, daß er an einen organischen Krankheitsprozeß als Grundlage der Schizophrenie denke.) Daseinsanalyse ist nicht „lediglich eine struktur-analytische oder gar gestalttheoretische Form ... der Psychopathologie ..., schon deswegen nicht, weil Daseinsanalyse zwar einen Unterschied kennt zwischen Norm und Normwidrigkeit, ... aber ihrerseits keine Kriterien besitzt, um die Krankhaftigkeit einer Abwandlung behaupten zu können. Das letztere ist nur möglich auf Grund der psychiatrischen Grundbegrifflichkeit und der von ihr theoretisch-systematisch geordneten Erfahrung. Daseinsanalyse kann daher niemals Psychopathologie ‚ersetzen‘ “.

Nun haben jedoch andere daseinsanalytisch orientierte Autoren diese „reine“ Daseinsanalyse unmerklich in einen sehr schwer faßbaren Bereich ahnungs- und beziehungsvoller metaphorischer Bilder hinübergespielt, die von ihnen als anthropologisches „Wesen“ sehr direkt für das „Eigentliche“ des Menschseins genommen werden. Obgleich sie sich einerseits damit von allem „Psychologischen“ zu distanzieren meinen und das „Erlebnisreaktive“ für ebenso flach und unzulänglich wie das „Endogene“ halten, tendieren sie unzweifelhaft immer mehr dahin, trotz aller sprachlichen Verhüllungen in der Frage: Sind endogene Psychosen somatogen oder psychogen? unzweideutig die Partei der Psychogeniker zu ergreifen (vgl. oben). Dem Somatischen wird in Parenthese da und dort noch ein fragwürdiger kleiner Raum gelassen.

Genaugenommen wird die Situation von daseinsanalytischer Seite vom anderen Ende her gesehen, als beispielsweise von einem der wesentlichsten Vertreter der modernen französischen Psychiatrie, Henri Ey, bei welchem wir mitunter daseinsanalytischen Begriffen zur Schilderung des Wesens der Schizophrenie begegnen (vgl. unten). Er (und mit ihm die Mehrzahl der Psychiater) will wissen: Wie verwandelt die endogene Psychose das Dasein eines Menschen, d.h. ihn selbst und damit seine Welterfahrung? Die genannten Richtungen der anthropologischen Psychiatrie glauben jedoch umgekehrt etwas über die der Psychose zugrunde liegenden, ja ihr vorauslaufenden Abwandlungen des

Daseins eines sich verirrenden, seines Standes verlustiggehenden Menschen aussagen zu können, welche erst zur Psychose führen. Hier ist also irgendein anthropologisches „Scheitern“, irgendein „Verfehlen“ des Lebenswegs, irgendein „Standverlust“, eine „Entbergung und Entgrenzung“ hypostasiert, eine Störung spezifischer „Daseinsordnungen“, welche bewirken sollen, daß der so sich verirrende, versteigende (usw.) Mensch das wird, was man gemeinhin in der Psychiatrie nach wie vor psychotisch nennt.

Es ist ein Mißverständnis und unterschätzt die enorme Bedeutung des genetischen Verstehens in der „klassischen Psychopathologie“ (vgl. Jaspers), wenn ein führender Analytiker wie Benedetti die Akzente folgendermaßen setzt: „Die intrapsychische und psychotherapeutische Dynamik nennen wir ‚Psychologie der Schizophrenen‘; sie unterscheidet sich von der ‚klassischen Psychopathologie‘ – wie die Begriffe selber sagen – darin, daß erstere das Einfühlbare, Motivierte, Verstehbare, Psychologische, letztere das motivisch nicht Rückführbare sieht. Natürlich sind beide auf Anschauung gestellt, und beide sind mit Bildern menschlicher Verzerrung so oder so konfrontiert – aber die Tendenz und Absicht des Anschauens ist anders. Eine unseres Erachtens sehr fruchtbare Mittelstellung nimmt die moderne psychiatrische Phänomenologie, Daseinsanalyse, verstehende Anthropologie, medizinische Anthropologie, oder wie man sie auch ennnen will, ein. Indem sie auf die genetische Erklärung oft verzichtet und Strukturen der Gegenwart aufdeckt, wird sie von der klassischen Psychopathologie als verwandt erlebt – bringt aber die ganze Fülle eines Verstehens mit, wie der Mensch im Innersten ist, auch in dem, was kausal nicht ohne weiteres erklärbar ist.“

Benedetti faßt die Meinung psychoanalytischer Autoren zusammen, welche allesamt die schizophrene Symptomatik als Folge unzähliger, langdauernder Störungen der mitmenschlichen Kommunikation und der dadurch entstandenen Einengung der Persönlichkeit auffassen. Sie imponiert in dieser Sicht „als Neigung zu ‚Identitätszerfall‘ in besonders belastenden Entwicklungsphasen, als Neigung zu Depersonalisationen, als besonders ausgeprägte Angstbereitschaft wegen nichtintegrierter aggressiver Erregung, als Verharren in frühinfantilen, intensiven Abhängigkeits- und Liebesweisen, in inzestuösen Bindungen, die durch ‚irrationale‘ Familientradition hervorgerufen wurden und unverarbeitet bleiben. Alle diese Autoren sehen also in den schizophrenen Erscheinungen das Ergebnis einer Störung der ‚Ich-Bildung‘ mit langer Vorgeschichte. Obwohl alle den frühesten Phasen eine große Bedeutung zumessen, sehen sich die meisten gezwungen, auch Störungsfaktoren späterer Phasen eine ebenso bedeutende Wirkung zuzusprechen. Besonders die Pubertät mit ihren von der Schizophrenie nicht immer leicht abgrenzbaren pathologischen Krisen wird von Erikson berücksichtigt ...

In der Selbstidentitätsbildung während der Pubertät und Vorpubertät insbesondere werden die Wurzeln der paranoiden Schizophrenie gesucht (Sullivan und seine Schule).“

In speziell daseinsanalytischen Anschauungen steckt zweifellos eine Fülle von feinsinnigen Beobachtungen, aber, und auf das muß es hier ankommen, sie bieten uns keinen Schlüssel, um der Ätiologie der endogenen Psychosen näher zu kommen. Dies aber doch zu leisten ist der begreifliche, wenn auch nur sehr verklausuliert zutage tretende Anspruch auch dieser, auf das Gesamt der psychiatrischen Forschung bezogen, esoterischen, ein hohes philosophisches Bildungsniveau voraussetzenden Richtung.

Fragen wir genau, was diese Forschungsrichtung zu den verhängnisvollen Modifikationen des „In-der-Welt-Seins“ des Menschen und seiner „Begegnungsstruktur“ zu sagen hat, so sind wir wohl durchaus befriedigt von der oft sehr subtilen Analyse des Seienden, jedoch unbefriedigt von allen genetischen Versuchen.

Was die Daseinsanalyse in manchen Fällen aufweisen kann, ist die Möglichkeit einer Zusammenschau scheinbar autochthon und sinnlos nebeneinanderstehender schizophrener Primärsymptome wie unter einem Leitmotiv. Jedoch: es gibt nun einmal die subtil erforschten Phänomene akustischen oder taktilen Halluzinierens, es gibt die Icherlebensstörungen, und es gibt katatone psychomotorische Störungen und Wahneinfälle, und was uns die Daseinsanalyse bis jetzt anbieten kann, um die von ihr immer wieder beschworene fundierende Abwandlung des „In-Der-Welt-Seins“ zu erfassen, ist überaus problematisch. Ich bin im Gegenteil davon überzeugt, daß vieles an scheinbar geschlossenem, als Hinweis auf die fundamentale Störung aufgefaßtem Wandel an „Mitsein“ erst sekundäres Ergebnis eines komplizierten Verarbeitungsvorgangs psychotischer Funktions- und Erlebensstörungen durch den Patienten ist, wie wir dies in der Kasuistik an einigen Fällen gezeigt haben. Was uns die Daseinsanalyse an Abwandlungen des In-der-Welt- und Mit-den-Anderen-Seins anbietet, ist, ohne daß wir die Frage nach der krankheitsprozeßbedingten, der biographischen oder rezent erlebnisreaktiven Genese derselben auch nur anrühren wollen, überdies so metaphorisch vieldeutig, daß wir den Schritt nicht mitvollziehen können, die psychopathologische Symptomatik daher zu „verstehen". Einbuße von Standvermögen und Rang, Störung der Geborgenheit in der Wohnordnung u.a.m. sind zweifellos einschneidende und bisher viel zu wenig erfaßte Störungen menschlicher Daseinsordnungen, aber daß daraus nun zwingend und gar erschöpfend „verstehbar" die spezielle Psychopathologie der schizophrenen Psychosen folge, bedeutet für uns nach wie vor einen Sprung eis allo genos. Man muß auch bedenken: Es gibt Fälle von lebhaften quälenden halluzinatorisch-paranoiden Episoden, während derer die Patienten alle Qualen der Entbergung und Entgrenzung durchmachen und im Fundament ihres Menschseins gestört sind. Bringt man die Halluzinationen durch Behandlung zum Schweigen, dann wächst rasch das Vertrauen und die Sicherheit wieder, die bergende Daseinsordnung schützt und bewahrt wie früher, und dies kann sich im Verlauf einer Psychose episodisch wiederholen. Am Ende bleibt in günstigen Fällen ein Mensch zurück, der wieder gesund geworden ist, und dann sehen wir die Problemlage gerade um 180° gedreht: Standverlust, Entbergung und Entgrenzung waren Folge des psychotischen Krankheitsprozesses, der die fundamentale Wandlung des Mitseins und alles Nachfolgende verursachte.

Befragen wir die Daseinsanalytiker genau, was ihrer Ansicht nach denn solche Wandlungen bewirke – und wir sind zu dieser kritischen Frage in dem Augenblick gezwungen, in welchem nicht das psychotisch abgewandelte Dasein als solches analysiert wird, sondern Hypothesen zur Pathogenese aufgestellt werden – können uns die Antworten nicht beruhigen. Es wird z.B. immer wieder von der maßgebenden Bedeutung von Lebenskrisen für den Ausbruch endogener Psychosen gesprochen oder von „abnormen" Lebenskrisen, oder eine Metapher wie der „Stand" oder der „Standverlust", Krise auf dem „Lebensweg" usw. soll das mit dem Psychotischwerden identische „Scheitern" erhellen. Warum dann jedoch eine autochthon weiterlaufende Schizophrenie und nicht eine abnorme erlebnisreaktive Entwicklung des betreffenden Menschen zustande kommt, bleibt ganz ungeklärt. Fruchtbar scheint uns diese Perspektive der Dinge bei bestimmten „psychogenen Psychosen" wie dem mitgeteilten Fall von Zutt (s. oben) und sensitiv-paranoischen Entwicklungen im Sinne E. Kretschmers.

Mit der Formulierung, das paranoide Syndrom des Verfolgungswahns habe „vom ergrenzenden und in der Grenze bergenden Stand" her einen anthropologischen Sinn bekommen, der es überhaupt erst möglich mache, nach den Bedingungen, auch den lebensgeschichtlichen zu fragen, unter denen so etwas wie Standverlust sich ereignen könne, ist ein neuer schillernder Begriff eingeführt worden.

„Sinn", teleologisch oder semantisch verstanden, weist weit über das hinaus, was ursprünglich angestrebt war, nämlich zu untersuchen, wieso, auf Grundlage welcher Strukturen der Mensch überhaupt die pathologischen Abwandlungen in seinem Dasein erleiden könne, die wir etwa schizophrene psychopathologische Symptome nennen. Die gewählten Bezeichnungen lassen alle ahnen, daß die Daseinsanalytiker souverän ein freies Entscheiden zugrunde legen. Man verfehlt den Weg, man scheitert, man weicht aus, man bewältigt eine Situation nicht, man läßt sich treiben usw. Was in keiner der mir bis jetzt bekanntgewordenen Krankengeschichten und ihren anthropologischen Interpretationen evident ist, ist aber gerade der einzige wirklich entscheidende Punkt: wie nämlich in einer noch so einleuchtend analysierten Krisensituation „die Umwandlung in eine psychotische Existenzweise" (Kulenkampff) in Gang kommen soll.

Fragen wir nunmehr bei Freud selbst, wie er die endogenen Psychosen, insbesondere die Schizophrenie, aufgefaßt hat, so finden wir, daß er sie insofern von den Neurosen unterscheidet, als in seiner Sicht die Konfliktlage eine andere ist. Freud bezeichnet als die wichtigste genetische Differenz: Die Neurose ist der Erfolg eines Konflikts zwischen dem Ich und seinem Es, die Psychose der analoge Ausgang einer solchen Störung in den Beziehungen zwischen Ich und Außenwelt.

Seine Ideen zur Psychose entwickelt Freud am Beispiel der amentiellen akuten halluzinatorischen Verworrenheit. In ihr werde die Außenwelt entweder gar nicht wahrgenommen, oder ihre Wahrnehmung bleibe völlig unwirksam. „Normalerweise beherrscht ja die Außenwelt das Ich auf zwei Wegen: erstens durch die immer von neuem möglichen aktuellen Wahrnehmungen, zweitens durch den Erinnerungsschatz früherer Wahrnehmungen, die als ‚Innenwelt' einen Besitz und Bestandteil des Ichs bilden. In der Amentia wird nun nicht nur die Annahme neuer Wahrnehmungen verweigert, es wird auch der Innenwelt, welche die Außenwelt als ihr Abbild vertrat, die Bedeutung (Besetzung) entzogen; das Ich schafft sich selbstherrlich eine neue Außen- und Innenwelt, und es ist kein Zweifel an zwei Tatsachen, daß diese neue Welt im Sinne der Wunschregungen des Es aufgebaut ist und daß eine schwere, unerträglich erscheinende Wunschversagung der Realität das Motiv dieses Zerfalls mit der Außenwelt ist. Die innere Verwandtschaft dieser Psychose mit dem normalen Traum ist nicht zu verkennen."

Der Wahn, sagt Freud, sitze immer „wie ein Fleck" dort aufgesetzt, wo ursprünglich ein Einriß in der Beziehung des Ichs zur Außenwelt vorhanden war.

Gemeinsame Ätiologie für Neurosen und Psychosen bleibt die Versagung, „die Nichterfüllung eines jener ewig unbezwungenen Kindheitswünsche, die so tief in unserer phylogenetisch bestimmten Organisation wurzeln. Diese Versagung ist im letzten Grunde immer eine äußere; im einzelnen Fall kann sie von jener inneren Instanz (im Über-Ich) ausgehen, welche die Vertretung der Realitätsforderung übernommen hat. Der pathogene Effekt hängt nun davon ab, ob das Ich in solcher Konfliktspannung seiner Abhängigkeit von der Außenwelt treu bleibt und das Es zu knebeln versucht oder ob es sich vom Es überwältigen und damit von der Realität losreißen läßt". Offen bleiben hier durchaus die Gründe, die letztlich dafür verantwortlich sind, ob das „Ich" oder das „Es" obsiegt. Legen wir eine durch die Psychose gesetzte Ichschwäche zugrunde, dann kann man durchaus im Sinne Freuds weiter spekulieren.

Schließlich liegt der Melancholie ein Konflikt zwischen Ich und Über-Ich zugrunde, so daß man sie eine „narzißtische" Psychoneurose nennen könnte.

Bei der Neurose unterdrückt das Ich in Abhängigkeit von der Realität ein Stück des Es (Trieblebens), in der Psychose dagegen zieht sich das Ich im Dienste des Es von einem Stück der Realität zurück.

Bei der Psychose erfolgt nun als zweiter Schritt der Versuch, den schmerzlichen Realitätsverlust auszugleichen; das Es mag sich nicht der Notwendigkeit anpassen, es rebelliert und unternimmt einen „Reparationsversuch", und zwar „durch Schöpfung einer neuen Realität, welche nicht mehr den nämlichen Anstoß bietet wie die verlassene". Mit anderen Worten von Freud: „Die Neurose verleugnet die Realität nicht, sie will nur nichts von ihr wissen, die Psychose verleugnet sie und sucht sie zu ersetzen."

Die Psychose, meint Freud, steht vor der Aufgabe, sich Wahrnehmungen zu schaffen, „wie sie der neuen Realität entsprechen würden", und das wird auf dem Weg der Halluzinationen erreicht. Wenn diese oft so peinlich sind und mit Angst einhergehen, so ist das ein Anzeichen dafür, „daß sich der ganze Umbildungsprozeß gegen heftig widerstrebende Kräfte vollzieht". Wie bei der Neurose der verdrängte Trieb, so drängt sich bei der Psychose das abgewiesene Stück Realität immer wieder dem Seelenleben auf, und auf diesen Vorstoß wird mit Angst reagiert.

Freud stellt fest, daß wie bei der Neurose auch bei der Psychose dieser zweite Schritt teilweise mißlingt: Die Realitätsvertretung läßt sich nicht bei allen Formen psychischer Erkrankungen in befriedigende Formen umgießen.

Sehr bemerkenswert ist folgende Feststellung Freuds: Bei der Psychose ruht der Akzent ganz auf dem ersten Schritt (Losreißung des Ich von der Realität), und dieser Schritt ist an sich „krankhaft" und kann nur zu Kranksein führen.

Bei der Neurose liegt der Akzent auf dem zweiten Schritt, dem Mißlingen der Verdrängung, während der erste durchaus gelingen kann und „auch im Rahmen der Gesundheit unzählige Male gelungen ist, wenn auch nicht ganz ohne Kosten zu machen und Anzeichen des erforderten psychischen Aufwandes zu hinterlassen."

„Die Neurose entnimmt aus der Phantasiewelt das Material für ihre Wunschneubildungen und findet es dort gewöhnlch auf dem Wege der Regression in eine befriedigendere reale Vorzeit.

Es ist kaum zweifelhaft, daß die Phantasiewelt bei der Psychose die nämliche Rolle spielt, daß sie auch hier die Vorratskammer darstellt, aus der der Stoff oder die Muster für den Aufbau der neuen Realität geholt werden. Aber die neue phantastische Außenwelt der Psychose will sich an die Stelle der äußeren Realität setzen, die der Neurose hingegen lehnt sich wie das Kinderspiel gern an ein Stück Realität an – ein anderes als das, wogegen sie sich wehren mußte –, verleiht ihm eine besondere Bedeutung und einen geheimen Sinn, den wir nicht immer ganz zutreffend einen symbolischen heißen. So kommt für beide, Neurose wie Psychose, nicht nur die Frage des Realitätsverlustes, sondern auch die eines Realitätsersatzes in Betracht."

P. Federn sieht die Situation der Psychose insofern wieder anders als Freud, als für ihn die Psychose selbst keine Abwehr, sondern eine Niederlage darstellt. Die Krankheit beginnt mit einer Schwäche der Ichbesetzung, und besonders die „Ichgrenze" kann nicht mehr in ihrer normalen Ausdehnung gehalten werden. Diese Schwächung ist nicht nur ein Symptom des einleitenden Ausbruchs, sondern während der ganzen Krankheit der Grundprozeß. „Es kann jedoch, etwa durch Unterbrechung des Prozesses oder durch defensive Kompensation, zu einer vorübergehenden Wiederherstellung der Ichbesetzung kommen. Man begreift, daß die Schwächung des Ichs, das der Kern des lebenden Individuums ist, eine Schwächung des Seelenlebens selbst bedeutet und die katastrophale Natur der Psychose erklärt."

Das Ich ist nach Federn durch ein einzigartiges Paradoxon charakterisiert: „Subjekt und Objekt in einem zu sein". Das Ich kennt sich selbst, beobachtet sich selbst, fühlt sich selbst, und trifft sich selbst an. Doch ist es nicht exakt, zu sagen, daß das Ich das Fühlen seiner selbst ist; dieses Fühlen ist von „medialer" Art, „noch nicht aktiv oder passiv".

Das Ichgefühl ist das Gefühl der Einheit der Erlebnisse, die Empfindung und das Wissen des Individuums von der dauernden oder wiederhergestellten Kontinuität in Zeit, Raum und Kausalität seines körperlichen und seelischen Daseins. Es ist ein tatsächliches dauerndes psychisches Erlebnis und nicht bloß eine gedankliche Abstraktion. Das Ich ist weder die Summe aller bewußten, aufeinander bezogenen Erscheinungen, noch ist es die integrierende Funktion der Psyche, das Ich ist eine Erlebniswirklichkeit. Das Ich ist nach Federn ein dynamisches Gebilde und die Ichgrenze ist sein peripheres Sinnesorgan. Nicht nur was außerhalb der flexiblen Grenze dieser Erlebniseinheit liegt, sondern auch das Verdrängte gehört zum Nicht-Ich und wird durch Extraspektion an der Peripherie des Ich, an seiner dynamischen Grenze, wahrgenommen.

Nach Federn ist die Psychopathologie der Schizophrenie als eine narzißtische Störung aufzufassen, aber nicht infolge eines Zuwachses, sondern einer Abnahme der Ichbesetzung. Ichschwäche ist die Folge ungenügenden Vorrats und ungenügenden Angebots von Ichbesetzung. „Das träumende und das schizophrene Ich sind schwach... Es besteht da eine dynamische Unzulänglichkeit; deshalb führt die herabgesetzte Ichbesetzung in der Schizophrenie zu einer Verwüstung von allen Arten von psychischen Funktionen und zu der charakteristischen psychotischen Eigenart der psychischen Leistung."

Für Federn sind im Gegensatz zu Freud Wahnbildungen und Halluzinationen keine Restitutionserscheinungen für den affektiven Kontaktverlust mit der Außenwelt, sondern echte Ichverletzungsfolgen.

Sie sind wie beim träumenden Ich Folge eines Besetzungsmangels an der Ichgrenze und verursachen so eine Vermengung unechter und echter Wirklichkeit. „Diese Vermengung ist nur einer der Gründe für die Beeinträchtigung der Denkfunktion des Patienten. Außerdem beraubt ihn der Mangel an Ichbesetzung auch der Fähigkeit, sich eines seiner wichtigsten Werkzeuge zu bedienen, nämlich des kontrollierten, begrifflichen Denkens."

Federn erklärt mit diesem Mangel beispielsweise auch den Mangel an Abstraktionsvermögen im konkretisierenden schizophrenen Denken. Schließlich: „Wo Mangel an Ichbesetzung besteht, kann ein hochentwickeltes und organisiertes Ich eine hinreichende Besetzung an allen seinen Grenzen nicht erhalten und ist daher der Invasion von seiten des entichten Unbewußten ausgesetzt. In einem solchen Falle kann eine Regression zu einem früheren Ichzustande, die einen geringeren Aufwand von Ichbesetzung erfordert, zur Abwehr falscher Wirklichkeiten dienen. Nach erfolgter Rückkehr zu einem früheren Ichzustande werden die Grenzen, der Ausdehnung dieses Zustandes entsprechend, eingeschränkt, bleiben aber als solche intakt. Invasion falscher Wirklichkeiten, Regression zu früheren Ichzuständen und Verlust der Fähigkeit, abstrakt zu denken, sind die wichtigsten Merkmale der Schizophrenie."

Schizophrenie beruht für Federn auf alle Fälle auf einer Mangelhaftigkeit der Ichbesetzung. Die Ursachen von Zufuhrmangel oder von Zurückziehung von Besetzung, permanent oder temporär, sind nicht bekannt. Es ist bemerkenswert, wie nahe verwandt im Grunde trotz verschiedener Sprache diese analytischen Anschauungen Federns mit den Arbeitshypothesen sind, die wir oben, vom Boden der Schulpsychiatrie ausgehend, zu entwickeln versucht haben.

7. Schlußfolgerungen zum Problem der Verursachung

Der Umfang gesicherten Wissens zur Frage der Verursachung schizophrener Psychosen steht in einem eklatanten Mißverhältnis zu der Vielzahl ätiopathogenetischer Hypothesen.

Im somatischen Bereich sind es lediglich die erbgenetischen Befunde, die inzwischen allgemeine Anerkennung gefunden haben. Bei allen anderen biologischen Indizes – morphologischen ebenso wie biochemischen – ist bis zur Stunde unklar, ob sie Ursache, Folge oder zufällige Begleiterscheinung schizophrenen Krankseins sind.

Die Schizophreniegefährdung fällt mit dem Verwandtschaftsgrad rasch ab und zwar – je nach Untersucher – von 16 bis 3% bei Verwandten dritten Grades. Dazu muß man wissen, daß die durchschnittlich Schizophreniehäufigkeit in den bislang untersuchten Populationen zwischen 0,7 und 1% liegt, sieht man von Ausnahmebefunden ab wie denjenigen von Böök aus Nordschweden und von Garonne aus der Schweiz, die von 2,8 bis 2,4% berichten. Hier spielen spezielle regionale Besonderheiten zweifellos eine entscheidende

Rolle, etwa die Faktoren Selektion, Drift, Inzucht usw. Der Einwand, der gegen die Belastungsziffern der empirischen Erbprognose auch heute noch gelegentlich vorgebracht wird, die familiäre Häufung schizophrener Psychosen ergebe sich aus den spezifischen sozialpsychologischen Umweltfaktoren, die einen Familienverband charakterisieren, kann vor allem angesichts der Untersuchungen an Adoptivkindern als entkräftet gelten. So fand Heston unter den Kindern schizophrener Mütter, die in fremden Familien aufgewachsen waren, eine Erkrankungshäufigkeit von 16,6%. Rosenthal u. Mitarb. sowie Wender berichteten ähnliche Zahlen. Die unbestreitbare Bedeutung der Erbfaktoren folgt auch aus einer Studie von Erlenmeyer-Kimling: Unter 185 Kindern, von denen mehr als die Hälfte nicht zu Hause aufgewachsen war, erkrankten 35 bis 44% – in Abhängigkeit vom gewählten Schizophreniebegriff – an einer schizophrenen Psychose. Obwohl auch gegen diese Arbeiten einige methodische Bedenken vorgebracht werden können, unterstreichen sie doch eindrucksvoll die Bedeutung eines Erbfaktors für die Manifestation der Erkrankung.

Die Zwillingsuntersuchungen sprechen aufs Ganze gesehen in dem gleichen Sinne. Während die älteren Untersuchungen etwa von Luxenburger, Rosanoff u.Mitarb., Essen-Möller, Kallman und Slater bei eineiigen Zwillingen Konkordanzziffern zwischen 60 und 75%, bei zweieiigen zwischen 0 und 18% fanden, lagen die entsprechenden Zahlen in jüngeren Arbeiten von Tienari, Gottesman und Shields, Kringlen, Fischer u. Mitarb., Pollin u. Mitarb. bei 6 bis 42% bzw. 4 bis 10%. Dem Einwand, eine Konkordanzrate von 40% bei eineiigen Zwillingspaaren lasse sich ebenso gut mit dem prägenden Einfluß eines gemeinsamen Herkunftsmilieus erklären, ist entgegenzuhalten, daß nicht die absolute Konkordanzziffer von Bedeutung ist, sondern die Differenz der Konkordanzziffern bei eineiigen und zweieiigen Zwillingspaaren. Auch die gelegentlich geäußerte Vermutung, biologische und psychologische Zwillingseigenschaften disponierten per se zu einer schizophrenen Psychose, erwies sich in einer Vielzahl überzeugender Untersuchungen als nicht stichhaltig. Das bedeutet, daß beim gegenwärtigen Kenntnisstand ein Erbfaktor bei der schizophrenen Erkrankung als gesichert gelten kann. Die relativ niedere Konkordanzziffer bei eineiigen Zwillingen zeigt allerdings, daß es sich dabei um einen zwar notwendigen, aber nicht hinreichenden Faktor für das Manifestwerden einer schizophrenen Psychose handelt.

Unter der Vielzahl nicht-somatischer Faktoren, denen eine ursächliche oder teilursächliche Bedeutung für das Auftreten einer schizophrenen Psychose zugeschrieben wurde, findet sich keiner, von dem gesagt werden könnte, er besitze in dem gleichen Maße eine generelle kausale Bedeutung wie der erwähnte Erbfaktor. Das gilt für die charakterologischen Merkmale ebenso wie für die sozialen Indizes.

Jene Forscher, die der somatischen Komponente in der Diskussion um die Ursache schizophrenen Krankseins den Primat einräumen, betonen zunächst einmal neben den genannten erbgenetischen Daten die Bedeutung einer Reihe neuropathologischer und biochemischer Befunde. So haben Huber und ihm folgend ungarische Autoren bei einem Teil der Schizophrenien zentrale Hirnatrophien pneumencephalographisch nachgewiesen und die Überzeugung vertreten, diese Basalganglienathrophien stünden in direkter Beziehung zur Ursache schizophrener Psychosen. Wooley, Friedhoff, Janssen, Heath und viele andere berichteten von Veränderungen im Amin- und Energiestoffwechsel, Kanig und Berey studierten die Methylierungs- und Demthylierungsprozesse, Coppen, Smythies und andere beschäftigten sich mit dem Mineral- und Wasserhaushalt. Sowohl die biochemischen als auch die neuropathologischen Befunde sind jedoch bislang nicht befriedigend zu interpretieren, ja, es ist nicht einmal ausgemacht, ob sie überhaupt in einer unmittelbaren Beziehung zur Schizophrenie stehen, und wenn, ob die zu deren Ursachen oder zu deren Folgen zählen.

Kritisch ist zu der somatischen Hypothese anzumerken, daß, wie erwähnt, die biochemischen wie die neuropathologischen Befunde derzeit durchaus nicht geeignet sind, einen schlüssigen Beitrag zur Kausalitätsdiskussion zu leisten. Sämtliche Daten sind unspezifisch, und in ihrer Überbetonung spricht sich ein Festhalten an einem obsoleten biologischen Krankheitsmodell aus, dessen wissenschaftliche Fragwürdigkeit heute allgemein akzeptiert und im Zusammenhang mit der Erörterung anderer Hypothesen deutlich werden wird. Darüber hinaus geht die somatische Hypothese von einem Begriff der Auslösung oder des Stress aus, der in seiner mangelnden Differenziertheit unser derzeitiges Wissen um die diffizilen Wechselbeziehungen zwischen dem Individuum und seiner Umwelt gänzlich ignoriert. Die der somatischen Hypothese implizite Vorstellung von der Verursachung schizophrener Psychosen, wonach ein unspezifisches extrem belastendes Erlebnis eine biologisch vorgegebene Bereitschaft zur Schizophrenie ausklinkt, kann beim gegenwärtigen Wissensstand nicht mehr als ein diskussionswürdiger Beitrag zur Erörterung des Kausalitätsproblems angesehen werden.

Hinsichtlich der psychoanalytischen Schizophrenietheorien wird von den Vertretern einer Somatogenese schizophrener Psychosen vielfach behauptet, sie postulierten eine reine Psychogenese unter genereller Vernachlässigung somatischer Faktoren. Für Freud selber und eine Reihe der ihm folgenden Forscher trifft diese Annahme jedoch durchaus nicht zu. Freud hatte sich in seiner Analyse der Schreberschen Memoiren um die psychoanalytische Interpretation eines besonderen Falles einer paranoiden Schizophrenie bemüht. Seine Schlußfolgerungen, die Krankheit Schrebers sei aus einem Anstieg homosexueller Libido und der Verleugnung und Projektion der damit verbundenen Wunschphantasien erwachsen, mögen im konkreten Fall dem Leser evident sein – oder auch nicht. Niemand aber wird heute behaupten wollen, dieser Entstehungsmechanismus sei in einer jeden parnanoiden Schizophrenie aufzuweisen. Tyhurst beispielsweise hat auf die jedermann zugängliche Erfahrung hingewiesen, daß weder jeder Homosexuelle paranoid wird noch alle paranoid Schizophrenen homosexell sind. Abgesehen von diesem, in seiner Bedeutung für das Kausalitätsproblem bei der Schizophrenie sicherlich lange Zeit überschätzten Fall Schreber haben die Psychoanalytiker vor allem auf den Zusammenhang zwischen bestimmten Mechanismen der Abwehr nicht akzeptierter Triebimpulse und der Entwicklung einer schizophrenen Psychose hingewiesen. Dabei wird vor allem der Projektion und der Verleugnung eine gewichtige Bedeutung zugeschrieben. Die Verleugnung der Realität verhindere nicht nur die kritische Auseinandersetzung mit ihr, sie bedinge auch eine bizarre Verzerrung und primitive Umgestaltung dieser Realität. Dabei ist jedoch zu beachten, daß Projektion und Verleugnung universale Abwehrmechanismen sind, die erst dann pathologisch relevant werden, wenn der Betreffende die eigenen Projektionen nicht mehr von den Inhalten der gemeinsamen Realität zu unterscheiden vermag. Ein Gleiches gilt im Prinzip für jene Restitutionsversuche einer entordneten Welt, in denen Freud das Wesen wahnhaften Erlebens zu erkennen meinte. Ob die Psychoanalytiker das Essentielle der schizophrenen Psychosen in einer narzißtischen Regression sehen wie Abraham, in einer Ich-Schwäche wie Federn und Hartmann, in einer archaischen Reaktion auf psychische Entbehrungen wir Pious oder in dem Zusammenbruch einer bis dahin strukturierten Lebensführung wie Sullivan: Gemeinsam ist diesen und vielen anderen Beiträgen, daß sie im Grunde bemüht sind, die Mannigfaltigkeit schizophrener Erlebens- und Verhaltensstörungen auf einen gemeinsamen begrifflichen Nenner zu bringen, sie gleichsam auf eine zentrale Grundstörung zu reduzieren. Sieht man einmal von Autoren ab, die mit Schultz-Henke der Überzeugung sind, diese Grundstörung sei schlüssig auf prädisponierende Faktoren in traumatischen Erlebnissen der frühen Kindheit zurückzuführen, so lassen die psychoanalytischen Schizophrenietheorien hinsichtlich der Verursachung der Spekulation einen weiten Raum, in dem auch die Annahme einer rein pathophysiologischen Kausierung Platz findet.

Die an Freud und seinen unmittelbaren Nachfolgern orientierten Beiträge zur Schizophrenielehre bleiben im Grunde bezüglich der Kausalitätsfrage neutral. Im Unterschied zu den Vertretern einer herkömmlichen Psychiatrie ziehen sie lediglich die Grenzen des Verstehens weiter, indem sie etwa auch den Wahn und die Sinnestäuschung, den Autismus und die Depersonalisation nicht als etwas Letztes, Unableitbares nehmen, sondern diese psychopathologischen Tatbestände auf vermeintlich zentralere, originäre psychische Störungen rückbeziehen wollen.

Unabhänigig von der Tatsache, daß entgegen der früheren Lehrmeinung heute auch von der Psychoanalyse anerkannt wird, daß die Grundlegung seelischer Fehlhaltungen und Fehlentwicklungen nicht an einen bestimmten Lebensabschnitt gebunden ist, besteht der Beitrag der klassischen Psychoanalyse zum Kausalitätsproblem in der Schizophrenielehre in dem Hinweis auf eine strukturell vorgegebene Disposition – sei sie erworben, sei sie in der Anlage mitgegeben – die jedoch noch nicht die Schizophrenie ausmacht, sondern lediglich eine unerläßliche Voraussetzung für ihre Manifestation darstellt.

Mit der Berufung auf Freud und die in seinem Sinne arbeitenden Nachfolger kann in der Diskussion des Kausalitätsproblems nicht argumentiert werden. Sie interessiert primär die psychologische Essenz dessen, was wir Schizophrenie nennen, nicht die Ursache dieser Gruppe ähnlich gearteter Psychosen.

Als induktionstheoretisch orientiert sind solche Beiträge zum Kausalitätsproblem zu bezeichnen, in denen sich psychoanalytische Vorannahmen und soziologische Handlungstheorie zu ausformulierten Denkmodellen über die Ursache bzw. das Ursachenbündel schizophrener Psychosen verbinden. Diese Überlegungen sind abzugrenzen von den rein soziologischen, die das Schizophrensein ebenso wie das Schizophrenwerden aus einer der zur Zeit bestimmenden Theorien abweichenden Verhaltens ableiten.

Psychoanalytisch sind die hier zu berichtenden, von soziologischem Denken geprägten Hypothesen insoweit, als sie zwar der soziologischen Kritik, die Psychoanalyse sehe den Menschen und seine Konflikte isoliert von der gesellschaftlichen Umwelt, im Entwurf einer „interaktionistischen Psychoanalyse" (Lorenzer) Rechnung tragen, ihr Augenmerk aber ausdrücklich auf die unbewußten Prozesse in und zwischen den einzelnen Interaktionspartnern richten. Beziehungen zwischen Psychoanalyse und Soziologie hat es von Anfang an gegeben; bei Adler, der in der Neurose ein Scheitern des Sozialisationsprozesses sah, vermutlich deutlicher als bei Freud. Bastide, der sich mit der wechselvollen Geschichte des Verhältnisses beider Disziplinen zueinander beschäftigt hat, weist darauf hin, daß die Aufwertung des Begriffes der Anpassung in der psychoanalytischen Theorie durch Reik, der den Akzent von der Libido und ihrem Schicksal auf die Struktur des Ich und seiner Abwehrmechanismen verschob, wesentlich zur Annährung der Wissenschaften beigetragen hat. Horn hat davon gesprochen, es gelte in der Konzeption einer psychoanalytischen Sozialpsychologie Freud gegen sein naturwissenschaftliches Selbstverständnis zu interpretieren. Nicht nur das Ich, daß sich im Vermittlungsprozeß zwischen äußerer Realität und den Triebwünschen bildet, sowie das Strukturmoment Überich stellten eine verinnerlichte Funktion der Gesellschaft dar, auch im Unbewußten sammelten sich jene Aspekte kommunikativer Erfahrungen, denen wegen ihrer Unvereinbarkeit mit der Realität die Qualität Bewußtsein entzogen werden mußte. Danach stelle sich die Aufgabe, über die Betrachtung des Abgewehrten, Verdrängten usw. hinaus zu gehen, um die Abwehrstrukturen in den Blick zu bekommen. Diese Strukturen haben sich in der Auseinandersetzung mit der Welt entwickelt und sind deshalb ein Stück von ihr geworden. Im Grunde geht es um die Forderung, im individuell Unbewußten das gesellschaftliche, und das heißt das gesellschaftlich vermittelte Moment aufzudecken. Darzustellen ist der Zusammenhang zwischen individueller Psychopathologie und gesellschaftlichen Verhältnissen. „Der psychische Niederschlag gesellschaftlicher Verhältnisse ist aufzuspüren in den Individuen und den kollektiven Auswirkungen individueller Psychopathologie, die durch diese Verhältnisse vermittelt ist". (Horn)

Erst dieser Versuch einer Synthese von Psychoanalyse und Sozialwissenschaften hat die Voraussetzungen dafür geschaffen, daß neben den rein soziologischen Beiträgen zum Kausalitätsproblem auch psychoanalytische im engeren Sinne vorgetragen werden konnten.

Hypothesen auf diesem Hintergrund wurden vor allem in der psychodynamischen Familienforschung entwickelt. Waren es früher vor allem Untersuchungen der Mutter-Kind- bzw. Vater-Kind-Beziehung (schizophrenogene Mutter), von denen man sich Aufschlüsse hinsichtlich der Verursachung erhoffte, so hat sich inzwischen das Interesse angesichts der insgesamt unbefriedigenden Ergebnisse den spezifischen Kommunikationsstilen der Angehörigen jener familiären Bezugsgruppe zugewandt, aus der der Kranke hervorgegangen ist.

Dem Bemühen, die Bedeutung besonderer Verhaltensstile der Angehörigen Schizophrener auf einer konstitutionstypologischen Basis zu erklären, begegnet man gegenwärtig lediglich bei russischen Autoren, ohne daß die berichteten Befunde überzeugend wären.

Als gesichert darf zunächst gelten, daß es nicht die groben Milieuschäden sind – Stichwort broken home – die unter dem Aspekt des Kausalitätsproblems zu diskutieren sind, sondern jene in aller Regel langwährenden latenten emotionalen Spannungen in Familien, in denen Mißtrauen, verdrängte Aggression, kommunikative Irrationalität und Rollenkonflikte das Miteinanderumgehen prägen. Lange vor dem gegenwärtigen Aufschwung der Familienforschung haben gerade auf diesen Umstand schon Kisker und Strötzel hingewiesen. Aus der Fülle der vor allem amerikanischen Studien, denen im deutschsprachigen Schrifttum nur wenige Arbeiten entsprechen, seien diejenigen referiert, die uns wesentlich erscheinen im gegebenen Zusammenhang.

In Anlehnung an Publikationen von Bateson, Bruch, Searles, Wynne und Singer, Lidz, Haley, Laing und andere hat Stierlin Interaktionsstörungen beschrieben, von denen er meint, es komme ihnen für die Verursachung schizophrener Psychosen eine entscheidende Bedeutung zu. Er sprach vom Bindungsmodus, wenn Eltern ihre Kinder mit unterschiedlichen Mitteln in einem Familiengetto gefangen halten. Neben dem Bindungsmodus kennt Stierlin einen Ausstoßungsmodus, der durch chronische Vernachlässigung und ständige Zurückweisung der Kinder gekennzeichnet ist. Schließlich beschreibt er einen Beauftragungsmodus oder Delegationsmodus, in dem dem Kind als Beauftragtem seiner Eltern ein begrenzter Bewegungsspielraum gelassen wird. Während die genannten Modi das Kind nur dann in die Schizophrenie zwingen, wenn sie zu intensiv, zum falschen Zeitpunkt oder in einem ungünstigen Mischungsverhältnis zum Zuge kommen, gibt es nach Ansicht dieser Autoren extreme Formen der üblichen Bindung, die dem Kind keinen anderen Weg lassen als den in die Psychose.

Die psychoanalytischen Familientheorien müssen mancherlei Einwänden begegnen. So steht die subtile Beschreibung der innerfamiliären Kommunikationsformen in einem eklatanten Mißverhältnis zur Präzision der Deskription der Psychopathologie des erkrankten Opfers. In der Regel sind die betreffenden Angaben so unbestimmt, daß allenfalls ein globales Bild psychischen Gestörtseins gezeichnet wird. Am ehesten noch wird von einer paranoiden Symptomatik berichtet, die jedoch nach allgemeinem psychiatrischem Konsens nosologisch gänzlich unspezifisch ist. Es wird also kaum einmal deutlich, daß es sich bei den untersuchten Probanden tatsächlich um Schizophreniekranke handelt. Verwirrend wird die Situation dann, wenn die Autoren – wie etwa Laing und Stierlin – von schizophrenen Entwicklungen, schizophrenem Konflikt usw. sprechen, gleichzeitig aber versichern, daß sie die Diagnose Schizophrenie für eine Fiktion halten, der durchaus kein definierbarer psychopathologischer Sachverhalt entspreche. Weiter ist zu bemerken, daß die beschriebenen innerpsychischen und vor allem zwischenmenschlichen Konflikte durchaus unspezifisch sind. Sie stellen ubiquitäre Konstellationen dar, die auch in Gruppen gefunden werden, in denen kein Mitglied an einer schizophrenen Psychose erkrankt. Offen bleibt auch die bedeutsame Frage nach der Richtung der Kausalität. Schließlich ist es auch denkbar, worauf etwa Cheek hinweist, daß die Familienpathologie als Reaktion auf die schizophrene Erkrankung eines Angehörigen zustandekommt. Auch sollte man vermuten, daß sich jene abnormen Sozialisationsbedingungen, die bei den Kranken eine schizophrene Symptomatik verursachen, als abnorme Charakterzüge der prägenden Eltern testpsychologisch verifizieren ließen. Das ist trotz entsprechender Bemühungen bislang nicht gelungen.

Gegenwärtig sind die psychoanalytischen Familientheorien durchaus geeignet, die Erforschung der reziproken Interaktionspathologie in Kleingruppen zu befruchten. Vermutlich liefern sie auch einen Beitrag zur Frage nach den Voraussetzungen für die Verlaufsbesonderheiten schizophrener Psychosen. Die Erörterung des Problems der Kausalität wird durch die bislang vorgelegten Befunde jedoch nicht gefördert.

Eine einheitliche und in sich schlüssige soziogenetische Theorie schizophrener Psychosen gibt es nicht. Der Begriff deckt zwei Forschungsrichtungen, die sich zwar berühren, gleichzeitig aber von ganz unterschiedlichen Voraussetzungen ausgehen.

Auf der einen Seite stehen die epidemiologischen Studien, die sich um den Aufweis eines Zusammenhanges zwischen Schizophreniemorbidität und sozialen Indizes bemühen. Die derzeit vorliegenden Arbeiten – eine zusammenfassende Übersicht findet sich bei Häfner – zeigen einen engen Zusammenhang zwischen Schizophreniehäufigkeit und sozioökonomischem Status; an dieser Korrelation scheint heute ein vernünftiger Zweifel nicht mehr möglich. Diese Aussage ist allenfalls insofern einzuschränken, als sie offenbar nur für eine großstädtische Bevölkerung zutrifft; in kleineren Gemeinden scheinen sich diese Unterschiede zu verwischen. Praktische Bedeutung gewinnt diese Korrelation jedoch nur durch eine angemessene Interpretation. Bevor man die aufgewiesenen Zusammenhänge als einen Beweis für die generelle „Soziogenese" schizophrener Psychosen nimmt, ist zu bedenken, daß Korrelation keineswegs notwendig Kausierung bedeutet.

Der berichtete Sozialgradient erlaubt verschiedene Interpretationsmöglichkeiten. Zum einen wäre es denkbar, daß die beobachtete Ungleichverteilung kausal zu erklären ist. man könnte annehmen, daß die Zugehörigkeit zu den unteren sozialen Klassen mit dem Wirksamwerden schichtspezifischer Faktoren verbunden ist, die geeignet sind, die Entstehung schizophrener Psychosen zu begünstigen. Zumindest in dieser pauschalen Form läßt sich diese Annahme bisher nicht belegen. Sie wurde vor allem von Soziologen vertreten, etwa mit dem Hinweis, die zeitlich der Schizophrenie voraufgehende soziale Ungleichverteilung könne kaum deren Folge sein, sie müsse demgegenüber vielmehr als deren Ursache betrachtet werden. Dagegen wurde von psychiatrischer Seite mit Recht eingewandt, in vielen Fällen gehe ein gestörtes Sozialverhalten dem Ausbruch der Schizophrenie voraus, Störungen also, die sich auf die Schichtzugehörigkeit bzw. auf den sozioökonomischen Status zweifellos auswirken. Als Alternativverklärung wurde daher die sogenannten Drift-Hypothese entwickelt. Sie besagt, daß diejenigen Menschen, die an einer Schizophrenie erkranken, durch ihre Behinderung dergestalt in der Konkurrenz um eine günstige Position oder auch um einen günstigen Startplatz beeinträchtigt sind, daß sie sich notwendigerweise in den unteren Schichten ansammeln müssen. Aus eben diesem Grunde häuften sie sich unter den Inhabern eines niedrigen sozioökonomischen Status. Um diese Hypothese belegen zu können, sind Untersuchungen erforderlich, die die Frage prüfen, wie sich die soziale Schichtzugehörigkeit der Väter zu derjenigen der kranken Kinder verhält. Die Ergebnisse entsprechender Studien sind uneinheitlich, manche von ihnen ergaben eine Überrepräsentation in den Unterschichten lediglich für die erkrankten Kinder, nicht aber für die Väter, andere konnten überhaupt keine Unterschiede feststellen.

Demgegenüber brachten Untersuchungen der beruflichen Mobilität Schizophrener eindeutigere Resultate. Danach zeigen Schizophrene zwar relativ häufig einen beruflichen Aufstieg. Dieser Aufstieg ist allerdings insofern nur ein relativer, als die Kranken offenbar seltener denjenigen sozialen Status erreichen, der von der Mehrzahl der Angehörigen ihrer Schicht im Laufe des Lebens eingenommen wird. Zu erwähnen ist in diesem Zusammenhang noch, daß Schizophrene auch eine relativ hohe geographische Mobilität aufweisen.

Wenn vernünftigerweise an der Korrelation zwischen Inzidenzrate und Sozialschichtzugehörigkeit nicht zu zweifeln ist, so fragt es sich, welchen sozialen Indizes eine besondere Bedeutung zukomme. Schließlich ist mit der Rede von der Schichtzugehörigkeit ein außerordenlich komplexer Sachverhalt angesprochen. Die Schichtzugehörigkeit bestimmt etwa das Ansehen des Probanden in der Gesellschaft, gleichzeitig aber auch seine wirtschaftlichen Ressourcen und damit sein Konsumverhalten. Sie bestimmt weiterhin Ausmaß und Art der beruflichen Belastung, die Möglichkeit der Freizeitgestaltung ebenso wie die Wertorientierung. Die Schichtzugehörigkeit sagt auch etwas aus über die innerfamiliären Kommunikationsstile und über Art und Umfang der zur Verfügung stehenden Informationsmittel. Insgesamt kann im Blick auf die Erforschung sozialer Faktoren festgestellt werden, daß die entsprechenden Studien fruchtbare Resultate hinsichtlich der Beurteilung des Verlaufs schizophrener Psychosen gebracht haben, daß sie jedoch zum Problem der Ätiologie bislang kaum einen verwertbaren Beitrag liefern konnten.

Diesen epidemiologisch ausgerichteten Untersuchungen stehen Arbeiten gegenüber, die im Schizophrensein eine besondere Erscheinungsweise abweichenden Verhaltens sehen. Für sie gibt es keine eigenständige Kategorie psychische Abnormität und damit auch keine Erkrankung Schizophrenie. Der Labeling-Ansatz, der in der psychiatrischen Literatur besondere Aufmerksamkeit fand, versteht die schizophrene Symptomatik als das Ergebnis eines Zuschreibungsprozesses, mit dessen Hilfe die Gesellschaft abweichend-diskonformes Verhalten etikettiert, um auf diesem Wege solche Sanktionsmaßnahmen zu legitimieren, die dem Bestand der Gesellschaft dienlich sind. Psychische Abnormität und damit auch Schizophrenie ist in den Augen dieser Autoren nicht ein individuelles Geschehen, sondern im Grunde eine kollektive Erfindung derjenigen, die die Mitteilung eines an der Beziehung zu den anderen Leidenden über eben dieses Leiden nicht verstehen. Die so mißverstandenen Mitteilungen werden durch ihre Fehlübersetzung in psychiatrische Termini dem Verständnis nur scheinbar zugänglich gemacht. Die Beantwortung der Frage, warum manche Menschen in derart deformierten diskrepanten Beziehungen der Gefahr eines so gravierenden und folgenschweren Mißverständnisses ausgestzt sind, daß ihre Äußerungen und die Mitteilung ihres Leidens vom Beobachter als psychopathologische Tatbestände verfremdet werden, auf die eine herkömmliche Psychiatrie dann ihre Typologie seelischer Abnormität gründet, fällt bei diesen Forschern unterschiedlich aus. Immerhin klingt bei allen die Überzeugung an, es handele sich hier nicht einfach um ein schicksalhaftes Scheitern zwischenmenschlicher Beziehungen, sondern um eine Strategie, mit deren Hilfe die einen auf Kosten jenes anderen ihre Definition der Situation stabilisieren. Das kann aber nur ein Suspendieren der die intakte Beziehung kennzeichnenden reziproken Identifizierung bedeuten, zugunsten einer gewaltsamen, im eigentlichen Sinne rücksichtslosen Zuschreiben einer fremdbestimmten Identität. Psychose, Neurose, Schizophrenie usw. werden schließlich in den Streitschriften mancher Psychiater zu Etiketten, mit denen die Gesellschaft oder einzelne Gruppierungen mißliebige und störende Mitglieder versehen, um sie aus ihren Reihen ausstoßen zu können. Zwei Zitate aus einem über mehrere Jahre hinweg ungewöhnlich populärem Buch von Cooper mögen das Gemeinte veranschaulichen: „Dennoch ist die Schizophrenie... kein völlig inhaltlose Bezeichnung, und ich würde versuchsweise folgende Definition vorschlagen, die uns als Richtschnur bei unserer Untersuchung dienen soll: Schizophrenie ist eine „mikrosoziale" Krisensituation, in der die Behandlung und das Erleben einer bestimmten Person durch andere aus verständlichen kulturellen und mikro-kulturellen (gewöhnlich familialen) Gründen zunichte gemacht werden, bis ein Punkt erreicht ist, an dem der Mensch als in irgendeiner Weise „geisteskrank" erwählt und identifiziert und schließlich ... in der Rolle eines „schizophrenen Patienten" von medizinischen oder quasi' medizinischen Gremien bestätigt wird". Und an anderer Stelle heißt es: „So erfindet die Familie also eine Krankheit, um ihre unechte Lebensweise zu bewahren. Die medizinische Wissenschaft hat eine besondere Disziplin zur Verfügung gestellt, und zwar die Psychiatrie, um diese Krankheit begrifflich zu erfassen, um sie zu formalisieren, zu klassifizieren und eine Behandlung für sie zu bieten. Die These von einer Krankheitseinheit setzt Symptome voraus, und die

Familie liefert sie in erschreckender Anzahl. Als schizophrenes Symptom gilt buchstäblich alles, was der Familie unterträgliche Angst wegen der Unabhängigkeitsbemühungen eines ihrer Abkömmlinge verursacht. Diese Verhaltensmerkmale schließen gewöhnlich Aggressivität, Sexualität und ganz allgemein jegliche Form autonomer Selbstbehauptung ein; sie mögen ganz eindeutig Ausdruck der Bedürfnisse eines heranwachsenden Menschen sein; aber in gewissen Familien sind selbst diese völlig unannehmbar und müssen, falls erforderlich, mit verzweifelten Mitteln zunichte gemacht werden. Eine höchst angesehene und ohne weiteres zur Verfügung stehende Form der Vernichtung ist es, ein solches Verhalten als „krank" zu bezeichnen. Der Kranke wird dann mit Hilfe verschiedener sozialer und medizinischer Gremien aus der Familie entfernt, und es bleibt der Familie überlassen, alle Hilfsquellen des Selbstmitleids wegen der Tragödie, die über sie hereingebrochen ist, aufzutun – über sie hereingebrochen natürlich wegen der Fügung Gottes, die unerklärlich und ohne Beziehung zu den tatsächlichen Bedürfnissen anderer Familienangehöriger waltet".

Diese Spekulationen zum Problem der Verursachung schizophrenen Krankseins stellen jedoch bei genauerem Zusehen nur scheinbar einen Beitrag zum Thema dar. Da sie psychische Abnormität zu einer Fiktion erklären, deren Konstatierung entweder die blinde Verständnislosigkeit des Beobachters angesichts der Mitteilungen des an seinem Mitmenschen Leidenden verdecken soll, oder aber die im Dienste einer inhumanen Strategie der Stabilisierung des Selbstbildes des mächtigen Partners dient, bezeichnen sich diese Autoren zu Unrecht als Antipsychiater. Sie haben sich aus der wissenschaftlichen Auseinandersetzung zurückgezogen und bedienen sich einer verkürzten Fachsprache im Dienste eines Anliegens, das außerhalb des Bereiches von Psychopathologie und Psychiatrie liegt.

Die bislang gegebene Übersicht über das gesicherte Wissen und die leidlich geschlossenen Theorien zum Thema der Verursachung mag auf den ersten Blick enttäuschen. Muß doch notwendigerweise der Eindruck entstehen, abgesehen von den erbgenetischen Befunden blieben alle Überlegungen unverbindliche Spekulation, weit davon entfernt, etwa der Praxis der Begutachtung von Zusammenhangsfragen eine Hilfestellung zu bieten.

Tatsächlich aber stellen sich die Dinge nur deswegen so scheinbar aussichtslos dar, weil sich die geläufige Fragestellung in der Ursachendiskussion einlinig an einem biologischen Krankheitsverständnis orientiert und deswegen dem besonderen Gegenstand nicht angemessen ist.

Die berichteten Theorien einer Genese „der" Schizophrenie bleiben unbefriedigend, weil sie das Schizophrensein als einen definierbaren Typus behandeln, d.h. als eine sinnadäquate Merkmalskombination. Dieser Auffassung widerspricht die jedem psychiatrischen Kliniker geläufige Erfahrung, daß es kein Merkmal und keine Merkmalskombination gibt, bei deren Vorliegen stets und in jedem Falle von Schizophrenie gesprochen werden könnte. Ein Patient mag davon berichten, er höre Stimmen, die ihm etwas befehlen oder die sein Tun kommentieren – ob es sich dabei um einen Schizophrenen handelt, wissen wir erst dann, wenn wir jenes spezifisch Atmosphärische wahrnehmen, das uns deutlich macht, daß es sich weder um einen Simulanten noch um einen Alkoholiker noch um einen Schwachsinnigen handelt.

Wenn aber auf der einen Seite den sogenannten schizophrenen Symptomen keine diagnostische Verbindlichkeit eignet, wenn es also Schizophrenie als Typus nicht gibt, auf der anderen Seite aber nach den überzeugenden Aussagen erfahrener Kliniker durchaus ein Etwas wahrgenommen werden kann, das es legitimiert, eine Vielzahl seelisch gestörter Individuen unter der Sammelbezeichnung Schizophrenie zusammenzufassen, wenn sich die Dinge also so verhalten, kann daraus nur geschlossen werden, daß sich im Ungang zwischen Krankem und Beobachter etwas vollzieht, was auf Seiten des Beobachters die Gewissheit aufkommen läßt, es mit einer besonderen Form psychischen Gestörtseins zu tun zu haben, eben der schizophrenen. Das bedeutet zunächst einmal, daß die wahrnehmende und urteilende Gegenwart des anderen – etwa des Arztes – unerläßlich ist für die überzeugende Begründung des Urteils Schizophrenie.

Dabei ist zu bedenken, daß eine jede zwischenmenschliche Beziehung perspektivisch ist. Das bedeutet, daß Umweltbedingungen in ihr nur insofern wirksam werden, als sie sich auf die miteinander in Beziehung tretenden Individuen auswirken. Eine befriedigende Beziehung setzt einen Konsens unter den Beteiligten voraus bezüglich der Einstellungen und der Standpunkte, an denen sich die Entwicklung der Interaktion orientieren soll. Wenn Simmel sagt, alles Einzelne, was der Mensch darbiete, sei pars pro toto, so setzt er eine ungestörte normale Beziehung voraus, daß beide Interaktionspartner von der gleichen perspektivischen Wahrnehmung ausgehen und ihr verbales und nichtverbales Agieren an der gleichen perspektivischen Wahrnehmung orientieren.

Es kann nicht eine richtige und eine falsche perspektivische Wahrnehmung geben, sondern nur eine konsensuelle und eine dissensuelle. Der Schizophrene zeigt in seinem Verhalten eine dissensuelle perspektivische Wahrnehmung in einer ganz konkreten Situation und in einer ganz konkreten Weise. Damit wird Schizophrenie und Schizophrensein zunächst zu einer situationsabhängigen individuellen Orientierungsstörung.

Die Tatsache, daß die Diagnose die begriffliche Kennzeichnung einer individuellen Beziehungsstörung meint, die auf Seiten des Kranken zwar ein genetisch determiniertes Entgegenkommen zur Voraussetzung hat, die in ihrer klinischen Gestaltung – und allein an dieser orientiert sich alles ärztliche Diagnostizieren – aus der gewordenen Persönlichkeit in ihrer aktuellen Situation resultiert, verbietet die Zusammenstellung eines Katalogs schizophrenieverursachender Faktoren analog dem Vorgehen etwa in der Inneren Medizin.

Auf dem Hintergrund des bislang Ausgeführten scheinen die folgenden zusammenfassenden Feststellungen dem gegenwärtigen Wissensstand am ehesten gerecht zu werden:

1. Eine Vielzahl hirnbeteiligender Erkrankungen ist geeignet, eine seelische Störung hervorzurufen, die erscheinungsbildlich einem Leiden aus der Schizophreniegruppe entspricht. An erster Stelle zu nennen sind die toxischen Schäden: Chronischer Mißbrauch von Halluzinogenen und Weckaminen (neben LSD, Meskalin und Psylocybin vor allem Ephedrin, Präludin und Pervitin.) Einschlägige Beobachtungen wurden von vielen Autoren berichtet. Auch im Zusammenhang mit Endokrinopathien werden schizophrene Syndrome gesehen, ebenso nach Anoxämieschädigung, bei Perniziosa, Vergiftungen mit Kohlenoxyd, Benzin und Schwefelkohlenstoff. Beschrieben sind schizophrene Zustandsbilder bei Fleckfieberencephalitis und Spontanencephalitiden. Neben den rheumatischen Encephalopathien verlangen schließlich noch die schizophren gestalteten posttraumatischen Psychosen besondere Aufmerksamkeit. Umstritten ist, ob diesen sogenannten symptomatischen Schizophrenien eine genetisch vorgegebene Erkrankungsbereitschaft zugrunde liegt, d.h. ob den erwähnten somatischen Noxen eine ursächliche Bedeutung zukommt. Wir wissen zum einen, daß symptomatische schizophrene Zustandsbilder außerordentlich selten sind – Willi fand beispielsweise unter 6000 Aufnahmen wegen Schizophrenie lediglich 12 derartige Fälle – zum anderen führen hirnbeteiligende Erkrankungen bei Menschen, die einmal eine Schizophrenie durchgemacht haben, praktisch niemals zu einer Remanifestation der Erkrankung. Daraus darf geschlossen werden, daß es zwar gelegentlich einmal im Zusammenhang mit einer Hirnschädigung zur Entwicklung eines schizophrenen Zustandsbildes kommt, daß jedoch auf der anderen Seite organischen Hirnaffektionen für die Entwicklung einer schizophrenen Psychose nicht die Bedeutung einer Ursache in dem Sinne zukommt, daß sie am Ausbruch der Erkrankung wesentlich mitzuwirken geeignet wären.

2. Die Gruppe der schizophrenen Psychosen hat eine erbliche Komponente als notwendige, aber nicht hinreichende Bedingung zur Voraussetzung. Die erwähnten Konkordanzziffern machen deutlich, daß diesem genetischen Faktor gegenüber anderen Faktoren keine überragende Bedeutung zukommt dergestalt, daß er allein als Ursache angesprochen werden dürfte. Andere Kausalmomente spielen eine mindestens gleichwertige Rolle, so daß sie als Mitursache in jedem Einzelfall zu berücksichtigen sind.

3. Die nichtgenetischen Faktoren sind nicht somatischer Natur, d.h., körperliche Erkrankungen gleich welcher Art können als annähernd gleichwertige Mitursachen einer schizophrenen Psychose ausgeschlossen werden.

4. Als wesentliche Mitursachen kommen demnach ausschließlich nichtsomatische Faktoren in Frage. Angesichts der Tatsache, daß es sich bei der Schizophrenie nicht um Krankheit im Sinne der primär naturwissenschaftlich orientierten medizinischen Disziplinen handelt, können keine überindividuell pathognomonischen Momente beschrieben werden. Die Feststellung: Stress, soziale Benachteiligung, gestörtes familiäres Milieu, psychosoziale Traumatisierung usw. wirkten mitursächlich, bleibt belanglos, indem sie übersieht, daß alle gegebenenfalls mitursächlich wirkenden Traumatisierungen ihr pathogenetisches Gewicht stets nur gewinnen auf dem Hintergrund der besonderen in Struktur, Bestand an Erfahrungen und Art und Weise des Erlebens von Um- und Mitwelt einmaligen Persönlichkeit. Konkret heißt das, daß dasselbe Erlebnis bzw. dieselbe Erlebenssequenz im einen Fall zu einer nachhaltigen Erschütterung des Persönlichkeitsgefüges und gegebenenfalls auch zu dessen Destruktion zu führen vermag, während es im anderen Falle gänzlich wirkungslos bleibt.

Ein psychosozialer Faktor muß dann als wesentliche Mitursache einer schizophrenen Psychose anerkannt werden, wenn die folgenden Bedingungen erfüllt sind.

a) Unmittelbarer zeitlicher Zusammenhang zwischen Erkrankungsbeginn und fraglich pathogenetischer Konstellation. Eine Parallelität beider Verläufe ist nicht zu fordern, da wir wissen, daß für die Unterhaltung und erscheinungsbildliche Ausgestaltung einer manifesten schizophrenen Psychose über die Zeit andere Determinanten maßgebend sind.

b) Der Betroffene muß der fraglich pathogenetischen Konstellation – ohne die Möglichkeit, sich ihr zu entziehen – über eine längere Zeitspanne, in der Regel über mehrere Jahre – ausgesetzt gewesen sein. Akute Traumatisierungen sind allenfalls für die Remanifestation einer schizophrenen Psychose bedeutsam.

c) Die fraglich pathogenetische Konstellation muß von der Art sein, daß sie den Betroffenen nicht nur zu einer Neudefinition seiner Beziehung zu Um- und Mitwelt zwingt, sondern gleichzeitig in eine Haltung und in ein Verhalten, die das bislang verbindliche System von Normen und Werten außer Kraft setzen bzw. die fundierte Entwicklung eines solchen überhaupt inhibieren. Das kann beispielsweise dadurch geschehen, daß im frühen Kindesalter nicht eine normensetzende und normenlegitimierende Leitfigur die unmittelbare Umwelt prägt, sondern eine soziale Struktur, die aufgrund ihrer Instabilität, Widersprüchlichkeit, Unverbindlichkeit und Fragwürdigkeit der sie tragenden Normen insofern die Bildung eines stabilisierenden Identitätsbewußtseins unmöglich macht, als das Verhalten der Anderen in ihr nicht erwartbar und damit handlungsleitend wird. Der Betroffene ist dann außerstande, jene Einstellung des Vertrauens zu erlernen, ohne die eine Reduktion der sozialen Komplexität als Voraussetzung des Handelns mit anderen und bezogen auf andere nicht möglich ist. Auch jenseits des Kindesalters kann unter dem Eindruck äußerer Zwänge eine bislang äquilibrierte Ich-Identität in Frage gestellt werden.

d) Die besondere Gestaltung der schizophrenen Psychose, d.h. die durch die psychotische Abwandlung des Erlebens bedingte Änderung des Selbst- und Fremdverständnisses muß in einem thematisch adäquaten Zusammenhang mit der fraglich pathogenetischen Konstellation stehen. Dieser Punkt ist besonders problematisch. Gemeint ist nicht, daß aus der Sicht des Beobachters die Schizophrenie die Lösung einer unerträglichen Lebenssituation bringt, gemeint ist vielmehr, daß der krankheitsbedingte Erlebenswandel für den Betroffenen eine Entschärfung der Situation bzw. eine Entlastung verspricht – und sei es allein durch den gänzlichen Rückzug aus aktuellen sozialen Bezügen.

e) Ob ein psychosozialer Faktor als etwaige Mitursache einer schizophrenen Psychose zu erwägen ist, darf nicht davon abhängig gemacht werden, ob beim konkreten Probanden eine hereditäre Bereitschaft vermutet werden kann oder nicht. Sowohl im positiven als auch im negativen Fall wird man sich meist auf nicht nachprüfbare Angaben zu stützen haben, im übrigen ist hier die Dunkelziffer aus naheliegenden Gründen außerordentlich hoch.

In vielen Fällen gelingt es nicht, den mitursächlichen psychosozialen Faktor namhaft zu machen. Es wäre aber unzutreffend und widerspräche unserem derzeitigen Wissensstand, wollte man bei diesen Kranken behaupten, die Schizophrenie sei aus heiterem Himmel aufgetreten, einem lediglich genetisch determinierten biologischen Gesetz folgend.

8. Klinische Typen: Schizophrenia (Dementia) simplex. Hebephrenie. Coenästhetische Schizophrenie. Katatonie. Paranoide (wahnbildende) Schizophrenie. Paraphrenie

Kraepelin hatte 1896 unter dem Eindruck der frühzeitig zu Defekten führenden Verläufe den Ausdruck der „Dementia praecox“ geprägt, der heute so gut wie überall durch den von E. Bleuler 1911 geschaffenen der Schizophrenien abgelöst wurde.

Wenn wir übereinkunftsgemäß von Schizophrenia simplex, von Hebephrenie, Katatonie und paranoider Schizophrenie (einschließlich der besonnenen, zu keinem Persönlichkeitszerfall führenden, wahnhaften paraphrenen Formen) sprechen, so darf mit diesen Bezeichnungen nichts anderes gemeint sein, als daß die Symptome des einen oder anderen Typs in dem betreffenden schizophrenen Krankheitsbild vorherrschen, zum mindesten zum Zeitpunkt der Beobachtung. Mit Ausnahme des Begriffs Hebephrenie, welcher nichts Symptomatisches enthält, vielmehr lediglich das Auftreten der Psychose in sehr jugendlichen Jahren bezeichnet, verweisen die drei anderen auf die vorliegende Symptomatologie. Dies gilt auch für den von G. Huber neuerdings beschriebenen Typ der coenästhetischen Schizophrenie.

Schizophrenia simplex nennt man meist schleichend zum Defekt verlaufende Fälle ohne eindrucksvolle bunte psychopathologische Erscheinungen, ein blandes allmähliches Einbüßen von Schwung, Initiative und Anpassung an das Leben und seine Aufgaben. Oft sind die Patienten moros oder affektlahm, depressiv verstimmt, nicht selten hypochondrisch oder zweitweise durch coenästhetische Beschwerden (s. dort) ausgezeichnet; manchmal zeigen sie flüchtige Ansätze zu paranoiden Eigenbeziehungen, Mißtrauen und Empfindlichkeit ohne produktiven, geschlossenen Wahn.

Sehr wichtig ist das von E. Kretschmer beschriebene Versickern der strömenden Energie auf der freien Strecke des Lebens. Diese Fälle sind sicher häufiger, als im allgemeinen angenommen wird. Viele kommen nie mit dem Psychiater in Berührung. Vorherrschend sind, von außen gesehen, oft das Abgleiten auf der sozialen Leistungskurve und in den zwischenmenschlichen Beziehungen eine zunehmende Vereinsamung. Die Differentialdiagnose gegenüber lange hingezogenen, flachwelligen hypochondrischen endogenen Depressionen und psychasthenischen chronischen Versagenszuständen kontaktarmer psychopathischer Persönlichkeiten, eventuell mit hypochondrischen Entwicklungen, kann sehr schwierig sein. In vorgerückteren Jahren sind dann beginnende Hirnabbauvorgänge in Erwägung zu ziehen. Gegenüber einer anlagemäßig gegebenen psychasthenischen Leistungsanomalie kann die Abgrenzung häufig, wenn auch nicht immer mit befriedigender Sicherheit, durch eine genaue Anamnese erfolgen. Ist keine familiäre Belastung vorhanden und kommt es nicht im Verlauf der Psychose wenigstens ganz kurz zu Episoden mit flüchtigen schizophrenen Symptomen ersten oder zweiten Ranges, wird man die Diagnose mitunter offenlassen müssen. Die Tatsache allein, daß bei solchen Fällen etwas „Endogenes", um wieder mit E. Kretschmer zu reden, „ins Rutschen" gekommen ist und daß es sich zweifellos nicht um etwas cyclothym Depressives dabei handelt, kann uns nicht veranlassen, sie grundsätzlich per exclusionem „der" Schizophrenie zuzuschlagen. Auch ist daran zu erinnern, daß die nicht seltenen Fälle von Einbuße der vitalen Energie auf freier Strecke in den mittleren Lebensjahren noch keineswegs befriedigend in ihren somatischen Aspekten aufgeklärt werden konnten, sofern ihnen keine frühen nachweisbaren Hirnabbaukrankheiten zugrunde liegen, die sich mitunter im Luftencephalogramm objektivieren lassen. Hier ist ein weites Forschungsfeld offen, zu dem man sich keineswegs den Zugang verbauen darf, indem man die Schizophrenia simplex zu sehr überdehnt. Schließlich ist auch an Versagenszuständen in der Pubertät und kurz nachher zu denken, bei welchen die Lahmheit sich im Laufe der Zeit wieder behebt, ohne daß ein Einmünden in einen schizophrenen Verlauf erfolgen würde.

Die akuten oder chronischen wahnbildenden paranoiden Formen mit ihrer reichhaltigen Symptomatologie aller Arten von Sinnestäuschungen, Denkstörungen, Icherlebensstörungen, Wahnproduktion, Affekt- und Verhaltensstörungen schieben sich zweifellos stets sehr in den Vordergrund, wenn von Schizophrenie und schizophrenen Symptomen die Rede ist. Sie entsprechen am meisten den populären Vorstellungen von Wahnsinn und Verrücktheit. Für Deutungsversuche der „schizophrenen Welt" sind sie am ergiebigsten und haben somit ein etwas einseitiges Schwergewicht für daseinsanalytische Interpretationen des schizophrenen Menschen erlangt. Auch bilden sie begreiflicherweise den Mittelpunkt aller Versuche, die Pathogenese der Schizophrenie nach Art von Neurosen erlebnisreaktiv neurosenpsychologisch verstehen zu wollen.

Bei den Katatonien („Spannungsirresein") stehen sehr akut einsetzende, sich oft ebenso rasch wieder lösende Zustände von gespanntem oder schlaffem, abulischem oder negativistischem, meist mit Mutismus gepaartem Stupor oder tobsüchtiger Erregung im Vordergrund. Beides kann rasch miteinander abwechseln. Die Prognose ist verhältnismäßig günstig mit Ausnahme der oft tödlich endenden fieberhaften, perniziösen Fälle („akute tödliche Katatonie" im Sinne von Stauder), welche manche Ähnlichkeiten mit Encephalitiden aufweisen. Periodische Katatonien haben von allen schizophrenen Verlaufstypen die günstigsten Aussichten auf Vollremissionen. Weitaus die meisten Katatonien weisen paranoid-halluzinatorische Symptome in reicher Fülle auf. Umgekehrt finden wir bei paranoiden Formen nicht selten kürzere oder längere katatone Episoden.

Hebephrenien sind schwer zu beschreiben. Mitunter erinnert das psychomotorische Verhalten und die Mentalität wie eine verzerrte Karikatur an das Verhalten Pubertierender. Versponnen, immer mehr realitätsabgewandt, autistisch, läppisch oder arrogant oder resonanzlos depressiv ohne affektive Wärme, ängstlich oder expansiv verstiegen, versagen nicht selten Musterkinder binnen kurzem völlig. Zerfahren im Denken, paranoid in Ansätzen, oft mit sexuellen Wahninhalten bruchstückhafter Art ohne geschlossene Systembildung, veröden die Kranken häufig sehr rasch. Manche landen als Streuner und Vaganten immer wieder in Arbeitshäusern, andere leben für verblasene, schwachsinnige „weltumstürzende" Aufgaben und Projekte in einem behütenden Elternhaus ihr verschrobenes Dasein. Viele davon sind in Anstalten. Die Prognose dieser hebephrenen Formen ist im ganzen recht ungünstig, auch wenn die Längsschnittuntersuchungen von M. Bleuler und Huber zeigen, daß nach langen Jahren Teilremissionen vorkommen, mit denen man früher nicht zu rechnen wagte.

Junge von 17 Jahren, aus einer mittleren Beamtenfamilie stammend, hat zwei ältere gesunde Geschwister. In der Familie ist von Gemüts- und Geisteskrankheiten nichts in Erfahrung zu bringen mit Ausnahme einer Schwester der Mutter, die in den Wechseljahren „seltsam" geworden sein soll, ein halbes Jahr ohne zu sprechen im Bett lag, hernach aber ihren Haushalt wieder versah. Patient veränderte sich in seinem Wesen innerhalb eines Vierteljahres zunehmend. Ein guter Schüler, ließ er in den Klassenarbeiten unerklärlicherweise nach, machte vor allem Konzentrationsfehler oder entwickelte seine Aufsatzthemen in einer merkwürdig geschraubten, gewollt prätentiösen Weise, weitschweifig und ohne die eigentliche Problemstellung aufzugreifen. Das sei ihm „zu banal". Er vernachlässigte seine Kleidung, versuchte sich einen Backenbart stehenzulassen, schlackste rüpelhaft herum, gab einmal der Mutter eine Ohrfeige, weil sie keine Zigaretten mehr im Haus hatte und weinte hinterher viele Stunden lang. Äußerte, er sei ans Kreuz geschlagen, seine Familie wisse nichts von seinem Innenleben. Man solle an Nietzsche denken. Einige Male kam er betrunken nach Hause, geriet in schwere Erregung, als ihn der Vater zur Rede stellte, und fiel dabei durch sein pathetisches Grimassieren auf, das er auch oft vor dem Spiegel betrieb. Es gelang ihm dann, nachdem er sich noch einmal für mehrere Monate beruhigt hatte und „normaler" wirkte, zu allgemeiner Überraschung ein befriedigendes Abitur zu machen. An manchen Tagen schien er sogar heiter und gelöst, dann trat rasch der alte Zustand wieder ein. Er sprach gelegentlich von „feindlichen" Einflüssen im Haus, ohne sich näher zu äußern. Man sei „neidisch" auf seine Entdeckungen. Wenn er sich zu Tisch setzte, wischte er mit einem Tuch in bestimmtem Zeremoniell seinen Platz ab und wurde gespannt und erregt, wenn man das verhindern wollte. Als ich ihn etwa 10 Jahre später sah, hauste er in einem mit Büchern vollgestopften Dachzimmer in seinem Elternhaus und war seit Jahren von morgens bis abends damit beschäftigt, aus lange zurückliegenden verstaubten statistischen Jahrbüchern und alten Ingenieurzeitschriften nach einem geheimnisvollen System auf viele Meter lange aneinandergeklebte Papierrollen Millionen von Zahlen zu exzerpieren, zu multiplizieren, zu dividieren, Wurzeln zu ziehen und Formeln für eine sinnvolle Auswertung der Temperaturschwankungen für industrielle Zwecke aufzustellen. Er rauchte dabei wie ein Schlot und war im übrigen überglücklich, wenn er einmal einem Besucher seine phantastischen Projekte entwickeln könnte. Dabei grimassierte er heftig, sprach näselnd und affektiert in grammatikalisch verstümmelten Sätzen und machte in gleichmäßigen Abständen seltsam gezierte Handbewegungen, wozu er die Augen schloß und schmatzte. Böse wurde er nur noch, wenn man sein Zimmer reinigen mußte. Er griff dann seine Schwester brutal an und beschuldigte sie, sie wolle absichtlich im Auftrag der Internationale der Gas-, Wasser- und Elektrizitäts-Kapital-Konzerne sein Werk stören.

Der coenästhetische Typus, der seine Eigenart durch den ganzen Krankheitsverlauf beibehält, ist durch abnorme Erlebnisweisen auf dem Gebiet der Leibgefühle und verschiedenartige zentral-vegetative, motorische und sensorische Symptome gekennzeichnet. Die coenästhetische Symptomatologie umfaßt eine Vielfalt von qualitativ abnormen, mit affektiven Veränderungen innigst verknüpften Leibgefühlen, aus der sich einzelne charakteristische, häufig wiederkehrende Typen herausheben lassen. Sie sind durch den Charakter der Bewegung, den raschen zeitlichen Wechsel, das oft paroxysmale und phasenhafte Auftreten, die Neu- und Andersartigkeit gegenüber allem Früheren und die schwere Beschreibbarkeit ausgezeichnet. Fließende Übergänge bestehen, wie besonders auch die Verlaufsbetrachtung des Einzelfalles zeigt, zu Leibhalluzinationen mit dem Kriterium des Gemachten, auf der anderen Seite zu völlig uncharakteristischen, diagnostisch neutralen Mißempfindungen. Ein Wechsel zwischen lebhafter, aufgewühlter und matter, indifferenter, adäquater und unangepaßter Affektivität, die elementare vitale Sterbe- und Vernichtungsangst der dysästhetischen Krisen und eine apathisch gleichmütige oder gehobene Stimmungslage bei gleichzeitiger völliger Einengung auf das abnorme Leiberleben sind kennzeichnend. Typisch schizophrene Erlebnis- und Ausdrucksmerkmale können lange Zeit fehlen. Vielfach läßt erst eine mehrjährige Längsschnittbeobachtung eine zweifelsfrei schizophrene Symptomatologie nachweisen, die oft nur in passageren, kurzdauernden psychotischen Exacerbationen sichtbar wird. Die durchschnittliche Verlaufsdauer bis zur Diagnose der Psychose beträgt 5 Jahre. Man sieht kaum je eine völlige Restitution, doch auch selten eine Progredienz zu schweren schizophrenen Defektformen oder Übergang in den para-paranoid-halluzinatorischen Typ. Das Gewöhnliche ist ein einmaliger vitaler Knick ohne prozeßhaftes Fortschreiten mit gelegentlichen Verschlimmerungen und zeitweiligen Remissionen noch nach langjähriger Krankheitsdauer, ein in meist geringgradige reine Defektsyndrome einmündender Verlauf, wie er auch bei vielen symptomatologisch andersartigen Schizophrenien beobachtet wird.

Bevor wir die verschiedenen Krankheitstypen an Beispielen schildern, müssen wir uns noch einmal dem Begriff des Paranoiden zuwenden.

9. Die Frage nach der zentralen Bedeutung des „Paranoiden" bei den Schizophrenien. Der Zug von „Cyclothymen" zum „Schizophrenen"

Wichtig ist – und Verlaufsbeobachtungen von Janzarik haben das vor Jahren schon herausgestellt –, daß es kaum Schizophrenien vom Typ der Schizophrenia simplex, der Hebephrenie oder Katatonie gibt, bei welchen nicht, längsschnittmäßig gesehen, für längere oder kürzere Zeiten das Krankheitsbild durch paranoide Symptome gekennzeichnet wäre. Alle Typen von Schizophrenie sollen irgendwann einmal durch ein paranoid-halluzinatorisches Stadium hindurchgehen. Bei sehr vielen ist stets Paranoides, oft dominierend, nachweisbar, bei anderen tritt es während der Krankheit nur episodisch auf. Daß ein in gesetzmäßiger Abfolge festgelegtes Durchlaufen der verschiedenen Symdrome in jedem Fall erfolgen müsse, hat sich uns indessen nicht bestätigt.

Die Feststellung Janzariks von der zentralen Bedeutung des Paranoiden innerhalb der Schizophrenie kann natürlich sehr verschieden interpretiert werden.

Man könnte sagen: Das Paranoid ist schlechterdings das Kernstück jeder schizophrenen Psychose. Daß es bei zahlreichen Hebephrenien, bei bland versickernden Dementia simplex-Fällen oder bei den seltsamen coenästhetischen Krankheitsbildern nur wenig oder gar nicht ausgeprägt ist oder bei Katatonien mitunter einmal nur ganz kurz und episodenhaft in Erscheinung tritt, ändert nichts an seiner Bedeutung. Das wahnhaft paranoid-halluzinatorische Syndrom ist und bleibt das Kernstück der Schizophrenie, einerlei wie die akuten Psychosen ausgesehen haben, einerlei auch wie die sog. Endzustände sich darbieten.

Jedoch: alle schizophrenen Symptome einschließlich derjenigen ersten Ranges sind nicht „spezifisch“ für eine schizophrene Psychose. Wir wissen, daß sie auch bei körperlich begründbaren Psychosen vorkommen können und daß sie weiter im Verlauf ursprünglich reiner cyclothym gewesener endogener Psychosen und bei vielen der von Kleist herausgearbeiteten „atypischen“ endogenen Psychosen schon von vornherein mit im Spiel sein können. Außerdem haben wir bei der Besprechung der paranoiden Rückbildungspsychosen (s. dort) auf eine besondere Gruppe von Fällen hingewiesen, die mit der ganzen reichhaltigen Symptomatologie einer paranoiden Schizophrenie beginnen können, um dann in eine chronische körperlich begründbare Psychose auszumünden. Auch die paranoiden Syndrome gehören also zu den möglichen Antwortbereitschaften des menschlichen Organismus auf verschiedenartige Schädigungen. Unseres Erachtens ist somit nicht anzunehmen, daß sich der zur Persönlichkeitsdestruierung und zum energetischen Potentialverlust führende „schizophrene Prozeß“ psychopathologisch „direkt“ in der paranoiden Symptomatologie bekundet. Die Neurophysiologie kennt keine „Zentren“, deren Reizung oder Ausschaltung das Syndrom des „Verfolgtwerdens“ oder der „magischen Omnipotenz“ zur Folge hätte, während Hemmung und Erregung, Traurigkeit und Heiterkeit, Apathie und Aggressivität u.a.m. von bestimmten Hirnregionen aus beeinflußbar sind. Der endogene Krankheitsprozeß „Schizophrenie“ ruft zweifellos sehr häufig und oft ganz vorherrschend die paranoide Symptomatik hervor, aber er kann auch anders aussehende Sichtpsychosen zur Folge haben, nämlich katatone, hebephrene oder einfache Abbauschizophrenien. Was alle diese psychopathologischen und psychosomatischen Symptome trägt, ihre pathophysiologischen oder pathomorphologischen somatischen Entsprechungen, das müssen hochkomplexe zentralnervöse Integrationssysteme für bestimmte höchst differenzierte psychische Leistungsgefüge sein, die das „Zentrum der Person“ (Wyrsch) mit konstituieren. Sie sind auf sehr verschiedene Weise und aus verschiedenen Stoßrichtungen her störbar. Einerlei, wodurch sie getroffen werden: einmal durch eine Intoxikation, einmal im Vorfeld eines Hirnabbaugeschehens, einmal schließlich durch den unbekannten „morbus schizophreniae“, der sie zweifellos am allerhäufigsten und nachhaltigsten beeinträchtigt: was in Erscheinung tritt, ist die schizophrene Symptomatologie. Es ist leicht einzusehen, daß je nach der Grundschädigung, so z.B. bei der Mehrzahl der körperlich begründbaren Psychosen, die schizophrene Symptomatologie zusammen mit den Leitsymptomen der akuten und gegebenenfalls der chronischen körperlich begründbaren Psychosen auftritt. Es ist weiterhin erwiesen, daß in sehr vielen Fällen nacheinander oder miteinander auch psychopathologische Symptome erscheinen, die wir, wenn sie allein vorhanden wären, ohne Zögern auf die Grundkrankheit Cyclothymie beziehen würden. Auch bei ihr (s. dort) haben wir auf die hypothetischen, uns jedoch sehr evidenten somatischen „Zwischenapparate“ verwiesen und am Beispiel der angeschlagenen Klaviersaite die Verhältnisse an einem Bild erläutert. Auch das Depressiv- oder Manischseinkönnen gehört, was seine neurophysiopathologischen Voraussetzungen angeht, zu den möglichen Antwortbereitschaften des physiopsychischen Organismus homo sapiens auf verschiedene Noxen. Wir haben gelernt, daß der hypothetische „morbus cyclothymiae“ nur eine davon ist. Er und nicht die von ihm erst gestörten somatischen Repräsentanzen für psychische Funktionsverbände wie Gestimmtheit und Antrieb ist vermutlich für den periodischen Verlauf verantwortlich. Dasselbe gilt sinngemäß für den „morbus schizophreniae“ hinsichtlich des Verlaufs in Schüben.

Es könnte sein, und vieles scheint uns dafür zu sprechen, daß es von der Konstitution und Vererbung abhängt, welche Systeme bei einzelnen Menschen gegen eine bestimmte oder gegen sehr verschiedenartige Noxen besonders empfindlich sind und mit der ihnen zukommenden Symptomatologie reagieren. Hypothetisch wäre eine Einheitspsychose im Sinne von Conrad, Janzarik oder Llopis ebenso denkbar wie die Auffassung, daß es überaus verschiedene Noxen sein können, welche je nach Prädisposition und Labilität die verschiedenartigen endogen-psychotischen Krankheitsbilder hervorrufen. Auch die von Kleist immer wieder vertretene Hypothese einer endogenen „Degeneration“ in

Analogie zu neurologischen Systemdegenerationen kann keineswegs als spekulativ ad acta gelegt werden. Wir stehen hier noch vollständig in den Anfängen, und es wäre völlig verkehrt, nicht alles offenzulassen und immer wieder an Hand der klinischen Beobachtungen durchzuprüfen. Es darf hier nicht um irgendwelche „Prestigefragen" psychiatrischer Schulrichtungen gehen. Sie sind das einzig Uninteressante in der Wissenschaft.

Klinische Beobachtungen sprechen für einen gewissen Zug („trend") vom „Affektiven" zum „Schizoformen" hin. Ursprünglich cyclothym in Erscheinung getretene Psychosen machen sehr viel häufiger eine Wandlung zum Schizophrenen hin durch als umgekehrt, und was hier für die Ontogenese einwandfrei zu konstatieren ist, zeigen für die Phylogenese beispielsweise die Erblichkeitsstudien von Schulz. Manisch-depressive Eltern haben häufiger schizophrene Nachkommen als umgekehrt. Was die Gefährdung der Persönlichkeit angeht, ist also das schizophrene Krankheitsgeschehen das schwerere.

Wir haben mit der Aufstellung des Syndroms der endo-reaktiven Dysthymie (s. dort) und mit der Herausarbeitung der „vitalisierten" depressiven Reaktionen vielfältigen klinischen Beobachtungen Rechnung getragen, welche den klassischen Endogenitätsbegriff in bestimmten Grenzen relativiert haben. Es schien uns bemerkenswert, daß auf dem paranoid-schizophrenen Pol der endogenen Psychosentypen die Verhältnisse nicht einfach gleich gelagert sind, und wir waren deshalb geneigt, jenen Strukturen, welche innerhalb des Persönlichkeitsaufbaus das Icherleben tragen, gegenüber den Substraten zu Antrieb und Gestimmtheit eine größere Stabilität und Absicherung erlebnisreaktiven Belastungen und Erschütterungen gegenüber zuzusprechen. So fanden wir auf dem paranoiden Flügel keine überzeugenden Beispiele für die „Vitalisierung" einer paranoiden erlebnisreaktiven Fehlhaltung, welche in Parallele zu vitalisierten depressiven Reaktionen gesetzt werden könnte. Wir wiesen außerdem darauf hin, daß schwerste reale Bedrängungs- und Verfolgungssituationen viel eher depressive als paranoide Reaktionen zu Folge hatten.

Es ist deshalb (vgl. dort) wichtig, daß Autoren wie Zutt und Kulenkampff Fälle zur Diskussion gestellt haben, bei welchen sie eine psychoreaktive Genese einer paranoiden Psychose durch ganz bestimmte Umweltkonstellationen annehmen. Bis jetzt ist die entsprechende Kasuistik noch sehr klein, und sie bedarf der katamnestischen Überprüfung, so wie E. Kretschmers Nachuntersuchungen unseres Erachtens unbezweifelbar den Nachweis erbracht haben, daß seine klassischen sensitiv-paranoiden Entwicklungen (s. sensitiver Beziehungswahn) tatsächlich keinen schizophrenen Verlauf genommen haben.

In der von uns als Arbeitshypothese skizzierten Auffassung der endogenen Psychosen ist durchaus Raum auch für situative psychogene Auslösungen schizophrener Psychosen genau wie auf dem cyclothymen Flügel, wo wir das eingehend entwickelt haben. Freilich müßten die als Beweis mitgeteilten einzelnen Fälle genau wie bei den affektiven Psychosen wirklich jeder Kritik standhalten. Bis heute jedenfalls scheint uns trotz allem eigenen Forschen nach Einbruchsstellen in den Bereich der „Endogenität", daß zwar die Skala der peristatischen Faktoren sehr viel reicher und gewichtiger geworden ist, vor allem was das „hier und jetzt" des Ausbruchs einer psychotischen Episode angeht (v. Baeyer), daß jedoch alles andere eher zu erwarten sein wird als eine Auflösung des Endogenen überhaupt zugunsten klinikferner triebpsychologischer Neurosen-Hypothesen. Wir kennen seltene Fälle von endogenen Psychosen, von denen wir überzeugt sind, daß eine Phase oder ein Schub unter anderen Umweltbedingungen nicht ausgebrochen wäre, aber wir sehen unendlich viel häufiger das oft zu Unrecht ironisierte „Weckerphänomen", daß nämlich eine psychotische Episode schicksalsmäßig dann ausbricht, wenn „ihre Zeit" gekommen ist. Darin gleicht sie durchaus manchen neurologischen Systemkrankheiten, die auch schon „ab ovo" im Menschen „stecken".

10. Anschauungsmaterial aus Krankengeschichten

An Hand einiger Krankenblattnotizen sollen zur lebendigeren Anschauung Beispiele aus der Praxis gegeben werden, und zwar zunächst ohne Symptomanalyse, einfach so, wie sie dem Arzt begegnen, der die Diagnose stellen soll.

Vorwiegend hebephrenen Typ zeigen folgende Patienten: Ein jetzt 18 Jahre altes Mädchen, in günstigen Familienverhältnissen mit einer jüngeren Schwester aufgewachsen, wird als ein immer lebhaftes lustiges Kind geschildert, das zahlreiche Freundinnen hatte. Sie war eine gute Schülerin, absolvierte nach der Schulentlassung eine zweijährige Banklehre und legte die Prüfung vor der Industrie- und Handelskammer ab. Nach zweieinhalbjähriger Tätigkeit bei einer Lehrfirma fing sie dann an, rasch die Stellen zu wechseln. Ohne Grund begann sie ein halbes Jahr vor der Aufnahme „absonderlich" zu werden. Sie zog sich von Eltern, Schwestern und Freundinnen zurück und blieb zu Hause, wenn die Familie am Sonntag wegfuhr. Am hellen Tag zog sie die Vorhänge zu und starrte vor sich hin. Wenn man mit Fragen in sie drang, antwortete sie kurz angebunden und schnippisch und grüßte tagelang ihre Angehörige kaum mehr. Einmal schrieb sie einen Abschiedsbrief und machte Anstalten, zum Fenster hinauszuspringen. Essensbons im Wert von 20 Mark warf sie ohne Begründung ins Feuer.

Mit Mühe hielt man sie davon ab, ihrem Wellensittich den Hals umzudrehen. Als ein Freund, der mit ihr gebrochen hatte, sie wieder besuchen wollte, schrie sie gellend um Hilfe.

Auf der Abteilung war bei der Patientin die Grundstimmung leicht gehoben, sie fand alles komisch und benahm sich wie ein alberner, kichernder Backfisch. Gelegentlich fiel ein heftiges Grimassieren bei ihr auf. Oft lachte sie unmotiviert laut und ungehemmt hinaus.

Für ihre schwere Wesensänderung hatte sie keinerlei Einsicht. Wahnideen oder Sinnestäuschungen konnten nicht nachgewiesen werden.

21 Jahre altes Mädchen, welches wegen einer Lungenkrankheit der Mutter vom ersten bis dritten Lebensjahr in einem Kinderheim untergebracht war. Sie erhielt eine Ausbildung als Kindergärtnerin, bewältigte das Theoretische, versagte jedoch im praktischen Teil. War bei der Hausarbeit ohne Um- und Übersicht, langsam und vergeßlich, wurde bei Beanstandungen gereizt und vorlaut, so daß man sie von der Schule nehmen mußte. Versuchsweise arbeitete sie in einem Kinderheim und einem Haushalt. – Zu Hause wurde sie immer schwieriger. Ein aufdringliches Selbstbewußtsein stand in krassem Gegensatz zu ihrer bescheidenen Leistungsfähigkeit. Sie brachte ihre Familie durch ständiges Singen von Schlagern zur Verzweiflung, ließ sich nichts sagen. Als sie 19 Jahre alt war, kam es zu einem sog. Nervenzusammenbruch, welcher Anlaß zu einer kurzen Klinikbeobachtung war: Sie wurde plötzlich depressiv, weinte viel und jammerte über ihre Unfähigkeit und darüber, daß sie anders sei als die anderen. – Nach der Rückkehr aus der Klinik wurde es noch schwieriger mit ihr: Sie war der Mutter gegenüber völlig ablehnend, ließ ihr Zimmer, ihre Garderobe und sich selbst verkommen, rührte keinen Finger mehr, hörte nur den ganzen Tag Schlagermusik von Schallplatten und im Radio und tanzte dabei für sich. Dabei hielt sie ihren Angehörigen große Reden, die sich immer darum drehten, daß sie einen Mann haben müsse und nach Amerika reisen wolle. Des weiteren begann sie immer intensiver hypochondrische Klagen zu äußern: sie habe Schwindel und Kopfdruck, Herzklopfen und Kälte an Händen und Füßen. Stundenlang konnte sie allein vor sich hinsprechen, ohne daß man den Eindruck gewann, daß sie auf Stimmen lausche oder antworte. Die einzige Eigenbeziehung, die sie brachte, war die Bemerkung, die Leute auf der Straße guckten ihr alle nach, aber sie sei eben auch „ein ganz interessanter Typ".

Ganz unerwartet versuchte sie sich mit einem Handtuch zu erdrosseln und schlug eine Scheibe ein, um sich aus dem Fenster zu stürzen. Im Zusammenhang damit fiel die Bemerkung, sie habe Angst, vergiftet zu werden.

In der Anstalt konnten keine Sinnestäuschungen und Wahnideen, auch keine formalen Denkstörungen festgestellt werden. Die Patientin wirkte affektiv unbeteiligt, matt, häufig etwas klagsam wegen ihrer körperlichen Unpäßlichkeiten und gliederte sich in die Arbeitstherapie mit ein, ohne Wünsche zu entwickeln.

Eher zum Typ der Dementia simplex gehört folgender Fall: 16 Jahre alte Handelsschülerin mit Abschlußprüfung, ausgesprochen gut in der Schule und psychisch unauffällig. Gibt selbst an, daß sie sich in den letzten Monaten etwas verändert habe. Sie habe keine Lust mehr gehabt, mit ihren Freundinnen zusammen zu sein, und habe in der Schule dadurch Schwierigkeiten gehabt (objektiv unbestätigt), daß sie schwerer begriffen und zu ihren Aufgaben längere Zeit gebraucht habe. Nach der Abschlußprüfung machte die Klasse eine dreitägige Reise, an der sie gegen den Rat ihrer Mutter teilnahm, obwohl sie sich auf eine schwer zu beschreibende Weise unwohl fühlte. Die Mutter gab an, daß Patientin am Abend nach der Rückkehr völlig durcheinander gewesen sei. Sie habe bis in die Nacht hinein gejammert und geweint und darüber geklagt, daß sie keinen Kontakt mit den Menschen mehr habe, nicht mehr fröhlich sein könne und nicht mehr arbeiten wolle, weil ja doch alles keinen Zweck habe. Das Leben sei für sie fertig. Erklären könne sie sich das alles nicht, denn es sei ja gar nichts geschehen. Sie äußerte weiter, daß sie sich körperlich in unbestimmter Weise verändert habe und daß die Leute auf der Straße sie merkwürdig ansähen.

Im weiteren Verlauf wurde die Patientin immer verblasener und unfähiger, sich zu äußern, auch das anfängliche Weinen hörte auf.

Die nächste Patientin zeigt neben den hebephrenen auch ausgeprägte katatone Symptome: Ein 16 Jahre altes Mädchen, in harmonischem Familienmilieu aufgewachsen, still, fleißig und hilfsbereit, stets eine gute Schülerin und verträglich mit ihrer Umwelt. Als sie 13 Jahre alt war, im letzten Schuljahr, fiel dem Lehrer eine unverständliche Veränderung auf: das Mädchen arbeitete nicht mehr richtig mit und hatte „lauter Unsinn im Kopf". Sie lachte grundlos und erzählte entgegen ihrem sonstigen Wesen völlig kritiklos im Unterricht Dinge, die gar nicht dahin gehörten. Kurz danach wandelte sich das Bild, sie wurde zunehmend stiller, sprach schließlich kaum noch, weinte und grübelte viel. Sie konnte sich nicht mehr konzentrieren und brauchte für ihre Schularbeiten sehr viel Zeit. Lebhaft klagte sie darüber, daß sie anders geworden sei. Man solle ihr doch helfen.

Schließlich stand sie stundenlang auf einem Fleck und starrte vor sich hin. Plötzlich konnte sie jedoch auch überaus erregt werden und schlug nach den Eltern. Abrupt erklärte sie, sterben zu wollen, und versuchte, sich aus dem Fenster zu stürzen. Mit 14 Jahren wurde sie dann in einer Universitätsklinik mehrere Monate behandelt, ohne daß ein Erfolg zu verzeichnen gewesen wäre. Der Zustand verschlechterte sich im Lauf des nächsten Jahres immer mehr. Patientin stand den ganzen Tag stumm in einer Ecke und aß nichts mehr. Sie ließ sich völlig verkommen, wusch und kämmte sich nicht mehr und wechselte keine Wäsche. Ab und zu wurde sie plötzlich motorisch unruhig und schrie laut.

In der Klinik zeigte sie ein katatom-stuporöses Bild mit kataleptischen Erscheinungen. Zeitweise abstinierte sie und mußte künstlich ernährt werden, dann wieder fraß sie wahllos in sich hinein, was sie nur auf der Station erreichen konnte. Ab und zu sprach sie laut oder flüsternd vor sich hin, lächelte versonnen und halluzinierte offensichtlich. Über ihre Erlebnisse sprach sie nie, lächelte allenfalls vielsagend, konnte aber durch eine Elektrobehandlung so weit aufgelockert werden, daß sie anfing, ihre Mahlzeiten regelmäßig am Tisch mit den anderen Patienten einzunehmen. Sonst ging sie allen Kontakten aus dem Weg.

Eine 27jährige Patientin wird von der Polizei halbbekleidet und völlig stumm mit verstörtem Gesichtsausdruck am Rhein aufgegriffen. Man erfährt, daß sie einige Monate zuvor nach zwei Selbstmordversuchen in tobsüchtiger Erregung in einer psychiatrischen Anstalt aufgenommen, dort mit Elektroschocks behandelt und frühzeitig von ihrem Mann wieder nach Hause geholt worden war. Bei der Aufnahme völlig gesperrt, antwortet auf keine Frage. Später rascher Wechsel zwischen Sperrung und Erregung. Lacht plötzlich los, springt aus dem Bett, rast kreuz und quer im Krankensaal herum, schreit stundenlang „hatzi, hatzi" und versinkt dann wieder in Stupor. Fährt unvermittelt auf und brüllt: Da ist die Königin von England, ihr will ich dienen! Ein anderes Mal zerschlägt sie sich mitten aus einem völlig abgesperrten Stupor heraus mit der Faust das Nasenbein und schmiert eifrig das Bett mit ihrem Blut ein. Liegt dann wieder tagelang im Bett, starrt vor sich hin, widerstrebt aktiv jedem Versuch, sie zu bewegen, hält den Kopf frei vom Kopfpolster abgehoben, ohne zu ermüden.

Ein jetzt 19 Jahre altes Mädchen begann sich vor 1 Jahr zu verändern. Sie pflegte sich nicht mehr richtig und bevorzugte im Gegensatz zu früher eine auffällige, geschmacklose Kleidung. Den Eltern fiel ein Hang zu problematischer Lektüre auf; sie beschäftigte sich eifrig mit Nietzsche, gab aber an, daß sie gar nichts mehr behalten könne. Ganz wider Erwarten besserte sich der Zustand spontan, so daß die Patientin ihr Abitur ablegen konnte und ein halbjähriges Praktikum auf einer Sparkasse absolvierte. Sie wollte anschließend das Studium der Betriebswirtschaft aufnehmen. 4 Wochen vor der Aufnahme setzte eine erneute rasche Persönlichkeitsveränderung ein. Patientin gebrauchte zu Hause die unflätigsten Ausrücke, lief in der Wohnung nur noch nackt herum, fiel aggressiv die Mutter an, trat der jüngeren Schwester in den Leib und gebärdete sich „völlig mannstoll". In der Klinik benützte sie jede Gelegenheit, sich zu entkleiden, zerriß Nachthemd und Bettzeug in kleine Fetzchen, sang laut, kicherte, sprach völlig unzusammenhängend und agrammatisch, wiederholte 30–40mal die gleichen Worte oder Wortbruchstücke, onanierte viel und ungeniert und deutete an, daß sie in einen früheren Mitschüler verliebt sei. Zeiten schwerster motorischer Unruhe wechselten mit solchen katatoner Gebundenheit mit kataleptischen Erscheinungen. Stundenlang konnte sie die vertracktesten, unbequemsten Stellungen beibehalten, lag mit hochgezogenen Beinen und weit ausgebreiteten Armen nackt auf dem Bett. Lachte dann plötzlich schallend auf oder warf Kußhändchen, um dann wieder in ihren Stupor zu versinken. Im Gegensatz zu dem anfänglichen rüden Verhalten geriet sie hernach in eine eigenartig gezierte Attitude: Sie wanderte geisterhaft und graziös auf Zehenspitzen mit zärtlichem Lächeln im Saal herum, breitete die Arme aus, wiegte den Kopf hin und her und summte einen hohen, feinen Ton. Machte einen glücklichen Eindruck und sprach den Arzt gelegentlich mit „Mutter" oder „König Baudouin" an. Ein auch nur einigermaßen zusammenhängendes Gespräch konnte nicht mit ihr geführt werden.

Es folgt ein Fall von coenästhetischer Schizophrenie: Ein 1924 geborener Patient hatte das Gynmasium bis zum Abitur und nach der Kriegsgefangenschaft als kaufmännischer Angestellter gearbeitet. Drei Geschwister des Vaters waren wegen Schizophrenie in einer Heilanstalt. Im 24. Lebensjahr (1948) trat erstmals ein eigenartiges Gefühl „wie ein Ring um den Kopf herum" auf. Dieses Ringgefühl sei nach „innen gegangen". Seither habe er nie mehr das freie und klare Gefühl gehabt wie zuvor. So etwas habe er früher nie gekannt. Schmerzen in den Schultern kamen hinzu, „wie ein allgemeiner Zahnschmerz, und doch anders", die sich über den ganzen Rücken ausdehnten, um eines Tages wieder völlig zu verschwinden. Weiter ein Ziehen in den Gliedern, „aber nicht wie rheumatisch". In den folgenden Jahren Magenbeschwerden, ein „Gefühl der Verhärtung im Magen und im Unterleib", zeitweise „furchtbare brennende und reißende Magenschmerzen", die anfallsartig sich verstärkten und zu einer chirurgischen Intervention wegen Ileusverdacht führten. Seit 1951 spürte er „heiße Stellen am Körper, von etwa Handtellergröße, wie eine partielle Heizsonne", das Hitzegefühl jeweils nur einige Minuten; es bestand Blutandrang am Rücken, an den Armen oder in der Schamgegend, ein Gefühl, „als ob der Kopf von heißem Atem umgeben sei", eine „stoßweise Befreiung wie ein elektrischer Schlag, dann ist alles weg". Seit Anfang 1954 bemerkte er, daß man ihn im Betrieb „klein zu machen" versuche; von einem Kollegen sei eine „Aufgeilung" ausgegangen, er habe eine deutliche Wärme an den Oberschenkeln und im Schoß verspürt. Der Patient kündigte deshalb seine Stellung. Nach stationärer Elektrokrampfbehandlung (1954) verschwanden die „heißen Stellen am Körper" und die „elektrischen Schläge" vollständig. Im PEG fand sich neben Formveränderungen an den Seitenkammern eine mäßige Erweiterung des 3. Ventrikels. Bis zur zweiten Klinikaufnahme im April 1956 verblieb er untätig zu Hause und lebte von der Arbeitslosenunterstützung. Bald hatte er wieder über mannigfaltige körperliche Mißgefühle wie ein „Zusammenziehen", eine „Einschnürung in der Brust und im Leib", „vom Gehirn ausgehende Verkrampfungen", eine „Druckempfindung innen drin", ein „plötzliches Heißwerden" bald hier, bald dort am Körper, stechende und brennende Schmerzen an den Geschlechtsorganen, „besonders an der Vorsteherdrüse", „fließende Schmerzen in den Gliedern", „heiße Wallungen im ganzen Körper" zu klagen; an den Händen ein ausströmendes warmes, sehr angenehmes Gefühl, Schmerzen in der Leistengegend und im Glied. Während er schon früher gelegentlich leichtere stechende Schmerzen im Unterkiefer verspürte, sei dieser Schmerz vor einer Woche gegen Abend plötzlich sehr intensiv geworden, „kaum zu ertragen", die stärksten Schmerzen, die er je gehabt habe, „anders als ein Zahnschmerz, viel intensiver, stärker, höher"; er wisse nicht, wie er das beschreiben solle. „Wie unheimliche Schmerzen im Kiefer, doch wieder ganz anders, mehr in den Weichteilen, nicht im Knochen. Das bezeichnet das alles nicht richtig. Ein summender Schmerz, doch nicht hörbar...". Vor einigen Monaten schon habe er „denselben Schmerz im Fuß ungeheuer intensiv" verspürt. Tabletten seien völlig ohne Wirkung. Er kommt aus eigener Initiative in die Klinik, da er körperlich spüre, daß etwas Bedrohliches vorliege. Leibhalluzinationen oder sonstige Symptome 1. und 2. Ranges ließen sich nicht eruieren. Nach einer neuerlichen Elektrokrampfbehandlung traten die Leibsensationen weitgehend zurück, er erschien jetzt matt, einförmig, modulationsunfähig, spontaneitätsverarmt. Einige Monate später unternimmt er einen Suicidversuch, da er „einfach keinen Ausweg mehr sah". In den folgenden 5 Jahren wird er ambulant behandelt, bleibt sozial eingeordnet, arbeitet aber nicht mehr in seinem Beruf, sondern ohne feste Anstellung, meist beim Amerikaner. Der Zustand ist relativ stationär, doch kommt es wieder zu phasenhaften dysthym-coenästhetischen Verstimmungen. Eine „Konzentrationsstörung" mit Verlust der Leitbarkeit der Denkvorgänge, des Überblicks über eine Situation wird jetzt deutlicher und auch subjektiv registriert. Erst 1961 wieder eine kurze psychotische Episode, die stationäre Aufnahme notwendig macht: Er fühlt sich von den Arbeitskollegen gehänselt und von der Mutter sexuell beeinflußt. Ist bekümmert über seine unbefriedigende berufliche Situation, zeitweilig ausgesprochen depressiv, verzweifelt, fühlt sich hoffnungslos verloren. Nach Abklingen der psychotischen Symptomatik hic et nunc ein eher psychopathisch anmutendes Syndrom mit blander körperbezogener Klagsamkeit. Kurz nach der Klinikentlassung begeht er, nachdem er zuletzt über starke, ihm unerträglich erscheinende, unbeeinflußbare Schmerzen in der linken Brusthälfte und ein beängstigendes Gefühl der Leere und Leichtigkeit im Kopf berichtet hatte und überzeugt war, daß es für ihn keine Heilung mehr gebe, im Sommer 1962 Suicid.

Nun einige Beispiele mit überwiegend paranoider Symptomatologie: Eine 39 Jahre alte Patientin wurde vor 2 Jahren erstmals aufgenommen, weil sie in dem Dorf, in welchem sie bei einem Bäckermeister arbeitete, grob aufgefallen war. Sie erklärte, sie sei von Gott berufen, eine große Aufgabe zu erfüllen. Sie vernachlässigte ihre Arbeit, ging durch die Straßen, schmückte alle Kreuze am Weg und segnete die Menschen, die sie traf, so daß ständig eine Horde von Kindern hinter ihr her war. Mit diesen schrie und schimpfte sie dann und verursachte Verkehrsstockungen und Menschenaufläufe, auch drang sie wiederholt in die Kirche ein und störte den Gottesdienst. Ungeniert ging sie in fremde Wohnungen, nahm weg, was sie für nötig hielt, und brachte die Gegenstände „den Armen". Bei der Aufnahme war sie erregt und hochgradig zerfahren. Aus den faseligen Bruchstücken konnte man entnehmen, daß sie fürchtete, vergiftet zu werden. Sie habe „einen elektrischen Draht im Leib", durch den sie gelenkt werde. Außerdem lauschte sie immer wieder auf Stimmen und gab ihnen Antwort.

Ein 24jähriger Patient, gut begabter Feinmechaniker und Lehrlingsausbilder, gab unvermittelt seine Arbeit auf mit der Begründung, man habe allerlei Ränke gegen ihn vorgehabt. Er hielt sich dann ganz zu Hause, beschäftigte sich intensiv mit Mathematik und französischen Sprachstudien und hatte den Plan, das Abitur nachzumachen, um Diplomingenieur zu werden. In den letzten Wochen vor der Aufahme fühlte er sich nun auch zu Hause beeinflußt. Er gab an, sein eigener Bruder habe ihn mit irgendwelchen Apparten, vielleicht Fernsehgeräten, beobachten lassen. Einmal sei ein Ami mit einem großen „Himmelswagen" gekommen, einmal Nazis, dann der Buddhismus, und das Ganze war ein „Hinstreben zu Gott". Er habe immer an das Wort denken müssen: „Gedenke, daß du Staub bist und wieder zu Staub werden wirst." Er habe sich deshalb flach auf den Boden gelegt und habe Sand und Steine gegessen, dadurch habe er eine „Menge Kraft" in sich aufgenommen. Er habe weiter bemerkt, daß die Texte in den Büchern, die er las, völlig verändert worden seien, daß die Zahlen anders standen als früher und daß außerdem Sätze eingefügt waren, durch die er verhöhnt werden sollte. So habe er kurzerhand seine Bücher zum Fenster hinausgeworfen. Einige Tage vor der Aufnahme hatte er eine Auseinandersetzung mit seiner Freundin, gegenüber der er unbegründete Eifersuchtsideen äußerte. Er wurde nachts von der Polizei aufgegriffen, weil er flach am Boden lag und wirr durcheinandersprach. In der Klinik war er anfangs äußerst gespannt, ängstlich erregt, schrie laut, fühlte sich durch Strahlen beeinflußt und äußerte immer wieder, er werde von Lautsprechern gequält, die im Fußboden angebracht seien. Außerdem sehe er Frauen „mit braunen Gesichtern" vor sich sowie bunte Farben und Zeitungsbuchstaben.

Ein 55 Jahre alter Patient, entlassener Fremdenlegionär, der sich seit über 10 Jahren in Westdeutschland als Landstreicher herumgetrieben hatte und mehrfach wegen Bettelns u. dgl. sistiert worden war, war zuletzt in einem Arbeitshaus dadurch auffällig geworden, daß er sich immer mehr von den anderen abzusondern begann. In der Nacht kam es zu abrupten Erregungszuständen, in welchen er andere Insassen angriff und mit Faustschlägen erheblich verletzte.

In der Klinik stellte er sich als „Sonnengott" oder als „Aloisi der Fruchtbare" vor und berichtete mit getragener Wichtigkeit, gestelzt und pseudo-tiefsinnig, über seine fundamentalen philosophischen Erkenntnisse, die er zum Wohle der Menschheit öffentlich bekanntmachen wolle. Unentwegt dozierte er Sätze wie die folgenden: „Verlorengegangen heißt, verloren gewesen zu sein! Verloren gewesen zu sein, das heißt aber, verlorengegangen zu sein! Wer vergangen zu betrachten ist, hat seine Folgen zu ertragen! Im Verkehr mit unser selbst hat niemand seine Wahrnehmung zu halten!" Er gebrauchte auch Wortneubildungen, z.B. „Im Fleischerhalt ist nichts zu erlangen und zu beachten, wie die Napoleonwürde es hervorgebracht hat."

Eine 43jährige Frau schrieb an die Klinik, sie leide seit 4 Jahren unter Fernhypnose. Wir geben den Brief auszugsweise wieder: „Ich bin eine Hörerin und Schreiberin von Radio Luxenburg. Schickte vor 4 Jahren an Ansagerin Elisabeth ein kleines Brautbild von uns ... Seitdem leide ich unter Hypnose und Angina pectoris ... Habe immer ein Stechen im Unterleib, dann, als säße ich auf einem heißen Tauchsieder, so daß mein Unterleib eine Röte annimmt ... Wie Luft einblasen was in den Rippen schmerzt. Im Magen, als kratze man an den Magenwänden, so auch, wie mit Haken in meiner Speiseröhre, auf und ab. Oft im Munde, mal wie Schwefel, mal wie Opium, süßlicher Geschmack. Fühlte immer, wenn Ansager Franz sendete, ein Wühlen in meinem Unterleib, was später im After und Unterleib zusammen wie geschlechtlicher Verkehr war, was mein Mann auf meine Bitten, bei mir fühlte. Ich verbot es mir schriftlich, dann wurde es noch schlimmer. Im August, 1960 nachts, war, als rede man mit mir, ich hatte die Augen halb offen, war wie in einem Druckkasten gehalten ... Legte mich wieder ins Bett, fühlte wie ein Abmessen von meinem Unterleib bis zum Nabel. Wurde nach Versicherungen und alles Mögliche ausgefragt. Mußte aufstehen, war sehr schwindelig, alle Schränke öffnen und erklären. Fühlte was in den Ohren, was sehr fremd war ... Dann hieß es, ich bin dein Franz, brauchst nicht mehr zu schreiben, wir unterhalten uns jetzt so, ich habe dir was eingeführt ... Was du hörst und siehst, bekomme ich mit. Bist gefeit. Wenn du Menschen was erzählst, sie ansiehst, schließe ich mich dessen an ... Habe deine Sehnen, Nerven in meinen fünf Fingern ... Ich fühlte an meinen Schamlippen unter Schmerzen das Anziehen, wie Fäden. Meine Beine wurden gebogen ... Seitdem habe ich Röhrchen in meinem Unterleib, hinter meiner Gebärmutter, zum After hin, eines durch, in die Gebärmutter ... Ich sagte, ich schaue nach oben, es gibt keinen Gott, ich habe nach den Fotos ihn im Arsch gefühlt! Seitdem, habe ich von meinem Unterleib, fühle, wie man arbeitet, mit Drähte, und fühle, wie was anspringt, das geht bis zum Gehirn ... Ich kann mich viel durch Heimarbeit, oder auf Musik hören, oder durch Unterhaltung ablenken, dann achte ich nicht so auf das im Unterleib Arbeiten. Achte ich darauf, ist es, als zöge ich es selbst dahin. Werde plötzlich zum Schlafen gebracht, wann wie eine Stromspannung durch mein Gehirn, was zum Herzen zieht. Dann ein Ziehen von beiden Brüsten zum Unterleib wie ein Gummiband. Plötzliches kaltes klares Wasser ablaufen, oft wie Essigsauere Tonerde ... Habe sonst keine schwache Blase ... Darf ich höflich bitten mir zu helfen, ich möchte einmal ganz unter ärztlicher Kontrolle stehen, ihnen mich zur Verfügung stellen. Sie können mich vollständig öffnen, gebe schriftlich, wenn was eintreten sollte, es war mein Wunsch, daß ärztlich festgestellt wird, was Verbrecher können und wo diese schrecklichen Krankheiten herkommen ... Mein Schreiben nach Luxemburg machte ich wie unter Hypnose ... Das Arbeiten ist besonders, wenn ich sitze oder liege, habe wieder wie einen kalten Keil in meiner Scheide ... Helfen Sie mir bitte, daß ich von diesen Verbrechern frei komme ..."

Aus einem anderen Brief derselben Patientin: „Möchte einmal wieder gern über mich selbst verfügen können. Ewig unter Druck anderer stehen, das ist furchtbar ... dann das Ausfragen und Reden ... Ich wußte nie, was es war, bis man mir sagte, das ist Fernhypnose ... Oft wie ein Klingelstrom: fasse ich Menschen oder Metalle an, sticht es ... Ich fühle immer Augen auf mich gerichtet, und meine Augen, wenn ich auf etwas sehe, wie verdreht ..."

Die Krankengeschichten der nachfolgenden Patienten führen schon sehr viel tiefer in die schizophrene Wahnproblematik hinein, wenn man so will, in den Wahnsinn. Zugleich wird die Auseinandersetzung der Persönlichkeit mit dem psychotischen Krankheitsprozeß von entscheidender Bedeutung. Nicht zuletzt gewinnen wir einen Einblick in die Heilungsvorgänge bei einzelnen schizophrenen Psychosen.

11. Schizophrener Wahn und Persönlichkeit. Der Wahnsinn. Möglichkeiten der Auseinandersetzung und Verarbeitung. Heilungsvorgänge

Eine sehr begabte 37jährige Akademikerin wird nach einem Suicidversuch aufgenommen. Im Wesen wird sie als immer etwas still und zurückgezogen geschildert. Mit einer Liebesenttäuschung, die sie anläßlich einer rein seelischen, von ihrer Seite aus sehr schwärmerischen, aber einseitigen Beziehung im Alter von 15 Jahren erfahren hatte, war sie jahrelang innerlich nicht fertig geworden. – Vor etwa 4 Jahren verliebte sie sich in einen Mann, der als das gerade Gegenteil der Patientin geschildert wird: schon äußerlich ein imponierender Riesenkerl, robust an Leib und Seele und von großer Vitalität. Er habe damals gleichzeitig mit der Patientin und einem jungen Mädchen, das er später heiratete, eine Freundschaft unterhalten, habe aber die Patientin, wie sich später herausstellte, mehr dazu benutzt, die andere eifersüchtig zu machen, während sie selbst die Sache sehr ernst genommen habe. Nicht lange vor dem Tod ihrer sehr geliebten Mutter kam sie nun mit diesem inzwischen verheirateten Freund wieder zusammen, und es kam zu einem intimen Zusammensein, dem ersten in ihrem Leben. Die unmittelbare Folge war eine gewaltige seelische Erschütterung über die erste konkrete sexuelle Erfahrung und wegen des schlechten Gewissens der Frau des Freundes gegenüber. Sehr rasch entwickelte sie massive Selbstentwertungstendenzen. Sie hielt sich für einen Ausbund sexueller Verkommenheit und moralischer Schlechtigkeit. Alles was sie je vorher Gutes an sich hatte, schien ihr besudelt. – In ihrem Suchen nach einem Halt und Trost schloß sie sich an die Christian Science an. Darin fuhr sie sich so völlig fest, daß sie, als ihre Mutter auf den Tod erkrankte, lange Zeit die Schwere des Zustandes ihrem Bruder, von dem die Anamnese stammt, verheimlichte. Sie versuchte vielmehr die Mutter mit den dort üblichen Gebetsmethoden zu heilen. Als die Mutter dennoch starb, war sie überzeugt, ihren Tod auf dem Gewissen zu haben. Da nach der Lehre von Christian Science schlechte Gedanken unmittelbar Schlechtes wirken, sei sie infolge ihrer sündigen Gedanken im buchstäblichen Sinne eine Massenmörderin. Ihre Schuldgefühle nahmen immer expansivere Formen an: sie glaubte sich schuld am Tode einiger Bekannter, wähnte Unglück hinzutragen, wohin sie auch komme. Am Tage vor der Klinikaufnahme versuchte sie sich in einem Hotel im Gebirge mit einer Schere die Pulsadern zu öffnen. Der herbeitelephonierte Bruder holte sie dort ab. Auf der Fahrt sprach sie davon, daß sie beobachtet und verfolgt worden sei. Das ganze Dorf sei zusammengelaufen. In der Eisenbahn witterte sie in jedem Passagier einen Agenten. Bei der Aufnahme war sie ängstlich erregt. Sie überfiel den Arzt förmlich mit ihren religiösen Gedankengängen und flehte inständig darum, man möge ihren jetzigen Zustand, den sie in keiner Weise als etwas Krankhaftes ansehen könne, doch ja nicht der Christian Science in die Schuhe schieben.

Im ersten Jahr nach dem genannten Liebeserlebnis, so gab die Patientin selbst an, habe sie geglaubt, über dem Berg zu sein. Sie habe es gemäß der Lehre der Christian Science fertiggebracht, das Alte hinter sich zu lassen und unter Gottes Führung und im Vertrauen auf ihn jeden Tag so neu zu beginnen, als ob es der erste eines bewußten verantwortungsvollen Lebens sei. Leider sei dies nun gründlich anders geworden. Es habe sich eben erwiesen, daß ihre Schuld so groß gewesen sei, daß dieses sich Erleichtertfühlen nicht von Dauer sein konnte. – Patientin berichtete ausführlich die schon aus der Anamnese bekannte Liebe zu ihrem Freund X. Man sehe die Lage völlig falsch, wenn man meine, der Mann sei der treibende Teil gewesen. Sie glaube vielmehr, daß sie ihn durch Willensbeeinflussung so weit gebracht habe, sich sexuell mit ihr einzulassen, obgleich dadurch alles, was je rein in ihr gewesen sei, für immer beschmutzt und zerstört wurde. Patientin entwickelte die Überzeugung, durch intensives Lenken von Wünschen und Gedanken auf einen Menschen könne dieser „hypnotisch induziert“ werden. Ihr Freund habe damals abreisen wollen, aber sie habe ihn mit ihren Wünschen gehalten. Ihr großes Unrecht sei gewesen, sich auf die Sache einzulassen, obwohl sie wußte, daß keine tiefe seelische Bindung mehr vorlag, die allein in ihren Augen eine erotische Begegnung gerechtfertigt hätte. Es kam in einem kleinen Landgasthaus, in welchem sie sich getroffen hatten, durch ihr Widerstreben zu keinem regulären Sexualverkehr. Sie sei später bei einem Frauenarzt gewesen, der ihr bestätigt habe, daß sie virgo sei. Aber auch dies legte sie sich jetzt als besondere Sünde aus. Sie meine, ein richtiger Coitus wäre vielleicht trotz allem noch besser gewesen als die „scheußlichen Perversitäten“. Sie werde die Bilder aus jenen 8 Tagen überhaupt nicht mehr los. Nur über das genannte Jahr hin, unter dem frischen Einfluß der Christian Science, sei alles verschwunden gewesen. Damals habe sie sich dazu durchringen können, daß wohl jede Frau einmal ihre sexuellen Erfahrungen mache und daß es undenkbar sei, daß jede einen Schaden davontrage. Vor 3 Jahren etwa nach dem geschilderten Intervall seien die schlechten Gedanken immer wieder aufgetaucht. Sie habe immer wieder zwangsmäßig daran denken müssen, daß sie mit einem großen männlichen Glied spiele und es streichle und küsse. Dabei seien ihr diese Vorstellungen aber nicht wünschenswert, sondern nur ekelhaft vorgekommen. Sie sei überhaupt durch das damalige Erlebnis nicht sexuell erregbarer geworden, während sie sich früher manchmal in Sinnschlaf- oder Aufwachträumereien nach dem Austausch erotischer Zärtlichkeiten mit einem Mann gesehnt habe.

Am schlimmsten sei es gewesen, daß sie in den letzten 2 Jahren habe anfangen müssen, beim Unterricht ihrer 14–18jährigen Schülerinnen an Sexuelles zu denken. Sie sah einzelne der Mädchen nackt in ihrer damaligen Situation, sie sah männliche Genitalien, mußte bei ganz unverfänglichen Wörtern an unanständige Nebenbedeutungen denken, glaubte Obszönes aussprechen zu müssen und verachtete sich über die Maßen wegen dieser Gedanken, die sie doch nicht abwehren konnte. Es sei gar kein Zweifel möglich, daß ihre Schülerinnen, die doch so sehr an ihr gehangen hätten, diese Dinge bemerkten und davon in schwerster Weise geschädigt wurden. So sei ihr das Unterrichten in den letzten Monaten zu einer unbeschreiblichen Qual geworden.

14 Tage vor der Aufnahme brach nach den Schilderungen der Patientin die eigentliche paranoide Psychose aus, und zwar setzte sie blitzartig im Laufe einer einzigen Nacht ein. In ihrem Hotelzimmer, in dem Dorf, wohin sie zur Erholung gefahren war, hörte sie in der bewußten Nacht plötzlich Klopf- und Pfeifsignale, die ganz deutlich von einem Zimmer über dem ihrigen ausgingen. Die Menschen hätten sich damit über sie verständigt. Es sei ihr am nächsten Tag aufgefallen, daß alle irgendwie im Einvernehmen gegen sie gestanden hätten. Die Kinder seien ihr nachgelaufen, um sie zu beobachten. Es sei ja auch das Entsetzliche passiert, daß diejenigen Kinder, welche sie anblickte, erblaßten und tödlich erkrankten. Dies sei durchaus kein abwegiger Gedanke, wie der Arzt jetzt meine. Wie eine Flasche Gift, die man offenstehen lasse, durch ausfließende Dämpfe die Umgebung vergiften könne, so sei es auch mit ihr gewesen. Weil sie ungereinigt sei in ihren Gedanken, wirke sie wie Gift auf ihre Umgebung, und zwar nicht nur bildlich im seelischen Sinn, sondern auch körperlich in der wahrsten Bedeutung des Wortes. Deshalb hätten die Menschen, die sich nächtlicherweise vor ihrem Fenster zusammenrotteten, auch ganz recht gehabt, wenn sie „Mörderin“ und „Massenmörderin“ schrien. Das ganze Dorf sei ihretwegen rebellisch geworden. Überall wußte man von ihren Scheußlichkeiten ... „Es müssen Briefe gekommen sein, man sprach von verheirateten Männern, mit denen ich mich abgebe ... Nachts wurde immer gerufen ‚Hurenmensch‘!“ Sie vermute, daß sie im Hotel – vielleicht von irgendeinem Psychotherapeuten, Genaues wisse sie nicht – etwas ins Trinken bekommen habe. Sie schließe das daraus, daß sie daraufhin Traumbilder von ganz ungewöhnlicher Art hatte. Diese ihre Traumbilder wurden nun wiederum

von ihren Verfolgern belauscht und ihr ein Strick daraus gedreht. Sie träumte, daß sie in eine unermeßliche Tiefe stürzte, es war wie eine Art Krater oder Stadion, in welchem Kopf an Kopf die gesamte Menschheit versammelt war. Sie fiel mitten hinein in das Zentrum, in die tiefsten Tiefen, und wurde dann dort vor aller Augen in der schrecklichsten Weise geschlechtlich gequält. Dies geschah in der ersten Nacht, als sie die Klopf- und Pfeifsignale zum erstenmal hörte. Sie versuchte sich krampfhaft wachzuhalten, weil sie wußte, daß ihr etwas Furchtbares zustoßen würde, wenn sie einschlafe. So riß sie sich mit aller Energie aus dem Hindämmern in diesem kurzen gräßlichen Traum, sehr zur Unzufriedenheit ihrer Verfolger, die sie jedesmal vor Enttäuschung laut fluchen hörte, wenn sie wieder wach war.

Dieser ganze Riesenapparat, so meinte Patientin auf Befragen, sei kaum ihrer kleinen Person wegen in Bewegung gesetzt worden. Sie deutete vielmehr an, der größte Feind der Christian Science sei der Katholizismus, der nach allem suche, was er ihr zur Last legen könne. Sie selbst sei dazu benutzt worden, um ihre eigene Schlechtigkeit und Verworfenheit der Christian Science in die Schuhe zu schieben. In dem Dorf X seien die Leute ja meist katholisch. Es habe daher ein großer Triumph darüber geherrscht, daß man sie nun „soweit" hatte.

Am Morgen nach jener entsetzlichen Nacht verkündeten Stimmen, sie gehöre erschossen. Dazu habe sie in den Stockwerken über und unter dem ihrigen katholische Dankgebete murmeln kören, daß es nun soweit sei. Zum Schluß hätten noch die Kirchenglocken zusammengeläutet. In ihrer Verzweiflung habe sie den Versuch gemacht, sich das Leben zu nehmen, und sei ins Krankenhaus gebracht worden.

Bei der Patientin wurde eine kombinierte Insulin-Cardiazol-Krampfbehandlung durchgeführt.

Nach einem Vierteljahr begann die Patientin, sich wieder auf ihren Beruf zu freuen. Ihre Stellungnahme zu ihrer Krankheit war noch eigenartig verklausuliert und die Ausdrucksweise in bezug auf die religiöse Erlebnissphäre bewegte sich im Sprachschatz der konventionellen Manier. Dabei war zu beachten, daß Patientin jetzt krankheitseinsichtig war und die durchgemachten psychotischen Erlebnisse auch als solche anerkannte und bewertete. Ihre Wiedergenesung baute sie in ihre religiöse Erfahrungswelt ein. Es handelte sich dabei für sie um ein von der göttlichen Gnade geschenktes, wirkliches inneres Besitzen derjenigen Glaubensgewißheit und Sicherheit, die sie vor der Erkrankung nur zu haben wähnte, in Wirklichkeit aber noch nicht besaß. Es hatte in ihr eine seelische Wandlung stattgefunden, von der sie ohne weiteres zugab, daß die ärztliche Behandlung dabei mitgewirkt bzw. den Boden vorbereitet haben könnte. – Zunächst war bei den ersten Nachexplorationen ihre Einstellung zu den psychotischen Erlebnissen noch die eines gewissen Abschiebens gewesen. Sie erklärte, diese Dinge bekümmerten sie jetzt nicht mehr und sie lasse zurück, was dahinten sei. Als sie später auf einige Punkte der damaligen aktuellen Wahnerlebnisse festgelegt wurde, so z.B. auf ihre Angst, sie solle in X. getötet werden, erklärte sie glaubhaft, sie habe sich in Dinge hineingesteigert, die keine Tatsachen gewesen seien. Das sei sicher geschehen, weil sie mit sich selbst uneins gewesen sei. Sie sehe jetzt, daß sie aus schlechtem Gewissen und aus Furcht alles Mögliche kolossal aufgeblasen habe. Sie meine heute, sie habe das innere Chaos gewissermaßen in die Umwelt hineinprojiziert und dann als von außen kommend real erlebt.

Von den sexuellen Zwangszuständen, die sie vor allem im Zusammensein mit ihren Schülerinnen so geplagt hätten, fühlte sie sich vollkommen befreit. Sie berichtete, sie könne an das Erlebnis mit ihrem Freund jetzt ungezwungen und natürlich zurückdenken.

Wenn sie die überstandene geistige Krankheit im ganzen ansehe, müsse sie sagen, daß dieselbe und auch ihr Weg hierher in die Klinik ein Stück Schicksal gewesen sei und daß das, was sie dabei erlebte, ihr geholfen habe, ihren religiösen Besitz erst richtig zu erwerben.

Patientin wurde dann sehr rasch vollkommen gesund und bot bei der Entlassung überhaupt nichts mehr, was an die durchgemachte schwere Psychose erinnert hätte. Sie ist nach einer Reihe von Jahren gesund geblieben.

Fälle wie dieser, bei welchem eine in sich geschlossene Wahnthematik besteht und nicht nur da und dort Wahnbruchstücke für eine Zeitlang auftauchen, ohne sich durch die sog. Wahnarbeit zu einer umfassenden Wahnidee auszuformen, sind besonders interessant und geben viele Fragen auf. Die Thematik ist hier nicht erst durch die neuartigen psychotischen Erlebnisse entstanden oder dem Patienten „nahegelegt" worden, der sich zuvor für diese Sachverhalte gar nicht interessierte, sondern sie wird aus der zentralen Lebensproblematik des Kranken gespeist. Daß die Konflikte und Spannungen nicht auf „normale" Weise wie bei zahlreichen anderen Menschen in analogen Krisensituationen verarbeitet und überwunden wurden, daß sie im Falle des Mißlingens auch nicht zu einer abnormen neurotischen, erlebnisreaktiven Persönlichkeitsentwicklung führten, ist nicht mehr psychologisch genetisch verstehbar, soweit wir auf das „Dasein" der Psychose blicken. Wir entfernen uns überhaupt schon weit von der klassischen Schizophrenielehre, wenn wir die Frage aufwerfen, ob hier die unbewältigte, spannungsreiche, die Persönlichkeit in ihrer innersten Wertwelt betreffende Problematik bei potentiell bereitliegender Psychosendisposition den Ausbruch derselben verursacht hat, zu dem es sonst möglicherweise nie gekommen wäre. Daß die Psychose zu keinem Defekt geführt hat, ermöglicht es der Patientin, nicht nur volle Genesung zu erlangen, sondern durch die erlittene schwere Krankheit positiv gewandelt das Gewesene hinter sich zu lassen und Sicherheit, Ordnung und innere Geborgenheit zu gewinnen. Dabei sind bemerkenswerterweise keine unkorrigierten Reste aus der Psychose stehengeblieben oder als Kristallisationszentren einer postpsychotischen Um- und Neuorientierung als Residualwahn beibehalten worden. Die Krankheit wirkte bei ihr vielmehr gleichsam „in toto" als Hilfe, ihren religiösen Besitz erst richtig zu erwerben, wie es vielleicht ein schwerer Unfall oder eine lebensbedrohende innere Krankheit auch vermocht hätten.

12. Wahnthematik

Anders liegt die Problematik im nächsten Fall: Ein 32 Jahre altes Bauernmädchen, zum Zeitpunkt der Erkrankung als sehr geschätzte Hausgehilfin in einer Großstadt tätig, hatte schon geraume Zeit vor Ausbruch der Psychose Anschluß an eine schwärmerisch-fanatische religiöse Sekte, die sog. Pfingstbewegung, gesucht, welcher mehrere ihrer Verwandten zu Hause gleichfalls angehörten oder nahestanden. Sie habe in dieser ganzen langen Zeit des Suchens, so erklärte sie uns, die Religion im Verstand gehabt, nicht aber im Herzen. Bei Versammlungen der Pfingstbewegung habe sie zwar die Nähe Gottes und das echte Geisteswehen gespürt, und alles sei dort so wahr und echt gewesen, aber dennoch sei es ihr schmerzlich aufgegangen, daß es nicht so einfach sei, zum rechten Glauben zu kommen. Ein einfaches Wollen ohne weitere Verpflichtung genüge nicht und sei zu oberflächlich. Sie habe gemerkt, daß Gott ihr gewissermaßen gegenüberstehe und noch nicht auf ihrer Seite. Da sei es ihr ganz klar geworden, daß sie sich entweder bekehren oder wieder von der Bewegung weggehen müsse. Weil sie nun kleingläubig und zu lahm gewesen sei, um wirklich ernst zu machen, sei sie immer unglücklicher geworden. Und nun sei ihr Gott begegnet. Weil sie nicht habe glauben können, habe er sie an ihrem eigenen Körper Wunder sehen lassen. Patientin schilderte, wie in dem Hin- und Hergeworfensein zwischen Glaubenwollen und Nichtkönnen ihr plötzlich der Gedanke gekommen sei: Ich bin ein ungläubiger Thomas! Weiter habe sie daran denken müssen, daß Jesus doch die Lahmen, Blinden und Gichtbrüchigen habe heilen können. Wie sie mit ihren Gedanken bei dem Wort „gichtbrüchig“ gewesen sei, da habe es ihr plötzlich schmerzhaft die Finger zusammengekrallt, so daß sie dieselben nicht mehr aus eigener Kraft lösen konnte. Gotte selbst habe dann dieses Zusammenziehen wieder an ihr gelöst und habe ihr so das Wunder der Heilung der Gichtbrüchigen am eigenen Leib gezeigt, um sie von ihrer Kleingläubigkeit zu heilen. Wörtlich sagte sie: „Es war ein innerlicher Drang, und dann hat's Gott getan. Ich habe am ganzen Leib gezittert. Ich war ganz gebannt und habe die Heiligkeit Gottes um und um gespürt. Ich habe mich innerlich gereinigt und nur immer sagen müssen: heilig, heilig! Ich bin mit erhobenen Armen dagestanden.“

Die Schilderung des einweisenden Arztes deckte sich völlig mit dem Zustandsbild, das die Patientin bei der Aufnahme bot; es war das einer akuten ekstatischen schweren Katatonie. In der Folgezeit wurde Patientin zeitweise ängstlich und depressiv. Diese wochenlange Phase von trauriger Verstimmtheit hielt die Patientin, die eine Insulinkur machte, nach ihrer Genesung für durchaus krankhaft. Im übrigen war sie in ihrer Remission völlig ausgeglichen, fröhlich, hilfsbereit, warmherzig und kontaktfähig. Irgendwelche psychotischen Symptome waren nicht mehr nachweisbar. Ihr Bekehrungserlebnis war für sie selbst unantastbar, und zwar, wie sie immer wieder zur Begründung anführte, „seiner Echtheit wegen“. „Das war Wahrheit. Das läßt Gott gar nicht zu, daß man bei solchen Erlebnissen überschnappt.“

Patientin fühlte sich durch die in der Katatonie erfahrene Bekehrung, die den Abschluß eines sehr ernsthaften und tiefen, jahrelangen religiösen Ringens brachte, jetzt innerlich reif genug, sich aus ehrlicher Überzeugung heraus der Pfingstbewegung anzuschließen. Beim Abschied sagte sie mir, sie werde sich jetzt eine Stellung suchen, in der sie fleißig arbeiten könne und Gott fürchten, ohne aufzufallen.

Hier ist das katatone Sperrungserlebnis und seine Lösung nicht erst in nachheriger Reflexion, sondern schon unmittelbar in seinem Auftreten von der Patientin als göttliches Wunder, als „Heilung des Gichtbrüchigen“ erlebt und mit der vor- und außerpsychotischen Vorstellungswelt verschmolzen, „amalgamiert“ worden. Es wurde zum Angelpunkt einer inneren Wendung von größtem existentiellem Schwergewicht für die Patientin. Thematisch war nichts Neues, Befremdendes, Entsetzliches eingebrochen wie bei den meisten Schizophrenien sonst, sondern das „Numinosum“ (das ahnungsvolle Schauer Erregende) lag durchaus im Stil der ursprünglichen Wertgerichtetheit und der innersten Anliegen der Patientin.

Auch bei der nächsten kurz zu schildernden Patientin werden die Symptome einer stürmischen, lebensbedrohenden Katatonie schon im rezenten Erleben amalgamiert und als göttliches Wunder erfahren. Wesentliche Unterschiede liegen jedoch darin, daß sich diese Patientin keineswegs in einer sie schon lange beschäftigenden, konflikthaltigen, entscheidungsträchtigen Vorfeldsituation befand. Die akute psychische Katastrophe griff lediglich eine damals viele Menschen beschäftigende Problematik auf, welche nun in die Amalgamierung mit der psychotischen Funktionsstörung einging. Vor allem aber blieb nichts von einer Nachwirkung übrig. Auch die Zentralerlebnisse wurden nach der Genesung mit völliger Distanzierung und Krankheitseinsicht objektivierend aufgelöst, ja ausdrücklich „als Unsinn“ abgetan. Einige Einzelheiten aus dieser Krankengeschichte wurden in dem Abschnitt über Psychopathologie bereits angeführt.

Ein bei der ersten Aufnahme 29 Jahre altes Bauernmädchen, vital, kontaktstark, vergnügt und fleißig, sehr geliebt von ihrem großen Geschwisterkreis, machte innerhalb von 2 Jahren zwei kataton-paranoide Schübe durch und remittierte zwischendurch und hinterher nach der zweiten Erkrankung vollständig.

Beim erstenmal wurde Patientin unter den Erscheinungen einer akuten perniziösen Katatonie eingewiesen. Sie tobte, brüllte und sang unentwegt religiöse Lieder und Schlager durcheinander. Aus vitaler Indikation mußte innerhalb von 3 Tagen eine größere Anzahl von Heilkrämpfen gegeben werden, wodurch die akute Lebensgefahr gebannt werden konnte. Patientin blieb in der Folgezeit ekstatisch verzückt, abgesperrt, voller Bizarrerien in ihrer Motorik. Nach 4 Wochen begann sie kontaktfähig zu werden und konnte sich aussprechen. Sie berichtete mit völliger Realitätsgewißheit von der göttlichen Stimme, die sie ununterbrochen höre, sowie von ihrer religiösen Begnadung. Vier Tage vor der Aufnahme habe sie in der Kirche etwas ganz Besonderes erlebt. Sie spreche nicht gerne darüber, weil ihr diese Dinge heilig seien. Während der Erteilung des Segens habe sie mit einemmal gespürt, wie ihr ganzer Körper starr wurde, so daß sie sich überhaupt nicht mehr rühren konnte. Sofort habe sie gewußt, daß das „ein Werk des Göttlichen“ an ihr sei. Sie sei daraufhin innerlich ganz selig gewesen und verzückt über soviel unverdiente Gnade. Die Leute in der Kirche hätten sie nun bedeutungsvoll betrachtet, sie hätten wohl etwas an ihr bemerkt, aber nicht das Richtige. So sei sie gefragt worden, ob ihr denn schlecht geworden sei. Als ob einem bei solch einer göttlichen Wundertat schlecht werden könnte!

Die Starre habe sich dann ebenso plötzlich wieder gelöst, wie sie gekommen sei, so daß sie nach Hause gehen konnte. Dort habe sie dann die göttliche Stimme vernommen und von ihr erfahren, daß auch am Sternenhimmel große Veränderungen vor sich gingen, die im Zusammenhang mit ihr stünden. Das Sternbild der Jungfrau sei durch dasjenige der Waage mit dem des Jünglings vereinigt worden. Dieser Jüngling sei Hitler, der noch genauso unschuldig sei wie sie selbst. Ihr göttlicher Auftrag sei es, den Krieg zu beenden. Sie sei gesünder als alle anderen Menschen, sonst wäre sie nicht zu so etwas auserwählt worden. Es sei zu merkwürdig, daß sie seit der letzten Schockbehandlung die göttliche Stimme nicht mehr hören könne.

Eine Woche später setzte sich eine völlige Krankheitseinsicht durch. Patientin konnte sich nicht genug wundern, wie „so etwas" über sie gekommen sei. Es sei ihr vollkommen klar, daß all das mit den Sternbildern, den Stimmen und der Auserwähltheit völlig krankhaft gewesen sei. Es müsse schon ein ganz schwerer Nervenzusammenbruch bei ihr vorgelegen haben. Wieder einige Wochen später notierte ich über die Schlußexplorationen, daß auch nicht die geringste Spur einer seelischen Abnormität mehr gefunden werden konnte.

Zwei Jahre später kam Patientin mit beinahe derselben Symptomatologie wieder zur Aufnahme. Es war, als träume sie an dem damaligen Traum weiter. Äußerlich war sie tobsüchtig erregt, gespannt und aggressiv. Nach mehrfacher Schockbehandlung verschwanden Gespanntheit und Aggressivität bei zunächst noch anhaltender lebhafter psychomotorischer Erregung. Patientin suchte Kontakt, war anschmiegsam, voll Anhänglichkeit an von früher bekannte Schwestern und Ärzte. Wiederholt kam es zu abrupten Rückfällen in katatone Sperrungen mit massenhaften Halluzinationen, während sie zwischendurch recht distanziert von ihrer „Krankheit" sprechen konnte. Dabei war sie jedoch nicht imstande, ihre Erlebnisse im einzelnen zu schildern. Nach weiterer Behandlung kam es zu einer vollständigen Remission. Patientin war und blieb krankheitseinsichtig, gefühlswarm und frei von Restsymptomen formaler oder inhaltlicher Art. Es ergaben sich nun interessante Einblicke in die Erlebnisfülle, die hinter den exzessiven, stereotypen, scheinbar sinnlosen Bewegungsstürmen verborgen war. Es war aufgefallen, daß Patientin während tagelanger katatoner Erregung dauernd abwechselnd mit den Fäusten auf das Holz ihrer Bettstelle und an die Eisenröhren der Heizung daneben getrommelt hatte und damit auch nicht aufhörte, als die Hände völlig wund waren. Außerdem hatte sie sich rhythmisch hin- und hergewiegt und zwischen herausgebrüllten Gebeten immer wieder die Worte „schwarz und weiß" wiederholt. Schließlich war sie mit Hartnäckigkeit darauf aus gewesen, sich auf Fensterscheiben im Wachsaal zu stürzen und diese einzuschlagen. Nach ihrer Genesung konnte sie sich an alle Einzelheiten ihres Verhaltens genau erinnern. Sie habe den Wahn gehabt, von Gott dazu berufen zu sein, das Christentum und den Nationalsozialismus zu vereinigen. Sie habe deshalb immer abwechselnd an das hölzerne Bett und die eisernen Röhren schlagen müssen, denn das Kreuz Christi sei aus Holz gewesen und Hitlers Kanonen aus Eisen. Jetzt müsse sie über einen so kindischen Unsinn lachen, aber damals sei es ihr blutiger Ernst gewesen. Sie habe geschwitzt vor Seelenqual und buchstäblich dabei um ihr Leben gekämpft. Auch das Sichhinundherwiegen unter dem Aussprechen der Worte schwarz und weiß habe einigend wirken sollen. Sie habe gemeint, sich selbst zum Opfer dafür bringen zu müssen, daß der weiße Leib Christi am schwarzen Kreuz und das schwarze Hakenkreuz auf weißem Feld durch ihr rotes Blut vereint würden. Deshalb sei sie glücklich gewesen, als sie das Blut an ihren aufgeschlagenen Händen bemerkt habe, und die Rosen der heiligen Elisabeth seien ihr dabei vor der Seele gestanden. Auch mit dem Losgehen auf die Fensterscheiben habe sie gewissermaßen ein Gleichgewicht wieder herstellen müssen und habe auch darum mit innerer Verzweiflung gerungen. Es sei ihr immer das Sprichwort vor Augen gestanden: „Glück und Glas, wie leicht bricht das." Nun sei durch den Krieg das Glück in der Welt zerbrochen. Weil es heiße Glück und Glas, habe sie nun durchaus die Fensterscheiben zertrümmern wollen, um wie das Glück auch das Glas zerbrochen zu wissen. Es sei für sie ganz unmöglich gewesen, das Glas allein heil zu lassen und so ein inneres Gleichgewicht nicht wieder herstellen zu dürfen. – Patientin ist seit vielen Jahren gesund und unauffällig geblieben.

Hier ist der Idealfall der Heilung einer schizophrenen Psychose mit auflösender Objektivierung sowohl der Wahnthemen wie der amalgamierenden Selbstinterpretation eingetreten. Jeder Wirkungswert der abgeklungenen Psychose ist nicht nur nach außen hin, sondern für die wieder genesene Patientin selbst erloschen (Baumer), und es ist auch zu keiner Persönlichkeitsumwandlung in irgendeinem Sinne gekommen. Die Krankheit ist von der Patientin abgefallen, wie irgendein wieder völlig abgeheiltes zufälliges äußeres Leiden abfällt. Es ist keine Rede davon, daß hier ein Mensch, durch frühkindliche triebdynamische oder umweltbedingte neurotische Ichschwäche zur Schizophrenie prädisponiert, sich immer mehr in eine „schizophrene Lebensform" und „Daseinsweise" hineinversponnen und verstiegen hätte, bis dann schließlich die manifeste Psychose gleichsam nur noch als letzte Zuspitzung das schizophrene Dasein in der schizophren abgewandelten Welt vollends sichtbar gemacht hätte. Was sich hier vollzieht, ist vielmehr ein völlig sinnfremder katastrophaler Einbruch einer ganz ordinären gefährlichen Krankheit in die präpsychotische Daseinskontinuität. Hier bleibt nach Abheilen der Psychose auch kein schizophren veränderter Mensch zurück, sondern die Patientin ist unversehrt aus der Krankheit hervorgegangen. Es steht auf einem völlig anderen Blatt, daß wir auch hier Beziehungen der Wahnproblematik zu Themenkreisen aufzeigen können, über welche sich unsere Patientin in gesunden Zeiten zweifellos ihre Gedanken gemacht hatte. Diese waren, wie die späteren Explorationen zeigten, jedoch keineswegs von wesentlichem Schwergewicht in der normalen Wert- und Interessenwelt des Mädchens.

Was hier in der Amalgamierung einer kataton-paranoiden Symptomatik zu einer manchen magischen Zauberpraktiken der Primitiven nahestehenden Symbolhandlung führte bzw. sich in einer Symbolsättigung und amalgamierenden Sinngebung der katatonen Bewegungsstürme und Stereotypien ausdrückte, stellt sich im nachfolgenden Fall einer paranoiden Wahnarbeit wieder etwas anders dar. Hier ist besonders eindrucksvoll zusehen, wie nach dem Sistieren akuter psychotischer Symptome auf der Basis des in der Psychose Erlebten nunmehr weitergebaut wird. Ein psychotisches Sendungsbewußtsein bildet die Triebfeder. Bemerkenswert ist ferner die allmählich eintretende Umakzentuierung der Thematik und damit schon in Andeutung die eigenartige Stillosigkeit, in welcher so viele ursprünglich geschlossene Wahnerlebnisse unter Einbuße ihrer ursprünglichen Wertgerichtetheit und der kompromißlosen Engagiertheit der Persönlichkeit zerfallen.

Eine 30jährige junge Frau kam aus Übersee freiwillig und allein zur Aufnahme, weil sie sich einmal „gründlich ausruhen“ und vor allem darüber klar werden wolle, in welcher Form sie der Öffentlichkeit von den Erkenntnissen und Offenbarungen Mitteilung zu machen habe, die ihr zuteil geworden seien. Es dürfe keineswegs dazu kommen, daß sie sich aus Bequemlichkeit vor dieser Aufgabe drücke. Man spürte der Patientin ihre innere Erfülltheit und einen gewissen missionarischen Elan an. Sie war randvoll von Erkenntnissen, die ausgesprochen werden mußten. Dabei war die Affektlage äußerst labil: das fast verkrampft Strahlende, Siegesgewisse konnte sehr rasch von einer deutlichen Hilflosigkeit abgelöst werden, so daß Tränen flossen und die Patientin ratsuchend nach der Hand des Arztes griff. Patientin hatte etwa 9 Monate vor der Klinikaufnahme ein religiöses Offenbarungserlebnis gehabt. Sie schilderte, daß sie einige Wochen zuvor begonnen habe, sich intensiv mit religiösen Problemen zu befassen. Sie las viel in einer portugiesischen Bibel, und der Holzschnitt eines anklopfenden Christus, der sich als Titelbild darin befand, schien ihr in seiner Düsterkeit eine Aufforderung, selbst einen anderen helleren, strahlenden Christus zu malen. Sie habe in diesen Monaten einen mächtigen Aufschwung ihrer mannigfachen künstlerischen Ambitionen erlebt. Unter anderem sei sie auch entschlossen gewesen, der Welt zu beweisen, daß Frauen in der Musik Bedeutendes komponieren könnten. Bei ihren Bibelstudien sei ihr immer mehr zum Bewußtsein gekommen, wie sehr verfälscht die Religionen das wirkliche Gottes- und Christusbild überlieferten und wie vor allem das Verhältnis zwischen Christus, Gott und der gewaltigen schaffenden und zeugenden Natur falsch und verbogen dargestellt werde. Sie sei mehr und mehr innegeworden, daß insbesondere der Katholizismus ein schädliches Gaukelspiel mit der heiligen Wahrheit treibe. Besonders wenn sie den Leib des Erlösers am Kreuz betrachtet habe, sei ihr das klar geworden.

Patientin schilderte, wie sie zum Zurückgeben der Bibel in der Wohnküche einer ihr bekannten portugiesischen Dame von ihrer Vision überfallen wurde. Auch nach so langer Zeit hatte diese Schilderung noch etwas ausgesprochen Ekstatisches, Mitreißendes an sich. Es sei plötzlich eine Helligkeit hereingebrochen, gegen welche die leuchtenden tropischen Farben vor den Fenstern schattenhaft verblaßten, so daß sie dieses Leuchten im Augenblick gar nicht fassen konnte. Sie sah dann draußen einen unwahrscheinlich strahlenden, schimmernden Himmel voll flimmernder Sterne und spürte die Strahlen, die „aus dieser Offenbarung“ herunterdrangen, wie breite Lichtbänder mit einem unbeschreiblichen Entzücken durch alles hindurchgehen. Während das Licht auf dem Unterarm der portugiesischen Bekannten eine trübviolette Farbe zeigte, war es auf dem ihrigen ganz lichtblau. Sie habe nur noch stammeln können: „Christus, geliebter, einziger, wie unaussprechlich schön bist du, wie heilig! Wie hat man uns über dich belogen. Ich kann all diese Liebe ja gar nicht fassen.“

Zugleich habe sie einen Duft wahrgenommen, der an Süße und Köstlichkeit mit einem irdischen Duft überhaupt nicht verglichen werden könne und für den alle Worte fehlten. Außerdem, das müsse sie auch noch sagen und das gehöre dazu, sei ein mit Worten gar nicht mehr ausdrückbares Gefühl brennender körperlicher Lust gleichzeitig über sie gekommen, so wie wenn die Liebe zwischen einem Mann und einer Frau auf ihrem Höhepunkt sei. Es habe ihr die Schenkel auseinandergedrückt, und sie sei beinahe zersprungen, so sehr habe es sie ausgedehnt. Kurz danach seien schreckliche Schreie vernehmbar gewesen, und fürchterliche Tierfiguren seien vor ihren Augen erstanden. Es sei ihr damit gezeigt worden, daß die rohe und anmaßende Schreckensherrschaft, die der Mensch über die übrigen Geschöpfe Gottes ausgeübt habe, jetzt unter der Offenbarung Christi ihrem Ende zugehe. Sie habe den gepeinigten Schrei all der unschuldig leidenden, verstümmelten Kreaturen aushalten müssen, weil sie ja der Gnade der Offenbarung gewürdigt worden sei. Die Tatsache, daß die Tiere jetzt erlöst seien, habe sie in einen Taumel des Entzückens versetzt. Ähnliches erlebte sie auch bezüglich des Pflanzen- und Mineralreiches. Es kämen ihr ganz neue Erkenntnisse aus dem göttlichen Licht vor allem über die Atomphysik. Mehr und mehr wuchs in ihr die Gewißheit, daß sie von Christus den Auftrag habe, „dem armen gekreuzigten Deutschland“ durch Übermittlung ihrer neuen Atomkenntnisse an die führenden Wissenschaftler wieder eine bevorzugte Stellung in der Welt zu verschaffen. Es gehe jetzt darum, daß sie lerne, das in ihrer religiösen Sprache Erkannte und ihr selbst durchaus Klare in die wissenschaftliche Sprache der modernen Physik zu übersetzen und sich somit auch anderen verständlich zu machen. Sie bitte deshalb sehr darum, ihr doch aus der Klinikbibliothek ein modernes Physikbuch zur Verfügung zu stellen.

Sehr glücklich war die Patientin darüber, daß in der Medizin Goldpräparate therapeutisch verwendet würden, was sie bisher noch nicht gewußt habe. Sie habe beim Hineinstarren in die Sonne, was sie fanatisch bei jeder Gelegenheit betrieb, die unbeschreiblich schönen, sich in der Sonne geschlechtlich vereinigenden Goldmenschen sehen dürfen. Bei ihrem Anblick sei ihr erst richtig aufgegangen, wie herrlich schön der reine nackte Mensch sein könne. Alles was sie bisher von der Schönheit des Geschlechtlichen erträumt habe und was sich trotz ihrer durchaus diesseitigen Sinnenfreudigkeit in Wirklichkeit stets als „etwas enttäuschend und armselig“ erwiesen habe, sei ihr nun an den Goldmenschen in überwälrigender Vollkommenheit offenbar geworden.

Patientin konnte sich in förmlich ekstatische Hymnen über die Vollkommenheit der göttlichen Schöpfung hineinsteigern. Selbst im Weltuntergang, von dem sie häufig träumte, sah sie nichts Schreckliches, sondern „das letzte grandiose, alles Irdische verzehrende und in sich einsaugende Offenbarungserlebnis dieser Gottesnatur“. – Patientin blieb unerschütterlich überzeugt von ihrem Auftrag. Wenn sie diesen erfüllt habe, dürfe das schwache Gefäß, das sie sei, jederzeit mit Freuden zerbrechen. Das Leben habe ihr nichts mehr zu geben. Sie spüre deutlich, daß ihre Nerven durch alle diese Erlebnisse „bis an den Rand des Wahnsinns“ belastet seien.

Ein weiteres Beispiel zeigt, wie rasch ein anfänglich stileinheitlicher, affektstarker Wahn mit freilich recht konventionellem Vorstellungsinventar ohne den Ideenreichtum der vorigen Fälle „ausbrennen“ kann:

Eine 31jährige Frau, bisher ohne ausgesprochene religiöse Orientierung, wurde 2 Monate vor der Klinikaufnahme dadurch auffällig, daß sie grundlos erregt wurde, viel betete und sang und nur noch in der Bibel oder im Gesangbuch las. Ihren Angehörigen eröffnete sie, sie sei eine der sieben klugen Jungfrauen und habe seit einem vor kurzem gefeierten Abendmahl die Pflicht, ihr Leben zu ändern, weil sie jetzt erst merke, wieviel sie versäumt habe. In den Ohren habe sie Glockengeläute. Lichtreflexe in ihrem Toilettenspiegel deutete sie nach Mitteilung ihrer Angehörigen als „Sterne mit heiligem Licht“. In ihrem Zimmer entzündete sie eine Kerze für den himmlischen Bräutigam. Bei der Klinikaufnahme wirkte sie ekstatisch gehoben, erfüllt und gemütswarm. Es sei etwas Besonderes mit ihr, wie wenn der Sohn Gottes ihr gehören solle. Sie sei auserwählt. Leider habe sie in den letzten Tagen versäumt, die jüngsten

Erlebnisse in ihrer ganzen Tiefe und Bedeutung auf sich wirken zu lassen, und daraus könne wohl eine Strafe für sie kommen. Jetzt sei sie noch in der Gnade und hoffe, daß die Einwirkungen sich wieder einstellen würden. Dann wolle sie denselben ungestört durch die Außenwelt in ganzer Hinwendung leben. Begonnen habe das Ganze um die Weihnachtszeit mit grundlosen Glücksgefühlen, die anfangs noch leicht zu erschüttern gewesen seien. Der Zustand habe sich dann beim Abendmahl so verdichtet, daß sie vor Freude hätte „hinausschreien"mögen. Von da ab habe sie in ihrem tiefen Glück am liebsten immer in der Bibel lesen und dabei vor Seligkeit in Tränen ausbrechen mögen. Um Mitternacht, als sie einmal erwachte, war an der Wand „eine Helle von Gott", die kam und schwand mit den Gedanken. Darin war etwas „wie ein Schatten im Goldgewand, es war wie der Menschensohn", und zugleich sah sie die sieben Leuchter. In ihrem Kopf habe sie seit dem Abendmahl göttliche Gedanken gehört, ähnlich dem Klang zweier Glocken, wie wenn es „Ewigkeitsglocken" gewesen wären. Daneben hätten sich auch Naturerscheinungen gezeigt. Die Sonne habe sich einmal „in drei Dinge" aufgelöst, wie wenn es „Chroniken" wären. Es habe geglitzert wie aus Jaspis. In ihrem Mund sei Reinigkeit und Süßigkeit gewesen wie das Abendmahl. Hätte man sie nur in Ruhe gelassen und nicht abgelenkt, dann wäre sie wohl die Braut des Sohnes Gottes geworden. Doch jetzt sei alles veräumt nicht nur an ihr selbst, sondern an der Menschheit.

Nach einer Elektrokrampfbehandlung kam es zu einem raschen Rückgang der Symptome. Die Patientin äußerte jetzt, sie habe nicht mehr das ängstliche Gefühl einer Versäumnis und sei sich klar darüber, daß sie in den letzten Monaten sich in einen übertriebenen Glaubenseifer hineingesteigert habe. Ihre Angehörigen hätten ganz recht gehabt, sich dagegen zu wehren. „Und das mit dem Brautgefühl stellen wir doch lieber in den Hintergrund, das war vielleicht Einbildung."

Erinnerungen an Einzelheiten waren im Verlauf der Behandlung etwas vage geworden, und diese hatten ihr Schwergewicht erheblich eingebüßt. Was Patientin jedoch sehr betonte, war, daß sie trotz allem seit dem bewußten Abendmahl innerlich verändert sei, neu und aufgeschlossen für das Religiöse. Lieder, Predigt, Sprüche, alles enthülle sich ihr seitdem viel tiefer und in ergreifender Weise. Sie empfinde diese Veränderung mit einem großen Glücksgefühl und sei entschlossen, nach ihrer Heimkehr auf dem eingeschlagenen Weg weiterzuschreiten. Das Beglückungs- und Erleuchtungserlebnis sei religiöse Gnade, auch wenn sie es jetzt nicht zurückwünsche. Sie könne darin auch nicht die Spur einer Krankheit erblicken. Nur aus übergroßer Freude über dieses Geschehnis habe sie sich in solche Unmöglichkeit wie diese Himmelsbrautschaft hineingesteigert. Das sei eine Folge ihres begreiflicherweise überreizten Nervenzustandes gewesen. Durch alles, was sie erlebt habe, sei sie reicher und reifer geworden.

Eineinhalb Jahre nach der Entlassung kam Patientin erneut zur Aufnahme. Sie halluzinierte, verweigerte die Nahrung, zeigte schon seit längerer Zeit keinerlei religiöse Interessen mehr, ließ sich an die Ereignisse vor der ersten Aufnahme ungern erinnern und verfiel geistig rasch immer mehr. Sie wirkte ganz farblos, leer, ausgebrannt und floskelhaft erstarrt. Die ganze Inbrunst des ekstatischen religiösen Erlebens im ersten Krankheitsschub war auch nicht in Andeutungen mehr zu finden.

Während diese letztgenannten Fälle eine mehr oder weniger einheitliche Geschlossenheit der Thematik zeigten, ist die Mehrzahl der paranoiden Schizophrenien diesbezüglich recht zerfahren. So kann auf ein initiales religiös gefärbtes Weltuntergangserlebnis nach kurzem ein Stadium mit diffusem Beeinflussungswahn folgen. Oder ein Kranker, der sich von Stimmen als Welterlöser berufen fühlt und auf der Straße zu predigen und zur Buße aufzurufen beginnt, mißhandelt in der nächsten Stunde bereits seine Kinder aufs schwerste, verfällt in katatone Tobsucht und äußert hinterher verworne Wahnfetzen, hinter denen offensichtlich Leibhalluzinationen stecken. Wieder ein anderer schreibt Briefe an politische Persönlichkeiten und fordert sie auf, zur Gläubigkeit der ersten Christen zurückzukehren, wobei er im gleichen Atem den Einsatz atomgesteuerter, mit Virusbacillen verseuchter Schmeißfliegen zur Bekämpfung politischer Gegner vorschlägt. Bizarre Stillosigkeiten sind ungemein häufig. Selten bleibt die gehobene Atmosphäre einer echten Ergriffenheit in der Psychose längere Zeit bestehen. Verzückung und Grauen, religiöse Ekstase und obszön ausschweifende Sexualphantasien, subtilste Feinfühligkeit und instinktlose Gefühllosigkeit können einander unvermittelt folgen oder bizarr nebeneinander bestehen.

Eine 35jährige Patientin K. Schneiders sah in den von der Sonne bestrahlten Wolken eine weibliche Gestalt mit einem Kind auf dem Arm. Dann sei noch eine Männergestalt hinzugekommen, die wie Jesus ausgesehen und ihr gesagt habe: „Du wirst einen Sohn gebären, dann kommt das ewige Leben." Sie glaubte sich schwanger, was aber in Wirklichkeit nicht der Fall war, und schrieb: „Heute am 5. November in 9 Monaten ist der Tag des Herrn, da wird er wiederkommen, zu richten die Lebendigen und die Toten." Seltsam vermengten sich religiöse und erotische Vorstellungen. Adam und Eva seien aus dem Paradies vertrieben worden, weil Adam sich geweigert habe, mit Eva zur Zeit der Menstruation zu verkehren. Ihr aber sei jetzt das Geheimnis der Frau offenbart worden, das darin bestünde, daß auch während der Menses Verkehr ausgeübt werden müsse; nur zu der Zeit sei das Weib brünstig. Sie sei in die Welt gekommen, um dieses Geheimnis, das zugleich Erlösung der Menschheit bedeute, zu verkünden. Ihr Mann sei ihr Heiland, zugleich auch der Vermittler zwischen ihr und den Menschen...

Dieselbe Stillosigkeit zeigt ein Fall von Mayer-Gross: Eines Tages ... sah er plötzlich mit halbgeschlossenen Augen in der Größe einer Visitenkarte einen weiblichen Steiß, von dem ein dicker Wurm nach vorne zog. Er sprach vor sich hin: „Wo will das hinaus?..." Am gleichen Vormittag sah er etwas in den Wolken, ein riesengroßes Kruzifix, heilige Gestalten, ferner ein Bett, vor dem seine Frau kniete... Die Vision war ein großartiges erschütterndes Bild.

Eine meiner Kranken bekam „die geistige Anlage wie ein Band auf die Stirn geschrieben, etwas Heiliges, was mit dem 1000jährigen Reich zusammenhängen dürfte". Sie führte gleichzeitig „eine geistige Unterhaltung mit einer Strumpffabrik" und sah „das Münchener Kindl mit Bierkrügen".

Wir können an Hand der vorstehend skizzierten Fälle folgende psychopathologischen Gegebenheiten hervorheben:

1. Das psychologisch unverständliche Dasein eines Wahnes ist Ausdruck eines im einzelnen un-

bekannten Krankheitsgeschehens in Parallele zum Wahn bei körperlich begründbaren Psychosen. Thematisch wird der Wahn häufig Zusammenhänge mit Problemen aufweisen, die bewußt oder, was nicht übersehen werden darf, unterbewußt den Kranken beschäftigen. Sie können schon vor Einbruch der Psychose für ihn aktuell gewesen sein oder dies erst im aufgewühlten Vorfeld der sich ankündigenden Psychose werden. Jaspers und Wetzel sprachen von der im Vorstadium schizophrener Psychosen so häufigen „Hinwendung zu den großen Zusammenhängen“. Je geschlossener diese „persönliche“ Thematik ist, desto eher erhebt sich natürlich die differentialdiagnostische Frage nach einer abnormen paranoiden Erlebnisreaktion oder Persönlichkeitsentwicklung. In vielen Fällen zerfällt aber die Geschlossenheit der Wahnthematik auch ohne die Zerschlagung durch aktive Therapie mehr oder weniger rasch. Warum im Einzelfall ein Residualwahn festgehalten wird, ist mitunter analysierbar, aber sicher nicht grundsätzlich und ausnahmslos psychologisch verstehbar.

2. Bei unverständlichem Dasein und Fehlen einer ursprünglichen katathymen Determiniertheit der in der Psychose auftretenden Wahnthemen können diese doch relativ geschlossen und stilvoll durchgeformt werden und bleiben. Man hat mit Recht von einer Wahnarbeit gesprochen, welche aus Wahneinfällen und Wahnwahrnehmungen Wahnideen und -systeme ausbildet,die gegebenenfalls zum Kristallisationspunkt einer „vita nuova“, eines „neuen Lebens“ mit durchgreifender innerer Umorientierung werden.

3. Bei unverständlichem Dasein können sich inmitten zahlreicher nicht analysierbarer, unverständlicher Inhalte einzelne Zentren oder Kraftlinien herausbilden, die nachweisbar komplexbesetzt sind und denen mitunter die prozeßabhängigen Funktionsstörungen und neuartigen Erlebensweisen gewissermaßen erst die Bahn freigegeben haben. Es sind dies gleichzeitig Wahnthemen, an welchen wir in dem übrigen zerfahrenen Wirrwarr verstehenspsychologisch biographische Zusammenhänge aufweisen können. Betrachtet man sie allein, so neigt man differentialdiagnostisch leicht wieder zur abnormen paranoischen Erlebnisreaktion. Manche Patienten tun dies selbst spontan in der Remissionsphase. Die Interpretation dessen, was dem eigenen Selbstverständnis zugänglich zu sein scheint, bietet ihnen dann unter Umständen eine Hilfe in der Abstandnahme von dem übrigen unverständlichen Prozeßhaften, Nichtassimilierbaren ohne katathyme Besetzung.

4. Das Dasein der Wahnkrankheit scheint (nicht ist) psychologisch verstehbar. Sie erscheint an einer Stelle, wo etwa ein Dichter in glaubhafter Weise seinen Helden in kritischer Bedrängnis den Verstand verlieren ließe. Es steht also die Auslösung eines schizophrenen Schubes durch seelische Traumatisierungen zur Debatte, ohne daß thematische Zusammenhänge zwischen Konfliktproblematik und Psychoseninhalt vorhanden zu sein brauchen. Solche Auslösungen von schizophrenen Schüben sind sehr selten wirklich überzeugend nachzuweisen. Daß sie vorkommen, bezweifeln wir nicht, raten aber zu größter Vorsicht der eigenen Lust zu fabulieren gegenüber. Daß wieder leidlich kompensiert gewesene Schizophrene in Residualzuständen unter ungünstigen zwischenmenschlichen Belastungssituationen erneut dekompensieren können und die zaghaft gewagten positiven Beziehungen zur außerpersönlichen Wertwelt, ihrer Wirklichkeit und ihren Forderungen wieder preisgeben und in ihren Autismus zurückfallen, scheint uns sicher und wesentlich häufiger. Das ist etwas anderes als die sensitiv-paranoischen Entwicklungen oder wahnhaften Primitiv- oder Beziehungsreaktionen, wie Allers, E. Kretschmer und K. Schneider sie gezeigt haben, oder wie die psychogenen Psychosen bei „Entbergung“ (Zutt).

5. Besonders interessant sind schließlich diejenigen Fälle, bei welchen eine bis ins Letzte einfühlbare schwere existentielle Krise eines Menschen nicht zu einer abnormen Erlebnisreaktion führt, sondern wo eine Wahnpsychose in lückenlosem Anschluß die Konfliktproblematik aufgreift. Wichtig ist dabei, ob das Thema der existentiellen Krise darin rein erhalten bleibt oder ob es über kurz oder lang durch andersartige Wahninhalte abgelöst wird. Zum erstgenannten Typ gehören einige der berichteten Fälle, welche außerdem dadurch gekennzeichnet sind, daß einmal mit Residualwahn, das andere Mal unter voller Korrektur die überstandene Psychose die positive Lösung der Lebenskrise mit sich brachte. Ob diese Fälle nosologisch etwas mit den so zwingend „organisch“ wirkenden destruierenden Prozeßverläufen zu tun haben, muß dem heutigen Stand unseres Wissens nach offenbleiben.

13. Verarbeitungstypen (Mayer-Gross) und Existenzwerte. Typen des Krankheitsbeginns

Einige der wiedergegebenen Krankheitsverläufe zeigen besonders eindrucksvolle Amalgamierungen im Sinne Albrecht Wetzels. Die Widerfahrnisse des floriden schizophrenen Krankheitsgeschehens gehen nicht erst in der Zeit relativer Prozeßruhe retrospektiv, sondern schon im Erlebtwerden die

Einschmelzung mit der Wert- und Vorstellungswelt des Kranken ein.

Mayer-Gross hat Verarbeitungstypen der abgelaufenen schizophrenen Psychosen geschildert und ist dabei vom normalpsychologischen Begriff der Erhaltung der Existenzwerte ausgegangen. Diese Existenzwerte haben trotz scheinbar unübersehbarer Mannigfaltigkeit in der Seele des Einzelnen die Tendenz zur Bildung einer lebendigen Einheit. Was diese, vom Standpunkt des Selbst gesehen, höchste Wertschicht berührt oder erschüttert, verletzt oder mehrt, sind die Erlebnisse, die Wandel und Wachstum der Persönlichkeit bedingen; sie sind nie abgeschlossen und wirken nach, solange das Selbst existiert. Solange aber das Selbst überhaupt existieren will, strebt es nach Idealität, im Bereich der Existenzwerte nach Bewahrung des einmal Vorhandenen. Kontinuität meint nicht starre Unveränderlichkeit, sondern verständliche Entwicklung der Persönlichkeit in der Dauer der Zeit. Werteumkehr kann unter Umständen zur Rettung aus der Krise der Existenz werden: „Der Wandlung, die das Erlebnis (sc. die Psychose) herbeiführte, unterliegt nicht nur das, was ihm folgte, auch die Vergangenheit wird umgewertet, so daß das Zukünftige als ihre verständliche Folge erscheinen muß."

Als Folge einer Erschütterung der Existenzwerte in einer akuten Psychose werden folgende Formen aufgestellt: Verzweiflung (als Verneinung der Zukunft), neues Leben (als Verneinung der Vergangenheit), Ausscheidung (Verneinung des Erlebnisses selbst), Bekehrung und Einschmelzung. Bei der Bekehrung (mit der natürlich nicht eine „Bekehrung" im religiösen Sinn gemeint ist, sondern ganz allgemein eine wertbezogene Umorientierung) wird durch den (psychotischen) Umsturz eine neue Werteordnung errichtet, während sich bei der Einschmelzung des scheinbar völlig Unvereinbaren die formende Kraft der Kontinuität bewahrt. Das neue Leben flüchtet sich dagegen nur in die scheinbare Kontinuität einer provisorischen Geborgenheit in einem festen Gebilde wie etwa einer tradierten Religionsgemeinschaft ohne wirkliche Wandlung. Einer amalgamierenden Einschmelzung kommt zweifellos die religiöse Erlebnissphäre besonders entgegen, obwohl sie, genau wie der Modus „Bekehrung", auch ohne religiösen Einschlag möglich ist.

Die Herausarbeitung von Typen des schizophrenen Krankheitsbeginns, die man kennen muß, verdanken wir ebenfalls Mayer-Gross. Sie sind entweder als kritischer Kampf gegen die Psychose oder als begeisterte Hingabe an das Neue zu beschreiben. Dazwischen kann man noch schleichende Überwältigung und Verfall oder reaktionslose Preisgabe unterscheiden. Der erste Typ ist derjenige, bei welchem „gleichsam jeder Moment, den die anstürmenden Wellen der Symptome freilassen, benützt wird, um das Erlebte einzuordnen und Anschlußan das ursprüngliche Selbst zu gewinnen". Hier spielt sich „ein heftiger Kampf um die Bewahrung der ursprünglichen Persönlichkeit, um das frühere Weltbild und um die Kritik" ab. Der zweite Typ ist der enthusiastische Paranoide, der sich „von vornherein mit dem größten Ernst und Eifer für das Neue, das ihm die Psychose zubrachte, einsetzt, ständig zur Abwehr bereit ist, nichts mehr neben dem veränderten Weltbild gelten läßt, aber auf Ordnung, Einheitlichkeit in seinem Umkreis bedacht ist, es irgendwie aus Resten der Vergangenheit abzuleiten und in die Zukunft hineinzuleiten sucht".

Zwei der oben geschilderten Fälle gehören zu einem von uns beschriebenen weiteren Verarbeitungstyp, der sich gleichermaßen im frischen psychotischen Erleben wie in der nachherigen Stellungnahme zur abgelaufenen Psychose aufzeigen läßt. Wir nennen ihn den Typus der erlebten Bestätigung. Bei den Fällen von Amalgamierung, die wir hier im Auge haben, ist Wahn vorhanden, ohne daß die ursprüngliche Wertgerichtetheit erlahmt wäre. Gerade der Einbau des Wahngeschehens in die Wertwelt charakterisiert diesen Verarbeitungstyp. Die wahnhaften Anmutungen und Aktualisierungen werden zwar als faszinierendes Numinosum, jedoch nicht als eine von außen in die Erlebniskontinuität einbrechende bedrohliche, feindliche, fremde Übermacht erlebt.

Hier wird nicht etwas inhaltlich bzw. dem Erlebniskreis nach Neues, das mit der Psychose auftritt, verarbeitend eingeschmolzen. Vielmehr werden die psychotischen Erlebnisse oft schon während des akuten psychotischen Erlebens als Bestätigung für Erfahrungsweisen, Einstellungen, Intentionen, Sehnsüchte usw. der prämorbiden Persönlichkeit angenommen. So kann schon im Entstehen der Psychose ihr fugenloser Einbau in das vor der Krankheit vorhanden gewesene Weltbild erfolgen. Was zuvor gleichsam theoretisch oder aus Konvention geglaubt, was als Erleben für die eigene Person vielleicht sogar erwartet oder heimlich ersehnt wurde, das wird nun in der Psychose (endlich, möchte ich beinahe sagen) leibhaftig erfahren. Bei paranoiden Schizophrenien werden die psychotischen Geschehnisse wie primäre Wahnerlebnisse, Ichstörungen und Halluzinationen überwiegend als rätselhaft, unheimlich, unverständlich und erschreckend erlebt, und nicht selten setzt der obenerwähnte verzweifelte Abwehrkampf gegen die beginnende Psychose ein. Demgegenüber fanden wir bei einzelnen Schizophrenien mit religiöser Symptomatik namentlich dann, wenn der Kranke schon vorher in besonders geartetem, dogmatischem Glaubensleben wurzelte und ihm Bekehrungen, zweimal Geborenwerden, Erleuchtungen, dämonische Einflüsse, Besessenheit, persönliches Eingreifen Gottes usw. völlig vertraute Begriffe waren, hier und da kein Überwältigtwerden von der unheimlich fremden Psychose, keinen Kampf gegen dieselbe, sondern eine enthusiastische Hingabe und ein glückliches Bestätigtfühlen von oft gehörten, aber noch nicht selbst erlebten religiösen Begnadungen und Wundern. So kommen hier, und zwar eben nicht nur in der nachherigen Selbstinterpretation, sondern mitunter schon im Erleben, besonders intensive Amalgamierungen zustande. Sie pflegen in einzelnen Fällen als ausgesprochener Wertezuwachs erlebt zu werden. Ohne sie glorifizieren zu wollen, würde ich nicht anstehen, zu behaupten, daß es selbst in der Psychose nicht nur Standverlust (Zutt und Kulenkampff), sondern in seltenen Fällen eine Bewahrung und Festigung von Existenzwerten geben kann. Wyrsch ist diesen subtilen Erfahrungen mit besonderem Spürsinn gefolgt. Psychiatrische Universitätskliniken mit ihrem riesigen Patientendurchgang und ihrer unumgänglichen therapeutischen Vielgeschäftigkeit dürften nur ausnahmsweise der richtige Ort sein, um solcher Probleme ansichtig zu werden, und ebensowenig ist es die Couch des Psychoanalytikers. Hier haben vielmehr die Ärzte gutgeleiteter Anstalten, welche ihre psychotischen Patienten lange genug behandeln und beobachten können und jahrelang mit ihnen leben, einen unvergleichlichen Vorteil.

14. Wie chronisch schizophrene Kranke ihre Psychose erleben können

Wir geben einige kurze Beispiele dafür, wie chronische Schizophrene sich selbst erleben können. Hier interessieren uns nicht die zahllosen Fälle, die sich zeitlebens in ihrem chronischen Krankheitszustand völlig mit ihrem Wahn und ihren Sinnestäuschungen eingelebt haben und, gewissermaßen in der Psychose untergegangen, in günstigen Fällen mitunter auf reduziertem Niveau zur Ruhe gekommen sind, sondern diejenigen, die fähig sind, mit oder ohne Mithilfe verschiedener Behandlungsarten zu sich selbst Stellung zu nehmen. Hier dürfen wir wichtige Einblicke erwarten.

Eine ledige 45jährige Patientin lebt seit 21 Jahren immer wieder in Kliniken und Anstalten, zuletzt ununterbrochen seit 5 Jahren. Die ersten Störungen traten bei dem lebhaften, klugen Mädchen im Alter von 16 Jahren während der Konfirmationszeit auf. Es war ihr, wie wenn sie nicht mehr selbst denken könne, sondern wie wenn es in ihr denke, und sie zeigte die obenerwähnte schizophrene Grundstimmung: ein Gefühl des Grauens, als ob irgendetwas mit ihr geschehen werde. Dieser Zustand dauerte damals 3 Wochen. In den nächsten 8 Jahren hatte sie eine ganze Serie von deutlich abgesetzten Phasen depressiver und hypomanischer Art ohne schizophrenieverdächtige Symptome. Diese traten, als sie 24 Jahre alt war, in einer erneuten psychotischen Episode nunmehr ganz massiv auf. Patientin hielt sich für den Mittelpunkt der Welt, wußte sich zu Hohem berufen und glaubte, nur durch die Machenschaften ihrer Feinde an der Verwirklichung gehindert zu sein. Es kam zu Weltuntergangserlebnissen mit kosmisch-blutrünstigen halluzinierten Szenen buntester Art. Patientin halluzinierte auch lebhaft akustisch und unterhielt sich „durch Telefonsprache mit anderen Seelen". Auch diese Episode remittierte noch einmal leidlich. Dann setzte nach einigen kürzeren Episoden der jetzige Dauerzustand ein. Patientin war aggressiv, schmierte mit Kot, mußte zeitweise isoliert werden und bedurfte in ziemlich regelmäßigen Abständen zur Beruhigung einer Elektroschockbehandlung. Sie war danach immer sehr rasch wieder beruhigt, freundlich, geschäftig, erledigte mit Umsicht und Initiative, sozusagen von der „Tobzelle" aus, Besorgungen in der Stadt und war voll Einsicht in das Krankhafte ihrer Zustände. Nach jeweils 3–4 Wochen brüllte sie dann wieder auf der Wachabteilung, schmierte und griff an und zeigte eine hochgradige faselige Denkinkohärenz, die jedesmal nach der Behandlung prompt wieder verschwand. Diese hing nicht vom gesteigerten Affekt ab, sondern war genauso ausgeprägt, wenn Patientin in einem Rezidiv nicht erregt, sondern eher etwas gesperrt war.

Patientin gab an, sie merke es jedesmal, wenn wieder eine Erregung komme. Sie werde dann schlaflos, mißtrauisch, fühle sich beeinflußt, sehe allerlei greuliche Bilder und höre viele Stimmen. Sie verliere alsdann die Fähigkeit, die Wirklichkeit von ihren krankhaften Erlebnissen zu unterscheiden. Besonders quäle sie dann eine schlimme Angst vor der neuen Erkrankung, die sie bei jeder Besserung für immer überwunden hoffe und die sich doch seit Jahren alle paar Wochen erneut zeige. Sie habe dann Mühe, ihre täglichen Pflichten zu erfüllen und müsse leider innerlich auch immer wieder gegen reizbare, jähzornige Aufwallungen ankämpfen, deren sie sich aufrichtig schäme. In der Krankheit sehe sie jetzt keine Bilder mehr, aber das Stimmenhören, das zwischen den Behandlungen vollkommen zu verschwinden pflege, quäle sie regelmäßig. Sie habe auch gegen erotische Vorstellungen zu kämpfen und hege allerlei verliebte Gedanken Ärzten gegenüber, die vollkommen sinnlos seien. Es passiere dann auch, daß sie Personen ihrer Umgebung mit anderen verwechsle. Sie benehme sich laut und sei in ihrer Rücksichtslosigkeit unerträglich für ihre Umgebung. Was man denn nur tun könne? Es sei wie eine plötzliche Vergiftung, die über sie komme, anders könne sie das nicht erklären.

Dieser in den immer nur kurzen freien Intervallen ungewöhnlich differenzierten und warmherzigen Patientin hätte niemand, der sie so sah, geglaubt, daß sie seit über 20 Jahren dauernd anstaltsbedürftig war.

Bei der nächsten, im Alter von 19 Jahren erkrankten ledigen 33 Jahre alten Patientin, die seit 3 Jahren ununterbrochen interniert, ist die Lage etwas anders: Hier ist eine typische Senkung des Persönlichkeitsniveaus und der intellektuellen Leistungsfähigkeit zurückgeblieben, welche auch in den Zeiten guter Einsicht unverändert blieb. In der Krankengeschichte heißt es: Bei der Aufnahme sehr erregt, schwer fixierbar, läppisch und ängstlich zugleich: man halte sie für eine Hexe und wolle sie bei lebendigem Leib verbrennen. Berichtete von Stimmen, die ihr alles nachsprächen. Erlebnisse magischer Auflösung der Ich-Umweltgrenzen traten auf: sie erkundigte sich wiederholt mit einer gewissen Angst, ob die Erde wirklich vergehe, wenn sie das wolle? Im Erscheinungsbild hatten hebephrene Züge die Oberhand. Zwischendurch traten auch Sperrungen mit Abstinenz und Todeswünschen auf. Elektrobehandlungen führten jeweils zu kurzen, aber tiefgreifenden Besserungen. Die oft aggressive und unreine Patientin wurde kontaktfähig und zugewandt. „Gott sei Dank habt ihr mich wieder zurechtgeschockt!" Es sei grausig, was sie in der Krankheit wieder für einen Unsinn angestellt habe. Ihre Krankheit beruhe darauf, daß „alles das unheimliche und verkehrte Zeug" wiederkomme, wenn „die Wirkung des Apparats" vorbei sei. Daß die Stimmen, die sich mit ihr unterhalten und alle Hexengedanken krankhafter Unsinn seien, gehe doch ganz klar daraus hervor, daß man es ihr „wegschocken" könne. Jetzt sehe sie das vollkommen ein. Aber wenn „es" wiederkomme, dann sehe sie es nicht mehr als krank an und wundere sich, warum man wieder mit dem Apparat zu ihr komme. Sobald die krankhaften Erscheinungen dann durch den Schock wieder beseitigt seien, sei auch ihre volle Einsicht wieder da. Es sei schon „eine fabelhafte Erfindung", und sie frage sich oft, wie man denn in früheren Zeiten Kranken wie ihr geholfen habe! – Trotzdem die Psychose von der Patientin als etwas ganz Persönlichkeitsfremdes empfunden wurde, konnte der Beobachter bei ihr kein affektives Erschüttertsein feststellen, wie man das zu erwarten geneigt war. Während in der Unterhaltung mit der Patientin keinerlei Denkstörungen auffielen, zeigte das Experiment sehr deutlich „das grobe Mißverhältnis zwischen Leistungsniveau und aufgewandter Mühe" (Beringer). In typischer Weise wurden die Teilbeziehungen nicht mehr genügend klar und deutlich gehabt und wurden „nicht mehr Glieder am logischen Ort der Denkaufgabe" (Beringer).

Sehr lehrreich sind die folgenden beiden Fälle von Endzuständen, wobei wiederum ein eindrucksvoller Niveauunterschied hinsichtlich der Erhaltung der Gesamtpersönlichkeit im zweiten gegenüber dem ersten zum Ausdruck kommt, der natürlich auch die Selbstinterpretation charakterisiert.

Eine 40 Jahre alte, ledige Patientin leidet seit ihrem 18. Lebensjahr an einer manifesten Schizophrenie, die sie immer wieder in Kliniken und Anstalten führte. Seit 9 Jahren ist sie dauernd klinikbedürftig. Beginn im ersten Schub mit Beglükkungs- und Angstzuständen, Halluzinationen, gemachten Gedanken, elektrischen Beeinflussungen und übersinnlicher Kraftfülle. Über ihre Denkstörungen sagt sie: „Der Zusammenhang ist wie eine Flotte von Gedankenschiffchen, da löst sich eins los, mit dem fahre ich weg, und dann fährt mir die ganze Flotte fort." Aufnahme hier im 32. Lebensjahr. Zunächst kam es zu einer raschen spontanen Remission mit Krankheitseinsicht und ohne Residualwahn im Sinne der früheren Berufungs- und Erleuchtungsideen. Die einzigen Klagen betrafen eine gelegentliche Konzentrationserschwerung. Dann plötzlicher Umschwung: Patientin wurde angstvoll erregt, bat um Scopolamininjektionen, sprach von Stimmenhören, das wieder einsetze, und von damit zusammenhängenden Willensbeeinflussungen, die sie jetzt durchaus noch als Krankheitssymptome ansehe, denen sie sich aber auf die Dauer nicht entziehen könne. Nach drei Elektroschockbehandlungen frisch, ganz unauffällig, warmherzig, kontaktfähig. Von ihren Ängsten wisse sie so gut wie nichts mehr. Ein Vierteljahr später ist über ihre Krankheitseinsicht notiert: Sie wisse doch von anderen Kranken, daß diese unter dem Einfluß von Sinnestäuschungen stünden und jede Kritik dem wahnhaften Erleben gegenüber vermissen ließen. Sie selber wisse in ruhigeren Stunden genau, daß es sich auch bei ihr um solch ein krankhaftes Stimmenhören handle. Wenn diese Stimmen aber da seien und insbesondere ihr „Befehle" erteilen, dann könne sie trotz allen verstandesmäßigen Überlegungen nicht gegen dieses zwingende „Muß" handeln. In den folgenden Jahren kam es durchschnittlich alle 3–4 Wochen zu schwerster triebhafter Unruhe mit gefährlicher Aggressivität, Halluzinationen und Personenverkennungen. Im Anfang solcher Phasen bat Patientin regelmäßig selbst wieder um Behandlung. – In den „freien" Intervallen zeigte sie eine sehr gute, gesellschaftsfähige Fassade, besuchte Konzerte und machte mit Vergnügen Ausflüge mit dem Fahrrad. – Anläßlich der Bitte um eine Elektroschockbehandlung gab Patientin an, sie habe keinen eigentlichen Grund für die sie jetzt wieder befallende Unruhe und die nächtlichen Angstzustände. Sie habe aber das Gefühl, als ob Schlimmeres durch die rechtzeitige Behandlung verhütet werden könne. In den Zeiten, in welchen sie wieder unruhiger werde und auf Behandlung dränge, habe sie das unangenehme Gefühl, daß sie zu sehr als Standesperson (objektiv richtig, kein Wahn!) beachtet werde, und das liege ihr doch gar nicht. Außerdem habe sie in solchen Zeiten außergewöhnlichen Kontakt mit Menschen und Tieren, es sei, wie wenn ein besonderer Einfluß von ihr ausgehe, der von ihrer Umgebung unangenehm empfunden werde. Die Tiere jedenfalls blickten sie dann besonders bedeutungsvoll an. Sie sei darüber keineswegs glücklich. Wenn sie sich nun einen Elektroschockkrampf geben lasse, habe sie das beruhigende Gefühl, ihre Pflicht getan zu haben, und die geschilderten Zustände verschwänden wieder. – Patientin erklärte, man schlafe nach der Elektroschockbehandlung so gut, das sei sehr angenehm. Vielleicht, so stelle sie sich vor, ermüde man durch die Elektroschockbehandlung zu sehr, so daß man dann nicht mehr mit sich selbst fertig werde und infolgedessen wieder das Bedürfnis nach Wiederholung der Behandlung habe. Ihr Denken reiche eigentlich nur noch „von einer Mahlzeit zur andern", im übrigen würden ja auch im Wachsaal keine besonders hohen Ansprüche gestellt. Ihre Gedanken seien viel zu sehr mit der Frage beschäftigt, wann sie wohl den nächsten Schock bekomme, dabei wisse sie ganz genau, daß sie selbst es ja meist sei, die darum bitte. Wenn sie Stimmen höre, könne sie das eigentlich von Traumerlebnissen nicht unterscheiden. Oft habe sie „sehr seltsame Einfälle", es sei ihr, als ob ihre toten Angehörigen hier im Hause lebten. Oft komme es ihr plötzlich beim Anblick einer Mitpatientin: das ist die oder jene Verwandte. Besonders unangenehm sei es gewesen, wie sie neulich in zwei verschiedenen Patientinnen die gleiche Tante erkannt habe. Da sei es ihr nun sofort zum Bewußtsein gekommen, daß das niemals sein könne und an ihr bzw. ihrer Krankheit liegen müsse. Auch wenn sie immer wieder meine, daß hier im Haus verkleidete Priester seien und daß es im Essen menschliche Ausscheidungen gebe, dann habe sie im Drandenken doch ständig die Kritik dabei, daß das ganz verrückte Gedanken seien. Gedächtnisstörungen beobachtete sie durchaus nicht nach jeder Elektroschockbehandlung in gleichem Maße; manchmal fehlten sie vollkommen. Sie meine, es gebe doch wohl eine gewisse Gewöhnung an den Schock, man sei eben trotz der Angst herrlich weg und schläfrig und doch nicht betrunken. Bei ihren seltsamen Ideen sei eigentlich seit den Behandlungen immer Kritik dabei. Am ehesten könne man vielleicht sagen, sie könne Traumphantasie und Wirklichkeit nicht mehr auseinanderhalten und gleite unmerklich von einem ins andere. – In unmittelbarem Anschluß an diese bei einem „verblödeten Endzustand" recht ungewöhnliche Selbstschilderung berichtete Patientin, was sie jetzt sage, sei aber kein Wahn, sondern Wiklichkeit: Unter den Patienten seien „Standesherren" verborgen, die hier für den Dienst bei der elektrischen Bahn inkognito umgeschult würden. Sie habe auch das starke Gefühl, daß es bei den Ärzten und der Oberin mit den Namen nicht stimme und daß letztere zweifellos die Herzogin von Braunschweig sei. Allerdings, so berichtet Patientin mit leichtem Zweifel weiter, habe sie von ihrer (etwas virilen) Mitpatientin Y. steif und fest geglaubt, sie sei ihr Bruder, der aus politischen Gründen hier in der Klinik verborgen leben müsse. Es sei eine förmliche Erschütterung für sie gewesen, als er sie kürzlich besuchte und sie ihn nun zusammen mit der fraglichen Patientin gesehen habe. Da sei ihr natürlich klar geworden, daß sie da wieder einer geisteskranken Idee unterlegen sei.

Auffallend ist die völlig formale Ordnung der Gedankenabläufe bei der Kranken. Sie spricht gewandt und formuliert gut und anschaulich. Trotz der schwebenden Realitätsbeurteilung ist kein Zusammenhang mit entsprechenden Denkstörungen zu beobachten. Wenige Tage nach dieser Unterredung mißhandelte Patientin eine Schwester schwer, weil diese angeblich eine „Leidensgenossin", wie Patientin sich ausdrückte, ungerecht behandelt habe.

Eine andere ledige, 40 Jahre alte Patientin erkrankte mit 31 Jahren an einer paranoiden Schizophrenie und war schon in zahlreichen Kliniken. Es kam zweimal zu partiellen Remissionen, so daß mit der Klinik im Rückhalt, vorübergehende soziale Eingliederung im Beruf als Sprechstundenhilfe für ein halbes Jahr möglich war. Immer wieder kamen eingestreute katatone Phasen mit Aggression. Unsauberkeit, Abstinieren und exzessiver Onanie. Bei der Verlegung aus einer auswärtigen Anstalt nach vierjahriger Internierung war die Patientin geordnet und krankheitseinsichtig. Es sei seltsam, daß man sich immer hinterher vollkommen klar sei, daß Stimmenhören etwas Krankhaftes sei, daß man „blödsinnige Wahnideen" habe, daß man das aber „während der Schübe" nicht einsehen könne. Ein halbes Jahr nach der Aufnahme wurde Patientin katatonstuporös und kontaktunfähig. Sie halluzinierte lebhaft, war zwischendurch läppisch-erregt, und aktive Behandlungen hatten keinen anderen Erfolg, als den einer kurzfristigen Beruhigung, die allerdings von Pat. so wohltuend empfunden wurde, daß sie selbst beim ersten Widereinsetzen affektiver Veränderungen, die jeweils den katatonen Erscheinungen vorausgingen, um Behandlung bat. Die freien Intervalle dauerten etwa 4 Wochen. Während derselben bestand Kritik und Einsicht in die krankhafte Natur der Stimmen, Wahnideen und affektiven Störungen. Der Prozeß wurde in seinem Verlauf zweifellos nicht durch die Behandlung beeinflußt, dagegen war die Wirkung auf das Querschnittsbild ganz unverkennbar. Patientin schilderte bei der Exploration, nach etwa halbjährigem Wohlbefinden, sie fühle sich recht gut, zumal sie seitdem keine „Denkpause" mehr gehabt habe. (Seit dieser Zeit war auch keine Behandlung mehr notwendig geworden.) „Denkpause" nenne sie das plötzliche Wegbleiben der Gedanken beim Gespräch. Sie sei schwer geisteskrank gewesen, richtig irr, und habe seltsame Vorstellungen des Verfolgtwerdens gehabt, merkwürdige, wirklich verrückte Ideen. Sie könne sich gar nicht erklären, wieso sie jetzt die volle Urteilskraft habe, das einzusehen, während ihr diese während der Krankheit vollkommen gefehlt habe. Es möge auch sein, daß zu der fehlenden Urteilskraft in den geistesgestörten Zuständen noch etwas Zweites komme, eine Art von Angst, sich einzugestehen, daß man geisteskrank sei. Auch die Angst vor den Schocks habe vielleicht dazu beigetragen, manchmal vor sich selbst und den anderen zu tun, als ob alles noch in Ordnung sei, während es in Wirklichkeit schon nicht mehr ganz stimmte. Der Wahn habe übrigens nicht nur schwere, angstvolle, sondern auch erhebende Stunden gebracht. Einzelne Episoden in ihrer langen Krankheit gebe es, auf die sie sich nur sehr mühsam besinnen könne, ohne daß sie sich erklären könne, warum gerade diese. Das Wiederkommen einer Störung habe sie immer an rasch einsetzender Schlaflosigkeit und einem unheimlichen Mißtrauen der ganzen Umgebung gegenüber gemerkt. Sie sei vollkommen unsicher geworden, und bei jedem kleinsten Tun habe sie sich fragen müssen: Handelst du auch recht? Patientin schnitt spontan die Frage an, ob es etwas wie eine Gewöhnung an den Schock gebe? Man sehne sich trotz aller Angst doch sehr nach der Erleichterung und suche sie zu bekommen, wenn es irgend gehe.

In einer früheren guten Remissionsphase hatte Patientin eine anschauliche Selbstschilderung gegeben, aus welcher folgende Beobachtungen interessieren: „Der Zustand, in dem man sich befindet, ist wohl einem Fieberzustand vergleichbar. Die Phantasien im Delirium bewegen sich, äußerlich gesehen, ja um Geschehnisse aus dem Leben, sind aber nicht aus innerem Erleben geboren und entbehren der persönlichen Note... Sehr eigenartig fand ich bei nachheriger Betrachtung, daß die Meinungen, die ich äußerte, absolut nicht im Einklang mit denen standen, die ich sonst im Leben hatte. Dies trifft zu auf Weltanschauliches, aber auch auf Sympathien und Antipathien, die ich Menschen entgegenbrachte... Der Mensch hat das Maß verloren, mit dem er sonst im Leben die Dinge zu messen pflegt, durch welches er zum Bewerten der Dinge, zum Verarbeiten und zum Überwinden kommt. Die Konzentrationsfähigkeit vergeht, die Gedanken verwirren und verirren sich und gleiten vom Wesentlichen ab ins Uferlose, wo sie dann allmählich untergehen und verloren bleiben. Versuche, die Gedanken selbst wieder in rechte Bahnen zu leiten, scheitern... Ich habe leider noch eine ganze Weile die Fähigkeit besessen, mich selbst zu beobachten, ich konstatierte... das sich steigernde Abirren der Gedanken und erkannte unter starken Angstzuständen, daß ich im Begriff war, ‚den Verstand zu verlieren'... Sind einmal die ersten furchtbaren und vergeblichen Kämpfe gegen die Krankheit überwunden so geht der Mensch unter in Phantasien, Unwirklichkeiten und Irrsinn, der nur noch hin und wieder ein Aufdämmern zuläßt. Die Natur zieht den Schleier über ihre letzten furchtbaren Wahrheiten... Wille, Vernunft, ja sogar Liebe und Freundschaft können verlorengehen. Wenig ist, was man rettet aus dem Schiffbruch solchen Erlebens..."

Trotz einer beinahe übertriebenen Sozialität und Kontaktbedürftigkeit und trotz einer überdurchschnittlichen literarischen Begabung (Patientin schrieb schöne Verse, und zwar durchaus keine „Bekenntnislyrik", sondern wählte ganz „unegozentrische" Themen, von denen sie sich ergreifen und anregen ließ) und trotzdem keinerlei Funktionsstörungen bei voller auflösender Objektivierung der Krankheitssymptome festgestellt werden konnten, blieb die Patientin in einer begrifflich nicht zu fassenden Weise für den „Kenner" ein schizophren gewesener und nicht nur einfach ein zarter, sensibler, hochintelligenter Mensch.

Diese Persönlichkeitsveränderung, die auch nach Aufhören aller aktiven Krankheitssymptome zurückbleiben kann, und zwar auch dann, wenn wir keine „Narben" inaktiver Art etwa in Form eines liegengebliebenen Residualwahns oder einer Leistungsstörung des Denkens finden, bereitet viel Kopfzerbrechen. Jaspers hat erklärt, daß wir die Erkenntnis: hier ist etwas Schizophrenes, oft nicht in psychologischen Kategorien ausdrücken können.

15. Paranoides und Schizophrenes. Dialektik des magischen schizophrenen Weltbezuges: Ausgeliefertsein und Omnipotenz

Überdenken wir die in dem hier möglichen Rahmen notgedrungen sehr kursorisch gebrachten Beispiele einiger schizophrener Wahnkrankheiten, dann soll sich dem Studierenden doch eines einprägen: Es gibt so viele Weisen der Stellungnahme des Kranken zu seiner Psychose, ein so verschiedenartiges Spektrum von Verwandeltsein und Freiheit, so viele Verarbeitungsmöglichkeiten der psychotischen Phänomene, daß man gar nicht genug Zurückhaltung gegenüber allen heute so beliebten „philosophisch" der Zeitmode schmackhaft gemachten Schablonen vom so und nicht anders strukturierten Wesen der Schizophrenie sowie von der Genese und den Abläufen ihrer angeblich spezifischen Wahndynamik üben kann, einerlei auf welche hypothetischen Grundanschauungen diese sich auch immer stützen mögen.

Ergebnisse der Psychopharmakotherapie, der Heilkrampf- und Insulinbehandlung sowie der Psychotherapie und ja nicht, wie es heute üblich geworden ist, zu vergessen die sehr beträchtliche Zahl von Spontanremissionen und -heilungen der Schizophrenie – das alles mahnt zu allergrößter Zurückhaltung hinsichtlich kurzschlüssiger Folgerungen vom eingesetzten Therapeuticum und seiner Wirkung auf die der Therapie zugrunde liegend gedachten nosologischen Hypothesen. Ich ziehe es nach dem heutigen Stand unseres Wissens vor, anstatt etwas Generelles vom schizophrenen Menschen in seinem Dasein aussagen zu wollen, zunächst nur von einzelnen schizophrenen Menschen in ihrem jeweiligen Dasein zu reden. Wir haben also die Schwierigkeit zu bewältigen, weder die allen Schizophrenen gemeinsame Krankheit noch das persönlich einmalige Kranksein zu verabsolutieren. Unsere vornehmste Aufgabe als Psychiater ist es, „am Feind" zu bleiben, d.h. die Krankheit als solche weiter aufzuklären und behandeln zu lernen, und nicht nur das vom Feind okkupierte Land (das Kranksein, den kranken Menschen) zu betrachten. (Eine Parallele: Immer wird der paralytische Mensch unsere Teilnahme erregen und unserer Hilfe bedürfen, aber wir haben nun einmal die Spirochäten-Krankheit Paralyse zu bekämpfen, die ihn erst zum paralytischen Menschen gemacht hat.)

Wir dürfen vor lauter Faszination durch den schizophrenen Menschen in seiner abgewandelten Welt und der „Begegnung" mit ihm nicht vergessen, danach zu suchen, was ihn denn zum schizophrenen Menschen werden ließ: die schreckliche Krankheit.

Wenn die anthropologischen, existenz- und daseinsanalytischen Betrachtungsweisen es ernstlich vermeiden wollen, als Theorien von der Psychogenese der endogenen Psychosen beurteilt zu werden, dann müssen sie auch der somatologisch orientierten Forschung Raum geben und nicht heimlich trotz geheimnisvollen Redens vom ganzheitlichen Aspekt doch die Geschäfte der Psychogeniker besorgen, die wie Schultz-Hencke u.a. die endogenen Psychosen für Neurosen halten.

Man ist heute geneigt, die dialogische Partnerschaft zwischen dem Kranken und dem Therapeuten in einer mitunter gefühlsseligen Verbrüderungsideologie als conditio sine qua non für das Selbstverständnis der psychotischen Menschen zu überschätzen. Einige der hier mitgeteilten Fälle verweisen demgegenüber auch auf die Kraft der Selbstheilungstendenzen bei der Schizophrenie.

Schließlich (vgl. oben): es ist nur eine Seite des Problems, wenn man generell behauptet, die schizophrene Psychose stehe am Ende einer langen Fehlentwicklung von der frühen Kindheit an und sei gewissermaßen deren unausbleibliche Schlußkatastrophe. Natürlich gibt es solche schleichend beginnenden Psychosen auf dem Boden prämorbid abnormer, „schizoider" Persönlichkeiten in Fülle. Einer Verallgemeinerung widersprechen jedoch die perakuten psychotischen Einbrüche und die Spontanremissionen ohne psychotherapeutische Bearbeitung angeblich nie fehlender und obendrein noch als spezifisch ausgegebener pathogener Konflikte. Dem widerspricht neben vielem anderen, was jeweils am gehörigen Ort erwähnt ist, weiterhin auch, daß bei endogenen cyclothymen Psychosen mit zunehmendem Alter „Paranoides" selbst bei früher ganz syntonen Menschen hinzutreten und daß Menschen mit körperlich begründbaren Psychosen vorüberghend schizophrene Symptome aufweisen können.

Man muß sich entschließen, zwischen dem „Paranoiden" als einer möglichen menschlichen Haltung und dem Schizophrenen im sehr viel engeren Sinne schärfer zu trennen, als man dies im allgemeinen gewohnt ist.Das Schizophrene, Psychotische ist „individuell und ein Geheimnis der Form" (Rümke). Minkowski hat erklärt, die schizophrene autistische Welt bestimme auch den Gesichtswinkel, unter dem sich die Form des Paranoids anbiete. Wir haben schon immer betont, daß es auch bei den schizophrenen Psychosen ein Analogon zu der „Aufdeckung der Urängste" in der cyclothymen Depression gebe. Dabei nannten wir die Angst des Menschen vor der List und Macht der Feinde, gegen die er sich, verletzlich und bedroht, in bestimmten Daseinsordnungen zu schützen und zu bergen versucht, wie Zutt und Kulenkampff sie als für den Menschen wesentlich herausgearbeitet haben. Darüber hinaus ängstigen ihn undurchschaubar mit Vernichtung bedrohende außerpersönliche, feindliche Gewalten – sie gewinnen in

Umweltveränderungen und Weltuntergängen schizophrener Art oft einen überaus plastischen Ausdruck – und schließlich die unklar geahnten chaotischen Untergründe in der eigenen Seele.

Im paranoiden Wahn lassen sich immer wieder gewisse „Standarderlebnisse" auffinden: Die Menschen der Umgebung verändern sich, sie meinen es nimmer ehrlich, sie intrigieren, verleumden, reden heimlich hintenherum oder beschimpfen und bedrohen direkt mit Stimme, Blick und Gebärde. Selbst die Nächsten laufen „zum Feind" über, der eine bestimmte Person oder eine Gruppe oder eine anonyme diesseitige oder jenseitige Macht sein kann. Die Speisen werden vergiftet, Gift wird eingeblasen, Stimmen und beobachtende Blicke dringen in die nicht mehr bergenden Wände der Wohnung ein. Alles dreht sich um den Patienten: Es werden ihm gestellte zweckhafte Pantomimen vorgespielt, Radio und Fernsehen bringen Anspielungen und kränkende Beschuldigungen, seien es aus der Luft gegriffene Verleumdungen, thematisch gänzlich befremdend für den Kranken, seien es grausame Enthüllungen und Verzerrungen wirklicher Schuldthemen. Sogar die Tageszeitungen werden mit vertauschten Wörtern und Sätzen gedruckt, um den Patienten zu verhöhnen oder unmöglich zu machen. Schließlich ist er auch im eigenen Leib, in der eigenen Seele nicht mehr Herr seiner selbst: Gedanken und Gefühle und Antriebe werden gemacht oder blockiert, einsuggeriert und entzogen. Der Patient wird zur schutzlosen, durchsichtig gewordenen, an fremdgelenkten Drähten ohne eigenen Willen agierenden Marionette. Selbst die Natur und der Kosmos sind bedeutungsvoll verändert. Hinzu treten die vom Kranken oft selbst gespürten Wesensveränderungen und gewisse Leistungsstörungen vor allem auf dem Gebiet des Denkens. Er ermüdet rasch und die Spannweite des intentionalen Bogens schrumpft, zu schweigen von den massiven Formalstörungen (s. dort), die nun alle nichts mehr mit dem schizophrenen Menschen in der schizophrenen Daseinswelt zu tun haben. Die Affektivität wird weniger schwingungsfähig, das Sympathiefühlen erkaltet, die oft genannte Glasscheibe zwischen dem Kranken und den Mitmenschen beginnt sich bemerkbar zu machen, der vitale Schwung und die allgemeine Initiative lassen nach.

Aber das Paranoide kann auch ein anderes Vorzeichen haben. Wenn man sagen kann, daß in der Verfolgungsangst eine durch die Psychose verzerrte und durch krankheitsabhängige Formal- oder Funktionsstörungen als „schizophren" vom „Paranoiden" zu trennende Urangst zutage tritt, so im expansiven schizophrenen Wahn ein Urtraum des Menschen, der sich auch in zahllosen Mythen und Märchen spiegelt: die magische Omnipotenz. Grenzenlose Ohnmacht und Preisgegebensein und übernatürliche Magie und „Allmacht der Gedanken" (Freud) kennzeichnen die polar entgegengesetzten Daseinsweisen bei denjenigen Formen schizophrener Psychosen, die etwas mit einer Auflösung der Ich-Umweltgrenzen zu tun haben.

So wie die endogene Depression nicht ohne das Melancholischseinkönnen des Menschen überhaupt gedacht werden kann, sowenig lassen sich diese wahnbildenden Schizophrenien ohne das Paranoidseinkönnen des Menschen denken. Beide Male weisen die Verläufe – hier Phase, dort Schub – ebenso wie die erbbiologischen Verhältnisse und all die vielen a.a.O. aufgeführten für echte Krankheitsprozesse sprechenden psychopathologischen Funktionsstörungen auf das psychologisch nicht Verstehbare, nur Erklärbare des „morbus" hin, der sich der vorgegebenen Seins- und Verhaltensmöglichkeiten, sie freisetzend und pathologisch abwandelnd, bedient. Es ist sicher falsch, jeden Vergleich zwischen schizophrenem und archaisch-primitivem prälogischem Verhalten der Primitiven oder der Frühzeitmenschen für unstatthaft zu erklären, wie es auch umgekehrt unmöglich angeht, zu glauben, diese einem bestimmten menschlichen Entwicklungsstand zugehörenden normalen Verhaltens- und Denkweisen lägen gleichsam unverwandelt und nur von Neuerwerbungen „überschichtet" im kollektiven Unbewußten aktionsbereit in Reserve, und wenn nur die entsprechende „Schicht" von der Psychose durch Abbau und Zerstörung des darüber Gelagerten freigesetzt werde, dann herrsche Wesensgleichheit zwischen dem gesunden Primitiven und dem kranken Schizophrenen.

Ein wahnkranker Schizophrener saß neben meinem Schreibtisch, und wir unterhielten uns über ein belangloses Thema. Nachdem seine Blicke im Gespräch einige Male aufmerksam auf der Schreibtischlampe geruht hatten, stürzte er sich plötzlich auf dieselbe und zerschmetterte mit einem Faustschlag die Glühbirne. Noch schwer erregt, entschuldigte er sich: ob ich nicht bemerkt hätte, daß auf der matt gewölbten Oberfläche sein Spiegelbildchen zu sehen gewesen sei (eine der Wirklichkeit entsprechende Beobachtung). Dieses Bildchen könne von seinen Feinden über das Stromnetz abgeleitet und anderswo reproduziert und fixiert werden und dann könnten die ihm jeden Schaden antun. Sie könnten dem Bild (und damit ihm) in die Augen und in das Gehirn stechen usw. – Abgesehen vom zeitgemäß modernen Gewand der Bildübertragung ist der Wahneinfall hier ein getreue Wiederholung primitiv-archaischer Zaubervorstellungen, in welchen ein Abbild des Menschen für ihn sebst steht.

Wir glauben, daß es dieselbe Matrix von Auffassungs- und Einstellungsmöglichkeiten zum Dasein auf der Welt ist, mit der die Psychose in ihren paranoiden Formen vorzugsweise arbeitet. Man kann nach bestimmten psychopathologischen Funktionsstörungen fragen, welche gleichsam eine besondere Affinität zu jenen allgemein menschlichen „paranoiden" Verhaltensweisen aufweisen. Dabei stößt man immer wieder auf die Störung der „Meinhaftigkeit" im Icherleben, auf das „Gemachte" im Denken, Fühlen und Wollen und in der Struktur bestimmter Halluzinationen. Hierfür hat die Psychopharmakologie mit der Erforschung der sog. Phantastika und halluzinogenen Substanzen im Anschluß an die Mescalin-Studien Beringers interessante Ansätze geliefert. Es geht ja darum: Was kann der Mensch überhaupt psychopathologisch an reversiblen oder irreversiblen Abwandlungen produzieren und erleben, und wodurch wird dies bewirkt?

Die mythenbildende Phantasie des Menschen, welche im Lauf der Geschichte omnipotente göttliche Weltenlenker erschaffen hat, hat ihre Quelle schwerlich im Ödipuskomplex und in der Kastrationsfurcht. Welch eine düstere Einseitigkeit und muffige Komplexbeladenheit ist es, im Vater vorzugsweise den mit Kastrieren drohenden, furchterregenden, wenn auch mächtig Schützenden und in der Mutter vor allem das verbotene Sexualobjekt und die Allesverschlingerin zu sehen. Man kann nicht alle Angst des Menschen auf der Welt auf diejenige vor dem kastrierenden Vater und der alles Leben in sich zurückschlingenden großen Mutter zurückführen. Die Sehnsucht nach einem Vater im Himmel und nach der Zuflucht unter dem Mantel einer göttlichen Mutter bedeutet auch eine mythische Erhöhung der wirklichen Geborgenheit in der Liebe der Eltern. Folgte man wesentlichen analytischen Theorien, dann gäbe es auf der Welt kaum etwas, was den Menschen mehr gefährdete und für sein ganzes weiteres Leben (bis zum Beginn einer Analyse) mehr zum Krüppel machen würde, als das durchschnittliche Verhalten seiner Eltern. Mit dieser notwendigen Kritik soll in keiner Weise bestritten werden, daß tatsächlich in nicht wenigen Fällen an der Wurzel neurotischer Fehlentwicklungen seelisch selbst abnorme Eltern stehen können.

Daß man von einem Gott jederzeit, und wo man auch sei, gesehen werden könne, gehört wie die Angst, verpönte Worte (Fluchen und Verwünschungen) würden von unsichtbaren Gottheiten vernommen und bestraft, zu den magischen Urvorstellungen. „Gott aber siehet das Herz an", sagt nichts anderes, als daß auch die Gedanken von einem anderen, in diesem Falle einem Höheren, jederzeit gewußt werden. Was in der Religion Thema des Glaubens und der Mythenbildung ist, wird in der Krankheit gewissermaßen „privat" und psychotisch entstaltet realisiert.

Das Gegenbild ist der Mensch als Schöpfer, und zwar sicher nicht infolge einer größenwahnsinnigen, neurosenpsychologisch interpretierbaren „Überkompensierung" kreatürlicher Nichtigkeit. (Auch die wahnhafte „Überschätzung" der eigenen Person im Verfolgungswahn – die ganze Stadt ist hinter mir her, alle Sender schreien mich in ihrem Programm aus – sollte nicht grundsätzlich als eine Selbstwertrettung eines armen Verfolgten mißverstanden werden, etwa mit dem Tenor: Es muß schließlich doch was an mir dran sein, daß man meintwegen einen solchen Apparat aufzieht.)

Die Schaffenswonne und das Spiel mit Selbsterschaffenem kennzeichnen nicht nur das schöpferische Genie, sondern finden sich als ein freilich of verkanntes, nie entfaltetes oder rasch wieder welkendes Konstituens des Menschen überall, vor allem sehr ausgeprägt beim unverbildeten Kind.

Diese beiden Seiten des „magischen" Weltbezugs, das völlige Ausgeliefertsein und die Omnipotenz, gehen also auch in schizophren-psychotische Inhalte und wahnhafte Selbstverwirklichungsversuche ein. Zweifellos ist in den schizophrenen Krankheitssymptomen manches gegeben, was diesem Zug zum Kosmischen, zu den großen Zusammenhängen entgegenkommt (s. oben). „Ich habe für die ganze Welt gelebt, nicht mehr für meinen kleinen Haushalt", erklärt das schizophrene Dienstmädchen, das unter Zittern soeben erlebt hat, daß Gott ihr die Macht gab, wie ein Magnet die Guten anzuziehen und die Schlechten abzustoßen und so das ewige Reich bereiten zu helfen. „Ich habe um mein Leben gekämpft", sagt ein Schizophrener, der in der Katatonie durch Einnahme verzwickter Lagen im Bett als letztes Bollwerk die feindlichen Atommächte zum Ausgleich bringen muß und einem schrecklichen Ende entgegengeht, wenn er auch nur einen Augenblick schwach wird und die schmerzhaften Ströme nicht mehr durch seinen Leib gehen läßt. Von diesen Aufträgen geht eine den Betrachter immer wieder erschütternde Unbedingtheit aus, ein zum Tode entschlossenes Ernstnehmen, das es wohl kaum noch anderswo als in psychiatrischen Überwachungsabteilungen (wenigstens vorübergehend) gibt.

Vom Gesunden, hier nun insbesondere vom „Primitiven", sind diese oft thematisch in sich geraume Zeit über sinnvoll geschlossenen, häufiger aber zerfahrene Stilbrüche aufweisenden psychotischen Tagträumerein außer durch bestimmte, ihnen zukommende psychopathologische Struktureigentümlichkeiten wesensmäßig dadurch geschieden, daß sie erfahrungsgemäß ein Indiz für einen persönlichkeitszerstörenden Krankheitsvorgang bilden. Wir sind deshalb so erschüttert und besorgt und bangen um einen Menschen in seinem mitunter hinreißenden, kompromißlosen psychotischen Auflodern, weil er eben nicht nur Urträume der Menschheit träumt, deren Numinosum uns erschüttert, sondern weil wir um die Gefahr seines Selbstzerstörtwerdens dabei wissen.

Interessanterweise erschöpft sich jedoch das Paranoide bei Wahnkrankheiten, die um die Zeit der Rückbildung und später ausbrechen (s. dort), sehr oft im egozentrisch Spießbürgerlichen mit dem Thema der schikanierenden, spionierenden, klatschenden, mißgünstigen Nachbarschaft oder intimer in persönlicher sexueller Problematik, wobei kleinliche Eifersucht und im Wahn erlebte Realisierung verdrängter Wünsche häufig erscheinen. Das „Außersichsein" der Sendungserfüllten oder der mystisch hinter die Dinge Schauenden, von Entzücken und Grauen Überwältigten sehen wir sehr selten in fortgeschritteneren Jahren. So stößt auch hier das Psychologisieren bezüglich der Wahnthematik im Hinblick auf verständliche Zusammenhänge mit altersabhängigen Werthaltungen der Person rasch an Grenzen, wenn man bedenkt, daß man populärerweise dem alternden Menschen eher als dem Jugendlichen einen Hang zum Mystizismus zuschreibt.

16. Der Schizophreniebegriff bei Kraepelin und Henry Ey. Zum Begriff der „Pseudoschizophrenien"

Bei den akuten Psychosen vom schizophrenen Typ unterscheiden wir den schleichenden und den plötzlichen Beginn und erinnern uns daran, was oben über die Relativität der mitunter in einzelnen Fällen zeitweise oder auch episodisch wechselnden, seltener die ganze Krankheitszeit über beibehaltenen Typen der Schizophrenia simplex, der Hebephrenie, der katatonen und der paranoiden Formen gesagt wurde. Die beiden erstgenannten pflegen schleichend zu beginnen, die Katatonien von periodischem Verlaufstyp so gut wie immer plötzlich, und bei den paranoiden Formen überwiegt im ganzen wohl wiederum das langsame Anlaufen, wenn nicht auch das katatone Element stark mit in Erscheinung tritt.

Langsames Veröden und symptomarmes affektives Abgestumpftwerden mit Initiativeverlust bei der Schizophrenia simplex, faselig-läppische oder betont wursthafte, aber auch wehleidig oder grotesk hypochondrische, oft zerfahrene Wahnansätze aufweisende verschrobene, zu Autismus ebenso wie zu leeren Deklamationen neigende hebephrene Entgleisung, erregte oder stuporöse Katatonie mit Sinnestäuschungen und Wahn, und schließlich die überwiegend paranoid-halluzinatorischen Formen mit Ausgang in paralogische Zerfahrenheit oder aber in paraphrene Wahnbewahrung bei sonst weitgehend unversehrter Persönlichkeit – alle diese Typen haben, wenn sie rein ausgeprägt sind, wenige Gemeinsames. Es ist auch keineswegs unbestritten, daß sie nosologisch als Krankheitseinheit zusammengehören. Was dafür spricht, ist vor allem die Feststellung, daß im Verlauf eines Lebens bei ein und demselben Kranken die verschiedenen Zustandsbilder einander ablösen oder daß das paranoid-halluzinatorische Syndrom (Janzarik) so gut wie immer irgendwann einmal durchlaufen wird und deshalb hypothetisch als das Zentralstück (s. oben) in Anspruch genommen wird, oder daß nach der Meinung von Conrad sogar eine unausweichliche Verlaufsgesetzlichkeit anzunehmen ist.

Gegen eine nosologische Einheitlichkeit wendet sich Kleist und seine Schule, der ja auch die Dualität der endogenen Psychosen: hier manisch-depressive – dort schizophrene Krankheitseinheiten, nie anerkannt hat.

Es würde hier zu weit führen, auf Einzelheiten der Auffassungsunterschiede innerhalb der Kleistschen Schule, so vor allem zwischen Kleists und Leonhards Psychoseneinteilung, einzugehen. Das sind zu spezielle Fragen (vgl. Abschnitt über die atypischen endogenen Psychosen).

Grundsätzlich wichtig bleibt, daß wir radikal mit dem alten Dogma brechen, eine schizophrene Psychose müsse grundsätzlich unheilbar sein. Davon ist keine Rede. Wir teilen hier uneingeschränkt die Auffassung der Züricher Schule (M. Bleuler). Die unheilbaren schizophrenen Psychosen (vgl. die Ausführungen über die Verläufe) stellen nichts anderes dar als einen leider sehr häufigen Typus. Etwa 50–60% aller Erkrankungen werden nicht wieder geheilt, wenn wir auch leichte bleibende Residuen mit zu den unheilbaren Fällen rechnen. Den Typus der unheilbaren Schizophrenie exakt zu umschreiben, ist insofern nicht schwierig, als das Zustand-Verlaufsgebilde zwar sehr viel mehr Unterschiede in sich selbst aufweist, als dies bei der Cyclothymie der Fall ist, aber doch prinzipiell mit ihr in Parallele gesetzt werden kann. Untereinander sehr verschiedene Zustandsbilder (vgl. oben), die wir allesamt schizophren nennen, streben bei diesen unheilbaren Fällen wiederum untereinander sehr verschiedenartig aussehenden Defekt- und Endzuständen auf verschiedenen Verlaufswegen zu. Gemeinsam bleibt am Ende eine schwer zu fassende, aber doch charakteristische, hinter all den überaus verschiedenartig aussehenden Defekttypen stehende Persönlichkeitsveränderung übrig, die wir schizophren nennen.

Nur diese Fälle der Schizophrenie zuzurechnen (Kleist und seine Schule, aber auch Henri Ey und wesentliche Vertreter der französischen klinischen Psychiatrie, ferner auch Rümke, Langfeldt und streng kraepelinisch orientierte deutsche Kliniker) und die heilbaren als „Pseudoschizophrenien" davon abtrennen zu wollen, läßt sich unseres Erachtens weder mit der klinischen Erfahrung noch mit beweiskräftigen nosologischen Hypothesen stützen. Man schneidet, um es noch einmal zu wiederholen, mit einem solchen Einteilungsprinzip willkürlich die unheilbaren Fälle heraus, und das ist nur möglich, wenn man als Leitbild eine unheilbare Systemkrankheit etwa nach Art einer amyotrophen Lateralsklerose zugrunde legt.

Dennoch sind diese Ansätze, eine „eigentliche", grundsätzlich und ausnahmslos deletäre Prozeßschizophrenie von allem nur schizophren Aussehenden zu unterscheiden, für die moderne Schizophrenieforschung sehr fruchtbar geworden. Sie haben gelehrt, was wir hier immer wieder betonen: daß schizophrenes Aussehen psychopathologischer Krankheitszustände durchaus nicht bedeutet, daß hier eine endogene Psychose schizophrenen Typs vorliegen müsse. Gerade die Bemühungen von Rümke, H. Ey u.a. bestätigen an den von ihnen nur als „pseudoschizophren" aufgefaßten, nicht zum Defekt führenden, untereinander sehr vielgestaltigen und ätiologisch uneinheitlichen Psychosen die später von Kraepelin vertretene Auffassung, auf die man gar nicht ausdrücklich genug hinweisen kann: zahlreiche Äußerungsformen des Irreseins seien durch vorgebildete Einrichtungen des menschlichen Organismus ein für allemal festgelegt und spielten sich deshalb auch überall in der gleichen Weise ab, wo die Vorbedingungen dazu gegeben seien. Der Ursprung derartiger Krankheitserscheinungen aus vorgebildeten Einrichtungen werde sich vielfach in dem Umstand offenbaren, daß sie nicht auf einen bestimmten Krankheitsvorgang beschränkt seien, sondern durch verschiedenartige krankmachende Einwirkungen in gleicher Form hervorgerufen werden können. Man sei genötigt, die Annahme, daß diese oder jene Störung für einen bestimmten Krankheitsvorgang kennzeichnend sei, auf das äußerste einzuschränken. Ganz gezielt auf unser Problem heißt es: „... die schizophrenen Äußerungsformen sind keineswegs auf die Dementia praecox beschränkt". Das heißt in unserer Sprache: auf die zum Endzustand führenden Prozeßschizophrenien. Kraepelin ist überzeugt von der Möglichkeit, daß auch andere heilbare Erkrankungen unter Umständen schizophrene Erscheinungsformen annehmen können. Damit ist alles „symptomatisch" Schizophrene gemeint, während die Frage, ob er zu den „heilbaren" Erkrankungen auch „echte" Schizophreniefälle rechnet, nicht ausdrücklich behandelt wird. Dies ist von durchaus zweitrangiger Wichtigkeit, wenn wir ins Auge fassen, wie Kraepelin in höchst moderner Weise seine Überlegungen in eine Hypothese von einem schichtmäßigen Aufbau der Seelengrundlagen hineinstellt. Er nimmt eine Freisetzung niedrigerer Leistungen durch Zerstörung höherer Entwicklungsstufen an, ein Gedanke, dem wir bei E. Kretschmer und vor allem in der modernen organo-dynamischen französischen Psychiatrie von H. Ey begegnen. Es mutet an, wie wenn es heute geschrieben wäre, wenn Kraepelin feststellt, daß die emotionellen und schizophrenen Äußerungsformen des Irreseins an sich nicht den Ausdruck bestimmter Krankheitsvorgänge darstellen, sondern lediglich Gebiete unserer Persönlichkeit anzeigen, in denen jene sich abspielen. Die sichtbaren Störungen können nicht kennzeichnend für einen bestimmten Vorgang sein, höchstens insofern, als dieser erfahrungsgemäß diese oder jene Register zu bevorzugen oder sich gar auf sie zu beschränken pflegt.

Ganz unzweideutig äußert sich M. Bleuler in der Einleitung zu dem von ihm neu bearbeiteten und herausgegebenen berühmten Lehrbuch seines Vaters Eugen Bleuler, des Schöpfers des Schizophreniebegriffs, wenn er schreibt: „Dem letzten Jahrhundert schwebte als ein Ziel der Psychiatrie die Aufstellung einer natürlichen Ordnung der Geistesstörungen vor, der die Systematik Linnés für die Pflanzen- und Tierwelt als Vorbild gedient hätte. Die Geistesstörungen sollten in Krankheitseinheiten eingeteilt werden, als ob jener Krankheit eine Ursache, eine Erscheinungsweise, eine Verlaufsform und eine besondere Prophylaxe und Therapie zuzusprechen gewesen wäre. Das alte Ziel, die Vielfalt der psychopathologischen Erscheinungen in scharf getrennte Krankheitseinheiten aufzulösen, ist unerreichbar: Eine Noxe kann zu vielen Erscheinungsbildern führen, und ein und dasselbe Erscheinungsbild kann durch verschiedene Noxen verursacht sein. (Freilich führt auch nicht jede Noxe zu jedem Zustandsbild, und freilich gibt es Zustandsbilder, die nicht durch jede Noxe erzeugt werden können.)"

Ausschließlich auf die zu Defekt führenden Fälle engt H. Ey, einer der maßgebenden französischen Psychiater, seinen Schizophreniebegriff ein. Er wurzelt in der Tradition der französischen Kliniker, welche die Kraepelinsche Zweiteilung der endogenen Psychosen stets mit Skepsis betrachtet haben und einer variableren Typologie zuneigten. Ey stellt als Zentralgruppe diejenigen Fälle heraus, welche entsprechend den Kraepelinschen und E. Bleulerschen Ergebnissen entweder die schweren Formen (Hebephrenie, Katatonie, Dementia paranoides) mit schnellem Verlauf auf einen Endzustand hin oder die paranoide „Durchschnittsform" mit typischem Defekt und schizophrenem Zerfall darbieten. Die erste kleinere Gruppe unterscheidet sich nach Ey nur durch die Schnelligkeit und Tiefe des Risses im Umgang mit der Mitwelt von der zweiten. Ey hat sein Material auch auf die Einteilungsmöglichkeit in die Endzustände der Kleistschen Schule (s. unten) hin untersucht und glaubt nicht an scharf abgegrenzte Arten in den Endzuständen, auch wenn diese Endstadien einigermaßen charakteristische und stereotype Bilder zeigen. Die verschiedenen „Arten" verbinden und verwandeln sich so, als ob sie ein und derselben Familie oder Art angehörten (49% sind paranoid), so daß nichts anderes darin zu erblicken ist als Verschiedenheiten im Grad oder in den Entwicklungsphasen der schizophrenen Psychose.

Entsprechend der französischen Tradition werden zahlreiche Formen chronischer Wahnpsychosen von vornherein nicht zu der Schizophrenie gerechnet. Dazu gehören alle systematisierten chronischen Wahnpsychosen, also „interpretatorische" Psychosen und chronische halluzinatorische Psychosen. Sieht man einmal von diesen Formen ab, so findet sich unter dem dann übrigbleibenden Rest der von Ey untersuchten Wahnpsychosen noch ungefähr ein Drittel, das gleichfalls nicht in den engen französischen Schizophreniebegriff gehört.

In unserer Psychiatrie entsprechen diese obengenannten Ausnahmen etwa dem sensitiven Beziehungswahn und der Paranoia als abnormer psychopathischer Persönlichkeitsentwicklung („Liebeswahn, Verfolgungswahn, Eifersuchtswahn, Abstammung" usw.) und andererseits dem paraphrenen Typ der paranoiden Schizophrenie. Für die Franzosen ist entscheidend dafür, diese Fälle nicht zur Schizophrenie zu rechnen, daß, nach Eys Definition, „diese Wahnzustände die Bindungen des Ichs zur Umwelt auf dem Niveau des ‚alltäglichen' existentiellen Umgangs unberührt" lassen, indem sie nur einen Ausschnitt der Wirklichkeit beeinträchtigen (Paranoia) oder sich ihr überlagern (Paraphrenie). „Man kann von diesen Kranken deshalb behaupten, daß sie weder von einem intellektuellen Defekt noch von einem Zerfall der Grundstrukturen der Realität betroffen werden."

Umgekehrt ergibt sich aus dieser Begriffsbestimmung noch einmal das Charakteristikum des Schizophrenen, wie Ey und die französischen Psychiater es sehen: Diese Psychose wird aufgefaßt als eine „pathologische Existenzform, die das Dasein in der Welt völlig verändert und fortschreitend zu einem Zerfall ihrer Wirklichkeitsbezüge führt. Je mehr sich Wahnzustände von diesem fortschreitenden Zerfall unterscheiden, desto weniger entsprechen sie dem Begriff Schizophrenie. Da aber Änderungen in der Struktur dieser Wahnzustände vorkommen und z.B. ein systematisierter Wahnzustand in einen Zerfallsprozeß übergehen und andererseits ein phantastischer Wahnzustand sich aus einer schizophrenen Psychose entwickeln kann, scheint es auch wieder nicht möglich, diese Wahnzustände radikal von der Schizophrenie zu trennen". Ey definiert daher Schizophrenie, Paranoia und Paraphrenie „als Arten einer übergeordneten Gattung, derjenigen der ‚chronischen Wahnkrankheiten'".

Unter Eys Fällen sind 44% der als akute Schizophrenie diagnostizierten ohne Spuren der durchgemachten Krankheit ausgeheilt, und sie sind deshalb für ihn Fehldiagnosen und keine Schizophrenien gewesen. „Für die französische Psychiatrie sind akute halluzinatorische und wahnhafte Zustände niemals Schizophrenie, während die anderen sie immer als solche ansehen." Der Begriff der Schizophrenie muß nach Ey von der Vorstellung anfallsartigen Auftretens und akuter Schübe befreit werden, die seine Einheitlichkeit zu zerstören droht. Es handelt sich hier also bei ihm um „Fehldiagnosen", um „unechte akute Schizophrenien". Bei ihnen besteht ein krankhaft verändertes Bewußtsein, dessen Durchstrukturierung für die akuten Wahnpsychosen charakteristisch ist, bei der Schizophrenie die krankhafte Gesamtpersönlichkeit, die den tiefsten Grund der Schizophrenie bildet.

Der existentielle Abbau, eine vitale Katastrophe, gibt der Schizophrenie ihr wesentliches Gepräge. Es handelt sich um einen wahndurchsetzten Umwandlungsvorgang der Persönlichkeit und ihrer Welt, eine fortschreitende Zerrüttung, die gleichzeitig Unfähigkeit ist, die Wirklichkeit aufzubauen und die Beziehungen des Miteinanderlebens aufrechtzuerhalten und gleichzeitig ein Bedürfnis, die Welt der anderen zu zerstören, um sich in einer autistischen, sich mehr und mehr um den Kranken schließenden Welt zu begraben. Ey möchte den „Irrsinn des Augenblicks" von dem „Irrsinn einer Existenz" unterscheiden.

Dies stützt er unter anderem darauf, daß sämtliche phänomenologischen und anthropologischen

Untersuchungen der schizophrenen Existenz sich dem Gedanken einer „akuten" Schizophrenie widersetzen, also der Vorstellung, man könne für einige Augenblicke (wie beim Mescalin) oder für einige Wochen oder Monate (wie bei den oneiroden Zuständen von Mayer-Gross) „schizophren" sein. Das ist freilich eine klassische petitio principii.

Hier vertreten wir einen diametral entgegengesetzten Standpunkt und glauben vielmehr, daß die Sprache der klinischen Tatsachen, der heilbaren und unheilbaren schizophrenen Psychosen und der schizophrenen Episoden außerhalb der endogenen Schizophrenie, ein Fragezeichen hinter die anthropologischen Konzeptionen einer einheitlichen „schizophrenen Existenz" setzt.

Wir müssen nunmehr, um diesen notwendigerweise kursorischen Überblick über das Gebiet der schizophrenen Psychosen abzurunden, noch einmal die Frage der schizophrenen Grundstörung und der sog. Endzustände aufgreifen.

17. Zur Problematik der schizophrenen Grundstörung und der schizophrenen „Endzustände"

E. Bleuler hat, wie schon erwähnt, 1911 den Begriff des „Spaltungsirreseins" (die Gruppe der Schizophrenien) geprägt. Als elementare Störungen führte er auf: typische Veränderungen des Gedankengangs (Lockerung der assoziativen Zusammenhänge), der Affektivität und des subjektiven Erlebens der eigenen Persönlichkeit und damit im Zusammenhang auch Veränderungen im Bereich des Willens und des Handelns. Diesen Grundsymptomen, die in fortgeschritteneren Fällen immer beobachtet werden sollen, stellte er akzessorische Symptome zur Seite, welche das Grundbild dauernd oder vorübergehend komplizieren: dazu rechnete er Sinnestäuschungen, Wahnideen, akzessorische Gedächtnisstörungen, katatone Symptome und Eigenheiten von Sprache und Schrift. Als besonders wichtige Aspekte der Schizophrenie hob er ferner die Ambivalenz und den Autismus hervor.

Zerfahrenheit, Parathymie und Depersonalisation, als welche M. Bleuler diese drei Grundstörungen zusammenfaßt, bilden in seinem Versuch einer Zusammenschau „nur verschiedene Äußerungen ein und derselben Persönlichkeitsstörung". Die einzelnen Funktionen sind verändert, weil die Persönlichkeit als Ganzes krank ist.

Diesen Zusammenhang allerdings begrifflich scharf zu fassen, kann der Natur der Sache nach auch M. Bleuler nur annäherungsweise gelingen, wenn er formuliert: „Bei der Schizophrenie scheint also... die Gesamtpersönlichkeit aufgelockert, gespalten und der natürlichen Harmonie verlustig..."

Genau dasselbe gilt, wenn Conrad erklärt, niemand werde sich mehr einbilden, die Störungen eines halluzinierenden Kranken dadurch befriedigend zu beschreiben und zu erfassen, daß er sie unter den Störungen des Wahrnehmens „als optische oder akustische Sinnestäuschung klassifiziert". „Wir wissen heute, daß der Halluzinant einen schweren Strukturwandel des gesamten Erlebens erlitt, sich selbst gewandelt erlebt in einer gewandelten ‚Welt'." Trotz Strukturwandel des gesamten Erlebens bleiben jedoch bei aller gegenseitigen Abhängigkeit und Durchdringung Denkabläufe, Affekte und Wahrnehmungen durchaus unterscheidbare Arten seelischen Erlebens, und ein allzu früher Verzicht auf Differenzierung und ein Sichzurückziehen auf die „Allgemeinveränderung" kann dazu führen, daß nicht nur kein neuer Erkenntniszuwachs gewonnen, sondern bisher phänomenologisch befriedigend Beschreibbares ohne Notwendigkeit wieder verwischt wird.

Unter Sekundärsymptomen verstand E. Bleuler teils psychische Funktionen, ablaufend unter den durch die obengeannnten Primärsymptome veränderten Bedingungen, teils Folgen mehr oder weniger geglückter Anpassungsversuche an die primären Störungen. Hierin erblicken wir eine der fruchtbarsten Einsichten der Psychopathologie überhaupt. Auf ihr gründet weitgehend auch die Psychodynamik der Kretschmerschen Psychopathologic und die organo-dynamische Psychiatrie von H. Ey.

Gruhle nennt schizophrene Primärsymptome: Sinnestäuschungen, schizophrene Grundstimmung (Ichstörung), die Impulse, die Denkstörung, die Sprache und den Wahn. Sie decken sich weithin mit den völlig anders gemeinten schizophrenen Symptomen ersten Ranges von K. Schneider (s. oben). Ein anderer Forscher, der sich besonders um den Aufbau der schizophrenen Symptomatologie bemüht hatte, Berze, erklärt, Primärsymptome seien lediglich psychologisch nicht weiter rückführbar, dürften jedoch mit der Grundstörung nicht verwechselt werden. Wie viele schizophrene Primärsymptome als „Ausdruck des lebendigen organischen Prozesses" aus der psychischen Grundstörung unmittelbar entspringen sollen, ist unbekannt. Sie selbst wird aufgefaßt als „Schwäche der seelischen Aktivität" oder „Hypotonie des Bewußtseins".

„Uneindringlichkeit des Erlebens" (C. Schneider), „Lockerung der Assoziationsspannung" (E. Bleuler), „Selbständigwerden der Komplexe" (C.G. Jung), „abaissement du niveau mental" (Janet) sind weitere Konzeptionen. Für Wyrsch sind besonders bedeutsame Anzeichen des Prozeßhaften neben den körperlichen Störungen und den physiogen bedingten katatonen Symptomen die „echten Halluzinationen", der primäre Wahn und die schizophrene Grundstimmung oder Benommenheit.

Wenn Wyrsch ein anderes Mal formuliert, Schizophrenie sei Angriff im Mittelpunkt der Person, so ist das zwar notwendigerweise auch noch sehr unbestimmt, und es ist damit auch noch keine Abgrenzung gegen persönlichkeitsdestruierende hirnorganische Prozesse getroffen, aber diese allgemeine Feststellung sagt dennoch Entscheidenderes aus als der Versuch, die Symptomfülle der schizophrenen Psychosen auf eine der zitierten Grundstörungen zurückzuführen. Wichtig wäre es, die Art des Angriffs und der von ihm im Mittelpunkt der Person angerichteten Störungen genauer zu fassen.

Man kann diesen Fragen nicht nachgehen, ohne gleichzeitig das Problem der sog. Endzustände mitzuerörtern. Die vielen üblichen Benennungen sind ein Zeichen dafür, daß man hier noch recht wenig Sicheres weiß. Verödung, Verblödung, Versandung, schizophrene Demenz oder Defekt, dynamische Entleerung, Reduktion des energetischen Potentials usw. – alle diese Bezeichnungen treffen etwas, aber nicht so richtig alles das, was wir Schizophrenien im Endzustand heißen. Gewiß gibt es völlig verödete und auch intellektuell verblödete Hebephrene in Fülle. Wenn dagegen beispielsweise isolierter Eifersuchts- oder Liebeswahn sich bis zum irreversiblen Stadium des Endzustandes entwickelt haben, ist die Bezeichnung der Verblödung unglücklich. Dasselbe gilt für jene „paraphrenen" Fälle, welche neben ihrem Wahn und ihren Sinnestäuschungen her in „Alltagsfragen" in ihrer Urteilsfähigkeit unbeeinträchtigt und auch affektiv lebendig geblieben sind. Man kann überdies nie ganz sicher wissen, ob ein chronischer Fall als endgültig defektuös, gewissermaßen als ein katastrophales irreparables Narbenstadium nach längst ausgeglühtem Prozeß anzusprechen ist oder ob die chronische schizophrene Funktionsstörung ununterbrochen weiter anhält, ohne neue produktive Symptome, etwa bisher nicht vorhandene Wahneinfälle, Denkstörungen oder anderes, zu zeitigen. Von den irreversiblen Defekten der üblichen hirnorganischen Krankheiten unterscheidet sich die schizophrene Demenz außer durch ihre andere Symptomakzentuierung (es fehlt im wesentlichen der Komplex: Merkstörung – Gedächtnisverlust – Desorientierung, der, falls er irreversibel bleibt, einen Teil der organischen Demenzen charakterisiert) durch eine wenigstens partielle, aus dem Symptombild nicht sicher zu erschließende Besserungsmöglichkeit. Eine völlige Reversibilität einer chronifizierten schizophrenen Psychose ist freilich entgegen verallgemeinernden Behauptungen nach wie vor eine große Seltenheit. Was bei Endzuständen dem Krankheitsprozeß als solchem, was der reaktiven Verarbeitung, Gewöhnung und Fixierung und nicht zuletzt den Umwelteinflüssen durch das unnatürliche Anstaltsleben zuzuschreiben ist, ist oft schwer zu übersehen. Erfolge der Psychotherapie bei chronischen Schizophrenien (vgl. dort), um die sich vor allem Schweizer Psychiater ebenso vorbildlich in ihrer Einsatzbereitschaft wie in ihrer kritischen Haltung verdient gemacht haben, ermöglichen hier vertiefte Einblicke (Benedetti, Ch. Müller). Wir selbst haben uns mit der Rolle der stellungnehmenden Krankheitseinsicht bei Patienten mit Endzuständen beschäftigt, bei welchen durch die Heilkrampfbehandlung Remissionen erzielt werden konnten, wie man sie früher kaum kannte. Insbesondere will uns scheinen, daß man entgegen der Zeitströmung, die sich vorzugsweise für das „Schizophrensein" als eine totale Umwandlung menschlicher Daseinsweise interessiert, wieder ein viel aufmerksameres Augenmerk auf die Sphäre des „Extrapsychotischen", der noch vorhandenen oder wiedererweckbaren stellungnehmenden Selbstgestaltung des Patienten legen sollte. Der Schizophrene ist keineswegs ausschließlich und vor allem keineswegs in allen Stadien seiner Krankheit ein total und hilflos Umgewandelter. An der Möglichkeit des Kranken, sich zu sich selbst zu verhalten, nicht nur kontemplativ, sondern auch formend, korrigierend und ausgleichend, setzen wir ja auch mit der Psychotherapie, der Milieugestaltung und der Rehabilitation ein.

Daß Defekt nicht gleich Defekt ist, zeigt ein Vergleich zwischen einem hirnorganisch bedingten irreversiblen Abbausyndrom (s. dort) und den Persönlichkeitsveränderungen, die bei vielen an einer schizophrenen Psychose erkrankt Gewesenen zu beobachten sind. Man hat sie mannigfach beschrieben, wobei die Frage der emotionalen Schwingungs- und Resonanzfähigkeit, der Kontaktmöglichkeiten und des Bedürfnisses danach (Autismus) nicht nur im zwischenmenschlichen Bereich, sondern auch im Reich der Fremdwertgefühle nicht personbezogener Art meist im Zentrum standen.

Aber auch bleibende Veränderungen im Bereich des Denkstils, der Spannweite des intentionalen Bogens, der Abstraktionsfähigkeit und des Symbolverstehens wurden neben Formalstörungen der Denkabläufe und einer allgemeinen Adynamie gesehen. Reduktion des energetischen Potentials

(Conrad) oder dynamische Insuffizienz (Janzarik) zielen in derselben Richtung. Hier war eine Grenze zur Intelligenzeinbuße kaum mehr zu ziehen.

Huber hat mit der Beschreibung des „reinen Defekts“ eine wesentliche Leistung an Differenzierung erbracht und hierbei obendrein einen wohlbegründeten Versuch unternommen, in das vage Gebiet der Beziehungen zwischen Psychosentyp und Verlaufstendenz wenigstens auf einem schmalen Sektor dadurch mehr Licht zu bringen, daß er den Zusammenhang zwischen coenästhetischen und manchen katatonen Typen mit der Tendenz zum reinen Defekt aufweisen konnte. Er vertritt die These, daß man diesen reinen Defekt mit bestimmten Thymoleptica zwar nicht zu heilen, aber doch mehr oder weniger weitgehend zu kompensieren vermöge. Aufregend ist, daß man fast der gesamten Phänomenologie des reinen Defekts auch schon in den ersten Anfängen, den chronischen uncharakteristischen Prodromen und den episodischen Vorpostensyndromen vieler schizophrener Erkrankungen begegnen kann (Glatzel, Gross, Huber).

Die Autoren fanden in 40% ihrer zwei Jahrzehnte umfassenden Katamnesen von 168 Schizophrenen praktische Heilung und gute soziale Einpassung, häufig dabei freilich reine asthenische Minimalresiduen. Die spontanen Verläufe sind regellos und uneinheitlich, die Zahl gutartiger und zu völliger Ausheilung neigender Fälle ist groß, und aus dem Querschnittsbild kann keine sichere Prognose gestellt werden. Das „spezifisch Schizophrene“ an Erlebnis und Ausdrucksmerkmalen scheint also bemerkenswerterweise reversibel, der unspezifische, asthenische „reine“ Defekt (Huber) das Irreparable zu sein. Was hier an Interferenzen zustande kommen kann, zeigen die langfristig beobachteten Verläufe. Der schon früh beobachtete sog. zweite oder positive Knick mit dem Zurücktreten spezifischer schizophrener Symptome wie Wahn, Halluzinationen, Automatismen, Katatonismen, ja sogar den zentral bedeutsamen Icherlebensstörungen, welche die „schizophrene Atmosphäre“ (s. oben) begründen und die paranoide anthropologische Matrix zum „schizophrenen Paranoid“ wandeln, ermöglicht die bessere zwischenmenschliche und soziale Anpassung und Kontaktaufnahme in den verschiedensten Bereichen. Entgegen früheren Meinungen braucht der „schizophrene Endzustand“ also keineswegs in allen Fällen in der von der klassischen Schizophrenielehre beschriebenen „Verödung“ und „Verblödung“, im schizophrenen „Defekt“ also, stecken zu bleiben.

Aus diesen Gründen schlägt M. Bleuler vor, von der sog. schizophrenen „Demenz“ lieber in Anführungszeichen zu sprechen, zumal sich eben der Zustand vieler Schizophrener, die jahrelang „dement“ gewesen sind, noch nach jahrzehntelanger Erkrankung wesentlich bessern kann und Einflüssen aus der Umgebung zugänglich ist. Die Demenz, so M. Bleuler, kann also nicht das „Kernsyndrom“ eines vererbten destruktiven Krankheitsprozesses sein. Freilich betont M. Bleuler an Hand seines großen Krankengutes, daß Spätbesserungen nach jahrelanger Demenz nur bei solchen Kranken vorkommen, die nach einer oder (häufiger) mehreren akuten Krankheitsphasen dement geworden sind, während er keinen einzigen langsam schizophren dement Gewordenen kennt, dessen Demenz sich später wieder wesentlich gebessert hätte. Unterschiede in der Häufigkeit der Schizophrenie unter Verwandten von Kranken mit gutartigen und bösartigen Formen lassen sich nicht eindeutig nachweisen. Sicher weiß man indessen, daß gerade die gutartig-phasischen Formen am wenigsten durch die Umwelt geprägt und am meisten familiär, vermutlich also hereditär, bestimmt sind. Die von Patienten und Angehörigen so sehr gefürchtete „familiäre Belastung“ trübt also die Prognose der einzelnen Erkrankung durchaus nicht. Das ist für den zu Rat gezogenen Arzt wichtig zu wissen.

Neben der Problematik der „Endzustände“ müssen ferner die Rezidivformen beachtet werden.

Mayer-Gross schilderte die „inhaltliche Verflachung und Entleerung“, welche recht häufig, wenn auch keineswegs regelmäßig, bei schubweise verlaufenden schizophrenen Psychosen zu beobachten ist. Mit dem neuen Schub setzt zwar das formal gleichartige Verhalten wieder ein, „aber ohne Fülle, ohne die frühere Vielseitigkeit der Bezugnahme und der Anteilnahme“. Er spricht davon, daß von den alten Symptomen nur noch die „Hülse“ übriggeblieben sei. Das sahen wir besonders oft gleichsam im „Zeitraffertempo“ im Verlauf elektroschockbehandelter Psychosen bereits während ein und desselben Schubes auftreten. Das dauernde Herausgerissenwerden aus der Wahnarbeit, die häufig zu beobachtende Zerschlagung der Symptomverbände, die immer wieder einsetzende psychotherapeutisch unterstützte Objektivierungsmöglichkeit auf Grund einer wiedergewonnenen intermittierenden und partiellen Kritikfähigkeit führt bei solchen Fällen zu einem eindrucksvollen Symptomwandel. Dieser äußert sich nicht selten darin, daß nunmehr im Verlauf der Psychose die Rezidive sich in einem farblosen, affektiv-antriebsmäßig bestimmten Rückfallssyndrom erschöpfen. Solche „Hypo- und Hyperphasen“ hatte schon Gruhle vor der Zeit der aktiven Psychosenbehandlung gesehen, als Impulsstörungen im Sinne der

Vermehrung oder Verminderung beschrieben und als psychologisch unableitbare Primärsymptome aufgefaßt. Sie bilden zusammen mit dysphorisch-ängstlicher, mitunter ganz unbestimmt paranoid getönter oder euphorisch gehobener Verstimmung die häufigsten Symptomverbände der Rückfälle im Verlauf einer aktiven Behandlung. Zwischen ihrem Auftreten und der ursprünglichen besonderen Struktur der Psychose brauchen keine einleuchtenden Zusammenhänge zu bestehen. Wir finden diese Form von Rückfällen bei später völlig remittierenden Psychosen genauso wie bei schweren chronischen Defektzuständen auch. Schizophrene Psychosen mit stark wirksamen geschlossenen Amalgamierungen (s. dort) zeigen diesen Rezidivtyp dagegen selten. Es kommt aber auch hier bei schubweisem Verlauf vor, daß die ursprünglich sinnvolle Geschlossenheit einer Wahnbildung in weiteren Schüben entleert wird, daß alles verschwommen in kümmerlichen Ansätzen steckenbleibt und daß man auch hier nach Krampfbehandlungen nurmehr die geschilderten affektiv-antriebsmäßigen Rückfallsymptome sieht. Grundsätzlich vergleichbare Beobachtungen können wir bei den protrahierter verlaufenden Behandlungen mit den einschlägigen Psychopharmaka anstellen.

Bei den günstig verlaufenden Fällen begegnen wir mancherlei Möglichkeiten: Die Psychose kann einfach als ganze für dauernd oder vorübergehend zum Schweigen gebracht und ausgelöscht werden. Häufiger werden durch die Heilkrampfbehandlung jedoch die Symptomverbände zerschlagen, und es ist keine Frage, daß man die großen, in sich geschlossenen phantastischen schizophrenen Verfolgungs-, Größenwahn-, Berufungs- und Erfinderwahnpsychosen seit der Ära der aktiven Therapie und mit zunehmender Frühbehandlung seltener sieht als früher.

Wird durch die Behandlung die Psychose, etwa eine akut aufschießende kataton-halluzinatorische Erregung, in toto ausgelöscht, dann kann der Verarbeitungsmodus seitens des Patienten derselbe sein wie bei den optimalen Spontanverläufen: nämlich eine restitutio ad integrum mit auflösender Objektivierung.

Unter Zerschlagung der Form verstehen wir zweierlei. Erstens die Lösung der Symptomverbände der jeweiligen schizophrenen Psychose, aus deren Symtombild bald dieses, bald jenes vorübergehend oder dauernd verschwindet – besonders günstig lassen sich die Halluzinationen beeinflussen – wodurch die Geschlossenheit der Psychose, ihre ursprüngliche Eigenart, ihr Stil starke Abwandlungen erfahren können. Zweitens die Tatsache, daß die Ausformung einer schizophrenen Psychose nach einem aus der vorliegenden aktuellen Symptomatik mit einiger Wahrscheinlichkeit zu erwartenden „Bauplan" durch die Krampfbehandlung unmöglich gemacht wird. Verhältnismäßig selten kommt es dann doch noch zu umfassend systematisierten Wahngebäuden. Zur Konsolidierung eines Wahnes bleibt mitunter, so scheint es, einfach keine Zeit. Ansätze werden unterbrochen, verfallen unter Umständen der Amnesie oder werden nach neurosenpsychologischem Muster verdrängt, durch partielle Einsicht „gestört", und so wird die Ausbildungsmöglichkeit der früher so viel diskutierten sekundären Erklärungswahnideen durch das rasche Verstummen der Sinnestäuschungen oder Lösung katatoner Störungen erheblich erschwert. Der Kranke lebt sich in der psychotischen Welt nicht ein, er wird immer wieder herausgerissen.

In Zeiten der sog. Prozeßruhe, in welchen erfahrungsgemäß die wesentliche Wahnarbeit geleistet wird, sind dann nur noch mehr oder weniger zusammenhanglose Bruchstücke vorhanden, Einzelsymptome ohne übergreifende psychotische Leitidee. Trotzdem kann natürlich der Prozeß, wenn er weiter besteht, immer neue Symptome emporwerfen, die dann gegebenenfalls wieder von der Krampfwirkung erfaßt werden und die in ihrem Auftreten schon vielfach merkwürdig „unschizophren" anmuten. Als Modi der Entaktualisierung der zerschlagenen Bruchstücke haben wir Verdrängung, Amalgamierung und auflösende Objektivierung a.a.O. eingehend dargestellt. Je ich-fremder die Symptome sind, je besser die Persönlichkeit sich dieselben objizieren kann, desto besser sind die Aussichten für die auflösende Objektivierung.

Ganz allgemein wird man M. Bleuler zustimmen, wenn er die schizophrene Demenz in erster Linie in Affektstörungen (Gleichgültigkeit und unbeherrschte Affekte) und einer Denkstörung erblickt, „die in der Unklarheit und Ziellosigkeit, in dem Einschlagen von Nebenwegen, zu unrichtigen, widersinnigen, bizarren, lächerlichen Resultaten führt". Hier fällt dem aufmerksamen Leser auf, daß unter der Demenz hier auch Affektstörungen genannt sind, die nichts mit Intelligenzstörungen zu tun haben, mit diesen aber engstens verzahnt sein können. Zweifellos gibt es viele derartige Kranke, bei denen es an den Haaren herbeigezogen wäre, wollte man eine Demenz in Abrede stellen. M. Bleuler verweist indessen ebenso mit Recht auf die Möglichkeit zu ganz unerwarteten Leistungen inmitten des Versagens. Überdies, aber das führt wiederum über die eigentlichen Intelligenzleistungen weit hinaus, ist der schizophren Demente diskussionsunfähig, wo seine Komplexe angesprochen sind. Darin unterscheidet er sich nicht vom frisch Erkrankten. Er ist, nach M. Bleuler, „unempfindlich gegen die gröbsten Widersprüche sowohl der Logik wie der Vorstellungen mit der alltäglichen Wirklichkeit. Der Schizophrene ist nicht blödsinnig schlechthin, sondern er ist blödsinnig in bezug auf gewisse Zeiten, gewisse Konstellationen, gewisse Komplexe".

Unserer Meinung nach lassen sich zur Frage der schizophrenen Demenz folgende Gesichtspunkte herausheben: Manche Autoren streiten zwar das Vorhandensein von Denkstörungen bei den Schizophrenien nicht ab, wollen jedoch von keiner Art struktureller Intelligenzminderung etwas wissen. Manche gingen so weit zu behaupten, der Schizophrene mache lediglich keinen Gebrauch von seiner völlig intakten Intelligenz. Jaspers hat die schizophrene Demenz dahingehend charakterisiert, daß man bei ihr keine Störung der Gedächtnistätigkeit und der anderen Vorbedingungen der Intelligenz sowie keine Einbuße von Kenntnissen sehe, dagegen wohl eine solche des Denkens und einen „Mangel des Sinnes für das Wesentliche, wenigstens für das in der gemeinsamen, objektiven, empirisch realen Welt Wesentliche".

Es geht nicht an, das Vorhandensein von echten Denk- und Urteilsstörungen bei der Schizophrenie zu bestreiten und als nur durch Störungen der Aufmerksamkeit oder als durch Abgelenktheit und affektive Indolenz bedingt aufzufassen. Auch wenn man behaupten wollte, alle die bei der Schizophrenie einwandfrei und geradezu exemplarisch vorhandenen alogischen und paralogischen Denkstörungen, der Verlust des Symbolverstehens, die Einbuße der Spannweite des intentionalen Bogens bei komplizierteren Denkleistungen sowie die mit den Icherlebensstörungen untrennbar zusammenhängenden Denkstörungen im Rahmen der schizophrenen Symptome ersten Ranges hätten nichts mit einer Intelligenzstörung zu tun, so werden wir doch nicht umhin können, Urteilsstörungen gelten zu lassen. Urteils- und Kritikfähigkeit bilden jedoch das Kernstück der Intelligenz. Es nimmt der Schizophrenie nichts von ihrer „Würde", wenn wir feststellen, daß es auch bei ihr besonders strukturierte Intelligenzstörungen gibt und daß es voreingenommen ist, sich über den Ausdruck Demenz (und zwar einer grundsätzlich nicht irreversiblen) im Zusammenhang mit schizophrenen Psychosen zu entsetzen.

18. Reversibilität schizophrener Psychosen und psychotherapeutischer Erfahrungen

Wiederholt wurde betont, daß wir mit M. Bleuler u.a. die These von der grundsätzlichen Unheilbarkeit der Schizophrenie für einen Irrtum und eine petitio principii halten. Wir konzedieren lediglich (vgl. oben), daß der unter dem Erscheinungsbild einer typischen akuten Schizophrenie mit Symptomen ersten Ranges zum Defekt bzw. Endzustand hin verlaufende schizophrene Schub, einerlei ob hebephren, paranoid, kataton oder einfach dement, einen eindrucksvollen Prägnanztypus darstellt, der den klassischen Gegenpol zur idealtypischen, voll ausheilenden cyclothymen Phase bildet. Für manche Untersuchungen ist es sicher zweckmäßig, zumal man sich hier in dem Begriffs-Tohuwabohu doch in großen Zügen noch international verständigen kann, von diesem schizophrenen Typ auszugehen. Er stellt jedoch nur einen gewissen Ausschnitt aus dem Schizophrenieproblem überhaupt dar.

Die hauptsächlich im „Atmosphärischen", das einen Menschen umgibt, spürbare Persönlichkeitsveränderung haben wir deshalb besonders hervorgehoben, weil man sie gegenüber einigen in jüngster Zeit entwickelten Konzeptionen vom Wesen des schizophrenen Endzustandes (Conrad, Janzarik, Huber) ja nicht vernachlässigen darf. Meiner Meinung nach verdient sie sogar, vor jenen genannt zu werden, und ist charakteristischer „schizophren" als beispielsweise die dynamische Entleerung. Auch hat sie den Vorteil, in gerader Linie von den Symptomen der floriden Psychose her ableitbar zu sein, oder besser gesagt, von denjenigen Bereichen des seelisch-geistigen Seins des Menschen, in denen wir mit Wyrsch, Federn u.a. den Hauptangriffspunkt der Psychosen von schizophrenem Typ sehen. Es ist für diese Überlegung ganz einerlei, ob man die eine oder andere nosologische Hypothese der endogenen Psychosen bevorzugt. Ob man an eine ererbte „Systemdegeneration" der das „Endogene" tragenden Substrate oder an eine dieselbe isoliert anzielende, noch unbekannte Krankheit spezifischer Art oder ob man im Sinne Kraepelins daran denkt, daß gegenüber einer wie immer gearteten Noxe nun gerade diese Strukturen sich als vorzugsweise anfällig erweisen, ob man eine Einheitspsychose postuliert – das alles kann und muß vorderhand ruhig offenbleiben.

Für Forscher wie M. Bleuler ist „das Endogene" ähnlich wie für K. Schneider im Grunde wesensgleich mit dem „Kryptogenen". Auch wenn K. Schneider (s. dort) die Möglichkeit ernstlich erörtert hat, ob die Seele sich aus sich selbst heraus verirren könne, so entschließt er sich doch dazu, beim Krankheitspostulat für die endogenen Psychosen zu bleiben und damit bei der vermuteten Somatose und derzeitigen Kryptogenese. M. Bleuler vermeidet eine solche Festlegung. Er spricht von häufigen und schweren Geistesstörungen, an welchen der Ausdruck „endogen" hängengeblieben sei, bei denen man bis heute keine ursächlichen Zusammenhänge mit körperlichen Störungen oder mit dem schädigenden Erleben aufgedeckt habe oder wenigstens „keine derart deutlichen Zusammenhänge, daß sie von der Mehrheit der Kliniker als erwiesen angesehen würden".

M. Bleuler betont, daß es sich bei diesen Geistesstörungen mit völlig unbekannter oder doch völlig umstrittener Genese kaum „um einen Sammeltopf von verschiedensten Krankheiten mit grundverschiedenem Wesen" handle, sondern daß sie nicht nur zufolge unserer Unkenntnis über ihre Genese zusammengehören. Als Gründe führt er im einzelnen an, daß sich unter den Verwandten dieselben „endogenen" Krankheiten und bestimmten Persönlichkeitseigenarten häufen. Weiter, daß auch in den schwersten und chronischen Zuständen der „endogenen" Psychosen die intellektuellen Fähigkeiten durchaus nicht in derselben Art und mit derselben Endgültigkeit wie bei den schweren chronischen Hirnkrankheiten abgebaut werden, sondern daß neben oder hinter den krankhaften Erscheinungen die gesunde psychische Leistungsfähigkeit irgendwie weiter erhalten sei. Somit sei man berechtigt, die „endogenen Geistesstörungen vorläufig als eine Grundform psychischen Krankseins zusammenzufassen und jenen Grundformen gegenüberzustellen, die sich aus verschiedenen körperlichen Schädigungen, aus schädigenden Einflüssen im Erleben der Umwelt und als ungünstige Persönlichkeitsvarianten ergeben ".

Solche Grundformen sind in der Bleulerschen Psychiatrie: der akute exogene Reaktionstyp, die Folgen chronischer diffuser Hirnschädigungen (organisches Psychosyndrom, amnestisches Psychosyndrom, Korsakow-Syndrom), das hirnlokale Psychosyndrom, das endokrine Psychosyndrom, die Persönlichkeitsvarianten des Schwachsinns und der Psychopathien, die psychoreaktiven Störungen und die häufigsten, in ihrem Wesen noch völlig umstrittenen endogenen Psychosen.

Wir meinen und haben das in einer früheren Schrift näher ausgeführt, daß es schizophrene Störungen gibt, die am Wesen der Persönlichkeit als Realkategorie des geistigen Seins (N. Hartmann) ansetzen. Die Fähigkeit der Person, in allem Wandel ihre Identität, die im Jetzt nie beisammen ist, zu wahren bzw. herzustellen, scheint uns durch den schizophrenen Prozeß vornehmlich bedroht. In diesem Zusammenhang erinnern wir daran, daß Mayer-Gross (s. oben) seine Verarbeitungstypen der schizophrenen Psychose auf das Fertigwerden mit der Gefährdung der Existenzwerte aufgebaut hat. Diese Identität zu wahren ist mitunter ein durchaus „normalpsychologisch" interpretierbarer Hinderungsgrund für den Patienten, eine auflösende Objektivierung des ihm in der Psychose Widerfahrenen zu vollziehen, sich also der Tatsache seines Geisteskrankgewesenseins zu stellen und gegebenenfalls die Themenwahl innerhalb der psychotischen Funktionsstörungen zu erhellen und zu akzeptieren. Zweifellos können, verglichen damit, Amalgamierungen, welche die grauenvolle Kluft „sinnvoll" überbrücken, einen entlastenden Charakter (vgl. die mitgeteilten Fälle) besitzen. Was will demgegenüber in besonderen Fällen die banale und beunruhigende intellektuelle Einsicht ausrichten, dies und jenes sei, wie der Arzt einem sagt, ein „schizophrenes Symptom" gewesen? „Das kann alles sein", sagte uns eine paranoide Schizophrene, „aber was fange ich schon damit an?" Hier besteht eine Differenz zwischen der Identität, die wir bei Gesunden erwarten und zu der es selbstverständlich gehören würde, daß eine durchgemachte Wahnpsychose mit ihren einzelnen Symptomen als sinnloser, kontinuitätszerstörender endogener Einbruch erkannt wird (also der „sachgemäßen" Bewältigung des Gräßlichen), und derjenigen Identitätsbewahrung, zu welcher der psychotisch gewesene Mensch, von innen gesehen, tatsächlich fähig ist. Ob wir recht tun, nur dann von Heilung zu sprechen, wenn beides sich deckt, muß offenbleiben. Ähnliche Gedanken knüpft Ch. Müller an den Bericht der Psychotherapieerfolge (s. dort) bei Schizophrenen.

Neben der Fähigkeit der Person, sich mit sich selbst zur eigenen inneren Ganzheit zu identifizieren, finden wir durch die schizophrene Psychose noch eine zweite gleichfalls von N. Hartmann hervorgehobene gefährdet und gestört: das expansive Sichhineinerstrecken der Person in die Lebenssphäre, in der sie mit fremden Personen zusammensteht. Die Identifikation „mit einem gewissen Ausschnitt der Welt", mit dem die Person sich im Strom des Geschehens schicksalsverbunden fühlte, gelingt nicht mehr. Der „magische Kreis der Person, der einfach mit ihr da ist", ein „fundamentaler Grundzug der Persönlichkeit als Realkategorie", kann in der Psychose schwinden und bei der Schizophrenie im Gegensatz zur Cyclothymie endgültig vernichtet bleiben. Es gibt unzählige Selbstschilderungen differenzierter Kranker, die gerade dies als das Wesen ihrer unheimlichen Krankheit immer wieder in Worte zu fassen versuchen. Das ist, wie man leicht einsieht, etwas menschlich viel Differenzierteres, Relevanteres, Zentraleres, als der energetische Potentialverlust, auf den Conrad zuletzt den schizophrenen Defekt zu reduzieren versuchte (vgl. dort).

Gegenüber dieser Störung in der Schicht des Geistes – die für uns keine erlebnisreaktive, sondern eine endogen prozeßbedingte, somatisch unterlegte ist – tragen alle anderen Grundsymptome (vgl. E. Bleuler), wenn man so will, den Charakter von „Werkzeugstörungen". Denn, so definiert N. Hartmann, die Person ist nicht das Erfahren und Erleben, sondern das Erfahrende und Erlebende. Jene transzendenten Akte der Person, in welchen sie die Bewußtseinsinnerlichkeit überschreitet, die Fäden lebendiger Verbundenheit zieht, in ein Verhältnis zur Welt tritt, „durch das ein Stück der Welt ihr als das Ihrige zugehört, sie selbst ihm ebenso zugehört", das „über die eigentlich bewußte Aktivität hinausgehende realitätsgestaltende, weltformende, greifbare, erlebbare, offen zutage liegende Wunder ihres Wesens" (N. Hartmann) – das ist unserer Auffassung nach von der Destruktion durch die Prozeßpsychose Schizophrenie vornehmlich bedroht. Diese Störung „im Zentrum der Person" kann keineswegs zureichend erfaßt werden, wenn man sie auf die „Reduktion des energetischen Potentials" zurückführen will und in dieser „die vielleicht spezifischste schizophrene Veränderung" (Conrad) erblicken möchte. Es muß bei der Schizophrenie noch etwas anderes hinzukommen, um das so ungemein „Typische" der schizophrenen Persönlichkeitsveränderung zu bewirken, sei diese nun reversibel oder irreversibel. Dieses „Etwas" aber spielt sich an der Persönlichkeit ab und ist in der Aufdeckung der besonderen Ängste und ihrer Verzerrung, im grenzenlosen Ausgeliefertsein und in der magischen Omnipotenz so sehr an die spezifisch menschliche Daseinsweise gebunden, stammt so unverkennbar aus der Struktur des „Ich", daß eine einfache direkte Herleitung aus einem energetischen Potentialverlust für uns nicht einleuchtend ist. Man könnte jedoch annehmen, daß ein solcher bei Menschen, die zu Schizophrenie disponiert sind, die bei diesen besonders empfindlichen Systeme bevorzugt schädigt oder dekompensieren läßt. Er selbst trägt keine Strukturmerkmale, die es erlauben würden, ihn von bestimmten organischen Psychosyndromen zu unterscheiden. v. Baeyer hat überdies mit Recht festgestellt, daß diese Reduktion des energetischen Potentials mindestens ebensoviel Verwandtschaft oder Ähnlichkeit mit der psychopathichen Asthenie, neurotisch-psychopathischen Versagens- und Erschöpfungszuständen sowie organisch-encephalopathischen Antriebsdefekten aufweise. Zweifellos aber spielt trotz unserer notwendigen Einschränkungen der energetische Potentialverlust beim chronifizierten schizophrenen Gesamtgeschehen eine bedeutende Rolle.

Anschließend einige Bemerkungen zur Psychotherapie Schizophrener.

Ch. Müller kommt in seinem schon erwähnten Bericht aus der Züricher Klinik zu dem Ergebnis, „daß überall Fragezeichen stehenbleiben". Indessen: es bleibt bei dem Eindruck, „daß die Psychotherapie der Schizophrenie etwas Faszinierendes, aber ungeheuer Mühseliges und Belastendes ist und daß es vorwiegend auf den therapeutischen Einsatz mehr oder weniger unabhängig vom schulmäßig therapeutischen Wissen bzw. Ausbildung ankommt. Und trotzdem: Es will mir nicht scheinen, als ob diese Unsumme von Arbeit, diese in Tausende von Stunden gehende intensive Bemühung um den Schizophrenen sinnlos und umsonst gewesen sei. Als positive Erfahrung aus dem überblickten Krankengut können wir sagen, daß wir nun mit größter Sicherheit vertreten können, was man bisher nur vermutete, daß nämlich im Prinzip jedes sog. schizophrene ‚Symptom', sei es nun der Autismus, die Ambivalenz, die Depersonalisation oder die Wahnbildung, sich unter dem Einfluß der Psychotherapie wandeln und verschwinden kann. Auch wenn das gemeinsame Erlebnis der intensiven Beziehung in der akuten Psychose vom Kranken später wieder verdrängt und amnesiert wird, so bleibt doch bei einer großen Zahl von Patienten die fest verankerte Gewißheit, daß hier etwas Gewaltiges und Entscheidendes geschehen sei, und daß diese Beziehung zum Therapeuten ein lebenswichtiges, einmaliges und fruchtbares Erlebnis bedeutet habe. Wenn man bedenkt, wie gerade die Kontaktlosigkeit, das Mißtrauen und die Weltfremdheit des Schizophrenen oft im Vordergrund stehen, so ist diese Tatsache der positiven Einstellung allein schon des Nachdenkens wert."

Interessant ist, daß sich unter den 24 von insgesamt 94 Patienten, bei denen nicht die geringsten schizophrenen Symptome mehr festzustellen waren, 12 befanden, bei welchen die Psychose vor Beginn der Psychotherapie bis zu 1 Jahr gedauert hatte. Bei 8 waren 1–3 Jahre vergangen, bei 3 betrug die Psychosedauer 3–6 Jahre und bei 1 hatte sie mehr als 10 Jahre gedauert.

Bemerkenswert ist die häufige Verdrängung, Abkapselung, Banalisierung und Bagatellisierung des Vergangenen nach Art der von Max Müller beschriebenen Heilungsmechanismen.

Ch. Müller hebt mit Recht als besonders bemerkenswert hervor, daß auch die erfolgreiche Psychotherapie in den meisten Fällen nicht verhindern konnte, daß die akute Phase der schizophrenen

Erregung einer Amnesierung verfiel, und er wirft die Frage auf, ob dies unbedingt als ein Negativum betrachtet werden müsse und ob sich darin möglicherweise ein Fehler in der Durchführung der Behandlung äußere. Er glaubt, daß im Gegensatz zur Neurosentherapie in der Psychotherapie der Psychosen die Amnesierung nicht nur nicht vermieden werden könne, sondern direkt zum therapeutischen Instrument werden müsse. In dem „Außersichsein" in der akuten Psychose, in dem vollständigen Zusammenbruch jeder inneren Ordnung und dem Ausgeliefertsein an das unheimliche Chaos sei der Kern der späteren Amnesierung schon enthalten. „Würde es nicht die Quadratur des Zirkels bedeuten bzw. heißen, Übermenschliches vom Kranken zu verlangen, wenn ihm jederzeit die plastische Erinnerung an seinen inneren Zerfall zur Verfügung stehen sollte?"

Ch. Müller vertritt die Meinung, daß es bei der Schizophrenie keinesfalls um eine „Heilung" im üblichen Sinn gehen könne, denn diese müßte im Rahmen der allgemeinen Medizin einer Rückkehr zu einem „status quo ante" gleichkommen. Diesen, so meint er, gebe es in der Psychiatrie gar nicht. Mit dem Erleben der schizophrenen Psychose ereigne sich im Leben des Kranken etwas Neues, das so tiefgreifend und umwälzend sei, daß eine gewöhnliche Rückkehr zum vorbestandenen Zustand undenkbar sei. Der Kranke wandle sich in der einen oder anderen Form, kämpfe, resigniere, kapsle sich ab oder läutere sich. (Man vergleiche damit unsere oben wiedergegebenen Krankengeschichten und Feststellungen zu den Remissionsweisen nach Heilkrampfbehandlungen.) Natürlich ist kein Mensch, ob gesund oder psychotisch, nach einem tiefgreifenden Erlebnis oder auch nur auf seinem Lebenswege weiterschreitend imstande, heute wieder „derselbe" zu sein, der er gestern war. Darum geht es aber unseres Erachtens bei der Frage nach dem status quo ante gar nicht, sondern wir wollen nur wissen, ob Krankheitssymptome übriggeblieben oder abgeheilt sind.

Ch. Müller betont weiter, daß in den zuverlässigen psychotherapeutischen Arbeiten in der Regel vermieden werde, von einer „Heilung" sensu strictori zu sprechen. „Vielmehr fragen sich die gewissenhaften Autoren ..., wieweit der Psychotherapeut einem Schizophrenen auf seinem Leidensweg hilfreich" sein könne. Ch. Müller selbst setzt in seinen Katamnesen mit vorbildlicher Zurückhaltung „keineswegs den heute vorhandenen günstigen Zustand eines Patienten mit einem Therapieerfolg gleich". Zu sehr ist er sich bewußt, „daß der Spontanverlauf seine eigenen Wege gehen kann, und daß es eine gefährliche Täuschung wäre, ihn mit der Beeinflussung durch Psychotherapie zu vermengen".

In Analogie dazu haben wir Fälle geschildert, bei welchen der Spontanverlauf bei unbezweifelbarer Wirkungslosigkeit der Schocktherapie einerseits in den Defekt, andererseits zu einer restitutio führte.

Das therapeutische Vorgehen der Züricher Kollegen geschah so, daß die Ärzte sich zunächst einmal bemühten, durch ihre geduldige Anwesenheit und affektive Anteilnahme in das Blickfeld des erregten, versunken-mutistischen oder läppisch-zerfahrenen Patienten zu kommen. Aufgabe war zuvörderst, „den scheinbar sinnlosen, uneinfühlbaren verbalen oder nichtverbalen Äußerungen des Kranken näherzukommen, sie zu verstehen und durch dieses Verstehen eine Brücke zu schlagen, Kontakt zu schaffen.

Ob es auf der Basis dieses Solidaritätsverhältnisses dann bei einem mehr pflegerisch-fürsorglichen Begleiten, einem mütterlichen Hegen und Beistehen blieb, oder ob versucht wurde, durch aktives Deuten und Besprechen der den Symptomen zugrunde liegenden Problematik näher zu kommen, lag weitgehend in der Persönlichkeit des Therapeuten und seiner Vorbereitung beschlossen. Einzelne Kollegen folgten dem Beispiel von Mme. Séchehaye und verwendeten symbolische Objekte, z.B. Puppen, die der ‚réalisation symbolique' dienten. Wieder andere versuchten, sich möglichst an die ursprüngliche psychoanalytische Technik zu halten und dem Kranken seine Symbole zu deuten ... Die meisten Kollegen lehnten es ab, ihrem therapeutischen Vorgehen einen ‚Titel' zu geben, etwa im Sinne der ‚direkten Analyse' von Rosen oder der ‚réalisation symbolique'. Die meisten äußerten zusammengefaßt, daß es sich um eine verstehende, intensive ‚Begegnung' mit dem Schizophrenen gehandelt habe, in welcher sie eine Partnerrolle gespielt hätten. Andere betonen das Element des ‚Führens' und des ‚Assimilierens der Realität'. Die schonungslose Selbstaufopferung vieler Kollegen, die sich oft monatelang tagtäglich in den schwierigsten Situationen mit den Kranken befanden, in der unruhigen Wachsaalstation von aggressiven Patienten tätlich bedroht wurden, monatelanges obstinates Schweigen der Schizophrenen geduldig aushielten, soll im übrigen auch hier erwähnt werden."

C. Endogene Psychosen außerhalb der „klassischen" Gruppierung

1. Atypische und Randpsychosen. Mischpsychosen

Wenn man endogene Psychosen bestimmter Art als „atypisch" bezeichnet, so setzt das voraus, daß eine endogene Psychose ordnungsgemäß „typisch" zu sein hätte. Unter typisch versteht man aber in der klassischen deutschen und der ausländischen Psychiatrie, soweit sie streng kraepelinisch ist, daß endogene Psychosen entweder zum manisch-depressiven Irresein oder zur Schizophrenie zu gehören haben. Das ist natürlich eine Hypothese. Manisch-depressive und schizophrene Psychosen sind, solange wir noch keine neuropathologisch oder pathophysiologisch faßbaren Störungen im Bereich des Zentralnervensystems nachweisen können, nur psychopathologisch (einschließlich der Bewertung der im Längsschnitt sich offenbarenden Verlaufsweisen) zu diagnostizieren und von den Psychopathien und Neurosen abzugrenzen.

Mit diesen beiden Formen hat Kraepelin einst den grundlegenden Schritt zur Ordnung auf dem Gebiet der speziellen Psychiatrie getan. Dennoch läßt es sich nicht halten, den Riesenbereich der endogenen Psychosen ausschließlich in diese zwei „Krankheitseinheiten" einteilen zu wollen. Diejenigen Erscheinungsbilder endogener Psychosen, die sich entweder durch ihre Verläufe oder die von ihnen während der Psychose gezeigten Symptome von diesen klassischen Gruppen unterscheiden, sind stets nur mit Zwang in eines der beiden Schubfächer zu pressen gewesen. Einmal war zwar das Erscheinungsbild typisch schizophren, der Verlauf jedoch nicht schubweise, sondern phasenhaft, und es kam zu keinem Persönlichkeitszerfall, wie man es ansonsten beim Auftreten solcher bestimmten psychopathologischen Syndrome gewohnt war. Das andere Mal war der Verlauf phasenhaft mit anfänglichen guten Remissionen bis zur völligen Heilung, und allmählich traten in späteren Krankheitsepisoden nach einer ursprünglich rein manisch-depressiv gewesenen Symptomatik schizophrene Symptome hinzu, und es erfolgte bei diesen gegenüber früher deutlich veränderten psychotischen Krankheitszuständen keine restitutio ad integrum mehr.

Je nachdem die einzelnen Kliniker mehr Wert auf das Aussehen der Querschnittsbilder oder das Schwergewicht auf den schließlichen Verlauf legten, wurden diese atypischen Psychosen einmal dem manisch-depressiven Irresein, einmal der Schizophrenie zugerechnet. Dabei wurde notgedrungen einmal das eine, dann das andere Sammelbecken mit atypischen Fällen überfüllt. Oft gelang es deshalb nur unbefriedigend, aus alledem, was von der einen Schule als manisch-depressive Psychosen, von der anderen als Schizophrenie bezeichnet wurde, noch einigermaßen einheitliche Typen herauszuheben, über deren Zuteilung Übereinstimmung bestand.

Besonders die periodisch auftretenden endogenen Psychosen forderten zur ständigen Überprüfung der geltenden Ordnung der Krankheitsbilder in der speziellen Psychiatrie auf.

Man muß sich darüber klar sein, ob man mit dem Begriff des „Atypischen" lediglich das Aussehen einer Psychose, ihr psychopathologisches Symptombild meint, sie aber nosologisch trotzdem zu einer der beiden endogenen Psychosegruppen rechnet, oder ob man hinter dem „atypischen" Symptombild eine eigene nosologische Grundlage annimmt.

Autoren, die lediglich an Varianten einer umschriebenen Krankheitseinheit dachten, sprachen gern von „Randpsychosen" des manisch-depressiven oder des schizophrenen Erbkreises. Auch die eine Zeitlang viel diskutierte „Mischpsychose" als Legierung der beiden Psychosen manisch-depressives Irresein und Schizophrenie hat hier ihren Ort. Von ihr nahm man an, daß das „atypische" Erscheinungsbild und der ebenfalls nicht typische Verlauf der einzelnen Psychose davon herrühre, daß Erbfaktoren aus den beiden streng getrennt gedachten „Erbkreisen" hier zusammengetreten seien, um ein Mischbild (nach Art der rosafarbenen Tochterblüte einer roten und weißen japanischen Wunderblume) zustande zu bringen.

Diese lange Zeit vertretene Annahme ist von humangenetischer Seite in neuester Zeit ganz in den Hintergrund gestellt worden. M. Bleuler, Elsässer u.a. konnten feststellen, daß in Familien mit „atypischen" endogenen Psychosen wiederum fast ausschließlich atypische vorkommen und keineswegs eine Häufung von stilreinen Cyclothymien einerseits, Schizophrenien andererseits, die sich etwa in den Kinder-Generationen zu atypischen Psychosen mischten oder später wieder rein „herausmendelten".

Wenn man, um den unzulänglichen Ausdruck zunächst noch weiter zu gebrauchen, diese „atypischen endogenen Psychosen" klinisch betrachtet, dann muß man sich darüber klar werden, von welcher Norm ausgehend man von typisch oder atypisch reden will.

Typisch für das, was wir eine endogen depressive oder endogen manische cyclothyme Psychose nennen, ist eine psychopathologisch und verlaufsmäßig umschreibbare Psychosenform, welche a) die psychopathologische Symptomatologie der „klassischen" manisch-depressiven Psychose aufweist, die wir ausführlich beschrieben haben, und die b) in ihrem Verlauf meistens zu einer völligen restitutio ad integrum führt.

Dieser Typ einer endogenen Psychose und noch mehr der Typ der bipolaren, im strengen Wortsinn manisch-depressiven Psychose ist unter allen endogenen Psychosen am exaktesten als ein typologisch scharf umreißbares Zustand-Verlaufsgebilde zu schildern und ist auch überall auf der Welt unumstritten. Es sei daran erinnert, daß bei diesem reinen Typus auch die korrelationsstatistischen Häufigkeitsbeziehungen zum Körperbau und dem normalen Temperament der betreffenden Persönlichkeit im Sinne von E. Kretschmer am eindrucksvollsten sind (vgl. den betreffenden Abschnitt).

Die schizophrenen Psychosen typologisch ähnlich einheitlich zu umschreiben, ist sehr viel schwieriger. Daß man sie jedoch nicht nur per exclusionem, sondern auf Grund positiver Merkmale erfassen kann, ist in dem betreffenden Abschnitt dargestellt worden. Worin liegen die genannten Schwierigkeiten?

Die akuten schizophrenen Psychosen sind untereinander sehr viel verschiedener als die endogenen Depressionen oder Manien. Gewiß haben wir auch bei den endogenen Depressionen hinsichtlich der vorhandenen oder bei Schulddepressionen u.a. fehlenden Krankheitseinsicht auf erhebliche Unterschiede in der Art und Weise hinweisen können, wie der Patient selbst seine Psychose erlebt und versteht. Dennoch überwiegt das Gemeinsame: die Freudlosigkeit, Traurigkeit, Gehemmtheit oder Agitiertheit, Hoffnungslosigkeit und Angst. Bei Schizophrenien müßte eine Schilderung der Art und Weise, wie der Kranke seine Psychose erlebt und versteht, viel komplizierter ausfallen, als wir es bei den Cyclothymien gezeigt haben.

Im Abschnitt über die Klinik der Schizophrenien wurde gezeigt, daß ein jeweils typisch paranoides, katatones, hebephrenes und ein typisches Zustandsbild einer einfachen Schizophrenie oder Coenästhesie so wenig miteinander gemein zu haben brauchen, daß man zunächst einmal von der psychopathologischen Symptombeschreibung und Analyse her mehr Unterschiede als Gemeinsamkeiten feststellen muß. Auch Hinweise ganz anderer Herkunft, daß nämlich erbbiologisch in ein und derselben Sippe alle Formen vorkämen, sind vieldeutig und werden für bestimmte Psychosetypen beispielsweise von der Kleistschen Schule auf das entschiedenste bestritten (s. unten). Die psychoanalytischen Behauptungen einer generellen spezifischen Neurosenstruktur „der" Schizophrenie sind unbeweisbar und wissenschaftlich auch als Arbeitshypothese unbrauchbar.

Des weiteren bleibt an Versuche zu erinnern, psychopathologisch „spezifische" Symptome für die Diagnose der Schizophrenie aufzuweisen, wenigstens wenn wir mit unserer Fragestellung innerhalb der endogenen Psychosen bleiben, zumal wir ja wissen, daß alle psychopathologisch beschreibbaren Symptome auch bei den körperlich begründbaren Psychosen vorkommen können, die demzufolge bei unseren jetzt angestellten Überlegungen auszuscheiden haben. Solche „spezifischen" Symptome existieren nicht. Die sog. schizophrenen Symptome ersten Ranges dagegen sind aus der klinischen Erfahrung nach ihrem Schwergewicht für die Differentialtypologie der endogenen Psychosen gewonnen und haben nichts zu tun mit der Idee von Primärsymptomen oder sog. „Grundsymptomen". Darüber finden sich Einzelheiten im Schizophrenie-Kapitel.

Der Nachweis der Symptome ersten Ranges bei einer endogenen Psychose bedeutet in einem ziemlich konstanten Prozentsatz aller Frischerkrankungen drohende Persönlichkeitsveränderung im Sinne des schizophrenen Residuums auf mehr oder weniger tiefer Abbaustufe je nach Stillstand des Krankheitsprozesses oder auch Chronischwerden der Krankheit. Dabei ist letzteres von einem zum Stillstand gekommenen Residuum auf tiefer Abbaustufe (Endzustand) häufig schwer oder gar nicht zu unterscheiden. Daß auch tiefe Residualzustände eher mit chronifizierten Funktionsstörungen als irreversiblen Folgen eines Abbaus im pathomorphologischen Sinne zu vergleichen und mitunter vorübergehend überraschend besserungsfähig sind, wenn „der energetische Potentialverlust" (Conrad) zeitweilig wieder ausgeglichen, die „Batterie wieder aufgeladen" werden kann, ist besonders zu beachten. Trotz des Unterschieds zum hirnorganisch verursachten irreversiblen Defekt gilt gegenüber allen noch so bemerkenswerten Berichten über vorzügliche Remissionen von Einzelfällen chronischer Schizophrenien leider nach wie vor, daß ein großer Teil der Kranken zeit ihres Lebens schwere Residuen aufweisen und die Persönlichkeitsstörungen (s. dort) sich eben nicht mehr verlieren, auch wenn der sog. „zweite Knick" oft noch nach langen Jahren beträchtliche Besserungen mit sich bringen kann. Im übrigen bildet sein Eintreten keineswegs eine Regel, sondern eine Ausnahme.

Finden wir also bei einer endogenen Psychose Symptome ersten Ranges, dann gilt für sie die prognostische Bewertung, wie sie M. Bleuler in der beschriebenen Weise an einem sehr großen Material erarbeitet hat.

Wir wissen, daß der klinische Typ der aktuellen Schizophrenie insofern nicht gleichgültig für die Prognose ist, als zwischen dem Erscheinungsbild und den einfachen oder wellenförmigen Verläufen vielfältig gekoppelte Beziehungen bestehen können. Endogene Psychosen aus dem schizophrenen Formenkreis von hebephrenem Typ sind prognostisch besonders ungünstig, manche katatonen von stürmisch akut einsetzendem Beginn neigen dagegen zu einem periodischen Verlauf und geben eine viel günstigere Prognose. Dabei ist bemerkenswert, daß auf Grund neuester Untersuchungen an schizophrenen Anstaltsinsassen mit annähernd lebenslangen Krankheitsverläufen bei den hier in erster Linie erfaßten deletären und chronischen Psychosen die Überzeugung vertreten wurde, daß der wahnhaft-halluzinatorische Typus so im Mittelpunkt stehe, daß Verläufe, die nicht durch ihn hindurchführen, praktisch vernachlässigt werden könnten (Janzarik). Von einigen Verläufen abgesehen, welche dauernd kataton-dranghaft blieben, überwog bei seinen Fällen nicht die Konstanz, sondern die Wandelbarkeit der Typen. Das steht in Gegensatz zu Eregnissen anderer Beobachter wie M. Bleuler und Mayer-Gross, vor allem auch Kleist und Leonhard, so daß hier noch alles offengelassen werden muß. Man könnte sagen, die Beobachtungen Janzariks vom Vorherrschen bzw. interimistischen Vorhandensein von wahnhaft-halluzinatorischen Symptomen sprechen gerade dafür, daß man es dabei mit einer besonders leicht anspringenden Antwortmöglichkeit des menschlichen Organismus zu tun habe. Weder Sinnestäuschungen noch Wahn sind der „Schizophrenie" vorbehalten. Daß sie im Verlauf anderer Schizophrenietypen vorkommen, kann nicht als Beweis für die biologische Einheitlichkeit von Hebephrenie, Katatonie und Paranoia herangezogen werden, denn wir treffen sie bekanntlich auch bei den körperlich begründbaren Psychosen an.

Der psychopathologische Nachweis von schizophrenen Symptomen ersten Ranges bei einer endogenen Psychose sagt uns für den vorliegenden Einzelfall noch nichts Beweisendes über ihren Verlauf aus. Die Psychose kann voll remittieren und wieder zur Genesung und Wiederherstellung der alten Persönlichkeit führen, und zwar auch noch nach mehreren psychotischen Episoden (s. dort). Der schicksalsmäßige Prozentsatz dieser Remissionen kann ungefähr angegeben werden. Ein weiterer verläuft wellenförmig in „Schüben", wobei man unter „Schub" versteht, daß jede erneute Krankheitsepisode die Gefahr in sich schließt, die schizophrene Veränderung der Persönlichkeit zu vertiefen.

Es ist durchaus strittig, ob bei ungünstigen Verläufen des Leidens einfache hebephrene, katatone und paranoide Psychosetypen einer einheitlichen Form von „Endzustand" zustreben, so daß, ist ein gewisses Maß von schizophrenem Persönlichkeitsumbau erreicht, aus demselben nicht mehr zu rekonstruieren ist, wie einst wohl die akuten psychotischen Schübe ausgesehen haben mögen. Ob also ein alter Anstaltskatatoniker einstmals ein junger Katatoner war, ist keineswegs stets ausgemacht.

2. Die defektschizophrenen Krankheitsbilder nach Leonhard

Kleist und Leonhard haben sich mit diesen Endzuständen besonders beschäftigt, und Leonhard hat versucht, das ganze Problem der schizophrenen Psychosen einmal von den Endzuständen her aufzurollen. Die Kontroversen über seine Thesen dauern zur Zeit noch lebhaft an. Man hat bei der Nachprüfung der von Leonhard aufgestellten defektschizophrenen Krankheitsbilder eingeworfen, daß vieles zufällig durch ungünstiges Heilanstaltsmilieu im Verhalten der Kranken künstlich geprägt worden sei. In einer arbeitstherapeutisch gut geführten modernen Anstalt kämen die Defektzustände überhaupt nicht mehr zur Ausbildung, die er und die Kleistsche Schule zum Ausgangspunkt einer Aufgliederung der Schizophrenie in eine große Anzahl von untereinander unabhängigen endogenen Psychosen nach Art neurologischer degenerativer Systemkrankheiten genommen hätten. Auch hier ist das letzte Wort noch nicht gesprochen.

Der am schärfsten zu umreißende Typ auf dem schizophrenen Flügel ist zweifellos derjenige mit einem psychopathologischen Erscheinungsbild von Symptomen ersten Ranges und dem direkten oder in einigen Schüben in Defekt- und Endzustand ausgehenden Verlauf. Es gibt (s. Abschnitt über die Schizophrenie) in der Tat sehr namhafte Schulen in der Psychiatrie, die einen so eingeengten Schizophreniebegriff pflegen und für welche eine heilbare Schizophrenie ein Widerspruch in sich selbst ist. Das ist, wie ausführlich dargelegt wurde, für uns unter keinen Umständen haltbar.

Ist es also einfach, von einer typischen cyclothymen Psychose zu sprechen, so müssen wir, wenn wir den Tatsachen nicht um einer unstatthaften

Vereinfachung willen Gewalt antun wollen, bei schizophrenen Psychosen verschiedene Typen nach Erscheinungsbild und Verlauf eingehend differenzieren. Manche Autoren fliehen vor diesen Schwierigkeiten, indem sie erklären: Einerlei, wie die Symptome im einzelnen aussehen, wir müssen uns jenseits der Wissenschaft auf unsere Kennerschaft, auf die „Erfassung aus der Beziehung" und das „Praecoxgefühl" verlassen, wenn wir entscheiden wollen: Liegt hier eine Schizophrenie vor oder nicht?

Bezeichnen wir all das, was wir hier bisher zur Charakterisierung der Cyclothymien und Schizophrenien ausgeführt haben, als „typisch", so müssen wir erneut die Frage stellen, was denn als atypische endogene Psychose zu benennen wäre. Ist es überhaupt möglich, die geschilderten Typen gewissermaßen als Norm- oder Standardtypen endogener Psychosen anzusehen und alles als „atypisch" zu bezeichnen, was sich ihnen nicht mühelos einordnen läßt? Wir müssen mit Nachruck die Gegenfrage stellen: Sollte es sich nicht lohnen, dies „atypischen" Psychosen einmal nicht am „Typischen" zu messen und immer auf das zu schauen, was sie, gemessen an diesem Typischen, Abweichendes aufweisen? Sollte man nicht vielmehr versuchen, sie gleichsam naiv positiv neu zu beschreiben und ohne Hinschielen auf die klassischen beiden Typen nach ihren Erscheinungsbildern und Verläufen zu gruppieren?

Hier stoßen wir nun auf noch sehr umstrittenes Gebiet der psychiatrischen Krankheitslehre, das aber von größter Bedeutung ist.

Das ewige Hin- und Herschieben dieser atypischen Psychosen von einem in das andere Fach der psychiatrischen Registratur ist unbefriedigend, und kritische Stimmen vertreten immer unzweideutiger die Meinung, es könne nicht an den Mängeln unserer Diagnostik, sondern an einem Mangel des gültigen Systems der speziellen Psychiatrie liegen, welches, gestützt auf die Autorität eines als viel zu starr mißverstandenen Kraepelin, die These von den nur zwei endogenen, streng geschiedenen Krankheitseinheiten, dem manisch-depressiven Irresein und der Schizophrenie, durchaus verewigen wolle und ein Rütteln an der Tradition geradezu als Sakrileg ansehe (vgl. oben).

3. Kleists Lehre von den Schizophrenien als Systemkrankheiten

Die Kleistsche Schule teilt die Schizophrenien in zwei klinisch und erbbiologisch verschiedene Gruppen und in Unterformen vom Charakter der Systemkrankheiten ein. Alle diejenigen Krankheitsformen, die nicht im Defekt enden, werden von der Schizophrenie abgetrennt.

Die Unterformen des späteren schizophrenen Defektstadiums ihrerseits sollen sich als „wirklich in sich geschlossene Syndrome" klinisch scharf voneinander abgrenzen lassen. Die Frage, ob diese Krankheitsbilder ihrem Wesen nach trotzdem eine Einheit bilden oder ob sie auch verschiedene Krankheiten verkörpern, läßt sich allerdings, wie auch Leonhard überzeugt ist, klinisch nicht klären, und er erwartet die letzte Entscheidung von der Erbbiologie.

Die Gruppe der Schizophrenien vom Charakter der Systemkrankheiten wird folgendermaßen eingeteilt:

I. Die paranoiden Defektschizophrenien. 1. Phantasiophrenie. 2. Hypochondrische Defektschizophrenien. 3. Verbale Defekthalluzinose. 4. Expansives Defektparanoid. 5. Inkohärente Defektschizophrenie. 6. Autistische Defektschizophrenie.

II. Die Defekthebephrenien. 1. Läppische Defekthebephrenien. 2. Verschrobene Defekthebephrenie.

III. Die Defektkatatonien. 1. Sprachträge Defektkatatonie. 2. Sprachbereite Defektkatatonie. 3. Negativistische Defektkatatonie. 4. Prosektische Defektkatatonie. 5. Starre Defektkatatonie. 6. Faxenhafte Defektkatatonie.

Das krankhafte „Mehr" an seelischen Vorgängen bei I 1–3 führt Leonhard auf einen Ausfall von Systemen zurück, die normalerweise eine hemmende Funktion ausüben, während er bei 4–6 den Ausfall von Systemen annimmt, die normalerweise erregend wirken.

Bei II sieht Leonhard verwirklicht, was man bei Erkrankung innerhalb eines zusammengehörenden antagonistischen Systempaares erwarten muß; beide Male steht eine hochgradige Störung der Affektivität im Vordergrund.

Bei III, den Defektkatatonien schließlich, findet Leonhard fast jedes striäre Symptom wieder, jeweils nur etwas abgewandelt und einem etwas höheren Niveau entsprechend. So sieht er in der starren Katatonie das amyostatische, in der faxenhaften das choreatische Syndrom.

Die zweite Gruppe sind die Defektschizophrenien nichtsystematischer Art.

Die atypischen (unsystematischen) Formen von Schizophrenie sind die affektvolle Paraphrenie, die periodische Katatonie (beide mit relativ guter Prognose) und die ungünstig verlaufende Schizophasie.

Die typischen Defektschizophrenien decken sich mit den Fällen, die man sonst auch die „Kerngruppe" nennt. Die „atypischen" dagegen nehmen eine Art von Mittelstellung zwischen jenen und den sog. „Degenerationspsychosen" ein, die heute außerhalb der Kleistschen Schule noch vielfach zur Schizophrenie gerechnet werden.

4. Die Degenerationspsychosen. Beziehungen zwischen unsystematischen Schizophrenien und den cycloiden Psychosen

Die Diagnose dieser Degenerationspsychosen kann seit Kleist vielfach schon im Krankheitsbeginn gestellt werden, während noch kein Kriterium zur Verfügung steht, um die beiden aufgeführten schizophrenen Gruppen schon vor Erreichung des Defektzustandes voneinander zu unterscheiden.

Die Kleistsche Schule vertritt die Lehre, daß in den genannten beiden Gruppen von Schizophrenien ganz verschiedene Erblichkeitsverhältnisse vorliegen. Die typischen Defektschizophrenien dürften am ehesten Heredodegenerationen im Sinne Kleists sein, die atypischen dagegen mit ihrem periodischen und schubweisen Verlauf und ihren trotz stürmischen Erscheinungen oft geringen cerebralen Defekten eher auf einen Ursprung außerhalb des Gehirns hinweisen.

Der Ausdruck Degenerationspsychose stammt von Schröder. Er meinte damit die Fälle, die zwar als „endogen" aufgefaßt werden, jedoch weder zu den manisch-depressiven noch zu den schizophrenen Psychosen gerechnet werden können, teils ihres atypischen Aussehens, teils ihres atypischen Verlaufs wegen. Insonderheit handelt es sich um die Motilitätspsychosen, die wir unter den Phasophrenien angeführt finden. In diesem Feld zwischen den klassischen Typen entstand eine unübersichtliche Fülle von Krankheitsbezeichnungen. Je nachdem brachte die größere Nähe zur Typologie der schizophrenen oder umgekehrt der manisch-depressiven Psychosen auch entsprechende Nuancierungen in die Namengebung. Unverbindlicher blieben Benennungen wie „Randpsychosen" des manisch-depressiven oder des schizophrenen Formkreises oder „Zwischen-Fälle", wie K. Schneider sie nannte, weil sie „zwischen" beiden stehen. Die Kleistsche Schule begnügt sich nicht mit dem „zwischen", was ja schließlich doch eine Anerkennung der beiden eigentlich allein legitimen klassischen endogenen Psychosen bedeutet hätte. Kleist betont vielmehr die Eigenständigkeit der vielen Formen, die entweder heilbar mit erheblicher schizophrener Symptomatologie auftreten oder aber auch bei vorwiegend cyclothym aussehender Symptomatologie einen schließlich destruierenden Verlauf nehmen.

Die inneren Beziehungen der unsystematischen Schizophrenien (s. oben) verlaufen eher zu den cycloiden Psychosen als zu den systematischen Schizophrenien hin, und sie weisen auch Überschneidungen mit den eigentlich manisch-depressiven Krankheiten auf. So sagt Leonhard: „Die vielen Psychosen, die je nach Querschnittsbild, nach Verlauf und auch je nach subjektiver Einstellung des Untersuchers bald zur Schizophrenie, bald zur manisch-depressiven Krankheit gerechnet werden, stammen nicht nur aus dem Bereich der cycloiden Psychosen, sondern zu einem Teil auch aus dem Bereich der unsystematischen Schizophrenien. Die Verwandschaft zu den cycloiden Psychosen tritt noch stärker dadurch hervor, daß jeder dieser heilbaren Formen eine unsystematische Schizophrenie entspricht, von der Angst-Glücks-Psychose läuft eine Beziehung zur affektvollen Paraphrenie, von der Motilitätspsychose zur periodischen Katatonie, von der Verwirrtheitspsychose zur Schizophasie." Ein anderes Mal spricht derselbe Autor von einer Art von graduellem Unterschied zwischen den unsystematischen Schizophrenien und den cycloiden Psychosen.

Die cycloiden Psychosen führen nicht, die unsystematischen Schizophrenien dagegen nicht selten zu Defekten.

Wir können ganz einfach sagen: Die von der Kleistschen Schule sehr gut umrissenen Syndrome dieser verschiedenen psychotischen Episoden heilen ab oder heilen nicht ab. Wir werden aber keinesfalls auf die Frage der Heilbarkeit oder Unheilbarkeit eine schroffe Zweiteilung aller endogenen Psychosen gründen.

Was sind nun solche „cycloiden" Psychosen, die ihrem Namen nach der Cyclothymie, dem manisch-depressiven Irresein nahe stehen?

5. Schizophrenieähnliche Psychosen

Unter cycloiden Psychosen, die Kleist früher als „Randpsychosen" bezeichnet hatte, ist die Motilitätspsychose zweifellos am bekanntesten geworden. Kleist und Fünfgeld haben sie von der Katatonie dadurch abzutrennen versucht, daß sie in der Unruhe vorwiegend Ausdrucksbewegungen zeigt, während Iterationen, Stereotypien und Parakinesen fehlen. Die oft stummen „bedrohlichen Hyperkinesen" der Kleistschen Schule sind sicher größtenteils identisch mit den Fällen von „perniziöser" oder „tödlicher Katatonie", die Stauder (s. dort) beschrieben hat. Manche Kranke haben im Leben abwechselnd Hypo- und Hyperkinesen. Die Frage der Abtrennung von der periodischen Katatonie ist problematisch, jedoch nur dann bedrängend, wenn man Wert auf die Auseinanderhaltung ebenso problematischer „Krankheitseinheiten“ legt. Dasselbe gilt von der zweiten cycloiden Psychose, der Verwirrtheitspsychose mit ihren Beziehungen (vgl. dort) zur Schizophasie und der als dritter zu nennenden Angst-Glück-Psychose. Auch sie remittiert völlig. Tut sie es nicht, so bemüht man sich in der Kleistschen Schule um die Aufklärung anfänglichen diagnostischen Irrtums gegenüber der affektvollen Paraphrenie.

Kleists Einteilung der Phasophrenien sieht folgendermaßen aus:

Stimmungspsychosen: Melancholie, Angstmelancholie, Manie, manisch-depressive Gemütskrankheit.

Affektpsychosen: Agitierte Angstpsychose, stuporöse Angstdepression, agitiert-stuporöse Angstpsychose.

Wahnbildende affektive Psychosen: Ängstliche Beziehungspsychose, ängstliche Halluzinose, ratlose Bedeutungspsychose, Entfremdungspsychose, ekstatische Eingebungspsychose, expansive Konfabulose, ängstlich-ekstatische Wahnpsychose.

Hypochondrische Psychosen: Hypochondrische Depression, hypochondrische Erregung.

Amentielle Psychosen: Erregt-stuporöse Verwirrtheitspsychose, hyperkinetische-akinetische Motilitätspsychose.

Immer wieder bieten sich die zu Defekt verlaufenden Psychosen mit schizophrener Symptomatik als fester Orientierungspunkt im Ozean der Meinungen an, und immer wieder begegnen wir deshalb auch der Tendenz, nur sie als Schizophrenien anzuerkennen. So kommt es dazu, daß diejenigen Psychosen mit schizophrener Symptomatik, die nicht zum charakteristischen Defekt führen, von diesen Forschern als „Pseudoschizophrenien“ von den Schizophrenien abgesondert werden. Auch das Problem der „symptomatischen“ Schizophrenien erhebt sich hier. Wir haben in diesem Buch immer wieder betont, auf wie verschiedenartige Schädlichkeiten der menschliche Organismus mit schizophrenen Symptomen antworten kann. Es wäre sicher besser, von einem schizoformen Syndrom oder einer schizoformen psychotischen Episode zu sprechen, weil man dabei nicht unwillkürlich an einen abortiven schizophrenen Prozeß denkt wie bei dem Ausdruck der symptomatischen Schizophrenie oder schizophrenen Reaktion. Die Sammelbezeichnung Pseudoschizophrenien ist gleichfalls wenig glücklich. Rümke muß sie denn auch folgendermaßen aufteilen: endogene Pseudoschizophrenien, exogene toxische Pseudoschizophrenien, cerebral-organische Pseudoschizophrenien und nicht näher zu rubrizierende Fälle.

Nun sieht man sofort, daß das ein nosologisch buntes Sammelsurium von in unserem Sinne günstig verlaufenden, heilbaren Schizophrenien über selbständige endogene Formen im Sinne der Kleistschen unsystematsichen Schizophrenien und einzelner Typen seiner Phasophrenien (s. oben) bis zu körperlich begründbaren Psychosen mit schizophrener Symptomatologie und paranoiden Erlebnisreaktionen und Persönlichkeitsentwicklungen darstellt. Es empfiehlt sich also, den Ausdruck „Pseudoschizophrenie“ nicht zu verwenden.

D. Somatische Behandlungsverfahren endogener Psychosen

Die Geschichte der körperlichen Behandlungsverfahren endogener Psychosen reicht wesentlich weiter zurück als die Geschichte einer jeden psychiatrischen Systematik. Ihre gezielte Erforschung und Entwicklung setzt jedoch erst mit dem Beginn dieses Jahrhunderts ein, wobei die Einführung der Malariatherapie in die Behandlung der progressiven Paralyse durch Wagner v. Jauregg im Jahre 1917 ein wichtiges Ereignis darstellt. Lange vor ihm aber hatte schon Albrecht von Haller von der günstigen Wirkung des Opiums bei der Involutionsdepression berichtet. Auf Wagner v. Jauregg folgte Kläsi, der 1922 durch die Dauerschlafbehandlung mit Somnifen die mechanische Fixierung erregter Geisteskranker in vielen Fällen unnötig machte. 1934 publizierte Sakel erstmals über die Behandlung Schizophrener mit dem hypoglykämischen Koma, ein Jahr später empfahl Meduna die Cardiazol-induzierte Krampfbehandlung, ebenfalls bei der Schizophrenie. Cerletti und Bini führten schließlich 1937 die Elektroschocktherapie in die Psychiatrie ein, während Moniz und Lima 1935 mit der präfrontalen Leukotomie bei schweren Zwangssyndromen die Entwicklung einer bis heute umstrittenen Psychochirurgie begründeten.

Von der Vielzahl vorgeschlagener somatischer Therapieverfahren spielen gegenwärtig in der Psychiatrie nur noch wenige eine – unterschiedlich gewichtige – Rolle. Sie seien im folgenden kurz besprochen: Da sie alle nicht den Anspruch auf eine krankheitsspezifische Wirkung erheben können, erübrigt sich eine an den herkömmlichen Diagnosengruppen orientierte Gliederung.

1. Die sogenannte Psychochirurgie

Die sogenannte Psychochirurgie, ein hinsichtlich seines Indikationsbereiches und auch aus anderen Gründen durchaus umstrittenes therapeutisches Verfahren, spielt in der Behandlung endogener Psychosen zur Zeit praktisch keine Rolle. Mancherorts vorgetragene Empfehlungen, auch Kranke mit einer cyclothymen Depression in besonders gelagerten Fällen einer solchen Therapie zuzuführen, begegnet angesichts des heutigen Kenntnisstandes auf psychiatrischer und psychotherapeutischer Seite schweren und berechtigten Einwänden. Die meisten Erfahrungen liegen vor bei chronischen Zwangssyndromen und bei sexuellen Deviationen. Allerdings sind auch hier überzeugende Vergleichsuntersuchungen noch nicht durchgeführt worden, d.h., auch im Blick auf diese Indikationen ist die Diskussion noch keineswegs abgeschlossen. Sollte sich im konkreten Einzelfall einmal die Frage nach der Berechtigung eines solchen Eingriffes stellen, so darf sie erst nach einer besonders gründlichen psychiatrisch-psychotherapeutischen Abklärung durch einen kompetenten Fachvertreter entschieden werden. Zur Zeit wird lebhaft die Frage erörtert, ob allgemeine Richtlinien für die Indikation zum psychochirurgischen Eingriff formuliert werden sollen und können.

2. Die Elektrokrampftherapie (EKB)

Die Konvulsionsbehandlung wird heute stets in Kurznarkose unter dem Schutz eines Muskelrelaxans durchgeführt. Die Anwesenheit eines ausgebildeten Anaesthesisten ist obligatorisch. Bei ausreichender Dosierung des Relaxans kommt es zu einem lediglich mitigierten Krampfanfall von $^1/_2$ bis 1 min Dauer. Ausgelöst wird der generalisierte Krampf durch einen gleichgerichteten Impulsstrom mit senkrechtem Anstieg und sinusförmigem Abfall. Die Spannung liegt zwischen 60 und 130 Volt, die Stromstärke zwischen 200 und 900 mA bei einer Stromdurchflußdauer von $^1/_2$ bis 3 s. Die Elektroden werden meist bitemporal angelegt, ihre unilaterale Applikation ist offensichtlich mit geringeren psychischen Nebenwirkungen in den Stunden und allenfalls Tagen nach der Behandlung verbunden. Die Elektrokrampfbehandlung sollte tunlichst allein in einer psychiatrischen Klinik durchgeführt werden. Unter Beachtung der genannten Kautelen sind Zwischenfälle praktisch nicht zu befürchten.

Indiziert ist die Elektrokrampftherapie vor allem bei solchen cyclothym-depressiven Zustandsbildern, die auch nach mehreren Wochen auf eine thymoleptische Therapie nicht ansprechen. In der Regel genügen 3 Behandlungen im Abstand von 2 Tagen, selten einmal wird eine 2. oder gar 3. Behandlungsserie erforderlich. Vor allem bei älteren Menschen sieht man während der länger dauernden Gabe von Antidepressiva bisweilen eine nur partielle Besserung, die auf einem Niveau stagniert, das keiner vollen Remission entspricht. Hier kann mit einer EKB vielfach die drohende Chronifizierung hintangehalten werden.

Bei Psychosen aus der Schizophreniegruppe ist eine EKB nur selten indiziert. Neben der klassischen Indikation, der perniziösen Katatonie, sind hier zum einen die endogen-depressiven Verstimmungen während später Verlaufsabschnitte zu nennen und zum anderen – cum grano salis – der chronifizierende schizophrene Wahn.

Außerhalb des Formenkreises endogener Psychosen sehen wir – im Unterschied zu manchen Klinikern – keine hinreichende Legitimation für den Einsatz dieses Verfahrens.

3. Der Schlafentzug

Zu den somatischen Behandlungsverfahren cyclothymer Depressionen zählt auch ein in den letzten Jahren mit einigem Erfolg angewandtes therapeutisches Verfahren, der sogenannte Schlafentzug. Die „Therapie durch Schlafentzug" geht auf Beobachtungen zurück, die Schulte, von dem die entscheidenden Anregungen zur Durchführung gezielter Untersuchungen über die Brauchbarkeit dieses therapeutischen Hilfsmittels ausgingen, mit den folgenden Sätzen beschrieb: „Seit Jahren konnten wir immer wieder einmal beobachten, daß melancholische Kranke, wenn sie in der vorausgegangenen Nacht am Schlafen gehindert worden waren, am nächsten Morgen oder für mehrere Tage frischer und leistungsfähiger sein konnten. Erwähnt sei ein schwer melancholisch kranker Lehrer, der von seiner Phase befreit wurde, nachdem er eine ganze Nacht hindurch mit dem Fahrrad gefahren war. Hier mag die Wirkung der Muskelanstrengung noch hinzugekommen sein. Erwähnt sei eine Studienrätin, die nur dann während einer depressiven Phase den Anstrengungen einer Abiturprüfung gewachsen war, wenn sie eine ganze Nacht vorher aufgeblieben war. Schließlich sei auf einen Arzt verwiesen, der während seiner sich über 9 Monate erstreckenden Phase seiner Praxis für jeweils 2–3 Tage nur dann nachkommen konnte, wenn er sich gewaltsam, und zwar nicht nur lesend, sondern handfest arbeitend eine Nacht wachgehalten hatte".

Die zur Zeit vorliegenden Erfahrungen mit dem Schlafentzug sprechen dafür, daß auf diesem Wege zumindest für die unmittelbar folgenden Tage vielfach in der Tat eine deutliche Besserung herbeizuführen ist. Dabei ist bemerkenswert, daß die cyclothymen Depressionen wesentlich zuverlässiger auf den Schlafentzug ansprechen als die depressiven Neurosen. In manchen Fällen gelingt es, eine bislang therapeutisch unbeeinflußbare cyclothyme Erkrankung „aufzulockern", um sie einer erneut einsetzenden Pharmakotherapie zugänglich zu machen. Grundsätzlich wird man sich wohl kaum auf den Schlafentzug als alleiniges Therapieverfahren stützen, seine Kombination mit tricyklischen oder tetracyklischen Antidepressiva kann aber offenbar die Quote der Heilerfolge insgesamt erhöhen.

4. Antidepressiva oder Thymoleptica

Die Domäne der Therapie mit Antidepressiva ist naturgemäß die cyclothyme Depression. Man kann davon ausgehen, daß in ca. 60–80% der Fälle die Behandlung erfolgreich ist. Als Grundregel gilt, daß – im Unterschied zu den Neuroleptica – stets mit der vermutlichen Höchstdosis begonnen werden sollte, d.h., eine sogenannte einschleichende Behandlung verzögert nicht nur unnötig den Wirkungseintritt, sie kann auch die Gefahr einer Chronifizierung des Leidens, insbesondere bei Kranken im höheren Lebensalter, bedeuten.

Zu den Antidepressiva im weiteren Sinne zählen die tricyklischen und tetracyklischen Antidepressiva, die Monoaminooxydasehemmer und die Lithiumsalze.

Sowohl die tricyklischen als auch die tetracyklischen Antidepressiva leiten sich vom Imipramin ab, die zur Zeit im Handel befindlichen Präparate müssen in einem der Therapielehrbücher nachgeschaut werden.

Die Wahl der Medikamente orientiert sich naturgemäß an der individuellen Ausgestaltung des Krankheitsbildes. Von vielen Autoren wird Wert darauf gelegt, den Einsatz eines bestimmten Antidepressivums vom Prävalieren sogenannter Zielsymptome abhängig zu machen. Freyhan hatte seinerzeit die durch ein Psychopharmakon besonders günstig zu beeinflussenden psychopathologischen Symptome „target symptoms" genannt. Von dem Schweizer Psychiater Kielholz wurden speziell im Blick auf die Pharmakotherapie der Depressionen drei Zielsymptome voneinander abgegrenzt: Die ängstlich-psychomotorische Erregtheit, die vitaldepressive Verstimmung und die psychomotorische Gehemmtheit. Dem erstgenannten Zielsymptom ordnete er Substanzen vom Amitryptilintyp zu, dem zweiten solche vom Imipramintyp und dem dritten Präparate vom Desimipramintyp.

Es fällt dem Kliniker schwer, sich von der praktischen Relevanz derartiger Versuche einer Parallelisierung von psychopathologischem Syndrom und Typ eines Pharmakons zu überzeugen. Wichtiger als die starre Orientierung an einem Schema ist sicherlich, daß der Therapeut einige der im Handel befindlichen Präparate gut kennt, sowohl hinsichtlich ihrer gewünschten als auch bezüglich ihrer nicht gewünschten Wirkungen.

Besondere Sorgfalt erfordert der Einsatz antidepressiv wirksamer Substanzen bei älteren Patienten. Hier wird die Behandlung meist zweigleisig sein insofern, als eine erforderliche kardiale Therapie in den Händen des Internisten bleibt, während der Psychiater sich bezüglich Präparat und Dosishöhe mit dem Internisten absprechen muß.

Gelegentlich wird es, insbesondere bei stark agitierten depressiv Kranken, erforderlich, ein Antidepressivum entweder mit einem Tranquilizer oder mit einem milden Neurolepticum zu kombinieren.

Antidepressiva werden auch mit Erfolg bei depressiven schizophrenen Psychosen eingesetzt. Vor allem in späten Verlaufsabschnitten dominiert bei den Erkrankungen der Schizophreniegruppe nicht selten einmal eine stilrein cyclothym anmutende Verstimmung, die dann eine primär thymoleptische Therapie verlangt. Es empfiehlt sich jedoch bei Kenntnis der Vorgeschichte eine sogeannnte Zweizügeltherapie, d.h., man sollte zwar das Schwergewicht auf die antidepressive Behandlung legen, daneben aber ein potentes Neurolepticum in niederer Dosierung hinzufügen.

Nachdem die Monoaminooxydasehemmer über lange Zeit in der Therapie keine Rolle mehr spielten, darf gegenwärtig ihr vorsichtiger und gezielter Einsatz durchaus wieder empfohlen werden. Wichtig ist, daß bei der Verordnung von Monoaminooxydasehemmern vor und nach tricyklischen Antidepressiva stets eine medikamentenfreie Periode von mindestens 14 Tagen eingehalten werden muß.

Noch in der Phase oder spätestens nach ihrem Ausklingen ist die Frage einer medikamentösen Prophylaxe zu prüfen. Eine solche ist zur Zeit mit den Lithiumsalzen möglich. Mehrere von ihnen sind im Handel, über Einzelheiten ihrer Anwendung und die Unterschiede zwischen den Präparaten berichtet die Fachliteratur. Mit Hilfe einer konsequent durchgeführten Lithiumprophylaxe, die vor allem über längere Zeit einen ausreichenden Serumlithiumspiegel garantiert, läßt sich in einem hohen Prozentsatz der redizivierenden cyclothymen Depressionen ein erstaunlicher Erfolg erzielen. Die Phasen zeigen zunächst geringere Intensität, werden seltener und fallen schließlich ganz aus. Die Lithiumsalze sind insbesondere bei bipolaren Verläufen indiziert. Wichtig ist eine erklärende Betreuung des Patienten hinsichtlich der Begleiterscheinungen. Wegen der rasch zunehmenden Zahl von Patienten, die zur Prophylaxe cyclothymer Phasen auf Lithiumsalze eingestellt werden, muß darauf hingewiesen werden, daß abgesehen von der Lithiumintoxikation ein Absetzen der Lithiumprophylaxe aus Gründen sonstiger Nebenwirkungen oder auch wegen anderer Erkrankungen nicht sorgfältig genug abgewogen werden kann. Der Nichtpsychiater neigt oft dazu, den Stellenwert der cyclothymen Depression als reale Krankheit gegenüber somatischen Störungen zu unterschätzen. So kann es zu Fehleinschätzungen der individuellen und sozialen Auswirkungen einer Cyclothymie, einschließlich des Suicidrisikos, gegenüber vergleichsweise harmlosen Nebenerscheinungen kommen. Vor allem dann, wenn sich bei längerer Lithiumapplikation noch immer kein prophylaktischer Effekt zeigt, ist zu bedenken, daß ein Absetzen der Lithiumbehandlung nicht nur den Verzicht auf die Chance einer Prophylaxe bedeutet, sondern dem cyclothym Depressiven ein letztes Stück Hoffnung nehmen kann.

Bei mehrphasischen, monopolar verlaufenden ebenso wie zirkulär verlaufenden Cyclothymien sollte immer die Einstellung auf Lithium versucht werden. Während bei Menschen des jüngeren und mittleren Lebensalters ein Spiegel von 0,8 bis 1,2 mval/l angestrebt werden sollte, wird man sich wegen der größeren Gefahr von Nebenwirkungen im Alter mit einem solchen von 0,6 mval/l begnügen. Es hat sich uns bewährt, nach erfolgter Einstellung ein Lithiumtagesprofil anzufertigen, wobei 4–6 Werte in einem Zeitraum von 24 Std ermittelt werden. Sämtliche Antidepressiva zeigen Nebenwirkungen unterschiedlicher Intensität, die mit ihrem klinischen Effekt eng verbunden sind und deren Auftreten bis zu einem gewissen Grade eine conditio sine qua non des Therapieerfolges ist. An Begleiteffekten sind in erster Linie zu nennen Müdigkeit und Kreislaufstörungen im Sinne der orthostatischen Dysregulation, gelegentlich auch innere Unruhe und Excitation. Daneben kommt es zu vegetativen Irritationsphänomenen wie Schwitzen, Mundtrockenheit, Tachykardie, Obstipation, Miktions- und Akkommodationsstörungen. Seltene, aber gefährliche Komplikationen sind die besonders bei alten Menschen auftretenden Delirien sowie die Harnsperre und der paralytische Ileus. Bei allen tricyklischen Pharmaka muß man an die folgenden möglichen Komplikationen denken: Agranulozytose, die sich in der 4.–10. Behandlungswoche manifestiert, intrahepatische Cholostase und Exantheme, die als allergische Phänomene in der 2.–4. Behandlungswoche auftreten und gewöhnlich zum Absetzen der Therapie zwingen; schwere Kollapszustände, Störungen des Zuckerstoffwechsels bei Diabetikern, epileptische Anfälle, Fotosensibilisierung und im Zusammenhang damit Pigmentveränderung an Haut und brechenden Medien des Auges. Beim Glaukom sind die Antidepressiva mit ihrer anticholinergischen Wirkung kontraindiziert. Endokrine Störungen wie Libido- und Potenzanomalien, Gynäkomastie bei Männern, Amenorrhoe und Galaktorrhoe bei Frauen sowie Gewichtszunahme erfordern unter Umständen die Substitution eines Hormondefizits. Vor allem im höheren Lebensalter und beim Vorliegen von Herz- und Kreislauferkrankungen sieht man bisweilen Thrombosen und Thrombembolien. Sie treten vor allem bei bettlägerigen Patienten auf. Wie bei allen Drogen muß man auch bei den Antidepressiva in der Schwangerschaft, zumal im ersten Trimenon, mit der Möglichkeit embryotoxischer Schäden rechnen. In diesen Fällen kann eine lege artis durchgeführte Heilkrampfbehandlung gefahrloser sein.

Bei den Lithiumseiteneffekten ist zwischen initialen Nebenwirkungen, die in der ersten Einstellungsphase, und Nebenwirkungen zu unterscheiden, die bei konstanter Dosis und meist nach Wochen und Monaten auftreten. Initiale Nebenwirkungen sind vor allem Übelkeit, Völlegefühl, Brechreiz und Durchfälle, ferner ein feinschlägiger Handtremor, Muskelschwäche, Durst und Polyurie. Sie verschwinden meist im Laufe der folgenden Wochen. Gerade der Handtremor kann allerdings manchmal in lästiger Weise langfristig fortbestehen, ohne daß es eine medikamentöse Möglichkeit zu seiner Beseitigung gäbe. Als Spätnebenwirkungen können vor allem eine Gewichtszunahme, dann ebenfalls Durchfälle und Polyurie sowie der erwähnte Tremor auftreten, manchmal auch dermatologische Erscheinungen und Strumen. Alle diese Störungen sind letztlich harmlos wie auch das öfter zu beobachtende Verschwinden der T-Zacke im EKG. Beim Auftreten von Intoxikationserscheinungen müssen sofort der Serumspiegel bestimmt und die Lithiumapplikation unterbrochen werden. Die Intoxikation läuft meist langsam über Übelkeit, Erbrechen, Müdigkeit, grobschlägigen Tremor, Durchfälle und Dysarthrie an und führt auf ihrem Höhepunkt zu Bewußtseinstrübung, Muskelhypotonie, faszikulären Zuckungen und über Streckkrämpfe ins Koma. Sie beginnt in der Regel bei Serumwerten über 2 mval/l und tritt allgemein dann auf, wenn mehr Lithium zugeführt wurde, als die Nieren ausscheiden können. Spezifische Gegenmaßnahmen gibt es nicht, die Behandlung der vollen Vergiftung erfolgt nach denselben Grundsätzen wie bei der Schlafmittelvergiftung. Insgesamt sind Lithiumintoxikationen freilich selten und gehen entweder auf eine willkürlich erhöhte Lithiumdosierung, auf eine plötzliche Umstellung auf eine salzarme Diät oder auf eine ungenügende Nierenfunktion zurück. An ernsthaften somatischen Kontraindikationen sind eigentlich nur Herzmuskelschäden, Nierenfunktionsstörungen und kochsalzarme Diät zu nennen. Um in dieser Hinsicht nichts zu übersehen, empfehlen sich vor Beginn der Lithiumbehandlung entsprechende Untersuchungen. Es gibt jedoch auch psychische Kontraindikationen als solche, die in der Persönlichkeit des Patienten begründet liegen. Sie sind freilich, wie auch die somatischen, letztlich relativ. Hier wären in erster Linie ein gewisser Mangel an Intelligenz und eine daraus resultierende voraussichtliche Unzuverlässigkeit der Lithiumeinnahme zu nennen.

Neben den genannten Nebenwirkungen ist noch auf die psychopathologischen Seiteneffekte der Lithiumtherapie einzugehen. Sie bestehen initial, d.h. während der ersten Wochen und Monate in einem Gefühl der Indifferenz und Gleichgültigkeit, das von manchen Kranken als Lethargie und Apathie geklagt wird. Dieser initiale Lithiumeffekt wird in gleicher Weise auch bei gesunden Versuchspersonen gesehen und entspricht wohl der Eigenwirkung der Substanz unabhängig von der jeweiligen psychischen Ausgangslage. Später beobachtet man nicht selten eine gewisse Nivellierung der Persönlichkeit und eine Entprofilierung jener Charakterstruktur, die als Typus melancholicus bei den monopolar depressiv verlaufenden Cyclothymien vielfach das Wesen des Patienten kennzeichnet. In einigen Fällen werden die skizzierten psychopathologischen Seiteneffekte einer Lithiumtherapie als so unangenehm erlebt, daß die Behandlung abgebrochen werden muß, meist aber besteht dazu kein Grund.

5. Neuroleptica

Der Begriff des Neurolepticums war bis vor kurzem an den Nachweis seiner extrapyramidalmotorischen Wirksamkeit gebunden. Neuere Befunde haben zu einer Revision dieses Neurolepticabegriffes gezwungen. Heute werden all solche Substanzen als Neuroleptica bezeichnet, die eine dämpfende Wirkung auf psychomotorische Erregtheit und aggressives Verhalten zeigen, die affektive Spannungen lösen, psychotische Trugwahrnehmungen, psychotisches Wahndenken, katatone Verhaltensstörungen und schizophrene Ichstörungen beeinflussen.

Die Einteilung der Neuroleptica orientiert sich an der Strukturchemie. Man unterscheidet tricyklische Neuroleptica, Butyrophenon-Derivate und strukturverwandte Neuroleptica, Rauwolfia-Alkaloide und andere Indolderivate sowie übrige Neuroleptica. Bezüglich der Einzelheiten muß auch hier auf die gängigen Lehrbücher verwiesen werden. Neuroleptica, d.h. insbesondere stark wirksame wie solche mit einer Piperacinyl-Seitenkette sollten möglichst niedrig dosiert werden. Das gilt auch für die Butyrophenonpräparate und die ihnen strukturverwandten Substanzen.

Auch hier kann sich der Kliniker nur schwer von der Berechtigung einer heute vielfach vorgetragenen Forderung überzeugen, die Behandlung einer Psychose der Schizophreniegruppe etwa mit extrem hohen Dosen zu beginnen. Zweckmäßiger erscheint es, mit niederen Dosen zu beginnen, um diese langsam bis zum gewünschten Wirkungseintritt zu steigern. Ein solches Vorgehen ist einmal deswegen gerechtfertigt, weil ein besonderer Typ der noch zu erörternden Nebenwirkungen offensichtlich abhängig ist von der Gesamtmenge der zugeführten Neuroleptica und weil zum anderen die initiale Gabe eines Antiparkinsonmittels bei diesem Vorgehen unnötig wird. Gerade die Kombination mit Antiparkinsonmitteln erscheint aber auf der einen Seite dazu angetan, die Ausbildung des erwähnten Typs späterer Nebenwirkungen zu begünstigen, zum anderen entwickelt sich nicht selten einmal bei langjährig Behandelten eine Akinetonabhängigkeit, die in die Sucht münden kann.

Zu den geläufigen Nebenwirkungen zählen die in den ersten Stunden oder allenfalls Tagen auftretenden akuten Dyskinesien, die auf die Gabe eines Antiparkinsonmittels gut ansprechen. Nach einer mehrwöchigen Behandlung kann es zur Entwicklung eines typischen Parkinsonsyndroms kommen, das zwar schließlich spontan remittiert, auf Antiparkinsonmittel aber wesentlich weniger gut anspricht. Schließlich kennen wir die nach Jahren und Jahrzehnten auftretenden späten Hyperkinesen, die sich vor allem im oralen und abdominellen Bereich manifestieren.

Der Einsatz mittelfristig und langfristig wirkender Depotneuroleptica erfolgt unter den gleichen Kautelen wie die Gabe der kurzzeitig wirkenden. Stets ist jedoch zu prüfen, ob eine Fortführung der Behandlung in der ursprünglichen Dosishöhe erforderlich ist.

Die Möglichkeiten einer neuroleptischen Behandlung von Psychosen der Schizophreniegruppe werden in aller Regel überschätzt. Sie sind insbesondere nicht zu trennen von anderen Maßnahmen, die der Rehabilitation ebenso dienen wie der Prophylaxe. Gerade die nachgehende Betreuung chronisch schizophren Kranker stellt vor besonders große praktische Probleme. Zweierlei ist bei allen Überlegungen stets zu bedenken. Auf der einen Seite sind unverändert keine Kriterien zu nennen, aus denen der vermutlich weitere Spontanverlauf der schizophrenen Psychose mit hinreichender Sicherheit erschlossen werden könnte, zum anderen gibt es keine Erscheinungsweise schizophrenen Krankseins, die nicht auch spontan komplett remittieren könnte. Diese Feststellungen relativieren zum einen die grundsätzliche Bedeutung der Vielzahl theoretischer Ansätze zu einzelnen Rehabilitationsprogrammen, zum anderen begründen sie eine solide Skepsis gegenüber den Erfolgsstatistiken der verschiedenen Behandlungsstrategien.

Im Zentrum der somatotherapeutischen Nachsorge stehen heute die neuroleptischen Depotpräparate, die parenteral zu applizierenden ebenso wie die oralen. Sie garantieren eine neuroleptische Wirkung über 24 Std bis hin zu 3 Wochen, Einzelheiten über den Umgang mit ihnen vermittelt das Fachschrifttum. Als Grundregel sollte aber gelten, daß die Indikation für eine neuroleptische Dauermedikation besonders streng zu prüfen ist. Die Gefahren der langfristigen Gaben potenter Neuroleptica zwingen dazu, durch eine gelegentliche Dosisreduktion oder gar ein Absetzen die Notwendigkeit einer Fortführung der Therapie immer wieder zu prüfen. Zweifellos werden die Medikamente sowohl zu häufig als auch vielfach zu lange gegeben. Offensichtlich unsinnig aber ist es, eine frische Erkrankung oder eine akute Remanifestation von Anfang an mit einem Depotneurolepticum zu behandeln.

Die soziotherapeutisch orientierte Nachsorge – eine eigentliche Psychotherapie kommt schon aus äußeren Gründen allenfalls für eine verschwindende Minderheit der Kranken in Betracht – zielt im wesentlichen auf die Verhinderung einer Ausbildung sekundärer oder indirekter Krankheitsfolgen, auf eine optimale Reintegration bei fortbestehender Behinderung oder auf deren partielle bzw. gänzliche Auflösung. Das Prinzip besteht in der Einübung bzw. in dem Wiedererlernen jener Daseinstechniken und Verhaltensstile sowie Einstellungen, die die Übernahme sozialer, aber auch primärer Rollen ermöglichen. Dabei sollte sich dieser Lernvorgang unter schützenden Bedingungen abspielen, die eine schrittweise Steigerung der Belastungen und Anforderungen an den Kranken erlauben. Derartige Rehabilitationsprogramme, deren Einzelheiten dem umfänglichen Fachschrifttum entnommen werden müssen, umfassen das Psychiatrische Krankenhaus, flankierende Einrichtungen wie Tageskliniken, Nachtkliniken, Wohnheime, Beratungsstätten und Patientenclubs. Ohne eine enge Zusammenarbeit mit der Familie, den Arbeitskollegen und den verschiedenen Behörden, die in vielen Fällen zweckmäßigerweise von einem Sozialarbeiter geleistet wird, bleiben derartige Bemühungen erfolglos.

Eine feste zeitliche Begrenzung der Phase der Nachsorge kann es nicht geben, nur in einzelnen

Fällen wird man mit Fortschreiten der rehabilitativen Bemühungen und mit gelungener Wiedereingliederung derjenigen Kranken, die keiner Dauertherapie mit Depotneuroleptica bedürfen, auf Nachuntersuchungen allmählich verzichten können.

Komplikationen während dieses Therapieabschnitts können vielseitiger Natur sein, krankheitsimmanente Faktoren interferieren dabei mit soziopsychologischen und pharmakotherapeutischen. Die im folgenden vorgenommene gesonderte Darstellung einiger typischer Gefahren hat gerade dieses Ineinanderwirken der verschiedenen Momente zu berücksichtigen und bedeutet insofern eine künstliche Trennung.

Zunächst sind einige häufige Verlaufsformen zu nennen. Stets ist mit der Möglichkeit einer Neubzw. Wiedererkrankung zu rechnen. Nur ein Teil der schizophrenen Psychosen verläuft in abgrenzbaren Schüben, wobei eine große Zahl von Schüben vielfach – aber nicht notwendig – die weitere Prognose insofern trübt, als sie auf der einen Seite den Reintegrationsprozeß immer wieder unterbricht, auf der anderen Seite die Wahrscheinlichkeit der Entwicklung einer langdauernden oder gar persistierenden psychischen Behinderung erhöht. Wovon ein derart ungünstiger Verlauf abhängt, ist zur Zeit nicht sicher zu sagen, zweifellos nicht allein und wohl auch nicht in erster Linie vom psychopathologischen Syndrom. Der vielfach behaupteten Beziehung zwischen dem Typ schizophrenen Krankseins und der Streckenprognose – relativ günstiger Verlauf bei katatonen, ungünstiger bei hebephrenen Bildern – kommt durchaus nicht die Bedeutung eines Gesetzes zu. Schizophrene Residualsyndrome als langdauernde oder überdauernde psychopathologische Syndrome begegnen uns in vielerlei Gestalt. Eine eigenständige Defekttypologie – der Begriff Defekt wird immer noch trotz berechtigter Bedenken gegen seine Verwendung gelegentlich synonym mit demjenigen des Residualsyndroms benutzt – ist wenig sinnvoll, zumal er die unrichtige Annahme eines autonomen, umweltunabhängigen Charakters schizophrener Verläufe fördert. Schwerwiegende, d.h. sozial massiv störende oder stark behindernde Residualsyndrome – solche mit einer verbindlich schizophrenen Symptomatik ebenso wie die genannten uncharakteristischen Defizienzverfassungen – verlangen eine Langzeit- bzw. Dauerhospitalisierung des Patienten. Eine entsprechende Entscheidung wird stets auf dem Hintergrund der besonderen Lebensbedingungen des Kranken zu treffen sein unter kritischer Abwägung derjenigen Fakten und Gegebenheiten des sozialen Umfeldes, die geeignet sind, die bestehende Behinderung zu kompensieren bzw. in ihren negativen Auswirkungen auszugleichen. Auch nach Ausbildung eines Residualsyndroms aber kann es jederzeit erneut zu einer Exazerbation der Symptomatik kommen, die dann wiederum eine ambulante oder stationäre Behandlung erzwingt.

Zu den besonderen Problemen während der Nachsorge gehören jene Verlaufsmodifikationen, die uns als plötzliche Rhythmisierungsphänomene begegnen. Am relativ häufigsten sieht man phasische Schwankungen der Stimmung und des Antriebs – oft in Verbindung mit vielgestaltigen Leibgefühlsstörungen –, die seltener kurzwellig verlaufen und zu Stunden oder allenfalls Tage andauernden Verstimmungen und Zuständen der Apathie und der Erlebnisleere führen. Häufiger ziehen sie sich über Wochen oder Monate oder gar Jahre hin. Sie haben nicht nur gewichtige soziale Konsequenzen, die bisweilen während dieser Verlaufsstrecken aufbrechenden Suicidimpulse verlangen darüber hinaus gelegentlich eine erneute Hospitalisierung.

Spezielle Komplikationen können sich aus der Langzeittherapie mit Neuroleptica ergeben. Neben den erwähnten kurz- und längerfristig auftretenden extrapyramidalmotorischen Seiteneffekten sind besondere psychopathologische Syndrome zu nennen. Sie gleichen weitgehend den erwähnten Defizienzverfassungen, treten aber im Unterschied zu den relativ autochthonen postpsychotischen nach Absetzen des Neurolepticums wieder zurück. Sie verdeutlichen erneut die Notwendigkeit, immer wieder zu prüfen, ob eine Fortführung der medikamentösen Behandlung gerechtfertigt ist. Bisweilen einmal wird man geneigt sein, ein gelegentliches Rezidivieren der Psychose in Kauf zu nehmen statt einer Stabilisierung des Befindens auf einem Niveau, das den Kranken zu jeder sinnvollen und befriedigenden Tätigkeit unfähig macht.

Schließlich ist auf die Vielzahl der Komplikationen hinzuweisen, die sich aus einer Verbiegung, Abwandlung und gegebenenfalls Destruktion sozialer Beziehungen ergeben, wobei zwischen Behinderung einerseits und Verhalten der Mitwelt andererseits eine Wechselwirkung besteht. Vor allem von soziologischer, aber auch von sozialpsychiatrischer Seite ist auf die Besonderheiten einer „psychotischen Karriere“ hingewiesen worden, die auf dem Hintergrund eines Verständnisses schizophrener Psychosen als abweichendes Verhalten in ihren Bedingungen und Facetten überzeugend interpretiert werden kann. Die Kenntnis dieser Untersuchungen und Überlegungen ist unerläßlich, will man diejenigen Fakten gebührend berücksichtigen, die einen schizophrenen Verlauf nach Art einer „schizophrenen Karriere“ verfestigen bzw. ihn gegebenenfalls unterbrechen und korrigieren.

6. Tranquilizer

Tranquilizer zeichnen sich in ihrer Wirkung dadurch aus, daß sie auf der einen Seite angstlösend und auf der anderen Seite dämpfend wirken. Die einzelnen Präparate unterscheiden sich hinsichtlich des Prävalierens einer dieser Wirkungsqualitäten. Während Neuroleptica neben anderen auch diese Wirkungsqualitäten aufweisen, zeigen Tranquilizer keinen neuroleptischen Effekt.

Die Tranquilizer werden in 4 Hauptgruppen eingeteilt, umfassend die Karbaminsäure-Derivate, die Diphenylmethan-Derivate, die Benzodiazepin-Derivate sowie die tri- und tetracyklischen Tranquilizer. Bezüglich der Einzelheiten muß auch hier auf das Fachschrifttum verwiesen werden.

Aufgrund der Tatsache, daß den Tranquilizern neben den genannten Wirkungsqualitäten noch eine muskelrelaxierende sowie eine antikonvulsive Wirkung zukommt, besitzen sie einen außerordentlich weiten Indikationsbereich. Dieser wird allerdings nicht durch die unseres Erachtens unvertretbare Empfehlung, potente Neuroleptica in niederer Dosierung als Tranquilizer einzusetzen, bereichert.

Aus dem genannten Wirkungsprofil ergeben sich die Indikationen der Tranquilizer. Sie werden danach in erster Linie bei psychogenen Krankheitsbildern eingesetzt, d.h., sie haben ihren Hauptindikationsbereich dort, wo der Schwerpunkt der Behandlung auf psychotherapeutischen Verfahren liegen sollte. Wenn sie bei derartigen Störungen vielfach gleichsam als Notbehelf eingesetzt werden, so rechtfertigt ein solcher Einsatz nicht ihre globale Abwertung, während auf der anderen Seite die Überschätzung ihrer Wirkungsmöglichkeiten ebenso gefährlich ist.

Tranquilizer sollten nach Möglichkeit nicht über längere Zeiträume hinweg gegeben werden. Es ist dann mit der Entwicklung einer pathologischen Toleranz zu rechnen und einer daraus resultierenden Tendenz zum Mißbrauch bis hin zur süchtigen Abhängigkeit.

Zu den häufigsten Nebenwirkungen zählen allgemeine Apathie mit einer Verlangsamung aller motorischen Abläufe und einer muskulären Schwäche. Daneben kann es zu Doppelbildern, Artikulationsstörungen, Schwindelzuständen und Übelkeit kommen. Chronische Intoxikationen bieten das Bild eines organischen Psychosyndroms unterschiedlichen Ausprägungsgrades.

Als absolute Kontraindikation gelten Myasthenia gravis und Ataxie. Zurückhaltung im Einsatz der Tranquilizer ist jedoch auch geboten bei Patienten, die zum Alkohol- oder Drogenmißbrauch neigen. Schließlich ist zu beachten, daß aus den genannten Nebenwirkungen Gefahren sowohl am Arbeitsplatz als auch bei der Teilnahme am Straßenverkehr resultieren können.

Anhang: Erkrankungen im Umfeld depressiver Psychosen

1. Die Untergrunddepression

Die Ausführungen in diesem Anhang sollen zu einer vertieften Auseinandersetzung mit speziellen Problemen anregen, die vorwiegend den psychiatrisch Erfahrenen angehen.

Absatz 4 dürfte jedoch auch für den kritisch mitdenkenden Anfänger von Nutzen sein, zumal sich schon der Tages-Journalismus als terrible simplificateur der Frage der situagenen Verursachung endogener Psychosen bemächtigt hat und in fataler Weise, mitunter nicht ohne falschen politischen Zungenschlag, programmatisch „Sozial-Psychiatrie" gegen „Schul-Psychiatrie" ausspielt und damit künstlich Gräben aufreißt, wo gar keine Polarisierung von der Sache her notwendig wäre.

Die von K. Schneider so genannten Untergrunddepressionen sind im allgemeinen noch viel zu wenig bekannt. Es sind „Stimmungsschwankungen des normalen und psychopathischen Lebens", die unser Interesse ganz besonders deshalb erwecken, weil sie ohne alles Reaktive als rein endothyme Schwankungen des „nicht erlebten und nicht erlebbaren" Untergrunds der Gestimmtheit in Erscheinung treten. Auch wenn man von der Natur dieses „Untergrunds" im einzelnen noch nichts weiß, muß man seine Verankerung in der biologischen Sphäre, in der „Tiefenperson", annehmen.

Etwas völlig anderes sind die rein erlebnisreaktiven seelischen Verstimmungs- und Depressionszustände, die bei der Besprechung der abnormen Erlebnisreaktionen ausführlich behandelt werden, und von denen außerdem vergleichsweise in dem Abschnitt über das Wesen der endogenen Psychosen die Rede ist. Auch hier müssen sie des Vergleichs wegen erwähnt werden.

Die erlebnisreaktiven Depressionen würde man am besten „psychogene", d.h. seelisch entstandene und festgehaltene Depressionen nennen, wenn nicht leider völlig entgegen dem Wortsinn und der ursprünglichen Bedeutung dieser ausgezeichnete Ausdruck „psychogen" zu Unrecht nahezu gleichbedeutend mit „hysterisch" oder gar „betrügerisch" im Sinne der Simulation gebraucht würde. „Das ist nur psychogen" ist in der ärztlichen Alltagssprache bedauerlicherweise zu einem abwertenden Urteil geworden. Die beliebte „psychogene Überlagerung" eines organischen Befundes ist eine etwas duldsamere Ausdrucksweise für das, was eigentlich gemeint ist, nämlich eine wehleidige oder tendenziöse Übertreibung oder bewußter Schwindel oder vorsätzliche Täuschung. „Neurotisch" klingt noch um einige Tönungen feiner, obgleich auch dieser Ausdruck da und dort als medizinisches Schimpfwort gebraucht wird.

Was eine Untergrunddepression ist, kennen sehr viele Menschen aus eigener Erfahrung. „Freisteigend" nennt man derartige Verstimmungen deshalb, weil ihnen kein Anlaß zugrunde liegt. Vom normalen leichten, grundlosen Schwanken der Stimmung bis zu sehr erheblichen Ausschlägen, unter welchen die Betroffenen deutlich leiden, gibt es alle möglichen Grade von Tiefe und Dauer. Bei Kindern sagt man wohl: Du bist heute mit dem linken Fuß aus dem Bett gestiegen! Die Verstimmtheit kann alle Tönungen von der Freudlosigkeit, müden Unansprechbarkeit oder mißmutigen oder gereizten Dysphorie bis zur ausgesprochen melancholischen grundlosen Traurigkeit aufweisen. Sie kann sehr erhebliche Schweregrade erreichen. In ihrem Erscheinungsbild ist sie z.B. nicht zu unterscheiden von jenen depressiven Verstimmungen, die manche Frauen prämenstruell befallen. Man kann sie erscheinungsbildlich auch nicht von ganz kurzen, leichten endogen depressiven Phasen unterscheiden, weil sie wie diese psychologisch grundlos kommen und auch psychopathologisch keine bezeichnenden Unterscheidungsmerkmale erkennen lassen. Sie können mitunter nur Stunden oder einen Tag, aber auch sehr viel länger dauern. Ist eine solche Untergrunddepression vorhanden, so ist begreiflicherweise auch die Reagibilität auf aktuelle Widrigkeiten des Alltags verstärkt. Ebenso kann ein gestörter Untergrund Anlaß dazu geben, schon überwundenen Kummer, beiseite gelegte unangenehme Erlebnisse aufs neue wirksam werden zu lassen. Der Umschlag in eine „manische" Gehobenheit gehört nicht zum Bild der Untergrunddepression. Kommt dies vor, dann sprechen wir von den Schwankungen eines bipolaren cyclothymen Temperaments (das konstitutionelle „himmelhoch jauchzend, zu Tode betrübt") und können diese nur sehr schwer, manchmal auch gar nicht, von flachwelligen Phasen eines echten manisch-depressiven Irreseins unterscheiden.

K. Schneider hebt als Unterscheidungsmerkmal zwischen dem Untergründigen und dem Endogenen der cyclothymen Psychose hervor, daß das wichtigste Kriterium das „Herausgeraten" aus einer Untergrunddepression sei.

Ein freudiges Ereignis, das Beanspruchtwerden von einer Aufgabe, eine Unterbrechung des Gewohnten durch eine Reise, aber auch schon ein

Stimulans in Form von Kaffee oder Alkohol, bei manchen Menschen auch das Hören von Musik u. dgl. kann sehr rasch aus einer solchen Untergrunddepression herausführen, was eben bei einer echten endogen-depressiven Phase nicht möglich ist. Untergrunddepressive sind deshalb nicht ganz selten in Gefahr, sich an Alkohol oder ein medikamentöses Stimulans zu gewöhnen. Dagegen gehört umgekehrt insbesondere Alkoholmißbrauch zur Erleichterung von Verstimmungen bei endogen-depressiven Psychosen zu den großen Seltenheiten, weil erfahrungsgemäß in endogenen Phasen die erhoffte Befreiung ausbleibt und wohl auch der Persönlichkeitstyp bei cyclothymen Depressionen sich im allgemeinen von dem der psychopathischen Suchtgefährdeten erheblich unterscheidet.

2. Die depressiven Hintergrundreaktionen

Von der Untergrunddepression des normalen Lebens (mit den fließenden Übergängen zum seelisch Abnormen, Psychopathischen, wenn die Schwankungen eben besonders intensiv oder lang anhaltend sind) sind die depressiven Hintergrundreaktionen zu unterscheiden. Während der Untergrund selbst nicht erlebbar ist – es können nur die von ihm getragenen Gestimmtheiten und Reaktionsweisen erlebt werden –, ist dies beim Hintergrund anders. K. Schneider versteht darunter depressive Verstimmtheiten auf dem Hintergrund einer erlebten seelischen oder körperlichen Beeinträchtigung, welche gleichsam den Boden für jene abgibt. So wäre auf körperlichem Gebiet z.B. an eine Migräne zu denken, an das Prämenstrum oder an einen Folgezustand nach Hirntrauma, nach einem epileptischen Anfall oder an ein Erschöpfungssyndrom nach einer allgemeinen Krankheit. Auf psychischem Gebiet könnte einen solchen Hintergrund eine zurückliegende reaktive seelische Verstimmung bilden, die bereits überwunden ist und keine unerledigten Konflikte mehr bietet, die aber doch den Boden für eine noch eine Zeitlang nachwirkende erhöhte Verstimmbarkeit bereitet hat, auch wenn der neue Anlaß thematisch nicht das geringste mit dem zu tun hat, was gewesen war. Man ärgert sich dann wohl hinterher über sich selbst, daß man das neue Ereignis viel schwerer genommen hat, als es dies wert war; aber das geschah zweifellos nur deshalb, weil der körperlich oder seelisch erlebte Hintergrund bereits vorher beeinträchtigt war.

Weiter ist über die (endo-reaktiven) Dysthymien und die vitalisierten Depressionen zu berichten.

3. Die endo-reaktiven Dysthymien. Typologie. Prämorbide Persönlichkeiten. Familiäre Belastung

Verschiedene Forscher, die sich besonders mit Depressionszuständen beschäftigt haben (so unter anderen Hutter, W. Schulte, Mauz, Ruffin, Delgado, Kolle, v. Baeyer, Lemke, Bürger-Prinz, Weitbrecht u.a.), stellten fest, daß es Depressionszustände gibt, die sich nicht eindeutig unter die abnormen Erlebnisreaktionen eingliedern lassen, weil sie ihrem ganzen klinischen Erscheinungsbild nach schwerer oder leibnäher als eine rein seelische psychogene Verstimmung verlaufen, die aber andererseits zweifellos nicht zu den endogenen Depressionen der manisch-depressiven Psychosen gehören. Cyclothyme Persönlichkeiten finden sich wenig in der Verwandtschaft, auch die Temperamentsstruktur der Patienten selbst ist selten cyclothym. Manien fehlen in der Vorgeschichte sowie in der Familienanamnese. Grundlose endogene Phasen, wie sie das manisch-depressive Irresein auszeichnen, sind nicht in Erfahrung zu bringen, dagegen mitunter schon einmal nach erheblicher seelischer oder auch körperlicher Überbeanspruchung vorausgegangene depressive Versagenszustände, die verhältnismäßig häufig eine hypochondrische Note aufwiesen und deren Verstimmung viel mehr als durch eine warmherzige dunkle Trauer durch eine gewisse Apathie, ein Sich-nicht-mehr-aufschwingen Können, oft mit einer deutlich morosen Note, gekennzeichnet war. Ausnahmslos fühlen sich diese Patienten ausgesprochen krank. Erhebliche vegetative Störungen sind an der Tagesordnung. Die elementaren primären tiefen Schuldgefühle und, bei religiöser Orientierung, auch die Versündigungsideen fehlen. Zustandsbilder dieser Art sahen die Autoren auf verschiedener Basis entstehen: Seelisch reaktiv waren es kaum je einmalige akute erschütternde Erlebnisse; diese brachten höchstens den Krug zum Überlaufen. Vorherrschend handelte es sich vielmehr um langdauernde Entbehrungssituationen, Einbuße von Heimat und Geborgenheit, Beruf und sozialer Eingliederung, Verlust geliebter, oft einziger Angehöriger, um unbehebbares Leid und Vermissen, das zu einer solchen Dysthymie führte. Dabei traten meist schon von Anfang an die genannten vegetativen Dysfunktionen, Störungen der Verdauung, des Kreislaufs, Kopfschmerzen, Schwindel u.dgl. mit in Erscheinung, was für Lemke geradezu zum Anlaß wurde, eine Gruppe von zweifellos teilweise hierher gehörenden Depressionen als vegetative Depressionen zu kennzeichnen. Die seelische Haltung der Patienten dabei war vorzugsweise die des vom Leben Mißhandelt- und Gekränktseins. Lebensangst, Nichtmehrkönnen und Nichtmehrwollen überwogen bei weitem die Selbstvorwürfe und mangelnde Selbstwertung. Die Verläufe waren lang hingezogen. Wir selbst sahen nie ein rasch sich einstellendes Herausgeraten, wie es bei endogen depressiven Phasen und den geschilderten Untergrunddepressionen nicht selten ist. Meistens kommt es zu einem mühsamen Sichwiederaufraffen und einem resignierten Sich-Ergeben, sehr abhängig auch von dem weiteren sozialen Schicksal, während die tiefen, endogen anmutenden Symptome, die völlig denen manisch-depressiver Melancholien gleichen können, allmählich abgebaut werden.

Aber auch von der somatischen Seite her können solche Dysthymien in Gang kommen. Wir sahen sie nach übermäßiger körperlicher Beanspruchung durch gehäufte Schwangerschaften oder Aborte, nach verzögerter Rekonvaleszenz im Gefolge von schweren Infektions- und Aufbrauchkrankheiten, nach Operationen und auch nach Dystrophien bei Heimkehrern. Hier entwickelt sich aus einem Erschöpfungssyndrom, einer echten Erschöpfungsneurasthenie heraus allmählich eine Depression, die an Tiefe und Mitsprechen des endothymen Grundes sich hinsichtlich ihres Vitalcharakters nicht von einer von vornherein endogenen unterscheidet.

Auch hier ist die Thematik oft hypochondrisch. Selbstvorwürfe sind so wenig primär wie bei den psycho-reaktiven Fällen. Sie beziehen sich allenfalls sekundär auf das tatsächliche Versagen und seine Folgen für die Familie usw. Auch hier erfolgt nie ein Umschlagen in eine Manie. Käme dies zur Beobachtung, so müßten wir sagen, daß es sich um eine somatisch ausgelöste, echte endogen-depressive Phase gehandelt hat und nicht um eine Dysthymie. Dasselbe wäre der Fall, wenn die Vorgeschichte einwandfrei das Vorliegen früherer endogener cyclothymer Phasen erkennen ließe oder wenn es später zu Phasen käme.

Für diese gesamten Dysthymien gilt, daß sie ausnahmslos mit einem sehr ausgesprochenen Krankheitsgefühl des Patienten einhergehen. Eine Einstellung zur eigenen Psychose, wie wir sie bei den Schulddepressionen des manisch-depressiven Irreseins finden, daß der Patient nämlich erklärt, er sei keineswegs krank, sondern schlecht und ein Versager oder gar Verbrecher, kennen wir hier nicht.

Besonders oft glauben wir in der Genese solcher Dysthymien beides zusammenwirken zu sehen: körperliche Schwächung mit verzögerter Rekonvaleszenz und gleichzeitige schwere seelische Dauerbelastung.

Zu diesen von uns (endo-reaktive) Dysthymien genannten Depressionszuständen ist im einzelnen noch zu sagen: Wir fanden hinsichtlich der prämorbiden Persönlichkeitsstruktur nur 7% der Dysthymien synton nach der frohen, heiter-ausgeglichenen, behäbigen Seite gegenüber 18% bei den Manisch-Depressiven und 13% bei den Rückbildungsdepressionen. Synton nach der weichen, schwerblütigen, warmherzigen Seite waren 18% der Dysthymien, während 32% von ihnen als prämorbid grundlos verstimmbar oder abnorm mißmutig reagibel geschildert wurden. Nimmt man die bipolar in der Stimmung zwischen den Polen heiter und traurig Schwingenden hinzu, so fanden wir an unserem Vergleichsmaterial unter den MDI-Kranken insgesamt etwa 44% cyclothyme Temperamente im Sinne E. Kretschmers. Psychasthenisch reizbare, empfindsame, unliebenswürdig-kontaktschwache Typen waren unter den Manisch-Depressiven 11%, unter den Dysthymen nicht weniger als 62%. Familiäre Belastung mit endogenen Depressionen trafen wir bei unseren MDI-Fällen in 36%, bei den Dysthymien nur in 6% der Probanden an. Schizophrenien fanden wir in den Familien der cyclothym Depressiven ebenso wie bei den Rückbildungsdepressionen in je 4,5%, bei den Dysthymien in 12%. Selbst Suicidversuche gemacht hatten oder schwer suizidär waren 33% der Kranken mit manisch-depressivem Irresein und 32% der Rückbildungsdepressionen gegenüber 12% der Dysthymien. Bei 21% unserer Dysthymien war eine rein somatogene, bei 30% eine psychogene Genese als gesichert anzunehmen, bei den übrigen spielten die Faktoren ineinander, ohne daß man sie mit der nötigen Sicherheit trennen bzw. abwägen konnte. Wesentlich anders war die Situation bei den cyclothymen Depressionen. Hier waren somatisch ausgelöst nur 3%, psychisch 13%.

Daß innerhalb der Symptomatologie der Dysthymien die primären Schuldgefühle fehlten und die Patienten sich ausnahmslos seelisch krank fühlten, wurde schon erwähnt. Dominierende Traurigkeit bestand beim manisch-depressiven Irresein in 45% aller Fälle, dabei vorwiegend „vitale“ im Sinne K. Schneiders. Die Rückbildungsdepressionen wiesen 38% auf und die Dysthymien die hohe Anzahl von 55%, davon etwa die Hälfte vom vitalen Typ. Bei den reaktiven Depressionen dagegen, die nicht „vitalisiert“ waren (vgl. unten), fanden wir vitale Traurigkeit nur in 3% der Fälle.

Die Angst als Leitsymptom lag bei den Dysthymien mit 24% über den 22% bei den Rückbildungsdepressionen und den 18% der Cyclothymen.

Besonders wichtig sind die hypochondrischen Symptome. Wir fanden sie bei 43% der Dysthymien, dagegen nur bei 26% der Manisch-Depressiven und 22% bei Rückbildungsdepressionen. Vegetative Störungen von sehr ausgeprägtem Grad standen bei Dysthymien mit 64% ganz beherrschend im Vordergrund. Die depressiven Reaktionen zeigten 27%, während das manisch-depressive Irresein nicht ganz 10% aufwies.

4. Die vitalisierten depressiven Reaktionen. Unterscheidung von psychoreaktiv ausgelösten endogenen Depressionen

Von den beschriebenen psycho- und somato-reaktiv in Gang gesetzten Dysthymien lassen sich klinisch sehr wichtige Typen von Depressionszuständen unterscheiden, die ebenfalls nichts mit dem manisch-depressiven Irresein zu tun haben und die wir mit Staehelin als „vitalisierte" depressive Reaktionen bezeichnen. Hier steht am Beginn eine einwandfreie abnorme depressive Erlebnisreaktion, die häufig auch recht akuter Art sein, sich aber auch schon längere Zeit rein in der seelisch-geistigen Erlebnissphäre abgespielt haben kann. Hier braucht keineswegs schon von Anfang an das Mitspielen der Leibsphäre im Sinne der vegetativen Dystonie und funktioneller Organstörungen vorhanden zu sein.

Bei einer solchen depressiven Reaktion, bei welcher innerseelische Spannungen und Triebkonflikte in ihren Wechselbezügen zur biographischen Situation vorhanden sind und bei welcher wir ferner auch häufig den „noogenen Neurosen" im Sinne Frankls oder der „existentiellen Depression", wie Häfner sie beschrieben hat, begegnen, kann nach kürzerer oder längerer Zeit bei einzelnen Patienten eine sog. „Vitalisierung" eintreten. Dies hängt unserer Erfahrung nach nicht davon ab, ob die abnorme Erlebnisreaktion oder Persönlichkeitsentwicklung in ihrem Aufbau zeitweise oder dauernd sog. neurotische Mechanismen zeigt oder nicht, wie wir es auch ablehnen, darauf eine Unterscheidung zwischen erlebnisreaktiver und neurotischer Depression aufzubauen (s. dort).

Festzuhalten ist, daß bei manchen reaktiv Depressiven vermutlich aus Gründen, die eher in der Konstitution der betreffenden Persönlichkeit als in der Thematik der depressiven Reaktion gelegen sind, immer stärker die Vitalsphäre zum Mitschwingen kommt, so daß schließlich ein Querschnittsbild zustande kommt, welches nicht von einer von Hause aus endogen-depressiven Phase unterschieden werden kann. Die Thematik, die Ängste, Schuldgefühle u.dgl. bleiben dieselben, es sei denn, sie seien, wie wir es auch bei den nichtvitalisierten depressiven Reaktionen kennen, von vornherein zur Fassade oder Stellvertretung für tiefer gelegene oder verdrängte Komplexe gewesen, die allmählich spontan oder unter psychotherapeutischer Hilfe zutage treten bzw. ihren eigentlichen Stellenwert gewinnen. Auch eine solche vitalisierte depressive Reaktion schlägt nicht in eine Manie um oder tritt hinfürder phasenhaft auf, noch dürfen bei ihr frühere Phasen dagewesen sein. Wäre dies der Fall, so würde es sich ja um eine seelisch ausgelöste echte endogen-depressive Krankheitsphase gehandelt haben.

Schließlich gehören in diesen Zusammenhang noch die vor allem von Kolle, H. Strauss, v. Baeyer, P. Matussek u.a. beschriebenen chronischen depressiven Reaktionen und Persönlichkeitsveränderungen durch die psychisch verstümmelnd wirkenden Einflüsse der KZ-Haft mit ihrer infernalischen Ungeheuerlichkeit (vgl. oben).

Das psychosomatische Problem des allmählichen „Vitalisiertwerdens" einer ursprünglich erlebnisreaktiven Depression, wie es oben entwickelt wurde, bedeutet, daß das Zustandsbild sich allmählich immer mehr dem einer endogenen Depression samt ihren körperlichen Begleiterscheinungen annähert, und daß auch eine Behebung der ursprünglich mit einer reaktiven Verstimmung beantworteten Belastungssituation nun nicht mehr imstande ist, eine merkliche seelische Entlastung herbeizuführen, vor allem nicht in der sonst üblichen Zeitspanne. Solange die Vitalisierung sich auf ihrem Tiefpunkt befindet, sind günstige Umweltfaktoren, die ein Herausgeraten wie bei den Untergrunddepressionen ermöglichen, nicht mehr wirksam. Das ist genauso wie bei den psycho- oder somatoreaktiv ausgelösten echten autochthonen endogenen Psychosen, die, wenn sie einmal erst im Laufen sind, ihren eigenen Gesetzen folgen.

Sehen wir uns die Verhältnisse bei den verschiedenen depressiven Verstimmungen noch etwas genauer an, dann unterscheiden sich die „vitalisierten" depressiven Reaktionen von einer psychisch ausgelösten echten cyclothym-depressiven Phase vornehmlich durch folgendes: Bei der vitalisierten, ursprünglich erlebnisreaktiven Depression bleibt die Thematik, der Inhalt der erlebten Enttäuschungen und Verluste für gewöhnlich bestehen. Ausnahmen gibt es eigentlich nur in zweierlei Richtung: entweder diente das aktuelle Erlebnis gewissermaßen nur als Katalysator, um eine schon lange unterschwellige Konflikt-Problematik zu aktualisieren, die bisher verdrängt oder auch bewußt vernachlässigt und abgeschoben war und die nunmehr an existentieller Wertigkeit für den betreffenden Menschen deutlich über den aktuellen Anlaß dominiert. Zweitens kann eine solche Vitalisierung nach Bereinigung der ursprünglich auslösend wirkenden Problematik oder neben ihr her sich so gut wie ausschließlich in der Vitalsphäre äußern. Wir haben dann vom diffusen sich leistungsunfähig und schwach Fühlen – einer depressio sine depressione – alle möglichen Übergänge bis zu sehr ausgeprägten, auf einzelne Organe bezogenen Beschwerdekomplexen etwa nach Art einer „Magenneurose", einer „Herzphobie" oder dergleichen mehr vor uns. Hier kann nur eine sorgfältige Prüfung des Längsschnitts der Vorgeschichte Klarheit über die Genese des Zustandes schaffen, weil wir natürlich auch echte cyclothyme Depressionen mit einer derartigen Symptomgestaltung kennen.

Bilden sich in einer Depression, die wir zunächst für eine der oben beschriebenen vitalisierten Erlebnisreaktionen gehalten haben, die ursprünglichen Inhalte der reaktiven Traurigkeit oder Gekränktheit zurück und lassen andere, an ihre Stelle tretende, bei einer genauen Analyse nicht erkennen, daß sie die eigentlich bedrängenden, existentiell wichtigen, bisher neurotisch verdrängten sind, sind sie vielmehr autochthon und haben keinen analysierbaren Sinnzusammenhang neurosenpsychologischer Art mit der Problematik der Ausgangssituation, dann ist der Verdacht begründet, daß es sich nicht um eine vitalisierte depressive Reaktion handelt, sondern um eine ausgelöste endogene autochthone Phase des manisch-depressiven Irreseins. Vollends wird dieser Argwohn bestätigt, wenn sich etwa später eine manische Schwankung einstellen sollte. Das gibt es bei der vitalisierten Reaktion so wenig wie bei den geschilderten Dysthymien.

Das Mitschwingen des endothymen, endogenen Grundes kann man sich an Hand eines groben Modells etwa so denken: es ist nicht anzunehmen, daß der traurige, hoffnungslose, angstvolle oder auch morose Affekt einer depressiven Erlebnisreaktion lediglich einen gewissermaßen stimmungsneutralen, sinnblinden Affektschlag nach Art eines „stress" ins Vegetativum bedeutet, dessen Alteration nun ihrerseits dem depressiven Krankheitsprozeß zum Ausbruch verhilft. Denken wir jetzt an die Auslösung einer echten endogen-depressiven Phase aus dem manisch-depressiven Irresein. Eine depressive reaktive Verstimmung löst bekanntermaßen nicht eine endogene Manie, sondern in relativ seltenen aber unbezweifelbaren Fällen eine endogene Depression aus. Es müssen also gleichsam korrespondierende Schaltungen vorgegeben sein, die ermöglichen, daß schwere reaktive Traurigkeit ein endogenes Depressivsein aktivieren oder nach sich ziehen kann. Wäre der Affektschlag ins Vegetativum wirklich sinnblind, dann müßte der „stress" einer schweren depressiven Reaktion genauso die somatischen Grundlagen für eine manische Phase aktivieren können. Das ist jedoch kaum je einmal eindeutig beobachtet worden. Man kommt also nicht umhin, sich Gedanken darüber zu machen, wie ein solches Inganggesetztwerden des Endogenen geschehen kann. Der Skeptiker wird einfach sagen: die ganze Frage der psychischen Auslösung endogen-depressiver Phasen ist Schwindel, das gibt es gar nicht. Es handelt sich stets nur darum, daß der Beobachter zu Unrecht den Psychologisierungstendenzen des Patienten folgt. Was hier an angeblich auslösenden Momenten angegeben wird, ist rein zufällig und passiert zahllosen anderen Menschen auch. Oder aber ist die angebliche depressive Reaktion dadurch zustande gekommen, daß der Patient schon endogen depressiv war und Umweltbelastungen deshalb schwerer verarbeitet hat. Man erklärt dann auch, bei einer Manie falle es auch niemandem ein, verschiedene alltägliche frohstimmende Geschehnisse in einem Menschenleben nun als „Auslösung" für eine Psychose verantwortlich machen zu wollen.

Diese schroffen Argumente sind durchaus nützlich, um einem heute in der Tat oft alle Dämme überflutenden Psychologisieren um jeden Preis – man ängstigt sich geradezu neurotisch vor dem „Endogenen" – einen Riegel vorzuschieben, aber sie können die Probleme keineswegs lösen. Man darf den Menschen nicht wie eine geometrische Figur um eine Symmetrie-Achse drehen, die Manie in allen Einzelheiten als ein Spiegelbild der Depression verkennen (s. dort) und daraus rein theoretische Schlüsse ziehen. Man muß bei der klinischen Erfahrung und beim Patienten bleiben, und da zeigt es sich eben, daß der Traurigkeit und Angst und Ausweglosigkeit für den Menschen zumindest unserer Zeit und unseres Kulturkreises eine ganz besondere Bedeutung zukommt und daß sie viel tiefer in das Leibgeschehen hineinwirken als Fröhlichkeit und Hochstimmung. Vor allem aber ist dieses Hineinwirken viel nachhaltiger. Es ist bemerkenswerterweise aber auch stärker und folgenschwerer als die Wirkung von seelischen erlebnisreaktiven Traumatisierungen, die gleichfalls an die tiefsten Wurzeln der menschlichen Existenz gehen und die aus dem Bereich dessen stammen, was wir grob mit „Beeinträchtigung" und „Verfolgung" bezeichnen können. Davon noch weiter unten.

Um es noch einmal zusammenzufassen: Wir glauben nicht, daß bei diesen geschilderten Depressionszuständen der Affektschlag nur sinnblind ins Vegetativum trifft und damit das cyclothyme Leibgeschehen aktiviert, zu dem wir ja auch die somatischen Grundlagen einer manischen Phase rechnen müssen. Würde die Krankheit vom Typ endogene Depression – und dasselbe gilt für die genannten Vitalisierungen – durch bedrückende seelische Belastungen auf die gleiche Art und Weise wie durch eine somatische Provokation ausgelöst, dann wäre nicht einzusehen, warum psychoreaktiv nicht gerade so gut einmal eine Manie dabei herauskommen könnte, wie es von der somatischen Provokation her durchaus bekannt ist. Das geschieht aber nicht. Die tiefe erlebnisbedingte Traurigkeit alteriert offenbar diejenigen somatischen Zwischenapparate oder wie wir das nennen wollen, deren Funktionsstörung auch das Korrelat für die endogene psychotische Verstimmung abgibt. Die Saite des Flügels gerät in Schwingung, wenn sie vom Hammer angeschlagen wird. Das entspräche dem Inganggesetzt werden der somatischen Dysfunktion „von unten her", z.B. durch den endogenen „morbus". Nun wird dieser Ton in der Nähe des Flügels gesungen, der Ton der schweren Traurigkeit, wenn wir so wollen, und bei aufgehobener Dämpfung beginnt die Saite zu schwingen, die dafür resonanzfähig ist und die ihn ihrerseits zu erzeugen vermag, wenn sie von unten, vom Hammermechanismus angeschlagen wird. Diesmal ist sie gleichsam von oben her in Schwingung versetzt worden. Das Faktum der schwingenden Saite ist beide Male dasselbe, und doch hat sich zuvor ein ganz verschiedener Vorgang abgespielt.

Depressive Zustände nehmen hier also eine gewisse Sonderstellung gegenüber manischen auf der einen und paranoiden auf der anderen Seite ein. Paranoide Schizophrenien, welche überzeugend durch Situationen extremen, begründeten, erlebnisreaktiven Mißtrauens und eines objektiv auf Tod und Leben gnadenlosen Verfolgern Preisgegebenseins ausgelöst worden wären, sind extrem selten. Dabei enthält die perfide Bespitzelung, das reale Abgehörtwerden, die Kontrolle und das ständige Gewärtigseinmüssen des Zugreifens der Mörderhände aus dem Dunkel in exemplarischer Weise wesentliche Requisiten des Verfolgungswahns. Man muß sich immer wieder wundern, daß eine Vitalisierung paranoider Erlebnisreaktionen mindestens so selten vorkommt wie die eindeutige Auslösung einer schizophrenen Psychose, häufiger wohl eines Rezidivs, durch solche Situationen. Es ist auch selten, daß massive paranoide Reaktionen querschnittsmäßig echten Psychosecharakter, also etwa bestimmte Arten von Symptomen ersten Ranges (s. dort) im Sinne K. Schneiders, zeigen. Unendlich viel öfter wird eine depressive Reaktion, auch eine sich vitalisierende, durch Verfolgung und ans Leben gehende Bedrohungen ausgelöst. Die Stabilität der Ichgrenzen, deren Zerstörung schizophrenen Zerfall befürchten lassen muß, scheint sehr viel größer zu sein als diejenige der Stimmungs- und Antriebsregulationen. So stellte z.B. die unvorstellbare Isolierung jüdischer Menschen inmitten des Mordgesindels objektiv einen so unmenschlichen Grad von Entbergung dar, daß, wenn überhaupt irgendwo in dem Inferno, das Menschen einander zurüsten, hier wie noch kaum je in der ruhmlosen Menschheitsgeschichte alle Voraussetzungen gegeben gewesen wären, vom real Verfolgten zum wahnkranken Paranoiden zu werden. Offensichtlich besteht jedoch hier kein ähnlich gangbarer Weg, wie wir ihn bei den Depressionen kennen.

Als psychopathologisch wichtig ist festzuhalten, daß erlebnisbedingt paranoid Wahnhaftes eine Reihe von entscheidend wichtigen schizophrenen Symptomen nicht zeigt; es gibt sie einfach nicht auch erlebnisreaktiv. Dazu gehören unter den Symptomen ersten Ranges vor allem bestimmte Denk- und Icherlebensstörungen.

5. Therapie

Die Therapie dieser Zustände richtet sich nach deren Aufbau. Eine psychisch oder somatisch provozierte bzw. ausgelöste endogene Psychose wird genau wie eine solche behandelt (s. dort).

Bei einer vitalisierten depressiven Reaktion wird man, falls das noch aktuell ist, wenn der Patient zu Behandlung kommt, psychotherapeutisch die abnorme Erlebnisreaktion angehen und wird, wie schon angeführt, überdies darauf zu achten haben, ob der aktuelle Konflikt nicht nur vordergründig für einen tieferen, eventuell verdrängten steht. In diesem Falle ist eine aufdeckende Psychotherapie notwendig. Außerdem erfordert aber das Mitspielen der Vitalsphäre den Einsatz der gesamten gegen die endogenen Depressionen entwickelten therapeutischen Maßnahmen, eventuell unter Einschluß vereinzelter planmäßig zur rechten Zeit eingeschalteter Heilkrämpfe. Oft wird dadurch erst der erstarrte Boden für eine psychotherapeutische Beeinflussung gelockert. Bei stationärer Behandlung ist außerdem eine in die Psychotherapie einzubauende Beschäftigungsmöglichkeit mit projektiven Methoden (Zeichnen, Malen, Modellieren, Schreiben und Erzählen) sowie Einschaltung in eine Gruppe zu empfehlen.

Bei den endo-reaktiven Dysthymien benötigen die sehr stark mitsprechenden körperlichen Symptome der vegetativen und organbezogenen Funktionsstörungen eine individuell sorgfältig abgestimmte Behandlung. Von der Heilkrampfbehandlung haben wir hier weniger gute Erfolge gesehen als bei den vitalisierten depressiven Reaktionen. Reine Psychotherapie reicht, wie im Tiefpunkt der vitalisierten depressiven Reaktionen auch, nicht aus. Außerdem sind zumeist bei der psycho-reaktiven Dysthymie die Umweltverhältnisse so unabänderlich schwierig für den Patienten geworden, daß ein sozialpsychiatrisches Eingreifen in vielen Fällen illusorisch bleiben muß, weil eben die altgewohnten Lebensverhältnisse und Sicherungen nicht wieder geschaffen werden können. So bleibt oft nur eine mühsame Stütze zum Ertragenlernen des in der Tat oft überaus schwer Erträglichen und das Bemühen der Fürsorge, bei geeigneten Voraussetzungen soziale Hilfestellung zu leisten (Wohnung, Arbeitsplatzwechsel usw.).

Die besten Erfolge sahen wir von einer leichten Insulinhypoglykämie in Kombination mit je nachdem gewählten Sedativa oder Roborantien, mit einer milden Hydrotherapie, Atemgymnastik und autogenem Training gegen die meist hochgradige Verspanntheit.

Bei den reinen Untergrunddepressionen des normalen und psychopathischen Lebens sollte man sich, wenn irgend möglich, auf eine Psychotherapie beschränken, die lehrt, mit der endothymen Last fertig zu werden, ohne zu medikamentöser Hilfe zu greifen. Die Gefahr der Gewöhnung und der Sucht ist hier sehr zu beachten. Allenfalls sind leichte Sedativa zulässig.

6. Strukturanalytische Betrachtung körperlich begründbarer depressiver Psychosen

Nun noch einige in diesen Zusammenhang passende ergänzende Bemerkungen zur Strukturanalyse depressiver Zustandsbilder.

Klar überschaubar ist die Lage bei den einwandfrei psychotisch verursachten Depressionszuständen. Gleichsam „originär" treten sie in Form der endogenen Depression im Rahmen des manisch-depressiven Irreseins auf, und „symptomatisch" begegnen wir depressiven Zustandsbildern zum mindesten vorübergehend sowohl bei schizophrenen wie bei der Gruppe der körperlich begründbaren Psychosen. Wie dieses depressive Syndrom sich dann bei schizophrenen oder körperlich begründbaren Psychosen über kurz oder lang von seinem vorübergehend durchaus „stilreinen" cyclothymen Aussehen weg verwandelt, wie es von schizophrenen oder psychoorganischen anderen Symptomen gefärbt oder schließlich ganz abgelöst wird, das haben wir an den entsprechenden Orten geschildert. Dieses Sichineinanderverschlingen der Symptome, ihre „Interferenzen", ihre Überfärbungen, Überlagerungen, ihr Kommen und Gehen im psychopathologischen Bild der Psychosen, das ist das reizvolle Thema einer strukturanalytischen (Birnbaum) oder mehrdimensionalen (E. Kretschmer) Diagnostik. Hier ergibt sich zuvörderst die Frage nach der Bedeutung von pathogenetischen (die Krankheit verursachenden) und pathoplastischen (das Bild der jeweiligen Krankheit formenden) Faktoren, ein Grundproblem, das sich durch die gesamte Medizin zieht. Freilich stellt es sich in der Psychiatrie ganz besonders vielschichtig dar, und zwar aus dem Grund, weil hier das Sich-zu-seiner-Krankheit-Verhalten der Persönlichkeit von ungleich größerem Schwergewicht für die Ausgestaltung der seelischen Störung sein kann als auf anderen Gebieten menschlichen Krankseins.

Um ein etwas drastisches Beispiel zu wählen: Wenn ein Mensch mit einem Panaritium zum Chirurgen kommt, so beherrscht der Lokalbefund die Szene. Pathogenetisch ist die Staphylokokkeninfektion; pathoplastisch kann die gute oder schlechte Abwehrlage des Organismus eine Rolle mitspielen. Persönlichkeitsfaktoren wirken schon nicht mehr pathoplastisch auf die Krankheit, sondern sie sind allenfalls für das Verhalten des Patienten beispielsweise zu dem Schmerz oder für seinen Entschluß, der Incision zuzustimmen, maßgebend.

Anders bei den Psychosen, bei welchen zum mindesten bis in sehr schwere, das Individuelle gleichsam einebnende Stadien hinein das Kranksein dadurch mitgeformt wird, wie der Kranke sich zu sich selbst und zur Krankheit verhält.

Man kann aber noch ein Stück weitergehen und über das Verhältnis von pathogenetischen und pathoplastischen Faktoren hinaus danach fragen, ob der pathogenetische, die Krankheit ursächlich hervorrufende Faktor ein einziger einheitlicher ist oder ob es sich um ein ganzes „Ursachenbündel" handelt.

Damit ist der Schritt von einer strukturanalytischen Betrachtung des Krankheitsbildes zu einer Faktorenanalyse seiner Ursachen getan. Ein Beispiel soll zeigen, was gemeint ist: Im ersten Fall stellen wir fest, daß in einer endogenen Depression Züge von Skrupelhaftigkeit und Selbstunsicherheit, die der betreffende Mensch schon immer aufwies, in auffallender Weise das Krankheitsbild färben. Pathogenetisch ist also der Krankheitsvorgang: endogene Depression, pathoplastisch wirken dagegen bestimmte Charakterzüge der erkrankten Persönlichkeit.

Nun zur Strukturanalyse der Pathogenese selbst, zur Frage: einzelne Ursache oder Ursachenbündel? Hier kann in der Tat aufregend viel gefragt und leider sehr weniges exakt beantwortet werden. Wiederum ein Beispiel: Ein Mensch mit einer beginnenden Arteriosklerose der Gehirngefäße erkrankt an einer depressiven Verstimmung von unruhig-ängstlicher, agitierter Art; er äußert dabei typische depressive Schuldgefühle, weist jedoch auch deutliche psychoorganische Symptome auf. Dazu gehören z.B. eine gewisse Begriffsstutzigkeit im Auffassen, eine deutliche Merkschwäche und flüchtige, vor allem nächtliche Episoden einer leichten Desorientiertheit. Manifest geworden ist dieser Zustand im Anschluß an eine fieberhafte Pneumonie, welche den Patienten sehr mitgenommen hatte und von der er sich nur mangelhaft erholen konnte. Was ist hier nun maßgebend für das vorliegende Krankheitsbild, nicht sowohl hinsichtlich seiner Symptomzusammensetzung, sondern vielmehr hinsichtlich seiner Verursachung?

Mit K. Schneider wird man sich bei der Faktorenanalyse eines solchen Krankheitsgeschehens Rechenschaft darüber zu geben haben, welches derjenige Krankheitsfaktor ist, ohne den die Krankheit schlechterdings nicht sein könnte. Die fieberhafte Pneumonie mit dem nachfolgenden Erschöpfungszustand werden wir hier in die zweite Reihe stellen und ihr die zwar populäre, aber schwer zu beweisende Rolle eines begünstigenden oder auslösenden Faktors zuschreiben. Dabei ist daran zu denken, daß diese Begünstigung sich sehr wohl weniger auf die Auslösung überhaupt als vielmehr auf die Auslösung gerade in diesem ganz bestimmten Zeitpunkt bezieht, ein Gedanke, den v. Baeyer besonders entwickelt hat.

Nun bleibt weiter zu fragen: Wollen wir dem cerebralen Gefäßleiden und den hirnorganisch gefärbten Symptomen oder wollen wir der Depression das größere Schwergewicht zuerkennen, wenn wir wissen möchten, ohne welchen der beiden Faktoren das Krankheitsbild nicht sein könnte? Dazu muß man darin erinnern, daß endogene Depressionen aus dem Bereich der Cyclothymie auch einmal im höheren Lebensalter auftreten können. Diese Möglichkeit gewinnt in unserem konkreten Beispiel dann an Wahrscheinlichkeit, wenn wir aus der Anamnese erfahren, daß der betreffende Patient früher in seinem Leben schon einmal oder mehrere Male cyclothyme Störungen gehabt hat, seien es ausgesprochene Phasen oder nur leichtere Schwankungen gewesen. Ebenso wäre es wichtig zu hören, ob sich unter seinen nächsten Verwandten Manisch-Depressive befinden.

Die vorliegende depressive Symptomatologie können wir nur mit großer Vorsicht zu einer Entscheidung dieser Frage heranziehen, weil sie eben nicht „rein", sondern untermischt mit den psychopathologischen Symptomen einer körperlich begründbaren Psychose auftritt. Wir wissen ferner, daß eine Cerebralsklerose auch bei Menschen, die früher nie mit cyclothymen Störungen zu tun hatten oder völlig unbelastet hinsichtlich dieses endogenen Psychosetyps sind, depressive Zustände hervorrufen kann. Diese zeigen nun häufig eine gewisse mürrische, monotone Verhaltensweise. K. Schneider findet charakteristisch für einen zugrunde liegenden Hirnprozeß und gegen eine cyclothyme Depression sprechend „Mattheit und Kühle der Verstimmung, ja gelegentliches Aussetzen und Vorherrschen von Gleichgültigkeit, Inhaltlosigkeit und ‚Leere'". Nicht selten sind solche depressive Zustände hypochondrisch gefärbt. Dabei werden von manchen Patienten mitunter geradezu monosymptomatische Erscheinungen, wie Lippen- oder Zungenbrennen, geklagt, ohne daß der Affekt dabei so tief ginge wie bei cyclothym Depressiven, die primär hypochondrisch die wahnhafte Überzeugung aufweisen, syphilitisch oder krebskrank oder unheilbar herzleidend zu sein. Auch die chronische taktile Halluzinose, der früher so genannte „Dermatozoenwahn", ist hier zu erwähnen (vgl. oben).

Andere Inhalte solcher Depressionen knüpfen an reale erlittene Verluste der jüngsten Vergangenheit wie den Tod des Lebensgefährten, die Aufgabe des Berufes, eines Geschäftes, einer Wohnung u.dgl. recht einförmig an. Auch das agitierte monotone Jammern ohne viel produktive Inhalte könnte im Zweifelsfall dem durch den Hirngefäßprozeß verursachten Depressionsbild zur Last gelegt werden. Schließlich ist eine mißtrauisch-paranoide Färbung häufig festzustellen, wobei, gemessen an paranoiden Ideen vom schizophrenen Typ, die Inhalte meist sehr dürftig und gewissermaßen „alltäglich" sind (vgl. oben).

Die unmittelbare Tiefe der Schulddepressionen, die aufwühlende existentielle Verzweiflung der Verlorenheit einer Cyclothymie ist eine Akzentuierung, die wir gemeinhin bei den durch Cerebralsklerose verursachten Depressionen vermissen.

Nun kann, um bei unserem Beispiel zu verweilen, etwas sehr Interessantes auftreten, was oben schon erwähnt wurde: Die Depression heilt ab, und je mehr sie sich zurückbildet, um so mehr treten auch die auf der Höhe der Krankheit sehr deutlich gewesenen hirnorganischen Minderleistungen wieder zurück. Dies läßt sich dann für die pathogenetisch maßgebende Rolle der endogenen Depression im Ursachenbündel verwerten. Der schwere vitale Tonusverlust hatte, so darf man vermuten, einen noch kompensiert gewesenen präsklerotisch bedingten Zustand vorübergehend zur Dekompensation gebracht, während bei wiedergewonnenem Tonus dann diese Kompensationsleistung wieder vollzogen werden konnte, so daß man an dem Patienten in seinem psychischen Zustandsbild nach dem Wegfall der depressiven Symptomatik nun auch nichts Cerebralsklerotisches mehr fand.

Nicht immer wird man sich jedoch eindeutig entscheiden können, so sehr das bei jedem einzelnen Fall auch anzustreben und so sehr davor zu warnen ist, diagnostisch zu resignieren und sich vage und bequem mit der Feststellung einer mehrdimensionalen Verursachung zufriedenzugeben.

Es ist in dem gewählten Beispiel natürlich zu bedenken, daß nicht nur eine klassische, unbezweifelbare cyclothym-depressive Phase eine typische Altersfärbung (mit oder ohne krankheitswertigen cerebralsklerotischen Einschlag) erhalten kann, sondern daß auch die These verteidigt werden könnte, eine Hirngefäß-Sklerose habe eine cyclothyme Psychose „ausgelöst" und das vielschichtig zu deutende Krankheitsbild sei dadurch zustande gekommen. Wer hier nun vollends nur vom Inerscheinungtreten eines manisch-depressiven „Erbradikals", eines endogenen „Teilfaktors" des manisch-depressiven Irreseins spricht, der könnte in unserem Fall erklären, daß die Gehirnschädigung in der Strukturanalyse des Falles den Faktor darstelle, ohne welchen das Krankheitsbild nicht sein könnte, weil ohne ihn der endogene in der Latenz geblieben wäre. Im einzelnen hierauf einzugehen, führt uns zu weit.

Wir wollten zeigen, welchen konkreten Schwierigkeiten die so bestechend klingende These begegnet, man müsse jedes psychotische Krankheitsbild nur mehrdimensional betrachten, um sofort zu einer klaren Einsicht in die Bedeutung der pathogenetischen Faktoren zu kommen. Davon kann leider nicht immer die Rede sein.

Sprachen wir in diesem Abschnitt zuletzt von den psychotischen Depressionszuständen endogener und körperlich begründbarer Art und wiesen auf die Problematik einer mehrdimensionalen, einer strukturanalytischen Betrachtungsweise der jeweils vorliegenden depressiven Psychose hin, so kann man natürlich genau dieselben grundsätzlichen Fragen auch bei psychotischen manischen oder schizophrenen Erscheinungsbildern aufwerfen. An passender Stelle ist darauf verwiesen.

Ein Beispiel für das Ineinanderwirken hirnorganisch bedingter Symptome mit cyclothymen und schizophrenen ist die Krankengeschichte einer bei der Aufnahme 51 Jahre alten ledigen Lehrerin: In der Familie zumindest eine gesicherte cyclothyme Depression. Fleißig, ehrgeizig, „Einspänner", wenig verbindlich, ganz im Beruf aufgehend. Vor $1^1/_2$ Jahren von einem Erholungsaufenthalt „unnatürlich aufgeputscht" zurückgekommen. Seit einigen Monaten schwerste Depression, äußerte von morgens bis abends Selbstvorwürfe, am schlimmsten in den Morgenstunden, stand nicht mehr auf, war schlaflos, erklärte, sie bringe die ganze Familie ins Unglück, müsse Buße tun, habe den Mut zum letzten Schritt nicht, sei schlecht, habe gestohlen, finde keinen Zugang zu Gott mehr und sei von ihm verlassen. Wurde nach einigen Wochen Sanatoriumsaufenthalt wegen depressiver Psychose mit Versündigungsideen in unsere Klinik verlegt. Der Arzt im Nebenzimmer wisse ihre Gedanken und belausche sie. Ihre ganze Unehrlichkeit sei ihr aufgegangen. Sie sei verloren und komme in die Hölle. Wenn sie nur glauben könnte, wäre sie gesund. Ref. wisse diese Dinge ja alle schon, denn sie werde mit ihren Gedanken beobachtet. Sie habe ein großes Mißtrauen und das Gefühl, es seien Apparate aufgestellt und die Leute auf der Krankenabteilung seien für sie hergesetzt, um ihr die Wahrheit zu sagen. Oft meine sie, daß sie am ganzen Krieg schuldig sei, obwohl sie wisse, daß dies Unsinn sei. Jetzt ruiniere sie ihren Bruder, denn die Abhorchanlage hier koste eine Unsumme. Schon von Kindheit an sei sie beobachtet worden, weil sie schon damals ein von Grund auf schlechter Mensch gewesen sei. Jetzt sei sie so schlecht, daß sie nicht einmal mehr weinen könne; tue sie es doch, dann sei es nicht echt. Das Essen sei komisch, man salze wohl so stark, um sie zu demütigen. Die Schwestern hätten zu einem Handwerker, mit Bezug auf sie, gesagt: Kopf ab! Von den Kindern ihrer Schule habe sie ganz widersinnige Briefe erhalten.

Bei der körperlichen Untersuchung fiel eine Hyperreflexie an allen Extremitäten ohne Seitendifferenzen auf. Die Reflexzonen waren verbreitert. Der Gang war unsicher und Patientin klagte spontan über Kraftlosigkeit in allen Gliedern. Hüpfen war wegen der Unsicherheit unmöglich.

Patientin erhielt im Hinblick auf ihre Gequältheit und das schwere psychotische Zustandsbild insgesamt drei Elektrobehandlungen und einige Insulinschocks, die ihr, vor allem auch weil sie fast nicht mehr essen konnte, körperlich jedoch allgemein so zusetzten, daß die Behandlung abgebrochen werden mußte.

In der Folgezeit wirkte Patientin zunehmend hirnorganisch gestört, schwerbesinnlich und konzentrationsschwach. Beim Schreiben zeigten sich Auslassungen und Wiederholungen von Buchstaben. Außerdem bemerkte man beim Sprechen paraphasische Entgleisungen. Körperlich war sie zitterig und zeigte eine fahrige Ataxie.

8 Wochen nach der Aufnahme wurde eine Luftencephalographie durchgeführt. Man fand einen Hydrocephalus externus mit groben Luftplaques vor allem im Stirnhirn- und Parieto-Occipitalbereich. Die Normomastixkurve zeigte eine Linkszacke bis zur Ausfällung. Die Luesreaktionen waren negativ.

Wiederum 6 Wochen später kam es zu einer deutlichen Besserung der Depression. Die paranoischen Erlebnisse wurden von der Patientin achselzuckend als Irrtum abgetan. Längere Zeit blieb sie noch schreckhaft, ängstlich und affektlabil. Die zitterige Ataxie besserte sich erheblich. Nach $4^1/_2$ Monaten Klinikaufenthalt wurde sie mit sehr zweifelhafter Prognose entlassen.

Ein starkes halbes Jahr später fühlte sich Patientin wieder vollkommen leistungsfähig. Sie nahm ihren Unterricht wieder auf und bewältigte nach kurzem einen anstrengenden Lehrauftrag mit zwei Klassen. Sie unternahm wieder weite Reisen allein und plante einen Flug nach Italien. Der Hausarzt faßte seine Epikrise in die Worte: Es ist ein Wunder geschehen. Nach zweijähriger Katamnese war Patientin völlig berufsfähig geblieben.

Weiterführende Literatur

Adler, M., Saupe, R.: Psychochirurgie. – Zur Frage einer biologischen Therapie psychischer Störungen. Stuttgart: Enke 1979

Angst, J.: Zur Ätiologie und Nosologie endogener depressiver Psychosen. Monogr. Gesamtgeb. Neurol. Psychiatr. *112*, 1–118 (1966)

Baeyer, W. von: Wähnen und Wahn. Stuttgart: Enke 1979

Battegay, R.: Psychoanalytische Neurosenlehre. Eine Einführung. Bern-Stuttgart-Wien: Huber 1971

Benkert, O., Hippius, H.: Psychiatrische Pharmakotherapie. Berlin-Heidelberg-New York: Springer 1976

Binswanger, L.: Ausgewählte Vorträge und Aufsätze, Bd. I/II. Bern: Huber 1947/1955

Bleuler, M.: Die schizophrenen Geistesstörungen im Lichte langjähriger Kranken- und Familiengeschichten. Stuttgart: Thieme 1972

Bräutigam, W.: Reaktionen. Neurosen. Psychopathien. 2. Auflage. Stuttgart: Thieme 1973

Ciompi, L., Müller, C.: Lebensweg und Alter der Schizophrenen. Monogr. Gesamtgeb. Psychiatr. (Berlin) *12*, 1–242 (1976)

Conrad, K.: Die beginnende Schizophrenie. Stuttgart: Thieme 1958

Freud, S.: Werkausgabe in zwei Bänden. Frankfurt: Fischer 1978

Gastaut, H.: Dictionary of epilepsy. Part. I: Definitions. World Health Organisation Genf 1973

Glatzel, J.: Endogene Depressionen. Stuttgart: Thieme 1973

Glatzel, J.: Allgemeine Psychopathologie. Stuttgart: Enke 1978

Häfner, H. (Hrsg.): Psychiatrische Epidemiologie. Monogr. Gesamtgeb. Psychiatr. (Berlin) *17*, 1–252 (1978)

Handbook of clinical neurology. Vinken, P.J., Bruyn, G.W. (Eds.). Vol. 15: The epilepsies. Amsterdam: North Holland Pub. Comp. 1974

Handbook of electroencephalography and clinical neurophysiology. Remond, A. (Ed.) Vol. 13 A, Epilepsies. Amsterdam: Elsevier 1975

Heinrich, K.: Psychopharmaka in Klinik und Praxis. Stuttgart: Thieme 1976

Helmchen, H., Müller-Oerlinghausen, B. (Hrsg.): Psychiatrische Therapieforschung. Monogr. Gesamtgeb. Psychiatr. (Berlin) *19*, 1–180 (1978)

Hippius, H., Selbach, H.: Das depressive Syndrom. München: Urban & Schwarzenberg 1969

Hofer, G.: Der Mensch im Wahn. Basel-New York: Karger 1968

Huber, G., Gross, G.: Wahn. Stuttgart: Enke 1978

Huber, G., Gross, G., Schüttler, R.: Schizophrenie. Monogr. Gesamtgeb. Psychiatr. (Berlin) *21*, 1–399 (1979)

Janz, D.: Die Epilepsien. Stuttgart: Thieme 1969

Janzarik, W.: Forschungsrichtungen und Lehrmeinungen in der Psychiatrie: Geschichte, Gegenwart, forensische Bedeutung. In: Handbuch der forensischen Psychiatrie, Bd. 1. Göppinger, H., Witter, H. (Hrsg): Berlin-Heidelberg-New York: Springer 1972

Janzarik, W.: Schizophrene Verläufe. Eine strukturdynamische Interpretation. Monogr. Gesamtgeb. Neurol. Psychiatr. *126*, 1–149 (1978)

Janzarik, W. (Hrsg): Psychopathologie als Grundlagenwissenschaft. Stuttgart: Enke 1979

Jaspers, K.: Gesammelte Schriften zur Psychopathologie. Berlin-Göttingen-Heidelberg: Springer 1963

Jaspers, K.: Allgemeine Psychopathologie. 9. Aufl. Berlin-Heidelberg-New York: Springer 1965

Mitsuda, H.u.T. Fukuda (Hrsg): Schizophrenia and Schizophrenialike psychoses. Stuttgart: Thieme 1975

Müller, C. (Hrsg): Lexikon der Psychiatrie. Berlin-Heidelberg-New York: Springer 1973

Schneider, K.: Klinische Psychopathologie. 8. Aufl. Stuttgart: Thieme 1967

Tellenbach, H.: Melancholie. 3. Aufl. Berlin-Heidelberg-New York: Springer 1976

Vogel, Th., Vliegen, J. (Hrsg): Diagnostische u. therapeutische Methoden in der Psychiatrie. Stuttgart: Thieme 1977

Wyss, D.: Beziehung und Gestalt. Göttingen: Vandenhoeck u. Ruprecht 1973

Wyss, D.: Mitteilung und Antwort. Göttingen: Vandenhoeck u. Ruprecht 1976

Wyss, D.: Die tiefenpsychologischen Schulen von den Anfängen bis zur Gegenwart. 5. erweiterte Aufl. Göttingen: Vandenhoeck u. Ruprecht 1977

Sachverzeichnis

H. Kind

Psychiatrische Untersuchung

Ein Leitfaden für Studierende und Ärzte in Praxis und Klinik

2., ergänzte Auflage. 1979. 10 farbige Testtafeln. XIV, 160 Seiten. (Heidelberger Taschenbücher, Band 130)
DM 23,80; approx. US $ 13.10
ISBN 3-540-09321-4

E. Kretschmer

Körperbau und Charakter

Untersuchungen zum Konstitutionsproblem und zur Lehre von den Temperamenten

26. Auflage, neu bearbeitet und erweitert von W. Kretschmer
1977. 92 Abbildungen, 83 Tabellen. XIII, 387 Seiten.
DM 69,–; approx. US $ 38.00
ISBN 3-540-08213-1

Lehrbuch der speziellen Kinder- und Jugendpsychiatrie

Von H. Harbauer, R. Lempp, G. Nissen, P. Strunk

3., überarbeitete Auflage. 1976. 43 Abbildungen. XIV, 475 Seiten.
Gebunden DM 98,–; approx. US $ 53.90
ISBN 3-540-07650-6

Lexikon der Psychiatrie

Gesammelte Abhandlungen der gebräuchlichsten psychopathologischen Begriffe

Herausgeber: C. Müller
1973. 6 Abbildungen. XII, 592 Seiten.
Gebunden DM 112,–; approx. US $ 61.60
ISBN 3-540-06277-7

K. Poeck

Neurologie

5., neubearbeitete Auflage. 1978.
91 Abbildungen, 26 Tabellen.
XIV, 432 Seiten.
DM 48,–; approx. US $ 26.40
ISBN 3-540-08972-1

M. Schlobies

Manual zur Differentialdiagnose in der Psychiatrie

1976. VIII, 130 Seiten.
(Kliniktaschenbücher)
DM 21,–; approx. US $ 11.60
ISBN 3-540-07715-4

W. Schulte, R. Tölle

Psychiatrie

5. überarbeitete und ergänzte Auflage.
1979. 10 Tabellen. Etwa 410 Seiten.
DM 42,–; approx. US $ 23.10
ISBN 3-540-09569-1
in Vorbereitung

Sozialpsychiatrische Texte

Psychische Krankheit als sozialer Prozeß
Psychiatrische Epidemiologie

Herausgeber: M. von Cranach, A. Finzen
1972. 9 Abbildungen, 27 Tabellen.
VIII, 281 Seiten.
DM 32,–; approx. US $ 17.60
ISBN 3-540-05970-9

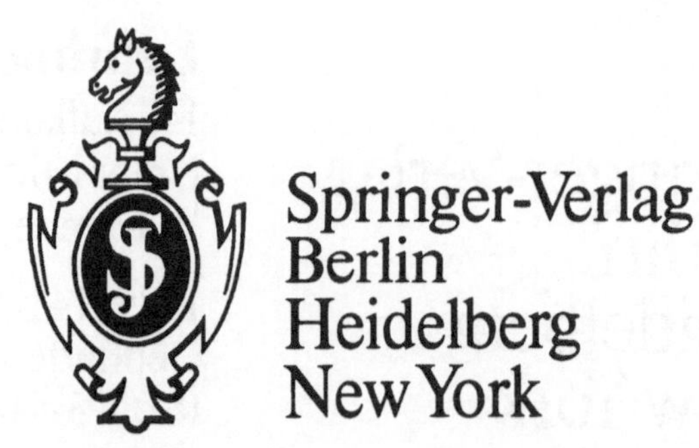

Springer-Verlag
Berlin
Heidelberg
New York